Manual da Residência de Nutrologia, Obesidade e Cirurgia da Obesidade

MEDICINA
USP

HC
FMUSP

2ª
EDIÇÃO
revisada e
atualizada

Manual da Residência de

Nutrologia,

Obesidade e Cirurgia da Obesidade

EDITOR

Joel Faintuch

manole
editora

Editora: Eliane Usui
Projeto gráfico: Departamento Editorial da Editora Manole
Diagramação: HiDesign Estúdio
Ilustrações: HiDesign Estúdio
Capa: Ricardo Yoshiaki Nitta Rodrigues
Imagem da capa: istockphoto.com

CIP-BRASIL. CATALOGAÇÃO NA PUBLICAÇÃO
SINDICATO NACIONAL DOS EDITORES DE LIVROS, RJ

M251
2. ed.

Manual da residência de nutrologia, obesidade e cirurgia da obesidade / editor Joel Faintuch. - 2. ed. - Santana de Parnaíba [SP] : Manole, 2023.

Inclui bibliografia e índice
ISBN 9786555765946

1. Nutrologia. 2. Cirugia bariátrica - Aspectos nutricionais. 3. Obesidade - Diagnóstico. 4. Obesidade - Tratamento. I. Faintuch, Joel.

CDD: 616.3980654
22-79553 CDU: 612.39:616.33-008.4

Meri Gleice Rodrigues de Souza - Bibliotecária - CRB-7/6439

1ª edição – 2016
2ª edição – 2023

Editora Manole Ltda.
Alameda América, 876
Tamboré – Santana de Parnaíba – SP – Brasil
CEP: 06543-315
Fone: (11) 4196-6000
www.manole.com.br | https://atendimento.manole.com.br/

Impresso no Brasil
Printed in Brazil

Sobre o editor

Joel Faintuch

Professor Sênior do Departamento de Gastroenterologia da Faculdade de Medicina da Universidade de São Paulo (FMUSP).

Sobre os autores

Adriana Servilha Gandolfo

Nutricionista Supervisora das Unidades de Internação do Instituto da Criança do Hospital das Clínicas da FMUSP (ICr-HC-FMUSP).

Alexandre Esteves de Souza Lima

Mestre pela Faculdade de Ciências Médicas da Universidade Estadual de Campinas (Unicamp). Nutrólogo, Intensivista Pediátrico e Pediatra pela Unicamp. Coordenador Clínico da Equipe Multidisciplinar de Terapia Nutricional (EMTN) do Hospital Centro Médico de Campinas.

Alline Gonçalves Monteiro

Nutricionista pela Universidade de Brasília, atuação em Equipe Multidisciplinar de Terapia Nutricional.

Ana Beatrice Magalhães de Oliveira

Mestranda em Ciências da Saúde pela Escola Superior de Ciências de Saúde (ESCS). Especialista em Terapia Intensiva pelo Programa de Residência Multiprofissional em Terapia Intensiva (SES-DF). Nutricionista pela Universidade Estadual do Ceará (UECE) e graduação-sanduíche pela Newcastle University (Reino Unido).

Ana Lívia de Oliveira

Doutora em Saúde pela Universidade Federal de Juiz de Fora (UFJF). Professora Adjunta do Departamento de Nutrição do Instituto de Ciências Biológicas da UFJF.

Ana Luiza Soares dos Santos

Nutricionista, Mestre em Ciência de Alimentos. Doutoranda do Programa de Pós-graduação em Ciência de Alimentos da Faculdade de Farmácia da Universidade Federal de Minas Gerais (UFMG).

Ana Paula Boroni Moreira

Doutora em Ciência da Nutrição pela Universidade Federal de Viçosa. Professora Adjunta do Departamento de Nutrição do Instituto de Ciências Biológicas da UFJF.

Andrew Ukleja

Divisão de Gastroenterologia e Hepatologia. Beth Israel Deaconess Medical Center. Harvard Medical School, Boston, Massachusetts, USA.

Ángela Hernández-Ruiz

Fundação Iberoamericana de Nutrição (FINUT), Granada, Espanha.

Anna Carolina Batista Dantas

Cirurgiã da Unidade de Cirurgia Bariátrica e Metabólica da Disciplina de Cirurgia do Aparelho Digestivo do HC-FMUSP.

Anna Gabriella Ferreira Cunha

Nutricionista pela Universidade de Brasília. Atuação em Equipe Multidisciplinar de Terapia Nutricional.

Ary Lopes Cardoso

Mestre e Doutor pela FMUSP. Chefe da Unidade de Nutrologia do ICr-HC-FMUSP.

Asher Mishaly

Acadêmico Interno, Faculdade de Medicina da Universidade Nove de Julho.

Audrey Machado dos Reis

Nutricionista especialista em Paciente Crítico pelo Hospital de Clínicas de Porto Alegre e Hospital Moinhos de Vento. Mestre em Nutrição pela Universidade Federal do Rio Grande do Sul (UFRGS).

Aurora E. Serralde Zúñiga

Doutora. Instituto Nacional de Ciencias Médicas y Nutrición Salvador Zubirán. Cidade do México, México.

Bárbara Chaves Santos

Nutricionista, Mestre em Ciência de Alimentos. Doutoranda do Programa de Pós-graduação em Ciência de Alimentos da Faculdade de Farmácia da UFMG.

Beatriz da Cruz Santos

Mestranda pelo Programa de Pós-graduação em Ciências da Nutrição da Universidade Federal de Sergipe.

Bluma Linkowski Faintuch

Pesquisadora Doutora do Centro de Radiofarmácia do Instituto de Pesquisas Energéticas e Nucleares IPEN/CNEN-São Paulo/SP.

Bruna Del Guerra de Carvalho Moraes

Nutricionista e Mestranda da Disciplina de Infectologia e Doenças Parasitárias da FMUSP. Coordenadora de Pesquisas Clínicas de Iniciativa do Investigador da Disciplina de Hematologia e Hemoterapia do HC-FMUSP.

Camila Couto Gomes

Médica pela UFJF. Cirurgiã Oncológica pelo Hospital A.C. Camargo.

Carina Rossoni

Nutricionista Clínica e Bariátrica. Doutora em Ciências da Saúde/Clínica Cirúrgica – Escola de Medicina da Pontifícia Universidade Católica do Rio Grande do Sul (PUCRS). Instituto de Saúde Ambiental da Faculdade de Medicina da ULisboa.

Carlos Augusto Gomes

Professor Associado Doutor de Cirurgia da UFJF e da Faculdade de Ciências Médicas e da Saúde de Juiz de Fora (SUPREMA). Mestre e Doutor em Cirurgia do Aparelho Digestivo pela Universidade Federal de Minas Gerais (UFMG).

Carlos Eduardo Pompilio

Médico Assistente do Departamento de Clínica Médica da FMUSP.

Caryna Eurich Mazur

Nutricionista. Doutora em Medicina Interna e Ciências da Saúde. Docente do Departamento de Nutrição da Universidade Estadual do Centro-Oeste (UNICENTRO).

Cintia Pereira da Silva

Nutricionista na Food & Health Assessoria.

Cleber Soares Junior

Professor Doutor de Cirurgia pela Faculdade de Ciências Médicas e da Saúde de Juiz de Fora (SUPREMA).

Cristina Mara Zamarioli

Enfermeira. Professora Doutora do Departamento de Enfermagem Geral e Especializada da Escola de Enfermagem de Ribeirão Preto da USP.

Daniel Riccioppo

Doutor em Ciências. Cirurgião da Unidade de Cirurgia Bariátrica e Metabólica da Disciplina de Cirurgia do Aparelho Digestivo do HC-FMUSP.

Daniela Branquinho

Nutricionista.

Daniéla Oliveira Magro

Departamento de Cirurgia da Faculdade de Ciências Médicas da Unicamp.

David Feder

Doutor em Pneumologia pela Escola Paulista de Medicina (UNIFESP). Professor Titular da Disciplina de Farmacologia e Professor Regente da Disciplina de Clínica Médica do Centro Universitário FMABC, Santo André/SP.

Denis Pajecki

Professor Livre-Docente pela FMUSP. Cirurgião da Unidade de Cirurgia Bariátrica e Metabólica da Disciplina de Cirurgia do Aparelho Digestivo do HC-FMUSP.

Diego Laurentino Lima

Departamento de Cirurgia, Montefiore Medical Center, New York, NY, USA.

Diego Silva Leite Nunes

Médico pela Universidade Católica de Pelotas (UCPel). Especialista na área de Nutrição Parenteral e Enteral pela BRASPEN. Mestre e Doutor em Ciências Médicas pela UFRGS. Médico Intensivista do Hospital de Clínicas de Porto Alegre.

Edison Iglesias de Oliveira Vidal

Professor Associado da Disciplina de Geriatria da Faculdade de Medicina de Botucatu – UNESP. Mestrado e Doutorado em Saúde Coletiva pela Unicamp. Livre-docência em Geriatria pela UNESP.

Eduardo Garcia Vilela

Internista e Gastroenterologista, Professor Associado do Departamento de Clínica Médica, Programa de Pós-graduação em Saúde do Adulto da Faculdade de Medicina da UFMG.

Eduardo Guimarães Hourneaux de Moura

Professor Livre-docente do Departamento de Gastroenterologia do HC-FMUSP. Diretor do Serviço de Endoscopia Gastrointestinal do HC-FMUSP.

Elisângela Colpo

Professora do Curso de Nutrição e do Mestrado em Ciências da Saúde e da Vida da Universidade Franciscana, Santa Maria/RS.

Elizabeth Aparecida Ferraz da Silva Torres

Professora Associado III, Departamento de Nutrição da Faculdade de Saúde Pública da USP.

Emanuelly Varea Maria Wiegert

Doutora em Ciências Nutricionais pela Universidade Federal do Rio de Janeiro (UFRJ). Nutricionista do Instituto Nacional de Câncer José Alencar Gomes da Silva (INCA). Preceptora e Docente da Residência Multiprofissional em Oncologia e do Curso de Aperfeiçoamento nos moldes *Fellow* de Nutrição em Cuidados Paliativos em Oncologia do INCA. Pesquisadora do Grupo de Pesquisa de Nutrição e Cuidados Paliativos (NutriPali).

Emilaine Ferreira dos Santos

Nutricionista. Mestre em Alimentação e Nutrição. Docente do Colegiado de Nutrição do Centro Universitário Campo Real.

Epifanio Silvino do Monte Junior

Médico do Serviço de Endoscopia Gastrointestinal do HC-FMUSP.

Estela Iraci Rabito

Nutricionista. Doutora em Medicina (Clínica Médica). Docente do Programa de Pós-graduação em Alimentação e Nutrição da Universidade Federal do Paraná (UFPR).

Fábio Israel Lima Castelo Branco Marques

Pós-graduando e Cirurgião da Unidade de Cirurgia Bariátrica e Metabólica da Disciplina de Cirurgia do Aparelho Digestivo do HC-FMUSP.

Fábio Juliano Pacheco

MD, PhD, Professor Titular da Faculdade de Medicina, Universidad Adventista del Plata, Entre Ríos, Argentina.

Federico Bozzetti

Faculdade de Medicina, Universidade de Milão, Itália.

Felipe Couto Gomes

Médico pela Faculdade de Ciências Médicas e da Saúde de Juiz de Fora (SUPREMA). Cirurgião Geral pelo Hospital Lifecenter BH.

Fernanda Bono Fukushima

Professora Doutora da Disciplina de Terapia Antálgica e Cuidados Paliativos da Faculdade de Medicina de Botucatu - UNESP. Doutorado em Anestesiologia pela UNESP.

Fernanda Cintra Lima

Nutricionista pela Universidade de Brasília (UnB). Especialista em Nutrição Parenteral e Enteral pela SBNPE/BRASPEN (Sociedade Brasileira de Nutrição Parenteral e Enteral) e pelo Instituto GANEP-SP, em Nutrição Humana e Saúde pela Universidade Federal de Lavras (UFLA) e em Obesidade e Emagrecimento pela Universidade Veiga de Almeida (UVA). Coordenadora Técnico-administrativa da Equipe Multiprofissional de Terapia Nutricional - Hospital de Base do Distrito Federal (EMTN/IHB). Mestranda em Ciências da Saúde pela Escola Superior de Ciências da Saúde (ESCS). Tutora do Programa de Residência Multiprofissional de Atenção ao Câncer.

Fernanda Raphael Escobar Gimenes

Enfermeira. Professora Associada do Departamento de Enfermagem Geral e Especializada da Escola de Enfermagem de Ribeirão Preto da USP.

Flávia Moraes Silva

Professora Adjunta do Departamento de Nutrição e do Programa de Pós-Graduação em Nutrição pela Universidade Federal de Ciências da Saúde de Porto Alegre. Mestre e Doutora em Endocrinologia pela Universidade Federal do Rio Grande do Sul (UFRGS). Especialista em Terapia Nutricional Enteral e Parenteral pela PUCRS. Nutricionista Graduada pela UFRGS.

Franciele Maciel Campos

Nutricionista pela Universidade Federal de Mineiros, atuação em Equipe Multidisciplinar de Terapia Nutricional.

G. Voulgaridou

Departamento de Ciências Nutricionais e Dietética, Universidade Internacional Helênica, Thessaloniki, Grécia.

Gabriel E. Gondolesi

Presidente da Associação Internacional de Reabilitação e Transplante Intestinal.

Geni Rodrigues Sampaio

Técnica Especializada PROCONTES - Departamento de Nutrição da Faculdade de Saúde Pública da USP.

Giorgio Alfredo Pedroso Baretta

Clínica Bariátrica Dr. Giorgio Baretta - Curitiba/PR.

Guilherme Duprat Ceniccola

Doutor e Mestre em Nutrição Humana pela UnB. Tutor da Residência Multiprofissional em Terapia Intensiva da SES-DF. Membro da EMTN do HBDF.

Heitor Oliveira Santos

Nutricionista, Mestre e Doutorando em Ciências da Saúde.

Isadora Sayuri Macedo da Silva

Ambulatório de Doenças Inflamatórias Intestinais da Unidade de Cirurgia Colorretal da Pontifícia Universidade Católica do Paraná (PUCPR).

Jacob J. Faintuch

Professor Doutor do Departamento de Clínica Médica do HC-FMUSP.

João Felipe Mota

Pós-doutorado pela University of Alberta, Human Nutrition Research Unit. Doutor em Ciências pela UNIFESP. Mestre em Patologia pela Faculdade de Medicina – UNESP. Professor Associado da Universidade Federal de Goiás (UFG).

João Francisco Lindenberg Schoueri

Residência em Clínica Médica pelo Hospital das Clínicas da Faculdade de Medicina de Ribeirão Preto – USP. Residência em Geriatria pelo HC-FMUSP. Especializando em Cuidados do Paciente Idoso Internado no HC-FMUSP.

Joel Faintuch

Professor Sênior do Departamento de Gastroenterologia da FMUSP.

José Antonio López-Trigo

Departamento de Acessibilidade, Prefeitura da Cidade de Málaga, Espanha.

Juliana Dourado Porto

Enfermeira pela Universidade de Brasília, atuação em Equipe Multidisciplinar de Terapia Nutricional.

Kaio Vinicius Custodio da Silva

Nutricionista e Mestrando em Ciências da Saúde pela Faculdade de Medicina da UFG.

Karine Mariane Steigleder

Laboratório de Investigação em Doenças Inflamatórias Intestinais, Serviço de Coloproctologia da Faculdade de Ciências Médicas da Unicamp.

Lidiani Figueiredo Santana

Mestre em Ciências da Saúde pela Universidade Federal de Mato Grosso do Sul (UFMS). Doutoranda em Ciências da Saúde pela UFMS.

Liliane Viana Pires

Professora Adjunta do Departamento de Nutrição da Universidade Federal de Sergipe.

Livia Costa de Oliveira

Doutora em Ciências Nutricionais pela Universidade Federal do Rio de Janeiro (UFRJ). Nutricionista do Instituto Nacional de Câncer José Alencar Gomes da Silva (INCA) e do Hospital Municipal Dr. Moacyr Rodrigues do Carmo/RJ.

Luciane Beitler da Cruz

Nutricionista Graduada pela Universidade Federal de Pelotas (UFPEL). Doutorado em Saúde da Criança e do Adolescente pelo Programa de Pós-graduação da UFRGS.

Lucilene Rezende Anastácio

Nutricionista, Professora Adjunta do Departamento de Alimentos do Programa de Pós-

-graduação em Ciência de Alimentos da Faculdade de Farmácia da UFMG.

Luis E. González Salazar

MSc. Instituto Nacional de Ciencias Médicas y Nutrición Salvador Zubirán. Cidade do México, México.

Luiz Eduardo Correia Miranda

Departamento de Cirurgia Geral, Hospital Universitário Oswaldo Cruz, Universidade de Pernambuco.

Luiz Guilherme Tafuri de Araujo

Médico pela Faculdade de Ciências Médicas e da Saúde de Juiz de Fora (SUPREMA). Residente de Cirurgia Geral do Hospital Santa Casa de Misericórdia de Juiz de Fora.

Mairin Schott

Mestre em Ciências da Saúde e da Vida da Universidade Franciscana (UFN), Santa Maria/RS.

Marcelo Kalil Di Santo

Membro da International Society for Endovascular Specialists (ISES) e da Society for Vascular Surgery (SVS). Médico Assistente em Urgências Vasculares no Hospital e Maternidade São Luiz - Unidade Itaim - Rede D'Or e Membro do Corpo Clínico do Hospital Vila Nova Star - Rede D'Or.

Márcia Cristina Teixeira Martins

PhD, MSc, RD, RPh, Professora Titular, Faculdade de Medicina, Universidad Adventista del Plata, Entre Ríos, Argentina.

Marciane Milanski

Laboratório de Investigação em Doenças Inflamatórias Intestinais do Serviço de Coloproctologia da Faculdade de Ciências Médicas da Unicamp. Laboratório de Distúrbios do Metabolismo da Faculdade de Ciências Aplicadas da Unicamp.

Marco Aurelio Santo

Professor Livre-docente. Chefe da Unidade de Cirurgia Bariátrica e Metabólica da Disciplina de Cirurgia do Aparelho Digestivo do HC-FMUSP.

Maria Eliana Madalozzo Schieferdecker

Nutricionista. Doutora em Medicina (Clínica Cirúrgica). Docente do Programa de Pós-graduação em Alimentação e Nutrição da Universidade Federal do Paraná (UFPR).

Maria Paula Carlin Cambi

Ambulatório de Doenças Inflamatórias Intestinais, Unidade de Cirurgia Colorretal, PUCPR. Clínica Bariátrica Dr. Giorgio Baretta - Curitiba/PR.

Mariana Cassani de Oliveira

Mestre e Doutora em Fisiopatologia em Clínica Médica - FMB/UNESP. Docente de Nutrição no Centro Universitário Nossa Senhora do Patrocínio (CEUNSP).

Mariana Yumi Miyaoka

Médica Chefe - Coordenadora do Pronto Atendimento do Hospital e Maternidade Brasil - Rede D'Or. Médica Assistente em Urgências Vasculares no Hospital e Maternidade São Luiz - Unidade Itaim - Rede D'Or e Membro do Corpo Clínico do Hospital Vila Nova Star - Rede D'Or.

Marina Moreira de Castro

Laboratório de Investigação em Doenças Inflamatórias Intestinais do Serviço de Coloproctologia da Faculdade de Ciências Médicas da Unicamp. Laboratório de Distúrbios do Metabolismo da Faculdade de Ciências Aplicadas da Unicamp.

Marina Regueira Pitta

Médica pela Universidade Católica de Brasília. Especialização em Nutrologia pela ABRAN.

Marina Verçoza Viana

Mestrado e Doutorado em Endocrinologia, Metabologia e Nutrição pela UFRGS. Pós-doutorado em Metabolismo e Nutrição pela Universidade de Lausanne.

Martha Guevara Cruz

Doutora. Instituto Nacional de Ciencias Médicas y Nutrición Salvador Zubirán. Cidade do México, México.

Melina Castro

Médica da Equipe Multidisciplinar de Terapia Nutricional do Hospital Albert Einstein.

Oellen Stuani Franzosi

Mestre e Doutora em Ciências Médicas – UFRGS. Nutricionista Assistencial no Hospital de Clínicas de Porto Alegre.

Otávio Augusto Ferrari

Farmacêutico graduado pela UFRGS. Acadêmico de Medicina da Universidade Luterana do Brasil.

Patricia Zamberlan

Nutricionista da Equipe Multiprofissional de Terapia Nutricional do ICr-HC-FMUSP.

Paulo Gustavo Kotze

Ambulatório de Doenças Inflamatórias Intestinais, Unidade de Cirurgia Colorretal da PUCPR.

Pedro Henrique Comerlato

Doutorando em Endocrinologia, Metabologia e Nutrição pela UFRGS. Médico Intensivista do Hospital Moinhos de Vento.

Priscila Aiko Hiane

Mestre em Ciência dos Alimentos pela USP. Doutorado em Ciências da Saúde pela UnB.

Priscila Berti Zanella

Mestre e Doutoranda em Ciências Pneumológicas pela UFRGS. Especialista em Fisiologia do Exercício e Nutrição Esportiva pela SOGIPA. Professora do Curso de Nutrição - FSG.

Priscila Silva Figueiredo

Mestre e Doutoranda em Ciências da Saúde pela UFMS.

Ramara Kadija Fonseca Santos

Doutoranda pelo Programa de Pós-graduação em Ciências da Saúde da Universidade Federal de Sergipe.

Raquel Franco Leal

Laboratório de Distúrbios do Metabolismo da Faculdade de Ciências Aplicadas da Unicamp.

Raquel Nogueira C. L. Lima

Faculdade Pernambucana de Saúde, Recife.

Raquel Rodrigues Gomes

Nutricionista pela Universidade de Brasília, atuação em Equipe Multidisciplinar de Terapia Nutricional.

Renata Germano Borges de Oliveira Nascimento Freitas

Pós-doutoranda pela Faculdade de Saúde Pública da USP. Doutora e Mestre pela Faculdade de Ciências Médicas da Unicamp.

Ricardo Vitor Cohen

Doutor em Cirurgia pela FMUSP. Diretor do Centro de Obesidade e Diabetes do Hospital Alemão Oswaldo Cruz, São Paulo/SP.

Rita de Cássia Avellaneda Guimarães

Mestre em Biotecnologia pela Universidade Católica Dom Bosco (UCDB). Doutora em Ciências da Saúde pela UFMS.

Roberto José Negrão Nogueira

Professor Doutor da Faculdade de Medicina São Leopoldo Mandic, Campinas/SP. Professor Pleno da Pós-graduação em Saúde da Criança e do Adolescente na Unicamp.

Rosa López-Mongil

Centro de Assistência Doctor Villacián, Valladolid, Espanha.

Rosana Tumas

Instituto da Criança do HC-FMUSP. Mestre em Pediatria pela FMUSP.

Roseli Borges Donegá Toffano

Departamento de Pediatria, Faculdade de Medicina de Ribeirão Preto da USP. Doutorado pela Faculdade de Medicina de Ribeirão Preto da USP.

Rubia Daniela Thieme

Nutricionista. Doutoranda em Políticas Públicas. Docente da Graduação em Nutrição da Universidade Positivo (UP).

S.K. Papadopoulou

Departamento de Ciências Nutricionais e Dietética, Universidade Internacional Helênica, Thessaloniki, Grécia.

Salomão Faintuch

Diretor Clínico de Radiologia Vascular e Intervencionista, Beth Israel Deaconess Medical Center, Harvard Medical School, Boston, MA, USA.

Samanta Catherine Ferreira

Nutricionista, Mestre em Ciência de Alimentos. Doutoranda do Programa de Pós-graduação em Ciência de Alimentos da Faculdade de Farmácia da UFMG.

Sandaly Oliveira da Silva Pacheco

MD, MSc, Professora Titular, Faculdade de Medicina, Universidad Adventista del Plata, Entre Ríos, Argentina.

Shila Minari Hargreaves

Nutricionista Clínica. Mestre e Doutoranda em Nutrição Humana pela UnB.

Silvia Leite Faria

Nutricionista Mestre e PhD, Pós-doc, UnB. Membro do Comitê Integrated Health da IFSO (International Federation for Surgery of Obesity).

Tamires Trevisan de Barros

Nutricionista Clínica. Mestre e Doutoranda pela Faculdade de Medicina de Ribeirão Preto da USP.

Terán Darío

Serviço de Cirurgia Geral. Unidade de Insuficiência, Reabilitação e Transplante Intestinal. Hospital Universitário – Fundação Favaloro, Buenos Aires, Argentina.

Valentina Bozzetti

Unidade de Terapia Intensiva Neonatal, Fundação MBBM, Hospital San Gerardo, Monza, Itália. Investigadora do Mucosal Immunology and Biology Research Center, Massachusetts General Hospital for Children, Harvard Medical School.

Vinícius Soares de Oliveira

Biomédico. Mestre em Biologia Geral/Prospecção pela Universidade Federal da Grande Dourados (UFGD). Doutorando em Ciências da Saúde pela UFMS.

Yasmin Alaby Martins Ferreira

Nutricionista, Mestre e Doutoranda em Ciências pelo Departamento de Fisiologia da Nutrição; Programa de Pós-graduação em Nutrição da Unifesp.

Sumário

PARTE II – DIETAS E SUPLEMENTOS ORAIS

PARTE III – TERAPIA ENTERAL E PARENTERAL

PARTE VI – MATERIAL SUPLEMENTAR

Prefácio

Esta segunda edição é muito distinta da primeira. As diferenças são de tal vulto que até certo ponto impedem um paralelo entre ambas. Por que um salto tão disruptivo? Grande parcela da culpa é da ciência, que avança a passos de gigante, gerando dúvidas e obsolescências, bem como semeando inovações. É bem conhecido que Sidney Burwell, diretor da Faculdade de Medicina da Universidade Harvard (1935-1949), recebia anualmente os calouros com a mesma saudação: "Metade do que iremos ensinar-lhes é correto, e metade não é. Infelizmente ainda não sabemos qual é qual". Se nas longínquas décadas de 1930 e 1940 já havia esta presciência de que informações e condutas médicas possuem prazo de expiração, tal como produtos de supermercado, imagine-se na era dos megadados, da inteligência artificial, da genômica, proteômica e metabolômica.

Contextualmente, a primeira entidade a congregar os especialistas em terapia nutricional especializada em nosso país na década de 1970, a exemplo de outras no exterior, nasceu como Sociedade de Nutrição Parenteral. Cedo incorporou a nutrição enteral, e mais adiante transmutou-se em Sociedade de Nutrição Clínica, uma expressão mais abrangente que não se olvida da dietética. Designações cada vez mais amplas chegaram e chegarão, inevitavelmente, caudatárias dos progressos na área. Esta obra não se arvora em prenúncio futurista, contudo, busca garimpar os avanços dos últimos anos.

Sem intenções de usurpar o honrado e merecido espaço dos nutricionistas, a dietética converteu-se na atualidade em questão do cotidiano, da qual nenhum profissional da saúde consegue se eximir. Alguns desafios são mais poéticos que pragmáticos. Como exemplo, muitas pessoas mais velhas que conviveram com uma avó se recordam com saudades das refeições substanciosas e fresquíssimas, em certos casos ainda preparadas no fogão a lenha, e desfrutadas coletivamente à mesa. Essa tradição foi em grande parte sufocada pela tecnologia na medida em que o *fast-food*, as entregas por *delivery*, os reduzidos apartamentos sem cozinha ou despensa, somente com minifogão ou forno de micro-ondas, ao lado das agendas apertadas, asfixiaram a paixão pelo cozimento natural, lento e criterioso.

Não há capítulo sobre *slow-food* na obra. Esta é uma preocupação culinária, não científica, da esfera de iniciativa específica (slowfoodinternational.com), criada na Itália na década de 1980, que ao que se informa já possui adeptos em mais de 150 países. Metabolicamente, as atenções voltam-se mais para trás, para a dieta paleolítica. Não há relatos detalhados da época em que nem agricultura existia, apenas caçadores e coletores nômades habitando cavernas. Entretanto, há evidências indiretas de que, além de caça e pesca, os fundamentos de tal alimentação eram frutas, grãos e raízes.

Mesmo para os entusiastas de tal regime, e há razoável número de artigos na literatura, o mesmo dificilmente se coadunaria com os preceitos da atualidade. A abundância de animais conflitaria com os limites de ingestão de saturados e as associações adversas da abundância de carne vermelha, além das preocupações dos ecologistas e vegetarianos. Na realidade, os ancestrais consumiam feras selvagens que são pobres em gordura corporal, de modo que o teto de lípides talvez não fosse excedido.

No outro extremo do espectro, será que os antigos não se empolgavam com o vegetarianismo? Ao que tudo indica só sob pressão, quando a caça escasseava. Todavia, com o advento de algumas religiões orientais como o budismo e o hinduísmo, o hábito se implantou sobretudo na Índia e outras partes do Extremo Oriente, chegando com mais força ao Ocidente em décadas recentes. Alcançou alguns capítulos desta obra, também. Mas este é um manual prático ou um texto filosófico-cultural? Sucede que enquanto o veganismo estrito ainda enfrenta controvérsias, por conta de problemas incompletamente solucionados como anemia e fraturas ósseas, dietas vegetarianas menos inflexíveis já são advogadas e praticadas por número crescente de autoridades e instituições, em numerosos contextos nosológicos.

E a dieta dos romanos, avó da dieta mediterrânea? Esta última igualmente é alvo de atenção em alguns capítulos, por sua crescente relevância clínica. O que havia à mesa na época de Nero e Júlio César? O povo provavelmente não passava de uma refeição por dia, como era a regra na Antiguidade e na Idade Média, o que se coadunava com uma expectativa de vida não ultrapassando os 30 anos. Era composta dos víveres eventualmente disponíveis na casa, cozidos em panelão e ingeridos com pão, cebolas e frutas, se houvesse. Já as classes abastadas contavam com fartura de legumes, verduras, frutas, pão (integral), ovos, queijos, azeite de oliva, mel e vinho. Há indícios de que carnes e peixes participavam relativamente pouco das refeições. Já justificavam os banquetes e mesmo orgias, retratados em obras da época e ocasionalmente transportados para o cinema (bbc.com/travel/article/20210719-what-did-the-ancient-romans-eat).

Faltavam nozes e castanhas do protocolo mediterrâneo, e a visível escassez de pescado talvez ensejasse ocasional carência de ácidos graxos ômega-3. Haveria na atualidade relutância em aprovar o vinho obrigatório do qual certas classes ostensivamente abusavam. Além disso, ao privilegiar ovos e queijos como fonte de proteínas, a chance de elevar o consumo de colesterol existia. Ainda assim, o balanceamento de nutrientes com substancial conteúdo de fibras e micronutrientes, e a ausência de alimentos superprocessados e de elevada densidade calórica não eram de todo calamitosos, conforme aprimorado em eras menos priscas pela moderna dieta mediterrânea.

Estima-se em 30.000 o número de revistas científicas no planeta, que agregam 2 milhões de novos artigos e pesquisas a cada ano. Ainda que tal se refira a todos os ramos do conhecimento, não apenas à nutrologia e áreas conexas, são números assoberbantes, um constante desafio para a capacidade de absorção humana. Daí a demanda por sínteses periódicas, capazes de digerir os itens relevantes dessa maré tsunâmica em um cantil potável e transportável, no intuito de sanar a sede dos que não dispõem de todo o tempo do mundo.

Outro vetor que direcionou a segunda edição foi a realidade profissional em nosso meio. É sabido que as atuações de especialidades médicas e paramédicas não são estáticas, sofrendo influências sociais, econômicas, demográficas, conjunturais, tecnológicas e científicas, sobretudo. O Brasil e o mundo já foram eminentemente cirúrgicos, ou pelo menos assim o pareciam, conforme retratado por Jurgen Thorwald em 1957 na icônica obra *The century of the surgeon* (*O século dos cirurgiões,* na versão em vernáculo ainda hoje disponível nas livrarias).

De fato, operava-se muito e à moda antiga, de forma cruenta e invasiva. Consequentemente, durante décadas as preocupações da terapia nutricional foram galvanizadas por complicações pós-operatórias como fístulas, peritonites, necroses e ressecções mutilantes. Estas evidentemente não desapareceram do mapa. Não obstante, enfoques clínicos, pediátricos, geriátricos, endoscópicos ou cirúrgicos menos invasivos assumiram a dianteira em muitos domínios, redistribuindo as atenções. É o que se almejou no balanceamento e na distribuição dos capítulos, inclusive no de gastrostomia, que focaliza a modalidade endoscópica, menos cruenta, e no de gastroparesia, que prioriza as opções conservadoras, não as intervencionistas.

Infecções agudas como as diarreias infantis, bronquiolites e pneumonias ocupavam a maioria das agendas das equipes de suporte nutricional pediátrico. Fenômeno menos vultoso, mas ainda marcante, sucedia com adultos, ao lado de parasitoses crônicas como moléstia de Chagas, esquistossomose e leishmanioses. O desafio não se extinguiu, todavia já se reparte mais equitativamente com outras entidades nosológicas, sobretudo afecções crônicas não transmissíveis da esfera da obesidade, diabetes e enfermidades cardiovasculares. O intervalo entre as edições não é tão avantajado, de poucos anos apenas, todavia já objetiva retratar essas transições.

Até geográfica e institucionalmente algo de novo sucedeu. Para o bem ou para o mal, todo o planeta encontra-se conectado, o que favorece o intercâmbio (e a fraude) de informações. A era das obras monolíticas gestadas em alguns poucos serviços atraía pela homogeneidade e consistência das posturas, todavia restringia a capacidade do estudioso e do profissional de se questionar e de interpretar a partir de ângulos conflitantes e antagônicos. Esta segunda edição é bem mais diversificada, colimando enfoques a milhares de quilômetros sempre que oportuno, graças à dissolução das distâncias pela internet, que já sucedia há anos, contudo se revela cada vez mais ao alcance dos dedos.

Por tudo isso, o editor jamais conseguirá quitar sua dívida de gratidão para com os prestigiosos autores dos capítulos, de muitas partes do país e distantes latitudes do mundo. A quintessência da obra são estas valiosas e representativas experiências, traduzidas em linguagem direta e acessível. Sua missão é tornar mais atualizada, fundamentada e produtiva a jornada de todos que militam nos domínios da Nutrição, Obesidade e Cirurgia da Obesidade.

Joel Faintuch

PARTE I

Avaliação, técnicas e procedimentos nutricionais

1

Técnicas de avaliação nutricional e da composição corpórea de obesos

Ana Beatrice Magalhães de Oliveira
Fernanda Cintra Lima
Guilherme Duprat Ceniccola

RESUMO

Indivíduos obesos frequentemente podem necessitar de hospitalização ou passar por situações que levem ao risco de desnutrição, independentemente do índice de massa corporal (IMC). Este capítulo tem como objetivo apresentar estratégias de reconhecimento do risco nutricional e desnutrição para obesos, além de apresentar características das técnicas mais utilizadas para a avaliação da composição corporal nessa população.

▶ INTRODUÇÃO

Dentro de uma perspectiva mundial, existem por volta de 1,9 bilhão de adultos obesos, valor que é 3 vezes maior que os dados de 1975. Em 2016 foi estimado que 39% da população adulta do planeta padecia de sobrepeso ou obesidade.[1]

Uma crítica que se aplica à classificação da obesidade pelo índice de massa corporal (IMC) é que não se contempla a quantidade de tecido adiposo, o que pode gerar imprecisões em atletas e outros indivíduos com mais massa magra do que o usual, ou aqueles com IMC intermediário, onde se verifica boa correlação entre IMC e quantidade de tecido adiposo, porém baixa acurácia. Em um estudo realizado por Romero-Coral e colaboradores foi verificado que o ponto de corte de ≥ 30 kg/m² tem especificidade boa, mas não reconhece metade dos indivíduos com excesso de gordura corporal. O IMC teve especificidade de 95% em homens e 99% em mulheres e sensibilidade de 36% e 49% respectivamente, quando comparado com o % de gordura corporal medido por bioimpedância elétrica.[2,3]

▶ O OBESO SUBNUTRIDO

Mesmo indivíduos com IMC elevado podem sofrer dos efeitos da desnutrição, com ou sem a presença de inflamação. Entende-se que ela resulta da deficiência na ingestão ou absorção de nutrientes e altera a composição corporal, o que pode acarretar em prejuízo nas capacidades físicas e mentais.[4]

Fatores que estão mais associados são a doença de base, seu potencial inflamatório agudo, catabolismo, restrição ao leito e a ingestão atual de alimentos. Isso nos leva a uma condição de vigilância, tanto quando falamos em indivíduos obesos da comunidade como em relação àqueles hospitalizados.[5]

A sistematização da atenção nutricional compreende a triagem nutricional, avaliação e diagnóstico nutricional, a determinação da conduta nutricional e as reavaliações periódicas do estado nutricional. A sequência atua no reconhecimento precoce da desnutrição e estabelece estratégias para o seu tratamento, uma vez que o risco nutricional é preditor da desnutrição e esta última condição leva a piores desfechos clínicos, como o aumento da mortalidade hospitalar e dos custos relacionados com o tratamento.[6,7]

▶ ÍNDICES DE RISCO NUTRICIONAL

A triagem de risco nutricional deve ser o primeiro passo, conforme apontado a seguir.[8]

Nutritional Risk Screening (NRS-2002)

Este instrumento desenvolvido por Kondrup et al.[9] e certificado pela European Society of Clinical Nutrition and Metabolism (ESPEN)[10] identifica a presença de desnutrição e o seu risco de desenvolvimento no ambiente hospitalar.

Aborda a perda ponderal, ingestão alimentar recente e IMC, e deve ser pontuada de 1 a 3. Em uma segunda parte assinala-se a gravidade da doença, também graduada de 1 a 3 pontos. Acrescenta-se mais 1 ponto a pacientes com idade acima de 70 anos. Os sem risco apresentam menos de 3 pontos, contrapondo-se ao risco nutricional quando pontuam ≥ 3. Estes últimos devem ser submetidos a avaliação nutricional mais rigorosa.

Malnutrition Universal Screening Tool (MUST)

Desenvolvida pelo Malnutrition Advisory Group of the British Association for Parenteral and Enteral Nutrition (MAG-BAPEN) e também recomendada pela ESPEN, identifica a desnutrição por meio de associações entre a redução do estado nutricional e a capacidade funcional.[9]

São utilizados critérios de peso (pontuando de 0-2), percentual de perda ponderal não intencional no período de três a seis meses (pontuando de 0-2) e alteração da ingestão alimentar > 5 dias (marcando 2 pontos em caso positivo). Resultados ≥ 2 significam alto risco; 1 ponto classifica como médio risco e 0 pontos, baixo risco. Pacientes em alto risco nutricional devem ser avaliados detalhadamente. Na presença de obesidade, a ferramenta ainda reforça que a doença de base deve ser tratada e controlada adequadamente antes de se implementar condutas focando a obesidade em si.[11] A ideia equivocada de que o paciente obeso possui reservas impede a implementação precoce de medidas que são capazes de modificar os desfechos hospitalares e resultados clínicos.[12]

▶ AVALIAÇÃO NUTRICIONAL PARA O OBESO

A principal diferença entre a triagem de risco e a avaliação nutricional seria que a primeira define a presença ou não de risco e a segunda determina o estado nutricional e sua classificação de gravidade.[13,14]

Antropometria

Além da aferição de peso atual e altura, deve-se investigar a presença de perda ponderal não intencional pelo risco de desnutrição. O IMC em pacientes obesos deve ser sempre analisado criticamente. Um resultado $\geq$ 30 kg/m^2 pode não significar a presença de obesidade – grande quantidade de massa muscular, a existência de ascite e/ou edema podem estar presentes, mascarando a real composição corporal.[13]

Perímetro abdominal e do quadril

A mensuração da circunferência da cintura para a avaliação do depósito de gordura visceral é prioritária. Valores $\geq$ 80 cm em mulheres e $\geq$ 94 cm em homens identificam risco metabólico. Já $\geq$ 88 cm em mulheres e $\geq$ 102 cm em homens confirmam a presença de obesidade abdominal e demonstram risco metabólico muito alto.[15] O uso da relação cintura-quadril (RCQ) se presta para sinalizar obesidade androide. Valores de RCQ > 1 podem entrar nessa classificação.[16]

O registro de pregas cutâneas torna-se cada vez mais limitado e tende a cair em desuso. Mensura apenas a gordura subcutânea de escasso impacto metabólico, não identificando a presença de gordura visceral.[17,18] A gordura subcutânea pode desempenhar um papel indireto na estimativa da gordura visceral, sob a forma de razão gordura visceral/subcutânea, todavia documentada com elevada precisão consoante métodos de imagem, como será referido adiante.

Bioquímica

As alterações metabólicas concernentes a flutuações do gasto energético, proteólise, mudanças nas proteínas de fase aguda, hiperglicemia e deslocamento de fluido para o espaço extracelular associadas à inflamação são até certo ponto mediadas por citocinas e se mantêm presentes em parte desta população. Independentemente da redução da síntese de proteínas de fase aguda negativas, uma diminuição das concentrações séricas de albumina, transferrina, pré-albumina e proteína ligadora de retinol poderá suceder. Em cenários de agressões agudas, elas funcionam mais como marcadores inflamatórios.[14] Por sua vez, a proteína C-reativa (PCR), interleucina-6 (IL-6) e fator de necrose tumoral alfa (TNF-α) mostram-se elevados nesse contexto, especialmente em obesos com grande quantidade de adiposidade visceral.[19] Parece ser um dos mecanismos da má evolução dos obesos diante de COVID-19, uma enfermidade fortemente pró-inflamatória e que teria esse perfil intensificado perante excessos de adiposidade.

Outros exames laboratoriais, como hemo e leucograma, perfil renal, hepático e lipídico devem ser solicitados com a intenção de investigar comorbidades como dislipidemia, *diabetes mellitus* tipo 2 e insuficiência renal, que é mais comum nesta população. A American Diabetes Association (ADA) recomenda, para diabéticos em ambiente hospitalar, a manutenção de glicemias entre 140-180 mg/dL com objetivo de evitar ao máximo a ocorrência de hipoglicemias, sem contudo incorrer no oposto de hiperglicemias preocupantes.[20,21] Pacientes em risco de desenvolvimento de síndrome de realimentação (jejum por muitos dias, alcoólatras, vômitos prolongados) devem ter os níveis séricos de K, P, Mg e Ca monitorados regularmente, além de receber profilaticamente vitamina B1 e outros componentes do complexo B.

Avaliação Subjetiva Global (ASG)

São levados em consideração a história do paciente (alteração ponderal, modificação na ingesta habitual, sintomas gastrointestinais, capacidade funcional e demanda metabólica associada à doença) e o exame físico, que integra a depleção de tecido muscular e adiposo, presença de edema (especificamente em região de tornozelo e sacral) e de ascite. Após a análise das informações, o paciente deve ser classificado entre bem nutrido (classificação A), moderadamente desnutrido ou com suspeita de desnutrição (classificação B) e gravemente desnutrido (classificação C).

Além de ser de baixo custo, é um instrumento que pode ser rapidamente aplicado na rotina.[22,23] Entretanto, é dependente da experiência do observador, onde podemos identificar dificuldades, principalmente na diferenciação entre moderadamente desnutrido e gravemente desnutrido.[24] Essa limitação pode ser ainda maior na avaliação de pacientes obesos devido à necessidade de análise de depleções de compartimentos corporais.

Bioimpedância elétrica (BIA)

Aplica-se corrente elétrica em baixa intensidade (500-800 mA) e alta frequência (50 kHz), medindo-se primariamente os componentes de resistência (R), reatância (Xc), impedância (Z) e ângulo de fase (PhA). Por meio da avaliação da água total, correlacionada com essas medidas primárias, são obtidos valores de massa magra, tecido adiposo e água corporal (técnica duplamente indireta).[25,26]

Existem dois modelos de BIA: frequência única, que analisa massa magra e gorda, e multifrequência com diferenciação da água corporal – total, intra e extracelular, além de valores do tecido adiposo e reserva muscular (Tabela 1).

A BIA segmentar, cada vez mais utilizada em pesquisas, tem se destacado na avaliação da massa muscular esquelética e sua utilização como um marcador prognóstico através do ângulo de fase (PhA) e análise vetorial de bioimpedância elétrica (BIVA).[27]

TABELA 1 Prós e contras acerca do uso de bioimpedância elétrica (BIA)

Positivo	Negativo
Segura	Método indireto
Rápida	Necessário protocolo prévio
Livre de radiação	Equações específicas para cada população
Não invasiva	Influência do estado de hidratação
Pode ser portátil	Viés com valores de IMC extremos
Fácil execução	Restrição para marca-passo e gestantes
	Dependente do avaliador

O PhA pode ser definido fisiologicamente como um índice da integridade e vitalidade da membrana celular, expressando a quantidade e qualidade dos tecidos moles. Patologias, estado inflamatório, desnutrição e inatividade física prolongada influenciam negativamente as propriedades elétricas dos tecidos, tendo como consequência a diminuição dos valores do ângulo de fase. Ele está significativamente e positivamente correlacionado com o binômio massa magra e celular, e inversamente associado com a relação entre líquido extracelular e intracelular.[26]

Segundo Norman et al. (2012),[28] o ângulo de fase pode ser considerado um indicador de sobrevida e de outros desfechos clínicos, e analogamente o BIVA está sendo utilizado para determinar variações de fluidos em pacientes críticos, renais e obesos. Metanálise confirmou correlação entre valores do ângulo de fase e prognóstico em várias populações cancerosas, com 23% menor sobrevida naquelas com PhA reduzido.[29]

O uso da BIA, se comparado aos métodos mais avançados de tomografia computadorizada (CT), absorciometria (DEXA) e ressonância magnética (MRI), apresenta limitações para estimativa da área de gordura visceral relacionadas à técnica, em especial em indivíduos obesos e com sobrepeso,[30] nos quais houve subestimação dos valores. Presta-se mais para estudos epidemiológicos/comunitários e para diagnóstico clínico de sarcopenia.

▶ MÉTODOS DE IMAGEM APLICADOS NA AVALIAÇÃO DA COMPOSIÇÃO CORPÓREA NA OBESIDADE

A composição corporal se relaciona intimamente com estado nutricional, capacidade motora e aptidão física. Além disso, há estreita relação com patogênese, doenças crônicas, estado inflamatório e morbimortalidade.[31,32]

A utilização de técnicas de imagem não invasivas diferencia com precisão massa magra e massa gorda, o que é observado de forma indireta e menos fidedigna mediante medidas antropométricas clássicas como circunferência da cintura, e mesmo através da tecnologia avançada de digitação tridimensional do corpo (*3D body scan*), que já possibilita informações preliminares de composição corporal.[33]

Absorciometria dupla de raios X (DEXA)

A DEXA é considerada padrão-ouro para mensuração da massa magra, em especial para diagnóstico de sarcopenia, além de demonstrar forte capacidade de predizer a distribuição da gordura e suas potenciais associações com os fatores de risco cardiometabólico (RCM).[34]

Trata-se de um método direto, preciso, não invasivo, razoavelmente seguro fora da gestação devido à baixa dose de radiação, e custo relativamente baixo. Nos aparelhos mais recentes é possivel aferir o tecido adiposo visceral através de uma estimativa prévia do tecido adiposo subcutâneo e massa gorda.[35] Além de contraindicado para mulheres com risco de engravidar, ressente-se dos inconvenientes de não ser portátil, sofrendo influências de calibração, estado de hidratação e formato corporal, além de necessitar de equipe qualificada e treinada.

Há forte correlação das medidas do DEXA de massa gorda com desfechos cardiovasculares e metabólicos, independentemente do IMC.[36,37] A antropometria convencional (circunferência da cintura e quadril) revela-se bem inferior através das associações da adiposidade regional (gordura subcutânea e visceral) com diabetes e marcadores de RCM.[38] Análises com o DEXA em população adulta sugerem uma correlação entre massa muscular reduzida, gordura corporal em excesso e risco de obesidade sarcopênica e/ou síndrome metabólica.[39]

Ressonância magnética

A energia de frequência de rádio é aplicada perpendicularmente à direção de um campo magnético, provocando absorção de energia pelos núcleos de hidrogênio dos tecidos e modificação do seu alinhamento. Uma imagem de corte transversal é gerada, possibilitando quantificar o tecido adiposo total e subcutâneo.[40]

O papel da ressonância magnética na nutrição inclui a medição de volumes de órgãos, análise de componentes estáticos (ossos, partes moles como gordura e músculos) e distribuição desses componentes com indícios de sua função mediante imagem tomográfica.[41] É indicada para análise da composição corporal em crianças e estudos longitudinais, devido à ausência de radiação e melhor resolução.[40]

Ela apresenta como limitação, em especial para a população pediátrica, o maior tempo de execução e a alta sensibilidade à movimentação, o que poderá requerer o uso de sedativos. Já existem aparelhos superdimensionados que permitem a acomodação para obesos e superobesos.

Metanálise comparando mensuradores clássicos de gordura visceral (CT e MRI) com outros valorizados, todavia menos consolidados (DEXA, ultrassonografia e BIA), constataram que somente a BIA sistemática e acentuadamente subestimava aquele compartimento adiposo.[42] Alguns grupos não dispensam a medida do tecido adiposo subcutâneo, utilizando-o como denominador na documentação da gordura visceral (relação visceral/subcutânea) e do RCM. No ensaio POEM, comprovou-se destarte que taxas aumentadas de proteínas de interesse cardiovascular como catepsina D, antagonista do receptor de interleuquina-1 (IL1 RA) e hormônio do crescimento (GH) sinalizavam a existência de acúmulos nocivos naquele espaço gorduroso.[43]

Tomografia computadorizada (TC)

A avaliação da composição corporal pela TC é baseada na emissão e captura de feixes de raio X que se projetam no corpo humano, variando a intensidade de acordo com o tecido a ser percorrido.[44] A TC abdominal utilizada no diagnóstico de câncer ou trauma, por exemplo, presta-se convenientemente para análise secundária da composição corpórea, sem necessidade de novas exposições, especialmente porque envolve alto custo e radiação ionizante, e deve ser executada por profissional treinado.[29]

É possível medir com precisão a área de gordura visceral (AGV), definida como todo o tecido adiposo dentro das bordas da parede abdominal no nível do disco intervertebral de L3-L4. A ocorrência de obesidade visceral foi definida como um AGV de 100 cm^2 ou superior.[45]

Estudos correlacionaram obesidade visceral com complicações pós-cirúrgicas abrangendo maior tempo de internação, maiores taxas de morbidade e maior tempo cirúrgico.[46] Estas se somam às conhecidas conotações negativas no tocante à RCM.

3D Body scan e ultrassonografia

A digitação tridimensional do corpo (*3D body scan*) baseada em laser ou cristais fotônicos é um processo de triangulação ótica, que permite a execução de uma imagem tridimensional sem contato do corpo humano.[47] Tende a substituir a antropometria manual do passado, que com algumas exceções muito vivas, notadamente IMC, perímetro abdominal e avaliações pediátricas, resvala para a superação. Essa técnica pode ser usada em obesos para derivar novos índices de obesidade central, como volume abdominal e forma corporal, e mesmo composição corpórea, como massa magra e massa gorda.[33,47]

A avaliação ultrassonográfica a que já se aludiu é de execução rápida, prática e livre de radiação. Como desvantagens, requer treinamento prévio do avaliador, há o custo do equipamento e são relativamente escassos protocolos e pontos de corte para as populações. Em que pesem esses óbices, nota-se boa correlação entre a gordura visceral medida pelo ultrassom e valores obtidos por TC ou MRI.[42,48]

REFERÊNCIAS

1. World Health Organization. Obesity and overweight 2021. Disponível em: who.int/news-room/fact-sheets/detail/obesity-and-overweight. Acessado em: 24/8/2021.
2. Schultz MJ, Spronk PE. Overweight in ICU patients: is the body mass index reliable? Chest. 2005;127(2):683-4.
3. Romero-Corral A, Somers VK, Sierra-Johnson J, Thomas RJ, Collazo-Clavell ML, Korinek J, et al. Accuracy of body mass index in diagnosing obesity in the adult general population. Int J Obes. 2008;32(6):959-66.
4. Cederholm T, Barazzoni R, Austin P, Ballmer P, Biolo G, Bischoff SC, et al. ESPEN guidelines on definitions and terminology of clinical nutrition. Clin Nutr. 2017;36(1):49-64.
5. Cederholm T, Jensen GL, Correia MITD, Gonzalez MC, Fukushima R, Higashiguchi T, et al. GLIM criteria for the

diagnosis of malnutrition – A consensus report from the global clinical nutrition community. Clin Nutr. 2019;38(1):1-9.

6. Ceniccola GD, Holanda TP, Pequeno RSF, Mendonça VS, Oliveira ABM, Carvalho LSF, et al. Relevance of AND--ASPEN criteria of malnutrition to predict hospital mortality in critically ill patients: A prospective study. J Crit Care. 2018;44:398-403.
7. Philipson TJ, Snider JT, Lakdawalla DN, Stryckman B, Goldman DP. Impact of oral nutritional supplementation on hospital outcomes. Am J Manag Care. 2013;19(2):121-8.
8. Choban P, Dickerson R, Malone A, Worthington P, Compher C. A.S.P.E.N. Clinical Guidelines: Nutrition support of hospitalized adult patients with obesity. J Parenter Enter Nutr. 2013;37(6):714-44.
9. Kondrup J, Allison SP, Elia M, Vellas B, Plauth M. ESPEN guidelines for nutrition screening 2002. Clin Nutr. 2003;22(4):415-21.
10. Raslan M, Gonzalez MC, Dias MCG, Paes-Barbosa FC, Cecconello I, Waitzberg DL. Applicability of nutritional screening methods in hospitalized patients. Rev Nutr. 2008;21(5):553-61.
11. Stratton RJ, Hackston A, Longmore D, Dixon R, Price S, Stroud M, et al. Malnutrition in hospital outpatients and inpatients: prevalence, concurrent validity and ease of use of the 'malnutrition universal screening tool' ('MUST') for adults. Br J Nutr. 2004;92(5):799-808.
12. Rasmussen HH, Holst M, Kondrup J. Measuring nutritional risk in hospitals. Clin Epidemiol. 2010;2(1):209-16.
13. Reber E, Gomes F, Vasiloglou MF, Schuetz P, Stanga Z. Nutritional risk screening and assessment. J Clin Med. 2019;8(7):1065.
14. Mueller C, Compher C, Ellen DM. A.S.P.E.N. clinical guidelines: Nutrition screening, assessment, and intervention in adults. J Parenter Enter Nutr. 2011;35(1):16-24.
15. NIH. The practical guide identification, evaluation, and treatment of overweight and obesity in adults. 2000.
16. Chourdakis M. Obesity: Assessment and prevention: Module 23.2 from Topic 23 "Nutrition in obesity". Clin Nutr ESPEN. 2020;39:1-14.
17. Bacchi E, Cavedon V, Zancanaro C, Moghetti P, Milanese C. Comparison between dual-energy X-ray absorptiometry and skinfold thickness in assessing body fat in overweigh/obese adult patients with type-2 diabetes. Sci Rep. 2017;7(1):1-8.
18. Sowers M, Tisch J. Insulin resistance, body weight, obesity, body composition, and the menopausal transition. In: Lobo R, Kelsey J, Marcus R, editors. Menopause, biology and pathobiology. San Diego, CA: Academic Press; 2000. p. 245-60.
19. Faam B, Zarkesh M, Daneshpour MS, Azizi F, Hedayati M. The association between inflammatory markers and obesity-related factors in Tehranian adults: Tehran lipid and glucose study. Iran J Basic Med Sci. 2014;17(8):577-82.
20. Labib M. The investigation and management of obesity. J Clin Pathol. 2003;56(1):17-25.
21. ADA. 15. Diabetes care in the hospital: Standards of medical care in diabetes. Diabetes Care. 2019;42:S173-81.
22. Detsky AS, McCaughlin JR, Baker JP, Johnston N, Whittaker S, Mendelson RA, et al. What is subjective global assessment of nutritional status? J Parenter Enter Nutr. 1987;11(1):359-65.
23. Poziomyck AK, Fruchtenicht AVG, Kabke GB, Volkweis BS, Antoniazzi JL, Moreira LF. Confiabilidade da avaliação nutricional em pacientes com tumores gastrointestinais. Rev Col Bras Cir. 2016;43(3):189-97.
24. Barbosa-Silva MCG, Barros AJD. Indications and limitations of the use of subjective global assessment in clinical practice: An update. Curr Opin Clin Nutr Metab Care. 2006;9(3):263-9.
25. Bosaeus I, Wilcox G, Rothenberg E, Strauss BJ. Skeletal muscle mass in hospitalized elderly patients: Comparison of measurements by single-frequency BIA and DXA. Clin Nutr. 2014;33(3):426-31.
26. Earthman CP. Body composition tools for assessment of adult malnutrition at the bedside. JPEN J Parent Ent Nutr. 2015;39:787-822
27. Buffa R, Mereu E, Comandini O, Ibanez ME, Marini E. Bioelectrical impedance vector analysis (BIVA) for the assessment of two-compartment body composition. Eur J Clin Nutr 2014;68(11):1234-40.
28. Norman K, Stobäus N, Pirlich M, Bosy-Westphal A. Bioelectrical phase angle and impedance vector analysis – Clinical relevance and applicability of impedance parameters. Clin Nutr. 2012;31(6):854-61.
29. Arab A, Karimi E, Vingrys K, Shirani F. Is phase angle a valuable prognostic tool in cancer patients' survival? A systematic review and meta-analysis of available literature. Clin Nutr. 2021;40(5):3182-90.
30. Gao B, Liu Y, DIng C, Liu S, Chen X, Bian X. Comparison of visceral fat area measured by CT and bioelectrical impedance analysis in Chinese patients with gastric cancer: A cross-sectional study. BMJ Open. 2020;10(7).
31. He X, Li Z, Tang X, Zhang L, Wang L, He Y, et al. Age- and sex-related differences in body composition in healthy subjects aged 18 to 82 years. Medicine. 2018;97(25):12-7.
32. Schorr M, Dichtel LE, Gerweck AV, Valera RD, Torriani M, Miller KK, et al. Sex differences in body composition and association with cardiometabolic risk. Biol Sex Differ. 2018;9(1):1-10.
33. Sager R, Güsewell S, Rühli F, Bender N, Staub K. Multiple measures derived from 3D photonic body scans improve predictions of fat and muscle mass in young Swiss men. PLoS One. 2020;15(6):e0234552.
34. Cornier MA, Després JP, Davis N, Grossniklaus DA, Klein S, Lamarche B, et al. Assessing adiposity: A scientific statement from the American Heart Association. Circulation. 2011;124(18):1996-2019.
35. Messina C, Albano D, Gitto S, Tofanelli L, Bazzocchi A, Ulivieri FM, et al. Body composition with dual energy

X-ray absorptiometry: From basics to new tools. Quant Imaging Med Surg. 2020;10(8):1687-98.

36. Wang H, Chen YE, Eitzman DT. Imaging body fat techniques and cardiometabolic implications. Arterioscler Thromb Vasc Biol. 2014;34(10):2217-23.
37. Seabolt LA, Welch EB, Silver HJ. Imaging methods for analyzing body composition in human obesity and cardiometabolic disease. Ann N Y Acad Sci. 2015;1353(1):41-59.
38. Vasan SK, Osmond C, Canoy D, Christodoulides C, Neville MJ, Di Gravio C, et al. Comparison of regional fat measurements by dual-energy X-ray absorptiometry and conventional anthropometry and their association with markers of diabetes and cardiovascular disease risk. Int J Obes. 2018;42(4):850-7.
39. Kim TN, Yang SJ, Yoo HJ, Lim KI, Kang HJ, Song W, et al. Prevalence of sarcopenia and sarcopenic obesity in Korean adults: The Korean sarcopenic obesity study. Int J Obes. 2009;33(8):885-92.
40. Dalah EZ, Hasan HA, Madkour MI, Obaideen A, Faris MAE. Assessing visceral and subcutaneous adiposity using segmented T2-MRI and multi-frequency segmental bioelectrical impedance: a sex-based comparative study. Acta Biomed. 2021;92(3):1-11.
41. Inoue T, Kozawa E, Ishikawa M, Okada H. Application of magnetic resonance imaging in the evaluation of nutritional status: A literature review with focus on dialysis patients. Nutrients. 2021;13(6):2037.
42. Murphy J, Bacon SL, Morais JA, Tsoukas MA, Santosa S. Intra-abdominal adipose tissue quantification by alternative versus reference methods: A systematic review and meta-analysis. Obesity. 2019;27(7):1115-22.
43. Lind L, Strand R, Kullberg J, Ahlström H. Cardiovascular-related proteins and the abdominal visceral to subcutaneous adipose tissue ratio. Nutr Metab Cardiovasc Dis. 2021;31(2):532-9.
44. Yip C, Dinkel C, Mahajan A, Siddique M, Cook GJR, Goh V. Imaging body composition in cancer patients: Visceral obesity, sarcopenia and sarcopenic obesity may impact on clinical outcome. Insights Imag. 2015;6(4):489-97.
45. Heus C, Smorenburg A, Stoker J, Rutten MJ, Amant FCH, van Lonkhuijzen LRCW. Visceral obesity and muscle mass determined by CT scan and surgical outcome in patients with advanced ovarian cancer. A retrospective cohort study. Gynecol Oncol. 2021;160(1):187-92.
46. Cakir H, Heus C, van der Ploeg TJ, Houdijk APJ. Visceral obesity determined by CT scan and outcomes after colorectal surgery; a systematic review and meta-analysis. Int J Colorectal Dis. 2015;30(7):875-82.
47. Fischer B, Sedlmeier AM, Hartwig S, Schlett CL, Ahrens W, Bamberg F, et al. Anthropometric measures in the German National Cohort – more than weight and height. Bundesgesundheitsblatt. 2020;63(3):290-300.
48. Asano T, Kubota N, Koizumi N, Itani K, Mitake T, Yuhashi K, et al. Novel and simple ultrasonographic methods for estimating the abdominal visceral fat area. Int J Endocrinol. 2017;2017:8796069.

2 Abordagem do idoso malnutrido: desafios atuais e interesse das técnicas isotópicas

Bluma Linkowski Faintuch
Salomão Faintuch

RESUMO

Poucos idosos são perfeitamente eutróficos e funcionalmente íntegros, mesmo na ausência de enfermidades graves ou incapacitantes, por conta dos ecossistemas externo e interno únicos em que vivem. Socialmente, são solitários pela aposentadoria ou incapacidade laborativa, assim como pelo passar dos anos, com perda de colegas de trabalho, amigos e parceiro conjugal. O dano sensorial (visão, audição, paladar, olfato, tato), ao lado da locomoção mais restrita e sujeita a quedas, agrava a limitação social. A família estendida não raro os ignora, tornando seu cotidiano e precipuamente suas refeições monótonas e deprimentes. No mesmo diapasão, eles são até mais suscetíveis aos mecanismos obesogênicos prevalentes na sociedade, como sedentarismo e preferência por alimentos industrializados de elevada densidade calórica. Sem trabalho ou esporte regular, sem amigos e com força e energia em declínio, deixam-se facilmente levar pelo que é mais fácil e cômodo. Neste capítulo, além desses aspectos, serão passados em revista radioisótopos e sua contribuição para a investigação nutricional dessa população.

▸ ENVELHECIMENTO POPULACIONAL

O envelhecimento é um processo fisiológico natural e obrigatório,[1] modulado pela genética, estilo de vida e fenômenos ambientais. A diminuição da natalidade e a elevação da expectativa de vida impactarão a demografia brasileira e mundial. Em 2019, o número de pessoas com 60 anos ou mais era de aproximadamente 1 bilhão. Esse número irá se inflacionar para 1,4 bilhão em 2030 e 2,1 bilhões em 2050, segundo a Organização das Nações Unidas. Porcentualmente, entre 2015 e 2050 a proporção de idosos quase dobrará, de 12% para 22%.[2]

Em nosso país, o envelhecimento populacional é um fenômeno decorrente das melhorias nas condições de vida e do maior acesso aos alimentos e aos serviços de saúde no último meio século, que elevaram a expectativa de vida. Além disso, com a redução das taxas de natalidade e fecundidade a população infantil se reduziu, tendendo a inverter a pirâmide populacional.[3]

▶ BIOQUÍMICA CELULAR E MOLECULAR

Há mais de 300 teorias para explicar o fenômeno do envelhecimento. A maioria se alicerça no óbvio, ou seja, nas alterações cumulativas presumivelmente deletérias ou degenerativas de órgãos e tecidos.[4] Um dos fenômenos metabólicos centrais, a predominância do catabolismo, pois o anabolismo não cessa apenas se tornando inferiorizado, se instala pelo menos em alguns órgãos logo que se encerra a etapa de crescimento, consequentemente no início da idade adulta. Outrossim, assumem importância fenômenos que desembocam na morte celular (apoptose) e consequente debilitação e desfuncionalização do organismo, estimando-se que a glicolização de proteínas, os defeitos no DNA e a ação dos radicais livres sobressaiam dentre os mais relevantes. O envelhecimento cardiovascular (redução da velocidade da onda de pulso e outros balizadores da rigidez arterial), do qual há sutis evidências ainda antes da idade adulta, tampouco pode deixar de ser mencionado.

▶ PSEUDO-OBESIDADE E PONTOS DE CORTE

A obesidade evidentemente não poupa a idade avançada, até por volta da oitava década (os centenários constituem exceção). No entanto, é preciso descartar a falsa elevação do índice de massa corporal (IMC), pela redução da estatura. A progressiva desmineralização óssea e o achatamento dos corpos vertebrais, agravados pelo encurvamento da coluna, podem desembocar na perda de 2-10 cm da altura nas décadas mais avançadas, o que ensejará um diagnóstico de IMC excessivamente elevado.[5] A medida da estatura mediada pela altura do joelho, utilizada em acamados que não ficam de pé e recomendada para idosos em geral, ajudará a dirimir essa dúvida, conforme os valores:

- Mulheres: estatura (cm) = 84,88 + [1,83 x altura do joelho (cm)] - [0,24 x idade (anos)].
- Homens: estatura (cm) = 64,19 + [2,02 x altura do joelho (cm)] - [0,04 x idade (anos)].[6]

Interessantemente, a faixa de referência do IMC aconselhada para essa população, que teoricamente deveria ser um pouco mais elevada a fim de melhor acomodar o fator de erro apontado, na prática é mais baixa, por haver evidências a favor de menor morbimortalidade nestes patamares: 22,0-26,9 kg/m^2.[3]

▶ O ELENCO EXPANDIDO DE DESVIOS NUTRICIONAIS

Diferentemente dos jovens, nos quais somente desnutrição e obesidade se revestem de prioridade, no idoso surgem mais duas proeminentes síndromes, a sarcopenia e a fragilidade.[7] Vários desses aspectos serão enfocados em outros capítulos, razão pela qual escaparão do presente escopo.

▶ OS AMBIENTES DE VIDA ADVERSOS INTERNO E EXTRÍNSECO

Além dos efeitos físicos e mentais do envelhecimento, conjugados ou não a enfermidades crônicas, financeiramente muitos enfrentam dificuldades, sendo que asilos e casas de repouso são praticamente indisponíveis para a população de baixa renda, o que repercute também na qualidade da alimentação. O mesmo se aplica para exercícios físicos, terapia ocupacional e outros componentes de um estilo de vida saudável, difíceis de incorporar para quem não possui nível cultural, econômico e social condizentes ao lado de enraizados hábitos de vida ativa, impactando negativamente a saúde nutricional.[8]

▶ CONDIÇÕES MENTAIS E EMOCIONAIS

A simples senilidade, conquanto não se confundindo com moléstia de Alzheimer, interfere em algum grau com cognição, memória e autonomia, cruciais para o preparo da comida de quem reside sozinho, desfruta de vida pouco estimulante, e com recursos financeiros limitados. O desfecho poderá ser a *tea and toast syndrome* (síndrome do chá com torradas), comum entre os gerontes na primeira metade do século XX nos países de língua inglesa[9] e com nuances regionais no restante do planeta também, inclusive na atualidade. São alimentos de aquisição e armazenamento simples, rápida preparação e fácil deglutição para quem não consegue mastigar, gerando logicamente gravíssima má nutrição proteica, ao lado de transtornos eletrolíticos e de micronutrientes igualmente avassaladores (a hiponatremia tende a ser precoce e acentuada), mercê do grave desequilíbrio de nutrientes.

A síndrome deriva em parte do jantar típico das classes operárias inglesas há um século ou um século e meio, limitado a somente uma caneca de chá (com um pouco de leite e açúcar) e duas torradas (com alguma manteiga).[10]

▶ PERDA DE APETITE

Ainda que mais estudada no contexto da caquexia cancerosa, e modernamente na síndrome pós-COVID-19, a perda de olfato e de apetite pode afetar cronicamente parcela significativa dos idosos em geral. Incluem-se entre as condições predisponentes não somente deterioração neurossensorial do olfato e paladar, ao lado de alimentação repetitiva e pouco diversificada à luz dos mecanismos psicossociais relatados, como ainda solidão e depressão, ao lado de enfermidades consumptivas e uso de medicamentos.[11]

▶ PALADAR

Há diminuição da sensibilidade para os gostos primários. Em averiguação com 1.020 indivíduos ativos (18-80 anos), abrangendo os sabores amargo, doce, salgado, azedo e umami, documentou-se declínio com a progressão das décadas para a totalidade deles.[12] Tal faz sentido na medida em que as papilas gustativas da língua se atrofiam. Alterações qualitativas não são incomuns tampouco (distorções de percepção de sabores), agravadas pelo decréscimo paralelo do olfato, devendo-se testar e adequar os nutrientes prescritos para os velhos à luz das preferências individuais, sem confiar no que os mais jovens consomem.

▶ SAÚDE DENTAL

A taxa de população edêntula no globo parece ser baixíssima (2,4%) e se encontra em declínio, pois decaiu entre 1990 e 2010 de 4,4% para o valor indicado.[13] Tais cifras escondem os valores preocupantes do passado, que ainda se configuram muito presentes para grupos desfavorecidos ou suscetíveis e determinadas regiões geográficas.

É sabido que no país, durante gerações, dentadura era moeda de troca de políticos em vésperas de eleições. Mesmo com a popularização das próteses dentárias implantáveis que mimetizam dentes naturais, oferecidas em praticamente todos os estados, as dentaduras totais ou parciais ainda ocupam vasto espaço na clínica odontológica, comprometendo a mastigação em maior ou menor grau. Os desprivilegiados não consomem próteses implantáveis, fora do seu poder aquisitivo. Certas enfermidades como o diabetes tipo 2 também acentuam o risco de vazios na dentição, torpedeando o consumo de parte dos alimentos. Estudo realizado em zona rural de Taiwan com 703 diabéticos, que usou como ponto de corte não perda total, mas contagem inferior a 20 dentes, o que na experiência clínica internacional já caracteriza mastigação intensamente comprometida, sinalizou nada menos que 74% de desdentados.[14]

▶ PROBLEMAS DE MASTIGAÇÃO E SALIVAÇÃO

A boca é um órgão-chave para a alimentação, e não apenas por conta da dentição. No idoso reduzem-se não somente a quantidade de glândulas salivares, como o volume e diversos componentes qualitativos da saliva. Tal interfere na lubrificação da cavidade oral e na ação higiênica do fluxo salivar, analogamente atingindo secura oral, percepção dos sabores e consequentemente o apetite[15]. A isso se agrega a atrofia das mucosas, inclusive da língua, o que pode aumentar a sensibilidade local, ocasionando ardor e desconforto, notadamente com alimentos quentes, gelados ou condimentados. Déficit de vitamina B12 e outros componentes do complexo B, não raros na terceira idade, são classicamente associados com língua vermelha e atrófica, agravando o perfil relatado.

▶ TRANSTORNOS DA DEGLUTIÇÃO

Incoordenação motora de orofaringe é classicamente sequela de certos acidentes vasculares cerebrais, instalando-se outrossim em enfermidades neurológicas degenerativas, como moléstia de Parkinson. Contudo, mesmo idosos nominalmente hígidos já podem se engasgar com facilidade, especialmente com alimentos secos e farináceos, todavia também com líquidos de baixa viscosidade, o que resulta em dieta ainda mais restrita e desequilibrada do que já sucederia nessa faixa etária.

▶ FACA DE DOIS GUMES

A perda de apetite e as anomalias acentuadas da deglutição subordinam-se a quadros carenciais. Já a secura de boca, as modificações do paladar, as deficiências dentárias e a *tea and toast syndrome* podem atuar nos dois sentidos. De um lado, inibem o consumo global de alimentos, precipitando emagrecimento, com carências de macro e micronutrientes. Por outro lado, pode haver uma substituição de alimentos naturais, notadamente aqueles ricos em fibras e em proteínas que demandam mastigação mais vigorosa e deglutição mais lenta, por produtos altamente processados e de expressiva densidade calórica, que deflagram obesidade, diabetes e elevação do risco cardiovascular.

Doces, chocolates, salgadinhos, pudins, sorvetes, bebidas açucaradas e outros produtos industrializados quase não necessitam de mastigação, são vendidos prontos para consumo em embalagens extremamente atraentes, e consequentemente são facilmente ingeridos. Hiperpalatáveis, eles contornam até grandes barreiras como secura de boca e uso de próteses dentárias mal adaptadas. Todos esses quesitos devem ser apurados na avaliação do idoso com desvios da composição corpórea, seja para mais ou para menos.

▶ O IDOSO É UM DESIDRATADO?

Uma avaliação apressada da pele atrófica, redundante e seca dará a impressão de carência de líquidos na maioria dessa população. Mesmo algumas mucosas como a da língua e dos olhos podem se revelar um tanto dessecadas. No entanto, é indispensável cautela com esse diagnóstico, pois muitos desses achados são próprios da idade. É distinto o contexto dos idosos que de fato não bebem volume suficiente de fluidos, são cardiopatas, hipertensos e hepatopatas em regime de diuréticos, nefropatas crônicos com urina isostenúrica, ou diabéticos mal controlados com poliúria. Em caso de dúvida, aconselha-se monitorar o volume e densidade urinários, se necessário com dosagens bioquímicas e eletrolíticas, incluindo a osmolaridade plasmática.[16]

▶ ABERRAÇÕES GASTROINTESTINAIS

As desordens mais proeminentes e incapacitantes, como diarreia, estomias, gastroparesia, pancreatite grave, e sob diversos prismas esteatose hepática e hepatopatias crônicas, são abordadas em capítulos próprios. Aqui serão ventilados apenas alguns aspectos adicionais.

▶ SECREÇÃO GÁSTRICA

A progressiva atrofia da mucosa gástrica, como de todas as mucosas do organismo, é rotineiramente detectada pelos endoscopistas na população de mais idade. As consequências são déficit de ácido clorídrico, pepsina e fator intrínseco, potencialmente sabotando a etapa gástrica da digestão, bem como a absorção ileal de vitamina B12. Agregue-se o frequente uso crônico de inibidores de bomba de prótons, por conta de enfermidades locais (gastrite, úlcera, doença do refluxo), ou ainda como proteção diante de medicações continuadas agressivas (corticosteroides, analgésicos, anti-inflamatórios não esteroidais). Eles anulam ainda mais completamente a já escassa secreção ácida, central para os fenômenos digestivos.

▶ OBSTIPAÇÃO CRÔNICA

A prevalência da obstipação crônica é estimada em 33,5% nos indivíduos com 60-101 anos de idade, mais do dobro do observado na população adulta. Atribui-se tradicionalmente tal distúrbio à redução da atividade física e ao consumo de muitos medicamentos, potencialmente reduzindo a motilidade intestinal.[17] Contudo, não se deve descartar o papel do baixo consumo de fibras alimentares. Legumes, verduras e frutas, sobretudo crus ou levemente cozidos, exigem mastigação vigorosa, sendo menos macios que outros alimentos. O mesmo tende a suceder com grãos integrais, nozes e castanhas. Mesmo que a síndrome do chá com torradas a que se aludiu não seja a regra, é observação comum que os velhos preferem comidas de fácil deglutição.

Nutricionalmente, tal poderá ensejar desnutrição calórico-proteica e vitamínico-mineral por desestimular globalmente o consumo da dieta, ou distorcê-la na medida em que o paciente repudia certos alimentos, com frequência exatamente os ricos em fibra que poderiam aliviar o quadro. O tratamento deverá atacar nas duas frentes, ou seja, na mesma proporção em que se suplementa generosamente preparados de fibras, as inconsistências do regime alimentar deverão ser sanadas.

▶ DOENÇA GORDUROSA DO FÍGADO NO IDOSO

A esteatose hepática, abordada em outros capítulos, é modernamente aceita como um dos grandes e preocupantes desdobramentos da obesidade e da síndrome metabólica. Como seria seu comportamento após os 60 anos de idade? Diversos estudos epidemiológicos apontam para uma curva em "U" invertido, não muito diferente do que sucede com a obesidade. Até os 70-80 anos a prevalência cresce, chegando a afetar 40-50% dessa população, decrescendo subsequentemente. Menos auspiciosamente, a modalidade grave (esteato-hepatite não alcoólica), que tende a migrar para a cirrose, uma vez desencadeada parece exibir elevação contínua, sem estabilização subsequente.[18] Como decorrência, é imperioso aplicar aos idosos as mesmas medidas preventivas de dieta e estilo de vida já realçadas em outras partes da obra.

▶ ETILISMO

No início dos anos 2000, uma das versões da pirâmide alimentar norte-americana propugnava uma taça de vinho ao dia, como preventivo da degeneração cardiovascular. Essa pirâmide já foi revogada após críticas veementes, contudo não seu arrazoado teórico. Ainda se debate energicamente se o álcool é alimento ou tóxico e se seu consumo moderado é nocivo, protetor ou simplesmente inócuo. Há indícios convincentes de que seus alegados benefícios circulatórios decorram unicamente de variáveis de confusão subordinadas à inteligência e nível socioeconômico. Segundo a Organização das Nações Unidas, mais de 200 modalidades de enfermidade e trauma são precipitadas pelo etilismo, com ênfase para cirrose hepática, diversas afecções oncológicas e, sim, também doenças cardiovasculares.

A realidade é que nos países ocidentais o álcool é amplamente consumido por todas as faixas etárias, nominalmente por 75% dos idosos ingleses,[19] não poucas vezes de forma dependente e abusiva, o que acaba acelerando a perda de memória, com risco duplicado nos velhos que se excedem na sua utilização.[19] Também a chance de sofrer acidente vascular cerebral assume maior vulto. Não há condescendência possível com a ingestão dessa substância, particularmente na população geriátrica, salvo de forma comedida e ocasional.

▶ TÉCNICAS RADIOISOTÓPICAS

Técnicas nucleares e isotópicas não são tão populares quanto métodos bioquímicos ou mesmo de imagem convencionais, na avaliação metabólica e nutricional de adultos e idosos. Elas tendem a ser menos disponíveis e mais dispendiosas, ainda que compensadas pela elevada especificidade e precisão, sendo reservadas usualmente para investigações clínicas e laboratoriais. De fato, elas podem se revelar como o método de referência em contextos de composição corpórea, e de absorção e metabolização de múltiplos nutrientes. Seu uso na rotina já é devidamente sancionado em suspeita de gastroparesia (vide capítulo respectivo).

Menos corriqueiramente, elas se revelam úteis para medidas da composição corpórea (N, K ou Ca corpóreo total; água corpórea total marcada com deutério, trítio, oxigênio), de gasto energético basal (oxigênio isotópico, água marcada com deutério), assim como de biodisponibilidade, distribuição e metabolização de amplo espectro de nutrientes (ferro, zinco, iodo, fluor, vitamina A, outros micronutrientes, aminoácidos, ácidos graxos).[20]

▶ GASTROPARESIA

Ingere-se refeição sólida radiomarcada geralmente com ^{99m} Tc, no entanto ^{13}C também pode ser empregado. A meia-vida do esvaziamento gástrico (T1/2) e o índice de esvaziamento (EI), ou seja, a taxa de esvaziamento gástrico em 120 min, são medidos com dois detectores opostos conectados a um medidor de frequencia computadorizado. O esvaziamento gástrico de sólidos é moderadamente retardado nos idosos em geral, especialmente do sexo masculino. Atrasos mais substanciais configuram a gastroparesia propriamente dita, associada ao diabetes tipo 2 e outras enfermidades crônicas, importante causa de desnutrição nestas circunstâncias.[21,22]

▶ GASTO ENERGÉTICO BASAL E COMPOSIÇÃO CORPORAL

A água duplamente marcada combina os isótopos estáveis oxigênio-18 e ^{2} hidrogênio (deutério) para medir gasto energético basal com elevada confiabilidade. A técnica de diluição de deutério estima a massa corporal magra e massa gorda em indivíduos. A alíquota de água é administrada oralmente e os isótopos se equilibram em 4-6 horas com a água corporal. O deutério (^{2}H) é subsequentemente coletado em amostras de urina ou saliva. O ^{18}O não somente é excretado nos mesmos fluidos, como se incorpora ao CO_2 exalado pelos pulmões, possibilitando uma estimativa simultânea do quociente respiratório, e consequentemente do gasto energético.

Outros marcadores podem ser inseridos no procedimento para estudar o espaço nitrogenado, o espaço potássio e a distribuição de multiplos micronutrientes. A propósito, desde a década de 1980 se documenta a composição corporal dos idosos com tais ferramentas.[23]

▶ METABOLISMO DE PROTEÍNAS, LÍPIDES E GLICÍDEOS

Aminoácidos marcados como leucina e fenilalanina, a glicose marcada propriamente dita, e componentes lipídicos como ácido linoleico, palmítico e glicerol, vêm sendo utilizados há tempos na investigação dinâmica respectivamente de proteínas, lípides e carboidratos.

▶ AVALIAÇÕES GERAIS DE MINERAIS E MICRONUTRIENTES

Os isótopos são excelentes para o rastreamento de nutrientes fornecidos pela dieta ou suplementos, incluindo biodisponibilidade, farmacocinética e perdas. É possível medir com precisão também contaminantes como metais pesados absorvidos dos alimentos ou meio ambiente. Dentre os nutrientes que melhor se adaptam a tais estudos, com reprodutibilidade moderada ou alta, contam-se cobre, fósforo, cálcio, potássio, magnésio, manganês, cobre. Deve-se agregar o ferro (^{57}Fe e ^{58}Fe) e zinco (^{67}Zn e ^{70}Zn), relevantes para síndromes de deficiência persistentes. Como contaminantes elencam-se níquel, rubídio, estrôncio e outros.[24]

▶ ETILISMO

As ferramentas tradicionais clínicas e bioquímicas, eventualmente complementadas com métodos de imagem, são suficientes para a aferição do etilismo e seus desdobramentos na vasta maioria dos pacientes. Ainda assim, estudos mais precisos de absorção, biodistribuição, farmacocinética, metabolismo e eliminação, nomeadamente em modelos experimentais, são facilitados pelo emprego de etanol marcado com ^{11}C, ^{2}H ou ambos.[25]

▶ ISÓTOPOS ESTÁVEIS *VERSUS* RADIOATIVOS

No Brasil e na maior parte do globo, estudos isotópicos são sinônimos de radioatividade. Efetivamente desde o término da II Guerra Mundial gama-câmeras e medidores de outros tipos se popularizaram e se incorporaram a diversas rotinas hospitalares. A existência de isótopos vem sendo reportada há muito mais tempo, desde o fim do século XIX, e se constitui em importante ramo da química e da ciência em geral.[26]

Existe uma exposição do paciente e do operador a radiações ionizantes, entretanto as doses são modestas e as precauções encontram-se rigidamente padronizadas, tornando o risco negligenciável. Ainda assim, na maior parte da Europa as substâncias radioativas foram progressivamente restringidas para certas aplicações, por razões de segurança, ainda que exposições tóxicas no ambiente hospitalar não hajam ocorrido, ensejando o crescimento do mercado de isótopos estáveis. Hoje ambos dividem espaço, em menor grau, também no Brasil.

A vantagem intrínseca dos isótopos estáveis, como informado, é a absoluta segurança. Já se contam com marcadores de ótima qualidade para estudos de proteína corporal, como também de todo o espaço orgânico (isótopos de carbono).[24,27,28] O reverso da medalha é a exigência de equipamento mais complexo para sua detecção, como espectrômetro de massa e outras ferramentas metabolômicas, destarte encarecendo a utilização e a restringindo para centros especializados.

As Tabelas 1 e 2 elencam exemplos representativos de aplicações práticas dos isótopos em geriatria e ciências da saúde em geral.

▶ CONSIDERAÇÕES PARA MELHORIA DA ALIMENTAÇÃO COM SUPLEMENTOS ORAIS

As modificações alimentares incluem ajustes do conteúdo de macro e/ou micronutrientes, ou a prevenção de alérgenos especí-

TABELA 1 Isótopos representativos utilizados em estudos humanos

Hidrogênio (^{2}H deutério, ^{3}H trítio)	Todas as moléculas orgânicas; mais usado na água para composição corpórea, ácidos graxos, etanol
Carbono (^{11}C, ^{13}C, ^{14}C)	Todas as moléculas orgânicas; usado para aminoácidos, lípides, etanol e outros
Nitrogênio (^{15}N)	Moléculas proteicas (aminoácidos, proteínas)
Oxigênio (^{17}O, ^{18}O)	Água (composição corpórea), álcoois, outras moléculas oxigenadas
Fósforo (^{32}P, ^{33}P)	Fosforilação oxidativa da glicose, metabolismo de energia
Enxofre (^{33}S, ^{34}S, ^{36}S)	Aminoácidos sulfurados e moléculas relacionadas
Iodo (^{125}I)	Iodo na dieta, enfermidades da tireoide
Flúor (^{18}F)	Flúor em ossos e dentes; fluordeoxiglicose (PET/CT)

TABELA 2 Exemplos de técnicas específicas para composição corpórea, dietética e metabolismo

Traçador radioisotópico	Composição corporal (água marcada com trítio); captação e disponibilidade do ferro (50Fe/55Fe); dialisabilidade do ferro (59Fe); biodistribuição do etanol
Radioimunoensaio	Ferro corporal (ferritina sérica), iodo corporal (T3, T4, TSH)
Técnicas nucleares	Oligoelementos de alimentos, dietas, tecidos humanos Composição corpórea e óssea (DEXA) com água marcada com deutério
Contagem de corpo inteiro	Composição corpórea (massa corporal magra) (40K) Absorção e biodisponibilidade de micronutrientes essenciais (59Fe e 65Zn) Metabolismo da glicose nos tecidos (fluordeoxiglicose)
Ativação neutrônica	Composição corpórea total (nitrogênio corpóreo, cálcio)
Traçador isotópico estável	Aminoácidos (marcados com 13C e 15N), lípides (vários marcadores) Gasto de energia (água marcada com deuterio e 18O) Absorção e biodisponibilidade de micronutrientes (Fe, Zn, vitamina A)

ficos, bem como modificações na textura dos alimentos para compensar problemas de mastigação e deglutição, ou no sabor e/ou aparência visual (realce organoléptico). Nutrientes ou ingredientes adicionais podem ser adicionados a alimentos regulares para aumentar a densidade de energia e/ou nutrientes (alimentos fortificados ou enriquecidos) ou para produzir benefícios específicos na saúde (alimentação funcional).

O consumo energético recomendado para pessoas idosas é de 30 kcal/kg de peso corpóreo por dia, e o consumo proteico, de pelo menos 1 g/kg de peso corpóreo por dia. Porém, para idosos doentes, esse consumo deve ser revisto, normalmente para quantidades maiores. A quantidade de fibras diárias recomendada é de 25 g para idosos com sem problemas intestinais.

Para idosos desnutridos ou com risco de desnutrição, devem ser dados suprimentos nutricionais de pelo menos 400 kcal/dia, incluindo 30 g ou mais de proteína/dia.

▶ NUTRIÇÃO PARENTERAL E ENTERAL

A nutrição enteral (NE) – principalmente por meio de tubos nasogástricos ou gastrostomia endoscópica percutânea (PEG) – e nutrição parenteral (NP) via veias centrais ou periféricas são opções importantes também para pacientes idosos e muito idosos. Essas medidas invasivas devem, no entanto, ser reservadas para aqueles que são incapazes de atender às suas necessidades nutricionais por via oral ou enteral, respectivamente, mas apresentam uma perspectiva razoável de recuperação geral ou pelo menos estabilização da saúde e do bem-estar. Em pacientes idosos, tubos nasogástricos são frequentemente mal tolerados e fixos inadequadamente.

A alimentação suplementar durante a noite não deve ser oferecida a pacientes mais velhos com fratura de quadril, a menos que haja uma indicação para EN por outros motivos.

A gestão da desnutrição em idosos não pode ser descrita sem apontar a relevância da síndrome de realimentação (RFS), uma grave complicação metabólica após o reinício da nutrição em pacientes desnutridos. Se os pacientes com RFS não forem tratados adequadamente, os efeitos adversos podem variar de fraqueza muscular e edema periférico a disfunção de múltiplos órgãos e morte.

O risco de desenvolver RFS é sugerido como alto, especialmente entre pacientes idosos desnutridos, e não se restringe à nutrição enteral ou parenteral, mas também a sintomas iniciais inespecíficos e à falta de conhecimento de muitos médicos.

No guia da ESPEN, é recomendável prestar atenção especial durante os primeiros três dias de terapia de NE e NP em indivíduos desnutridos para parâmetros vitais, fluido, eletrolitos, níveis séricos de fosfato, magnésio, potássio e tiamina, que diminuem em RFS e devem ser suplementados quando apropriado.

A reposição nutricional deve ser iniciada lentamente e aumentada com cautela para atingir as metas nutricionais após quatro a sete dias. Usando a estratégia em um ensaio clínico randomizado, o risco de mortalidade pode ser reduzido entre pacientes criticamente enfermos.

REFERÊNCIAS

1. Wenzel U. Nutrition, sirtuins and aging. Genes Nutr. 2006;1(2):85-93.
2. United Nations. World Population Ageing 2020 Highlights. October 2020. Disponível em: un.org/development/desa/pd/sites/www.un.org.development.desa.pd/files/files/documents/2020/Sep/un_pop_2020_pf_ageing_10_key_messages.pdf. Acessado em 3/8/2021.
3. Ministério da Saúde. SISVAN 2008. Disponível em: 189,28.128.100/nutricao/docs/geral/protocolo_sisvan.pdf. Acessado em 20/7/2021.
4. Liu Y, Weng W, Gao R, Liu Y. New insights for cellular and molecular mechanisms of aging and aging-related diseases: Herbal medicine as potential therapeutic approach. Oxid Med Cell Longev. 2019;2019:4598167.

5. Cetin DK, Nasr G. Obesity in the elderly: More complicated than you think. Cleve Clin J Med. 2014;81:51-61.
6. Chumlea WC, Guo S. Equations for predicting stature in white and black elderly individuals. J Gerontol. 1992;47:197-203.
7. Bales CW, Ritchie CS. Sarcopenia, weight loss, and nutritional frailty in the elderly. Annu Rev Nutr. 2002;22:309-23.
8. Krondl M, Coleman P, Lau D. Helping older adults meet nutritional challenges. J Nutr Elder. 2008;27:205-20.
9. Filippatos TD, Makri A, Elisaf MS, Liamis G. Hyponatremia in the elderly: Challenges and solutions. Clin Interv Aging. 2017;12:1957-65.
10. Orwell G. Down and out in Paris and London. Londres: Victor Gollancz; 1933 (Na pior em Paris e Londres. Rio de Janeiro: Philobiblion; 1986.).
11. Pilgrim AL, Robinson SM, Sayer AA, Roberts HC. An overview of appetite decline in older people. Nurs Older People. 2015;27(5):29-35.
12. Barragán R, Coltell O, Portolés O, Asensio EM, Sorlí JV, Ortega-Azorín C, et al. Bitter, sweet, salty, sour and umami taste perception decreases with age: Sex-specific analysis, modulation by genetic variants and taste-preference associations in 18 to 80 year-old subjects. Nutrients. 2018;10(10):1539.
13. Kassebaum NJ, Bernabé E, Dahiya M, Bhandari B, Murray CJ, Marcenes W. Global burden of severe tooth loss: A systematic review and meta-analysis. J Dent Res. 2014 ;93(7 Suppl):20S-28S.
14. Huang JC, Peng YS, Fan JY, Jane SW, Tu LT, Chang CC, et al. Factors associated with numbers of remaining teeth among type 2 diabetes: A cross-sectional study. J Clin Nurs. 2013;22(13-14):1926-32.
15. Xu F, Laguna L, Sarkar A. Aging-related changes in quantity and quality of saliva: Where do we stand in our understanding? J Texture Stud. 2019;50(1):27-35.
16. Miller HJ. Dehydration in the older adult. J Gerontol Nurs. 2015;41(9):8-13.
17. Emmanuel A, Mattace-Raso F, Neri MC, Petersen KU, Rey E, Rogers J. Constipation in older people: A consensus statement. Int J Clin Pract. 2017;71-1.
18. Chen TP, Lai M, Lin WY, Huang KC, Yang KC. Metabolic profiles and fibrosis of nonalcoholic fatty liver disease in the elderly: A community-based study. J Gastroenterol Hepatol. 2020;35(9):1636-43.
19. Topiwala A, Ebmeier KP. Effects of drinking on late-life brain and cognition. Evid Based Ment Health. 2018;21(1):12-5.
20. Iyengar V. Nuclear and isotopic techniques for addressing nutritional problems, with special reference to current applications in developing countries. Food Nutr Bull. 2002;23(1):3-10.
21. Sutton KL, Sims CD, Honeywell MS, Campbell E, Thomas TA, Allen E, et al. Gastric emptying breath test. U.S. Pharm. 2015;40(12):HS36-HS40.
22. Brogna A, Loreno M, Catalano F, Bucceri AM, Malaguarnera M, Muratore LA, et al. Radioisotopic assessment of gastric emptying of solids inelderly subjects. Aging Clin Exp Res. 2006;18(6):493-6.
23. Fülöp T Jr, Wórum I, Csongor J, Fóris G, Leövey A. Body composition in elderly people. Determination of body composition by multiisotope method and the elimination kinetics of these isotopes in healthy elderly subjects. Gerontology. 1985;31(1):6-14.
24. Roselli C, Meli MA, Fagiolino I, Desideri D. Bioaccessibility assessment of stable elements and 210Po in food. PLoS One. 2020;15(8):e0236871.
25. Li Z, Xu Y, Warner D, Volkow ND. Alcohol ADME in primates studied with positron emission tomography. PLoS One. 2012;7(10):e46676.
26. Lehmann WD. A timeline of stable isotopes and mass spectrometry in the life sciences. Mass Spectrom Rev. 2017;36(1):58-85.
27. Wilkinson DJ. Historical and contemporary stable isotope tracer approaches to studying mammalian protein metabolism. Mass Spectrom Rev. 2018;37(1):57-80.
28. Yuan M, Kremer DM, Huang H, Breitkopf SB, Ben-Sahra I, Manning BD, et al. Ex vivo and in vivo stable isotope labelling of central carbon metabolism and related pathways with analysis by LC-MS/MS. Nat Protoc. 2019;14(2):313-30.

3 Fragilidade no idoso: critérios diagnósticos e desafios do suporte nutricional

Edison Iglesias de Oliveira Vidal
Fernanda Bono Fukushima
João Francisco Lindenberg Schoueri

RESUMO

A síndrome de fragilidade é definida como um estado caracterizado pela diminuição de força, resistência e funções fisiológicas que aumenta a vulnerabilidade de um indivíduo a desfechos adversos como o óbito e dependência funcional. Seu tratamento baseia-se em uma avaliação clínica ampla direcionada à identificação de uma variedade de fatores que possam contribuir para perda de peso, sarcopenia e fadiga, bem como na prescrição de um programa de exercícios físicos. A suplementação nutricional deve ser indicada quando da presença de um diagnóstico de desnutrição, perda de peso ou de deficiência de micronutrientes específicos.

▶ O PROBLEMA DA FRAGILIDADE NOS IDOSOS INSTITUCIONALIZADOS E DOMICILIARES

O termo "fragilidade" em idosos surge na literatura médica em 1978 nos EUA para denotar pessoas idosas que, em função do acúmulo de problemas de saúde, requeriam assistência para uma ou mais atividades da vida diária.[1] Ao longo dos anos o termo fragilidade evoluiu, ganhou importância internacional e se tornou campo de disputa entre diferentes grupos de pesquisadores. É interessante notar que duas conferências internacionais que tinham como objetivo construir um consenso ao redor da definição do conceito de fragilidade foram infrutíferas.[2,3]

Caracterizações e indicadores originais

Uma corrente, proposta por Fried e colaboradores,[4] conceitua fragilidade como um processo de redução de funções fisiológicas e da capacidade de manter a homeostase com base em alterações relacionadas à produção e utilização de energia no organismo, envolvendo o funcionamento das mitocôndrias, dano de DNA, desregulação hormonal, inflamação e alterações imunológicas, dentre outras. Essas alterações reduziriam a redundância dos sistemas compensatórios que usualmente garantem a homeostase do organismo e se manifestariam por meio de um fenótipo marcado por cinco componentes principais: perda de peso involuntária, exaustão, baixo nível de atividade física, lentidão de marcha e fraqueza. Essa corrente é frequentemente denominada modelo do fenótipo de fragilidade, modelo CHS – em referência ao *Cardiovascular Health Study*, onde foi demonstrado pela primeira vez –, ou ainda simplesmente modelo de Fried.

A segunda corrente, proposta por Rockwood e Mitnitski,[5] conceitua fragilidade como um processo estocástico de acúmulo de déficits estruturais ou funcionais em qualquer sistema fisiológico ou orgânico e se aproxima da ideia de envelhecimento enquanto aumento de entropia no organismo. Nesse modelo, é a soma dos déficits, e não uma determinada combinação de características, que causa a fragilidade. Esse modelo foi originalmente operacionalizado por um Índice de Fragilidade composto pela contagem de 70 "déficits" que incluíam uma variedade de sinais, sintomas, diagnósticos, dependência funcional e alterações laboratoriais, que eram agrupados sem conferir a nenhum de seus componentes um peso maior ou menor que dos outros (por exemplo, possuir um diagnóstico de hipertensão arterial contribuía para o índice tanto quando a presença de um diagnóstico de demência).

Fragilidade física

Apenas em 2013, representantes de diversas entidades dedicadas ao estudo do envelhecimento chegaram a um consenso acerca do conceito de *fragilidade física* em idosos como "uma síndrome médica com múltiplas causas e fatores contribuintes caracterizada pela diminuição de força, resistência e funções fisiológicas reduzidas que aumentam a vulnerabilidade de um indivíduo desenvolver dependência funcional e/ou morrer".[6] Por um lado, essa definição representou um passo importante relacionado à obtenção de um consenso sobre o conceito de fragilidade, distinguindo-o dos conceitos de multimorbidade e de dependência funcional. Por outro lado, tal consenso foi alcançado às custas de uma operacionalização excessivamente ampla dos critérios para diagnóstico da síndrome, onde foram aceitos praticamente quaisquer critérios que tenham se mostrado capazes de predizer desfechos adversos e morte, independentemente de refletirem construtos muito diferentes de fragilidade.[7] Apesar de reconhecer que fragilidade e multimorbidade são construtos distintos, aceita o uso de instrumentos que incorporam diagnósticos de diversas doenças.

Fragilidade independente de enfermidades/disfunções específicas

Sua relevância repousa no fato de que a síndrome da fragilidade, enquanto construto, nos ajuda a enxergar algo que anteriormente permanecia invisível ou inominado.[8] Em grande medida, a história da geriatria foi centrada em tentativas para capturar conceitualmente a heterogeneidade e complexidade clínica dos idosos de forma a mensurá-la e traduzi-la em planos de cuidados adequados.[9] A questão é que antes da ascensão do conceito de fragilidade, a heterogeneidade entre os idosos era pensada eminentemente em termos de diferenças relacionadas ao perfil de comorbidades e de *status* funcional entre os indivíduos e, por isso, o enfoque das intervenções terapêuticas ou preventivas recaia fundamentalmente sobre esses dois aspectos. O construto da fragilidade permitiu que os profissionais de saúde começassem a enxergar, nomear e propor intervenções para o estado de alterações fisiológicas subclínicas relacionadas à redução da capacidade de manter a homeostase diante de diferentes fatores estressores.[10]

Prevalência

Em uma revisão sistemática de indivíduos com 50 anos ou mais residindo na comunidade, a prevalência baseada no fenótipo de fragilidade foi de 12% e de 24% pelo acúmulo de déficits.[11] No estudo ELSI-Brasil, apelando ao fenótipo de fragilidade, o valor foi de 9,0% a partir dos 50 anos e 13,5% a partir dos 60 anos.[12] Em instituições de longa permanência, o índice cresceu para 52,3%.[13]

Repercussões clínicas

As quedas crescem 84%,[14] 70% é o acréscimo nas fraturas,[15] e 90% o de hospitalização.[16] Há 176% mais chances de declínio funcional relativo a atividades básicas da vida diária,[17] 33% de demência[18] e o dobro de risco de morte.[19]

▶ CRITÉRIOS DIAGNÓSTICOS

Contam-se com 67 instrumentos diferentes[20] e não existe um padrão-ouro para o diagnóstico. Apresentaremos a seguir os quatro principais métodos.

Escala de fragilidade do *Cardiovascular Health Study* (CHS)

O diagnóstico da síndrome segundo o fenótipo da fragilidade envolve a presença de três ou mais dos cinco componentes listados.[4] Indivíduos que pontuam apenas um ou dois desses componentes são classificados como pré-frágeis e aqueles que não atendem a nenhum critério são categorizados como robustos.

1. Perda de peso não intencional > 4,5 kg ou aferida ≥ 5% em um ano, sem dieta ou exercícios.
2. Exaustão, extraída do questionário de depressão do *Center for Epidemiological Studies* (CES-D): "Na última semana, com que frequência você sentiu que não conseguiria levar adiante suas coisas (iniciava alguma coisa, mas não conseguia terminar)?"; "Na última semana, com que frequência a realização de suas atividades rotineiras exigiram de você um grande esforço para serem realizadas?" 0: raramente ou nunca; 1: algum ou pouco tempo (1 a 2 dias); 2: uma moderada quantidade de tempo (3 a 4 dias); ou 4: a maior parte do tempo. Respostas para qualquer pergunta de 2 ou 3 pontuam para o item de exaustão.
3. Baixo nível de atividade física, consoante o *Minnesota Leisure Time Physical Activity Questionnaire*, através de uma estimativa do gasto calórico semanal em quilocalorias (Kcal) ajustado por sexo. No estudo FIBRA em Ribeirão Preto, os valores de corte relativos ao primeiro quintil foram de 107,5 Kcal para homens e 0 (zero) Kcal para mulheres.[21]
4. Tempo de caminhada de 4,6 m no último quintil, estratificado por sexo e altura. No estudo FIBRA em Ribeirão Preto, homens com altura > 168 cm afetados consumiam > 4,97 segundos e aqueles com ≤ 168 cm > 4,88 segundos como ponto de corte. Para mulheres ≤ 1,55 m foi > 5,73 segundos e > 1,55 m foi > 6,33 segundos.[21]
5. Força de preensão manual no membro dominante (média de três medidas seguidas). A pontuação sucede abaixo do primeiro quintil estratificado por sexo e índice de massa corporal (IMC). No estudo FIBRA em Ribeirão Preto foram adotados os seguintes pontos de corte: para as mulheres, IMC ≤ 23: < 12,87 kgf; IMC de > 23 a ≤ 28: < 14,27 kgf; IMC de > 28 a ≤ 30: ≤ 10,53 kgf; IMC > 30: ≤ 16,4 kgf; para os homens, IMC ≤ 23: < 17,33 kgf; IMC de > 23 a ≤ 28:

≤ 24,93 kgf; IMC entre > 28 e ≤ 30: < 28,27 kgf; IMC > 30: < 18 kgf.[21]

Trata-se certamente do instrumento mais utilizado em pesquisas sobre a síndrome de fragilidade no mundo. No entanto, sua aplicação exige dinamômetro manual e um questionário estruturado para estimativa do gasto calórico semanal.

Índice SOF (*Study of Osteoporotic Fractures*)

O índice SOF[22,23] demonstrou grande semelhança em relação ao instrumento do CHS em sua capacidade para predição de quedas recorrentes, incapacidade funcional, fraturas e óbito.

1. Perda de peso ≥ 5% do peso corporal nos últimos 2 anos, intencional ou não.
2. Nível de energia reduzido, avaliado através de uma resposta negativa para a pergunta "Você se sente cheio de energia?", da Escala de Depressão Geriátrica.
3. Incapacidade de se levantar de uma cadeira cinco vezes sem usar os braços.

São classificadas como frágeis as pessoas que pontuam dois ou mais, como pré-frágeis com apenas um ponto e robustas aquelas sem nenhum ponto.

Escala "FRAIL"

Desenvolvida pela *International Association of Nutrition and Ageing* (IANA), onde a palavra FRAIL é um mnemônico em inglês.[24,25] Quatro itens são baseados na escala do CHS e apenas o número de doenças é oriundo do modelo do acúmulo de déficits.

- F – *Fatigue*: "Você se sente cansado?"
- R – *Resistance*: "Tem dificuldade para subir um lance de escadas?"
- A – *Aerobic*: "Tem dificuldade para andar um quarteirão?"
- I – *Illness*: "Tem mais de 5 doenças?"*
- L – *Loss of weight*: "Perdeu mais de 5% do seu peso nos últimos 6 meses?"

São classificados como frágeis os indivíduos com três ou mais critérios, pré-frágeis aqueles com um ou dois e robustos os que nada pontuam.

Escala de fragilidade clínica (*Clinical Frailty Scale*)

Cada ponto da escala compreende uma descrição global de fragilidade.[26,27] Aproxima-se um pouco do modelo do acúmulo de déficits ao incorporar os conceitos de dependência funcional e multimorbidade. São classificados como frágeis os indivíduos a partir da quinta categoria.

1. Muito ativo: pessoas que estão robustas, ativas, com energia e motivadas. Essas pessoas normalmente se exercitam regularmente.
2. Ativo: nenhum sintoma de doença, no entanto menos ativas que as da categoria 1. Muitas se exercitam ou são muito ativas ocasionalmente, em determinada época do ano.
3. Regular: problemas de saúde bem controlados, mas não se exercitam regularmente além da caminhada de rotina.
4. Vulnerável: apesar de não depender dos outros, frequentemente os sintomas limi-

* Valorizam-se hipertensão arterial sistêmica, *diabetes mellitus*, câncer (exceto carcinomas basocelular de pele ou equivalente), insuficiência cardíaca crônica, doença arterial coronariana ou infarto do miocárdio, doença pulmonar obstrutiva crônica, asma, artrite, acidente vascular encefálico e insuficiência renal crônica.

tam as atividades. Uma queixa comum é sentir-se mais lento ou mais cansado ao longo do dia.

5. Levemente frágil: lentidão evidente e necessidade de ajuda para atividades instrumentais da vida diária (AIVD) mais complexas (finanças, transporte, trabalho doméstico pesado e medicações). Progressivamente se prejudicam as compras e passeios desacompanhados, preparo de refeições e tarefas domésticas.
6. Moderadamente frágil: precisam de ajuda para todas as atividades externas e na manutenção da casa. Dificuldade com escadas, ajuda no banho, podendo precisar de ajuda mínima (apoio próximo) para se vestirem.
7. Muito frágil: completamente dependente para cuidados pessoais, por qualquer causa (física ou cognitiva). Aparentemente estáveis e sem alto risco de morte (dentro de 6 meses).
8. Severamente frágil: completamente dependente, aproximando-se do fim da vida. Tipicamente não conseguiria se recuperar de uma doença leve.
9. Doente terminal: expectativa de vida < 6 meses, sem outra evidência de fragilidade.

Quando o paciente apresenta demência, a fragilidade leva em conta:

- Demência leve: inclui esquecimento sobre detalhes de um evento recente, embora ainda se recordem do evento em si; repetem a mesma pergunta ou história e podem apresentar retraimento social.
- Demência moderada: a memória recente está bastante comprometida, embora os pacientes consigam se lembrar de eventos mais antigos de sua vida, realizando tarefas de autocuidado com estímulo de terceiros.
- Demência grave: não são capazes de se cuidar sem terceiros.

▶ TRATAMENTO – INVESTIGAÇÃO PRELIMINAR

Uma avaliação ampla deve enfocar doenças ativas e fatores diversos que possam contribuir para a ocorrência de perda de peso, sarcopenia ou fadiga, tais como diabetes descompensado, hipo e hipertireoidismo, insuficiência renal, distúrbios eletrolíticos (e.g., hipercalcemia), anemia, síndrome da apneia e hipopneia obstrutiva do sono, infecções crônicas como a tuberculose, doenças mentais como a depressão, hipotensão arterial, deficiências nutricionais (e.g., vitaminas D e B12), síndromes disabsortivas, o uso de medicamentos potencialmente inapropriados, problemas de saúde oral como prótese dentária mal adaptada e problemas sociais diversos.[28]

Polifarmácia

O estudo FIBRA indica que cerca de 18% dos idosos brasileiros utilizam 5 ou mais medicamentos.[29] Recomenda-se desprescrever medicações cujos riscos superam seus potenciais benefícios ou para as quais existam alternativas mais seguras e acessíveis. Os critérios de Beers, atualizados periodicamente pela American Geriatrics Society,[30] assim como o *Screening Tool of Older Person's Prescription* (STOPP e STOPPFrail)[31,32] assinalam medicamentos potencialmente inapropriados para idosos. A Tabela 1 lista aqueles que podem desencadear perda de peso.[33]

Exercício físico multicomponente

Uma revisão constatou, ainda que com baixo grau de certeza, que apenas intervenções baseadas em exercícios físicos foram associadas à redução do grau de fragilidade.[34] *Guideline* recente da *International Conference of Frailty and Sarcopenia Research* (ICFSR) é enfático ao recomendar atividade física

TABELA 1 Medicamentos que podem contribuir para a gênese da síndrome de fragilidade através da perda de peso[33]

Efeito adverso	Medicamentos
Anorexia	Antibióticos, amantadina, anticonvulsivantes, antipsicóticos, benzodiazepínicos, digoxina, levodopa, metformina, inibidores de recaptação de serotonina (p. ex., fluoxetina), opioides, teofilina, aminofilina
Náusea e vômito	Amantadina, antibióticos, bisfosfonados, digoxina, agonistas dopaminérgicos (p. ex., pramipexol), inibidores de recaptação de serotonina (p. ex., fluoxetina), estatinas, antidepressivos tricíclicos
Alteração do paladar ou do olfato	Alopurinol, inibidores de enzima conversora de angiotensina, agentes anticolinérgicos (p. ex., biperideno e anti-histamínicos de 1ª geração), bloqueadores de canal de cálcio, levodopa, propranolol, selegilina, espironolactona
Boca seca	Anticolinérgicos (p. ex., biperideno e anti-histamínicos de 1ª geração), clonidina, furosemida
Disfagia	Bisfosfonados, anti-inflamatórios não esteroidais, ferro

multicomponente incluindo exercícios resistidos.[28] Aconselha-se um nível mínimo de intensidade e de duração (ICFSR) com exercícios resistidos três vezes por semana, com 2 a 3 sequências de 8 a 10 repetições de 6 a 8 grupos musculares, e com intensidade equivalente a 70% a 80% da capacidade máxima.[35] Frequentemente há combinações de exercícios resistidos, de equilíbrio, marcha e treino funcional, introduzidos mediante aumentos graduais de intensidade, volume e complexidade.

Merece destaque o programa VIVIFRAIL (*vivifrail.com*),[36] o qual conta com aplicativo para *smartphones* e materiais em português. Deve ser precedido por testes simples como a Bateria de Performance Breve, a qual é descrita de forma detalhada no próprio manual do programa.

Intervenções nutricionais

Uma revisão sistemática[37] não conseguiu identificar diferenças significativas relacionadas aos desfechos examinados em decorrência da implementação de suplementos nutricionais. Conclui-se que é possível que tais intervenções, quando aplicadas de forma isolada, não sejam efetivas. O ICFSR recomenda a suplementação proteico-calórica para o tratamento da síndrome de fragilidade apenas quando da presença de desnutrição ou perda de peso, ou quando a suplementação for prescrita em conjunto com um programa de exercícios físicos.[28]

Profilaxia

Há evidências com baixo grau de certeza que a dieta mediterrânea pode ser associada a uma redução de cerca de 48% na chance de um idoso tornar-se frágil.[38]

Micronutrientes

Descrevem-se associações com as vitaminas B6, B12, C, D, E, folato e betacaroteno, entretanto faltam evidências para suplementação de tais substâncias na ausência de deficiências dos mesmos.[28,39] A suplementação de beta-hidroxi-beta-metilbutirato (HMB) para idosos com síndrome de fragilidade ou sarcopenia associou-se a um aumento na massa muscular e à preservação da força.[40] Entretanto, é baixo o grau de certeza sobre sua eficácia.

Proteínas ou nutrição suplementar múltipla

Metanálise de equipe internacional tampouco se deparou com evidências robustas. Ainda assim, antecipa que as duas intervenções com maiores chances de atenuar a síndrome da fragilidade são exercício isoladamente e exercício combinado com suplementos nutricionais (apenas proteínas ou estas combinadas com outros nutrientes).[41]

Intervenções não recomendadas

Suplementação hormonal com testosterona, dehidroepiandrosterona e hormônio do crescimento não deve ser prescrita quando da ausência de diagnósticos específicos que requeiram suplementação, como no caso do hipogonadismo.[28,42]

REFERÊNCIAS

1. Gobbens RJ, Luijkx KG, Wijnen-Sponselee MT, Schols JM. Toward a conceptual definition of frail community dwelling older people. Nurs Outlook. 2010;58(2):76-86.
2. Abellan van Kan G, Rolland Y, Bergman H, Morley JE, Kritchevsky SB, Vellas B. The I.A.N.A Task Force on frailty assessment of older people in clinical practice. J Nutr Health Aging. 2008;12(1):29-37.
3. Rodríguez-Mañas L, Féart C, Mann G, Viña J, Chatterji S, Chodzko-Zajko W, et al. Searching for an operational definition of frailty: a Delphi method based consensus statement: the frailty operative definition-consensus conference project. J Gerontol A Biol Sci Med Sci. 2013;68(1):62-7.
4. Fried LP, Tangen CM, Walston J, Newman AB, Hirsch C, Gottdiener J, et al. Frailty in older adults: evidence for a phenotype. J Gerontol A Biol Sci Med Sci. 2001;56(3):M146-156.
5. Mitnitski AB, Mogilner AJ, Rockwood K. Accumulation of deficits as a proxy measure of aging. Sci World J. 2001;1:323-36.
6. Morley JE, Vellas B, van Kan GA, Anker SD, Bauer JM, Bernabei R, et al. Frailty consensus: a call to action. J Am Med Dir Assoc. 2013;14(6):392-7.
7. Xue Q-L, Varadhan R. What is missing in the validation of frailty instruments? J Am Med Dir Assoc. 2014;15(2):141-2.
8. Vidal EI de O. Frailty in older adults: perspectives for research and practice in Public Health. Cad Saúde Pública. 2014;30(6):1133-5.
9. Ferrucci L, Fabbri E, Walston J. Frailty. In: Halter J, Ouslander J, Studenski S, High K, Asthana S, Supiano M, et al. (orgs.). Hazzard's geriatric medicine and gerontology. 7th edition. New York: McGraw-Hill Education/Medical; 2016. p. 691-708.
10. Vidal EIO, Mayoral VFS, Villas Boas PJF, Jacinto AF, Fukushima FB. Physical frailty as a clinical marker of biological age and aging. J Am Geriatr Soc. 2015;63(4):837-8.
11. O'Caoimh R, Sezgin D, O'Donovan MR, Molloy DW, Clegg A, Rockwood K, et al. Prevalence of frailty in 62 countries across the world: a systematic review and meta-analysis of population-level studies. Age Ageing. 2021;50(1):96-104.
12. Andrade JM, Duarte YA de O, Alves LC, Andrade FCD, Souza PRB de, Lima-Costa MF, et al. Perfil da fragilidade em adultos mais velhos brasileiros: ELSI-Brasil. Rev Saúde Pública. 2018;52(Suppl 2):17s.
13. Kojima G. Prevalence of frailty in nursing homes: a systematic review and meta-analysis. J Am Med Dir Assoc. 2015;16(11):940-5.
14. Kojima G. Frailty as a predictor of future falls among community-dwelling older people: a systematic review and meta-analysis. J Am Med Dir Assoc. 2015;16(12):1027-33.
15. Kojima G. Frailty as a predictor of fractures among community-dwelling older people: A systematic review and meta-analysis. Bone. 2016;90:116-22.
16. Kojima G. Frailty as a predictor of hospitalisation among community-dwelling older people: a systematic review and meta-analysis. J Epidemiol Community Health. 2016;70(7):722-9.
17. Kojima G. Frailty as a predictor of disabilities among community-dwelling older people: a systematic review and meta-analysis. Disabil Rehabil. 2017;39(19):1897-908.
18. Kojima G, Taniguchi Y, Iliffe S, Walters K. Frailty as a predictor of Alzheimer disease, vascular dementia, and all dementia among community-dwelling older people: A systematic review and meta-analysis. J Am Med Dir Assoc. 2016;17(10):881-8.
19. Chang S-F, Lin P-L. Frail phenotype and mortality prediction: A systematic review and meta-analysis of prospective cohort studies. Int J Nurs Stud. 2015;52(8):1362-74.
20. Buta BJ, Walston JD, Godino JG, Park M, Kalyani RR, Xue Q-L, et al. Frailty assessment instruments: Systematic characterization of the uses and contexts of highly-cited instruments. Ageing Res Rev. 2016;26:53-61.
21. Calado LB, Ferriolli E, Moriguti JC, Martinez EZ, Lima NK da C. Frailty syndrome in an independent urban population in Brazil (FIBRA study): a cross-sectional populational study. Sao Paulo Med J. 2016;134(5):385-92.
22. Ensrud KE. Comparison of 2 frailty indexes for prediction of falls, disability, fractures, and death in older women. Arch Intern Med. 2008;168(4):382.
23. Ensrud KE, Ewing SK, Cawthon PM, Fink HA, Taylor BC, Cauley JA, et al. A comparison of frailty indexes for the prediction of falls, disability, fractures, and mortality in older men. J Am Geriatr Soc. 2009;57(3):492-8.

24. Morley JE, Malmstrom TK, Miller DK. A simple frailty questionnaire (FRAIL) predicts outcomes in middle aged African Americans. J Nutr Health Aging. 2012;16(7):601-8.
25. Aprahamian I, Lin SM, Suemoto CK, Apolinario D, Oiring de Castro Cezar N, Elmadjian SM, et al. Feasibility and factor structure of the FRAIL scale in older adults. J Am Med Dir Assoc. 2017;18(4):367.e11-367.e18.
26. Rockwood K, Song X, MacKnight C, Bergman H, Hogan DB, McDowell I, et al. A global clinical measure of fitness and frailty in elderly people. CMAJ Can Med Assoc J. 2005;173(5):489-95.
27. Rodrigues MK, Nunes Rodrigues I, Vasconcelos Gomes da Silva DJ, de S. Pinto JM, Oliveira MF. Clinical Frailty Scale: translation and cultural adaptation into the Brazilian Portuguese language. J Frailty Aging. 2020;1-6.
28. Dent E, Morley JE, Cruz-Jentoft AJ, Woodhouse L, Rodríguez-Mañas L, Fried LP, et al. Physical Frailty: ICFSR International Clinical Practice Guidelines for Identification and Management. J Nutr Health Aging. 2019;23(9):771-87.
29. Marques P de P, Assumpção D de, Rezende R, Neri AL, Francisco PMSB. Polypharmacy in community-based older adults: results of the Fibra study. Rev Bras Geriatr Gerontol. 2019;22(5):e190118.
30. American Geriatrics Society Beers Criteria Update Expert Panel. American Geriatrics Society 2019 Updated AGS Beers Criteria® for potentially inappropriate medication use in older adults. J Am Geriatr Soc. 2019;67(4):674-94.
31. Gallagher P, O'Mahony D. STOPP (Screening Tool of Older Persons' potentially inappropriate Prescriptions): application to acutely ill elderly patients and comparison with Beers' criteria. Age Ageing. 2008;37(6):673-9.
32. Lavan AH, Gallagher P, Parsons C, O'Mahony D. STOPP-Frail (Screening Tool of Older Persons Prescriptions in Frail adults with limited life expectancy): consensus validation. Age Ageing. 2017;46(4): 600-7.
33. Gaddey HL, Holder KK. Unintentional weight loss in older adults. Am Fam Physician. 2014;89(9):718-22.
34. Negm AM, Kennedy CC, Thabane L, Veroniki A-A, Adachi JD, Richardson J, et al. Management of frailty: A systematic review and network meta-analysis of randomized controlled trials. J Am Med Dir Assoc. 2019;20(10):1190-8.
35. Izquierdo M, Merchant RA, Morley JE, Anker SD, Aprahamian I, Arai H, et al. International Exercise Recommendations in Older Adults (ICFSR): Expert consensus guidelines. J Nutr Health Aging. 2021.
36. Courel-Ibáñez J, Buendía-Romero Á, Pallarés JG, García--Conesa S, Martínez-Cava A, Izquierdo M. Impact of Tailored multicomponent exercise for prevent weakness and falls on nursing home residents' functional capacity. J Am Med Dir Assoc. 2021;S1525861021005211.
37. Moraes MB de, Avgerinou C, Fukushima FB, Vidal EIO. Nutritional interventions for the management of frailty in older adults: systematic review and meta-analysis of randomized clinical trials. Nutr Rev. 2021;79(8):889-913.
38. Kojima G, Avgerinou C, Iliffe S, Walters K. Adherence to mediterranean diet reduces incident frailty risk: systematic review and meta-analysis. J Am Geriatr Soc. 2018;66(4):783-8.
39. Lorenzo-López L, Maseda A, de Labra C, Regueiro-Folgueira L, Rodríguez-Villamil JL, Millán-Calenti JC. Nutritional determinants of frailty in older adults: A systematic review. BMC Geriatr. 2017;17(1):108.
40. Oktaviana J, Zanker J, Vogrin S, Duque G. The effect of β-hydroxy-β-methylbutyrate (HMB) on sarcopenia and functional frailty in older persons: a systematic review. J Nutr Health Aging. 2019;23(2):145-50.
41. Negm AM, Kennedy CC, Thabane L, Veroniki AA, Adachi JD, Richardson J, et al. Management of frailty: A systematic review and network meta-analysis of randomized controlled trials. J Am Med Dir Assoc. 2019;20(10):1190-8.
42. Liu H, Bravata DM, Olkin I, Nayak S, Roberts B, Garber AM, et al. Systematic review: the safety and efficacy of growth hormone in the healthy elderly. Ann Intern Med. 2007;146(2):104-15.

4 Diagnóstico e tratamento da sarcopenia no idoso

S.K. Papadopoulou
G. Voulgaridou

RESUMO

A sarcopenia se caracteriza por perda progressiva de massa e função da musculatura esquelética. Imobilidade, má nutrição global ou déficits proteicos, alterações metabólicas e hormonais, envelhecimento neuromuscular e inflamação sistêmica são os mecanismos potenciais invocados. Sua prevalência nos idosos oscila substancialmente em função de idade e etnia, enfermidades crônicas como cardíacas, renais e oncológicas, ambiente de vida (independentes, hospitalizados, asilados), e sobretudo critérios diagnósticos (Massa? Resistência? Desempenho muscular?). As sociedades internacionais concordam que a definição deve abarcar tanto aspectos de massa como de função da musculatura. As abordagens terapêuticas mais efetivas transitam pela atividade física, especialmente treinamento de resistência, lado a lado com a nutrição.

▸ INTRODUÇÃO

Sarcopenia, derivada do grego *sarx* (carne) e *penia* (escassez), afeta mais a população geriátrica, caracterizando-se por perda de massa e função muscular.[1] É comum e eleva o risco de fragilidade, quedas e traumatismos, hospitalização, perda de independência e mortalidade.[2] Além do envelhecimento, prende-se a situações de inatividade física, má nutrição e comorbidades em qualquer faixa etária.[3]

A sarcopenia é em certo grau natural nos idosos,[1] distinguindo-se daquela deflagrada por outras condições, em especial câncer, insuficiência cardíaca e renal, e que para alguns já deve ser designada como caquexia. O denominador comum seria a condição catabólica que mobiliza aminoácidos da massa muscular.[4] Entretanto, a caquexia envolve hipercatabolismo, além de inflamação, o que não a superpõe com sarcopenia. Na realidade, há várias conceituações de sarcopenia,[5,6] o que em conjunto com o tipo de população avaliada, implica grandes oscilações nos achados de prevalência.[6]

▸ PREVALÊNCIA

Como se aludiu, interferem na estimativa desta condição condições de vida (independentes *versus* institucionalizados), dados demográficos e étnicos, além das técnicas utilizadas e dos pontos de corte adotados. Em 2019, ela foi anunciada como de 10%

naqueles > 60 anos.[7] Em 2020 reiterou-se a média para idosos de vida comunitária (independentes), correspondendo a 11% em homens e 9% em mulheres. Em asilos, ela salta para 51% e 31% considerando os mesmos gêneros, e um pouco menos em casos hospitalizados (23 e 24%, respectivamente). Indivíduos institucionalizados em qualquer contexto permanecem mais tempo acamados e sem se exercitar, ademais consumindo apenas a dieta fornecida sem opção de selecionar os próprios alimentos.[9]

Em asiáticos, a sarcopenia parece ocorrer menos que nos originários de outros países, sendo que os pontos de corte para asiáticos são mais baixos que para outros grupos. A referência são jovens de etnicidade análoga.[10]

A bioimpedância/BIA, bastante utilizada no diagnóstico, é um possível fator de confusão, pois tende a subestimar a gordura corporal e a inflacionar os valores da musculatura.[7,9,11] Por outro lado, em uma comparação com a absorciometria de raios X de dupla energia (DEXA), a prevalência de sarcopenia mediante BIA revelou-se aumentada.[12] Analogamente, os critérios endossados por entidades como European Working Group on Sarcopenia in Older People (EWGSOP), Asian Working Group for Sarcopenia (AWGS) e International Working Group on Sarcopenia (IWGS) divergem. São inferiores as taxas de prevalência para esta última organização,[8] talvez porque ela omite força e desempenho muscular.[10,13]

▶ DIAGNÓSTICO

A pesquisa da sarcopenia não é irrelevante, posto que se trata de sinalizador de dependência física, qualidade de vida, morbidade e mortalidade.[14] As ferramentas diagnósticas distinguem-se conforme o grau de mobilidade do indivíduo e o objetivo, qual seja de triagem inicial ou de acompanhamento.[14-16] A avaliação se torna mais imperiosa quando ocorrem desordens como fraqueza, quedas, marcha vagarosa, dificuldade de se levantar da cadeira, emagrecimento ou atrofia muscular.[17]

Questionário SARC-F

Proposto por Malmström and Morley, em 2013,[18] é endossado no EWGSOP 2[15] e tornou-se o mais popular.[19] É simples, preenchido pelo próprio indivíduo, e presta-se para uso ambulatorial.[20] Enfoca força, capacidade de levantar-se da cadeira, caminhar sem ajuda, subir escadas, e ainda ocorrência de quedas. Cada item recebe 0-2 pontos, o que perfaz 0-10 na pontuação total. O diagnóstico baseia-se em escore igual ou menor que 4. Sua especificidade é elevada, porém não a sensibilidade. Ainda assim, auxilia no rastreamento de possíveis candidatos para tratamento.[20,21]

A versão incrementada SARC-F (SARC-CalF) acrescenta a circunferência da panturrilha e modifica a pontuação, de modo que valores altos (≥ 11) é que apontam para sarcopenia.[22] O teste torna-se mais preciso, contudo, permanece a baixa sensibilidade. Ainda assim, constitui alternativa de interesse.[21]

Avaliação de risco pelo *Mini Sarcopenia Risk Assessment* (MSRA)

Na versão curta (MSRA-5) ou longa (MSRA-7), o questionário revela melhor sensibilidade que o SARC-F, tanto para idosos de vida livre como para enfermos hospitalizados com insuficiência cardíaca crônica.[23] O formato completo debruça-se sobre idade, hospitalização recente, grau de atividade física, frequência de refeições, consumo de laticínios, ingestão de proteína e emagrecimento involuntário > 2 kg no último ano.

O MSRA-5 omite os itens de laticínios e proteína, e os pontos de corte para sarcopenia são respectivamente ≤ 30 e ≤ 45. Há sugestões de que o MSRA-5 seja mais efetivo,[24] entretanto, as evidências para ambos ainda são escassas.

Métodos de imagem

Além da DEXA já referida, fazem parte das opções a ressonância magnética (MRI) e a tomografia computadorizada (CT).[25] A DEXA mensura a musculatura no contexto da avaliação da composição corpórea[26] e desfruta de boa reputação científica, sendo bem aceita pelos idosos.[27] Dependendo da metodologia, quantifica globalmente massa magra (MM), gordura corporal (MG), mineralização óssea (MO) e também achados regionais para estes (musculatura apendicular).[25] Tem como pontos positivos a rapidez (< 20 minutos) e o custo mais acessível.[26] Uma limitação é que a qualidade da massa magra/muscular não é avaliada,[25,26] notadamente em casos de músculo infiltrado por tecido adiposo (esteatose muscular). O estado de hidratação poderá interferir nos resultados,[25] e diferentes fabricantes se valem de metodologias e equações distintas, o que dificulta a comparação de achados.[25,26] Tal como os outros métodos de imagem, não é portátil, impedindo estudos de consultório ou ambulatório.[12,28]

O padrão-ouro na atualidade é MRI ou CT,[27] pela capacidade de distinguir claramente a gordura,[28] quantificando, portanto, a qualidade da musculatura.[26] A CT expõe o paciente à radiação ionizante, o que limita sua utilidade no rastreamento de casos de enfermidades crônicas como câncer.[10,25] Ainda que padrão-ouro, cumpre ressaltar que os pontos de corte para diagnóstico de ambos ainda suscitam dúvidas.[15] Como sabido, são métodos dispendiosos que demandam equipamento não portátil e técnicos especializados.[26]

Bioimpedância/BIA

A técnica popularizou-se pela disponibilidade, portabilidade e custo comparativamente modesto.[15] Já a precisão se ressente do fato de que as medições são duplamente indiretas, valendo-se da condutância bioelétrica dos tecidos para deduzir sua composição.[26] Esta sofre impacto de idade, etnia, enfermidade principal e comorbidades, e ingestão recente de alimentos ou prática de exercício.[29] Parece superestimar a massa magra (MM), em detrimento da massa gorda (GC). Em que pesem essas limitações, tem sido inserida em normativas de sarcopenia tanto europeias como asiáticas.[15,16]

Na prática, DEXA tende a ser utilizada em atenção primária à saúde, geriatria e enfermidades metabólicas, contrapondo-se à preferência de CT e MRI nas moléstias crônicas.[10] A BIA é inferior, no entanto continua a ser adotada para exames iniciais.[31]

Função muscular e testes mais comuns

Os dinamômetros (ou vigorímetros) para documentar a força de preensão manual (FPM) existem na rotina há mais de meio século, revelando-se portáteis e de modesto custo.[32] Embora a relação com força de outros membros não seja confiável, o método é bem aceito para avaliação inicial.[16,33] O Jamar é um dos mais prestigiados, ainda que haja outros modelos disponíveis.[34] Uma limitação é justamente não refletir com precisão o desempenho dos membros inferiores, crucial para atividades como caminhar, levantar-se da cadeira e subir escadas.[35,36] Seria um dos motivos para valorizar o *teste dos músculos extensores do joelho*, que inclusive parece se deteriorar mais depressa no idoso, prestando-se melhor, portanto, para um diagnóstico precoce da sarcopenia.[37] O exame mostrou-se superior à força de preensão manual no rastreamento funcional de idosos em instituições semiassistidas.[38]

O teste de levantar-se da cadeira é valorizado pela normativa EWGSOP 2 como adequado para refletir o desempenho muscular da metade inferior do corpo, destacando-se nomeadamente para triagem de sarcopenia em mulheres idosas.[39] Consiste em cronometrar o tempo necessário para passar da posição sentada para de pé e novamente sentar-se, sem usar os braços, durante cinco vezes seguidas. A crítica é que tal habilidade se prenderia mais ao estado funcional do indivíduo que à sua massa muscular, e detecta menos casos de sarcopenia que o dinamômetro manual.[40]

▶ DESEMPENHO DE ATIVIDADE FÍSICA

Bateria curta de desempenho físico (SPPB)

O teste mensura objetivamente o estado funcional da musculatura dos membros inferiores, mediante cronometragem de três atividades: o teste de levantar-se da cadeira, a que já se aludiu; a velocidade de marcha usual, em que 4 metros são percorridos; e ainda o teste de equilíbrio de pé, que abrange três manobras: ficar de pé com os pés juntos por 10 segundos, colocar o dorso de um pé em contato com o hálux (dedão) do outro pé por 10 segundos, e finalmente alinhar um pé encostado atrás do outro por mais 10 segundos.[41] A pontuação varia de 0-12 e < 8 sinaliza mau desempenho.[15] O SPPB pode ser completado em relativamente pouco tempo e é endossado pela EWGSOP.[28]

A velocidade de marcha usual integra a bateria anterior, contudo tem sido utilizada isoladamente para prever desfechos clínicos.[28,42] Nenhum equipamento é exigido, exceto cronômetro e um piso liso horizontal de 4 metros. Velocidade inferior a 0,8 m/s tanto para homens como mulheres evidencia má função física.[15,16]

Teste TUG (*Timed up and go*)

Consiste em levantar-se da cadeira, caminhar 3 metros na velocidade usual, virar-se, retornar e sentar-se de novo. Usado para triagem de sarcopenia, também revela-se útil para prever risco de quedas.[44] Em idosos, ≥ 13,5 segundos de duração total indica risco clínico elevado de tombos.[45]

Outros testes de desempenho

Há quem defenda o teste da caminhada de 400 metros, o da caminhada de 6 minutos e também a força para subir degraus.[6,28,46] Na rotina, prefere-se documentar a velocidade da marcha, conforme já relatado.[47]

Biomarcadores

Na sarcopenia podem suceder desvios hormonais e da sensibilidade neuromuscular, padrões de estado pró-inflamatório nas proteínas musculares e estresse oxidativo. Um só biomarcador seria o ideal,[15] entretanto recomenda-se apelar para um conjunto de indicadores complementares (métodos de imagem, testes funcionais e dosagens bioquímicas).[48] No que tange a variáveis plasmáticas, há experiência com citoquinas como TNF-alfa e interleucina 6, além de testosterona e hormônio do crescimento.[49]

▶ CONSENSOS DIAGNÓSTICOS

Além das organizações já citadas (EWGSOP, IWGS, AWGS), há padronizações advogadas pela American Foundation for the National Institutes of Health (FNIH) e Sarcopenia Definition and Outcomes Consortium (SDOC) (Tabela 1). Note-se que em relação às propostas de 2010,[28] a atual categorização europeia (EWGSOP 2) reconhece fraqueza muscular como provável sarcopenia, esta última combinada com quantidade insuficiente de musculatura como sarcopenia confirmada, e ambas somadas ao desempenho físico comprometido como sarcopenia grave.[15] Os algoritmos EWSGOP e EWGSOP 2 são sintetizados nas Tabelas 2 e 3. No guia EWSGOP original, os pontos de corte adotados eram de dois desvios-padrões abaixo da media de controles adultos sadios.[28] Na versão mais recente, valores específicos são inseridos. Note-se que os limites de força manual de preensão no EWSGOP 2 subestimam a prevalência de sarcopenia, o que poderia acarretar subdiagnóstico deste fenótipo.[50]

TABELA 1 Análise crítica dos critérios diagnósticos da sarcopenia

Entidade e critérios	Observações
EWGSOP 2010 Redução da massa, força e desempenho muscular	Admite pré-sarcopenia, sarcopenia e sarcopenia grave
IWGS 2011 Redução da massa e desempenho muscular	Os acamados, os que não se levantam sem auxílio da cadeira, ou com velocidade de marcha < 1 m/s necessitam de DEXA
FNIH 2014 Redução da massa, força e desempenho muscular	Vale-se de duas métricas básicas, a massa muscular apendicular (DEXA) relativamente ao IMC (opção 1) e esta acrescida da força de preensão manual
AWGS 2014 Redução da massa, força e desempenho muscular	Similar à EWGSOP, porém com pontos de corte próprios para asiáticos e descendentes
EWGSOP 2 2019 Redução da massa, força e desempenho muscular	Critérios para sarcopenia provável, confirmada e grave são oferecidos
SDOC 2020 Redução da força e desempenho muscular	A sarcopenia dependeria de lentidão e fraqueza muscular, sem DEXA, pois esta não se correlaciona robustamente com quedas, mobilidade e mortalidade

AWGS: Asian Working Group for Sarcopenia; DEXA: absorciometria de raios X de dupla energia; EWGSOP: European Working Group on Sarcopenia in Older People; FNIH: American Foundation for the National Institutes of Health; IWGS: International Working Group on Sarcopenia; LBM: massa magra corporal; SDOC: Sarcopenia Definition and Outcomes Consortium.

TABELA 2 Rotina prática do European Working Group on Sarcopenia in Older People (EWGSOP)[28]

Marcha no idoso > 65 anos	
> 0,8 m/s: medir preensão manual	< 0,8 m/s: solicitar DEXA ou BIA
Força > 30 kg/homens ou >20 kg/mulheres: não há sarcopenia	DEXA > 7,25 kg/m² músculo (homens) ou > 5,5 kg/m² (mulheres): sem sarcopenia
Valores inferiores: risco de sarcopenia – investigação com DEXA ou BIA	BIA > 8,87 kg/m² músculo (homens) ou > 6,42 kg/m² (mulheres): sem sarcopenia
	Valores inferiores para DEXA ou BIA: sarcopenia confirmada

BIA: análise de bioimpedância; DEXA: absorciometria de raios X de dupla energia.

TABELA 3 Rotina prática do European Working Group on Sarcopenia in Older People (EWGSOP 2)[15]

Questionário SARC-F ≤ 4: possível sarcopenia Testar força de preensão manual (FPM), tempo de levantar-se da cadeira (LC)	Questionário SARC > 5: sem sarcopenia
FPM e LC inadequados: sarcopenia provável – solicitar DEXA (BIA, CT, MRI) – considerar tratamento	FPM > 27 kg (homens), > 16 kg (mulheres), LC < 15 s: sem sarcopenia
DEXA inadequado: com sarcopenia – documentar velocidade de marcha, SPPB, TUG – considerar tratamento	DEXA > 7 kg/m^2 (homens), > 6 kg/m^2 (mulheres): sem sarcopenia
Velocidade de marcha < 0,8 m/s, SPPB ≤ 8, TUG > 20 s: sarcopenia grave	

BIA: análise de bioimpedância; CT: tomografia computadorizada; DEXA: absorciometria de raios X de dupla energia; MRI: ressonância magnética; SPPB: bateria curta de desempenho físico; TUG: teste *Timed Up and Go*.

Para o IWGS, a sarcopenia se resume à redução da massa e do desempenho muscular, sem que a força seja contemplada. A sarcopenia é enfatizada em indivíduos acamados, nos que não se levantam sozinhos da cadeira, e nos que caminham vagarosamente. Estes seriam candidatos para avaliação subsequente da composição corpórea.[13] Há na padronização IWGS pontos de corte para velocidade da marcha e massa muscular (Tabela 4).

Para o grupo asiático AWGS (2014), queda de massa e força muscular e/ou desempenho físico configuram sarcopenia.[16] Seus pontos de corte são mais baixos que os da EWGSOP e IWGS.[13,16,28] A DEXA é a tecnologia mais prestigiada, sendo que a BIA é sugerida para estudos comunitários dada sua praticidade, segurança e baixo custo. Os pontos de corte menos rígidos talvez justifiquem a baixa prevalência de sarcopenia nos asiáticos, devendo-se ter em mente possíveis divergências também concernentes a condições socioeconômicas, cultura e estilo de vida.[16,19,51]

As padronizações do FNIH[52] não se afastam muito da EWGSOP, iniciando-se com velocidade da caminhada, seguida da força de preensão manual e mais adiante DEXA. Sua métrica para DEXA é que é única, a saber massa muscular apendicular (ALM) dividida pelo índice de massa corporal (IMC), rejeitando como denominador o quadrado da altura adotada em outras categorizações.[13,15,16,28,52,53]

Mais um colegiado, o Sarcopenia Definition and Outcomes Consortium (SDOC), divulgou sua ótica em 2020. A definição de sarcopenia foge do usual e se alicerça unicamente em fraqueza muscular e lentidão de marcha,[54] conforme pontos de corte listados na Tabela 4. O raciocínio seria a melhor correlação desses parâmetros com desfechos clinicamente relevantes, abrangendo incapacidade geral e de mobilidade, quedas, fraturas de quadril e mortalidade. Neste diapasão, omitem a massa corporal magra de seus referenciais, e reforçam a velocidade da caminhada como o melhor preditor de lentidão muscular em idosos não institucionalizados.[54] Seus pontos de corte são mais elevados, talvez para não deixar escapar casos de sarcopenia, posto que eliminaram a variável MM.[28,53,64]

▶ TRATAMENTO

Exercício e atividades físicas

São universalmente recomendados para enfermidades crônicas e degenerativas, assim como para as comorbidades do idoso,

TABELA 4 Pontos de corte dos critérios diagnósticos

	IWGS	FNIH	AWGS	EWGSOP 2	SDOC
Massa	DEXA: (ALM/altura^2) < 7,23 kg/m^2 homens, < 5,67 kg/m^2 mulheres	DEXA: (ALM/IMC) < 0,789 kg/IMC homens, < 0,512 kg/IMC mulheres (FPM < 26 kg)	DEXA: (ALM/altura^2) < 7,0 kg/m^2 homens, < 5,4 kg/m^2 mulheres ou BIA: ≤ 7,0 kg*m^{-2} homens, < 5,7 kg*m^{-2} mulheres	DEXA: (ALM/IMC^2) < 7,00 kg/m^2 homens, < 6,00 kg/m^2 mulheres ou BIA, CT, MRI	Não consta
Força	Não consta	FPM < 26 kg homens, < 16 kg mulheres	FPM < 26 kg homens, < 18 kg mulheres	FPM < 27 kg homens, < 16 kg mulheres ou levantar-se da cadeira > 15 s	FPM < 35,5 kg homens, < 20 kg mulheres
Ação	4MGS: <1,0 m/s ou levantar-se da cadeira sem ajuda	4MGS, 6MGS: < 0,8 m/s	6MGS: < 0,8 m/s	4MGS,6MGS: < 0,8 m/s ou SPPB: ≤ 8 TUG: ≥ 20 s 400MGS: > 6 min	4MGS,6MGS: < 0,8 m/s

4MGS: velocidade da marcha em 4 metros; 6MGS: velocidade da marcha em 6 metros; 400MGS: velocidade da marcha em 400 metros; ALM: massa muscular apendicular (definida por DEXA); AWGS: Asian Working Group for Sarcopenia; BIA: análise de bioimpedância; CT: tomografia computadorizada; DEXA: absorciometria de raios X de dupla energia; EWGSOP: European Working Group on Sarcopenia in Older People; FNIH: American Foundation for the National Institutes of Health; FPM: força de preensão manual; IMC: índice de massa corporal; IWGS: International Working Group on Sarcopenia; MRI: ressonância magnética; SDOC: Sarcopenia Definition and Outcomes Consortium; SPPB: bateria curta de desempenho físico; TUG: teste *Timed Up and Go*.

nomeadamente cardiovasculares, neurológicas, câncer, psiquiátricas, pulmonares, obesidade e diabetes.[55] Especificamente a inatividade física vincula-se à redução da massa e da força muscular, representando uma pedra angular na abordagem da sarcopenia (Figura 1).

Treinamento resistido progressivo (TRP)

O TRP tem sido empregado para incrementar massa, força e desempenho muscular, por exemplo em casos de atrofia muscular, reduzindo a duração da hospitalização e elevando tanto a área muscular quanto a FPM em idosos.[57] Comparado com outras modalidades de exercício em indivíduos de meia-idade e idosos, sinalizou o maior impacto na força isocinética e na FPM.[58] O TRP de elevada intensidade é ótimo em casos de sarcopenia para gerar ganhos de força. Neste sentido, grandes grupos musculares deveriam ser mobilizados, com 2-3 treinamentos por semana, cada um com 1-4 sessões de 8-15 repetições.[59]

Uma variante possível é o exercício excêntrico, no qual o músculo é contraído e ao mesmo tempo estirado. Ocorre aumento de força, enquanto o consumo de energia diminui, o que o torna ideal para indivíduos com baixos requisitos e utilizações de energia.[60]

Treinamento intervalado de alta intensidade (HIIT)

Consiste em períodos de forte intensidade intercalados com outros mais suaves, incluindo descansos curtos, o que parece prover benefícios fisiológicos em menos tempo que os regimes

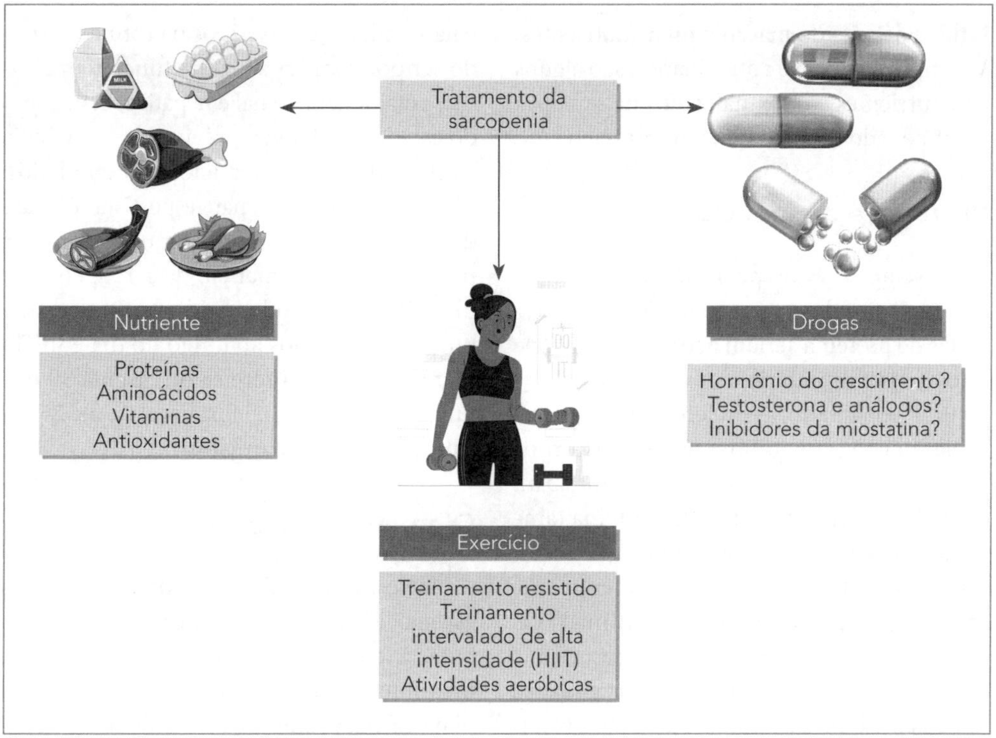

FIGURA 1 Tratamento da sarcopenia.

tradicionais.[61] Tal é embasado pela elevação no músculo de PGC-1 (coativador do receptor ativado por proliferadores de peroxisoma gama), o qual preside a biogênese mitocondrial no músculo. Em consequência, melhora a captação de glicose, a capacidade oxidativa, a proteção antioxidante e a sarcopenia.[61] Há evidências de que idosos são capazes de aderir a duas sessões tipo HIIT de resistência excêntrica isocinética, mesmo em se tratando de atividades de máxima intensidade potencialmente desencadeando lesões musculares, sem impactos negativos sobre a função e adaptação muscular.[62 63]

Exercícios aeróbicos

Caracterizam-se por estimular a capacidade aeróbica, a regulação metabólica e a função cardiovascular mediante indução da síntese de adenosina trifosfato nas mitocôndrias. Promovem analogamente a biogênese e a dinâmica mitocondrial, reduzindo a expressão de genes catabólicos e elevando a síntese proteica muscular. Também a expressão de RNA mensageiro (mRNA) da miostatina é regulada.[64] Todas essas variáveis parecem imbricadas na patogênese da sarcopenia, razão pela qual uma ação protetora é postulada. O ciclismo confirmou-se capaz de aumentar a massa e a força muscular tanto aos 20 anos quanto aos 74,[65] reiterando os benefícios estimados para funções mitocondriais e musculares.

▸ DIETA E SUPLEMENTOS

Entre os 40 e 75 anos o consumo de alimentos reduz-se em cerca de 25%, podendo infligir déficits de macro e micronutrientes. Vitamina D, cálcio e antioxidantes são alguns dos nutrientes contextualizados na sarcopenia,[66] ao lado do metabolismo proteico.

Proteína e aminoácidos

Discute-se se a reposição muscular é satisfatória no idoso, e se ingestões mais elevadas de proteína seriam aconselháveis.[67] De fato, nesta faixa etária o apetite poderá encontrar-se alterado, as preferências dietéticas poderão não ser equilibradas, e transtornos gastrointestinais são assíduos. Há razões para crer que o aproveitamento da proteína tampouco seja eficiente, com maior utilização hepática e intestinal acoplada a menor síntese ao lado de resistência à insulina.[68] Os gastos poderão se revelar elevados por conta de processos inflamatórios, enfermidades agudas e crônicas, e maior oxidação proteica.[69] Estima-se que um mínimo de 25-30 gramas diárias de proteína de alto valor biológico, dentro da quota geral da dieta, sejam indispensáveis para a máxima ativação da síntese proteica muscular.[70] Em consequência, as propostas para proteínas oscilam entre o usual de 1,0-1,2 g/kg/dia até megaprescrições de 1,6-2,5 g/kg dia, no intuito de maximizar a síntese muscular.[68,71]

Individualização da prescrição proteica

Para máxima resposta sugerem-se 4-6 refeições ao dia, contendo até 20-35 g de proteina cada, preferindo-se as fontes ricas no aminoácido essencial leucina (2,5-3,0 g).[68] A Sociedade Europeia de Nutrição Clínica e Metabolismo/ESPEN em princípio endossa tal prescrição, acrescida de 2,5 g de leucina.[74] Naturalmente, os patamares mais robustos de ingestão aqui assinalados envolvem riscos e não podem ser inseridos na rotina, devendo ser ponderados à luz das funções orgânicas, notadamente renal e hepática, bem como do estado nutricional prévio e da frequência e intensidade dos exercícios contemplados. São mais apropriados para esportistas em fase de treinamento e ganho de musculação que para prevenção e manejo da sarcopenia no idoso. De todo modo, estima-se que a distribuição dos ganhos ao longo do dia e início da noite (bebida proteica de caseína 30 minutos antes de deitar) fortaleça em até 25% a síntese proteica do organismo.[72,78]

O aminoácido leucina

Há estudos atribuindo aos aminoácidos essenciais de cadeia ramificada, e em particular à leucina, o papel de ativar as vias de biossíntese proteica.[73] A leucina está presente na carne, proteína do soro do leite, laticínios em geral, amendoim, lentilhas e feijão preto.[74] Um protocolo sugere que o fortalecimento de proteína pura com 2,5 g de leucina incentive o anabolismo em homens idosos.[75] Baixas concentrações de leucina circulantes sinalizam depressão de índices de musculatura esquelética, força de preensão manual e desempenho muscular.[74]

Parte da popularidade da proteína do soro do leite (*whey*) é que, comparativamente à caseína e mesmo à caseína hidrolisada, sua digestão e absorção parecem mais rápidas e o teor de aminoácidos essenciais, notadamente leucina, é superior.[76] O impacto clínico não é muito claro, pois a caseína, como outras proteínas da alimentação, continua a ser digerida durante o sono, de modo que acaba igualmente aproveitada.[77] Na realidade, laticínios em geral costumam ser bem-vindos na terceira idade,[79] com melhoras na musculatura e mineralização óssea em mulheres idosas, graças também ao teor de cálcio que veiculam.[80]

Vitaminas e antioxidantes

A vitamina D tem sido associada à sarcopenia e fragilidade,[81] e polimorfismos genéticos relativos ao seu metabolismo parecem correlacionar-se com força muscular.[82] Em pessoas > 65 anos, suplementações de 400-4.000 UI/dia por 1-60 meses resultaram em maior força muscular, conforme uma metanálise.[83]

Os antioxidantes caroteno e vitamina C correlacionaram-se com massa e desempenho muscular no estudo populacional InCHIANTI.[27] O betacaroteno também parece ter balizado a velocidade da marcha em idosos.[32] A vitamina D ocorre naturalmente em certos peixes (sardinha, salmão, atum), com ofertas menores em ovos e carne vermelha. Em algumas partes do mundo, laticínios, margarina e cereais matinais são fortificados com vitamina D, porém no país tal não é requerido. Os antioxidantes são significativos em legumes, verduras e frutas frescos ou congelados.

Ácidos graxos ômega-3

Metanálise desvenda achados compatíveis com modestos incrementos na massa e desempenho muscular, quando ácidos graxos ômega-3 são suplementados para idosos. Os resultados aparentemente são mais convincentes com doses > 2 g/dia por > 6 meses.[85]

Vitamina B12

Há protocolos sobre possível papel da vitamina B12 na fragilidade e na sarcopenia.[86] Concentrações plasmáticas abaixo de 400 pg/mL associam-se com queda de índices como MM e musculatura esquelética total, como ainda incidência de sarcopenia.[87] Evidências limitadas sugerem correlação do seu consumo com o teste de levantar-se da cadeira,[86] entretanto falta respaldo para sua prescrição rotineira. Neste mesmo diapasão, o resveratrol associado ao exercício tende a reverter disfunção mitocondrial e estresse oxidativo, revestindo-se de efeito antissacopenia em idosos[88] e talvez também na obesidade sarcopênica. Contudo, mais estudos sobre o tema são necessários, antes que tal suplementação seja implementada.

Hormônio do crescimento (GH) e testosterona

Há experiência relativamente abundante sobre prescrição de GH e elevação da massa muscular, todavia não da força ou função. A testosterona em homens utilizada há mais de meio século parece vantajosa, na medida em que tanto massa como força são beneficiadas. Entretanto, poderá precipitar transtornos cardiovasculares.[89] Ambos os fármacos predispõem ao câncer, e são considerados por entidades internacionais como *doping* durante competições.

Outras drogas

Não faltam iniciativas visando estimular farmacologicamente a reversão da sarcopenia, podendo-se elencar moduladores seletivos do receptor androgênico,[80] inibidores da miostatina, inibidores da enzima conversora da angiotensina, talidomida, celecoxib, grelina e seus análogos, ruxolotinib, além de agentes experimentais como OHR/AVR118, VT-122, BYM338, e MT-102. Em que pesem tais iniciativas, as sociedades científicas não sancionam correntemente nenhum medicamento ou hormônio para manejo da sarcopenia.

REFERÊNCIAS

1. Rosenberg IH. Sarcopenia: origins and clinical relevance. J Nutr. 1997;127:990S991S.
2. Senior HE, Henwood TR, Beller EM, Mitchell GK, Keogh JWL. Prevalence and risk factors of sarcopenia among

adults living in nursing homes. Maturitas. 2015 Dec 1;82(4):418-23.

3. Peterson SJ, Mozer M. Differentiating sarcopenia and cachexia among patients with cancer. Nutrition in Clinical Practice. 2017;32(1):30-9.
4. Sanders KJC, Kneppers AEM, van de Bool C, Langen RCJ, Schols AMWJ. Cachexia in chronic obstructive pulmonary disease: new insights and therapeutic perspective. J Cachexia Sarcopenia Muscle. 2016 Mar;7(1):5-22.
5. Santilli V. Clinical definition of sarcopenia. ccmbm [Internet]. 2014 [cited 2021 Jun 14]. Disponível em: http://www.ccmbm.com/common/php/portiere.php?ID=d72823d3ad9c0d17bdc17462dd840eaf.
6. Beaudart C, McCloskey E, Bruyère O, Cesari M, Rolland Y, Rizzoli R, et al. Sarcopenia in daily practice: assessment and management. BMC Geriatr. 2016 Dec;16(1):170.
7. Shafiee G, Keshtkar A, Soltani A, Ahadi Z, Larijani B, Heshmat R. Prevalence of sarcopenia in the world: a systematic review and meta-analysis of general population studies. J Diabetes Metab Disord. 2017 Dec;16(1):21.
8. Papadopoulou SK, Tsintavis P, Potsaki G, Papandreou D. Differences in the prevalence of sarcopenia in community-dwelling, nursing home and hospitalized individuals. A Systematic review and meta-analysis. J Nutr Health Aging. 2020 Jan;24(1):83-90.
9. Hai S, Wang H, Cao L, Liu P, Zhou J, Yang Y, et al. Association between sarcopenia with lifestyle and family function among community-dwelling Chinese aged 60 years and older. BMC Geriatrics. 2017 Aug 18;17(1):187.
10. Lee K, Shin Y, Huh J, Sung YS, Lee I-S, Yoon K-H, et al. Recent issues on body composition imaging for sarcopenia evaluation. Korean J Radiol. 2019;20(2):205.
11. Jansen WJ, Ossenkoppele R, Knol DL, Tijms BM, Scheltens P, Verhey FRJ, et al. Prevalence of cerebral amyloid pathology in persons without dementia. JAMA. 2015 May 19;313(19):1924-38.
12. Chien M-Y, Huang T-Y, Wu Y-T. Prevalence of sarcopenia estimated using a bioelectrical impedance analysis prediction equation in community-dwelling elderly people in Taiwan. J Am Geriatr Soc. 2008 Sep;56(9):1710-5.
13. Fielding RA, Vellas B, Evans WJ, Bhasin S, Morley JE, Newman AB, et al. Sarcopenia: An undiagnosed condition in older adults. Current consensus definition: Prevalence, etiology, and consequences. International Working Group on Sarcopenia. Journal of the American Medical Directors Association. 2011 May 1;12(4):249-56.
14. Goodpaster BH, Park SW, Harris TB, Kritchevsky SB, Nevitt M, Schwartz AV, et al. The loss of skeletal muscle strength, mass, and quality in older adults: the health, aging and body composition study. J Gerontol A Biol Sci Med Sci. 2006 Oct;61(10):1059-64.
15. Cruz-Jentoft AJ, Bahat G, Bauer J, Boirie Y, Bruyère O, Cederholm T, et al. Sarcopenia: revised European consensus on definition and diagnosis. Age and Ageing. 2019 Jan 1;48(1):16-31.
16. Chen L-K, Liu L-K, Woo J, Assantachai P, Auyeung T-W, Bahyah KS, et al. Sarcopenia in Asia: Consensus report of the Asian Working Group for Sarcopenia. Journal of the American Medical Directors Association. 2014 Feb 1;15(2):95-101.
17. Morley JE, Abbatecola AM, Argiles JM, Baracos V, Bauer J, Bhasin S, et al. Sarcopenia with limited mobility: an international consensus. J Am Med Dir Assoc. 2011 Jul;12(6):403-9.
18. Malmstrom TK, Morley JE. SARC-F: A simple questionnaire to rapidly diagnose sarcopenia. Journal of the American Medical Directors Association. 2013 Aug 1;14(8):531-2.
19. Krzymińska-Siemaszko R, Tobis S, Lewandowicz M, Wieczorowska-Tobis K. Comparison of four sarcopenia screening questionnaires in community-dwelling older adults from Poland using six sets of international diagnostic criteria of sarcopenia. PLoS One. 2020 Apr 20;15(4):e0231847.
20. Malmstrom TK, Miller DK, Simonsick EM, Ferrucci L, Morley JE. SARC-F: a symptom score to predict persons with sarcopenia at risk for poor functional outcomes: SARC-F. Journal of Cachexia, Sarcopenia and Muscle. 2016 Mar;7(1):28-36.
21. Bahat G, Oren MM, Yilmaz O, Kılıç C, Aydin K, Karan MA. Comparing SARC-F with SARC-CalF to screen sarcopenia in community living older adults. J Nutr Health Aging. 2018;22(9):1034-8.
22. Barbosa-Silva TG, Menezes AMB, Bielemann RM, Malmstrom TK, Gonzalez MC, Grupo de Estudos em Composição Corporal e Nutrição (COCONUT). Enhancing SARC-F: Improving sarcopenia screening in the clinical practice. J Am Med Dir Assoc. 2016 Dec 1;17(12):1136-41.
23. Rossi AP, Micciolo R, Rubele S, Fantin F, Caliari C, Zoico E, et al. Assessing the risk of sarcopenia in the elderly: The Mini Sarcopenia Risk Assessment (MSRA) Questionnaire. J Nutr Health Aging. 2017;21(6):743-9.
24. Yang M, Hu X, Xie L, Zhang L, Zhou J, Lin J, et al. Validation of the Chinese version of the Mini Sarcopenia Risk Assessment questionnaire in community-dwelling older adults. Medicine (Baltimore). 2018 Sep;97(37):e12426.
25. Albano D, Messina C, Vitale J, Sconfienza LM. Imaging of sarcopenia: old evidence and new insights. Eur Radiol. 2020 Apr;30(4):2199-208.
26. Tosato M, Marzetti E, Cesari M, Savera G, Miller RR, Bernabei R, et al. Measurement of muscle mass in sarcopenia: from imaging to biochemical markers. Aging Clin Exp Res. 2017 Feb;29(1):19-27.
27. Cesari M, Fielding RA, Pahor M, Goodpaster B, Hellerstein M, Van Kan GA, et al. Biomarkers of sarcopenia in clinical trials-recommendations from the International Working Group on Sarcopenia. J Cachexia Sarcopenia Muscle. 2012 Sep;3(3):181-90.
28. Cruz-Jentoft AJ, Baeyens JP, Bauer JM, Boirie Y, Cederholm T, Landi F, et al. Sarcopenia: European consensus on definition and diagnosis: Report of the European Working Group on Sarcopenia in Older People. Age and Ageing. 2010 Jul 1;39(4):412-23.
29. Gonzalez MC, Heymsfield SB. Bioelectrical impedance analysis for diagnosing sarcopenia and cachexia: what are

we really estimating?: Editorial. Journal of Cachexia, Sarcopenia and Muscle. 2017 Apr;8(2):187-9.

30. Reiss J, Iglseder B, Kreutzer M, Weilbuchner I, Treschnitzer W, Kässmann H, et al. Case finding for sarcopenia in geriatric inpatients: performance of bioimpedance analysis in comparison to dual X-ray absorptiometry. BMC Geriatr. 2016 Feb 29;16:52.
31. Buckinx F, Landi F, Cesari M, Fielding RA, Visser M, Engelke K, et al. Pitfalls in the measurement of muscle mass: a need for a reference standard: Measurement of muscle mass. Journal of Cachexia, Sarcopenia and Muscle. 2018 Apr;9(2):269-78.
32. Lauretani F, Semba RD, Bandinelli S, Dayhoff-Brannigan M, Lauretani F, Corsi AM, et al. Carotenoids as protection against disability in older persons. Rejuvenation Res. 2008 Jun;11(3):557-63.
33. Roberts HC, Denison HJ, Martin HJ, Patel HP, Syddall H, Cooper C, et al. A review of the measurement of grip strength in clinical and epidemiological studies: towards a standardised approach. Age and Ageing. 2011 Jul;40(4):423-9.
34. Sipers WMWH, Verdijk LB, Sipers SJE, Schols JMGA, van Loon LJC. The Martin Vigorimeter represents a reliable and more practical tool than the Jamar dynamometer to assess handgrip strength in the geriatric patient. J Am Med Dir Assoc. 2016 May 1;17(5):466.e1-7.
35. Bohannon RW, Magasi SR, Bubela DJ, Wang Y-C, Gershon RC. Grip and knee extension muscle strength reflect a common construct among adults. Muscle Nerve. 2012 Oct;46(4):555-8.
36. Ploutz-Snyder LL, Manini T, Ploutz-Snyder RJ, Wolf DA. Functionally relevant thresholds of quadriceps femoris strength. J Gerontol A Biol Sci Med Sci. 2002 Apr;57(4):B144-152.
37. Samuel D, Wilson K, Martin HJ, Allen R, Sayer AA, Stokes M. Age-associated changes in hand grip and quadriceps muscle strength ratios in healthy adults. Aging Clin Exp Res. 2012 Jun;24(3):245-50.
38. Martien S, Delecluse C, Boen F, Seghers J, Pelssers J, Van Hoecke A-S, et al. Is knee extension strength a better predictor of functional performance than handgrip strength among older adults in three different settings? Archives of Gerontology and Geriatrics. 2015 Mar;60(2):252-8.
39. Pinheiro PA, Passos TD-RO, Coqueiro R da S, Fernandes MH, Barbosa AR. [Motor performance of the elderly in northeast Brazil: differences with age and sex]. Rev Esc Enferm USP. 2013 Feb;47(1):128-36.
40. Yee XS, Ng YS, Allen JC, Latib A, Tay EL, Abu Bakar HM, et al. Performance on sit-to-stand tests in relation to measures of functional fitness and sarcopenia diagnosis in community-dwelling older adults. European Review of Aging and Physical Activity. 2021 Jan 8;18(1):1.
41. Guralnik JM, Simonsick EM, Ferrucci L, Glynn RJ, Berkman LF, Blazer DG, et al. A short physical performance battery assessing lower extremity function: association with self-reported disability and prediction of mortality and nursing home admission. Journal of Gerontology. 1994 Mar 1;49(2):M85-94.
42. Peel NM, Kuys SS, Klein K. Gait speed as a measure in geriatric assessment in clinical settings: a systematic review. J Gerontol A Biol Sci Med Sci. 2013 Jan;68(1):39-46.
43. Maggio M, Ceda GP, Ticinesi A, De Vita F, Gelmini G, Costantino C, et al. Instrumental and non-instrumental evaluation of 4-meter walking speed in older individuals. PLoS One. 2016 Apr 14;11(4):e0153583.
44. Podsiadlo D, Richardson S. The timed "Up & Go": a test of basic functional mobility for frail elderly persons. J Am Geriatr Soc. 1991 Feb;39(2):142-8.
45. Rose DJ, Jones CJ, Lucchese N. Predicting the probability of falls in community-residing older adults using the 8-foot up-and-go: a new measure of functional mobility. Journal of Aging and Physical Activity. 2002 Oct;10(4):466-75.
46. Martone AM, Marzetti E, Calvani R, Picca A, Tosato M, Bernabei R, et al. Assessment of sarcopenia: from clinical practice to research. JGG. 2019;67.
47. Bruyère O, Beaudart C, Reginster J-Y, Buckinx F, Schoene D, Hirani V, et al. Assessment of muscle mass, muscle strength and physical performance in clinical practice: An international survey. European Geriatric Medicine. 2016 Jun;7(3):243-6.
48. Calvani R, Picca A, Marini F, Biancolillo A, Gervasoni J, Persichilli S, et al. Identification of biomarkers for physical frailty and sarcopenia through a new multi-marker approach: results from the BIOSPHERE study. GeroScience. 2021 Apr;43(2):727-40.
49. Curcio F, Ferro G, Basile C, Liguori I, Parrella P, Pirozzi F, et al. Biomarkers in sarcopenia: A multifactorial approach. Experimental Gerontology. 2016 Dec;85:1-8.
50. Stuck AK, Mäder NC, Bertschi D, Limacher A, Kressig RW. Performance of the EWGSOP2 cut-points of low grip strength for identifying sarcopenia and frailty phenotype: a cross-sectional study in older inpatients. IJERPH. 2021 Mar 28;18(7):3498.
51. Wang H, Hai S, Cao L, Zhou J, Liu P, Dong B-R. Estimation of prevalence of sarcopenia by using a new bioelectrical impedance analysis in Chinese community-dwelling elderly people. BMC Geriatr. 2016 Dec 28;16:216.
52. Studenski SA, Peters KW, Alley DE, Cawthon PM, McLean RR, Harris TB, et al. The FNIH Sarcopenia Project: Rationale, study description, conference recommendations, and final estimates. J Gerontol A Biol Sci Med Sci. 2014 May;69(5):547-58.
53. Cawthon PM, Manini T, Patel SM, Newman A, Travison T, Kiel DP, et al. Putative cut-points in sarcopenia components and incident adverse health outcomes: An SDOC analysis. J Am Geriatr Soc. 2020 Jul;68(7):1429-37.
54. Bhasin S, Travison TG, Manini TM, Patel S, Pencina KM, Fielding RA, et al. Sarcopenia definition: The Position statements of the Sarcopenia Definition and Outcomes Consortium. J Am Geriatr Soc. 2020 Jul;68(7):1410-8.
55. Pedersen BK, Saltin B. Exercise as medicine – evidence for prescribing exercise as therapy in 26 different chronic diseases. Scand J Med Sci Sports. 2015 Dec;25 Suppl 3:1-72.
56. Yarasheski KE. Exercise, aging, and muscle protein metabolism. J Gerontol A Biol Sci Med Sci. 2003 Oct;58(10):M918-922.

57. Hassan BH, Hewitt J, Keogh JWL, Bermeo S, Duque G, Henwood TR. Impact of resistance training on sarcopenia in nursing care facilities: A pilot study. Geriatr Nurs. 2016 Apr;37(2):116-21.
58. Carvalho J, Marques E, Soares JMC, Mota J. Isokinetic strength benefits after 24 weeks of multicomponent exercise training and combined exercise training in older adults. Aging Clin Exp Res. 2010 Feb 1;22(1):63-9.
59. Beckwée D, Delaere A, Aelbrecht S, Baert V, Beaudart C, Bruyere O, et al. Exercise Interventions for the prevention and treatment of sarcopenia. A systematic umbrella review. J Nutr Health Aging. 2019;23(6):494-502.
60. Mueller M, Breil FA, Vogt M, Steiner R, Lippuner K, Popp A, et al. Different response to eccentric and concentric training in older men and women. Eur J Appl Physiol. 2009 Sep;107(2):145-53.
61. Gibala MJ, Little JP, MacDonald MJ, Hawley JA. Physiological adaptations to low-volume, high-intensity interval training in health and disease. J Physiol. 2012 Mar 1;590(Pt 5):1077-84.
62. Panayiotou G, Paschalis V, Nikolaidis MG, Theodorou AA, Deli CK, Fotopoulou N, et al. No adverse effects of statins on muscle function and health-related parameters in the elderly: an exercise study. Scand J Med Sci Sports. 2013 Oct;23(5):556-67.
63. Theodorou AA, Panayiotou G, Paschalis V, Nikolaidis MG, Kyparos A, Mademli L, et al. Stair descending exercise increases muscle strength in elderly males with chronic heart failure. BMC Res Notes. 2013 Mar 8;6:87.
64. Ko IG, Jeong JW, Kim YH, Jee YS, Kim SE, Kim SH, et al. Aerobic exercise affects myostatin expression in aged rat skeletal muscles: a possibility of antiaging effects of aerobic exercise related with pelvic floor muscle and urethral rhabdosphincter. Int Neurourol J. 2014 Jun;18(2):77-85.
65. Harber MP, Konopka AR, Undem MK, Hinkley JM, Minchev K, Kaminsky LA, et al. Aerobic exercise training induces skeletal muscle hypertrophy and age-dependent adaptations in myofiber function in young and older men. J Appl Physiol (1985). 2012 Nov;113(9):1495-504.
66. Papadopoulou SK. Sarcopenia: A contemporary health problem among older adult populations. Nutrients. 2020 May 1;12(5):1293.
67. Bianchi L, Ferrucci L, Cherubini A, Maggio M, Bandinelli S, Savino E, et al. The predictive value of the EWGSOP definition of sarcopenia: Results from the InCHIANTI Study. J Gerontol A Biol Sci Med Sci. 2016 Feb;71(2):259-64.
68. Wall BT, Morton JP, van Loon LJC. Strategies to maintain skeletal muscle mass in the injured athlete: nutritional considerations and exercise mimetics. Eur J Sport Sci. 2015;15(1):53-62.
69. Reidy PT, Rasmussen BB. Role of ingested amino acids and protein in the promotion of resistance exercise-induced muscle protein anabolism. J Nutr. 2016 Feb;146(2):155-83.
70. Martone AM, Marzetti E, Calvani R, Picca A, Tosato M, Santoro L, et al. Exercise and protein intake: A synergistic approach against sarcopenia. BioMed Research International. 2017 Mar 21;2017:e2672435.
71. Bauer J, Biolo G, Cederholm T, Cesari M, Cruz-Jentoft AJ, Morley JE, et al. Evidence-based recommendations for optimal dietary protein intake in older people: a position paper from the PROT-AGE Study Group. J Am Med Dir Assoc. 2013 Aug;14(8):542-59.
72. Baum JI, Wolfe RR. The link between dietary protein intake, skeletal muscle function and health in older adults. Healthcare (Basel). 2015 Jul 9;3(3):529-43.
73. Zengin A, Jarjou LM, Prentice A, Cooper C, Ebeling PR, Ward KA. The prevalence of sarcopenia and relationships between muscle and bone in ageing West-African Gambian men and women. J Cachexia Sarcopenia Muscle. 2018 Oct;9(5):920-8.
74. Rondanelli M, Nichetti M, Peroni G, Faliva MA, Naso M, Gasparri C, et al. Where to find leucine in food and how to feed elderly with sarcopenia in order to counteract loss of muscle mass: practical advice. Front Nutr. 2021 Jan 26;7:622391.
75. Wall BT, Hamer HM, de Lange A, Kiskini A, Groen BBL, Senden JMG, et al. Leucine co-ingestion improves post--prandial muscle protein accretion in elderly men. Clin Nutr. 2013 Jun;32(3):412-9.
76. Phillips SM, Van Loon LJC. Dietary protein for athletes: from requirements to optimum adaptation. J Sports Sci. 2011;29 Suppl 1:S29-38.
77. Res PT, Groen B, Pennings B, Beelen M, Wallis GA, Gijsen AP, et al. Protein ingestion before sleep improves postexercise overnight recovery. Med Sci Sports Exerc. 2012 Aug;44(8):1560-9.
78. Kerksick CM, Arent S, Schoenfeld BJ, Stout JR, Campbell B, Wilborn CD, et al. International Society of Sports Nutrition position stand: nutrient timing. Journal of the International Society of Sports Nutrition. 2017 Aug 29;14(1):33.
79. Phillips SM, Martinson W. Nutrient-rich, high-quality, protein-containing dairy foods in combination with exercise in aging persons to mitigate sarcopenia. Nutr Rev. 2019 Apr 1;77(4):216-29.
80. Radavelli-Bagatini S, Zhu K, Lewis JR, Prince RL. Dairy food intake, peripheral bone structure, and muscle mass in elderly ambulatory women. J Bone Miner Res. 2014 Jul;29(7):1691-700.
81. Bosdou JK, Konstantinidou E, Anagnostis P, Kolibianakis EM, Goulis DG. Vitamin D and obesity: Two interacting players in the field of infertility. Nutrients. 2019 Jun 27;11(7):E1455.
82. Wilhelm-Leen ER, Hall YN, Deboer IH, Chertow GM. Vitamin D deficiency and frailty in older Americans. J Intern Med. 2010 Aug;268(2):171-80.
83. Beaudart C, Buckinx F, Rabenda V, Gillain S, Cavalier E, Slomian J, et al. The effects of vitamin D on skeletal muscle strength, muscle mass, and muscle power: a systematic review and meta-analysis of randomized controlled trials. J Clin Endocrinol Metab. 2014 Nov;99(11):4336-45.
84. Cowbrough K. The importance of vitamin D. British Journal of Midwifery. 2015
85. Huang YH, Chiu WC, Hsu YP, Lo YL, Wang YH. Effects of omega-3 fatty acids on muscle mass, muscle strength

and muscle performance among the elderly: a meta-analysis. Nutrients. 2020 ;12(12):373

86. Behrouzi P, Grootswagers P, Keizer PLC, Smeets ETHC, Feskens EJM, de Groot LCPGM, et al. Dietary intakes of vegetable protein, folate, and vitamins B-6 and B-12 are partially correlated with physical functioning of dutch older adults using copula graphical models. J Nutr. 2020 Mar 1;150(3):634-43.

87. Ates Bulut E, Soysal P, Aydin AE, Dokuzlar O, Kocyigit SE, Isik AT. Vitamin B12 deficiency might be related to sarcopenia in older adults. Exp Gerontol. 2017 Sep;95:136-40.

88. Denison HJ, Cooper C, Sayer AA, Robinson SM. Prevention and optimal management of sarcopenia: a review of combined exercise and nutrition interventions to improve muscle outcomes in older people. Clin Interv Aging. 2015;10:859-69.

5 Obesidade sarcopênica

Rosa López-Mongil
Ángela Hernández-Ruiz
José Antonio López-Trigo

RESUMO

A obesidade sarcopênica (OS) é definida pela debilitação da função, força e massa muscular em obesos, associando-se a deterioração funcional, quedas, fragilidade, depressão e maior risco de morbimortalidade (cardiometabólica, respiratória, cognitiva, oncológica e infecciosa). A patogenia e o diagnóstico ainda envolvem controvérsias. Ainda assim, diante de casos de risco, cumpre adotar estratégias profiláticas e terapêuticas concernentes à nutrição e ao estilo de vida (exercícios).

▶ INTRODUÇÃO

A obesidade sarcopênica (OS) foi reconhecida pela primeira vez como fator de risco em populações geriátricas, todavia pode afetar qualquer faixa etária. Abrange também a sarcopenia do sobrepeso, que precede a obesidade e se configura em população prioritária para intervenções profiláticas.[1,2] A sarcopenia ou insuficiência muscular cursa com baixa da força, da massa e do rendimento da musculatura. Seus vários componentes podem comparecer separadamente ou em conjunto e possuem como denominador comum um quadro inflamatório, a deterioração funcional e o risco incrementado de morbidade e mortalidade.[3]

Propriedades metabólicas e endócrinas do tecido adiposo

Dentre outras funções, esse tecido regula músculos, ossos e vasos sanguíneos, além de ter atividade inflamatória com desdobramentos para o envelhecimento. Um dos elementos patogenéticos da OS é a esteatose ectópica no tecido muscular (mioesteatose). Esse tecido (IMAT, *intermuscular adipose tissue*) se inflama com facilidade, com perfil local e sistêmico contribuindo para o envelhecimento (*inflammaging*) e comprometendo a funcionalidade da musculatura afetada.[4]

Conceituação

A obesidade sarcopência foi definida em 1998 por Baumgartner et al. como possível fator de risco clínico, o que se comprovou em décadas recentes.[5-7] Tais fatores se inserem no contexto da resistência insulínica, dislipidemia e hipertensão arterial, e poderão desembocar em diabetes tipo 2 (DM2), aterosclerose, apneia do sono, artrite, alguns tipos de câncer,[8-10] enfermidades respiratórias[3] e alterações cognitivas.[11]

Prevalência

A sarcopenia se torna mais comum com o envelhecimento e, por algunas décadas, o mesmo tende a suceder com a obesidade,[5,12,13] como consequência do estilo de vida sedentário muitas vezes agravado por alimentos de elevada densidade calórica. Em diversos países, a somatória de sobrepeso com obesidade já acomete a maioria da população,[14,15] notadamente na meia-idade, entretanto, também na idade avançada.[12,13]

As definições são em parte conflitantes por conta do componente de sarcopenia, aliás, o distúrbio em crescimento mais acelerado, mais que a obesidade.[16,17] Como regra, a força muscular começa a decrescer a partir dos 30 anos, o que se intensifica após os 60. O pico de gordura corporal também coincide com a faixa dos 60-75 anos, no entanto declinando a seguir.

Histologia muscular

Tanto o número como a dimensão das fibras musculares se prejudicam, sucedendo elevação de fibras tipo I em detrimento daquelas do tipo II. As da primeira categoria são utilizadas em atividades cotidianas e exercícios submáximos como a caminhada, sendo o segundo grupo mais solicitado para demandas de elevada intensidade, que se tornam inviáveis no idoso. Segundo a Organização Mundial da Saúde (OMS), 23% daqueles > 75 anos padecem de OS, com pouco menos que 10% de prevalência se a totalidade dos idosos é considerada.[27,28]

Repercussões

Indivíduos com sobrepeso e obesidade têm maior tendência (70% a mais) de doença coronariana e infecções pós-cirurgia colorretal (20-50% de elevação). Os riscos se acentuam quando sobrevêm esteatose hepática, cirrose e câncer, e a OS compartilha dessa robusta morbidade.[17] Na enfermidade oncológica do idoso, a sarcopenia é balizadora de recidivas e pior prognóstico, assim como preditora independente de mortalidade nas afecções hematológicas. Involucram-se entre os eventos adversos mais frequentes as complicações pulmonares pós-operatórias, infecções, re-hospitalizações, internações prolongadas e toxicidade pós-quimioterapia.[19,20-22] Como já se aludiu, a OS sinaliza complicações mais graves que a obesidade e a sarcopenia isoladamente.[4,8]

▶ DIAGNÓSTICO

Medidas antropométricas

O índice de massa corporal não distingue massa muscular de compartimento gorduroso. Ademais, sua interpretação no idoso poderá exigir pontos de corte específicos, razão pela qual não se constitui em variável satisfatória para avaliação de OS. O perímetro da cintura ou obesidade abdominal (PC ≥ 88 cm para mulheres e ≥ 102 cm para homens) já possui implicações metabólicas melhores[24,25] e se associa com atenuação da massa e força muscular. A porcentagem de gordura corporal total (não as pregas cutâneas) é mais uma opção aventada, posto que tanto a gordura visceral como a intramuscular crescem com a idade, ainda que a subcutânea tenda a se reduzir. Sugerem-se medidas próprias para sarcopenia acrescidas de medições da gordura corporal total (valores de risco ≥ 26,9% em homens e ≥ 38,6% em mulheres).[26] A bioimpedância, a densitometria e a ressonância magnética seriam os caminhos disponíveis.

European Working Group on Sarcopenia in Older People

O EWGSOP2,[15] que enfoca a sarcopenia apenas, não a OS, valoriza primariamente a força muscular, e só subsequentemente a massa e a funcionalidade da musculatura.

SARC-F

O questionário SARC-F (*Strength, Assistance in walking, Rise from chair, Climb stairs, Falls*), que analogamente enfoca sarcopenia apenas, não OS, possui bom poder discriminativo para excluir indivíduos sadios, segundo os critérios da EWGSOP2 (Figura 1 e Tabela 1).[17]

O SARC-F consta de 5 itens e é de rápida e fácil aplicação. Requer apenas o formulário já impresso e um espaço ventilado, iluminado e livre de distrações para os testes. Valores iguais ou superiores a 4 pontos sinalizam

TABELA 1 Pontos de corte para sarcopenia

	Homens	Mulheres
Força de preensão manual	< 27 kg	< 16 kg
Levantar-se da cadeira	> 15 s	> 15 s
Massa muscular esquelética (ASM)	< 20 kg	< 15 kg
ASM/altura^2	< 7,0 kg/m^2	< 6,0 kg/m^2
Velocidade da marcha	≤ 0,8 m/s	≤ 0,8 m/s
Bateria SPPB	≤ 8	≤ 8
Teste TUG	≥ 20 s	≥ 20 s
400 metros de caminhada	≥ 6 min ou interrupção	≥ 6 min ou interrupção

Modificada de Cruz-Jentoft AJ et al.[15] SPPB: *Short Physical Performance Battery*; TUG: *Timed get Up and Go*.

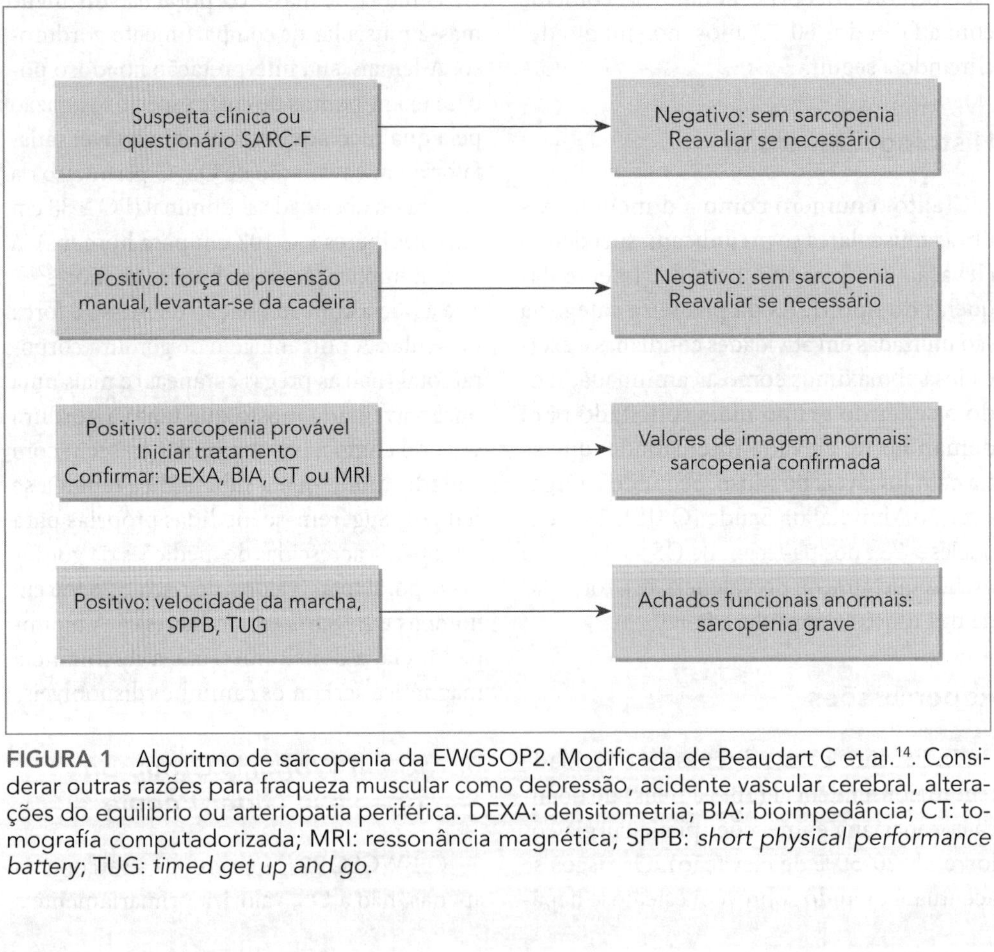

FIGURA 1 Algoritmo de sarcopenia da EWGSOP2. Modificada de Beaudart C et al.[14]. Considerar outras razões para fraqueza muscular como depressão, acidente vascular cerebral, alterações do equilíbrio ou arteriopatia periférica. DEXA: densitometria; BIA: bioimpedância; CT: tomografía computadorizada; MRI: ressonância magnética; SPPB: *short physical performance battery*; TUG: *timed get up and go*.

elevada chance de sarcopenia. Se também o rendimento físico se encontra comprometido (*Short Physical Performance Battery*, SPBB ≤ 8 pontos), considera-se sarcopenia grave.

Força de preensão manual

Correlaciona-se tanto com sarcopenia quanto com grau de deterioração cognitiva, revelando-se de interesse prático. Seus achados são influenciados pela motivação do participante.[27,28]

Levantar-se da cadeira sem auxílio

É valorizado pela EWGSOP2 como marcador da força muscular na metade inferior do corpo, e substitui bem a força de preensão manual.

Métodos de imagem

Abrangem a absorciometria de raios X de dupla energia (DEXA), a impedância bioelétrica, a tomografía axial computadorizada, a ressonância magnética nuclear e a ultrassonografia (ecografia). Embora primariamente voltadas para a avaliação quantitativa da massa muscular, em algum grau fornecem pistas funcionais.

Rendimento físico

Trata-se de parâmetro indispensável[14] por refletir a condição de vida independente, variável crucial em idosos, como também em outras faixas etárias. Os testes de execução, notadamente a velocidade da marcha, são os mais aplicados, e valores < 0,8 m/s exigem investigação. É um preditor geral de saúde robusto, segundo algumas experiências superior a IMC, pressão arterial e tabagismo. Faz parte do *Short Physical Performance Battery* e do teste *Timed Get Up and Go*.[29]

Circunferência da panturrilha

Complementa os exames já referidos. Valores inferiores a 31 cm devem ser objeto de avaliação.[30]

Frequência de avaliação

Há propostas de que não somente indivíduos com riscos definidos de OS sejam alvo de seguimento regular, tais como os que sofreram quedas recentes ou repetidas, caminham vagarosamente, levantam-se da cadeira com dificuldades ou exibem escassa musculatura. Também na medicina comunitária portadores de sobrepeso ou obesidade mereceriam rastreamento para OS ao menos uma vez por ano.[29] Neste sentido, o questionário SARC-F tem sido validado em distintas partes do mundo, como no México, por exemplo,[31] ao lado de propostas de padronização também no Brasil.[32]

▶ PREVENÇÃO E TRATAMENTO

Fatores de risco modificáveis devem ser identificados e abordados, em particular endocrinopatias e uso crônico de corticosteroides.[25] Medicamentos que predispõem à obesidade deveriam ser analogamente evitados, como determinados antipsicóticos, antidepressivos tricíclicos, inibidores seletivos da recaptação de serotonina (ISRS), inibidores da monoaminooxidase (IMAO), estabilizadores do humor, anticonvulsivantes, anti-histamínicos, e também certos anti-hipertensivos, antidiabéticos e anticoncepcionais.[25]

A restrição calórica, os exercícios aeróbicos e os de resistência são a pedra angular do manejo da OS.[33] Há intervenções farmacológicas em cogitação, contudo nenhuma delas aprovada para uso clínico.

Dieta mediterrânea: a referência dietética

Caracteriza-se por alto consumo de alimentos de origem vegetal como verduras, frutas, cereais integrais, legumes e frutos secos.[34-36] São importantes os pescados, com muito menos ênfase nas carnes. O azeite de oliva é o principal lípide ingerido.[37] Esse regime se depara com evidências favoráveis nas mais distintas especialidades, cabendo realçar aqui as aberrações neurodegenerativas como perdas cognitivas, demências e depressões da idade geriátrica.[38-40]

A dieta mediterrânea de calorias reduzidas

Esta modalidade hipocalórica é a que mais vem de encontro aos casos de OS. Um questionário de 17 itens (Tabela 2), baseado no estudo PREDIMED-Plus, serve de baliza para sua utilização.[41] Vale enfatizar que em indivíduos com múltiplas morbidades e necessitando de polifarmácia, o item 17 torna-se abolido. O consumo de álcool deve ser severamente restringido, sendo a água a bebida de eleição.

A experiência PREDIMED-Plus

Neste ensaio clínico averiguaram-se os papéis da dieta, atividade física, composição corpórea e marcadores inflamatórios na OS.[42] Os dois primeiros itens citados são importantes reguladores dos dois seguintes, incluindo-se a inflamação sistêmica vinculada à sarcopenia. A dieta mediterânea combinada com exercícios revelou-se promissora neste contexto.

Dieta ovolactovegetariana

Há indícios de que o regime aqui referido seja protetor quanto ao risco de OS.[43]

Minerais, antioxidantes e outros agentes seletivos

Selênio, magnésio e cálcio já foram associados com rendimento, força e massa muscular. Carotenoides, vitaminas C, E e polifenóis poderiam ser agregados no mesmo contexto. O interesse prende-se ao impacto adverso de inflamação e dano oxidativo sobre a deambulação, força preensora da mão e capacidade flexoextensora de joelhos e quadris. Contudo, não há demonstrações con-

TABELA 2 Questionário de 17 itens do estudo PREDIMED-Plus* [41]

1. Exclusivamente azeite de oliva extravirgem para todos os fins culinários
2. Frutas ≥ 3 unidades por dia
3. Verduras e hortaliças ≥ 2 porções /dia (pelo menos uma como salada)
4. Pão branco ≤ 75 g/dia
5. Cereais e massas integrais ≥ 5 vezes/ semana
6. Carne e embutidos ≤ 100-150 g/semana
7. Manteiga ou creme de leite < 12 g/ semana
8. Refrigerante ou suco açucarado < 1/ semana
9. Legumes ≥ 450 g/semana
10. Peixes e mariscos ≥ 300-450 g peixe ou ≥ 600 g mariscos/semana (salmão, atum, sardinha, truta, cavala, arenque)
11. Doces, bolachas, pudins < 3 unidades/ semana
12. Frutos secos e amendoim ≥ 90 g/semana
13. Substituir bovinos, suínos e seus embutidos por frango, peru ou carneiro
14. Molho de tomate com azeite de oliva ≥ 2 vezes/semana
15. Substituir açúcar por adoçantes não calóricos no chá e café
16. Massa e arroz comuns (não integrais) < 3 vezes por semana
17. Homens, 200 mL de vinho/dia, mulheres, 100 mL/dia

* Cada item positivo vale um ponto.

vincentes da capacidade de tais suplementações em contrabalançar a OS. As mesmas angústias se aplicam a propostas como cirurgia bariátrica, testosterona, moduladores seletivos do receptor de andrógenos, anamorelina, inibidores de miostatina, vitamina K e implantes de células-tronco mesenquimais.[33]

Proteínas

As normativas para o idoso oscilam de 1,0-1,2 g/kg/dia até 1,2-1,5 g/kg/dia de proteínas.[44] Proteinas lácteas, em especial do soro do leite, com elevado teor de leucina, ao lado do b-hidroxi-b-metilbutirato podem ser consideradas para suplementação quando justificada por dieta insuficiente.[45]

Vitamina D

A carência desta vitamina já foi associada com debilidade e perda de massa muscular. Neste sentido, peixes de mar ou óleo de fígado de bacalhau devem ser frisados, ao lado de colecalciferol 800 U/dia na dependência dos valores plasmáticos de 25-OH-D_3. Em uma revisão guarda-chuva direcionada à sarcopenia, a suplementação de vitamina D para mulheres > 65 anos com diminuição de 25(0H) D (< 25 nmol/L) incrementou a massa e a força muscular.[46]

Creatina

Este composto nitrogenado pode ser sintetizado endogenamente, todavia grande parcela provém de alimentos proteicos de origem animal. Relata-se benefício para as atividades da vida diária mediante sua suplementação. Quando combinada com exercícios de resistência, haveria aumento da massa, força e rendimento muscular, potencialmente prevenindo quedas e fraturas.[45]

Leucina

Um dos aminoácidos de cadeia ramificada, envolvido na regulação da síntese e reciclagem das proteínas corporais, é veiculado por proteínas de alto valor biológico na dieta, notadamente as do soro do leite. O b-hidroxi-b-metilbutirato (HMB), um metabólito, seria outra opção de fornecimento. Parece reduzir a proteólise e estimular a liberação de insulina, um hormônio anabólico. Estudos clínicos apontam para elevação da circunferência braquial, força preensora manual e massa muscular.[45]

Intervenções mediante atividade física

Os exercícios mais aconselhados são de resistência, geralmente de média ou alta intensidade.[47] Para reduzir os acúmulos de adiposidade seriam necessários ~100 minutos/dia, algo pouco factível para a maioria dos portadores de sobrepeso ou obesidade sarcopênica. Na prática, adotam-se períodos menores, que preservam massa muscular e óssea, combinados com restrição calórica.[47] Treinamentos progressivos por 3-6 meses logram elevar a força muscular em até 40-150%, dependendo das condições do participante e da intensidade do programa, com incremento de 1-3 kg de massa corporal magra.

Combate à fragilidade

O exercício regular atenua a inflamação muscular e incentiva o anabolismo de proteínas musculares, mesmo em idades avançadas. As modificações musculares são de natureza neuronal, metabólica e estrutural, compensando em parte a debilidade e a atrofia associadas ao envelhecimento. Sequencialmente, percebe-se nos programas de curta e média duração elevação predominante da força muscular, não da massa, que só a longo prazo tende a crescer. Note-se que os exercícios de baixa intensidade são pouco satisfatórios, cabendo sempre que possível adotar os de forte intensidade como estratégia para melhorar a marcha, os déficits funcionais e a incapacidade.[47]

Prescrição de exercícios na OS

Preconizam-se 2-3 sessões/semana intercalando ações lentas e rápidas (treinamento de potência).

- Funcionais: levantar-se da cadeira com incrementos graduais de carga e velocidade.
- Equilíbrio e marcha: caminhar em uma reta com um pé em linha atrás do outro, permanecer equilibrado sobre um pé só, andar nas pontas dos pés e sobre os calcanhares.[32,47]

▶ CONSIDERAÇÕES FINAIS

Períodos de inatividade, mesmo comparativamente curtos, como os de uma internação hospitalar, precipitam contração da massa muscular e acúmulo de adiposidade visceral. Outros indivíduos já informam há mais tempo baixo desempenho nas suas atividades da vida cotidiana, quando submetidos a um questionário. Nestas circunstancias, cabe pensar na hipótese de OS, lançando mão das ferramentas de triagem e das intervenções listadas.

REFERÊNCIAS

1. Kyrgiou M, Kalliala I, Markozannes G, Gunter MJ, Paraskevaidis E, Gabra H, et al. Adiposity and cancer at major anatomical sites: umbrella review of the literature. BMJ. 2017;356:j477.
2. Bray GA, Kim KK, Wilding JPH. Obesity: a chronic relapsing progressive disease process. A position statement of the World Obesity Federation. Obes Rev. 2017;18:715-23.
3. Petermann-Rocha F, Yang S, Gray SR, Pell JP, Celis-Morales C, Ho FK. Sarcopenic obesity and its association with respiratory disease incidence and mortality – Authors' reply. Clin Nutr. 2021;40(5):2520.
4. Livshits G, Kalinkovich A. Inflammaging as a common ground for the development and maintenance of sarcopenia, obesity, cardiomyopathy and dysbiosis. Ageing Res Rev. 2019;56:100980.
5. Baumgartner RN, Koehler KM, Gallagher D, Romero L, Heymsfield SB, Ross RR, et al. Epidemiology of sarcopenia among the elderly in New Mexico. Am J Epidemiol. 1998;147:755-63.
6. Cruz-Jentoft AJ, Sayer AA. Sarcopenia. Lancet. 2019;393(10191):2636-46.
7. Barazzoni R, Bischoff S, Boirie Y, Busetto L, Cederholm T, Dicker D, et al. Sarcopenic obesity: time to meet the challenge. Obes Facts. 2018;11(4):294-305.
8. Allott EH, Hursting SD. Obesity and cancer: mechanistic insights from transdisciplinary studies. Endocr Relat Cancer. 2015;22(6):R365-86.
9. Kopelman PG. Obesity as a medical problem. Nature. 2000;404(6778):635-43.
10. O'Neill S, O'Driscoll L. Metabolic syndrome: a closer look at the growing epidemic and its associated pathologies. Obes Rev 2015 ;16(1):1–12.
11. Gao Q, Mei F, Shang Y, Hu K, Chen F, Zhao L, et al. Global prevalence of sarcopenic obesity in older adults: A systematic review and meta-analysis. Clin Nutr. 2021;40(7):4633-41.
12. Jura M, Kozak LP. Obesity and related consequences to ageing. Age. 2016;38(1):23.
13. Kim H, Hirano H, Edahiro A, Ohara Y, Watanabe Y, Kojima N, et al. Sarcopenia: Prevalence and associated factors based on different suggested definitions in community-dwelling older adults. Geriatr Gerontol Int. 2016;16 Suppl 1:110-22.
14. Beaudart C, Dawson A, Shaw SC, Harvey NC, Kanis JA, Binkley N, et al. Nutrition and physical activity in the prevention and treatment of sarcopenia: systematic review. Osteoporos Int. 2017;28(6):1817-33.
15. Cruz-Jentoft AJ, Bahat G, Bauer J, Boirie Y, Bruyère O, Cederholm T, et al. Sarcopenia: Revised European consensus on definition and diagnosis. Age Ageing. 2019;48(1):16-31.
16. Bahat G, Kilic C, Ozkok S, Ozturk S, Karan MA. Associations of sarcopenic obesity versus sarcopenia alone with functionality. Clin Nutr. 2021;40(5):2851-9.
17. Hajaoui M, Locquet M, Beaudart C, Reginster J-Y, Petermans J, Bruyère O. Sarcopenia: Performance of the SARC-F questionnaire according to the european consensus criteria, EWGSOP1 and EWGSOP2. J Am Med Dir Assoc. 2019;20:1182-3.
18. Koliaki C, Liatis S, Dalamaga M, Kokkinos A. Sarcopenic obesity: Epidemiologic evidence, pathophysiology, and therapeutic perspectives. Curr Obes Rep. 2019;8(4):458-71.
19. Williams GR, Dunne RF, Giri S, Shachar SS, Caan BJ. Sarcopenia in the older adult with cancer. J Clin Oncol. 2021;39(19):2068-78.
20. Hamer M, O'Donovan G. Sarcopenic obesity, weight loss, and mortality: the English Longitudinal Study of Ageing. Am J Clin Nutr. 2017;106(1):125-9.
21. Sanada K, Chen R, Willcox B, Ohara T, Wen A, Takenaka C, et al. Association of sarcopenic obesity predicted by anthropometric measurements and 24-y all-cause morta-

lity in elderly men: The Kuakini Honolulu Heart Program. Nutrition. 2018;46:97-102.

22. Baracos VE, Arribas L. Sarcopenic obesity: hidden muscle wasting and its impact for survival and complications of cancer therapy. Ann Oncol. 2018;29(suppl_2):ii1-9.
23. Wagenaar CA, Dekker LH, Navis GJ. Prevalence of sarcopenic obesity and sarcopenic overweight in the general population: The lifelines cohort study. Clin Nutr. 2021;40(6):4422-9.
24. Obesity: preventing and managing the global epidemic. Report of a WHO consultation. World Health Organ Tech Rep Ser. 2000;894:i-xii,1-253.
25. Caixàs A, Villaró M, Arraiza C, Montalvá JC, Lecube A, Fernández-García JM, et al. SEEDO-SEMERGEN consensus document on continuous care of obesity between primary care and specialist hospital units 2019. Med Clin 2020;155(6):267.e1-267.e11.
26. Zoico E, Di Francesco V, Guralnik JM, Mazzali G, Bortolani A, Guariento S, et al. Physical disability and muscular strength in relation to obesity and different body composition indexes in a sample of healthy elderly women. Int J Obes Relat Metab Disord. 2004;28(2):234-41.
27. Roberts HC, Denison HJ, Martin HJ, Patel HP, Syddall H, Cooper C, et al. A review of the measurement of grip strength in clinical and epidemiological studies: towards a standardised approach. Age Ageing. 2011;40(4):423-9.
28. Fritz NE, McCarthy CJ, Adamo DE. Handgrip strength as a means of monitoring progression of cognitive decline – A scoping review. Ageing Res Rev. 2017;35:112-23.
29. López Mongil R. Valoración clínica integral nutricional. In: Libro Blanco de la Nutrición de las Personas mayores. Fundación Española de la Nutrición/Sociedad Española de Geriatría y Gerontología; 2019. p. 129-38.
30. Bahat G, Oren MM, Yilmaz O, Kılıç C, Aydin K, Karan MA. Comparing SARC-F with SARC-CalF to screen sarcopenia in community living older adults. J Nutr Health Aging. 2018;22(9):1034-8.
31. Parra-Rodríguez L, Szlejf C, García-González AI, Malmstrom TK, Cruz-Arenas E, Rosas-Carrasco O. Cross-cultural adaptation and validation of the spanish-language version of the SARC-F to Assess sarcopenia in mexican community-dwelling older adults. J Am Med Dir Assoc. 2016 Dec;17(12):1142-6.
32. Parra BFCS, Matos LBN, Ferrer R, Toledo DO. SARCPRO: Proposta de protocolo para sarcopenia em pacientes internados. Disponível em: arquivos.braspen.org/journal/jan-fev-mar-2019/artigos/7-AO-SARCPRO.pdf. Acessado em 10/8/2021.
33. Batsis JA, Villareal DT. Sarcopenic obesity in older adults: aetiology, epidemiology and treatment strategies. Nat Rev Endocrinol. 2018;14(9):513-37.
34. Estruch R, Ros E, Salas-Salvadó J, Covas M, Corella D, Arós F, et al. Primary prevention of cardiovascular disease with a Mediterranean diet. N Engl J Med. 2013;368(14):1279-90.
35. Hernández-Ruiz A, García-Villanova B, Guerra-Hernández E, Amiano P, Sánchez MJ, Dorronsoro M, et al. Comparison of the dietary antioxidant profiles of 21 a priori defined mediterranean diet indexes. J Acad Nutr Diet. 2018;9.
36. Hernández-Ruiz A, García-villanova B, Hernández EJG, Amiano P, Azpiri M, Montes EM. Revisión description of indexes based on the adherence to the mediterranean dietary pattern: a review. 2015;32(5):1872-84.
37. Hernández Ruiz A, López Mongil. R. Herencia Sociocultural. Dieta mediterránea. In: Libro Blanco de la Nutrición de las Personas mayores. Fundación Española de la Nutrición/Sociedad Española de Geriatría y Gerontología; 2019. p. 195-203.
38. Klimova B, Novotny M, Schlegel P, Valis M. The effect of mediterranean diet on cognitive functions in the elderly population. Nutrients. 2021 Jun;13(6).
39. Marcos-Pardo PJ, González-Gálvez N, López-Vivancos A, Espeso-García A, Martínez-Aranda LM, Gea-García GM, et al. Sarcopenia, diet, physical activity and obesity in european middle-aged and older adults: The LifeAge Study. Nutrients. 2020;13(1).
40. Ballarini T, Melo van Lent D, Brunner J, Schröder A, Wolfsgruber S, Altenstein S, et al. Mediterranean diet, Alzheimer disease biomarkers and brain atrophy in old age. Neurology. 2021;96(24):e2920-32.
41. Galilea-Zabalza I, Buil-Cosiales P, Salas-Salvadó J, Toledo E, Ortega-Azorín C, Díez-Espino J, et al. Mediterranean diet and quality of life: Baseline cross-sectional analysis of the PREDIMED-PLUS trial. PLoS One. 2018;13(6):2017-9.
42. Abete I, Konieczna J, Zulet MA, Galmés-Panades AM, Ibero-Baraibar I, Babio N, et al. Association of lifestyle factors and inflammation with sarcopenic obesity: data from the PREDIMED-Plus trial. J Cachexia Sarcopenia Muscle. 2019;10(5):974-84.
43. Chen F, Xu S, Cao L, Wang Y, Tian H, Hu J, et al. A lacto-ovo-vegetarian dietary pattern is protective against sarcopenic obesity: A cross-sectional study of elderly Chinese people. Nutrition. 2021;91-92:111386.
44. Hernández-Ruiz Á, Alonso-Aparte E. Libro blanco de la nutrición de las personas mayores en España. In: Gerontología SE de G, Nutrición FE de (eds.). Libro Blanco de la Nutrición de las personas mayores en España. 2019. p. 174-9.
45. Mustafa Borges K, Ruiz-López M, Artacho R. Osteosarcopenia. Nutr Clin Med. 2021;XV:32-40.
46. De Spiegeleer A, Beckwée D, Bautmans I, Petrovic M; Sarcopenia Guidelines Development Group of the Belgian Society of Gerontology and Geriatrics (BSGG). Pharmacological interventions to improve muscle mass, muscle strength and physical performance in older people: an umbrella review of systematic reviews and meta-analyses. Drugs Aging. 2018;35(8):719-34.
47. Izquierdo M, Merchant RA, Morley JE, Anker SD, Aprahamian I, Arai H, et al. International Exercise Recommendations in Older Adults (ICFSR): Expert consensus guidelines. J Nutr Health Aging. 2021;1-30.

6 Diagnóstico e tratamento da caquexia do câncer

Emanuelly Varea Maria Wiegert
Livia Costa de Oliveira

RESUMO

A caquexia é uma síndrome complexa de origem multifatorial que afeta até 80% dos pacientes com câncer, com impacto desfavorável na morbimortalidade associada à doença. O diagnóstico da caquexia do câncer (CC) deve incluir indicadores que reflitam a composição corporal, sobretudo a perda de massa muscular esquelética, dentre outros fatores, como marcadores de inflamação sistêmica e funcionalidade. Na prática clínica, faz-se necessário distinguir três fases: pré-caquexia, caquexia e caquexia refratária. O objetivo de planejar o tratamento deve ser multimodal, incluindo medidas farmacológicas e não farmacológicas, como intervenções nutricionais, exercícios físicos e suporte psicossocial.

▶ DEFINIÇÃO E HISTÓRICO

Caquexia é uma palavra de origem grega que significa *kakos* = mau e *hexis* = condição, estado. Etimologicamente significa, portanto, "um mau estado de saúde".[1] Textos bíblicos de mais de 3.500 anos apontam para os prováveis primeiros relatos da caquexia. No *Livro dos Salmos* atribuído ao rei David, ele se descreve mais precipuamente no Salmo 102, porém também em outros, como fraco, anorético, sem músculos e gordura corporal. De fato, especula-se que na velhice haja sofrido de câncer e caquexia que precipitaram seu óbito.

Dentre outros registros históricos, destaca-se o relato de Hipócrates (460-377 a.C.), que descreveu a caquexia como "*...a carne é consumida e se torna água, ...o abdome se enche de água, os pés e pernas incham, os ombros, clavículas, peito e coxas se dissolvem. Essa doença é fatal*".[1]

A caquexia do câncer (CC) é atualmente definida como uma síndrome multifatorial caracterizada pela perda contínua de massa muscular esquelética, com ou sem perda de massa gorda, associada à inflamação sistêmica e alterações metabólicas que não podem ser completamente revertidas apenas por meio do suporte nutricional convencional, levando à incapacidade funcional progressiva e ao aumento da morbimortalidade associada a doença.[2] Desta forma, a CC diferencia-se da desnutrição simples, que é uma condição resultante principalmente da baixa ingestão calórica e/ou proteica e, portanto, potencialmente reversível por meio do fornecimento de nutrição adequada.[3]

Cabe ressaltar, no entanto, que a CC nem sempre possuiu esse conceito abrangente. As primeiras definições focavam exclusivamente na perda de peso (PP) corporal não intencional e, posteriormente, passou a fundamentar-se ainda na presença de anorexia, o que representava uma simplificação excessiva dessa condição.[1] Em 2006, Fearon, Voss e Hustead[4] sugeriram que o diagnóstico da CC fosse baseado na presença de pelo menos dois dos seguintes fatores: PP, baixa ingestão alimentar (<1.500 Kcal/dia) e elevação das concentrações séricas da proteína C-reativa (PCR) > 10 mg/dL, enfatizando a inflamação sistêmica como um marcador etiológico importante nesse contexto. Posteriormente, Evans et al.[5] definiram a caquexia (não específica do câncer) como uma condição marcada pela ocorrência de PP corporal não intencional significativa, associada à presença de no mínimo três de seis outros fatores: diminuição da força de preensão manual, fadiga, baixa ingestão alimentar, redução da massa muscular, elevação das concentrações séricas da PCR, e anemia ou hipoalbuminemia.

Em 2011, o Consenso Internacional de Caquexia do Câncer foi publicado.[2] Neste consenso, além da definição conceitual que destacou a natureza multifatorial da síndrome, foram estabelecidos parâmetros para seu diagnóstico [PP corporal não intencional significativa, baixo índice de massa corporal (IMC) e baixa massa muscular, reconhecida neste caso como sarcopenia associada à doença ou sarcopenia secundária], bem como seus diferentes estágios de relevância clínica (pré-caquexia, caquexia e caquexia refratária).

Na última década, observou-se um avanço considerável na compreensão dos mecanismos subjacentes à etiopatogenia da CC[3] e outros critérios diagnósticos foram desenvolvidos.[6-12] Apesar de todos esses avanços, a CC continua sendo uma condição subdiagnosticada e subtratada na prática clínica.[13,14]

▶ FISIOPATOLOGIA

Alterações imunológicas, metabólicas e neuroendócrinas, resultantes da interação tumor-hospedeiro, compõem a fisiopatologia da CC (Figura 1), refletindo um catabolismo acentuado com balanço energético e proteico negativo, impulsionado por uma combinação de utilização energética anormal e ingestão alimentar reduzida.[2,3]

As alterações imunológicas marcam, sobretudo, a presença de um estado inflamatório sistêmico crônico e contínuo, com o aumento da atividade das citocinas pró-inflamatórias, aumento da produção hepática de proteínas de fase aguda positiva, como a PCR, e consequente redução das proteínas de fase aguda negativas, como a albumina e a pré-albumina.[15]

A presença do tumor denota ainda um estado de hipermetabolismo ou catabolismo persistente. Há intolerância à glicose, resistência à insulina, acentuação da glicólise pela via aeróbica ("efeito de Warburg") e neoglicogênese que, por sua vez, resulta em gasto energético acentuado, intensa proteólise, depleção muscular esquelética, miopatia e hipoalbuminemia.[16,17] Ocorre o aumento da lipólise associada à diminuição da lipogênese.

Mediadores moleculares

Há liberação de substâncias produzidas pelas células tumorais, entre as quais destacam-se o fator mobilizador de lipídios, que promove a lipólise, e o fator indutor de proteólise, que induz o catabolismo do músculo esquelético.[17-19]

Por sua vez, ocorrem alterações neuroendócrinas que promovem o desbalanço nos fatores anorexígenos e orexígenos (triptofano, leptina, neuropeptídio Y, melanocortina e grelina) que afetam o controle do apetite e da saciedade.[15-18] Somados a essas alterações, há

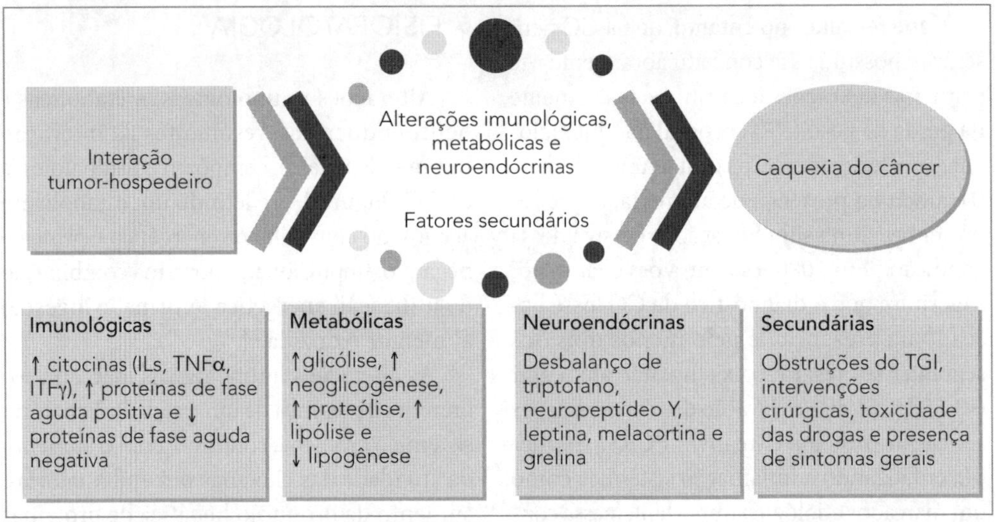

FIGURA 1 Etiologia da caquexia do câncer. ILs: interleucinas; TNFα: fator de necrose tumoral α; ITFγ: interferon γ; TGI: trato gastrointestinal.

fatores secundários como obstruções do trato gastrointestinal, má absorção, intervenções cirúrgicas de grande porte e toxicidade dos fármacos utilizados no tratamento oncológico, bem como a presença de sintomas oncológicos de impacto nutricional, como disfagia, náuseas, vômitos, xerostomia e diarreia, que contribuem para o agravamento da CC.[17-18]

▶ FATORES DE RISCO

O risco de desenvolver a CC é de 80-90% em pacientes com tumores de pâncreas, fígado e pulmão, 50-70% em tumores de cabeça e pescoço, estômago e colorretal, 30-40% em tumores de endométrio, renal, urotelial e linfoma não Hodgkin e 20-30% em tumores de tireoide, pele, mama e próstata.[19] Substâncias secretadas pelo tumor, presença de polimorfismos genéticos, estágio da doença, tratamento oncológico utilizado e aumento da idade podem estar implicados na etiopatogenia e no aumento do risco de desenvolver a CC.[3,20,21]

▶ IMPACTO CLÍNICO

A prevalência da CC, conforme se aludiu, prende-se em parte aos critérios diagnósticos adotados e aos aspectos clínicos relacionados à doença.[3,14,22,23] (Tabela 1). Ela é apontada como fator determinante para o agravamento da toxicidade à quimioterapia,[24] complicações cirúrgicas e tempo de internação pós-operatório,[25] piora da qualidade de vida (QV),[26,27] risco de óbito e redução da sobrevida (Figura 2).[14,28,29]

Impacto sobre evolução clínica e complicações

O aumento do risco de complicações cirúrgicas em pacientes caquéticos pode ser justificado pelo atraso na cicatrização da ferida cirúrgica, deiscências de anastomoses e infecções, resultando em prolongamento da internação hospitalar pós-operatória.[25] Pacientes caquéticos apresentam maior prevalência da carga de sintomas, o que contribui para a piora da QV.[26,27] Ademais, a CC reper-

TABELA 1 Epidemiologia da caquexia do câncer

	Prevalência	Critério diagnóstico	Local
Pâncreas	CA: 89,0%	Fearon et al.[2]	China (23)
Gástrico	CA: 76,5%		
Esôfago	CA: 52,9%		
Mama	CA: 2,9%		
Linfoma	CA: 0		
Inicial	CA: 62,0%	Fearon et al.[2]	EUA (30)
Avançado	CA: 13,5%	Wallengren et al.[6]	Brasil (14)
	PCA: 7,0% CA: 46,3% CAR: 26,1%	Blum et al.[29]	
	PCA: 45,7% CA: 7,0% CAR: 26,6%	Vigano et al.[10]	
Câncer de pâncreas/cirurgia	CA: 63,0%	Fearon et al.[2]	Holanda (22)
Câncer de pâncreas/QT	CA: 77,0%		
Câncer de pâncreas/CP	CA: 82,0%		
	Risco de CC		**Local**
Fígado, pulmão e pâncreas	90-80%		EUA e UE (19)
Tireoide, mama, melanoma e próstata	30-20%		

CA: caquexia; CAR: caquexia refratária; CC: caquexia do câncer; CP: cuidado paliativo; EUA: Estados Unidos da América; EU: União Europeia; PCA: pré-caquexia; QT: quimioterapia.

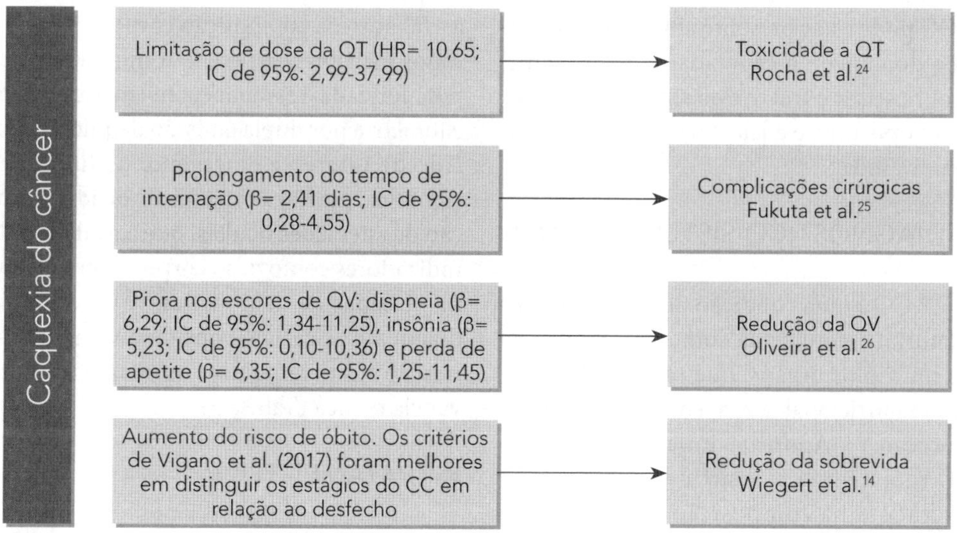

FIGURA 2 Impacto clínico da caquexia do câncer. β: coeficiente de regressão; CC: caquexia do câncer; HR: *hazard ratio*; IC: intervalo de confiança; QV: qualidade de vida; QT: quimioterapia.

cute em sofrimento e angústia relacionados à presença de anorexia e de alterações da imagem corporal.[27] A diminuição da massa muscular esquelética conduz à deterioração da função muscular, que afeta a funcionalidade global do paciente, refletindo sobremaneira na QV.[2,3,13]

A presença de inflamação sistêmica e a ocorrência de alterações metabólicas, em combinação com a diminuição dos estoques de proteínas corporais, principalmente do músculo esquelético, podem explicar o pior prognóstico associado à CC.[2,3,31] Presume-se que essa condição seja responsável pela morte de aproximadamente 20-40% dos pacientes com câncer.[32]

Rastreamento precoce

Sendo a CC em estágios iniciais uma desordem potencialmente modificável, seu diagnóstico e abordagem devem ser concomitantes ao gerenciamento oncológico que inclui o estadiamento da doença, a elaboração de plano terapêutico e o tratamento antitumoral.[3,33] Considerando, contudo, que a CC pode estar presente antes do diagnóstico do câncer, a capacidade de prevenir, prognosticar e tratar essa síndrome de maneira oportuna e eficaz torna-se um desafio maior ainda.[13,18]

▶ DIAGNÓSTICO SISTEMATIZADO

A CC é uma condição de natureza multifatorial reconhecida como uma síndrome de múltiplos órgãos, que requer uma avaliação nutricional abrangente para sua identificação.[15,17] Anorexia, inflamação sistêmica, resistência à insulina, proteólise e alterações na composição corporal, com consequente impacto na função física, em diferentes combinações, são utilizadas para o seu diagnóstico.[2,13,14,33]

Na prática clínica, a CC pode ser identificada pela presença de fatores fenotípicos e etiológicos do seu desenvolvimento como: baixa massa muscular (sarcopenia secundária), PP corporal involuntária e significativa, baixo IMC, presença de anorexia e/ou redução da ingestão alimentar, hipoalbuminemia, elevação das concentrações séricas da PCR, fadiga e comprometimento funcional (redução da capacidade funcional e da força muscular, entre outros indicadores).[2,13,33,34]

Perda de peso *versus* obesidade

A depleção de massa muscular é uma das características fenotípicas mais relevantes da CC e pode estar presente precocemente, antes da ocorrência de uma PP corporal significativa ou do fenótipo específico, e ainda pode coexistir com a obesidade (obesidade sarcopênica), dificultando a sua identificação.[2,3,35] Cabe destacar, à luz das transições demográfica, epidemiológica e nutricional, o notável aumento da prevalência mundial de sobrepeso e obesidade, factual inclusive em pacientes com câncer avançado.[3,35] Assim, a avaliação da composição corporal por métodos mais precisos como tomografia computadorizada, ressonância magnética e densitometria por dupla emissão de raios X tem sido de interesse emergente na literatura científica, devido à capacidade de identificação de alterações ocultas, que a avaliação de indicadores como peso corporal ou do IMC não é capaz de demonstrar.[3,35] Os critérios diagnósticos variam consideravelmente em relação aos parâmetros e os estágios de relevância clínica (Tabela 2).

▶ TRATAMENTO

Inclui medidas farmacológicas e não farmacológicas como intervenções nutricionais, exercícios físicos e suporte psicossocial.[13,21]

TABELA 2 Critérios diagnósticos da caquexia do câncer

Estágio	Parâmetros e critérios utilizados para avaliação
PCA assintomática[36]	PP < 10%
PCA sintomática	PP < 10% Anorexia ou fadiga ou saciedade precoce
CA sintomática	Anorexia ou fadiga ou saciedade precoce
PCA[2]	PP < 5% Inflamação sistêmica, resistência insulínica
CA[2]	PP > 5% em 6 meses ou PP > 2% + IMC < 20 kg/m² ou PP > 2% + sarcopenia (baixa massa muscular avaliada por BIA, DEXA, TC ou AMB)
CAR[2]	Doença avançada refratária ao tratamento antitumoral Baixa capacidade funcional Sobrevida estimada < 3 meses
NCA[10]	Número insuficiente de critérios ou critérios que não correspondem a nenhuma combinação
PCA[10]	Laboratorial: PCR > 10 mg/L ou leucócitos > 11.000 células/L ou albumina < 3,5 g/dL ou hemoglobina < 12 g/dL (homens) e < 11 g/dL (mulheres) PP significativa < 5%
CA[10]	Laboratorial: PCR > 10 mg/L ou leucócitos > 11.000 células/L ou albumina < 3,5 g/dL ou hemoglobina < 12 g/dL (homens) e < 11 g/dL (mulheres) Capacidade funcional (caixa 4 da ASG-PPP > 2)
CAR[10]	Laboratorial: PCR > 10 mg/L ou leucócitos > 11.000 células/L ou albumina < 3,5 g/dL ou hemoglobina <12 g/dL (homens) e < 11 g/dL (mulheres) ou, ainda, albumina < 2,5 g/dL Capacidade funcional (caixa 4 da ASG-PPP >2)
NCA pontos)[8,9] CA leve (1-28 pontos) CA moderada (29-46 pontos) CA grave (47-100 pontos)	PP > 10% ou sarcopenia (baixa massa muscular avaliada por BIA, DEXA ou TC) Inflamação (PCR 5-10, 10-20, > 20 mg/L ou IL-6 4-10, 10-30, > 30 pg/mL) ou distúrbios metabólicos (albumina < 3,2 g/dL ou pré-albumina < 1,6 mg/dL ou lactato > 2,2 mM ou triglicérides > 200 mg/dL ou hemoglobina < 12 g/dL ou ureia > 50 mg/dL ou ERO plasmático > 300 FORT U ou HOMA IR alterado) ou imunossupressão (linfócitos < 1.200 uL) Desempenho físico (pergunta 1 a 5 do EORTC QLQ C30) Anorexia (pergunta 1-4 do questionário SNAQ) QV (25 perguntas do questionário EORTC QLQ C30)
NCA (0-2 pontos)[11] PCA (3-4 pontos) CA (5-8 pontos) CAR (9-12 pontos)	Capacidade funcional (ECOG PS: 0, 1-2 ou 3-4) Sarcopenia (SARC-F: 0-3 pontos) Anorexia (ESAS: 0-3, 4-6 ou 7-10) Laboratorial: leucócitos > 11.000 células/L ou albumina < 3,5 g/dL ou hemoglobina < 12 g/dL (homens) e < 11 g/dL (mulheres)
PCA[12]	PP < 15% e IMC > 26,4 kg/m² e AMB (cm²)
CA[12]	IMC > 26,4 kg/m² e PP < 15% e AMB (cm²) < 38,0 (homens) < 35,5 (mulheres) ou IMC > 26,4 kg/m² IMC 21-26,4 kg/m² IMC < 21 kg/m² e PP <15%

(continua)

TABELA 2 Critérios diagnósticos da caquexia do câncer *(continuação)*

Estágio	Parâmetros e critérios utilizados para avaliação
CAR[12]	IMC 21-26,4 kg/m^2, AMB (cm^2) < 38,0 (homens) < 35,5 (mulheres) ou IMC < 21 kg/m^2 e PP

AMB: área muscular do braço corrigida; ASG PPP: Avaliação Subjetiva Global produzida pelo paciente; BIA: bioimpedância elétrica; CA: caquéticos; CAR: caquéticos refratários; DEXA: densitometria por dupla emissão de raios X; ECOG PS: *Eastern Cooperative Oncology Group – Performance Status*; EORTC QLQ C30: *European Organization for Research and Treatment of Cancer – Quality of life questionnaire core 30*; ESAS: *Edmonton Symptom Assessment System*; HOMA IR: *homeostatic model assessment-insulin resistance*; IL: interleucina; IMC: índice de massa corporal; NCA: não caquéticos; PCA: pré-caquéticos; PCR: proteína C-reativa; PP: perda de peso; QV: qualidade de vida; SARC-F: *Strength, Assistance in Walking, Rise From a Chair, Climb Stairs-Falls*; ERO: espécies reativas de oxigênio; SNAQ: *Simplified Nutrition Assessment Questionnaire*; TC: tomografia computadorizada.

Destaca-se a importância da implementação do tratamento de forma precoce e contínua fornecido por meio de uma equipe interprofissional capacitada.[13,21]

Durante os estágios iniciais da doença e do tratamento anticâncer, a abordagem da CC deve incorporar estratégias com foco em múltiplos alvos, enquanto nas últimas semanas de vida, o foco dos cuidados será o alívio dos sintomas e a promoção do conforto.[13,35] Os pacientes podem responder de forma distinta às intervenções propostas.[3,21] Em geral, se o tratamento anticâncer é eficaz, muitas vezes resulta em melhora dos fatores relacionados à CC, contudo, quando a doença não responde às terapêuticas e progride, concomitantemente ocorre o agravamento da CC.[13,20]

Farmacológico

As evidências científicas atuais permanecem insuficientes para endossar fortemente qualquer agente farmacológico como tratamento padrão para a CC. (Tabela 3).[13,33] São utilizados fármacos que atuam na inibição da atividade de citocinas pró-inflamatórias, que melhoram o controle dos sintomas e os que estimulam o apetite e/ou melhoram o ganho de peso corporal.[13,17,33] Os fármacos considerados como tratamento de primeira linha, com maiores evidências científicas disponíveis, incluem análogos da progesterona (acetato de megestrol) e corticosteroides (dexametasona costuma ser o fármaco de escolha em virtude de sua meia-vida curta).[13,33]

Análogos hormonais tradicionais

O mecanismo de ação do acetato de megestrol envolve a redução da síntese de citocinas pró-inflamatórias, da via proteolítica ubiquitina-proteassoma e o estímulo ao neuropeptídeo Y. Favorece a melhora do apetite e o ganho de peso corporal (geralmente proveniente de tecido adiposo).[33] Os efeitos colaterais deste fármaco incluem o risco de tromboembolismo, hipogonadismo, insuficiência adrenal e edema periférico.[38] A dexametasona diminui as náuseas, melhora o apetite e a ingestão alimentar, mas não assegura o ganho de peso corporal. Devido à sua ação limitada e aos efeitos colaterais associados ao seu uso prolongado (hiperglicemia, miopatia, delírios e imunossupressão), deve ser prescrita por períodos curtos e/ou para pacientes com menor expectativa de sobrevida.[33]

Medicação coadjuvante

Outros fármacos de uso atualmente permitido no Brasil incluem esteroides anabólicos androgênicos, mirtazapina, anti-inflamatórios não hormonais, procinéticos e canabinoides. Além destes, a talidomida (não aprovada para o tratamento da CC no Brasil) e o agonista do receptor de grelina Anamorelin® (sem aprovação das agências regulatórias nos Estados Unidos e na Europa, aprovado recentemente no Japão) têm sido utilizados para essa finalidade. Alguns outros agentes farmacológicos estão sendo avaliados em estudos clínicos de fase inicial, com resultados promissores, como, por exemplo, moduladores seletivos do receptor de androgênio e antagonistas do receptor ou anticorpos inibitórios da miostatina.[39]

Abordagem nutricional

É focada em melhorar a ingestão nutricional, controlar os sintomas de impacto nutricional e fornecer nutrientes específicos que possam auxiliar na diminuição da inflamação sistêmica e no aumento da síntese proteica.[3,18,34,37] As intervenções nutricionais devem ser implementadas individualmente após avaliação dos fatores prognósticos, clínicos e do estágio da CC, considerando os benefícios esperados e os riscos potenciais (Figura 3).[13,18,37]

As necessidades nutricionais estimadas devem ser plenamente atendidas, independentemente do tratamento farmacológico adotado. A oferta nutricional recomendada para pacientes caquéticos é de 30-35 kcal/kg/dia com 1,2 a 1,5 g de proteína/kg/dia considerando o peso corporal atual. Doses proteicas maiores (até 2,0 g de proteína/kg/dia) podem ser ofertadas quando toleradas, especialmente em casos de depleção muscular grave. Nos pacientes com baixa massa muscular e/ou idosos, sugere-se que a oferta proteica seja proporcionalmente distribuída ao longo do dia, com prescrição de 20-30 g por refeição.[18,34,37,40] Tem-se postulado que a utilização de gordura em pacientes com câncer seja mais eficiente, enquanto a utilização dos carboidratos estaria prejudicada em razão da presença de inflamação sistêmica e resistência à insulina, porém as evidências permanecem limitadas.[13,40] Além disso, as gorduras são densas em energia e permitem a alimentação com volumes menores, entretanto, refeições com alto conteúdo de gordura podem retardar o esvaziamento gástrico, gerando saciedade precoce.[13]

Suplementos dietéticos naturais

O aconselhamento nutricional, associado ou não ao uso de suplementos nutricionais orais (SNO), constitui a estratégia de primeira linha para intervenção nutricional em pacientes pré-caquéticos e caquéticos.[13,18,33,34,37,40] Tais estratégias demostraram efeitos positivos no aumento do peso corporal, da ingestão calórica total e na melhora da QV em alguns estudos.[13,37,40,43]

Para que o planejamento alimentar seja eficaz, o profissional deve considerar a quantidade e a qualidade da ingestão alimentar

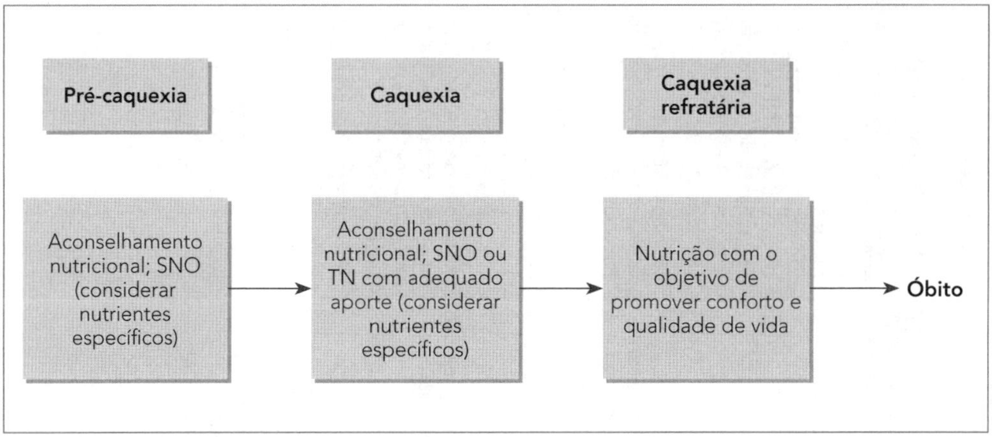

FIGURA 3 Abordagem nutricional da caquexia do câncer. SNO: suplemento nutricional oral; TN: terapia nutricional.

TABELA 3 Principais fármacos para o tratamento da caquexia do câncer (evidências intermediárias para os três primeiros itens e baixas para os demais)[33]

Fármaco	Mecanismo de ação na CC	Indicação clínica	Via de administração e dose	Efeitos colaterais
Acetato de megestrol	Hormônio sintético derivado da progesterona Efeito anti-inflamatório, com inibição da IL-1, IL-6 e TNF-α Estimulante do apetite, inibe o NPY (orexígeno) e modula centro da saciedade)	Perda de peso Aumento do apetite	Via oral Início: 160 mg/dia Progressão: 400-1.200 mg/dia Dose média: 400-800 mg/dia	Tromboembolismo, hiperglicemia, hipertensão, sangramento uterino, supressão e insuficiência adrenal, retenção hídrica (se retirado abruptamente), impotência, ansiedade e insônia
Corticoides (dexametasona, prednisolona e metilprednisolona)	Corticosteroides Efeito anti-inflamatório por inibir citocinas pró-inflamatórias Estimulante do apetite por atuar sobre os receptores anorexígenos Antiemético	Anorexia (melhora o apetite, a fadiga e reduz a náusea) Indicado para câncer avançado	Via oral, intravenosa ou subcutânea Dexametasona: 2-8 mg/dia, por até 4 semanas (administrar pela manhã ou início da tarde para evitar insônia)	Imunossupressão, hiperglicemia, osteoporose, miopatias, delírios, insônia, irritabilidade, Cushing e candidíase oral
Agonista seletivo do receptor de grelina (Anamorelin®)***	Alta dose de grelina melhora o apetite e reduz a perda de gordura em comparação com a grelina em baixas doses	Aumento do apetite e do peso corporal	Via oral 25-100 mg, 1 vez ao dia	Náuseas, fadiga, hiperglicemia
Testosterona (cipionato, undecanoato ou undecilato, fenilpropianato, proprionato de testosterona)	Anabolizante esteroide, derivado sintético Estimula a síntese proteica e possui efeito anticatabólico por interferir nos receptores glicocorticoides e melhorar a retenção nitrogenada	Aumentar o ganho de massa muscular	Via intramuscular Cipionato: 50-400 mg, a cada 2-4 semanas Undecanoato: Início: 120-160 mg, por 3 semanas Manutenção: 40-120 mg/dia Undecilato: 1.000 mg, a cada 10-14 semanas Fenilpropianato de testosterona (60 mg), isocarproato de testosterona (60 mg), propionato de testosterona (30 mg), decanoato de testosterona (100 mg): 1 ampola/3 semanas	Masculinização, retenção de fluidos e hepatotoxicidade

(continua)

TABELA 3 Principais fármacos para o tratamento da caquexia do câncer (evidências intermediárias para os três primeiros itens e baixas para os demais)[33] (*continuação*)

Fármaco	Mecanismo de ação na CC	Indicação clínica	Via de administração e dose	Efeitos colaterais
Mirtazapina	Antidepressivo alfa-2-antagonista. Aumento da atividade noradrenérgica e serotoninérgica no sistema nervoso central	Depressão Aumento do apetite	Via oral Iniciar: 7,5 mg/dia, dose única à noite Dose usual: 15-30 mg/dia Dose máxima (geriátrica): 45 mg/dia	Sonolência, sedação, xerostomia, tontura e fadiga Risco de suicídio. Não suspender abruptamente
Anti-inflamatórios não hormonais (aspirina, ibuprofeno, naproxeno etc.)	Anti-inflamatório – inibidores da síntese de prostaglandinas e de citocinas pró-inflamatórias	Reduzir a inflamação sistêmica	Via oral 400 mg, de 6/6 h ou até 4/4 h Dose máxima diária: 2.400 mg	Dispepsia, náuseas, sangramento digestivo, tonturas, visão turva, diminuição do volume urinário
Metoclopramida ou domperidona	Agentes pró-cinéticos e antieméticos Antagonizam receptores centrais e periféricos da dopamina	Náuseas, vômitos, gastroparesia e saciedade precoce	Via oral, intravenosa ou subcutânea 10 mg, 3 vezes ao dia (15 a 30 minutos antes das refeições) Dose diária máxima de 40 mg	Cefaleia, sonolência, depressão, tontura, transtornos neuropsíquicos, diminuição do volume urinário
Talidomida*	Inibidor da angiogênese, imunomodulador sistêmico, inibidor da IL-1, IL-6 e TNF-α e do NF-κB.	Aumenta o apetite e o ganho de peso Diminui náuseas	Via oral 100-400 mg, 1 vez ao dia (usado na hora de dormir pode minimizar o efeito sedativo)	Sonolência, tontura, erupções cutâneas. Teratogênico. Pode causar dor neuropática
Canabinoides** (Dronabinol)	Derivado sintético da *cannabis sativa* na forma oral de THC Possivelmente receptores de endorfina, inibindo a síntese de prostaglandinas e a secreção de interleucinas	Potencial de melhorar a percepção quimiossensorial, aumentar o apetite e atenuar a perda de peso	Para indicações que não CC inicia-se com 2,5 mg duas vezes ao dia (via oral) Não exceder 20 mg/dia	Euforia, confusão mental, alucinações e sonolência

CC: caquexia do câncer; IL1: interleucina 1; IL6: interleucina 6; NF-κB: *nuclear factor kappa light-chain-enhancer of activated B cells*; NPY: neuropeptídeo Y; THC: tetrahidrocanabinol; TNF-α: fator de necrose tumoral α.

*Uso não permitido para tratamento de CC no Brasil.

**Não há evidências consolidadas sobre a dose a ser utilizada, precauções e benefícios do uso dos canabinoides para o tratamento da CC.

***Não aprovado para comercialização no Brasil.

habitual do paciente, bem como os aspectos psicossocioeconômicos envolvidos.[13,37] As estratégias incluem: facilitar a escolha dos alimentos preferidos ou melhor tolerados pelo paciente; adequar a consistência, volume e o fracionamento das refeições; e aumentar a densidade nutricional das preparações.[34,44] O aumento da oferta nutricional pode ser alcançado pela inclusão de geleias de frutas, mel, creme de leite, leite em pó, cereais e mucilagens em preparações como iogurte, leite, vitamina, mingau, sucos, saladas ou cremes de frutas. Além disso, deve ser orientada a adição de: queijos, manteiga e azeite em sopas, purês, omeletes; ovos e carnes em sopas, arroz, feijão, saladas ou sanduíches.[34,44]

Suplementos industrializados

Os SNOs estão disponíveis em uma variedade de apresentações (líquido, pudim, pó), sabores e formulações. Seu uso é indicado para pacientes pré-caquéticos e caquéticos cujas necessidades de nutrientes não conseguem ser atendidas apenas por meio da ingestão alimentar oral diária, seja qualitativa ou quantitativamente.[18,34,37] Embora as evidências permaneçam insuficientes para uma recomendação a favor do uso de nutrientes específicos como ácidos graxos ômega-3, beta-hidroxi-metil-butirato, leucina, creatina e L-carnitina,[3,33,34] alguns estudos indicam que essas substâncias podem, respectivamente, atenuar a inflamação e melhorar a síntese proteica ou, no caso da L-carnitina, atuar como carreador das moléculas de ácidos graxos de cadeia longa para dentro da mitocôndria, facilitando a produção de energia.[37,40]

Nutrição por sondas e estomias

A terapia nutricional (TN) enteral pode ser indicada para pacientes caquéticos impossibilitados de utilizar a via oral ou com ingestão alimentar oral insuficiente para atingir pelo menos de 50-75% das necessidades nutricionais estimadas por duas semanas, apesar do aconselhamento dietético especializado e/ou uso de SNO.[34,37,40] Pacientes com caquexia refratária, expectativa de vida reduzida, baixa capacidade funcional, sintomas refratários e com insuficiências orgânicas graves geralmente não se beneficiam da utilização da TN enteral ou parenteral.[13,44-46]

Nutrição intravenosa

A TN parenteral geralmente é indicada para pacientes com função gastrintestinal gravemente comprometida, náuseas e vômitos incoercíveis, distúrbios de motilidade, diarreia ou mucosite grave, obstruções intestinais, síndrome do intestino curto ou quando não é possível garantir nutrição adequada por via oral ou enteral.[13,34,37] A TN parenteral pode ser indicada em pacientes com câncer caquéticos ou desnutridos graves que serão submetidos à cirurgia abdominal de grande porte, por 7-10 dias no período pré-operatório.[37,40]

A decisão de iniciar TN parenteral em pacientes caquéticos deve ser individualizada com base na extensão da doença, condições físicas e psicológicas do paciente, e avaliação dos riscos e benefícios esperados. Indicadores de um potencial benefício são a manutenção ou a melhora da capacidade funcional (avaliada por meio do *Karnofsky Performance Status* > 50% ou *Eastern Cooperative Oncology Group Performance Status* 0-2), baixa inflamação sistêmica (concentrações normais de albumina sérica e PCR ou Escore Prognóstico de Glasgow modificado < 2) e a ausência de progressão de doença disseminada/metastática.[13]

Reabilitação física

Os exercícios físicos podem atenuar a inflamação, a degradação muscular e a resistência à insulina, aumentar a força muscular e melhorar ou manter a capacidade funcional em pacientes com câncer, especialmente quando uma combinação de intensidade moderada de exercícios aeróbicos e de resistência é realizada (protocolos combinados).[13,47] Desta forma, exercícios físicos podem representar uma estratégia segura e de baixo custo, coadjuvante para a atenuação da CC devido à sua capacidade anti-inflamatória (aeróbicos) e anabólica (resistência/força), porém poucos estudos abordam seus efeitos potenciais neste contexto.[47-49]

De acordo com as diretrizes da American Society of Clinical Oncology (ASCO), as evidências atuais permanecem insuficientes para recomendar exercícios físicos para tratamento da CC em pacientes com doença avançada.[33,34,38] Entretanto, apesar das evidências científicas limitadas, programas de reabilitação multimodal que incorporam exercícios e intervenções nutricionais se mostraram capazes de melhorar principalmente o condicionamento físico e aspectos emocionais relacionados.[49] Sugere-se que a reabilitação por meio do exercício físico em pacientes com CC seja adaptada ao momento da doença, com o objetivo de melhorar ou manter a sua função global, ou ainda com intuito de retardar a transição do paciente para um estado de dependência, quando a sua deterioração funcional é inexorável.[49]

Suporte psicossocial

As intervenções psicossociais devem ser consideradas precocemente e conduzidas por uma equipe interprofissional capacitada para o manejo dessas questões.[13] É essencial que seja fornecido apoio psicológico e social, contribuindo para o alívio do sofrimento, bem como a adoção de estratégias de enfrentamento que os possibilitem lidar com a perda funcional, de natureza frequentemente irreversível, e com o prognóstico desfavorável associado à CC, por meio de uma comunicação compassiva ao paciente, seus familiares e cuidadores.[17]

Deve-se fornecer informações individualizadas, de acordo com o estágio da CC e, além disso, capacitar os pacientes, seus familiares e cuidadores para o entendimento do seu curso, mecanismos biológicos e seus efeitos negativos (por exemplo, PP corporal não intencional, redução do apetite e saciedade precoce, entre outros), promovendo assim uma maior consciência sobre o quadro clínico e a necessidade de abordagem interdisciplinar para intervenção precoce.[13]

REFERÊNCIAS

1. Bennani-Baiti N, Walsh D. What is cancer anorexia-cachexia syndrome? A historical perspective. J R Call Physicians Edinb. 2009;39(3):257-62.
2. Fearon KCH, Strasser F, Anker SD, Bosaeus I, Bruera E, Fainsinger RL, et al. Definition and classification of cancer cachexia: an international consensus. Lancet Oncol. 2011;12(5):489-95.
3. Baracos VE, Martin L, Korc M, Guttridge DC, Fearon KCH. Cancer-associated cachexia. Nat Rev Disease Primers. 2018;4:17105.
4. Fearon KC, Voss AC, Hustead DS. Definition of cancer cachexia: effect of weight loss, reduced food intake, and systemic inflammation on functional status and prognosis. Am J Clin Nutr. 2006;83:1345-50.
5. Evans WJ, Morley JE, Argilés J, Bales C, Baracos V, Guttridge D, et al. Cachexia: A new definition. Clin Nutr. 2008;27(6):793-9.
6. Wallengren O, Lundholm K, Bosaeus I. Diagnostic criteria of cancer cachexia: relation to quality of life, exercise capacity and survival in unselected palliative care patients. Support Care Cancer. 2013;21(6):1569-77.
7. Douglas E, McMillan DC. Towards a simple objective framework for the investigation and treatment of cancer cachexia: The Glasgow Prognostic Score. Cancer Treat Rev. 2014;40(6):685-91.
8. Argilés JM, López-Soriano FJ, Toledo M, Betancourt A, Serpe R, Busquets S. The cachexia score (CASCO): a new tool for staging cachectic cancer patients. J Cachexia Sarcopenia Muscle. 2011;2:87-93.
9. Argilés JM, Betancourt A, Guardia-Olmos J, Peró-Cebollero M, López-Soriano FJ, Madeddu C, et al. Validation of the CAchexia SCOre (CASCO) staging cancer patients: the use of mini CASCO as a simplified tool. Front. Physiol. 2017;8:1-9.

10. Vigano AAL, Morais JA, Ciutto L, Rosenthall L, di Tomasso J, Khan S, et al. Use of routinely available clinical, nutritional, and functional criteria to classify cachexia in advanced cancer patients. Clin Nutr. 2017;36(5):1378-90.
11. Zhou T, Wang B, Liu H, Yang K, Thapa S, Zhang H, et al. Development and validation of a clinically applicable score to classify cachexia stages in advanced cancer patients. J Cachexia Sarcopenia Muscle. 2018;9(2):306-14.
12. Wiegert EVM, Oliveira LC, Calixto-Lima L, Chaves GV, Lopes MSMS, Peres WAF. New cancer cachexia staging system for use in clinical practice. Nutrition. 2021;11(90):111271.
13. Arends J, Strasser F, Gonella S, Solheim TS, Madeddu C, Ravasco P, et al. Cancer cachexia in adult patients: ESMO clinical practice guidelines. 2021;April 29.
14. Wiegert EVM, Oliveira LC, Calixto-Lima L, Lopes MSMS, Peres WAF. Cancer cachexia: Comparing diagnostic criteria in patients with incurable cancer. Nutrition. 2020;79-80:110945.
15. Argilés JM, Busquets S, Stemmler B, López-Soriano FJ. Cancer cachexia: understanding the molecular basis. Nat Rev Cancer. 2014;14(11):754-62.
16. Argilés JM, Busquets S, Stemmler B, López-Soriano FJ. Cachexia and sarcopenia: mechanisms and potential targets for intervention. Curr Opin Pharmacol. 2015;22:100-6.
17. Sadeghi M, Keshavarz-Fathi M, Baracos V, Arends J, Mahmoudi M, Rezaei N. Cancer cachexia: diagnosis, assessment, and treatment. Crit Rev Oncol Hematol. 2018;127:91-104.
18. Arends J, Baracos V, Bertz H, Bozzetti F, Calder PC, Deutz NEP, et al. ESPEN expert group recommendations for action against cancer-related malnutrition. Clin Nutr. 2017;36(5):1187-96.
19. Anker MS, Holcomb R, Muscaritoli M, von Haehling S, Haverkamp W, Jatoi A, et al. Orphan disease status of cancer cachexia in the USA and in the European Union: A systematic review. J Cachexia Sarcopenia Muscle. 2019;10(1):22-34.
20. Maccio A, Sanna E, Neri M, Oppi S, Madeddu S. Cachexia as evidence of the mechanisms of resistance and tolerance during the evolution of cancer disease. Int J Mol Sci. 2021;12;22(6):2890.
21. Fearon KC. Cancer cachexia: developing multimodal therapy for a multidimensional problem. Eur J Cancer. 2008;44(8):1124-.32.
22. Latenstein AEJ, Dijksterhuis WPM, Mackay TM, Beijer S, Van Eijck CHJ, Hingh IHJT Molenaar IQ, et al. Cachexia, dietetic conultation, and survival in patients with pancreatic and periampullary cancer: A multicenter cohort study. Cancer Med. 2020;1-11.
23. Sun L, Quan XQ, Yu S. An epidemiological survey of cachexia in advanced cancer patients and analysis on its diagnostic and treatment status. Nutr Cancer. 2015;67:1056-62.
24. Rocha IMG, Marcadenti A, Medeiros GOC, Bezerra RA, Rego JFM, Gonzalez MC, et al. Is cachexia associated with chemotherapy toxicities in gastrointestinal cancer patients? A prospective study. J. Cachexia Sarcopenia Muscle. 2019;10(2):445-54.
25. Fukuta A, Saito T, Murata S, Makiura D, Inoue J, Okumura M, et al. Impact of preoperative cachexia on postoperative length of stay in elderly patients with gastrointestinal cancer. Nutrition. 2019;58:65-8.
26. Oliveira LC, Abreu GT, Calixto-Lima L, Aredes MA, Wiegert EVM. Quality of life and its relation with nutritional status in patients with incurable cancer in palliative care. Support Care Cancer. 2020;28(10):4971-8.
27. Amano K, Morita T, Koshimoto S, Uno T, Katayama H, Tatara R. Eating-related distress in advanced cancer patients with cachexia and family members: a survey in palliative and supportive care settings. Support Care Cancer. 2019;27:2869-76.
28. Silva GA, Wiegert EVM, Calixto-Limo L, Oliveira LC. Clinical utility of the modified Glasgow Prognostic Score to classify cachexia in patients with advanced cancer in palliative care. Clin Nutr. 2020;39(5):1587-92.
29. Blum D, Stene GD, Solheim TS, Fayers P, Hjermstad MJ, Baracos VE, et al. Validation of the consensus-definition for cancer cachexia and evaluation of a classification model-a study based on data from an international multicentre project (EPCRC-CSA). Ann Oncol. 2014;25:1635-42.
30. Dunne RF, Roussel B, Culakova E, Pandya C, Fleming FJ, Hensley B, et al. Characterizing cancer cachexia in the geriatric oncology population. J Geriatr Oncol. 2019 May;10(3):415-9.
31. Daly LE, Bhuachalla EBN, Power DG, Cushen SJ, James K, Ryan AM. Loss of skeletal muscle during systemic chemotherapy is prognostic of poor survival in patients with foregut cancer. J Cachexia Sarcopenia Muscle. 2018;9:1-10.
32. Warren S. The immediate causes of death in cancer. Am J Med Sci. 1932;148:610-5.
33. Roeland EJ, Bohlke K, Baracos VE, Bruera E, Del Fabbro E, Dixon S, et al. Management of cancer cachexia: ASCO guideline. J Clin Oncol. 2020;38:2438-53.
34. Sociedade Brasileira de Nutrição Parenteral e Enteral. Diretriz BRASPEN de terapia nutricional no paciente com câncer. BRASPEN J. 2019;34(1):2-32.
35. Prado CM, Cushen SJ, Orsso CE, Ryan AM. Conference on Nutrition at key life stages: new findings, new approaches: Clinical nutrition: gold standards and practical demonstrations Sarcopenia and cachexia in the era of obesity: clinical and nutritional impact. Proceedings of the Nutrition Society. 2016;75:188-98.
36. Bozzetti F, Mariani L. Defining and classifying cancer cachexia: A proposal by the SCRINIO Working Group. JPEN J Parenter Enteral Nutr 2009;33:361-7.
37. Arends J, Bachmann P, Baracos VE, Barthelemy N, Bertz H, Bozzetti F, et al. ESPEN guidelines on nutrition in cancer patients. Clin Nutr. 2017;36:11-48.
38. Ruiz-García V, López-Briz E, Carbonell-Sanchis R, Bort-Martí S, Gonzálvez-Perales JL. Megestrol acetate for cachexia-anorexia syndrome. A systematic review. J Cachexia Sarcopenia Muscle. 2018;9(3):444-52.
39. Anderson LJ, Albrecht ED, Garcia JM. Update on management of cancer related cachexia. Curr Oncol Rep Curr Oncol Rep. 2017;19(1):3.

40. Muscaritoli M, Arends J, Bachmann P, Baracos V, Barthelemy N, Bertz H, et al. ESPEN practical guideline: Clinical Nutrition in cancer. Clin Nutr. 2021;40(5):2898-913.
41. Di Girolamo FG, Guadagni M, Fiotti N, Situlin R, Biolo G. Contraction and nutrition interaction promotes anabolism in cachectic muscle. Curr Opin Clin Nutr Metab Care. 2019;22:60-7.
42. Lee JL, Leong LP, Lim SL. Nutrition intervention approaches to reduce malnutrition in oncology patients: a systematic review. Support Care Cancer. 2016;24(1):469e80.
43. Baldwin C. The effectiveness of nutritional interventions in malnutrition and cachexia. Proc Nutr Soc. 2015;74(4):397e404.
44. Instituto Nacional de Câncer José Alencar Gomes da Silva (INCA). Consenso Nacional de Nutrição Oncológica. Ministério da Saúde. 2 ed. Rio de Janeiro: INCA; 2015.
45. Bischoff SC, Austin P, Boeykens K, Chourdakis M, Cuerda C, Jonkers-Schuitema C, et al. ESPEN guideline on home enteral nutrition. Clin Nut. 2020;39(1):5-22.
46. Druml C, Ballmer PE, Druml W, Oehmichen F, Shenkin A, Singer P, et al. ESPEN guideline on ethical aspects of artificial nutrition and hydration. Clin Nutr. 2016;35:545-56.
47. Lira FS, Neto JCR, Seelaender M. Exercise training as treatment in cancer cachexia. Appl Physiol Nutr Metab. 2014;39:679-86.
48. Grande AJ, Silva V, Sawaris Neto L, Teixeira Basmage JP, Peccin MS, Maddocks M. Exercise for cancer cachexia in adults. Cochrane Database of Systematic Reviews 2021, Issue 3. Art. No.: CD010804. DOI: 10.1002/14651858.CD010804.pub3.
49. Hall CC, Cook J, Maddocks M, Skipworth RJE, Fallon M, Laird BJ. Combined exercise and nutritional rehabilitation in outpatients with incurable cancer: a systematic review. Support Care Cancer. 2019;27(7):2371-84.

7 Complicações da sonda na nutrição enteral

Fernanda Raphael Escobar Gimenes
Cristina Mara Zamarioli

RESUMO

A nutrição enteral é um procedimento relativamente seguro, mas que pode causar complicações graves e potencialmente fatais. As complicações podem ser classificadas em mecânicas, gastrointestinais e metabólicas, as quais podem ser evitadas ou gerenciadas por meio de protocolos de monitoramento padronizado e vigilância constante pelos membros da equipe multidisciplinar. O presente capítulo tem por objetivo apresentar tais complicações, bem como as estratégias para a prevenção dos riscos relacionados à sonda na nutrição enteral.

▸ INTRODUÇÃO

A administração bem-sucedida e precoce da nutrição enteral é um aspecto importante do cuidado aos pacientes, especialmente aos criticamente enfermos, pois aumenta a função imunológica, diminui as complicações infecciosas e melhora a cicatrização de feridas.[1] Ademais, a nutrição enteral apresenta vantagens importantes quando iniciada precocemente porque proporciona melhor função imunitária intestinal, reduz a produção de hormônios catabólicos, mantém a integridade do trato gastrointestinal e preserva o estado nutricional.[2]

A nutrição enteral é um procedimento relativamente seguro;[3] contudo, pode causar complicações graves e fatais.[4] As complicações podem ser mecânicas, gastrointestinais e metabólicas, as quais podem ser evitadas ou gerenciadas[3] por meio de protocolos de monitoramento padronizado e vigilância constante.[4] A Figura 1 apresenta os tipos e as causas das complicações da sonda na nutrição enteral.

As principais fazem parte de uma cadeia de eventos passíveis de mitigação e serão apresentadas na sequência. Destaca-se que maior ênfase será dada às complicações potencialmente graves e fatais, entre elas a aspiração broncopulmonar e a síndrome de realimentação.

▸ COMPLICAÇÕES MECÂNICAS

As complicações mecânicas relacionadas à sonda enteral podem ocorrer em 2% a 10% dos pacientes.[1] Dentre elas, destacam-se a

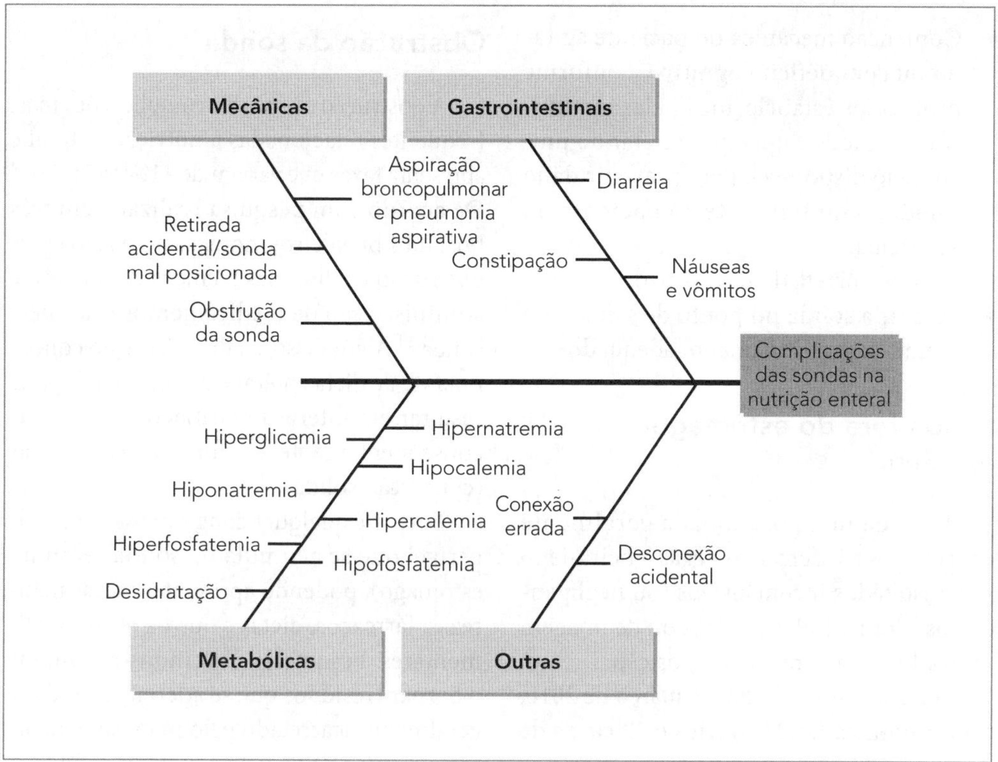

FIGURA 1 Complicações da sonda na nutrição enteral.

perda acidental da sonda, sondas mal posicionadas, obstrução, aspiração broncopulmonar e pneumonia aspirativa.

Perda acidental e sonda mal posicionada

Uma das complicações mais comuns em pacientes com sonda enteral é a perda acidental, a qual pode ocorrer pelo manuseio inadequado pelos profissionais de saúde e pelo próprio paciente, bem como pela interferência do cuidador/acompanhante.[5-7] Outras causas incluem:[3]

- Tosse/vômitos excessivos.
- Tensão da sonda ou sonda não fixada.
- Intubação inadvertida das vias respiratórias.
- Agitação do paciente.

Pesquisa multicêntrica realizada no Brasil[7] revelou que a retirada acidental da sonda foi a complicação mais comum nos pacientes com nutrição enteral, representando 30%. Destaca-se que o ILSI-Brasil (*International Life Sciences Institute*) propõe como indicador de qualidade a taxa < 10% nas enfermarias.[8] A perda da sonda implica em menor oferta de nutrientes aos pacientes, além de maior demanda de trabalho para os profissionais e de custo para o serviço de saúde, por motivo de novas inserções.

Algumas intervenções preventivas foram recomendadas:[9-10]

- Identificação precoce do *delirium tremens* (alcoólatras) e da demência.
- Orientações gerais aos acompanhantes e familiares.

- Contenção mecânica do paciente agitado ou com déficit cognitivo, conforme protocolos estabelecidos pelas instituições de saúde e quando se tratar do único meio disponível, para prevenir dano imediato ou iminente ao paciente ou aos demais.
- Fixação correta do dispositivo.
- Marcar a sonda no ponto de saída para manter o posicionamento adequado.

Sonda fora do estômago/ duodeno

A sonda mal posicionada geralmente ocorre após a inserção às cegas à beira-leito e os resultados inconclusivos (ou negligenciados) dos métodos clínicos ou de imagem utilizados para confirmar a posição.

Entre setembro de 2005 e março de 2010, foram notificadas 21 mortes e 79 casos de dano ao paciente relacionados ao mau posicionamento de sondas nasogástricas ao *National Reporting and Learning System* (NRLS), sistema de notificação de incidentes da Inglaterra e País de Gales. Quando comparada a frequência com que o evento ocorreu com o período de tempo e contingente populacional, a incidência é considerada pequena, mas a gravidade e o impacto das mortes são relevantes. Aproximadamente 2% das sondas nasogástricas são inseridas nos pulmões. No Reino Unido, o mau posicionamento dessas sondas é considerado um *Never Event* (algo inaceitável), ou seja, um evento sentinela específico relacionado à segurança do paciente que, quando presente, geralmente resulta em dano grave ou óbito.[11] Por esse motivo, *guidelines* foram criados para a inserção segura das sondas, incluindo o uso de métodos com elevado nível de evidência científica para confirmar a sua correta posição.[11] A Tabela 1 apresenta uma síntese desses métodos.

Obstrução da sonda

A obstrução é uma das complicações mais frequentes relacionadas à nutrição enteral e apresenta taxas que variam de 11%[13] a 36,5%.[14] De acordo com pesquisa realizada em três hospitais brasileiros, houve associação entre obstrução e falhas nas técnicas de preparo e administração de medicamentos orais pela sonda.[14] Além disso, a administração concomitante de dieta enteral e medicamento pode resultar em interação fármaco-nutriente e, consequentemente, em formação de bezoar (concreção sólida).

Bezoar é qualquer conglomerado não digerível que se acumula na sonda (e/ou no estômago), podendo apresentar várias naturezas: fármacos, dietas e outros resíduos alimentares. Pesquisas[15-16] demonstraram que o bezoar (resíduos que se aderem à sonda) é geralmente acarretado pelo manuseio incorreto do dispositivo pela equipe de saúde.

A prevenção inclui:[14,17-18]

- Triturar medicamentos sólidos, separadamente, até a obtenção de pó fino e homogêneo.
- Se o medicamento for líquido viscoso, diluir com 60 a 90 mL de água destilada.
- Realizar a reconstituição do(s) medicamento(s) em água destilada.
- Verificar no protocolo institucional o tempo necessário para a interrupção da dieta, antes de administrar o(s) medicamento(s).
- Lavar a extensão da sonda com pelo menos 20 mL de água filtrada antes da administração de medicamentos e mais 20 mL antes de religar a dieta enteral.
- Nunca administrar medicamentos e dieta enteral conjuntamente.

A obstrução é uma das complicações menos graves; entretanto, o evento pode resultar em atrasos na administração de dietas e me-

TABELA 1

Método	Vantagens	Desvantagens
Métodos mais seguros		
Padrão-ouro: raio-X	A localização precisa da SNG por verificação radiográfica depende da clareza da imagem, da interpretação e da precisão e clareza do relatório radiográfico. O relatório deve conter informações sobre o trajeto da SNG e a localização exata da ponta do tubo que indica sua prontidão para uso	A incerteza em relação à interpretação precisa e consistente e ao relato da localização da SNG por radiologistas e não radiologistas levanta questões relacionadas ao uso da radiografia para verificação da localização do NGT como padrão-ouro. Esperar pelo raio-X para verificar o posicionamento pode atrasar a alimentação e diminuir o total de calorias
pH	Barato O teste de pH é rápido e pode ser eficaz, mesmo se o paciente estiver tomando medicamentos inibidores de bomba de ácido. Primeiro método de confirmação recomendado pelo NHS do Reino Unido e pela AACN e confirmado por raio-X	Quem realiza o teste não pode ser daltônico Não pode ser usado para confirmar a colocação pós-pilórica. A maioria dos procedimentos requer testes de controle de qualidade periódicos e competência anual para cumprir os requisitos. Pode ser falso-negativo se o tubo estiver no pulmão e o fluido gástrico aspirado pelo paciente Se a alimentação precisar ser interrompida para verificar o pH, isso pode diminuir a entrega calórica total
Imagem em tempo real		
Imagem em tempo real	Identificação oportuna de mau posicionamento potencial em "tempo real". Os marcadores anatômicos podem ser identificados durante a colocação. Colocação gástrica correta em > 90% dos pacientes	Dados limitados disponíveis. Não aprovado pela FDA para verificação da ponta do tubo; pode exigir mais tempo para que os médicos se tornem proficientes. A identificação da posição do tubo além do posicionamento gástrico pode ser difícil para médicos não treinados em endoscopia
Endoscopia	Visualização direta do posicionamento minimiza o risco de mau posicionamento; método para acesso enteral em populações que não têm indicação de inserção às cegas ou após tentativas fracassadas por outros métodos de colocação. Taxa de sucesso: 79-96%. Tempo para colocar: 6-28 min	Requer médico ou clínico especialmente treinado para colocar; equipamento especial, agente anestésico e aumento de pessoal e custo; pode haver deslocamento acidental do tubo à medida que o equipamento está sendo retirado

(continua)

TABELA 1 (*continuação*)

Método	Vantagens	Desvantagens
Visualização indireta em tempo real		
Ultrassom	Pode ser usado para detectar tubo gástrico mal colocado se o raio-X não estiver disponível	Dados limitados disponíveis. Não aprovado pela FDA para verificação da ponta do tubo. Requer um médico qualificado para realizar
Dispositivo eletromagnético	Permite a visualização da sonda durante todo o trajeto, bem como a inserção e o reposicionamento; reduz o tempo discorrido entre inserção e a verificação do posicionamento da sonda; minimiza a necessidade de raio-X e reduz custos	Exige capacitação e habilidade profissional específica para interpretação das imagens. As imagens podem ficar deficientes devido ao movimento excessivo do disco receptor; pode não ser viável economicamente
Método indireto		
Seringa autoinflável	Apresenta baixo custo e rapidez para realizar à beira-leito	Não é seguramente específico; requer outros métodos mais confiáveis para determinar o posicionamento da SNG
Capnografia	Usada para determinar se o tubo de alimentação entra na traqueia durante a colocação	Não é possível determinar a profundidade adequada de inserção no trato GI; ainda requer raio-X ou teste de pH para confirmação de colocação

Adaptada de Powers J, et al.[38] GI: gastrointestinal; SNG: sonda nasogástrica.

dicamentos e impactar negativamente os resultados terapêuticos dos pacientes.

Aspiração broncopulmonar e pneumonia aspirativa

Dentre as complicações mais temidas, destaca-se a aspiração broncopulmonar, definida como a inalação de conteúdo orofaríngeo ou gástrico (ou de corpo estranho) para o interior das vias aéreas, além das pregas vocais.[19-20]

A incidência é de 1% a 4% e é um evento extremamente grave que pode resultar em óbito. Os sintomas incluem dispneia, taquipneia, respiração ruidosa, taquicardia, agitação e cianose. Destaca-se que a febre, em pacientes com nutrição enteral, pode ser um sintoma tardio de pneumonia aspirativa.[3]

Os fatores de risco ou indicadores clínicos para a aspiração broncopulmonar incluem:[3]

- Diminuição do nível de consciência ou coma.
- Diminuição do reflexo de vômito.
- Enfermidade ou comprometimento neurológico.
- Esfíncter esofágico inferior incompetente.
- Refluxo gastroesofágico.
- Posição supina.
- Sonda enteral de grande calibre e rigidez.
- Grandes volumes de resíduo gástrico.
- Tosse.

- Via aérea artificial (cânula endotraqueal, traqueostomia).
- Obstruções intestinais.

Em revisão integrativa da literatura realizada por Motta,[21] as complicações respiratórias em geral foram as mais comuns e ocorreram, principalmente, pelo posicionamento incorreto da sonda no trato respiratório e pelos resultados inconclusivos dos métodos clínicos utilizados na confirmação do posicionamento de sonda enteral temporária inserida às cegas à beira-leito. Dentre elas, destacaram-se o pneumotórax seguido do derrame pleural e aspiração broncopulmonar.

Na maioria dos casos foi necessária a inserção de um dreno torácico para tratar o evento e, segundo as pesquisadoras, quantidade considerável de dieta enteral foi drenada (de 300 mL a 900 mL).[22-23]

Note-se que o evento adverso clássico da intubação respiratória inadvertida, ou das microaspirações que porventura sucedem em enfermos suscetíveis mesmo com a sonda em localização correta, é a pneumonite aspirativa. Pneumotórax, coleção pleural e consequentes drenos tendem a se associar com danos mais complexos, ou seja, introdução extensa do tubo até os alvéolos pulmonares. A rutura dos mesmos poderá precipitar tanto fuga de ar quanto de conteúdo da sonda para o espaço pleural.

Complicações respiratórias também podem ocorrer devido ao deslocamento ou à migração tardia da sonda para os pulmões, mesmo quando inicialmente bem situada. Tais eventos podem ser graves quando não há o reconhecimento imediato do problema ou quando os métodos originalmente utilizados para confirmar o posicionamento da sonda foram inconclusivos.[24]

A Sociedade Americana de Nutrição Parenteral e Enteral (ASPEN) recomenda as seguintes ações de prevenção da aspiração broncopulmonar:[4]

- Identificar e monitorar pacientes com elevado risco de aspiração.
- Manter a sonda em posição pós-pilórica em pacientes críticos com elevado risco de aspiração.
- Manter a cabeceira do leito elevada entre 30° e 45° e documentar essa posição pelo menos a cada 4 horas. Caso essa ação seja contraindicada, recomenda-se a posição de Trendelenburg invertida (inclinar para cima toda a cama, e não apenas a cabeceira).
- Administrar dieta enteral por meio de bomba de infusão contínua.
- Medir o volume residual gástrico (VRG) em pacientes críticos, em intervalos de 6 horas ou antes da administração das dietas enterais.
- Em caso de VRG entre 250 e 500 mL, considerar a implementação de medidas voltadas para a redução do risco de aspiração.
- Se o VRG for maior que 500 mL, suspender a alimentação por 2 horas e verificar novamente o VRG. Se, após 2 horas, o volume for menor que 500 mL, reiniciar a alimentação.
- Verificar a posição da extremidade distal da sonda e registrar a medida externa inicial (marcador de comprimento introduzido) a cada 4 horas.
- Verificar a posição da sonda após episódios de vômito, tosse e após tração acidental da sonda.
- Monitorar alterações gastrointestinais que incluem presença de náusea, vômito, refluxo, sensação de plenitude, distensão, ausência de ruídos intestinais, desconforto abdominal, dor ou cólicas, em intervalos de 4 horas.
- Manter doses mínimas de sedação.

- Manter boa higiene oral.
- Considerar o uso de agentes pró-cinéticos (por exemplo, metoclopramida), quando clinicamente viável, em pacientes com elevado risco de aspiração.

COMPLICAÇÕES GASTROINTESTINAIS

As complicações gastrointestinais ocorrem em 30% a 38% dos pacientes com sonda na nutrição enteral[1] e incluem: diarreia, náusea, vômito e constipação intestinal.[3]

Diarreia

A diarreia é, talvez, a complicação mais comum e pode estar presente em até 30% dos pacientes internados em clínica médica e cirúrgica e em até 80% dos pacientes internados em unidades de terapia intensiva, dependendo da definição adotada.[25] Diarreia pode ser definida como a passagem de três ou mais fezes amolecidas ou líquidas por dia (ou passagem mais frequente do que o normal para o indivíduo).

Não se trata de uma complicação inerente à nutrição enteral, visto que tal evento pode muitas vezes ser evitado por meio da escolha de fórmula adequada, da entrega de dieta no local apropriado (estômago *versus* intestino), da taxa de infusão ajustada para cada paciente e especial atenção à validade e ao acondicionamento das fórmulas (não pendurar por mais de 4 a 8 horas). Quando não relacionada à nutrição enteral, a diarreia está frequentemente associada com o uso de antibióticos e outros medicamentos indutores da diarreia.[3,25] Se clinicamente significativa, a equipe deve considerar as seguintes estratégias:[3]

- Rever a prescrição de nutrição enteral do paciente.
- Excluir hipótese de diarreia infecciosa por meio de cultura de fezes.
- Rever o perfil dos medicamentos em uso, com foco em medicamentos indutores de diarreia, em particular do uso prolongado de antibióticos.
- Mudar bolsa/frascos de alimentação e equipos de infusão.

Se a diarreia persistir, considerar as seguintes opções:[3]

- Diminuir a taxa de infusão da dieta enteral.
- Mudar para fórmula enteral com fonte de fibra solúvel.
- Se houver suspeita de má absorção, mudar para dieta oligomérica ou monomérica.

Se apesar das medidas anteriores o problema persistir, a nutrição parenteral deverá ser considerada.[3]

Náusea e vômitos

Aproximadamente 20% dos pacientes com nutrição enteral apresentam náuseas e vômitos, sendo que estes últimos aumentam o risco de pneumonia por aspiração. Embora o evento seja uma consequência de múltiplos fatores, o esvaziamento gástrico diminuído é a causa mais comum. Os sinais de alerta, no paciente consciente, incluem o desconforto abdominal e/ou a sensação de plenitude.[3]

Diante de suspeita de esvaziamento gástrico diminuído, deve-se considerar a redução da sedação, a mudança para uma fórmula com baixo teor de gordura, a redução da taxa de infusão da dieta enteral e a administração de medicamentos procinéticos.[3-4]

Náuseas e vômitos podem também estar associados à composição das fórmulas, taxa de administração, temperatura da dieta e obstrução gastrointestinal.[24]

Constipação intestinal

A constipação intestinal é menos comum do que a diarreia e é mais prevalente em pacientes que requerem nutrição enteral de longo prazo.[24,25] A constipação, nestes pacientes, está associada à saciedade precoce e intolerância alimentar, além da dificuldade de desmame da ventilação mecânica.

O principal objetivo do tratamento da constipação nos pacientes com nutrição enteral é a prevenção.[24,25] O tempo prolongado de nutrição enteral pode ocasionar alterações estruturais e funcionais no trato intestinal, reduzindo a motilidade. Além disso, a composição das fórmulas, com poucas fibras, a baixa ingesta hídrica e a utilização de medicamentos como opioides podem ser fatores associados, passíveis de correção.[24]

▶ COMPLICAÇÕES METABÓLICAS

As complicações metabólicas da nutrição enteral são semelhantes àquelas que ocorrem durante a nutrição parenteral, apesar da menor incidência e gravidade. O monitoramento cuidadoso pode auxiliar as equipes de saúde a reduzir ou prevenir tais complicações.[3] Dentre as principais, destacam-se: hiperglicemia, hipernatremia, hiponatremia, hipercalemia, hipocalemia, hiperfosfatemia, hipofosfatemia e desidratação.[1] A Tabela 2 apresenta as principais complicações metabólicas e suas respectivas causas.

TABELA 2 Tipos e principais causas das complicações metabólicas

Hiperglicemia	Intolerância à glicose Teor elevado de carboidratos na dieta enteral

(continua)

TABELA 2 Tipos e principais causas das complicações metabólicas (*continuação*)

Hipernatremia	Ingestão inadequada de líquidos
Hiponatremia	Hidratação excessiva
Hipercalemia	Ingestão excessiva de K Insuficiência renal
Hipocalemia	Síndrome de realimentação Diarreia
Hiperfosfatemia	Insuficiência renal
Hipofosfatemia	Síndrome de realimentação
Desidratação	Diarreia Ingestão inadequada de líquidos

Fonte: Bodoky et al.[39]

Além destas, a síndrome de realimentação já foi um quadro preocupante no passado, e ainda ressurge de tempos em tempos. Ocorre quando há introdução em dose total da alimentação em pacientes severamente desnutridos.[3-4] É manifestada por mudanças rápidas nos eletrólitos intracelulares e extracelulares, que podem causar complicações fatais. O monitoramento dos parâmetros metabólicos antes do início da alimentação enteral e periodicamente durante a terapia de nutrição enteral deve ser realizado com base em protocolos, no estado de doença subjacente do paciente e na duração da terapia de nutrição enteral.[4] A equipe deve considerar as seguintes estratégias:[8]

- Controlar com regularidade a glicemia não somente nos diabéticos, um marcador da velocidade de infusão da dieta e fundamentalmente de tolerância endócrina à mesma.
- Monitorar a resposta do paciente à terapia calórico-proteica, eletrolítica, vitamínica e mineral, notadamente diante de insuficiências orgânicas, idade avançada, obesidade sarcopênica, caquexia e outros fatores de risco, efetuando correções sempre que ocorrerem desvios.

- Quanto mais subnutrido o paciente e quanto mais prolongado o período em que permaneceu com dieta insuficiente, mais lenta e cuidadosa deve ser a realimentação.
- Nesta última situação, considerar a administração preliminar de fósforo, eletrólitos intracelulares (potássio, magnésio) e vitaminas do complexo B, principalmente tiamina, antes de dar início à terapia enteral.

▶ OUTRAS COMPLICAÇÕES DA SONDA NA NUTRIÇÃO ENTERAL

A desconexão acidental da sonda enteral pode resultar em significativos atrasos da terapia e até em danos relacionados aos cuidados em saúde. Em excepcional relato de caso, um paciente imobilizado e semiconsciente com sonda nasogástrica apresentou 8% do corpo queimado, após extravasamento prolongado de suco gástrico que embebeu sua cama e suas vestes, devido à desconexão acidental da sonda.[26]

Infusões dietéticas catastróficas

Por outro lado, os erros de conexão podem ocasionar complicações graves e potencialmente fatais quando um sistema de nutrição enteral é inadvertidamente conectado a um sistema com propósito diferente, como linha intravascular, cateter de diálise peritoneal, traqueostomia e rede de gases.[27]

Em um relato de caso, o paciente, que apresentava cateter venoso central e sonda enteral, teve o equipo de dieta inadvertidamente conectado na linha venosa.[28] O erro de conexão resultou em infusão de dieta na corrente sanguínea, seguida de óbito. Em outro relato de caso, o paciente recebeu medicamentos orais na corrente sanguínea devido ao erro de conexão e necessitou de intubação orotraqueal. A alta somente ocorreu após oito semanas do evento.[29]

Em outro relato de caso, o paciente encontrava-se em ventilação mecânica e, ao ser transportado, recebeu alto fluxo de oxigênio no estômago, devido à ligação errônea do fluxômetro de oxigênio na conexão da sonda enteral. Presume-se que o equívoco tenha sido logo percebido, pois certamente o paciente ficou hipóxico com a privação do oxigênio. Ainda assim, a distensão gástrica aguda resultou em perfuração desse órgão, que necessitou de cirurgia de emergência para reparar o dano.[30]

Tais complicações podem estar relacionadas com as falhas nos dispositivos médicos (como na própria sonda, nos cateteres venosos e dispositivos para oxigenoterapia), e inquestionavelmente daqueles que os operam. Pesquisadores observaram, nos relatos de caso ora apresentados, que vários dispositivos possuíam a mesma conexão compatível tipo *Luer*, e que era possível engatar o equipo de dieta no acesso venoso.[31,32]

Nos últimos anos a Organização Internacional para Padronização (ISO) implantou novos modelos de conectores que se conectam apenas nos dispositivos que apresentam o mesmo objetivo final. Assim, espera-se que o conector do equipo destinado à infusão de nutrição enteral seja incompatível com o conector do cateter venoso. Os dispositivos também apresentam cores diferentes para chamar a atenção do profissional que os manuseia, evitando um possível erro.[32-33]

Iniciativas institucionais

Gestores e líderes organizacionais devem repensar os processos de compra desses dispositivos para promover mais segurança em uso de sonda enteral, e reduzir os sofrimentos e os gastos ocasionados aos pacientes por ocorrências do tipo a que se aludiu. Também devem trabalhar em colaboração com os fabricantes, no sentido de encorajar a criação de novas alternativas para solucionar os problemas de conexão e bom desempenho dos dispositivos médicos.[34-35]

Erosão nasal

A lesão por pressão nasal relacionada à fixação da sonda é outra complicação comum que, embora não seja considerada grave, é passível de ser evitada. A fixação do tubo ao redor da narina induz rapidamente à isquemia do tecido, possivelmente levando a úlceras na pele e lesões permanentes de espessura total.[35] Pesquisa realizada com pacientes de uma UTI em Israel[36] revelou que a columela é a região mais afetada e que os achados intranasais, bem como a gravidade, foram significativamente maiores na cavidade nasal contendo a sonda, em comparação com a cavidade contralateral. Pacientes com bacteremia, dosagens de PCR altas e pontuações maiores no *Sequential Organ Failure Assessment* (SOFA) estão em risco de lesões graves. Logo, monitoramento especial e medidas preventivas devem ser considerados para os pacientes com sonda nasoenteral.

A fixação adequada da sonda também deve ser realizada para evitar a retirada acidental. Os locais apropriados são a fronte e a face lateral do rosto, com rodízio dos locais nas sondagens prolongadas a fim de evitar irritação pelo próprio material de curativo. A redução do tempo de uso, quando factível, minimiza o risco de lesão por pressão nasal, bem como a ocorrência de complicações mais graves inerentes à terapia nutricional.[38]

REFERÊNCIAS

1. Jiang QJ, Jiang CF, Chen QT, Shi J, Shi B. Erythromycin for promoting the postpyloric placement of feeding tubes: a systematic review and meta-analysis. Gastroenterol Res Pract. 2018;2018:1671483.
2. Figueredo LP. Complicações da terapia nutricional enteral (TNE) e fatores associados em pacientes hospitalizados. Dissertação de Mestrado. São Paulo: Universidade de São Paulo; 2011.
3. Bodoky G, Kent-Smith L. Basics in clinical nutrition: complications of enteral nutrition. Europ e-J Clin Nutr Metab. 2009;4(5):e209-e11.
4. Boullata JI, Carrera AL, Harvey L, Escuro AA, Hudson L, Mays A, et al. ASPEN safe practices for enteral nutrition therapy. JPEN J Parent Ent Nutr. 2017;41(1):15-103.
5. Carrion MI, Ayuso D, Marcos M, Paz Robles M, de la Cal MA, Alia I, et al. Accidental removal of endotracheal and nasogastric tubes and intravascular catheters. Crit Care Med. 2000;28(1):63-6.
6. Nascimento CC, Toffoletto MC, Goncalves LA, Freitas W, Padilha KG. Indicators of healthcare results: analysis of adverse events during hospital stays. Rev Latino-Am Enferm. 2008;16(4):746-51.
7. Gimenes FRE, Baracioli FFLR, Medeiros APd, Prado PRd, Koepp J, Pereira MCA, et al. Factors associated with mechanical device-related complications in tube fed patients: a multicenter prospective cohort study. PLOS ONE. 2020 19;15(11):e0241849.
8. ILSI Brasil. Indicadores de qualidade em terapia nutricional: 10 anos de IQTN no Brasil: resultados, desafios e propostas. 3. ed. São Paulo: ILSI Brasil; 2018. p. 264.
9. Pereira SRM, Coelho MJ, Mesquita AMFd, Teixeira AO, Graciano SA. Causas da retirada não planejada da sonda de alimentação em terapia intensiva. Acta Paul Enferm. 2013;26:338-44.
10. Butcher HK, Bulechek GM, Dotcherman JM, Wagner CM. NIC – classificação das intervenções de enfermagem. 7. ed. Rio de Janeiro: GEN Guanabara Koogan; 2020.
11. Never events report 2021. NHS (UK); 2020. Disponível em: england.nhs.uk/wp-content/uploads/2021/06/provisional-publication-ne-1-30-april-2021.pdf. Acesso em 21/6/2021.
12. Attanasio A, Bedin M, Stocco S, Negrin V, Biancon A, Cecchetto G, et al. Clinical outcomes and complications of enteral nutrition among older adults. Minerva Med. 2009;100(2):159-66.
13. Gimenes FRE, Pereira RA, Horak ACP, Oliveira CC, Reis AMM, Silva PCdS, et al. Medication incidents related to feeding tube: a cross-sectional study. Afr J Pharm Pharmacol. 2017;11(26):305-13.
14. Siddens ED, Al-Habbal Y, Bhandari M. Gastrointestinal obstruction secondary to enteral nutrition bezoar: A case report. World J Gastrointest Surg. 2020 27;12(8):369-76.
15. Degheili JA, Sebaaly MG, Hallal AH. Nasogastric tube feeding-induced esophageal bezoar: case description. Case Rep Med. 2017;2017:1365736.
16. Tawfic QA, Bhakta P, Date RR, Sharma PK. Esophageal bezoar formation due to solidification of enteral feed administered through a malpositioned nasogastric tube: case

report and review of the literature. Acta Anaesth Taiwan. 2012;50(4):188-90.

17. ISMP Brasil. Preparo e administração de medicamentos via sonda enteral ou ostomias. Disponível em: ismp-brasil.org/site/wp-content/uploads/2016/03/Boletim-sondas.pdf. [Acesso 2015 dez 3].
18. Macht M, Parfitt A, Wahidi MM. Aspiração aguda. London: BMJ Best Practice; 2018. Disponível em: https://bestpractice.bmj.com/topics/pt-br/528. [Acesso 2021 jun 15].
19. Beck-Schimmer B, Bonvini JM. Bronchoaspiration: incidence, consequences and management. Europ J Anaesthesiol. 2011;28(2):78-84.
20. Motta APG, Rigobello MCG, Silveira RCdCP, Gimenes FRE. Nasogastric/nasoenteric tube-related adverse events: an integrative review. Rev Latino-Am Enferm. 2021;29:e3400.
21. Haas LE, Tjan DH, van Zanten AR. 'Nutrothorax' due to misplacement of a nasogastric feeding tube. Neth J Med. 2006;64(10):385-6.
22. Leonard S, O'Connell S, O'Connor M. Complications of nasogastric tube placement – Don't blow it. Ir Med J. 2012;105(4):116-7.
23. Metheny NA, Krieger MM, Healey F, Meert KL. A review of guidelines to distinguish between gastric and pulmonary placement of nasogastric tubes. Heart & Lung. 2019;48(3):226-35.
24. Blumenstein I, Shastri YM, Stein J. Gastroenteric tube feeding: techniques, problems and solutions. World J Gastroenterol. 2014;20(26):8505-24.
25. WHO. Diarrhoeal disease Geneva: WHO; 2017. Disponível em: who.int/news-room/fact-sheets/detail/diarrhoeal-disease. Acessado em 21/6/2021.
26. Thorat JD, Wang E. Gastric acid burns because of a disconnected nasogastric tube. Can Med Assoc J. 2008;178(6):680.
27. Guenter P, Hicks RW, Simmons D. Enteral feeding misconnections: an update. Nutr Clin Pract. 2009;24(3):325-34.
28. Takeshita H, Yasuda T, Nakajima T, Mori S, Mogi K, Ohkawara H, et al. A death resulting from inadvertent intravenous infusion of enteral feed. Int J Legal Med. 2002;116(1):36-8.
29. Roberts TCN, Swart M. Enteral drugs given through a central venous catheter. Anaesthesia. 2007;62(6):624-6.
30. Millin CJ, Brooks M. Reduce – and report – enteral feeding tube misconnections. Nursing. 2010;40(Suppl 11.):59-60 .
31. International Organization Standardization. TJC: plan and prepare for the transition to new tubing connectors to minimize the risk of dangerous misconnections, clinician frustration. ED Manag. 2014;26(12):Suppl 1-3.
32. Bozzetti V, Barzaghi M, Ventura ML, Tagliabue PE. Impact of a dedicated enteral feeding system in an Italian NICU. JPEN J Parent Ent Nut.r 2014;38(0148-6071):510-2.
33. Guenter P, Hicks Rw, Simmons D. Enteral feeding misconnections: an update. Nutr Clin Pract. 2009;24(0884-5336):325.
34. Guenter P, Lyman B. ENFit enteral nutrition connectors. Nutr Clin Pract. 2016(1941-2452):769-72.
35. Asti E, Sironi AC, Milito P, Bonavina G, Bonitta G, Bonavina L. Prevalence and risk factors of nasal pressure ulcers related to nasogastric intubation: an observational study. Europ Surg. 2017;49:171-4.
36. Shapira-Galitz Y, Karp G, Cohen O, Halperin D, Lahav Y, Adi N. Evaluation and predictors for nasogastric tube associated pressure ulcers in critically ill patients. Isr Med Ass J. 2018;20(12):731-6.
37. Prabhakaran S, Doraiswamy VA, Nagaraja V, Cipolla J, Ofurum U, Evans DC, et al. Nasoenteric tube complications. Scand J Surg. 2012;101(3):147-55.
38. Powers J, Brown B, Lyman B, Escuro AA, Linford L, Gorsuch K, et al. Development of a competency model for placement and verification of nasogastric and nasoenteric feeding tubes for adult hospitalized patients. Nutr Clin Pract. 2021;36(3):517-33.
39. Bodoky G, Kent-Smith L. Basics in clinical nutrition: complications of enteral nutrition. Europ e-J Clin Nutr Metab. 2009;4(5):e209-e11.

8 Indicações, resultados e vias de acesso alternativas da gastrostomia endoscópica percutânea para terapia nutricional

Diego Laurentino Lima
Raquel Nogueira C. L. Lima
Luiz Eduardo Correia Miranda

RESUMO

A gastrostomia é um método estabelecido para manter a nutrição enteral quando o paciente apresenta dificuldade para deglutir e um tratamento de longa duração é contemplado. A gastrostomia pode ser feita por procedimento cirúrgico (laporotômico ou laparoscópico) ou mediante endoscopia, a gastrostomia percutânea endoscópica. Os métodos cirúrgicos de colocação de gastrostomia através de laparotomia não são desprovidos de complicações como infecção de ferida e deiscência, que são atenuadas pela via endoscópica.

▶ INTRODUÇÃO

Gauderer et al., em 1980, descreveram uma nova técnica endoscópica realizada em 12 crianças e 19 adultos na tentativa de diminuir complicações inerentes ao procedimento. Dentre suas vantagens: a possível realização do procedimento sem anestesia geral, em pacientes com deformidades musculoesqueléticas, com mínimo desconforto no pós-operatório e ausência de íleo, sendo o paciente observado por 24 horas antes de iniciar a alimentação pela sonda.

Em 1999, cerca de 200.000 gastrostomias endoscópicas percutâneas (GEP) foram realizadas nos Estados Unidos, constituindo-se na segunda maior indicação de endoscopia digestiva alta em pacientes hospitalizados. Inúmeras adaptações da técnica original foram realizadas e mais de 700 artigos podiam ser encontrados até o fim do século XX no PubMed/Medline.

▶ INDICAÇÕES

Pacientes com *status* nutricional adequado podem tolerar até 10 dias de jejum parcial com oferta de fluidos intravenosos antes que uma espoliação proteica grave ocorra. A sonda nasoentérica (nasogástrica, nasoduodenal ou nasojejunal) é usada para nutrição enteral por menos de 30 dias de duração. A gastrostomia endoscópica é considerada em pacientes que estejam sob risco moderado a grave de desnutrição e que já estejam recebendo alimentação por sonda nasoentérica por 2 a 3 semanas. Os pacientes necessitam ter o trato digestivo funcionante, todavia sendo incapazes de se alimentarem por via oral. Os pacientes com eventual contraindicação para o procedimento ou com impossibilidade de concluir o procedimento endoscópico podem ser submetidos a gastrostomia cirúrgica por laparotomia ou técnica minimamente invasiva.

Enfermidades de base atualmente aceitas

- Neoplasia:
  - Câncer de cabeça e pescoço.
  - Câncer de faringe.
  - Carcinoma esofágico.
  - Câncer com obstrução intestinal funcional (GEP descompressiva).
- Doenças neurodegenerativas com disfagia avançada:
  - Acidente vascular encefálico.
  - Lesão cerebral por vários motivos (paralisia cerebral, trauma, estado vegetativo).
  - Esclerose lateral amiotrófica (ELA).
  - Esclerose múltipla.

Contraindicações principais

- Distúrbios da coagulação.
- Instabilidade hemodinâmica ou sepse.
- Gastrectomia total.
- Gastroparesia grave.
- Ascite de moderado ou grande volume.
- Carcinomatose peritoneal.
- Paciente em fase terminal de doença incurável.
- Características anatômicas que impeçam a realização da técnica.
- Celulite de parede abdominal anterior.
- Ausência de consentimento do paciente ou de seus responsáveis.
- Demência.
- Hipoalbuminemia grave.

Por muitos anos, a demência, inclusive por moléstia de Alzheimer, foi indicação clássica da colocação da gastrostomia endoscópica. Entretanto, vários estudos não trouxeram evidência de benefício e mostraram prognóstico desfavorável para os pacientes e hoje ela é contraindicação formal da colocação da GEP.

Contraindicações relativas

- Gestação avançada.
- Varizes abdominais causadas por hipertensão portal.
- Hérnia incisional ou ventral primária.
- Condições socioeducacionais insuficientes para os cuidados adequados.
- Neoplasia maligna orofaríngea ou esofágica não obstrutivas.
- Hepatomegalia.
- Esplenomegalia.
- Diálise peritoneal.

▶ VIAS DE ACESSO PARA A GASTROSTOMIA

Os defensores da técnica laparoscópica advogam que a laparoscopia traria menos complicações e o cirurgião conseguiria visualizar melhor a anatomia abdominal, fazendo a fixação do estomago à parede abdominal de forma mais efetiva e segura. Entretanto, a necessidade de anestesia geral, a tolerância nem sempre satisfatória do paciente à insuflação da cavidade abdominal com CO_2 e o elevado custo são desvantagens. A laparoscopia acaba sendo usada nos pacientes que não podem ser submetidos à endoscopia digestiva alta, por problemas anatômicos, por exemplo.

▶ TÉCNICA DA GASTROSTOMIA ENDOSCÓPICA PERCUTÂNEA

O procedimento pode ser realizado em bloco cirúrgico ou em sala de endoscopia que atenda às exigências previstas na legislação brasileira e o paciente é mantido sob sedação venosa e anestesia local no ponto de punção abdominal. Deve-se monitorizar a oximetria de pulso, frequência e ritmo cardíaco e pressão arterial e prescrever uma dose endovenosa de antibiótico profilaticamente antes do início do procedimento, normalmente cefalosporina de primeira geração. O profissional deve levar em consideração se o paciente já não está fazendo uso de outro antibiótico, dispensando o profilático. Um jejum prévio por 8 horas é determinado.

Técnica por tração

É de longe a mais comum. Mediante observação e controle endoscópico, uma punção é feita até o estômago através da parede abdominal usando uma agulha longa e calibrosa (Figura 1), comumente das utilizadas para cateterismo venoso tipo abocath número 16. Por essa agulha é passado um longo fio-guia, que é capturado pelo endoscopista e exteriorizado junto com o aparelho pela boca do paciente. A esse guia é atada a sonda de gastrostomia. O profissional traciona o fio-guia pela parede abdominal, conduzindo suavemente a sonda desde a boca até o estômago, e exteriorizando-a pela parede abdominal. Um dispositivo de silicone em forma de disco embutido próximo à extremidade final da sonda impede que ela seja excessivamente tracionada para fora do estômago (Figuras 2 e 3). Um contradisco de silicone é colocado externamente sobre a porção exteriorizada da sonda, mantendo a sonda fixa e ancorada à parede abdominal (Figura 4), com o estômago justaposto à parede abdominal interna. Cria-se, assim, uma comunicação protegida e duradoura entre o estômago e o meio externo. Essa comunicação é composta por um orifício interno (gástrico), um trajeto através da parede abdominal e um orifício externo (cutâneo), garantidos pela presença da sonda através do pertuito (Figura 4).

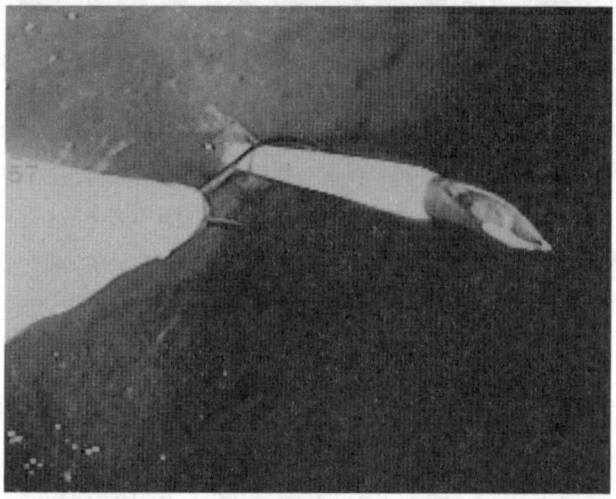

FIGURA 1 Punção no estômago através da parede abdominal usando uma agulha longa e calibrosa.

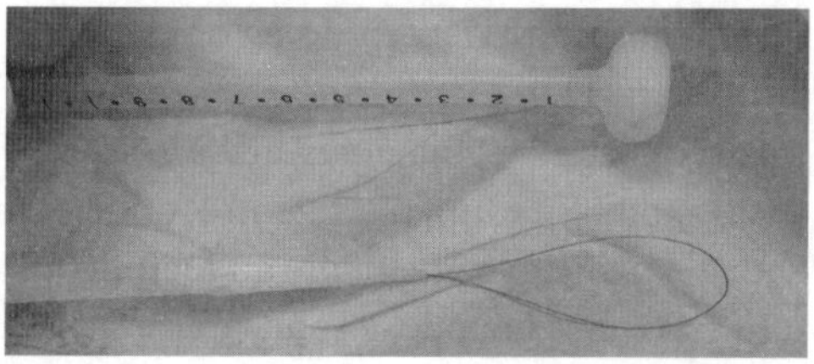

FIGURA 2 As duas extremidades da sonda da gastrostomia endoscópica. Na parte superior está o aparato de fixação interna que mantém o estômago junto à parede do estomago. Na parte inferior está a alça que é atada ao fio-guia.

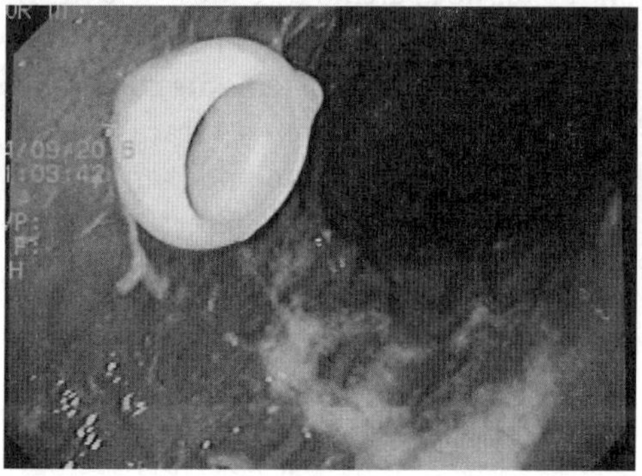

FIGURA 3 Visão da endoscopia. Visualizamos o aparato interno de silicone, o qual impede e exteriorização completa da sonda. Assim, o estômago fica junto à parede abdominal anterior.

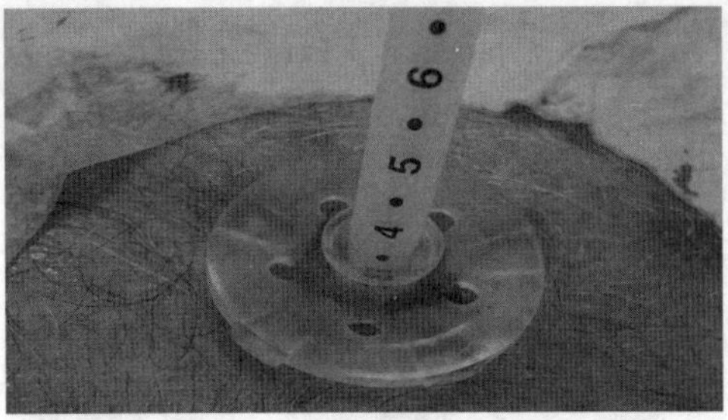

FIGURA 4 Aparato externo de fixação da gastrostomia.

Por pulsão

O estômago é distendido com ar mediante endoscopia, aproximando-o da parede abdominal anterior e, a seguir, puncionado percutaneamente com agulha mais fina. Por essa agulha é introduzido um fio-guia curto que é capturado dentro do estômago pelo endoscopista, e mantido tensionado nessa posição. Pelo fio-guia é passada a sonda de gastrostomia, de fora para dentro, onde é fixada de maneira semelhante ao método anterior. Por esse método, a sonda é empurrada para o interior do estômago, ao invés de ser puxada para o exterior.

Qualquer que seja o método empregado, o ponto de punção da parede abdominal é escolhido observando-se a região do abdome onde a luz do aparelho de endoscopia no interior do estômago pode ser percebida. Para ambos os métodos existem kits comerciais mais ou menos completos. Graças a esses recursos, o procedimento pode ser feito em poucos minutos e com segurança.

▶ INTRODUÇÃO DA DIETA

A alimentação pelo tubo pode ser parcialmente iniciada 6 horas depois do procedimento (soro glicosado e/ou eletrólitos) e depois de 24 horas os pacientes recebem uma dieta líquida. A equipe de cirurgia deve acompanhar os pacientes para diagnosticar eventuais disfunções ou complicações. Cuidadores ou familiares devem ser instruídos e capacitados sobre como manusear a gastrostomia e a respectiva dieta, com acesso a ajuda e orientação em caso de dúvidas ou complicações.

Complicações maiores

- Sangramento da ferida operatória ou do estômago.
- Pneumonia aspirativa.
- Fasciíte necrotizante.
- Perfuração ou obstrução intestinal.
- Síndrome de afundamento (sepultamento do aparato interno da sonda).
- Abscesso da parede abdominal.
- Peritonite causada por descolamento precoce do estômago com consequente vazamento de conteúdo gástrico para a cavidade.

Complicações menores

- Infecção de ferida.
- Afrouxamento do aparato de fixação externa.
- Pneumoperitôneo.
- Granuloma de corpo estranho ao redor do orifício cutâneo.
- Persistência da fístula gástrica após a retirada da sonda de gastrostomia.
- Dermatite ao redor do orifício cutâneo.
- Retirada inadvertida da sonda de gastrostomia.

A síndrome do sepultamento do aparato interno ocorre na falta do afrouxamento do aparato externo da gastrostomia. Esse aparato deve ser afrouxado após os primeiros dias pós-operatórios. Manter esse aparato apertado permite que o aparato interno seja lentamente expulso do interior do estomago, o que causa a cicatrização do orifício gástrico e a perda do lúmen.

▶ O USO DA SONDA DE GASTROSTOMIA

A sonda deve ser usada para a administração da dieta liquida enteral, administração de medicações e hidratação do paciente. A sonda deve ser lavada com água sempre após seu uso para evitar a sua obstrução por restos de alimentos ou de medicações. Uma sonda bem cuidada tem um tempo de vida útil de cerca de um ano. Esse tempo varia de acordo com os cuidados diários com a sonda. A troca da sonda pode ser feita sem a necessidade de uma nova endoscopia, pois o trajeto fistuloso já está estabelecido.

▶ MORTALIDADE PRECOCE APÓS COLOCAÇÃO DA GASTROSTOMIA PERCUTÂNEA

Embora a realização da GEP seja segura e rápida, sendo observada com muita frequência no mundo inteiro, ela não é livre de complicações e é associada com uma taxa de mortalidade em 30 dias que varia entre 1,2 e 32,5%. Essa taxa de mortalidade aumenta quando avaliamos pacientes hospitalizados ou com demência. Assim, é necessário o critério de seleção melhor e mais objetivo para evitar indicações fúteis do procedimento. Muitos autores identificaram fatores de risco associados com mortalidade precoce: hipoalbuminemia, proteína C-reativa, anemia, internamento em UTI antes do procedimento e hipernatremia, dentre outros.

▶ ASPECTOS ÉTICOS DA GASTROSTOMIA

Há questões bioéticas envolvidas especialmente na indicação do procedimento. Basicamente essas questões se colocam no dilema entre oferecer suporte nutricional a um paciente em sofrimento extremo, como idosos com grave sequelas e com demência avançada, e consequentemente prolongar uma existência de dor e sofrimento, ou deixar que a natureza siga o seu caminho natural sem interferir para prolongar a dolorosa existência de um ser humano em idade avançada.

A Sociedade Europeia de Nutrição Clínica e Metabolismo (ESPEN) publicou em sua última diretriz que que a indicação para a colocação da gastrostomia endoscópica não pode ser uma medida terminal em pacientes com baixa expectativa de vida ou demência avançada. A Sociedade Europeia de Endoscopia Gastrointestinal (ESGE) também recomenda a não realização da GEP em pacientes com uma expectativa de vida inferior a 30 dias. Além disso, as diretrizes de 2021 da ESGE também recomendam a realização precoce da gastrostomia endoscópica em pacientes com doença degenerativa e em pacientes com alguns tipos de neoplasias se os pacientes estiverem apresentando perda de peso apesar da nutrição oral.

É de extrema importância selecionar adequadamente os pacientes para a realização do procedimento. Realizar o procedimento quando o paciente já está desnutrido e sofrendo de uma doença avançada pode contribuir para a mortalidade precoce do paciente.

▶ QUAL O MELHOR MOMENTO PARA A COLOCAÇÃO DA GASTROSTOMIA ENDOSCÓPICA?

Talvez o erro não esteja na indicação ou não da colocação da GEP. Estudos têm mostrado que talvez o que esteja errado seja o momento no qual é proposta sua colocação. A gastrostomia faz parte do arsenal terapêutico em doenças neurogenerativas como a esclerose lateral amiotrófica. Esses pacientes apresentam perda de peso mesmo sem ter desenvolvido sinais de disfagia. A literatura mostra que os pacientes com ELA têm uma sobrevida melhor quando a nutrição enteral foi iniciada antes do início da perda de peso. Obviamente, a nutrição não será responsável por curar o paciente da doença, mas sim por fornecer uma melhor qualidade de vida e aumento da sobrevida.

O mesmo pode ser pensado para pacientes com demência. A literatura mostra que a colocação da GEP não traz benefícios para pacientes com demência avançada. Entretanto, em pacientes com demência em estágio inicial, a nutrição enteral por gastrostomia pode preservar sua qualidade de vida por mais tempo. Assim como ocorre na ELA, a gastrostomia não vai impedir o desenvolvimento da demência, mas pode proporcionar uma melhor qualidade de vida para o paciente.

▶ CONCLUSÃO

A gastrostomia endoscópica percutânea é técnica descrita há mais de 40 anos e nesse período ganhou ampla aceitação em razão de sua simplicidade, custos, efetividade e segurança. Nos últimos anos a sua indicação vem sendo questionada em situações nas quais foram classicamente indicadas, especialmente em doentes com demência avançada. Estudos futuros esclarecerão o momento oportuno para indicá-la em pacientes com demência e indicarão fatores de risco para morbimortalidade associada a ela, permitindo o aprimoramento das indicações clínicas e pacificando as questões éticas ainda não resolvidas.

REFERÊNCIAS

1. Cunha F. Gastrostomy: Its inception and evolution. The American Journal of Surgery. 1946 Oct 1;72(4):610-34.
2. Gallagher MW, Tyson KR, Ashcraft KW. Gastrostomy in pediatric patients: an analysis of complications and techniques. Surgery. 1973 Oct;74(4):536-9.
3. Gauderer MW, Ponsky JL, Izant RJ. Gastrostomy without laparotomy: a percutaneous endoscopic technique. J Pediatr Surg. 1980 Dec;15(6):872-5.
4. Gauderer M. Twenty years of percutaneous endoscopic gastrostomy: origin and evolution of a concept and its expanded applications. Gastrointest Endosc. 1999 Dec;50(6):879-83.
5. Edmonson JM. History of the instruments for gastrointestinal endoscopy. Gastrointest Endosc. 1991 Apr;37(2 Suppl):S27-56.
6. Lee C, Im JP, Kim JW, Kim S-E, Ryu DY, Cha JM, et al. Risk factors for complications and mortality of percutaneous endoscopic gastrostomy: a multicenter, retrospective study. Surg Endosc. 2013 Oct;27(10):3806-15.
7. Löser C, Aschl G, Hébuterne X, Mathus-Vliegen EMH, Muscaritoli M, Niv Y, et al. ESPEN guidelines on artificial enteral nutrition – percutaneous endoscopic gastrostomy (PEG). Clin Nutr. 2005 Oct;24(5):848-61.
8. Arvanitakis M, Gkolfakis P, Despott EJ, Ballarin A, Beyna T, Boeykens K, et al. Endoscopic management of enteral tubes in adult patients – Part 1: Definitions and indications. European Society of Gastrointestinal Endoscopy (ESGE) Guideline. Endoscopy. 2021 Jan;53(1):81-92.
9. Suzuki Y, Tamez S, Murakami A, Taira A, Mizuhara A, Horiuchi A, et al. Survival of geriatric patients after percutaneous endoscopic gastrostomy in Japan. World J Gastroenterol. 2010 Oct 28;16(40):5084-91.
10. Light VL, Slezak FA, Porter JA, Gerson LW, McCord G. Predictive factors for early mortality after percutaneous endoscopic gastrostomy. Gastrointest Endosc. 1995 Oct;42(4):330-5.
11. Miranda LE, Penha MRC da, Miranda ACG, Lima DL, Costa MWF, Amorim A de O. Risk factors associated with early mortality after percutaneous endoscopic gastrostomy in patients at a tertiary care center in Brazil: a retrospective single-center survival study. Arq Gastroenterol. 2019 Dec;56(4):412-8.
12. Oh DJ, Kim B, Lee JK, Kang HW, Kim JH, Lim YJ, et al. Can percutaneous endoscopic gastrostomy be carried out safely in the elderly? Geriatr Gerontol Int. 2016 Apr;16(4):481-5.
13. Callahan CM, Haag KM, Weinberger M, Tierney WM, Buchanan NN, Stump TE, et al. Outcomes of percutaneous endoscopic gastrostomy among older adults in a community setting. J Am Geriatr Soc. 2000 Sep;48(9):1048-54.
14. Barbosa M, Magalhaes J, Marinho C, Cotter J. Predictive factors of early mortality after percutaneous endoscopic gastrostomy placement: The importance of C-reactive protein. Clin Nutr ESPEN. 2016 Aug;14:19-23.
15. Zettervall SL, Holzmacher JL, Radomski M, Skancke M, Shafa J, Amdur R, et al. Comparison of complications following laparoscopic and endoscopic gastrostomy placements. J Gastrointest Surg. 2017 Sep;21(9):1396-403.
16. Dietrich CG, Schoppmeyer K. Percutaneous endoscopic gastrostomy – Too often? Too late? Who are the right patients for gastrostomy? World J Gastroenterol. 2020 May 28;26(20):2464-71.
17. Rahnemai-Azar AA, Rahnemaiazar AA, Naghshizadian R, Kurtz A, Farkas DT. Percutaneous endoscopic gastrostomy: indications, technique, complications and management. World J Gastroenterol. 2014 Jun 28;20(24):7739-51.

9 Utilização da ultrassonografia e da fluoroscopia no cateterismo venoso central

Marcelo Kalil Di Santo
Mariana Yumi Miyaoka

RESUMO

O cateterismo ou acesso venoso central (CVC) é definido como o implante de um cateter em um grande vaso venoso, procedimento indicado para a administração de nutrição parenteral, antibióticos, quimioterápicos, derivados de sangue, medicamentos, coleta laboratorial, além de plasmaférese e hemodiálise, podendo ser considerado em crianças e adultos em tratamento durante a internação hospitalar. A agulha do ultrassom (US), uma das ferramentas auxiliares para a inserção venosa, pode ser visualizada dinamicamente com o uso das abordagens de US "no plano" (ao longo do eixo do vaso) ou "fora-do-plano" (perpendicular à agulha, correspondendo ao eixo curto do vaso). Também a fluroscopia possui diversas aplicações em CVC, ao lado de riscos de efeitos biológicos da radiação.

▸ ASPECTOS HISTÓRICOS

Ian Donald, em 1956, introduziu o ultrassom (US) no diagnóstico e na medicina, utilizando o modo A unidimensional (modo de amplitude) para medir o diâmetro parietal da cabeça fetal. O uso comercial de aparelhos de US data de 1963 – desenvolvimento dos aparelhos modo B ("modo brilho") –, permitindo ao examinador visualizar a imagem em sua forma bidimensional. Em meados dos anos 70, a escala de cinza foi introduzida, levando à introdução dos *scanners* de US em tempo real. Uma década depois, o efeito Doppler serviu de base para desenvolver o equipamento que possibilitou a visualização da circulação sanguínea, o US Doppler colorido.[1,2]

Wilhelm Röntgen, em 1895, descobriu os raios X (RX), registrando a primeira radiografia: a imagem da mão e o anel de casamento de sua esposa – "*hand-mit ringen*", dando início ao desenvolvimento dos primeiros fluoroscópios meses após, uma fase de euforia e de desconhecimento dos riscos envolvidos.[3] A invenção do intensificador de RX e da câmera de televisão na década de 50 aprimorou a tecnologia da fluoroscopia, permitindo a visualização da imagem no monitor em uma sala longe do risco de exposição à radiação.[3,4]

Sir Christopher Wren, em 1656, foi o pioneiro na infusão de solução endovenosa em cães, utilizando uma pena de ganso conectada a uma bexiga suína.[5] Blundell, em 1818, realizou a primeira transfusão sanguínea entre humanos.[6] Werner Theodor Otto Forssmann, em 1929, descreveu na literatura o cateter venoso central de inserção periférica (*peripherally inserted central cateter* – PICC), ao inserir uma cânula em sua própria veia antecubital e introduzir um cateter até o átrio direito, sendo confirmada a localização anatômica por imagem radiográfica.[7] Aubaniac, cirurgião militar francês, em 1952, descreveu o acesso por punção da veia subclávia para reposição rápida de fluidos nos pacientes em choque hipovolêmico.[8]

▶ INTRODUÇÃO

O cateterismo ou acesso venoso central (CVC) é definido como o implante de um cateter em um grande vaso venoso: a veia cava superior, inferior, veias braquiocefálicas, jugulares internas, subclávias, ilíacas e femorais comuns,[9] permitindo acesso venoso confiável para a administração de nutrição parenteral, antibióticos, quimioterápicos, derivados de sangue, medicamentos, coleta laboratorial, além de plasmaférese e hemodiálise. O sucesso do procedimento depende da anatomia do paciente, comorbidades existentes, habilidade e experiência do médico que o executa,[10,11] podendo ser considerado em crianças e adultos em tratamento durante a internação hospitalar. Perdas frequentes do acesso venoso periférico (indicado para infusão única ou a curto prazo – até 72 horas), esgotamento venoso, necessidade de infusões a longo prazo, dor e sofrimento vivenciados pelos pacientes como consequência das repetidas punções, serviram de impulso à indústria para o avanço da tecnologia, resultando na melhoria dos equipamentos de imagem e desenvolvimento de modernos dispositivos intravenosos.

Universalização da técnica

O consumo de dispositivos de CVC excede 7 milhões de unidades por ano nos EUA e 10 milhões em todo o mundo. Devido ao aumento de sua popularidade, facilidade de inserção, reduzidos índices de complicações relacionadas à inserção, custo reduzido e ao implante realizado por equipes de acesso vascular, os PICCs compreendem quase metade de todos os CVCs usados atualmente nos EUA.[25]

A ultrassonografia coadjuvante

O US para o CVC está na prática clínica há mais de 30 anos e tem sido cada vez mais utilizado para visualização do vaso-alvo (Figuras 1 e 2), com aumento significativo da segurança e eficiência na primeira punção, quando comparado ao acesso realizado somente pelo uso de referências anatômicas,[12-14] sendo também considerado ferramenta essencial na escolha da veia na extremidade superior para o posicionamento do PICC (Figura 3).

Na atualidade, deve-se evitar ao máximo realizar qualquer tipo de acesso vascular sem utilizar esta indispensável ferramenta. Elevado nível de evidência demonstra que a punção venosa guiada por US em tempo real é associada a menor incidência de complicações imediatas, acesso vascular mais rápido, maiores taxas de sucesso e redução dos custos.[12,15-24] Deve ser utilizada rotineiramente em pacientes adultos e pediátricos – nível de evidência A –,[27] sendo exceção não a utilizar, somente na indisponibilidade do equipamento associada à urgência na realização do procedimento.

Classificação das cânulas

Os cateteres venosos centrais podem ser divididos em 5 tipos (Tabelas 1 e 2): não tunelizados, PICC, tunelizados com manguito subcutâneo (*cuff*), totalmente implantáveis e para aférese/diálise. O guia de adequação de Michigan para cateteres intravenosos (MAGIC), derivado de estudos multicêntricos e randomizados, é utilizado em nossa prática clínica diária.[25] Foi estabelecido por diretrizes para orientar a indicação dos dispositivos que serão implantados com o uso da US e/ou fluoroscopia.

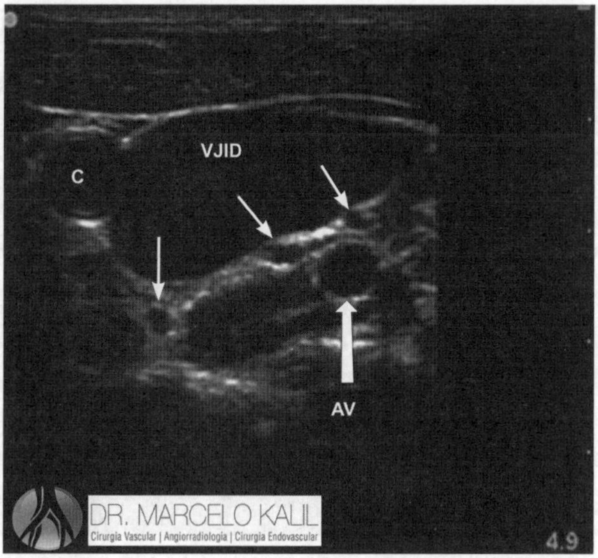

FIGURA 1 Ultrassonografia (US) modo B, em eixo fora do plano dos vasos da região cervical direita. A artéria carótida (C) e a veia jugular interna direita (VJID) ficam lado a lado. A artéria atrás da VJID, a artéria vertebral (AV – um ramo principal da artéria subclávia), é claramente vulnerável se a veia for transfixada pela agulha na punção em eixo fora do plano. A US de alta resolução e a visualização precisa da agulha permitem que tais estruturas colaterais sejam identificadas e evitadas durante a punção. Fonte: acervo de imagens do autor: Dr. Marcelo Kalil – Cirurgia Vascular/Angiorradiologia/Cirurgia Endovascular.

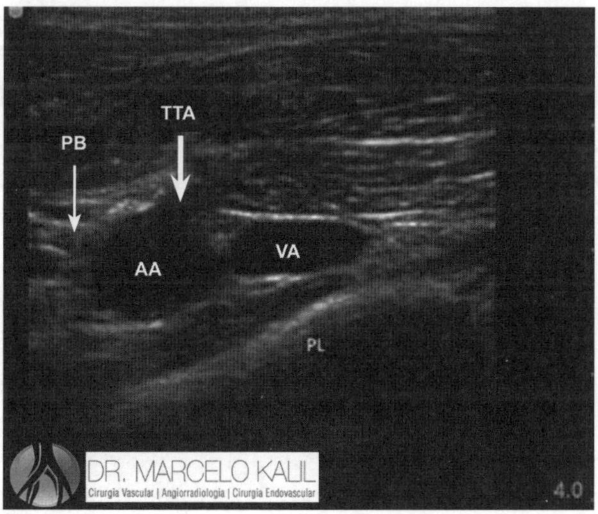

FIGURA 2 Ultrassonografia (US) modo B, em eixo fora do plano dos vasos axilares infraclaviculares, visto do lado direito do paciente. A profundidade de campo é de 4,0 cm. A veia axilar (VA) encontra-se próxima à artéria axilar (AA) com a parede torácica e a pleura (PL) abaixo. É evidenciado um ramo significativo da artéria axilar, o tronco toracocromial (TTA), que se ramifica com ramos anteriores cruzando sobre a veia. O plexo braquial (PB) está tipicamente em estreita proximidade à artéria. A US de alta resolução e a visualização precisa da agulha permitem que tais estruturas colaterais sejam identificadas e evitadas durante a punção. Fonte: acervo de imagens do autor: Dr. Marcelo Kalil – Cirurgia Vascular/Angiorradiologia/Cirurgia Endovascular.

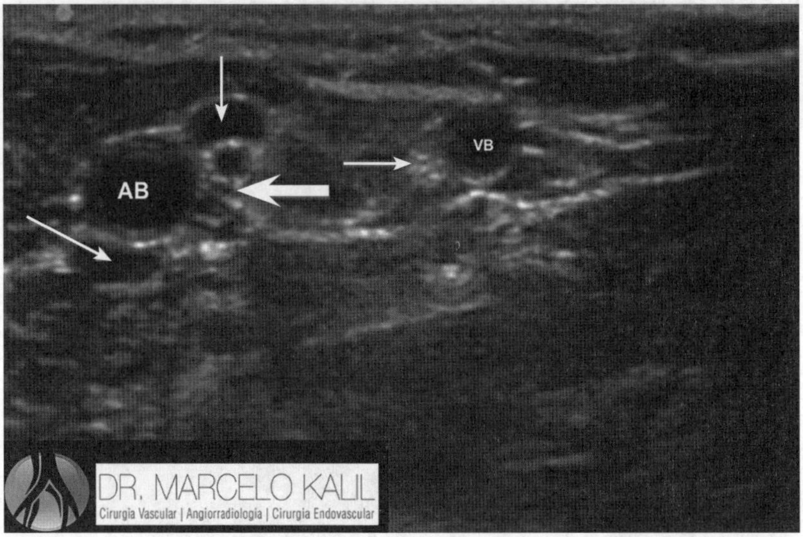

FIGURA 3 Ultrassonografia (US) modo B, em eixo fora do plano da região medial do braço direito (meio do caminho entre a flexão do cotovelo e a axila). A profundidade de campo é de 2,7 cm. A artéria braquial (AB) é acompanhada por 2 veias basílicas parcialmente comprimidas (veias comitentes, seta pequena) e um plexo nervoso (seta grande). A veia basílica geralmente é acompanhada pelos nervos cutâneos mediais do antebraço (seta média). A US de alta resolução e a visualização precisa da agulha permitem que tais estruturas colaterais sejam identificadas e evitadas durante a punção. Fonte: acervo de imagens do autor: Dr. Marcelo Kalil – Cirurgia Vascular/Angiorradiologia/Cirurgia Endovascular.

TABELA 1

Tipos de cateteres venosos centrais	Indicações	Contraindicações
Temporários – curta permanência (não tunelizados – inserção direta): ▪ Único lúmen ▪ Duplo lúmen ▪ Triplo lúmen	▪ Duração da terapia até 14 dias ▪ Pacientes em instabilidade hemodinâmica ▪ Acesso venoso em caráter de urgência/emergência ▪ Grandes infusões de fluidos e ressuscitação volêmica ▪ Administração de sangue ou hemoderivados ▪ Monitorização da pressão venosa central	▪ Duração da terapia superior a 14 dias

(continuação)

TABELA 1 (*continuação*)

Tipos de cateteres venosos centrais	Indicações	Contraindicações
Cateter venoso central de inserção periférica (PICC) – inserção direta: ▪ Único lúmen ▪ Duplo lúmen ▪ Triplo lúmen	▪ Duração da terapia superior a 14 dias ▪ Pacientes em estabilidade hemodinâmica e necessidade de terapia intravenosa com soluções periféricas incompatíveis ▪ Infusão de vesicantes, irritantes, nutrição parenteral, agentes quimioterápicos ou não perifericamente compatíveis independentemente da duração ▪ Quimioterapia cíclica com câncer ativo e tratamento superior a 3 meses ▪ Grandes queimados ▪ Pacientes em tratamento paliativo ou psiquiátricos e necessidade de terapia intravenosa	▪ Trombose venosa profunda bilateral em membros superiores ▪ Tromboflebite da veia escolhida para o acesso ▪ Pacientes dialíticos ou pré-dialíticos (insuficiência renal estágio 3b ou maior)
Definitivos ou de longa permanência semi--implantáveis (tunelizados – inserção cirúrgica): ▪ Único lúmen ▪ Duplo lúmen	▪ Duração da terapia superior a 31 dias ▪ Infusão de vesicantes, irritantes, nutrição parenteral ou agentes quimioterápicos independentemente da duração ▪ Internações frequentes, superiores a 6 vezes ao ano e duração prevista da terapia por mais de 15 dias	▪ Necessidade de uso do cateter com intervalos maiores de tempo ▪ Considerar cateter totalmente implantável se o uso for menos frequente
Totalmente implantáveis/ Port-o-cath (inserção cirúrgica): ▪ Reservatório único ▪ Reservatório duplo	▪ Duração da terapia superior a 6 meses ▪ Infusão intermitente ou cíclica (pouco frequente) superior a 6 meses	▪ Quanto o acesso venoso é regularmente necessário (as punções frequentes com agulha podem ser desconfortáveis para o paciente)
Cateteres para aférese/ hemodiálise temporários – curta permanência (não tunelizados: ▪ Duplo lúmen para hemodiálise ▪ Triplo lúmen para hemodiálise Definitivos ou de longa permanência (tunelizados): ▪ Duplo lúmen para aférese e/ ou hemodiálise	▪ Para curta ou longa permanência quando há indicação de aférese ou diálise	▪ Quando estes procedimentos não estão indicados, utilizar cateteres não tunelizados ou tunelizados de lúmen menor

Adaptada de Chopra V, et al.[25]

TABELA 2

Tipos de cateteres venosos centrais	Vantagens	Desvantagens
Temporários – curta permanência (não tunelizados – inserção direta): ▪ Único lúmen ▪ Duplo lúmen ▪ Triplo lúmen	▪ Escolha do local de inserção ▪ Fácil de inserir e remover ▪ Múltiplos lúmens disponíveis ▪ CVC revestidos com antimicrobianos são indicados para pacientes críticos com redução do risco de infecção em aproximadamente 40%	▪ Uso por curto período
Cateter venoso central de inserção periférica (PICC) – inserção direta: ▪ Único lúmen ▪ Duplo lúmen ▪ Triplo lúmen	▪ Fácil de inserir e remover ▪ Inserção do cateter sob anestesia local ▪ Redução do desconforto do paciente (em comparação a outros CVC, além de evitar múltiplas punções venosas periféricas) ▪ Possibilidade de ser inserido à beira do leito ▪ Uso por período prolongado ▪ Menores taxas de infecção que os cateteres não tunelizados ▪ Preservação do sistema venoso periférico ▪ Possível indicação de terapia domiciliar ▪ Não necessita de correção de coagulopatia antes da implantação/remoção	▪ Rede vascular íntegra e calibrosa ▪ Treinamento especial para inserção e manutenção ▪ Monitorização rigorosa ▪ Necessidade de RX de tórax, fluoroscopia ou tecnologia eletromagnética para localização da ponta do cateter ▪ Aumento da taxa de trombose venosa no membro escolhido ▪ Inadequado para situações de urgência/emergência
Definitivos ou de longa permanência semi-implantáveis (tunelizados – inserção cirúrgica): ▪ Único lúmen ▪ Duplo lúmen	▪ Menor incidência de infecção que os não tunelizados ▪ Uso por período prolongado	▪ Inserção e remoção cirúrgicas
Totalmente implantáveis/ Port-o-cath (inserção cirúrgica): ▪ Reservatório único ▪ Reservatório duplo	▪ Uso por longos períodos ▪ Ausência de cateter externo – melhoria estética ▪ Paciente pode nadar e tomar banho normalmente ▪ Pouca manutenção ▪ Menores taxas de infecção que cateteres tunelizados	▪ Inserção e remoção cirúrgicas ▪ Não ideal para punções frequentes ▪ Punção com agulha para uso ▪ Risco de desconexão entre os componentes reservatório (port) e o cateter

(continuação)

TABELA 2 (*continuação*)

Tipos de cateteres venosos centrais	Vantagens	Desvantagens
Cateteres para aférese/ hemodiálise temporários – curta permanência (não tunelizados: ▪ Duplo lúmen para hemodiálise ▪ Triplo lúmen para hemodiálise **Definitivos ou de longa permanência (tunelizados):** ▪ Duplo lúmen para aférese e/ ou hemodiálise	▪ Altas taxas de fluxo sanguíneo ▪ Fácil de inserir e remover ▪ Tunelizados apresentam menores taxas de infecção que os cateteres não tunelizados ▪ Mais confortável para pacientes com esgotamento venoso periférico, necessidade de coleta frequente e transplante	▪ Elevado diâmetro ▪ Requer preenchimento dos lúmens com solução concentrada de heparina de acordo com cada fabricante ▪ Uso por curto período dos cateteres não tunelizados ▪ Inserção e remoção cirúrgicas dos cateteres tunelizados

Adaptada de Chopra V, et al.[25]

▶ EQUIPAMENTO E TÉCNICA DE UTILIZAÇÃO DA ULTRASSONOGRAFIA

A US atual utiliza um "cristal" (quartzo ou material elétrico composto) que transmite e recebe o som. O modo padrão indicado para o CVC é o modo B (bidimensional ou em escala de cinza), não sendo necessário utilizar o efeito Doppler – nível de evidência B.[27] A matriz de cristais (geralmente 128 ou mais) na face do transdutor produz uma linha de varredura que é atualizada muitas vezes por segundo e produz a imagem em movimento na tela.[26] O fluido (por exemplo, sangue) é completamente anecoico e aparece em cor preta nas imagens de US, tornando-o particularmente útil para diferenciar áreas císticas ou vasculares de estruturas sólidas.[26]

Há diversos aparelhos e fabricantes de US no mundo, disponíveis no Brasil. O preferido em nosso serviço é o sistema de US Site Rite® 8 (Bard® Access Systems, Salt Lake City, UT, EUA), portátil, intuitivo e projetado para simplificar a colocação de dispositivos vasculares. Inclui recursos como tela com tecnologia *touch screen*, ferramenta de medições do vaso-alvo (Figura 4), predefinições/configurações clínicas personalizadas (campos personalizados para documentação do caso), conectividade *high definition multimidia interface* (HDMI), terminal de conexão USB 2.0 e rastreamento visual do cateter com confirmação da ponta (SHERLOCK 3CG Diamond Tip Confirmation System - TCS™).

Indicado para orientação e posicionamento de PICCs, fornece informações de localização da ponta em tempo real, utilizando rastreamento magnético passivo e a atividade elétrica cardíaca (ECG) do paciente. A tecnologia é indicada para evitar o uso da radiografia de tórax e fluoroscopia para confirmação da ponta do PICC em pacientes adultos. Situações limitantes (mas não contraindicadas) para essa técnica são pacientes nos quais as alterações do ritmo cardíaco alteram a apresentação da onda P: fibrilação atrial, *flutter* atrial, taquicardia grave e ritmo impulsionado pelo marca-passo. Em tais pacientes, o uso do RX de tórax ou fluoroscopia é necessário para confirmar a localização da ponta.

Considerações práticas

A avaliação US pré-procedimento é essencial, permitindo diagnosticar a trombose

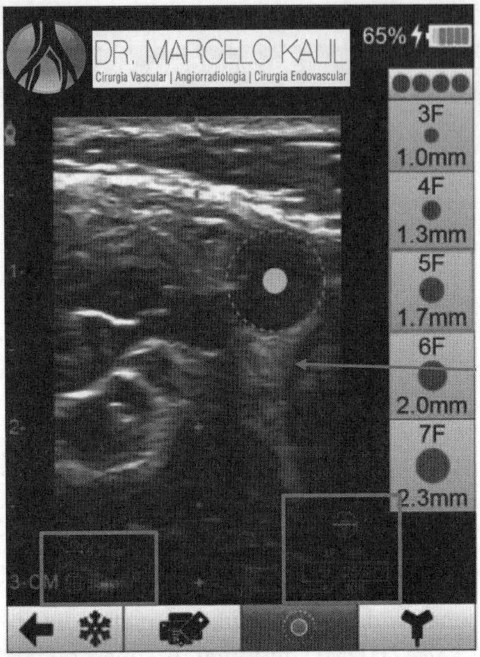

FIGURA 4 Equipamento Site Rite® 8 (Bard® access systems) e ferramenta de medição do vaso-alvo: por meio da tecnologia *touch screen*, é possível adequar a mensuração do diâmetro do vaso com a seleção do tamanho do PICC (em french), sendo aceitáveis os diâmetros que não sejam superiores a 45% do lúmen da veia desejada ao implante. Fonte: acervo de imagens do autor: Dr. Marcelo Kalil – Cirurgia Vascular/Angiorradiologia/Cirurgia Endovascular.

venosa profunda (TVP) no vaso eleito para punção. O CVC deve ser realizado sob condições de barreira máxima estéril (gorro, máscara, avental cirúrgico, luvas e campos). Antes da paramentação da equipe, utilizamos solução de clorexidina degermante (Riohex® – rioquimica.com.br) a 2% no local desejado, respeitando os procedimentos (*bundle* de inserção) padronizados pelo serviço de controle de infecção hospitalar.

Na ausência de aparelhagem, a pesquisa manual da compressibilidade da veia é um procedimento simples, que faz o diagnóstico de TVP no local da punção sem a necessidade de recurso do US Doppler colorido (Figura 5).

Manuseio do equipamento

A posição do transdutor (*probe*) em relação à agulha e ao vaso tem impacto na imagem gerada. A agulha pode ser visualizada dinamicamente com o uso das abordagens de US "no plano" (ao longo do eixo do vaso) ou "fora-do-plano" (perpendicular à agulha, correspondendo ao eixo-curto do vaso – Figura 6). A decisão de qual utilizar é baseada na preferência e experiência individuais, com vantagens e desvantagens bem estabelecidas.

A abordagem no plano é geralmente preferida para o CVC, porque todo o comprimento da agulha (incluindo a ponta) pode ser visualizado ao longo do procedimento. No entanto, pode ser mais difícil manter a agulha à vista e, para vasos menores, pode ser difícil obter a imagem de todo o vaso ao longo do eixo. A agulha poderá estar desalinhada do eixo-alvo da punção.[26]

A abordagem fora do plano é bastante utilizada para acessos temporários; a vantagem é que a agulha pode ser centralizada no meio do vaso. Também é mais fácil manter o vaso e a agulha à vista no eixo curto, traduzindo-se como desvantagem a subestimativa da profundidade da ponta da agulha (se o plano do ultrassom cortar a haste da agulha, próximo à ponta).[26]

Os troncos venosos para CVC guiado por US mais utilizados são: acessos anterior e posterior para a veia jugular interna (VJI), infraclavicular para a veia subclávia (VS), e canulação de veia femoral (VF), descritos a seguir.

Punção da veia jugular interna

Acesso anterior

Feita com o paciente em posição de Trendelemburg a 15° (aumenta o calibre da veia e reduz o risco de embolia gasosa), com discreta rotação contralateral da cabeça (apoiada sobre coxins), mantendo-a próxima da

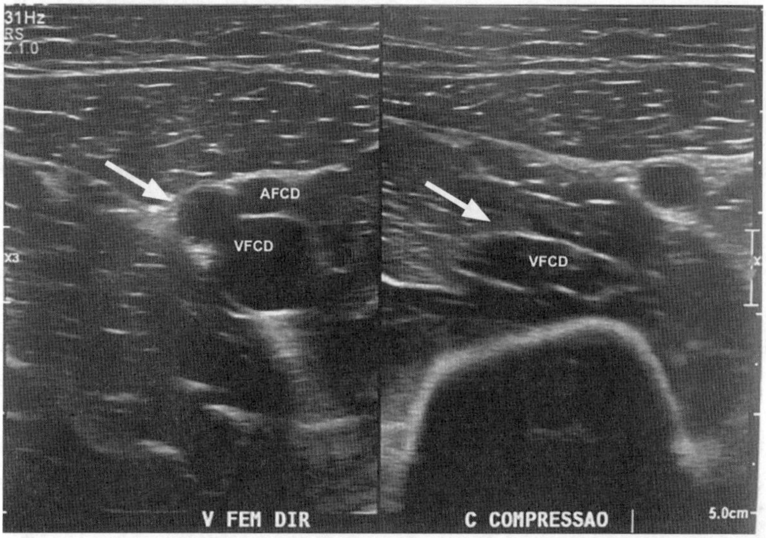

FIGURA 5 A pesquisa da compressibilidade da veia é um procedimento simples que faz o diagnóstico de trombose venosa profunda (TVP) no local da punção, sem a necessidade de recurso do US Doppler colorido. Ao se realizar a compressão venosa (seta) com o transdutor do ultrassom (US), espera-se o colabamento completo da veia escolhida, descartando com segurança a presença de trombos no local. AFCD: artéria femoral comum direita; VFCD: veia femoral comum direita. Fonte: acervo de imagens da autora: Dra. Mariana Miyaoka – Angiologia e Cirurgia Vascular.

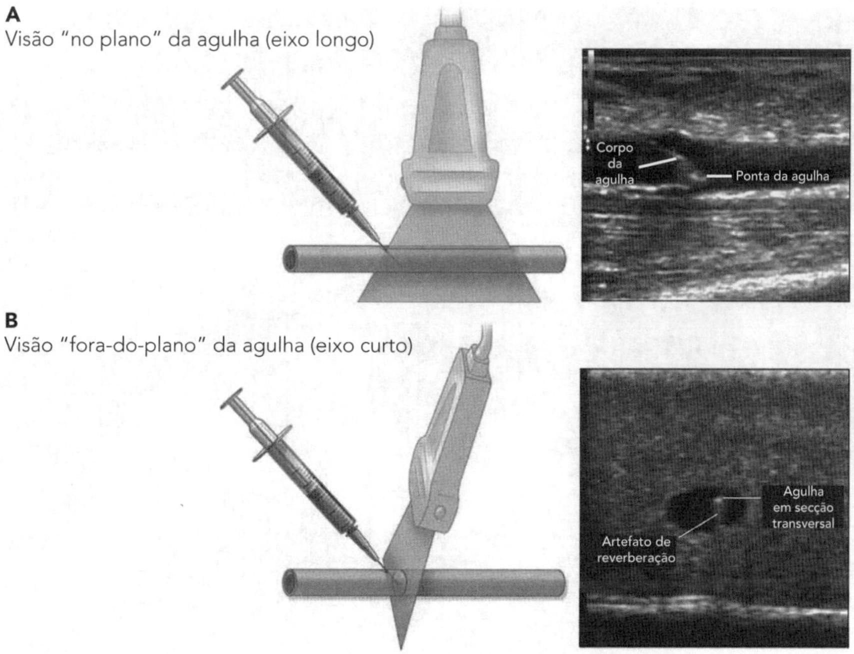

FIGURA 6

linha média. A rotação excessiva da cabeça para o lado contralateral pode causar sobreposição da VJI com a artéria carótida (AC), encurtando a distância entre ambas e aumentando o risco de punção inadvertida da AC.

Evitamos pressão excessiva sobre o *probe* do US, para não levar ao colabamento da VJI. A posição de Trendelemburg e/ou manobra de Valsalva (hiperinsuflação se intubado) podem aumentar a área do corte transversal da VJI em quase 40%.

Jugular interna direita

A punção da VJI constitui a primeira escolha no CVC pela localização mais superficial (facilitando a punção especialmente em obesos), ausência de interferência de saliências ósseas e pequeno risco de complicações associadas. A VJI direita tem trajeto retilíneo quase direto à veia cava superior, é de larga utilização e leva a um reduzido índice de mau posicionamento do cateter, especialmente na população pediátrica. Pode ser realizada com o *probe* em plano ou fora-do-plano, posicionado em meio a um triângulo imaginário, formado medialmente pelo ventre esternal e lateralmente pelo ventre clavicular do músculo esternocleidomastóideo (MECM) e tendo como base a clavícula (triângulo de Sedellot). A abordagem fora-do-plano é a de preferência do autor para esse tipo de acesso (Figura 7).

Quando o bisel da agulha penetra a veia sob aspiração contínua, ocorre a entrada de sangue na seringa. Desconectamos a seringa da agulha e introduzimos o fio-guia. Realizamos mínima incisão no local da punção (bisturi lâmina 11) e introduzimos a bainha dilatadora até a sua metade; através do fio-guia, insere-se o cateter escolhido, que deve

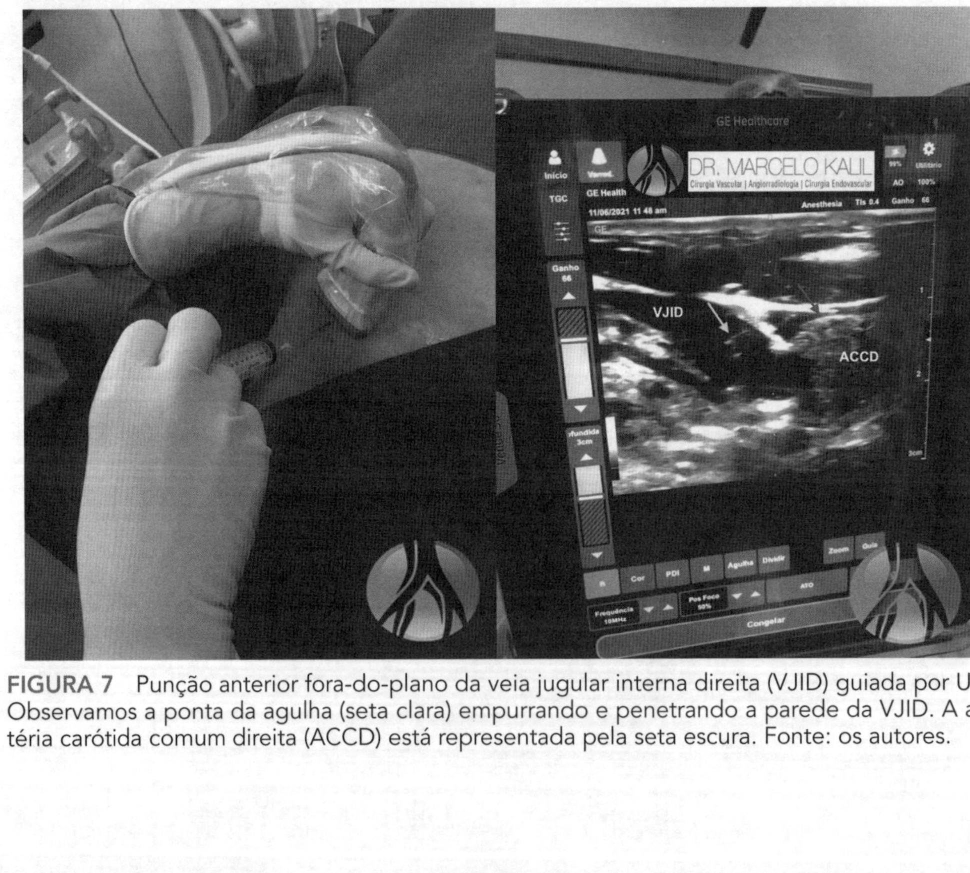

FIGURA 7 Punção anterior fora-do-plano da veia jugular interna direita (VJID) guiada por US. Observamos a ponta da agulha (seta clara) empurrando e penetrando a parede da VJID. A artéria carótida comum direita (ACCD) está representada pela seta escura. Fonte: os autores.

apresentar fluxo e refluxo adequados em todas as suas vias. A confirmação do adequado posicionamento do cateter no interior da veia com o *probe* do US é etapa fundamental. Esses passos descritos valem para as demais técnicas de implante a seguir.

Quando sucede punção acidental da pleura, o US pode detectar complicações com acurácia, como o pneumotórax – nível de evidência B.[27]

Acesso posterior

O ponto mais indicado para a punção da VJI é no cruzamento da veia jugular externa com a borda posterior do MECM. Transdutor, seringa e agulha devem estar posicionados e alinhados paralelamente ao ventre posterior do MECM em direção à fúrcula esternal (aproximadamente 5 a 7 cm de percurso da agulha até a veia). A agulha e a seringa devem ser introduzidas em aspiração contínua.

Punção da veia subclávia

Acesso infraclavicular

O ponto mais indicado para a punção da VS é um dedo abaixo da clavícula e lateralmente à curvatura posterior da primeira costela, em que a VS cruza a clavícula (transição entre o terço medial e o médio da clavícula). A partir deste ponto, o sentido da punção deve seguir direção cranial, visando o ponto localizado a 2 cm acima da fúrcula esternal. Solicitamos ao paciente ou anestesista que realize a manobra de Valsalva enquanto aspiramos a seringa, gerando pressão negativa.

O uso da US pode ser *útil e vantajoso para a punção da VS*, evidenciando, além dos vasos subclávios, também a pleura. Ao contrário da punção anterior da jugular, o espaço ocupado pelo *probe* dificulta uma punção excessivamente medial em que o espaço entre a primeira costela e a clavícula é mais estreito (Figura 8), causando compressão do cateter, o que é causa frequente de fratura do dispositivo (importante na passagem de cateteres definitivos).

Punção da veia femoral

A frequência de infecção associada ao CVC da VF é mais alta que aquela vista em outros locais, sobretudo em pacientes obesos. Nos que deambulam, limita a mobilidade e há maior risco de perfuração venosa, sendo por esses motivos considerado acesso de última opção, especialmente quando não há possibilidade de utilizar outra via através da veia cava superior. Sua grande vantagem é a punção em local sem estruturas nobres que possam acarretar graves complicações.

É feita com o paciente em posição supina e proclive para que haja aumento da pressão venosa periférica e ingurgitamento da VF (Figura 9), com ou sem abdução e rotação externa da coxa. O ponto mais indicado é na prega inguinal, 2 a 3 cm medialmente ao local onde é palpado o pulso femoral em ângulo de 60°.

Em comparação ao acesso jugular, a abordagem por US em plano é mais vantajosa no acesso femoral, por permitir maior espaço de entrada percutânea (maior espaço *probe*-agulha).

A confirmação do adequado posicionamento da ponta dos acessos descritos deve ser realizada de rotina, de duas formas preferenciais: RX simples de tórax (realizado ou não à beira-leito) ou fluoroscopia.

▸ PICC

É inserido através de veia superficial ou profunda da extremidade e que progride até o terço distal da veia cava superior ou proximal da veia cava inferior. Mede de 20 a 65 cm de comprimento, de 1 a 6 French (Fr). Possui de 1 a 3 lúmens, valvulado (proximal ou distal) ou não valvulado. É flexível, radiopaco,

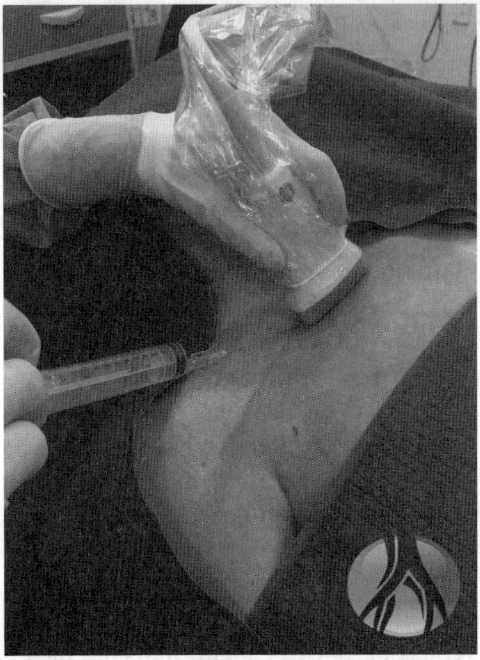

FIGURA 8 Punção fora-do-plano infraclavicular da veia subclávia direita guiada por US. O espaço ocupado pelo probe dificulta uma punção mais medial dessa veia, o que é vantajoso para evitar compressões: uma causa frequente de fratura de cateteres definitivos. Fonte: os autores.

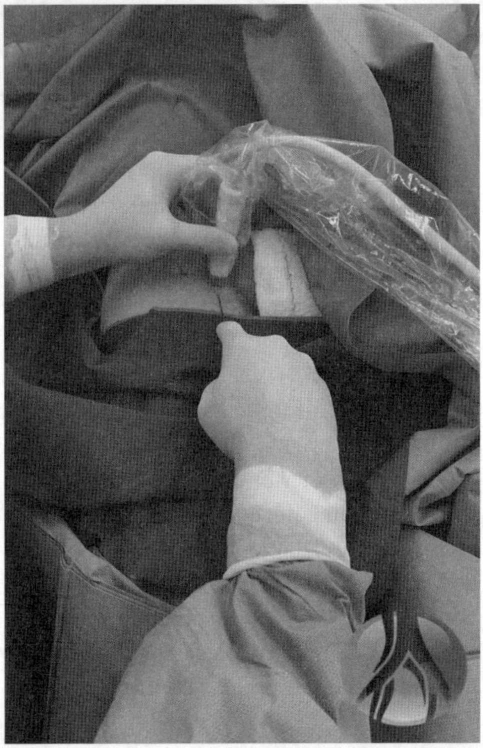

FIGURA 9 Punção em plano da veia femoral comum direita guiada por US. Em comparação ao acesso jugular, a abordagem por US em plano é mais vantajosa no acesso femoral, por permitir maior espaço de entrada percutânea (maior espaço *probe*-agulha). Fonte: os autores.

confeccionado em silicone, polietileno, poliuretano ou carbotano. Sua especial vantagem é a redução do risco de complicações relacionadas ao procedimento, como pneumotórax, hemotórax ou hemorragia ameaçadora à vida.[28] O mau posicionamento da ponta é o problema mais frequente (Figura 10), especialmente quando o procedimento é realizado à beira do leito sem orientação, o que pode facilitar a ocorrência de TVP ou tamponamento cardíaco.[28,29]

É executada com o paciente em decúbito dorsal horizontal (DDH) com o membro superior (MS) estendido a um ângulo de 90º em relação ao corpo. A veia periférica selecionada é puncionada com aparelho de US em modo B. Optamos pelo tipo de punção fora do plano, com agulha 21G e, se possível, da veia basílica direita no terço médio do braço – nível de evidência A,[27] de preferência em área seca (pouca tendência a acúmulo de sudorese) e de escassa mobilidade. Após a passagem do fio guia metálico, realizamos mini-incisão no local da punção (bisturi lâmina 11) e introduzimos a bainha dilatadora até o final (*peel-away*). O conjunto fio-guia e bainha dilatadora é retirado, e o cateter é inserido lenta e cuidadosamente, após prepará-lo através de secção do comprimento aproximado – medido (em cm) do 5º espaço intercostal (sempre o direito) até a fúrcula esternal, e desta até o local de punção escolhido.

Ele deve apresentar progressão sem dificuldades, com fluxo e refluxo adequados. A con-

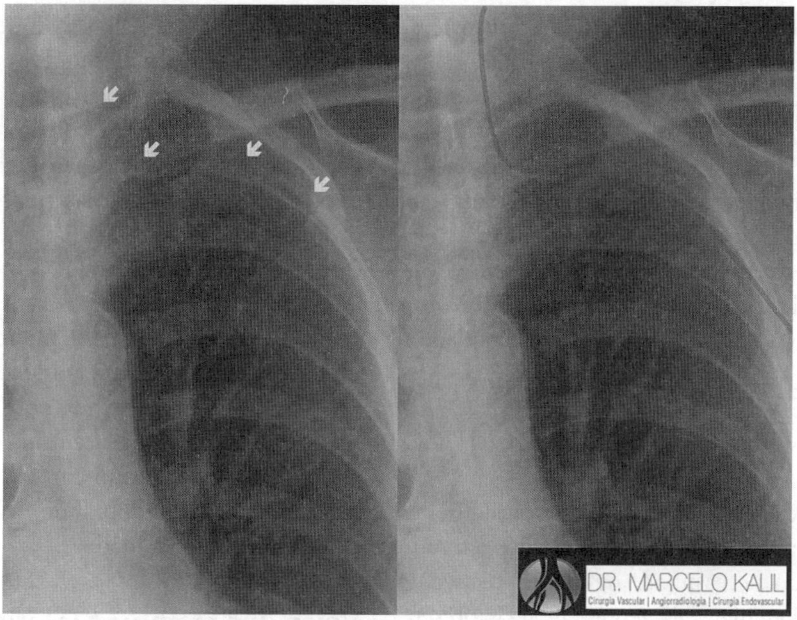

FIGURA 10 A veia jugular interna (VJI) é o local mais frequente de mau posicionamento da ponta do cateter (setas), especialmente quando o procedimento é realizado à beira do leito, facilitando a ocorrência de trombose venosa profunda (TVP) e tamponamento cardíaco. Fonte: acervo de imagens do autor: Dr. Marcelo Kalil – Cirurgia Vascular/Angiorradiologia/Cirurgia Endovascular.

firmação do posicionamento da ponta pode ser realizada de três formas: RX à beira do leito, uso da fluoroscopia, ou no intraprocedimento através do uso da tecnologia SHERLOCK 3CG® por intermédio de monitor eletrocardiográfico específico (Becton Dickinson, Franklin Lakes, NJ, EUA – bd.com/en-us/offerings/capabilities/vascular-access/catheter-guidance-systems/tip-confirmation-and-location-systems/sherlock-3cg-tip-confirmation-system). Esta última, de escolha do autor, demonstrou uma alta taxa de sucesso técnico e uma baixa taxa de mau posicionamento da ponta, independentemente do lado de inserção, sendo considerado método viável e seguro.[29] Fixamos o cateter com a borboleta de fixação Statlock® (Bard® Access Systems, Salt Lake City, UT, EUA) e autorizamos o uso somente após confirmação da ponta.

A experiência inicial do nosso grupo (que incluiu 236 PICCs implantados), publicada em 2017,[28] concluiu que o dispositivo apresenta baixa incidência de complicações, reduzidos índices de infecção, é seguro e eficaz, sendo considerado dispositivo preferencial de escolha em CVC. Atualmente, contamos com a experiência de aproximadamente 4 mil destes implantados pelos autores em São Paulo, no Hospital e Maternidade São Luiz – unidade Itaim – Rede D'Or.

▶ ULTRASSONOGRAFIA PORTÁTIL: É POSSÍVEL O CATETERISMO ASSISTIDO EM AMBULÂNCIA?

A US *point-of-care* é uma técnica moderna de assistência ultraportátil, na qual a avaliação é feita à beira do leito de forma rápida e sistemática, potencializando o atendimento pré-hospitalar. Podemos realizar CVC guiado por US em ambulância, ambiente de condições difíceis, em caráter de urgência ou emergência, com segurança e eficiência, em pacientes graves que necessitam de um acesso venoso superficial ou profundo.

Há diversos aparelhos e fabricantes de US no mundo, disponíveis no Brasil. O US Mobissom® (Figura 11) cabe no bolso, apresenta conectividade *wireless*, é de fácil manuseio, podendo ser coberto por uma luva estéril para realizar procedimentos.[30] O ultrassom portátil da GE (Figura 12) é acoplado a um visor com a mesma praticidade e qualidade.[31]

▶ DESAFIOS DO CATETERISMO VENOSO NO PACIENTE CRÍTICO

Cerca de 60% dos pacientes hospitalizados encontram-se em cuidados agudos em todo o mundo, necessitando de um dispositivo de acesso vascular.[25] Pacientes em UTI apresentam múltiplas comorbidades, podem estar imobilizados, em internação prolongada, em ventilação mecânica, em uso de sondas, drenos e diversos tipos de cateteres. É comum que apresentem múltiplas punções prévias, cateteres venosos centrais diversos (incluindo os de hemodiálise), maiores índices de desordens hematológicas, infecções, tromboses arteriais e venosas (Figura 13). Todos esses fatores dificultam o CVC, exigem uma avaliação minuciosa das veias passíveis de punção e um cuidado maior no implante dos dispositivos. O combate à infecção da corrente sanguínea associada ao CVC leva à menor perda de acessos centrais. No último ano no Brasil, houve aumento na taxa de infecção em 0,65%, redobrando a necessidade deste importante cuidado.[32]

Veias dos membros inferiores

O CVC femoral em pacientes imobilizados acarreta maior risco de TVP, à luz das razões de fluxo da VF mais baixas que aquelas nas VS e VJ, especialmente em estados de baixo débito.

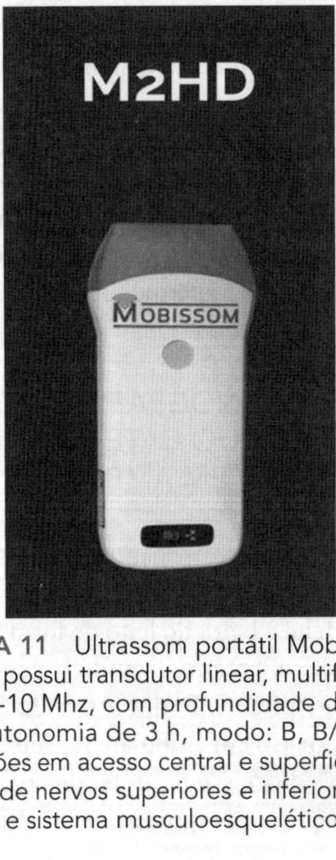

FIGURA 11 Ultrassom portátil Mobissom® M2HD: possui transdutor linear, multifrequencial 7,5-10 Mhz, com profundidade de 20-55 mm, autonomia de 3 h, modo: B, B/M, com aplicações em acesso central e superficial, bloqueios de nervos superiores e inferiores, infiltrações e sistema musculoesquelético.

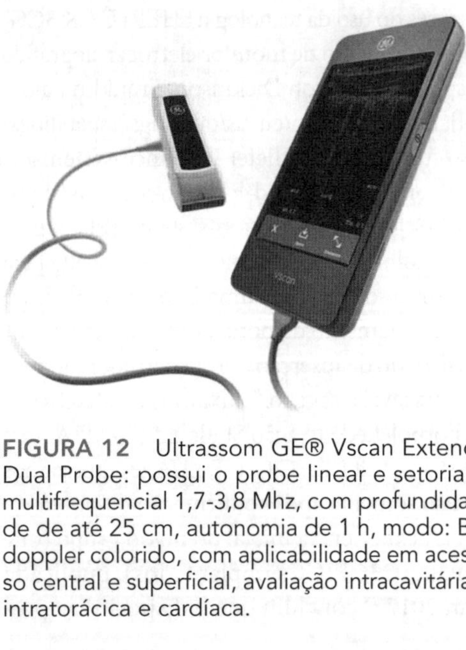

FIGURA 12 Ultrassom GE® Vscan Extend Dual Probe: possui o probe linear e setorial, multifrequencial 1,7-3,8 Mhz, com profundidade de até 25 cm, autonomia de 1 h, modo: B, doppler colorido, com aplicabilidade em acesso central e superficial, avaliação intracavitária, intratorácica e cardíaca.

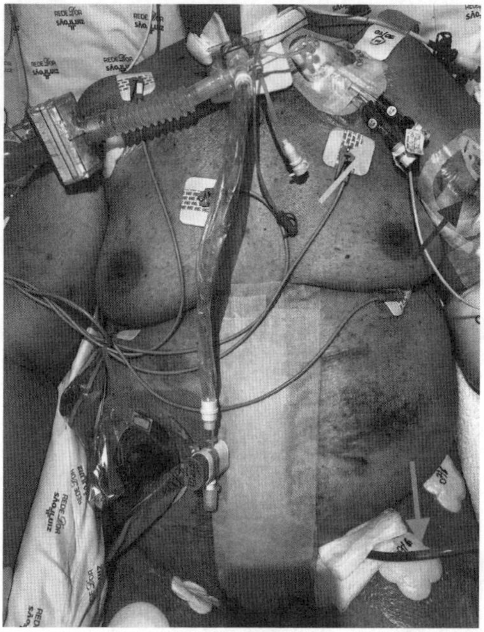

FIGURA 13 Paciente portador de obesidade mórbida e trombose venosa profunda (TVP) de veias do membro superior direito (incluindo a veia braquiocefálica direita), além de múltiplos cateteres venosos centrais implantados. Observamos cateter de hemodiálise de longa permanência de 2 vias (seta superior) implantado em veia subclávia (VS) esquerda e PICC em membro superior esquerdo disfuncionante (seta à direita). Todos esses fatores dificultam o cateter venoso central (CVC) e necessitam avaliação minuciosa das veias passíveis de punção. Abordagens alternativas como acesso trans-hepático e translombar poderão se impor em situações desafiadoras como esta. Fonte: acervo de imagens do autor: Dr. Marcelo Kalil – Cirurgia Vascular/Angiorradiologia/Cirurgia Endovascular.

▶ LACTENTES, OBESOS, GRANDES TATUAGENS, TROMBOSES VENOSAS PRÉVIAS

Em neonatos de risco, o cateterismo umbilical venoso (CUV) é considerado acesso central de primeira escolha, utilizado para administração de fluidos intravenosos (IV), podendo ser realizado em centro obstétrico para administração de drogas de urgência durante a reanimação. Indicado nas primeiras seis horas de vida (preferencialmente aplicando cânulas de silicone, que são menos trombogênicas), com retirada em até 14 dias. PICC guiado por US é indicado para recém-nascidos (RN) que requeiram terapias IV (por qualquer período de tempo), transitando de um CUV prévio, ou demandando CVC contínuo. Veias de grosso calibre dos MS e inferiores (de preferência à direita) podem ser utilizadas. Calibres mais utilizados são os de 1 a 3 Fr (único ou duplo lúmen – maioria 1.9 Fr). A desvantagem é a incapacidade de coleta ou administração de sangue em cateter de lúmen inferior a 3 Fr. Tampouco são indicados para administrar drogas em situação de emergência devido ao pequeno diâmetro de lúmen utilizado.[33]

Obesos e tatuados

O CVC pode ser extremamente difícil em pacientes com obesidade e nos que possuem grandes tatuagens na pele. Os pontos de referência anatômicos não são evidentes ou estão mais camuflados, escondidos pelos desenhos. O uso da US aumenta a taxa de sucesso e diminui a incidência de complicações associadas ao CVC. Vantagens do uso do dispositivo em obesos são a visualização das estruturas anatômicas antes da punção da pele, ao lado do acompanhamento da agulha e do fio-guia durante o procedimento.

O PICC também deve ser considerado como de primeira opção em CVC para pacientes obesos. O uso do US combinado com o ECG tem alta precisão na detecção do posicionamento incorreto da ponta do cateter, podendo diminuir ainda mais a morbidade correspondente.[34] A rede venosa em MS é mais profunda em obesos quando comparada à população não obesa, distando cerca de 2 cm profundamente à pele, necessitando de punção guiada por US muito mais cuidadosa.

Cateteres superdimensionados

CVC em VS pode não ter comprimento adequado em pacientes gravemente obesos (ou de excepcional estatura) para que seja locado na veia cava superior. Alguns fabricantes disponibilizam cateteres centrais extralongos. Outra alternativa é recorrer a uma cânula tipo PICC para inserção central, pois sua extensão é consideravelmente maior. O IMC elevado e a presença de clavícula plana limitam a capacidade de visualização da VS, sendo a USG para o acesso em VS de menor utilidade nesses pacientes.[35] Em obesos mórbidos, a ponta do cateter pode mudar mais com o movimento e sua posição deve ser reconfirmada periodicamente.

Trombose venosa profunda

A TVP prévia é considerada contraindicação para o CVC na veia escolhida, devendo ser dada preferência para outras veias patentes. O estado de anticoagulação plena em que se encontram alguns desses pacientes é ainda mais desafiador, pelo aumento de complicações hemorrágicas relacionadas ao CVC e o implante do PICC deve ser considerado quando não houver contraindicações (Tabelas 1 e 2). Apenas 28% dos pacientes com TVP em membro superior apresentam sintomas (dor, edema e desenvolvimento de vasos colaterais). A síndrome pós-trombótica ocorre em 15% dos pacientes após uma TVP de MS, levando a uma maior dificuldade na punção, progressão do fio-guia e/ou passagem do PICC,[36] devendo ser considerado CVC em VJ, VS ou VF, em qualquer dos membros, dependendo da disponibilidade.

A incidência de TVP de MS relacionado ao PICC varia de 0,5 a 19,4%,[28] sendo possível a preservação do cateter caso ele se revele funcionante, associada a anticoagulação plena por 3 meses – nível de recomendação 2C.[37]

▶ FLUOROSCOPIA (CONJUGADA À ANGIOGRAFIA)

A fluoroscopia é a imagem de raios X de projeção em tempo real que orienta procedimentos diagnósticos e terapêuticos em hemodinâmica e outras situações. Pode ser utilizado meio de contraste e o operador controla a ativação do tubo de RX (através de um pedal) para a formação das imagens digitais do paciente, que aparecem em uma escala de cinza invertida (preto/branco opostos) quando comparada ao RX convencional, sendo possível revertê-la.

Nos sistemas atuais, a tela fluorescente é acoplada a um dispositivo eletrônico que amplifica e transforma a luz brilhante em um sinal de vídeo adequado para apresentação em um monitor. Desta maneira, o profissional que a utiliza fica distante da tela fluorescente, resultando em uma redução substancial na dose de radiação recebida. Os pacientes também recebem menor dose de radiação, devido à amplificação e eficiência geral do sistema de imagem.[38]

Os sistemas de fluoroscopia angiográfica podem ser fixos ou móveis. Empregam uma geometria de "braço em C", permitindo acesso à anatomia do paciente, orientando o CVC e incluindo recursos avançados como subtração digital e *road-mapping* (realce de imagens vasculares). Os sistemas modernos atuais fixos disponibilizam imagem 3D em qualidade 4K ultra HD, possuem angiografia rotacional 3D e imagem de fusão/reconstrução tomográfica – TC de feixe cônico (*cone beam CT*) – projetados para a radiologia vascular intervencionista (Figura 14). Os sistemas angiográficos de braço C móvel são os mais

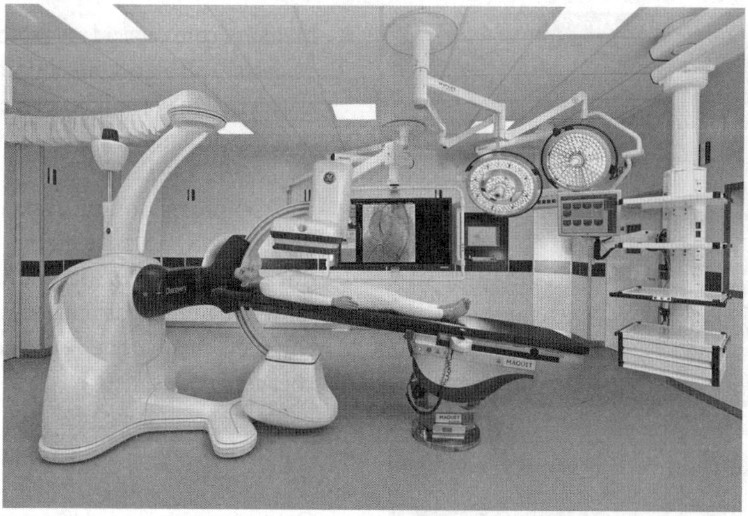

FIGURA 14 Sistema de angiografia GE Discovery™ IGS 7 fixo, utilizado no Hospital Vila Nova Star – Rede D'Or: disponibiliza imagem em 3D e imagem de fusão/reconstrução tomográfica – tomografia computadorizada (TC) de feixe cônico (*cone beam* CT), recurso útil em procedimento de cateter venoso central (CVC) associado a oclusões venosas crônicas.

utilizados em sala cirúrgica, por se configurarem menores e portáteis.

Princípios técnicos

O uso da fluoroscopia requer equipamentos de proteção individual (óculos, gorro e aventais de chumbo – Figura 15), reduzindo-se assim a ocorrência dos efeitos biológicos da radiação:[3] os estocásticos – independentes da dose de radiação recebida (especialmente neoplasias, em geral anos após) ou determinísticos – proporcionais/dependentes da dose de radiação recebida (efeitos deletérios inflamatórios ou degenerativos em geral dias ou semanas após órgão/tecido irradiado).

A fluroscopia é utilizada em CVC na avaliação da progressão do fio-guia, bainha dilatadora e/ou cateter durante implantes, verificação da ponta do cateter pós-implante, avaliação de cateteres disfuncionantes (trombose, rotação ou formação de bainha de fibrina em ponta), procedimentos de resgate endovascular de corpo estranho (fio-guia, cateter ou partes fragmentadas destes) e em procedimentos para avaliação e recanalização de oclusões venosas crônicas.

A técnica padrão do uso em CVC é realizada com o arco em posição anteroposterior (AP – não oblíqua), aproximando-se o intensificador de imagens do paciente, ao mesmo tempo em que é elevada a mesa cirúrgica (ou de hemodinâmica), objetivando o aumento da qualidade da imagem e diminuição da exposição à radiação dispersada/recebida pelo operador (se possível, afastando este do tubo de RX). Assim, otimizamos a radioproteção e asseguramos menor dose de radiação recebida (respeito ao principio ALARA – *as low as reasonably achievable* – Figura 15).

Há abordagens incomuns de CVC, como acessos trans-hepático e translombar, utilizadas principalmente para pacientes com

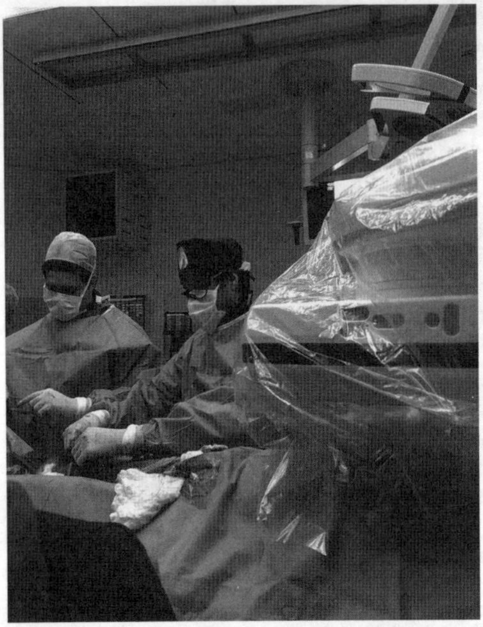

FIGURA 15 Equipamentos de proteção individual, técnica do uso da fluoroscopia em CVC e em procedimentos de recanalização endovascular de oclusão venosa crônica: arco em posição anteroposterior, aproximando-se o intensificador de imagens do paciente, ao mesmo tempo em que é elevada a mesa cirúrgica (ou de hemodinâmica), objetivando o aumento da qualidade da imagem e diminuir a exposição à radiação espalhada/recebida pelo operador – respeito ao princípio ALARA – *As Low As Reasonably Achiavable*. Fonte: acervo de imagens do autor: Dr. Marcelo Kalil – Cirurgia Vascular/ Angiorradiologia/Cirurgia Endovascular.

extensas oclusões de veias centrais, por exemplo por hemodiálise em longos períodos. Essa seria outra indicação relevante para uso de dispositivos auxiliares da canulação.

Limitações da fluoroscopia (lactentes, mulheres em idade fértil)

A exposição dos ovários às radiações pode, além de impedir a gestação, acarretar efeitos teratogênicos no feto e, portanto, há limitação de dose específica:

A. Mulheres com capacidade reprodutiva (fora de gestação): a dose no abdome não deve exceder 10 mSv (miliSievert) em qualquer período de 3 meses consecutivos.[3]

B. Detectada a gravidez ou suspeita, o feto deve ser protegido com aventais de chumbo especiais, e a dose efetiva acumulada durante a gravidez não deve exceder 1 mSv.[3] Na prática, deve-se visar a abolição completa de qualquer exposição a radiações ionizantes.

▶ CONCLUSÃO

O uso apropriado da US e da fluoroscopia diminui a incidência de complicações e iatrogenias relacionadas ao CVC,[3] promovendo maior segurança e eficiência na realização dos procedimentos. Treinamento contínuo e atualizado em CVC das equipes é essencial para a melhor assistência ao paciente.

REFERÊNCIAS

1. British Medical Ultrasound Society. The history of ultrasound. Disponível em: https://www. bmus.org/for-patients/history-of-ultrasound. Acesso em 26 de maio de 2021.
2. Bell DJ, Nadrljanski MM, et al. The history of ultrasound in medicine. Disponível em: https://radiopaedia.org/articles/history-of-ultrasound-in-medicine?lang=us. Acesso em 26 de maio de 2021.
3. Soares JC. Princípios básicos de física em radiodiagnóstico. 2. ed. rev. São Paulo: Colégio Brasileiro de Radiologia; 2008. p.6-9.
4. Tharaga, et al. Fluoroscopy history. Disponível em: https://biologyisu.wordpress.com/history-2/. Acesso em 26 de maio de 2021.
5. Dudrick SJ. History of vascular access. J Parenter Enteral Nutr. 2006;30(1Suppl):S47-56.
6. Blundell J. Successful case of transfusion. Lancet. 1829;I:431-2.
7. The Nobel Prize. Werner Forssmann Biographical. Disponível em: https://www. nobelprize.org/prizes/medicine/1956/forssmann/biographical/. Acesso em 26 de maio de 2021.
8. Aubaniac R. L'injection intraveineuse sous-claviculaire: advantages et technique. Presse Med. 1952;60:1456.
9. American Society of Anesthesiologists Task Force on Central Venous Access; Rupp SM, Apfelbaum JL, Blitt C, Caplan RA, Connis RT, Domino KB, et al. Practice guidelines for central venous access: A report by the American Society

of Anesthesiologists Task Force on Central Venous Access. Anesthesiology. 2012;116:539-73.
10. McGee DC, Gould MK. Preventing complications of central venous catheterization. N Engl J Med. 2003;348:1123-33.
11. Oliver W, Nuttall G, Beynen F. The incidence of artery puncture with central venous cannulation using a modified technique for detection and prevention of arterial cannulation. J Cardiothorac Vasc Anesth. 1997;11:851-5.
12. Randolph A, Cook D, Gonzales C, Pribble C. Ultrasound guidance for placament of central venous catheters: a meta-analysis of the literature. Crit Care Med. 1996;24:2053-8.
13. Schummer W, Schummer C, Tuppatsch H, Fuchs J. Ultrasound-guided central venous cannulation: is there a difference between Doppler and B-mode ultrasound? J Clin Anesth. 2006;18:167-72.
14. Verghese S, McGill W, Patel R, Sell J, Midgley F, Ruttimann R. Comparison of three techniques for internal jugular vein cannulation in infants. Paed Anaesth. 2000;10:505-11.
15. Hind D, Calvert N, McWilliams R, Davidson A, Paisley S, Beverley C, Thomas S. Ultrasonic locating devices for central venous cannulation: meta-analysis. BMJ. 2003;327:361.
16. Keenan SP. Use of ultrasound to place central lines. J Crit Care. 2002;17:126-37.
17. Leung J, Duffy M, Finckh A. Real-time ultrasonographically-guided internal jugular vein catheterization in the emergency department increases success rates and reduces complications: a randomized, prospective study. Ann Em Med. 2006;48:540-7.
18. Karakitsos D, Labropoulos N, De Groot E, Patrianakos AP, Kouraklis G, Poularas J. Real-time ultrasound-guided catheterisation of the internal jugular vein: a prospective comparison with the landmark technique in critical care patients. Crit Care. 2006;10:R162.
19. Augoustides J, Horak J, Ochroch A. A randomized controller clinical trial of real-time needle-guided ultrasound for internal jugular venous cannulation in a large university anesthesia department. J Cardiothorac Vasc Anesth. 2005;19:310-5.
20. Troianos C, Jobes D, Ellison N. Ultrasound-guided cannulation of the internal jugular vein. A prospective, randomized study. Anesth Analg. 1991;72:823-6.
21. Mallory D, McGee W, Shawker T. Ultrasound guidance improves the success rate of internal jugular vein cannulation. A prospective, randomized trial. Chest. 1990;98:157-60.
22. Rothschild JM, The AHRQ Committee. Making health care safer a critical analysis of patient safety practices. Evidence report/technology assessment: number 43 AHRQ. 2001. Disponível em: www. ahrq.gov/clinic/ptsafety/summary.htm. Acesso em 27 de maio de 2021.
23. National Institute for Clinical Excellence. Guidance on the use of ultrasound locating devices for placing central venous catheters. London: National Institute for Clinical Excellence; 2002. Disponível em: www.nice.org.uk. Acesso em 27 de maio de 2021.
24. Pittiruti M, Hamilton H, Biffi R, MacFie J, Pertkiewicz M. ESPEN guidelines on parenteral nutrition: central venous catheters (access, care, diagnosis and therapy of complications). Clinical Nutrition. 2009;28:365-77.
25. Chopra V, Moureau NL. Indications for peripheral, midline and central catheters: Summary of the MAGIC recommendations. British Journal of Nursing. 2016;25:S15-S24.
26. Moore C, Copel J. Current concepts: point-of-care ultrasonography. N Engl J Med. 2011;364:749-57.
27. Lamperti M, Bodenhan A, Pittiruti M, et al.; International evidence-based recommendations on ultrasound-guided vascular access. Intensive Care Med. 2012;38:1105-17.
28. Di Santo M, Takemoto D, Nascimento R, et al. Cateteres venosos centrais de inserção periférica: alternativa ou primeira escolha em acesso vascular?. J Vasc Bras. 2017;16(2):104-12.
29. Yamagishi T, Ashida H, Igarashi T, et al. Clinical impact of the Sherlock 3CG® Tip Confirmation System for peripherally inserted central catheters. J Int Med Res. 2018;46:5176-82.
30. Mobissom 2020. Disponível em: https:// mobissom.com.br. Acesso em 4 de junho de 2021.
31. GE Healthcare 2020; General Electric Company. Disponível em: https://www.gehealthcare.com.br/products/ultrasound/vscan-family. Acesso em 4 de junho de 2021.
32. Ribeiro A, Medici A. Observatório Anahp. 13 ed. 2021. Disponível em: https://conteudo.anahp.com.br/observatorio-2021.
33. Gorski LA, Hadaway L, Hagle ME, et al. Infusion therapy standards of practice. 8th ed. J Infus Nurs. 2021;44:S1-S224.
34. Brusasco C, Corradi F, Zattoni PL, et al. Ultrasound-guided central venous cannulation in bariatric patients. Obes Surg. 2009;19:1365-70.
35. McGrath TM, Farabaugh EA, Pickett MJ, Wagner DK, Griswold-Theodorson S. Obesity hinders ultrasound visualization of the subclavian vein: implications for central venous access. J Vasc Access. 2012;13(2):246-50.
36. Baskin J, Reiss U, Wilimas J, Ribeiro R, Metzger M, Pui C, et al. Management of occlusion and thrombosis associated with long-term indwelling central venous catheters. Lancet. 2009;374(9684):159.
37. Kearon C, Akl EA, Ornelas J, Blaivas A, Jimenez D, Bounameaux H, et al. Antithrombotic therapy for VTE disease: CHEST Guideline and Expert Panel Report. Chest. 2016;149(2):315-52.
38. Schueler BA. The AAPM/RSNA physics tutorial for residents: general overview of fuoroscopic imaging. Radiographics. 2000;20(4):1115-26.
39. Keely Boyle K, Rachala S, Nodzo SR. Centers for Disease Control and Prevention 2017 guidelines for prevention of surgical site infections: review and relevant recommendations. Curr Rev Musculoskelet Med. 2018;11:357-69.

10 Nutrição enteral domiciliar

Caryna Eurich Mazur
Rubia Daniela Thieme
Emilaine Ferreira dos Santos
Estela Iraci Rabito
Maria Eliana Madalozzo Schieferdecker

RESUMO

A nutrição enteral domiciliar (NED) tem como objetivos a preservação do vínculo familiar e a melhora da qualidade de vida aliada aos cuidados multidisciplinares. A NED deve fazer referência e contrarreferência com outros pontos da rede de atenção à saúde (RAS). Devem ser constantemente avaliados a dieta infundida, via de administração, tolerância, sintomas relacionados à NED, condições do domicílio e presença de cuidadores, além do acompanhamento dos profissionais de saúde que atuam na atenção domiciliar (AD).

▶ INTRODUÇÃO

A NED é uma prática clínico-assistencial que objetiva complementar ou suprir as necessidades nutricionais do indivíduo na impossibilidade da ingestão do alimento por via oral.[1,2] Nas últimas décadas, a temática tem sido discutida e ampliada nos serviços de saúde público e privados em território brasileiro.[3] Para maior efetividade, o acesso à via alimentar, a prescrição e a gestão da NED devem ser realizados por equipes multidisciplinares capacitadas para assistência em nutrição[2] (Figura 1).

A prevalência de NED é maior entre os adultos e idosos, como nos distúrbios de deglutição que podem progredir com comprometimento do estado nutricional. As condições associadas a distúrbios de deglutição incluem: acidente vascular cerebral, doenças neurológicas, câncer de cabeça e pescoço, esclerose lateral amiotrófica e obstrução física.[4] Entretanto, crianças também podem fazer uso de NED em desordens neurológicas, metabólicas e genéticas que necessitem de outra via de alimentação para manutenção das funções orgânicas.[5] Manter o indivíduo hospitalizado com o único propósito de administrar a nutrição enteral torna-se uma decisão inadequada na perspectiva biopsicossocial e um alto custo para o sistema de saúde e a sociedade.[6]

▶ INDICAÇÃO E MONITORAMENTO DA NUTRIÇÃO ENTERAL DOMICILIAR

Para início e manutenção da NED é necessária a presença do cuidador, sempre que o indivíduo se encontra acamado ou possui comprometimento funcional. O cuidador

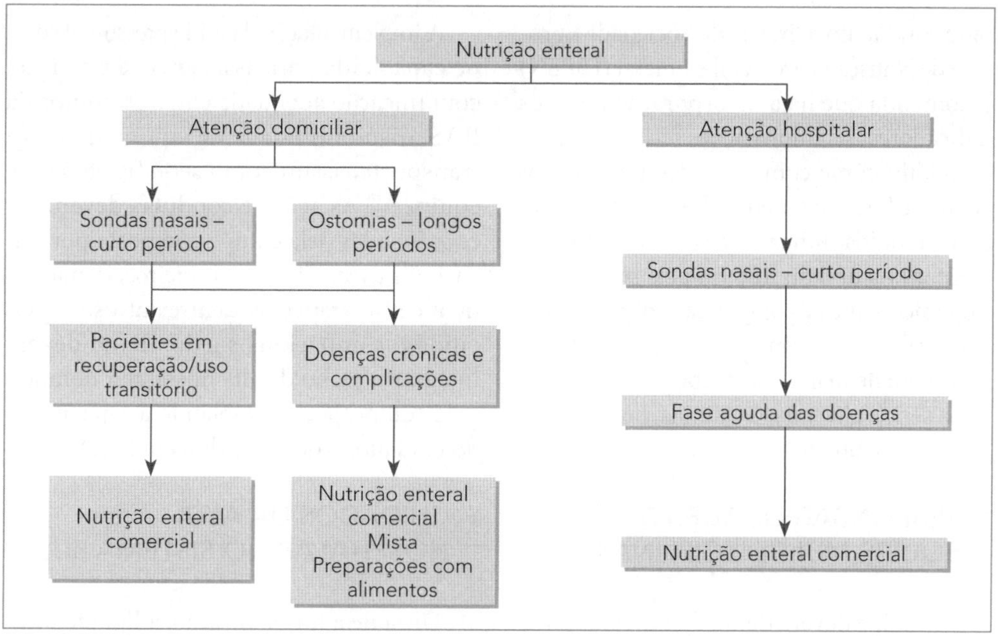

FIGURA 1 Decisão para a escolha da nutrição enteral domiciliar.

TABELA 1 Indicações e contraindicações da nutrição enteral domiciliar (NED)

Indicações clínicas da NED
▪ Indivíduos em risco nutricional ou em desnutrição ▪ Transtornos da deglutição por desordens neurológicas ▪ Suboclusões gástricas e intestinais ▪ Caquexia (câncer ou outro mecanismo) ▪ Casos graves de doença pulmonar, cardíaca ou infecções crônicas ▪ Má absorção/má digestão não responsiva ao tratamento farmacológico ▪ Ingestão oral insuficiente por período prolongado
Contraindicações da NED
▪ Obstrução ou sangramento intestinal ▪ Síndrome do intestino curto em fase inicial (pós-operatório precoce) ▪ Vômitos incoercíveis ▪ Fístulas intestinais de alto débito (> 500 mL/dia) ▪ Isquemia gastrintestinal ▪ Íleo paralítico prolongado

Adaptada de Bischoff et al.[2]

deverá ser capacitado verbalmente e por meio de treinamentos, uso de materiais escritos e visuais fornecidos pela equipe de cuidado.[2,7] Aconselha-se preparo para resolução de complicações como obstrução e deslocamento da sonda, assim como manejo da NED, incluindo tubos e dispositivos de acesso, equipo, frasco ou seringas para administração da NE e medicamentos, bem como a higienização de todos os dispositivos.[8,9]

A incorporação de protocolos na rotina de trabalho é fundamental para o adequado monitoramento. Diretriz da Sociedade Europeia de Nutrição Parenteral e Enteral (ESPEN) recomenda que haja incorporação entre os indicadores das informações relacionadas ao indivíduo, como comorbidades, tratamentos em uso e histórico médico.[2] Ainda devem ser considerados indicadores de consumo alimentar (via oral ou infusão pela sonda), antropométricos e de composição corporal (peso corporal, circunferência do braço e panturrilha), além de marcadores laboratoriais (albumina sérica, glicemia, creatinina, hemograma, eletrólitos e outros)[8] (Tabela 2).

▶ RESPONSABILIDADES DA EQUIPE MULTIDISCIPLINAR

A equipe deverá definir protocolos tanto de atendimento geral, quanto de treinamento de cuidadores e condutas terapêuticas propriamente ditas. Eles abrangem a frequência de visitas para acompanhamentos conforme estabilidade clínica dos indivíduos, a colocação ou substituição de sondas conforme fluxo das redes de atenção à saúde (RAS), o treinamento para cuidadores considerando as fragilidades identificadas no atendimento, e o manejo de complicações (mecânicas, gastrointestinais, metabólicas, respiratórias, infecciosas e psicológicas).

A implementação da NED pressupõe equipe capacitada para assistência e nutrição, comunicação adequada entre os pontos da RAS, disponibilidade de equipamentos e transporte, assim como sede física para a equipe.[7,10] As ações e condutas devem ser coordenadas pela equipe composta por nutricionistas, médicos, enfermeiros, farmacêuticos e fisioterapeutas, dentre outros.[2,11,12] Os cuidados nutricionais a domicílio devem integrar o plano de alta hospitalar definido pela equipe, já contemplando a capacitação do cuidador e do indivíduo em NED.[13]

▶ CUIDADOS DA ALTA HOSPITALAR NO SISTEMA SUS

Durante a hospitalização, a Equipe Multiprofissional de Terapia Nutricional (EMTN)[11] deve programar a transferência do cuidado para outro ponto de atenção da RAS, em particular a Atenção Básica (AB), a fim de articular sua continuidade.[14] O cuidado aos indivíduos em AD no Sistema Único de Saúde (SUS) é de responsabilidade da equipe da AB, estando ou não apoiada pelas Equipes Multiprofissionais de Atenção Domiciliar (EMAD) e pela Equipe Multiprofissional de Apoio (EMAP), que compõem o Serviço de Atenção Domiciliar (SAD).[15]

TABELA 2 Características do monitoramento da nutrição enteral domiciliar (NED)

▪ Eficácia (estado nutricional, consumo alimentar, antropometria, composição corporal, hidratação, avaliação funcional quando possível)
▪ Complicações (mecânicas, metabólicas, infecciosas, hemodinâmicas)
▪ Comunicados e relatórios da equipe multidisciplinar (médico, enfermeira, fisioterapeuta, psicóloga, terapeuta ocupacional etc.)
▪ Ingestão oral e recuperação clínica (previsão de alta da NED)
▪ Exames laboratoriais e métodos de imagem
▪ Enfermidades e intercorrências clínicas, incluindo readmissões hospitalares, aspectos psicológicos e éticos

Adaptada de Ojo[12]; Bischoff et al.[2]

Pacientes conveniados

Também na saúde suplementar, a AD tem-se ampliado por meio das empresas prestadoras desse serviço no setor privado, que a idealizam sob os conceitos de gestão, incluindo a qualidade e a segurança. Uma das responsabilidades das empresas de serviço de AD é elaborar o plano de atendimento domiciliar, para o qual é necessária a presença de equipe multiprofissional especializada ou com prática em terapia nutricional.[16]

Tratamento assistencial × curativo

O objetivo do cuidado é o conforto, o alívio, o bem-estar, podendo ou não promover a cura de determinada condição, doença ou agravo. Dessa forma, o cuidado diferencia-se das intervenções, pois considera os elementos subjetivos da interação profissional-usuário.[17] Assim, a oferta de um cuidado singular aborda as necessidades específicas de cada indivíduo, nas dimensões orgânicas, biológicas, psicológicas e sociais, dentre outras.[18,19]

O cuidado integral, por sua vez, é um processo que se inicia pela incorporação de princípios como estabelecimento de vínculos e acolhimento.[18] O vínculo é um constructo de natureza complexa e sistêmica, que depende de múltiplos fatores, entre eles a responsabilização dos profissionais da saúde pelo cuidado de indivíduos, famílias e comunidades, a utilização de tecnologias relacionais no processo de trabalho, a fim de fortalecer a relação interpessoal, e a organização do trabalho em equipe de modo sinérgico e colaborativo.[1] O sistema de referência e contrarreferência é importante para interligar os serviços e formar redes organizadas com práticas interdependentes e não fragmentadas. Visando a obtenção da continuidade dos cuidados pelos indivíduos,[20,21] os fluxos e contrafluxos de informações, podem ser utilizados documentos físicos, como fichas e cadernetas, e programas informatizados até a realização de visitas domiciliares conjuntas para integrar profissionais da atenção hospitalar e da AB, como um mecanismo de desospitalização.[22,23]

Plano de alta e de orientação subsequente

O instrumento deve apresentar informações importantes para a continuidade do cuidado em outro ponto de atenção à saúde, como dados recentes referentes à internação hospitalar, com diagnósticos médico e de nutrição, características previstas no curto e médio prazos que podem influenciar a conduta, tais como dependência funcional, e dados acerca da terapia nutricional realizada durante a hospitalização,[24,25] a fim de dar suporte à tomada de decisão da equipe que irá realizar os cuidados em NED.[26,27]

▶ VIAS DE ACESSO E COMPLICAÇÕES

A via de acesso é estabelecida pelo médico em consenso com a equipe, levando em conta a capacidade de absorção gastrintestinal e o tempo de NED. Quando menor que seis semanas, o adequado é a inserção de sonda nasogástrica (SNG) ou nasoentérica, preferindo-se para prazos mais longos gastrostomia ou jejunostomia.

O uso prolongado da sonda nasal pode levar a lesões na asa do nariz, sinusite crônica, complicações gastroesofágicas, refluxo e pneumonia por aspiração.[2] A gastrostomia percutânea endoscópica apresenta menos intercorrências.[4] Os problemas mais frequentes são assinalados na Tabela 3.[28]

TABELA 3 Complicações relacionadas à nutrição enteral domiciliar

Mecânicas	Gastrintestinais	Metabólicas	Outras
▪ Vazamento ▪ Deslocamento/obstrução ▪ Tecido de granulação ▪ Infecção	▪ Constipação ▪ Diarreia ▪ Refluxo ▪ Aspiração pulmonar	▪ Desidratação ▪ Perda de peso ▪ Hiperglicemia ▪ Desvios eletrolíticos	▪ Baixa aceitação ▪ Úlcera de pressão ▪ Desorientação/confusão mental

Modificada de Johnson et al.[28]

▶ OBSTRUÇÃO POR MEDICAMENTOS INJETADOS

Quando administrados medicamentos pela mesma via da NED, devem ser consideradas interações droga-nutriente.[29] A administração de 30 mL de água na sonda antes e depois de cada medicamento contribui para a redução de interações.[2]

▶ SELEÇÃO DA FÓRMULA

Para a escolha é preciso conhecer a estabilidade hemodinâmica e a condição clínica, a necessidade de restrição de algum nutriente dada a fisiopatologia da enfermidade, se há insuficiência pancreática, renal, hepática, e ainda se existem limitações digestivas e absortivas (ressecções intestinais, gastrectomias, fístulas, doenças disabsortivas, diarreia e esteatorreia)[8] (Tabela 4).

O médico é incumbido da prescrição da NED, já a prescrição dietética é responsabilidade do nutricionista. Ela deve considerar o tipo e a quantidade dos nutrientes necessários para o indivíduo, considerando seu estado clínico-nutricional.[11] Ao médico da equipe da NED cabe também estabelecer a melhor via de acesso, incluindo ostomias por via cirúrgica, laparoscópica e endoscópica. Os métodos de infusão mais disponíveis na NED são o gravitacional e o *bolus*, ainda que a literatura aconselhe a bomba de infusão pela melhor confiabilidade e tolerância (Tabela 5).

▶ FORMULAÇÕES UTILIZADAS NA NUTRIÇÃO ENTERAL DOMICILIAR

Três tipos de formulações enterais podem ser utilizados nos domicílios: com alimentos convencionais (caseiras ou artesanais), mistas

TABELA 4 Fatores a serem considerados na escolha da formulação

▪ História clínica
▪ Função renal, hepática, cardíaca, pulmonar
▪ Viabilidade gastrointestinal
▪ Viscosidade e opções de via de acesso
▪ Macronutrientes e micronutrientes
▪ Densidade calórica, osmolaridade, teor de fibras
▪ Polimérica vs. hidrolisada
▪ Custos e reembolsos

Modificada de Escuro e Hummell.[34]

TABELA 5 Métodos de administração da nutrição enteral domiciliar

Tipo	Características
Gravitacional	Frascos descartáveis, intervalos de 3 ou 4 horas, pausa noturna de 6 a 8 horas. Volume usual 50 a 300 mL, evolução de 50 em 50 mL
Bolus	Seringa de 20-50 mL, volume total 50-300 mL, em 15-30 minutos. Depende da tolerância e do fracionamento
Bomba de infusão	Mais seguras e onerosas, geralmente com sistema fechado. Há maior controle e tolerância da quantidade ofertada

Modificada de Escuro e Hammell.[34]

(módulos de nutrientes) e completas comerciais (líquidas ou em pó).[30] As duas primeiras são de menor custo quando comparadas às fórmulas comerciais. As fórmulas comerciais apresentam maior confiabilidade, sendo mais utilizados os tipos padrão, com adição de fibras e oligoméricos (Tabela 6).

Perigos das dietas artesanais e semiartesanais

As formulações com alimentos naturais e mistas, além das inconformidades de administração e preparação, podem sofrer alteração da composição devido à necessidade de adequar a viscosidade, dependendo do calibre da sonda, à substituição de ingredientes por não disponibilidade no domicílio e à variabilidade intrínseca de composição dos alimentos convencionais.

Avaliações clínicas e laboratoriais

Quanto aos macronutrientes, as três formulações são sempre estruturadas de forma semelhante, no entanto as caseiras podem se ressentir de insuficientes concentrações de micronutrientes, com destaque para vitaminas A, B6, C, E, ácido fólico, magnésio e ferro.[31] É possível minimizar as carências alternando as fontes alimentares, como na dieta oral. Ressalte-se que independentemente do tipo de fórmula enteral escolhida, será necessária avaliação de consumo periódica e monitorização bioquímica para analisar se há deficiência ou excesso de nutrientes sendo administrados.

Riscos bacterianos

Com relação à segurança microbiológica, as dietas enterais são excelentes ambientes para

TABELA 6 Tipos e características das fórmulas comerciais

Formulação	Características
Padrão	São as menos onerosas e mais utilizadas. Compostas de macro e micronutrientes estabelecidos com base nas recomendações. Possuem proteínas intactas na sua composição. Apresentação líquida (sistema fechado ou aberto) ou pó para reconstituição
Com fibras	Adição de fibras alimentares à formulação padrão. Utilizadas principalmente para controle do trânsito intestinal. Apresentação líquida (sistema fechado ou aberto) ou pó para reconstituição
Oligomérica	São mais onerosas e utilizadas em condições clínicas específicas. Possuem proteínas hidrolisadas, como fonte de carboidrato tem-se a maltodextrina, como fonte de lipídeos triglicérides de cadeia longa (TCL) e triglicérides de cadeia média (TCM)

Modificada de Schieferdecker et al.[35]

o crescimento microbiano. A contaminação das formulações enterais pode ocorrer em todas as etapas de manipulação, desde a aquisição da matéria-prima até sua administração.[32] Por necessitar de mais etapas de manipulação, as preparações com alimentos naturais e mistas padecem de maior risco de contaminação. O *ESPEN Guideline on Home Enteral Nutrition* indica limitadas evidências para diferenciar a contaminação nos diferentes tipos de formulação enteral utilizadas no domicílio.[2]

Para Galindo et al.,[33] as fórmulas comerciais apresentaram excedente de micro-organismos em 62,5% das amostras, embora a contaminação seja menor quando comparadas às outras fórmulas. Desta forma, a segurança microbiológica da nutrição enteral domiciliar será dependente da avaliação das condições de manipulação a cada visita e da educação continuada dos processos de higiene e manipulação de alimentos junto a cuidadores e indivíduos (Tabela 7).

TABELA 7 *Checklist* com etapas de educação em saúde com indivíduo em nutrição enteral domiciliar e cuidadores

Etapas	Profissionais responsáveis
Avaliação	
▪ Indivíduo considerado clinicamente estável para alta hospitalar ▪ Indivíduo exibe tolerância à formulação	Médico, nutricionista, enfermeiro e farmacêutico – hospital
▪ Indivíduo considerado capaz de tolerar a progressão planejada de NED ▪ Demonstra vontade de continuidade da NED	Médico, nutricionista e enfermeiro – domicílio
Avaliação do domicílio	
▪ Estrutura adequada ▪ Energia elétrica ▪ Acesso físico adequado (banheiros/rampas) ▪ Abastecimento de água ▪ Limpeza da área para a preparação da formulação ▪ Acesso a comunicação: serviço telefônico ou celular	Agente comunitário de saúde, assistente social
Cuidador	
▪ Desenvolvimento de cronograma de treinamento com cuidadores ▪ Capacitação sobre cuidados com a sonda e solução de problemas ▪ Treinamento: ❑ Avaliação da tolerância alimentar e formulação de NED ❑ Preparação de fórmulas ❑ Cronograma de alimentação e infusão da formulação de NED ❑ Uso da bomba de infusão, caso seja utilizada no domicílio ❑ Administração de medicamentos pela sonda/ostomia	Médico, nutricionista e enfermeiro

REFERÊNCIAS

1. McClave SA, Taylor BE, Martindale RG, Warren MM, Johnson DR, Braunschweig C, et al. Society of Critical Care Medicine; American Society for Parenteral and Enteral Nutrition. Guidelines for the provision and assessment of nutrition support therapy in the adult critically ill patient: Society of Critical Care Medicine (SCCM) and American Society for Parenteral and Enteral Nutrition (A.S.P.E.N.). JPEN J Parenter Enteral Nutr. 2016 Feb;40(2):159-211.
2. Bischoff SC, Austin P, Boeykens K, Chourdakis M, Cuerda C, Jonkers-Schuitema C, et al. ESPEN guideline on home enteral nutrition. Clin Nutr. 2020 Jan;39(1):5-22.
3. Mazur CE, Zago RCC, Schieferdecker MEM, Maluf EMC. Home enteral nutrition: clinical-nutritional analysis and outcomes of 10 years of public policy. Nutr Hosp. 2019 Aug 26;36(4):758-63.
4. Gomes Jr CAR, Andriolo RB, Bennett C, Lustosa SAS, Matos D, Waisberg DR, et al. Percutaneous endoscopic gastrostomy versus nasogastric tube feeding for adults with swallowing disturbances (Review). The Cochrane Collaboration. John Wiley & Sons; 2017.
5. Sevilla WMA, McElhanon B. Optimizing transition to home enteral nutrition for pediatric patients. Nutr Clin Pract. 2016 Dec;31(6):762-8.
6. Wanden-Berghe C, Patino-Alonso MC, Galindo-Villardón P, Sanz-Valero J. Complications associated with enteral nutrition: CAFANE Study. Nutrients. 2019 Sep 1;11(9):2041.
7. Gramlich L, Hurt RT, Jin J, Mundi MS. Home enteral nutrition: towards a standard of care. Nutrients. 2018 Aug 4;10(8):1020.
8. Brasil. Ministério da Saúde. Secretaria de Atenção à Saúde. Departamento de Atenção Básica. Cuidados em terapia nutricional. 1. ed., 1. reimpr. Brasília: Ministério da Saúde; 2015.
9. Conselho Federal de Nutricionistas. Resolução n. 663, de 28 de agosto de 2020. Dispõe sobre a definição das atribuições de Nutricionista em Unidades de Terapia Intensiva (UTI) e dá outras providências. Disponível em: https://www.cfn.org.br/wp-content/uploads/resolucoes/Res_663_2020.html.
10. Gamberi S, Calamassi D, Coletta D, Dolenti S, Valoriani A, Tarquini R. The home management of artificial nutrition: a survey among doctors and nurses. Acta Biomed. 2017 Aug 23;88(2):161-6.
11. Brasil. Resolução RDC n. 63, de 6 de julho de 2000. Regulamento técnico para a terapia de nutrição enteral. Órgão emissor: ANVISA – Agência Nacional de Vigilância Sanitária. Disponível em: https://www20.anvisa.gov.br/segurancadopaciente/index.php/legislacao/item/resolucao-da-diretoria-colegiada-rcd-n-63-de-6-de-julho-de-2000.
12. Ojo O. The challenges of home enteral tube feeding: a global perspective. Nutrients. 2015; 87(4):2524-38.
13. Cardenas D, Correia MITD, Ocho JB, Pounds T, Cuerda C, Barazzoni R, et al. Clinical nutrition and human rights. An international position paper. Clin Nutr 2021, In Press Journal Pre-Proof. DOI: https://doi.org/10.1016/j.clnu.2021.02.039.
14. Brasil. Ministério da Saúde. Portaria n. 3. 390, de 30 de dezembro de 2013. Institui a Política Nacional de Atenção Hospitalar (PNHOSP) no âmbito do Sistema Único de Saúde (SUS), estabelecendo- se as diretrizes para a organização do componente hospitalar da Rede de Atenção à Saúde (RAS). Disponível em: https://bvsms.saude.gov.br/bvs/saudelegis/gm/2013/prt3390_30_12_2013.html.
15. Brasil. Ministério da Saúde. Portaria n. 825, de 25 de abril de 2016. Redefine a Atenção Domiciliar no âmbito do Sistema Único de Saúde (SUS) e atualiza as equipes habilitadas. Disponível em: https://www.in.gov.br/materia/-/asset_publisher/Kujrw0TZC2Mb/content/id/22685962/do1-2016-04-26-portaria-n-825-de-25-de-abril-de-2016-22685827.
16. Van Aanholt DPJ. Terapia nutricional enteral na saúde suplementar. In: Schieferdecker MEM, Thieme RD. Terapia nutricional domiciliar. Rio de Janeiro: Rubio; 2019.
17. Carnut L. Cuidado, integralidade e atenção primária: articulação essencial para refletir sobre o setor saúde no Brasil. Saúde Debate. 2017;41(115):1177-86.
18. Santos CTB, Barros IS, Amorim ACCLA, Rocha DG, Mendonça AVM, Sousa MF. A integralidade no Brasil e na Venezuela: similaridades e complementaridades. Ciência & Saúde Coletiva. 2018;23(4):1233-40.
19. Santos ROM, Romano VF, Engstrom EM. Vínculo longitudinal na Saúde da Família: construção fundamentada no modelo de atenção, práticas interpessoais e organização dos serviços. Physis: Rev Saúde Coletiva. 2018;28(2):e280206.
20. Oliveira CCRB, Silva EAL, Souza MKB. Referral and counter-referral for the integrality of care in the Health Care Network. Physis: Revista de Saúde Coletiva. 2021;31(1):e310105.
21. Coriolano-Marinus MWL, Queiroga BAM, Ruiz-Moreno L, Lima LS. Comunicação nas práticas em saúde: revisão integrativa da literatura. Saúde e Sociedade. 2014;23(4):1356-69.
22. Mendes EV. As redes de atenção a saúde. Brasília: Organização Pan-Americana da Saúde; 2011.
23. Palm RCM, Pinto LM, Thieme RD, Kleina SC, Andrzejevski VMS, Schieferdecker MEM. Da alta hospitalar do domicílio: experiência de cuidado na atenção à saúde do idoso por equipe multiprofissional num hospital universitário na região Sul do Brasil. In: Costa A, Othero M. Reabilitação em cuidados paliativos. Loures: Lusodidacta; 2014.
24. Fidelix MSP. Manual orientativo do cuidado em nutrição. Associação Brasileira de Nutrição; 2014. Disponível em: https://www.asbran.org.br/storage/arquivos/PRONUTRI-SICNUT-VD.pdf.
25. Gonçalves RC, Dias MCG, Segadilha NLAL, Oliveira-Netto ACS, Batista MSLP, Silva MLT. Planejamento nutricio-

nal da alta hospitalar: breve revisão da literatura e proposta de instrumento de avaliação. BRASPEN J. 2020;35(4):329-39.
26. Schieferdecker MEM, Kopruszynski CP. Home enteral nutrition therapy in palliative care. Palliat Med Care Int J. 2018;1(2):555559.
27. Sánchez-Sánchez E, Ruano-Álvarez MA, Díaz-Jiménez J, Díaz AJ, Ordonez FJ. Enteral nutrition by nasogastric tube in adult patients under palliative care: a systematic review. Nutrients. 2021 6;13(5):1562.
28. Johnson TW, Seegmiller S, Epp L, Mundi MS. Addressing frequent issues of home enteral nutrition patients. Nutr Clin Pract. 2019 Apr;34(2):186-95.
29. Joos E, Verbeke S, Mehuys E, Van Bocxlaer J, Remon JP, Van Winckel M, et al. Medication administration via enteral feeding tube: a survey of pharmacists' knowledge. Int J Clin Pharm. 2016;38:10-5.
30. Van Aanholt DPJ, Dias MCG, Marin MLM, Silva MFB, Cruz, MELF, Fusco SRG, et al. Sociedade Brasileira de Nutrição Enteral e Parenteral (Brasil). Terapia nutricional domiciliar. Rev Assoc Med Bras. 2018;58(4):408-11.
31. Mezzomo TR, Fiori LS, de Oliveira Reis L, Schieferdecker MEM. Nutritional composition and cost of home-prepared enteral tube feeding. Clinical Nutrition ESPEN. 2021;42:393-9.
32. Pinto ROM, Correia EF, Pereira KC, Sobrinho PSC, Silva DF. Microbiological quality and safe handling of enteral diets in a hospital in Minas Gerais, Brazil. Braz J Microbial. 2015;46(2):583-9.
33. Galindo CO, Beux MR, da Costa RL, Uniat KC, Leobet J, Ferreira SMR, et al. Home-prepared enteral tube feeding: evaluation of microbiological contamination, hygiene, and the profile of the food handler. Nutr Clin Pract. 2020:1-14.
34. Escuro AA, Hummell AC. Enteral formulas in nutrition support practice: is there a better choice for your patient? Nutr Clin Pract. 2016 Dec;31(6):709-22.
35. Schieferdecker MEM, Thieme RD, Cestonaro T, Vilela RM. Seleção de formulas para nutrição enteral no Brasil. In: Campos ACL. Tratado de nutrição e metabolismo em cirurgia. 1. ed. Rio de Janeiro: Rubio; 2013.

11 Manejo da gastroparesia em pacientes hospitalizados e críticos

Andrew Ukleja

RESUMO

Os sintomas de gastroparesia podem abranger náuseas, vômitos pós-prandiais, saciedade precoce, distensão gástrica, eructações e dor epigástrica. Menos assiduamente se detectam queimação, anorexia, receio de se alimentar e emagrecimento. Diante da hipótese de gastroparesia, a primeira providência seria alimentação nasoenteral pós-pilórica, com vigilância constante para intercorrências como distensão gástrica persistente e refluxo gastroesofágico/aspiração pulmonar. Medicação procinética com frequência é necessária, podendo-se cogitar, em situações prolongadas e desafiadoras, eletroestimulação gástrica, infiltração do piloro com toxina botulínica ou piloromiotomia endoscópica.

▶ INTRODUÇÃO

Pacientes com gastroparesia (GP) e síndromes relacionadas não são incomuns no serviço de emergência e nas enfermarias. Nas últimas duas décadas, sua admissão em pronto-socorro tem aumentado. O transtorno de motilidade se configura quando há queixas digestivas altas e o esvaziamento gástrico é lento, na ausência de obstrução mecânica do piloro ou intestino delgado.[1] Cumpre excluir, portanto, obstruções e também úlcera péptica para o diagnóstico, dentre outras afecções.

Pacientes gravemente enfermos

O diagnóstico não é fácil porque outras condições caracterizadas por náuseas e vômitos podem mimetizar o quadro (Tabela 1). É imperioso assinalar que a gastroparesia pode ser inicial (*de novo*), uma exacerbação de gastroparesia antiga ou apenas uma dismotilidade temporária deflagrada por enfermidade crítica, aliás frequente nesta população.

Prevalência

A estimativa para a população global dos Estados Unidos da América é de 2%.[2] Há 37,8 mulheres para cada 9,6 homens acometidos por 100.000 habitantes.[3] No diabetes tipo 2 os números não são relevantes, pelo menos para a totalidade dos casos (1%), todavia crescem no tipo 1 (5,2%).[4] Na dispepsia não ulcerosa, um quadro funcional comparativamente frequente, até 50% manifestam motilidade antral comprometida e esvaziamento gástrico vagaroso.

TABELA 1 Diagnóstico diferencial da gastroparesia (náuseas, vômitos, regurgitação)

Enfermidades gastrointestinais	Transtornos neuropsiquiátricos
▪ Afecções esofágicas: megaesôfago chagásico ▪ Esofagite crônica, refluxo gastroesofágico ▪ Afecções gástricas: úlcera gastroduodenal ▪ Estenose do piloro ▪ Câncer gástrico ▪ Outras afecções: íleo paralítico ▪ Síndrome da artéria mesentérica superior ▪ Isquemia intestinal ▪ Pancreatite aguda	▪ Hipertensão intracraniana: trauma ▪ Tumor cerebral, hematoma, hidrocefalia ▪ Labirintite ▪ Bulimia, anorexia nervosa ▪ Aberrações endócrinas/metabólicas ▪ Cetoacidose diabética ▪ Hipotireoidismo ▪ Hiperparatireoidismo ▪ Uremia
Medicações	**Infecções e inflamações**
▪ Opiáceos ▪ Quimioterapia antineoplásica ▪ Progesterona ▪ Inibidores da acetilcolina ▪ Agonistas do GLP-1 (exenatide, semaglutide, dulaglutide) ▪ Agonistas do receptor D1 da dopamina (pergolide, terguride) ▪ Alguns antidepressivos	▪ Gastroenterocolite aguda ▪ Meningite, encefalite ▪ Pielonefrite ▪ Calculose renal ▪ Escleroderma esofágico

Unidade de cuidados intensivos

Também nos enfermos críticos a taxa é preocupante, da ordem de 38-57%.[5,6] Quanto mais grave a situação, mais elevado o risco, ocorrendo os casos de maior proeminência durante sepse, queimaduras, traumatismo cranioencefálico e politrauma.[7] São mecanismos predisponentes as comorbidades preexistentes, as condições metabólicas, o uso de ventilador e numerosas medicações.[8] Até 50% dos enfermos ventilados mecanicamente padecem de intolerância à nutrição enteral, caracterizada por elevados volumes residuais (VR), vômitos e regurgitação, que podem estar subordinados ao mau esvaziamento gástrico.

Tradicionalmente, a GP é classificada como idiopática, diabética e pós-cirúrgica, ainda que muitas outras eventualidades devam ser agregadas. Os casos podem se comportar adicionalmente como agudos ou crônicos. O diagnóstico idiopático seria o mais observado, muitas vezes decorrendo de moléstia bacteriana ou viral.[9] Nos diabéticos, principalmente com história longa, faz parte da neuropatia visceral. Certas intervenções cirúrgicas também antecedem o transtorno, notadamente vagotomias gástricas muito utilizadas no passado para úlceras pépticas, entretanto hoje infrequentes, e algumas fundoplicaturas ou transplantes de pulmão, que possivelmente interferem no desempenho do nervo vago. Acresce uma miscelânea de entidades nosológicas como moléstia de Parkinson, doenças vasculares autoimunes (colagenoses), síndrome paraneoplásica, neuropatia autonômica, hipotireoidismo e gravidez.[10] Efeitos adversos de medicações são relevantes e já foram apontados na Tabela 1. No enfermo crítico, o quadro, que é multifatorial, parece se inserir na disfunção gastrointestinal geral dessa população.[11,12]

▶ FISIOPATOLOGIA

Mecanismos de fisiologia postulados abrangem disritmias gástricas, relaxamento fúndico comprometido, hipomotilidade e dilatação antral, piloroespasmo, má coordenação antroduodenal, disfunção gástrica motora gerada por *feedback* hormonal, ao lado de neuropatia e miopatia visceral e etiologias adicionais.[13,14] No diabetes, a anomalia parece associar-se à hiperglicemia aguda grave e à neuropatia autonômica. Glicemias > 270 mg/dL alteram o *pacemaker* gástrico e a motilidade antroduodenal.[15]

Situações metabólicas e farmacológicas

A motilidade gástrica responde ao grau de analgesia e sedação, como também a condições hemodinâmicas com ênfase nos opioides, vasopressores, sobrecarga de fluidos e ventilação mecânica. Respostas inflamatórias (óxido nítrico e prostaglandinas), desvios eletrolíticos (sódio, potássio, magnésio, fosfato), acidose, hipóxia e insuficiências orgânicas (cardíaca, renal) podem analogamente impactar a disfunção.[16,17]

Na população crítica vale realçar drogas (não apenas opioides e vasopressores, mas igualmente betabloqueadores, anticolinérgicos, levodopa, antagonistas de canal de cálcio, octeotride). A grelina, um hormônio fúndico relacionado com apetite, mas também com esvaziamento gástrico, parece estar reduzida na enfermidade crítica, o que poderia se revestir de importância.[18]

▶ COMPLICAÇÕES

Na gastroparesia de longa duração, o refluxo gastroesofágico pode se instalar ou se acentuar, tornando necessária a prescrição de inibidores de bomba de prótons (IBP) se ocorrer queimação ou esofagite. Não é rara a detecção de supercrescimento bacteriano no intestino delgado (SIBO), seja pela lentidão geral do peristaltismo, seja pela prescrição de IBP que anula a barreira ácida gástrica e enseja a passagem exógena de germes deglutidos com os alimentos.[19] A própria SIBO muitas vezes cursa com inflamação da mucosa e má-absorção, mimetizando ou intensificando os sintomas de trânsito lento e perda de peso da gastroparesia. Programas de curta duração de antibióticos deverão ser considerados nestas circunstâncias.

Carências de macro e micronutrientes

Nas gastroparesias prolongadas e refratárias a desnutrição não é excepcional por aversão alimentar, anorexia e dieta irregular e mal balanceada.[20] Déficits de micronutrientes acompanham, com destaque para ferro, vitaminas lipossolúveis, tiamina e folato.[21] Em situações avançadas, a nutrição artificial deverá ser considerada, como apontado a seguir.

▶ DIAGNÓSTICO

Além da história com ênfase em cirurgias e enfermidades gastrointestinais, bem como em medicamentos utilizados e exame clínico geral, testes confirmatórios são requeridos diante de sintomas persistentes. A endoscopia ou uma radiografia contrastada de estômago e duodeno servirão para afastar obstruções orgânicas e úlcera péptica. A tomografia computadorizada também poderá ser útil para descartar síndrome da artéria mesentérica superior (compressão da quarta porção do duodeno) e obstrução do intestino delgado. Testes para diabetes são obrigatórios, sendo mais raramente indicados aqueles para enfermidades tireoidianas, neurológicas e autoimunes. Avaliação eletrolítica e acidobásica, para tireoide, para gravidez se aplicável (gonadotrofina coriônica), e mais excepcionalmente anticorpos antinucleares poderão ser incluídos.

▶ TESTES DE ESVAZIAMENTO

Cintigrafia gástrica com tecnécio

É reconhecida como padrão-ouro,[22] medindo a resposta do órgão a uma refeição sólida fisiológica,[23] contendo traçador de coloide sulfúrico de ^{99m} Tc. A radioatividade gástrica é documentada após 1, 2 e 4 horas, sendo os pontos de corte > 60% da dose administrada após 2 horas, e > 10% após 4 horas. Caso disponível, deve-se optar pelo escaneador de fase sólida, de altíssima precisão. Uma alternativa bem menos esclarecedora é a mensuração do esvaziamento de líquidos apenas. Tanto para sólidos como líquidos, a glicemia não pode estar muito elevada (< 275 mg/dL) e medicações como procinéticos, anticolinérgicos e opioides são removidas com 48 horas de antecedência.

A grande limitação da cintigrafia são pacientes críticos que não podem ser retirados da unidade de cuidados intensivos, e notadamente aqueles sedados e ventilados que são incapazes de consumir uma refeição sólida. Opioides são muitas vezes indispensáveis e não podem ser descontinuados nessa população.

Teste do hálito com o isótopo estável ^{13}C

Trata-se de alternativa complexa e dispendiosa, raramente disponível em nosso meio. Suas grandes vantagens seriam pacientes críticos, especialmente ligados a um ventilador, o que facilitaria as coletas de ar expirado durante 6 horas, e gestantes, pois o isótopo estável não envolve exposição a radiações ionizantes. No entanto, a capacidade de ingerir uma refeição de prova ainda é requerida, assim como função intestinal, hepática e pulmonar conservadas,[23-28] o que poderá anular o interesse do método em casos graves.

Videocápsula endoscópica (*Smartpill*)

No país, o modelo Pillcam é aprovado pela ANVISA e pode ser encontrado em alguns serviços de endoscopia.[29] Documenta não somente o trânsito gástrico como do intestino delgado, o que poderia ser vantajoso quando mais de um obstáculo ou disfunção é suspeitado.[30,31] A cápsula é ingerida em conjunto com refeição padrão. Sua progressão pode ser acompanhada por imagens de vídeo ou, em alguns modelos, por sensores de pH que sinalizam a passagem para o duodeno mediante uma elevação abrupta do pH (2-3 unidades). O tempo de esvaziamento gástrico normal é de até 4 horas. As desvantagens, além do custo e disponibilidade restrita da cápsula, são sua característica discretamente menos fisiológica que a cintigrafia por tecnécio e o raro risco de retenção em situações de obstrução mecânica do delgado.

Métodos de imagem convencionais

Tanto a ultrassonografia como a ressonância magnética já foram empregadas para medir esvaziamento gástrico. Contudo, são testes nem sempre validados, complexos e que demandam profissionais com experiência em fisiologia gástrica.[32,33]

▶ TRATAMENTO GERAL

Casos graves com vômitos e dor abdominal poderão se apresentar com desidratação, transtornos eletrolíticos e dificuldades para manutenção do estado nutricional. Em qualquer nível, seja ambulatorial, hospitalar ou de cuidados intensivos, as prioridades são reposição hidroeletrolítica e calórico-proteica, assim como manejo de náuseas e vômitos mediante antieméticos e procinéticos, ao mesmo tempo em que se busca identificar e corrigir eventuais condições predisponentes. A Figura 1 delineia as opções mais convenientes tanto para gastroparesia aguda como crônica.

Indivíduos gravemente enfermos

Seus desafios são logicamente muito maiores para confirmação diagnóstica e ainda mais para o manejo eficaz, especialmente naqueles sedados e entubados. A motilidade digestiva com frequência encontra-se globalmente comprometida, uma barreira para quem depende de suporte nutricional adequado e precoce.

Ajustes glicêmicos

À luz do que já se comentou, uma glicemia que não exceda a faixa de 140-180 mg/dL é imperativa, apelando-se para esquemas insulínicos quando apropriado.[34,35] Quando outros hipoglicemiantes são prescritos, deve-se atentar para o pramlintide (Symlin) e alguns análogos de GLP-1, por seu impacto negativo sobre o esvaziamento gástrico.[36]

Controle da dor

Anticolinérgicos e opiáceos evidentemente devem ser removidos, o que gera problemas para estes últimos em circunstâncias de dor persistente. Cumpre recorrer a analgésicos e anti-inflamatórios de outra categoria farmacológica, ou mesmo apelar para medidas alternativas em eventos de dor refratária, como infiltrações de raízes nervosas e estimulações magnéticas ou eletrônicas transcranianas ou medulares.

Procinéticos – metoclopramida

A metoclopramida aumenta o tônus e a amplitude das contrações antrais, relaxando o esfíncter pilórico, inclusive naqueles em cui-

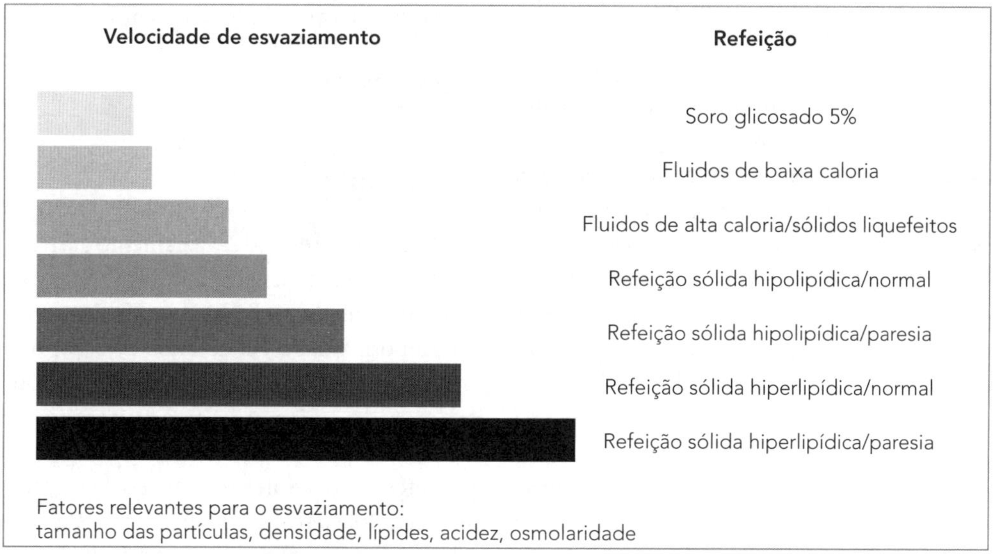

FIGURA 1 Diferenças de esvaziamento gástrico entre sólidos e líquidos.

dados intensivos onde formas injetáveis são preferidas.[37-40] Os riscos são ansiedade, depressão, aumento do intervalo QT no eletrocardiograma e sintomas neurológicos do tipo extrapiramidal, como parkinsonismo e distonia, que poderão atingir até 30-40% dos enfermos na hipótese de tratamento a longo prazo.[41] Neste sentido, outras drogas que alongam o intervalo QT como fluoroquinolonas e certos antipsicóticos devem ser evitados.

Domperidona (Motilium®)

Só é disponível em forma oral, e por isso mesmo não foi muito estudada no contexto de enfermidade crítica.[38,42] Eventos adversos, caso o tratamento se prolongue, também devem ser computados em até 40% das circunstâncias, como cefaleia, taquicardia, palpitações e diarreia.[43]

Eritromicina

Este antibiótico macrolídeo, assim como a molécula relacionada azitromicina, comporta-se como agonista do receptor de motilina, incentivando a contração da musculatura lisa do trato gastrointestinal.[44] Abrangem-se contrações antrais mais amplas e coordenação antroduodenal aprimorada. A eritromicina injetável (infusão venosa 2-3 mg/kg) revelou-se efetiva em casos críticos com exacerbação de gastroparesia, todavia não por via oral.[45] Não obstante, em casos leves microdoses orais (75-250 mg/dia) poderiam se demonstrar convenientes. Não se pode omitir os riscos de dor abdominal, diarreia e também alongamento do intervalo QT. Outra possibilidade é a taquifilaxia,[39,46] exigindo doses crescentes da droga durante prescrição prolongada. A azitromicina se reveste de menos efeitos adversos,[47,48] ainda que com escassa experiência no cenário crítico. Outra sugestão seria a combinação de metoclopramida com eritromicina, que parece mais efetiva, com menos perda de potência à medida que o tempo transcorre, e sem risco incrementado de arritmias em casos graves (Tabela 2).[39,49]

Como perspectivas vale citar relamorelin, um agonista da grelina não disponível no país que estimulou o esvaziamento gástrico em diabéticos com GP,[50,51] e agonistas da 5-hidroxitriptamina como o tegaserode (Zelmac®), testado com resultados encorajadores em pequena série de enfermos graves.[52] O prucalopride, outro agonista da 5-hidroxitriptamina não disponível em nosso meio, parece vantajoso na gastroparesia idiopática, sem experiência em enfermos críticos.[53]

TABELA 2 Medidas gerais no paciente grave com gastroparesia

▪ Controle rigoroso da glicemia (insulina se necessário)
▪ Condições hemodinâmicas otimizadas (boa perfusão visceral, evitar excesso de fluidos)
▪ Correção de transtornos eletrolíticos e acidobásicos
▪ Disfunção renal: considerar hemofiltração ou diálise
▪ Remover ou minimizar medicamentos que interferem com função gastrointestinal: opioides, sedativos, vasopressores
▪ Inserir sonda nasogátrica ou nasojejunal

Antieméticos

Não interferem no esvaziamento gástrico, contudo aliviam sensivelmente as náuseas e vômitos (Tabela 3). Incluem anti-histamínicos, fenotiazinas e gel cutâneo de escopolamina mais antigos e menos efetivos,[54] contrastando com os antagonistas da 5-hidroxitriptamina 3 (5-HT3) bem mais potentes e inovadores (ondansetrona, granisetrona, dolasetrona). Todos se revestem de efeitos adversos com o uso constante, devendo-se ressaltar para os antagonistas de 5-HT3 preferidos atualmente constipação, desvios eletrolíticos e de enzimas hepáticas, e prolongamento do intervalo QT, uma preocupação em cuidados intensivos.

Como alternativas poderiam ser aqui trazidos o aprepitanto (Emend®), um antagonista da neurocinina 1 (NK-1) mais atuante contra náuseas que vômitos,[54,55] e o tetraidrocanabinol (Dronabinol), já testado em casos de GP.[56] Antidepressivos tricíclicos como amitriptilina, nortriptilina e mirtazapina em baixas doses são endossados para náuseas e vômitos refratários aos medicamentos habituais.[22,54]

▶ DIETA ORAL

Ela é citada inicialmente por prioridade clínica, nem sempre cronológica, pois não necessariamente será a mais bem-sucedida na fase aguda. Ainda assim, é aconselhado em casos leves e moderados iniciar com dieta fracionada (6 refeições/ dia),[22] se necessário combinada com procinéticos e antieméticos. Suas características físico-químicas são relevantes (Figura 1), razão pela qual alto teor de proteínas e baixo tanto de lípides como de fibras devem ser adotados.[57] Não convém exagerar com as proteínas, pois em elevada concentração até elas inibem a drenagem gástrica.[32] Se sólidos fracassam, a substituição por líquidos será indispensável.[57,58] São previsíveis dificuldades para se alcançar a meta sobretudo proteica, sendo cabível agregar-se albumina do ovo ou outros suplementos proteicos comerciais nos intervalos das refeições principais, ou ainda preparados industrializados orais mistos calórico-proteicos.

Para indivíduos que permanecem por tempo apreciável em jejum, a realimentação inicia-se com oferta líquida, seguida de leve, branda e geral, sempre com teor reduzido de fibras e gorduras, aqui com o objetivo central de testar qual destas texturas é mais bem tolerada.

▶ RISCO NUTRICIONAL

Nestas circunstâncias é prudente intervir-se mediante nutrição enteral (NE), reservando-se a nutrição parenteral (NP) para os casos de insucesso desta, notadamente se há antecedentes de perda de peso de 5-10% nos últimos 3 meses. Em casos com sucessivos episódios de GP e internações, já desnutridos e com qualidade de vida comprometida, deve-se planejar terapia nutricional (domiciliar) de longa duração. Para tanto, estabelece-se uma via de acesso duradoura, como gastrostomia endoscópica percutânea de posiciona-

TABELA 3 Principais procinéticos

Medicação	Eventos adversos
Metoclopramida (antagonista de receptor D2 de dopamina e receptor 5-HT3 da serotonina) 5-20 mg 4x/dia VO ou EV 50% dose *clearance* creatinina 11-60 mL/min e 33% dose < 10 mL/min ou hemodiálise	Tremor, diarreia, sonolência, discinesia, agitação, dor ou fraqueza muscular
Domperidona (antagonista periférico de receptor D2 de dopamina) (10-20 mg VO 4x/dia)	Prolongamento do intervalo QT, tontura, desmaio, hiperprolactinemia
Eritromicina (agonista do receptor da motilina) (50-250 mg 4x/dia VO ou EV)	Prolongamento do intervalo QT, dor abdominal, diarreia, taquifilaxia
Azitromicina (agonista do receptor da motilina) (250 mg 4x/dia VO)	Diarreia, dor abdominal

mento jejunal ou então uma jejunostomia. Em raros casos de acúmulo persistente de fluidos no estômago, uma sonda gástrica ou gastrostomia de drenagem conjuntamente com uma jejunal de alimentação necessitam ser combinadas.

▶ ALIMENTAÇÃO PÓS-PILÓRICA

Trata-se do passo mais adotado, ainda que em casos críticos que já possuem sonda gástrica possa-se tentar a associação com farmacoterapia (eritromicina, metoclopramida) antes de substituir ou reposicionar a sonda. Quando um curto período de NE é previsto, uma sonda nasojejunal é inserida à beira do leito. Uma metanálise apontou índice aceitável de sucesso com sondas sem peso na ponta combinadas com eritromicina.[59] A confirmação deve ser obtida mediante radiografia.

Quando disponível, o direcionamento da sonda para o duodeno mediante sistema eletromagnético portátil pode ser tentado.[60] Em casos difíceis, aconselha-se a introdução no setor de RX, com controle fluoroscópico, ou melhor ainda pelo endoscopista, o que permite início imediato da infusão dietética.[58]

Acessos de longo curso (> 30 dias)

Estas vias só devem ser efetivadas se experiência prévia com sonda nasojejunal comprovou tolerância para este modo de administração. Se uma meta de 60-80 mL/h ou algo que atinja as necessidades calórico-proteicas foi viável através da sonda nasal, o acesso requerido pode ser construido.[61] A gastrostomia percutânea gástrica com extensão jejunal (PEG-J), a jejunostomia percutânea direta (JET-PEG) ou a jejunostomia tradicional (PEJ) são os caminhos.[61,62] A via percutânea (PEG) requer endoscopia, ou para alguns modelos auxílio da radiologia apenas.[62,63] Somente se recorre à jejunostomia cirúrgica se há contraindicações para os métodos prévios, os mesmos fracassaram, ou se aproveita cirurgia abdominal já agendada para incluir o procedimento.

Esquema de administração

Sugere-se bomba de infusão eletrônica, iniciando-se com oferta repartida ao longo de 24 horas. Uma vez bem tolerada, pode-se reduzir para prescrições noturnas apenas, sem sacrificar as metas calórico-proteicas. Desta forma, o paciente poderá usufruir de liberdade de locomoção durante o dia. A nutrição jejunal deve ser aumentada, a partir de uma oferta piloto de 25-50 mL/h, na proporção de 10-25 mL/h de acréscimo nos dias seguintes. Caso ocorra distensão ou refluxo pode-se substituir por preparado mais concentrado (1,5 kcal/mL), de menor volume.

As manifestações de intolerância incluem eructações, dor, distensão abdominal e diarreia, frequentemente interrompendo o programa enteral. Nestas circunstâncias, cabe reduzir o volume e recomeçar lentamente. Intercorrências subordinadas à sonda são possíveis, como vazamentos, obstruções, migração da ponta da sonda e, excepcionalmente, até oclusão intestinal. Em casos de dúvida, deve-se providenciar RX de controle, substituindo ou reposicionando a sonda na medida do requerido. A nutrição enteral poderá estar contraindicada em circunstâncias de íleo prolongado, obstrução intestinal, hemorragia digestiva ou isquemia intestinal.

▶ NUTRIÇÃO PARENTERAL

Cogita-se essa alternativa se a nutrição enteral se confirmou arriscada ou inviável, ou excepcionalmente para emprego perioperatório.[20] Ela será exclusiva se a gastroparesia se configurar refratária, especialmente em casos com disfunção digestiva generalizada ou elevado risco nutricional, por exemplo com esclerose sistêmica (escleroderma) ou miopatia visceral.[61] De outro modo, combina-se com uma nutrição enteral de baixo volume, na medida da tolerância observada, a título de complementação calórico-proteica.[64] Como em toda nutrição parenteral, é mandatória a monitorização da glicemia, eletrólitos, provas de função hepática, além de atenção meticulosa para infecção e trombose do cateter.

▶ PECULIARIDADES DA GASTROPARESIA NA UNIDADE DE CUIDADOS INTENSIVOS

Diferentemente de outros casos, o doente crítico raramente pode contar com confirmação diagnóstica das suspeitas mediante cintigrafia ou outros métodos, em que pese a elevada prevalência da condição nesses indivíduos. Sua condição instável dificulta a mobilização até o departamento de medicina nuclear ou radiologia, e as drogas prescritas que potencialmente interferem na interpretação tampouco poderão ser facilmente suprimidas. Neste diapasão, a presença recorrente de grandes resíduos gástricos durante a alimentação enteral (> 500 mL), ao lado de intolerância à dieta e sintomas sugestivos de disfunção motora gástrica, já respaldam a adoção de medidas terapêuticas apropriadas. Uma providência inicial é o posicionamento pós-pilórico da sonda nasoenteral.[64] De fato, as regras atuais subscrevem tal localização para aqueles com elevado risco de aspiração em decorrência de gastroparesia, hérnia hiatal e doença do refluxo,[64,65] ainda que haja debates sobre sua superioridade perante a clássica sonda gástrica.[64] Não se confirmaram vantagens para a alimentação pós-pilórica no tocante à duração da hospitalização na unidade de cuidados intensivos ou à mortalidade.[66,67] Ainda assim, metanálise sinaliza menor taxa de pneumonia e maior aporte de nutrientes, em contraponto à opção nasogástrica.[68]

No passado, a intolerância à sonda gástrica era definida com base no volume residual unicamente e o ponto de corte era mais baixo (250 mL), interrompendo desnecessariamente muitas prescrições e comprometendo as metas nutricionais.[64] Na atualidade, uma intolerância mais bem consubstanciada é buscada antes de abandonar o regime enteral, e procinéticos devem ser experimentados antes de se apelar para a posição pós-pilórica (Figura 2).[64]

Nutrição trófica

Uma estratégia antiga que ainda encontra indicações é a nutrição trófica ou subnutrição permissiva. Diante de dificuldades com a alimentação enteral na GP, todavia sem intolerância absoluta, nomeadamente em pacientes não desnutridos recebendo ventilação mecânica, pode-se prescrever volumes mínimos da ordem de 10-20 mL/h ou cerca de 500 kcal/d na primeira semana.[64,69] A seguir busca-se incrementar a oferta se necessário com dietas mais densas (1,5 kcal/mL), bomba de infusão contínua nas 24 horas, e remanejo das prescrições medicamentosas, suprimindo as que prejudicam, e introduzindo as que favorecem o esvaziamento gástrico (Tabela 4).

▶ INTERVENÇÕES NÃO FARMACOLÓGICAS

Drenagem gástrica

Quando há vômitos intensos e persistentes não responsivos às prescrições, uma se-

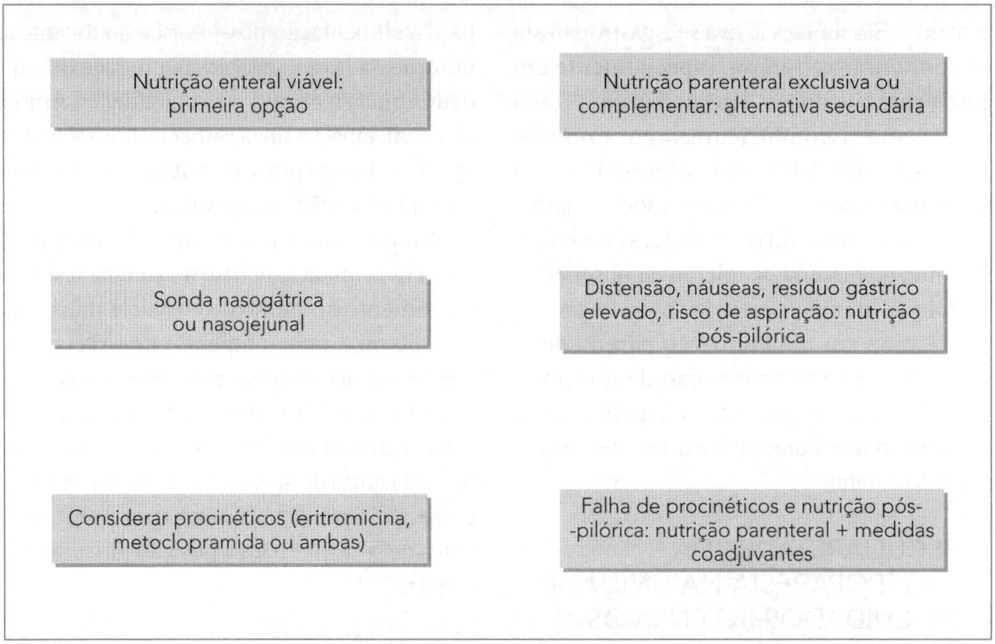

FIGURA 2 Suporte nutricional no paciente crítico com possível disfunção gástrica ou gastroparesia.

TABELA 4 Medicações usuais para vômitos

Droga	Eventos adversos
Ondansetrona (4-8 mg VO ou 4 mg EV 3x/dia) Granisetrona (1 mg VO ou EV 2x/dia) Dolasetrona (50-100 mg VO ou EV 2x/dia) Antagonistas do receptor 5-HT3 da serotonina	Constipação, fadiga, cefaleia, arritmia cardíaca, morte súbita
Difenidramina (12.5-25 mg VO 3-4 x/dia) Dimenidrinato (50 mg VO, 4-6 x/dia) Meclizina (25 mg VO/dia) Prometazina (12,5-50 mg VO 4-6x/dia) Antagonistas do receptor H1 da histamina	Boca seca, sonolência, cansaço, confusão
Aprepitanto (40-125 mg VO) Fosaprepitanto (115-150 mg EV) Netupitanto (300 mg VO) Antagonistas do receptor NK1 da neuroquinina	Anorexia, constipação, diarreia, fadiga

gunda sonda ou estomia exclusivamente para drenagem gástrica poderá estar indicada, em paralelo à sonda jejunal de alimentação. Trata-se de medida excepcional na atualidade, dada a experiência favorável com os antieméticos de última geração, além das técnicas endoscópicas e cirúrgicas de alívio.

Toxina botulínica intrapilórica

A toxina A (BTX A/Botox), a mesma de emprego em cosmética, bloqueia também a inervação pilórica, relaxando-a quando aplicada endoscopicamente.[70] Além do bloqueio da liberação de acetilcolina cálcio-dependente nos terminais nervosos, a própria contração da muscular lisa é inibida. Injetam-se 100-200 U de BTX A nos quatro quadrantes do piloro, impedindo o piloroespasmo, ainda que os resultados clínicos não sejam garantidos. Em dois estudos, o esvaziamento gástrico se aprimorou de forma inconstante.[71,72] Pouco mais da metade respondeu (51,4%), preferencialmente mulheres < 50 anos e forma idiopática, aplicando-se doses maiores (200 U) e com repetições.[71] O American College of Gastroenterology considera a droga experimental, não a aconselhando para uso clínico,[74] no entanto tal é muitas vezes praticado por falta de alternativas melhores e mais seguras, quando as prescrições farmacológicas naufragam.[75]

Miotomia pilórica endoscópica

Designada como miotomia gástrica endoscópica peroral (G-POEM) ou piloromiotomia endoscópica peroral (POP), tem alcançado progressos no tempo de esvaziamento gástrico e nos escores sintomatológicos de casos rebeldes de GP,[76,77] o que se confirma, juntamente com o adequado nível de segurança, em metanálises.[78,79]

▶ TRATAMENTO CIRÚRGICO

Dados os potenciais riscos, a intervenção operatória é reservada para casos intensamente sintomáticos com pelo menos um ano de tratamento sem resultados. Os candidatos mais frequentes são aqueles com acúmulo constante de secreção gástrica requerendo uma segunda estomia (gastrostomia de drenagem), aqueles em alimentação jejunal de longa duração ou ainda os dependentes de NP.

Eletroestimulação gástrica

A neuroestimulação gástrica mediante dispositivo eletrônico implantável (Enterra II, www.medtronic.com) atua pela via do nervo vago, atenuando náuseas e vômitos. O apetite e a qualidade de vida tendem a se beneficiar,[80,81] em mais de 50% dos pacientes tratados.[82] Diretiva da European Society of Gastrointestinal Endoscopy nada pontifica sobre essa modalidade, mais popular nos Estados Unidos. Unicamente advoga que a infiltração mediante toxina botulínica ou a piloromiotomia endoscópica sejam reservadas para casos bem documentados de GP e rebeldes à farmacoterapia, posto que as evidências sobre efetividade, segurança e durabilidade dos resultados são limitadas e incompletas. No caso da piloromiotomia (G-POEM), sugere-se que idealmente o procedimento deveria ser conduzido no contexto de um protocolo de pesquisa.[83]

▶ OUTRAS PROPOSTAS

O dispositivo eletroestimulador pode ser combinado com piloromiotomia na mesma programação laparoscópica. Um protocolo conjunto evidenciou aceleração do esvaziamento gástrico e alívio sintomatológico,[84] o que também sucede após piloromiotomia isolada. Note-se que o disposivo Enterra II não se encontra plenamente aprovado pelo FDA (EUA), existindo autorização para uso clínico em caráter humanitário (Tabela 5).

Para casos que não respondem à eletroestimulação, um protocolo piloto testou recentemente a gastroplastia vertical (*sleeve gastrectomy*), operação de grande porte tipicamente para obesidade mórbida, mesmo que em enfermos de GP com índice de massa corporal em sua maioria próxima do normal.[85] Após cerca de um ano, 90% ingeriam dieta geral oral. Logicamente não se trata de indicação de rotina, devendo-se aguardar confirmações do estudo para definir com clareza seus pontos positivos e negativos.

TABELA 5 Passo a passo na gastroparesia grave

Medicamentos	Nutrição e outros
Eritromicina 70-250 mg EV 3-4x/dia	Dieta com baixo teor de lípides e fibras fracionada 6x/dia – suplementos calórico-proteicos se necessário
Metoclopramida 10-20 mg EV 3-4 x/dia – combinar eritromicina se requerido	Nutrição enteral pós-pilórica se oral inviável – nutrição parenteral em último caso
Ondansetrona 4 mg EV 3x/dia Granisetrona 1 mg EV 2x/dia Proclorperazina 10 mg EV 3-4x/dia	Considerar jejunostomia endoscópica, infiltração de Botox do piloro
Inibidores de bomba de prótons, analgésicos e antidepressivos se necessário	Casos refratários: considerar estimulação eletrônica gástrica, piloromiotomia endoscópica

REFERÊNCIAS

1. Pasricha PJ, Parkman HP. Gastroparesis: definitions and diagnosis. Gastroenterol Clin North Am. 2015;44(1):1-7.
2. Rey E, Choung RS, Schleck CD, Zinsmeister AR, Talley NJ, Locke GR 3rd. Prevalence of hidden gastroparesis in the community: the gastroparesis iceberg. J Neurogastroenterol Motil. 2012;18(1):34-42.
3. Jung, HK, Choung RS, Locke RG, Schleck C, et al. The incidence, prevalence, and outcomes of patients with gastroparesis in Olmsted County, Minnesota, from 1996 to 2006. Gastroenterology. 2009;136(4):1225-33.
4. Choung RS, Locke GR 3rd, Schleck CD, Zinsmeister AR, Melton LJ 3rd, Talley NJ. Risk of gastroparesis in subjects with type 1 and 2 diabetes in the general population. Am J Gastroenterol. 2012;107(1):82-8.
5. Kao CH, ChangLai SP, Chieng PU, Yen TC. Gastric emptying in head-injured patients. Am J Gastroenterol. 1998;93:1108-112.
6. Ritz MA, Fraser R, Edwards N, Di Matteo AC, Chapman M, Butler R, et al. Delayed gastric emptying in ventilated critically ill patients: measurement by 13 C-octanoic acid breath test. Crit Care Med. 2001;29:1744-9.
7. Nguyen NQ, Ng MP, Chapman M, Fraser RJ, Holloway RH. The impact of admission diagnosis on gastric emptying in critically ill patients. Crit Care. 2007;V11:R16.
8. Heyland DK, Tougas G, King D, Cook DJ. Impaired gastric emptying in mechanically ventilated, critically ill patients. Int Care Med. 1996;22:1339-44.
9. Camilleri M. Functional dyspepsia and gastroparesis. Dig Dis. 2016;34 (5):491-9.
10. Soykan I, Sarosiek I, Sivri B, Mccallum RW. Demographic, clinical characteristics, psychological profiles, treatment and follow-up of gastroparesis. Dig Dis Sci. 1998;114:2398-404.
11. Quigley EMM. Critical care dysmotility: abnormal forgut motor function in the ICU/ITU patient. Gut. 2005;54:1351-2.
12. Blaser AR, Malbrain MLNG, Fruhwald S, et al. Gastrointestinal function in intensive care patients: terminology, definitions and management. Recommendations of the ESICM working group on abdominal problems. Int Care Med. 2012;38:384-94.
13. Parkman HP. Idiopathic gastroparesis. Gastroenterol Clin North Am. 2015;44:59-68.
14. Parkman HP. Upper GI disorders: Pathophysiology and current therapeutic approaches. In: Greenwood-Van Meerveld B (ed.). Gastrointestinal pharmacology handbook of experimental pharmacology. Springer; 2017. p.17-37.
15. Schvarcz E, Palmer M, Aman J, et al. Physiological hyperglycemia slows gastric emptying in normal subjects and patients with insulin-dependent diabetes mellitus. Gastroenterology. 1997;113:60-6.
16. Chapple LA, Deane A. From dysmotility to virulent pathogens: implications of opioid use in the ICU. Curr Opin Crit Care. 2018;24(2):118-23.
17. De Winter BY, De Man JG. Interplay between inflammation, immune system and neuronal pathways: effect on gastrointestinal motility. World J Gastroenterol. 2010;16(44):5523-35.
18. Neatly M, O'Flynn JE, Wandrag L, et al. Changes in appetite related gut hormones in intensive care unit patients: a pilot cohort study. Crit Care. 2005;10:R10.
19. Reddymasu SC, McCallum RW. Small intestinal bacterial overgrowth in gastroparesis: are there any predictors? J Clin Gastroenterol. 2010;44(1):e8-13.
20. Bharadwaj S, Meka K, Tandon P, et al. Management of gastroparesis-associated malnutrition. J Dig Dis. 2016;17(5):285-94.
21. Parkman HP, Yates KP, Hasler WL, et al. Dietary intake and nutritional deficiencies in patients with diabetic or idiopathic gastroparesis. Gastroenterology. 2011;141(2):486-98.e4987.
22. Camilleri M, Parkman HP, Shafi MA, Abell TL, Gerson L, American College of Gastroenterology. Clinical guideline: management of gastroparesis. Am J Gastroenterol. 2013;108(1):18-37.
23. Rao SSC, Camilleri M, Hasler WL, Maurer AH, Parkman HP, Saad R, et al. Evaluation of gastrointestinal transit in clinical practice: position paper of the American and European Neurogastroenterology and Motility Societies. Neurogastroenterol Motil. 2011;23(1):8–23.

24. Abell TL, Camilleri M, Donohoe K, Hasler WL, Lin HC, Maurer AH, et al. Consensus recommendations for gastric emptying scintigraphy: a joint report of the American Neurogastroenterology and Motility Society and the Society of Nuclear Medicine. J Nucl Med Technol. 2008;36(1):44-54.
25. Bruno G, Lopetuso LR, Ianiro G, Laterza L, Gerardi V, Petito V, et al. 13C-octanoic acid breath test to study gastric emptying time. Eur Rev Med Pharmacol Sci. 2013;17 Suppl 2:59-64.
26. Nguyen NQ, Bryant LK, Burgstad CM, Chapman M, Deane A, Bellon M, et al. Gastric emptying measurement of liquid nutrients using the (13)C-octanoate breath test in critically ill patients: a comparison with scintigraphy. Intensive Care Med. 2013;39(7):1238-46.
27. Chapman MJ, Besanko LK, Burgstad CM, Fraser RJ, Bellon M, O'Connor S, et al. Gastric emptying of a liquid nutrient meal in the critically ill: relationship between scintigraphic and carbon breath test measurement. Gut. 2011;60(10):1336-43.
28. Parkman HP. Assessment of gastric emptying and small--bowel motility: scintigraphy, breath tests, manometry, and SmartPill. Gastrointest Endosc Clin N Am. 2009;19(1):49-55.
29. Tran K, Brun R, Kuo B. Evaluation of regional and whole gut motility using the wireless motility capsule: relevance in clinical practice. Therap Adv Gastroenterol. 2012;5(4):249-60.
30. Farmer AD, Scott SM, Hobson AR. Gastrointestinal motility revisited: The wireless motility capsule. United European Gastroenterol J. 2013;1(6):413-21.
31. Saad RJ, Hasler WL. A technical review and clinical assessment of the wireless motility capsule. Gastroenterol Hepatol (N Y). 2011;7(12):795-804.
32. Pai SL, Bojaxhi E, Logvinov II, Porter S, Feinglass NG, Robards CB, Torp KD. Gastric emptying of "clear liquid drinks" assessed with gastric ultrasonography: a blinded, randomized pilot study. Minerva Anestesiol. 2020;86(2):165-71.
33. Khalaf A, Hoad CL, Blackshaw E, Alyami J, Spiller RC, Gowland PA, et al. Simultaneous measurement of gastric emptying of a soup test meal using MRI and gamma scintigraphy. Diagnostics (Basel). 2020;10(3):170.
34. McMahon MM, Nystrom E, Braunschweig C, et al. A.S.P.E.N. clinical guidelines: nutrition support of adult patients with hyperglycemia. JPEN J Parenter Enteral Nutr. 2013;37(1):23-36.
35. Davidson P, Kwiatkowski CA, Wien M. Management of hyperglycemia and enteral nutrition in the hospitalized patient. Nutr Clin Pract. 2015;30(5):652-9.
36. Camilleri M. Diabetic gastroparesis. New England Journal of Medicine. 2007;356:820-9.
37. Vijayvargiya P, Camilleri M, Chedid V, Mandawat A, Erwin PJ, Murad MH. Effects of promotility agents on gastric emptying and symptoms: a systematic review and meta--analysis. Gastroenterology. 2019;156(6):1650-60.
38. Lewis K, Alqahtani Z, Mcintyre L, Almenawer S, Alshamsi F, Rhodes A, et al. The efficacy and safety of prokinetic agents in critically ill patients receiving enteral nutrition: a systematic review and meta-analysis of randomized trials. Crit Care. 2016;20(1):259.
39. Nguyen NQ, Yi Mei SLC. Current issues on safety of prokinetics in critically ill patients with feed intolerance. Ther Adv Drug Saf. 2011;2(5):197-204.
40. Jooste CA, Mustoe J, Collee G. Metoclopramide improves gastric motility in critically ill patients. Intensive Care Med. 1999;25(5):464-8.
41. Sarosiek I, Bashashati M, McCallum RW. Safety of treatment for gastroparesis. Expert Opin Drug Saf. 2016;15(7):937-45.
42. Hu B, Ye H, Sun C, Zhang Y, Lao Z, Wu F, et al. Metoclopramide or domperidone improves post-pyloric placement of spiral nasojejunal tubes in critically ill patients: a prospective, multicenter, open-label, randomized, controlled clinical trial. Crit Care. 2015;19:61.
43. Schey, R, Saadi M, Midani D, et al. Domperidone to treat symptoms of gastroparesis: benefits and side effects from a large single-center cohort. Digest Dis Sci. 2016;61:3545-51.
44. Acosta A, Camilleri M. Prokinetics in gastroparesis. Gastroenterol Clin North Am. 2015;44(1):97-111.
45. Dive A, Miesse C, Galanti L, Jamart J, Evrard P, Gonzalez M, et al. Effect of erythromycin on gastric motility in mechanically ventilated critically ill patients: a double-blind, randomized, placebo-controlled study. Crit Care Med. 1995;23(8):1356-62.
46. Richards RD, Davenport K, McCallum RW. The treatment of idiopathic and diabetic gastroparesis with acute intravenous and chronic oral erythromycin. Am J Gastroenterol. 1993;88(2):203-7.
47. Larson JM, Tavakkoli A, Drane WE, Toskes PP, Moshiree B. Advantages of azithromycin over erythromycin in improving the gastric emptying half-time in adult patients with gastroparesis. J Neurogastroenterol Motil. 2010;16(4):407-13.
48. Potter TG, Snider KR. Azithromycin for the treatment of gastroparesis. Ann Pharmacother. 2013;47(3):411-5.
49. Hersch M, Krasilnikov V, Helviz Y, Zevin S, Reissman P, Einav S. Prokinetic drugs for gastric emptying in critically ill ventilated patients: Analysis through breath testing. J Crit Care. 2015;30(3):655.e7-13.
50. Sanger GJ, Pasricha PJ. Investigational drug therapies for the treatment of gastroparesis. Expert Opin Investig Drugs. 2017;26(3):331-42.
51. Lembo A, Camilleri M, McCallum R, Sastre R, Breton C, Spence S, et al. Relamorelin reduces vomiting frequency and severity and accelerates gastric emptying in adults with diabetic gastroparesis. Gastroenterology. 2016;151(1):87-96.e6.
52. Banh HL, MacLean C, Topp T, Hall R. The use of tegaserod in critically ill patients with impaired gastric motility. Clin Pharmacol Ther. 2005;77(6):583-6.
53. Carbone F, Van den Houte K, Clevers E, Andrews CN, Papathanasopoulos A, Holvoet L, et al. Prucalopride in gastroparesis: a randomized placebo-controlled crossover study. Am J Gastroenterol. 2019;114(8):1265-74.

54. Hasler WL. Symptomatic management for gastroparesis: antiemetics, analgesics, and symptom modulators. Gastroenterol Clin North Am. 2015;44(1):113-26.
55. Pasricha PJ, Yates KP, Sarosiek I, McCallum RW, Abell TL, Koch KL, et al. Aprepitant has mixed effects on nausea and reduces other symptoms in patients with gastroparesis and related disorders. Gastroenterology. 2018;154(1):65-76.e11.
56. Jehangir A, Parkman HP. Cannabinoid use in patients with gastroparesis and related disorders: prevalence and benefit. Am J Gastroenterol. 2019;114(6):945-53.
57. Wytiaz V, Homko C, Duffy F, Schey R, Parkman HP. Foods provoking and alleviating symptoms in gastroparesis: patient experiences. Dig Dis Sci. 2015;60(4):1052-8.
58. Olausson EA, Störsrud S, Grundin H, Isaksson M, Attvall S, Simrén M. A small particle size diet reduces upper gastrointestinal symptoms in patients with diabetic gastroparesis: a randomized controlled trial. *Am J Gastroenterol. 2014;109*;375-85.
59. Jiang QJ, Jiang CF, Chen QT, Shi J, Shi B. Erythromycin for promoting the postpyloric placement of feeding tubes: a systematic review and meta-analysis. Gastroenterol Res Pract. 2018;2018:1671483.
60. Koopmann MC, Kudsk KA, Szotkowski MJ, Rees SM. A team-based protocol and electromagnetic technology eliminate feeding tube placement complications. Ann Surg. 2011;253(2):287-302.
61. Dellege MH. Small bowel access for jejunostomy feeding in gastroparesis. In: Parkman HP, McCallum RW (eds.). Gastroparesis: pathophysiology, presentation and treatment. Humana Press; 2011. p.341-52.
62. Rafferty GP, Tham TC. Endoscopic placement of enteral feeding tubes. World J Gastrointest Endosc. 2010;2(5):155-64.
63. Given MF, Hanson JJ, Lee MJ Interventional radiology techniques for provision of enteral feeding. Cardiovasc Intervent Radiol. 2005;28(6):692-703.
64. McClave SA, Taylor BE, Martindale RG, et al. Guidelines for the provision and assessment of nutrition support therapy in the adult critically ill patient: Society of Critical Care Medicine (SCCM) and American Society for Parenteral and Enteral Nutrition (A.S.P.E.N.). J Parenter Enteral Nutr. 2016; 40(2):159-211.
65. Schlein K. Gastric versus small bowel feeding in critically ill adults. Nutr Clin Pract. 2016;31(4):514-22.
66. Davies AR, Morrison SS, Bailey MJ, et al. A multicenter, randomized controlled trial comparing early nasojejunal with nasogastric nutrition in critical illness. Crit Care Med. 2012;40(8):2342-8.
67. Montejo JC, Minambres E, Bordeje L, et al. Gastric residual volume during enteral nutrition in ICU patients: the REGANE study. Int Care Med. 2010;36(8):1386-93.
68. Alkhawaja S, Martin C, Butler RJ, Gwadry-Sridhar F. Post-pyloric versus gastric tube feeding for preventing pneumonia and improving nutritional outcomes in critically ill adults. Cochrane Database Syst Rev. 2015;2015(8):CD008875.
69. Rice TW, Mogan S, Hays MA, Bernard GR, Jensen GL, Wheeler AP. Randomized trial of initial trophic versus full-energy enteral nutrition in mechanically ventilated patients with acute respiratory failure. Crit Care Med. 2011;39(5):967-74.
70. Petrov RV, Bakhos CT, Abbas AE, Malik Z, Parkman HP. Endoscopic and surgical treatments for gastroparesis: what to do and whom to treat?. Gastroenterol Clin North Am. 2020;49(3):539-56.
71. Arts J, Holvoet L, Caenepeel P, et al. Clinical trial: a randomized-controlled crossover study of intrapyloric injection of botulinum toxin in gastroparesis. Aliment Pharmacol Ther. 2007;26(9):1251-8.
72. Friedenberg FK, Palit A, Parkman HP, et al. Botulinum toxin a for the treatment of delayed gastric emptying. Am J Gastroenterol. 2008;103:416-23.
73. Coleski R, Anderson MA, Hasler WL. Factors associated with symptom response to pyloric injection of botulinum toxin in a large series of gastroparesis patients. Dig Dis Sci. 2009;54(12):2634-42.
74. Pasricha TS, Pasricha PJ. Botulinum toxin injection for treatment of gastroparesis. Gastrointest Endosc Clin N Am. 2019;29(1):97-106.
75. Ukleja A, Tandon K, Shah K, Alvarez A Endoscopic botox injections in therapy of refractory gastroparesis. World J Gastrointest Endosc. 2015;7:790-8.
76. Khashab MA, Ngamruengphong S, Carr-Locke D, Bapaye A, et al. gastric per-oral endoscopic myotomy for refractory gastroparesis: results from the first multicenter study on endoscopic pyloromyotomy (with video). Gastrointest Endosc. 2017;85(1):123-8.
77. Rodriguez JH, Haskins IN, Strong AT, et al. Per oral endoscopic pyloromyotomy for refractory gastroparesis: initial results from a single institution. Surg Endosc. 2017;31:5381-8.
78. Mohan BP, et al. Clinical efficacy of gastric per-oral endoscopic myotomy (G-POEM) in the treatment of refractory gastroparesis and predictors of outcomes: a systematic review and meta-analysis using surgical pyloroplasty as a comparator group. Surg Endosc. 2020;34(8):3352-67.
79. Aghaie Meybodi M, Qumseya BJ, Shakoor D, et al. Efficacy and feasibility of G-POEM in management of patients with refractory gastroparesis: a systematic review and meta-analysis. Endosc Int Open. 2019;7(3):E322-E329.
80. Levinthal DJ, Bielefeldt K. Systematic review and meta-analysis: gastric electrical stimulation for gastroparesis. Auton Neurosci. 2017;202:45-55.
81. Heckert J, Sankineni A, Hughes WB, et al. Gastric electric stimulation for refractory gastroparesis: a prospective analysis of 151 patients at a single center. Digest Dis Sci. 2016;61:168-75.
82. Lal N, Livemore S, Dunne D, Khan L. Gastric electrical stimulation with the Enterra System: a systematic review. Gastroenterol Res Pract. 2015;2015:762972.
83. Weusten BLAM, Barret M, Bredenoord AJ, Familiari P, Gonzalez JM, van Hooft JE, et al. Endoscopic management of gastrointestinal motility disorders – part 1: European Society of Gastrointestinal Endoscopy (ESGE) Guideline. Endoscopy. 2020;52(6):498-515.

84. Davis BR., Sarosiek I, Bashashati M, et al. The long-term efficacy and safety of pyloroplasty combined with gastric electrical stimulation therapy in gastroparesis. J Gastrointest Surg. 2017;21(2):222-7.

85. Alicuben ET, Samaan JS, Houghton CC, Soffer E, Lipham JC, Samakar K. Sleeve gastrectomy as a novel procedure for gastroparesis. Am Surg. 2020:3134820979781.

PARTE II

Dietas e suplementos orais

12 Índices para avaliar a qualidade da dieta de crianças e adolescentes

Roseli Borges Donegá Toffano
Tamires Trevisan de Barros

RESUMO

O índice de qualidade da dieta pode ser usado para determinar padrões de qualidade e adequação. A vantagem desses instrumentos é que eles capturam a complexidade da dieta humana em um único valor levando em consideração as diretrizes alimentares da população. Os índices dietéticos possuem escores ou pontuações e podem avaliar a qualidade da dieta de um indivíduo ou população. Entretanto, a aplicação desses métodos depende da realidade socioeconômica e cultural da população local.

▶ DEMANDAS NUTRICIONAIS NA INFÂNCIA E ADOLESCÊNCIA

As mudanças da composição corporal são intensas no período da infância e da adolescência, e esses indivíduos são vulneráveis do ponto de vista nutricional, pois tendem a omitir refeições. No meio urbano e em parte até no rural apresentam elevado consumo de alimentos energéticos, produtos processados, alimentos ricos em gordura saturada e sódio, e baixo consumo de alimentos considerados saudáveis, como frutas, verduras e leguminosas.[1-5]

Esse fato tem relação com algumas desordens crônicas como sobrepeso, obesidade, aumento da concentração plasmática de triglicerídeos, diabetes, doenças cardiovasculares e câncer.[6-8]

▶ DOENÇAS CARDIOMETABÓLICAS

O rápido aumento na prevalência de obesidade é reconhecido pela Organização Mundial da Saúde (OMS) como uma epidemia de saúde pública de ordem mundial.[1,9-11] Essa transição nutricional, das carências generalizadas de um passado não muito distante para o excesso pelo menos calórico na atualidade, é observada principalmente em países desenvolvidos e emergentes e no Brasil não é diferente.[1] Cada vez mais nos deparamos com crianças e adolescentes com sobrepeso ou obesidade na prática clínica, algumas vezes já apresentando comorbidades associadas.

A obesidade é diagnosticada pelo depósito excessivo de gordura corporal. Alterações metabólicas associadas a esse acúmulo contribuem com o estabelecimento de um quadro denominado síndrome metabólica, caracterizado pela resistência à insulina e, portanto, relacionado à etiologia de diabetes tipo II.[1,12] Também desempenha um papel no desenvolvimento de outras doenças cardiometabólicas como hipertensão arterial sistêmica, dislipidemia e câncer.[1,12]

De etiologia multifatorial, a obesidade está associada a genética, metabolismo, características socioeconômicas, psicossociais e ambientais, incluindo prática de atividade física e a qualidade da dieta habitual.[1,13] Mudanças no padrão alimentar de crianças e adolescentes brasileiros nos últimos 20 anos envolvem um aumento crescente na ingestão de ultraprocessados e redução de alimentos *in natura* e preparações culinárias domésticas.[4,14]

Dados da Pesquisa de Orçamentos Familiares indicam que o consumo de frutas e hortaliças é insuficiente comparado às recomendações, enquanto há um aumento de refrigerantes, embutidos e biscoitos, caracterizados pelo elevado teor de gordura saturada, sacarose e/ou sódio.[4] Para conhecer e analisar os hábitos alimentares de crianças e adolescentes é necessário proceder a uma análise de forma abrangente da qualidade da dieta com avaliação de adequação, moderação e variedade do padrão alimentar de cada indivíduo.[15]

▶ MÉTODOS DE AVALIAÇÃO DA QUALIDADE DA DIETA

A dieta compreende tipos de alimentos, grupos alimentares, componentes (nutrientes) e padrões alimentares.[16,17] A avaliação da dieta e toda sua complexidade demanda o uso de ferramentas que considerem todas as dimensões de alimentação simultaneamente, como os índices de qualidade da dieta.[17]

Na literatura são encontradas diversas propostas de índices dietéticos: (i) baseados em nutrientes, (ii) baseados em alimentos ou grupos de alimentos e (iii) os que combinam nutrientes, alimentos ou grupos de alimentos e variedade da dieta, os quais permitem a avaliação global da alimentação ou de seus itens.[18]

O *Healthy Eating Index* (HEI),[19] o *Diet Quality Index* (DQI),[20] o *Health Diet Indicator* (HDI)[21] e o *Mediterranean Diet Score* (MDS)[22] são os quatro métodos originais dos índices de qualidade da dieta que foram posteriormente adaptados e validados (Tabela 1).

TABELA 1 Índices de qualidade da dieta e adaptações

Índices	Autores (datas)	Método dietético	Outros métodos usados
Baseados nas diretrizes dietéticas			
Diet Quality Index (DQI)*	Patterson et al. (1994)	R24h[a] e 2 RAs[b]	Adequação de nutrientes
	Seymour et al. (2003)	QFA[c] com 68 itens	Mortalidade total, por DCV[d] e câncer
	Dubois et al. (2000)	R24h	Adequação de nutrientes
Diet Quality Index Revised (DQI-R)	Haines et al. (1999)	2 R24h	Adequação de nutrientes
	Newby et al. (2003)	2 QFAs 131 itens e 2 RAs	Biomarcadores
	Fung et al. (2005)	QFA com 140 itens	Biomarcadores para DCV

(continuação)

TABELA 1 Índices de qualidade da dieta e adaptações (*continuação*)

Índices	Autores (datas)	Método dietético	Outros métodos usados
Baseados nas diretrizes dietéticas			
Diet Quality Index International (DQI-I)	Kim et al. (2003)	Três R24h consecutivos	Adequação de nutrientes
Healthy Diet Indicator (HDI)	Huijbregts et al. (1997a,b)	História alimentar	Mortalidade total
	Huijbregts et al. (1998)	História alimentar	Deficiência cognitiva
	Dubois et al. (2000)	R24h	Adequação de nutrientes
	Haveman-Nies et al. (2001)	QFA com 126 itens	Biomarcadores
Healthy Eating Index (HEI)*	Kennedy et al. (1995)	R24h	Adequação de nutrientes
	McCullough et al. (2000a)	2 R24h QFA com 116 itens	Riscos de doenças crônicas
	McCullough et al. (2000b)	QFA com 131 itens	Riscos de doenças crônicas
	Dubois et al. (2000)	R24h	Adequação de nutrientes
	Hann et al. (2001)	3 RAs	Biomarcadores
	Weinstein et al. (2004)	R24h	Biomarcadores
	Fung et al. (2005)	QFA com 140 itens	Biomarcadores para DCV
HEI adaptado para a população brasileira			
Índice de Qualidade da Dieta adaptado (IQD)	Fisberg et al. (2004)	R24h	Adequação de nutrientes
Índice de Alimentação Saudável adaptado (IASad)	Mota et al. (2008)	R24h e registro fotográfico	Adequação de nutrientes
HEI-2005	Guenther et al. (2008)	Revisão da ferramenta	
HEI-2010	Guenther et al. (2013)	Revisão da ferramenta	
HEI-2015-2020	Krebs-Smith et al. (2018)	Revisão da ferramenta	
HEI-2005 adaptado para a população brasileira			
Índice de Qualidade da dieta revisado (IQD-R)	Previdelli et al. (2011)	R24h	Adequação de nutrientes
	Toffano et al. (2018)	3 R24h	Biomarcadores

(*continuação*)

TABELA 1 Índices de qualidade da dieta e adaptações (*continuação*)

Índices	Autores (datas)	Método dietético	Outros métodos usados
HEI-2005 adaptado para a população brasileira			
Healthy Nutrition Score for Kids and Youth (HuSKY)	Kleiser C. et al. (2009)	QFA com 54 itens	Biomarcadores
Baseados na dieta mediterrânea			
Mediterranean Diet Score (MDS)	Trichopoulou et al. (1995)	QFA com 190 itens	Mortalidade total
	Osler & Schroll (1997)	3 RAs e lista de alimentos	Mortalidade total e biomarcadores
	Kouris-Blazos et al. (1999)	QFA 250 itens	Mortalidade total
	Lasheras et al. (2000)	QFA	Mortalidade total
	Haveman-Nies et al. (2001)	QFA com 126 itens	Biomarcadores
	Bosetti et al. (2003)	3 RAs e QFA	Câncer do trato digestivo superior
Baseados em alimentos			
Finnish Children Healthy Eating Index (FCHEI)	Kyttala et al. (2013)	3 RAs	Adequação de nutrientes
Australian Recommended Food Score for Pre-schoolers (ARFS-P)	Burrows et al. (2014)	QFA com 120 itens	Adequação de nutrientes
Healthy Dietary Habits Scores for Adolescents (HDHS-A)	Wong et al. (2014)	R24h	Biomarcadores

As publicações nas quais o índice foi publicado pela primeira vez são mostradas com símbolos.
[a] Recordatório de 24 horas; [b] Registro Alimentar (RA); [c] Questionário de Frequência Alimentar (QFA); [d] Doença Cardiovascular (DCV). *Baseados nas recomendações dietéticas dos EUA.

Estado atual dos índices de qualidade da dieta

O índice que apresentou seu primeiro destaque foi o DQI, direcionado para alcançar as necessidades nutricionais e diminuir a ingestão de gorduras totais e saturadas. Foi atualizado pelo DQI-R.[18]

O HDI se baseou nas recomendações nutricionais para prevenção de doenças crônicas da OMS 1990 e é utilizado mundialmente,[21,23,24] sendo revisado em 2003[23,25,26] e em 2015.[27]

O índice HEI foi desenvolvido com base nas necessidades nutricionais da população americana, nos guias dietéticos e na pirâmide alimentar americana.[28] Em 2001 foi validado e em 2008 foi revisado às novas recomendações nutricionais e passou a ser chamado HEI-2005. Pode ser usado para monitorar as mudanças nos padrões de consumo.[19,29]

A cada 5 anos o HEI é revisado.[29-31] A versão mais recente é o HEI 2015-2020, uma colaboração entre pesquisadores do conselho federal do National Cancer Institute (NCI) e do US Department of Agriculture (USDA) Center for Nutrition Policy and Promotion (CNPP).[32]

No Brasil, o índice HEI foi adaptado por Fisberg et al.[33] e originou o Índice de Qualidade da Dieta (IQD), com posterior adaptação.[34] Considerando em 2006 a publicação do Guia Alimentar para a População Brasileira, houve a necessidade de revisão do IQD para refletir as novas recomendações nutricionais, sendo desenvolvido o IQD-R, baseando-se no modelo do HEI-2005, em recomendações da OMS, do Institute of Medicine e da Sociedade Brasileira de Cardiologia.

O *Mediterranean Diet Score* (MDS) foi desenvolvido por Trichopoulou et al.[22] com base na frequência de consumo de alimentos da dieta mediterrânea, devido à preocupação com a taxa de mortalidade da população grega relacionada a doenças crônicas.[22]

Índices especializados em pediatria

Em 2018, Toffano et al.[28] avaliaram e validaram o IQD-R[15] com biomarcadores de saúde em um estudo com 167 crianças e adolescentes de 9 a 13 anos, em Ribeirão Preto, São Paulo-Brasil. Pesquisadores do *German Health Interview and Examination Study* desenvolveram o HuSKY, com base em recomendações nutricionais alemãs.[38] Em 2013 foi desenvolvido por Kyttala et al.[39] o índice FCHEI com base nos principais indicadores da dieta infantil finlandesa. O escore do ARFS-P fundamenta-se em diretrizes dietéticas australianas [40] e o escore do HDHS-A nas neozelandesas.[41]

Índices baseados em *Dietary Approach to Stop Hypertension*/DASH

Na década de 1990, com o reconhecimento do consumo excessivo de sódio proveniente de alimentos industrializados, de bebidas alcoólicas e cigarro, obesidade e sedentarismo, diretamente relacionados com o aumento da pressão arterial (PA), foi desenvolvida a dieta DASH.[42]

Ela é recomendada em diretrizes nacionais e internacionais, com o objetivo de reduzir a pressão arterial e o risco para o desenvolvimento de doenças cardiovasculares.[43,44] Preconiza o consumo de frutas, verduras e legumes, laticínios com teor reduzido de gordura, grãos integrais, oleaginosas, opção por aves e peixes em detrimento de carne vermelha, e reduzido teor de sacarose, sódio e gordura saturada.[43-45]

Estudos demonstram que a dieta DASH é eficaz na redução da pressão arterial em indivíduos hipertensos e na melhora do perfil lipídico sanguíneo.[43,44] Não se sabe se esse efeito ocorre em decorrência de perda ponderal, pela composição de nutrientes e compostos bioativos, ou especificamente pela redução na ingestão de sódio.[45] Essa e outras dietas são elencadas na Tabela 1.[46-49]

Índices dietéticos mais utilizados

No cálculo dos índices, grupos de alimentos e nutrientes denominados componentes geram uma pontuação, e por meio da soma dos componentes é possível obter um escore final.[17] O índice HEI é que mais se destaca internacionalmente. A versão mais recente exibe 13 componentes (Tabela 2), com diferenças em relação aos outros índices. As versões anteriores contabilizavam leguminosas nos dois componentes vegetais ou nos dois alimentos proteicos, enquanto o HEI-2015-2020 contabiliza leguminosas em todos os quatro componentes. Ainda assim, a abordagem do HEI-2015-2020 é semelhante à das versões anteriores e os escores foram mantidos, com exceção dos ácidos graxos saturados, poli-insaturados e monoinsaturados e dos açúcares adicionados que substituem as calorias vazias.[50]

Para a população brasileira é o IQD-R que assume vulto, seguindo o modelo do HEI-2005.[15,29] É constituído por 12 componentes (Tabela 3), que somam uma pontuação máxima de 100, sendo que as maiores pontuações refletem melhor qualidade da dieta. Nove são baseados no consumo de grupos de alimentos, dois no consumo de nutrientes e um no consumo de nutrientes e itens dietéticos. O cálculo do número de porções diárias dos grupos de alimentos é baseado na densidade energética (porção/1.000 kcal) ou no percentual calórico de um determinado nutriente e/ou item dietético.[15]

TABELA 2 Distribuição da pontuação e das porções dos componentes do HEI-2015-2020[1]

	Máximo	Escore máximo	Escore mínimo
Adequação			
Frutas totais[2]	5	≥ 0,8 copo/1.000 Kcal	Não consumo
Frutas integrais[3]	5	≥ 0,4 copo/1.000 Kcal	Não consumo
Vegetais totais e leguminosas[4]	5	≥ 1,1 copo/1.000 Kcal	Não consumo
Vegetais verdes e leguminosas[4]	5	≥ 0,2 copo/1.000 Kcal	Não consumo
Grãos integrais	10	≥ 42,5 g/1.000 Kcal	Não consumo
Leite e derivados[5]	10	≥ 1,3 copo/1.000 Kcal	Não consumo
Alimentos proteicos totais e leguminosas[6]	5	≥ 70,9 g/1.000 Kcal	Não consumo
Alimentos proteicos, vegetais e frutos do mar e leguminosas[6,7]	5	≥ 22,7 g/1.000 Kcal	Não consumo
Ácidos graxos[8]	10	(AGP + AGM/AGS) ≥ 2,5	(AGP + AGM/AGS) ≤ 1,2
Moderação			
Grãos refinados	10	≤ 51 g/1.000 Kcal	≥ 121,9 g/1.000 Kcal
Sódio	10	≤ 1.100 mg/1.000 Kcal	≥ 2.000 mg/1.000 kcal
Açúcar de adição	10	≤ 6,5% da energia	≥ 26% da energia
Gordura saturada	10	≤ 8% da energia	≥ 16% da energia

1. Os escores entre as pontuações máximas e mínimas são pontuadas proporcionalmente.
2. Inclui todas as frutas da dieta e 100% dos sucos de frutas.
3. Inclui todas as formas de frutas, exceto sucos de frutas.
4. Inclui todas as fontes de vegetais, legumes e leguminosas.
5. Inclui todos os produtos lácteos, como leite, iogurte, queijo e bebidas fortificadas de soja.
6. Inclui carnes, ovos, oleaginosas, sementes e leguminosas.
7. Inclui frutos do mar, oleaginosas, sementes, produtos de soja (exceto bebidas) e leguminosas (feijão e ervilha).
8. Razão de ácidos graxos poli e monoinsaturados (AGP e AGM) para ácidos graxos saturados (AGS).

AGM: ácidos graxos monoinsaturados, AGP: ácidos graxos poli-insaturados; AGS: ácidos graxos saturados.

Adaptada de Reedy et al., 2018.

A pontuação máxima dos componentes de adequação corresponde à ingestão maior ou igual às porções recomendadas propostas para componentes por 1.000 kcal, sendo de 5 ou 10. A pontuação mínima (zero) indica o grupo de alimento não consumido. Alguns componentes, como gordura saturada, sódio e Gord_AA (substitui as calorias vazias; representa soma de gordura sólida, álcool e açúcar adicionado) são computados inversamente, atingindo a pontuação máxima quando há ausência de consumo, ou consumo menor ou igual à recomendação, sendo a faixa de 10 a 20 pontos.[15] A pontuação deve ser calculada proporcionalmente ao número de porções/quantidade recomendada para cada 1.000 kcal. A soma dos escores de todos os componentes equivale à qualidade da dieta, sendo o valor máximo de 100 pontos equivalente à melhor qualidade, e zero à pior.[15,51]

TABELA 3 Distribuição da pontuação e das porções dos componentes do HEI-2005 e IQD-R

Componentes	Máximo	Escore máximo HEI-2005	Escore máximo IQD-R
Frutas totais[b]	0-5	≥ 0,8 copo eq./1.000 Kcal	1 porção/1.000 Kcal
Frutas inteiras[c]	0-5	≥ 0,4 copo eq./1.000 Kcal	0,5 porção/1.000 Kcal
Vegetais totais[d]	0-5	≥ 1,1 copo eq./1.000 Kcal	1 porção/1.000 Kcal
Vegetais verdes e leguminosas[d]	0-5	≥ 0,4 copo eq./1.000 Kcal	0,5 porção/1.000 Kcal
Cereais totais[a]	0-5	≥ 3,0 unidades eq/1.000 Kcal	2 porções/1.000 Kcal
Grãos integrais	0-5	≥ 1,5 unidade eq/1.000 Kcal	1 porção/1.000 Kcal
Leite e derivados[e]	0-10	≥ 1,3 copo eq/1.000 Kcal	1,5 porção/1.000 Kcal
Carnes e leguminosas[f]	0-10	≥ 2,5 unidades eq/1.000 Kcal	1 porção/1.000 Kcal
Óleos[g]	0-10	≥ 12 g/1.000 Kcal	0,5 porção/1.000 Kcal
Gordura saturada[h]	0-10	≤ 7% do VET (escore mínimo ≥ 15% do VET)	≤ 7% do VET (escore mínimo ≥ 15% do VET)
Sódio[h]	0-10	≤ 0,7 g/1.000 Kcal (escore mínimo ≥ 2,0 g/1.000 kcal)	≤ 0,75 g/1.000 Kcal (escore mínimo ≥ 2,0 g/1.000 kcal)
Gord_AA[h]	0-20	≤ 20% do VET (escore mínimo ≥ 50% do VET)	≤ 10% do VET (escore mínimo ≥ 35% do VET)

a Cereais, raízes e tubérculos.
b Inclui frutas e sucos de frutas naturais.
c Inclui frutas, exceto sucos de frutas.
d Inclui leguminosas apenas depois que a pontuação máxima de carnes, ovos e leguminosas for atingida.
e Inclui leite e derivados e bebidas à base de soja.
f. Inclui leguminosas somente se a recomendação de carnes e feijões não for atingida.
g Inclui as gorduras mono e poli-insaturadas, óleos das oleaginosas e gordura de peixe.
h. O consumo de 10% do VET proveniente de gordura saturada e 1,1 g/100 kcal de sódio representa 8 pontos. Os escores intermediários da gordura saturada entre 7% e 10% e entre 10% e 15% do VET; entre os escores do sódio de 0,75 g e 1,1 g e entre 1,1 g e 2,0 g/1.000 kcal são calculados proporcionalmente.
IQD-R: Índice de Qualidade da Dieta-Revisado; HEI-2005: *Healthy Eating Index 2005*; Gord_AA: calorias provenientes da gordura sólida, álcool e açúcar de adição; VET: valor energético total; Eq: equivalente.
Adaptada de Guenther et al. (2008); Previdelli et al. (2011).

Para ser calculado cada componente dos grupos de alimentos soma-se o total calórico de cada componente e aplica-se a seguinte equação:

[(Valor total de kcal do componente x 1.000)/valor energético total (VET)]

▶ FERRAMENTAS ELETRÔNICAS PARA OS CÁLCULOS

O HEI valeu-se do *software Nutrition Data System for Research* (NDSR), um programa de análise alimentar projetado para a coleta e análise de inquéritos alimentares, cardápios e receitas (license.umn.edu/product/nutrition-data-system-for-research--nutritional--analysis-software). O cálculo dos nutrientes ocorre imediatamente, fornecendo dados por ingredientes, alimentos, refeições e diário. Para o cálculo dos componentes do HEI foi desenvolvido o software *DHQ II Diet*Calc output* usando o programa *SAS*. O IQD-R também utilizou o NDSR para calcular a dieta. A programação para o cálculo do IQD-R foi desenvolvida no *software Stata* (versão 10.0) e pode ser obtida mediante contato com os autores.[15]

É possível também obter a pontuação de índices de qualidade da dieta por meio de softwares editores de planilhas, utilizando *template* preexistente[28] disponível para o IQD-R, validado para crianças e adolescentes brasileiros.

O *CSIRO Healthy Diet Score* conta com uma plataforma online em que é possível adicionar componentes da dieta e obter o cálculo do índice (csiro.au/en/research/health-medical/diets/csiro-healthy-diet-score). É grátis, de fácil acesso, e admite regimes alimentares em geral. No entanto, é específico para o índice de qualidade da dieta australiano, não validado para a população brasileira.[52,53] Ainda assim, trata-se de instrumento útil para uma avaliação preliminar.

Recentemente foi desenvolvido o aplicativo *Nutrabem Pro* para celulares e outros dispositivos móveis (nutrabem.unifesp.br), baseado na Tabela Brasileira de Composição (TACO)[54] e no Banco de Dados de Nutrientes do Departamento de Agricultura dos Estados Unidos.[55] Atua com as porções consumidas e pontuação de acordo com o índice de qualidade da dieta.

▶ CONSIDERAÇÕES FINAIS

A aplicação de índices de qualidade da dieta deve fazer parte da atenção nutricional sistematizada.[56] A avaliação integra-se na rotina usual de antropometria, exames laboratoriais, exame físico e ingestão alimentar.[56-58] Cumpre escolher a ferramenta mais apropriada para cada contexto, reduzindo possíveis vieses e erros para a obtenção de diagnóstico nutricional fidedigno.[57,58]

REFERÊNCIAS

1. Sociedade Brasileira de Pediatria, Departamento Científico de Nutrologia. Obesidade na infância e adolescência --manual de orientação. 2019. Disponível em: sbp.com.br/fileadmin/user_upload/Manual_de_Obesidade_-_3a_Ed_web_compressed.pdf. Acessado em 3/8/2021.
2. Toral N, Slater B, Silva MV da. Consumo alimentar e excesso de peso de adolescentes de Piracicaba, São Paulo Food consumption and overweight in adolescents. Rev Nutr. 2007;20(5):449-59.
3. Malta M. Avaliação da alimentação de gestantes mediante aplicação do índice de qualidade da dieta adaptado. Aleph. 2010;93 f. Disponível em: repositorio.unesp.br/bitstream/handle/11449/98380/malta_mb_me_botfm.pdf?sequence=1&isAllowed=y. Acessado em 3/8/2021.
4. IBGE. Instituto Brasileiro de Geografia e Estatística. Pesquisa de orçamentos familiares 2008-2009. Avaliação nutricional da disponibilidade domiciliar de alimentos no Brasil. Rio de Janeiro. Vol. 55. 2010. Disponível em: biblioteca.ibge.gov.br/visualizacao/livros/liv47310.pdf. Acessado em 3/8/2021.
5. Levy RB, Castro IRR de, Cardoso L de O, Tavares LF, Sardinha LMV, Gomes F da S, et al. Consumo e comportamento alimentar entre adolescentes brasileiros: Pesquisa Nacional de Saúde do Escolar (PeNSE). Cien Saude Colet. 2010;15(2):3085-97.

6. Lakka TA, Lakka HM, Salonen R, Kaplan GA SJ. Abdominal obesity is associated with accelerated progression of carotid atherosclerosis in men. Atherosclerosis. 2001;154(2):497-504.
7. Lonn E, Yusuf S, Arnold MJ, Sheridan P, Pogue J, Micks M, et al. Homocysteine lowering with folic acid and B vitamins in vascular disease. N Engl J Med. 2006;354(15):1567-77.
8. Fung TT, McCullough ML, Newby PK, Manson JE, Meigs JB, Rifai N, et al. Diet-quality scores and plasma concentrations of markers of inflammation and endothelial dysfunction. Am J Clin Nutr. 2005;82(1):163-73.
9. World Health Organization. Population based approach to childhood obesity prevention. 2012. Disponível em: apps.who.int/iris/handle/10665/80149. Acessado em 3/8/2021.
10. Wang Y, Monteiro C, Popkin B. Trends of obesity and underweight in older children and adolescents in the United States, Brazil, China and Russia. Am J Clin Nutr. 2002;75(6):971-7.
11. Instituto Brasileiro de Geografia e Estatísticas. Pesquisa de orçamentos familiares 2008-2009: análise do consumo alimentar pessoal no Brasil. Disponível em: biblioteca.ibge.gov.br/visualizacao/livros/liv50063.pdf. Acessado em 3/8/2021.
12. Benedet J, de Assis MAA, Calvo MCM, de Andrade DF. Excesso de peso em adolescentes: Explorando potenciais fatores de risco. Rev Paul Pediatr. 2013;31(2):172-81.
13. Hruby A, Manson J, Lu Q, et al. Determinants and consequences of obesity. Am J Public Heal. 2016;106:1656-62.
14. Veiga GV da, Costa RS da, Sichieri MCAA de MS, Bezerra IN, Rosely F dos SB, Pereira RA. Inadequação do consumo de nutrientes entre adolescentes brasileiros. Rev Saúde Pública. 2013;47(1):212-21.
15. Previdelli ÁN, Andrade SC de, Pires MM, Ferreira SRG, Fisberg RM, Marchioni DM. Índice de qualidade da dieta revisado para população brasileira. Rev Saude Publica. 2011;45(4):794-8.
16. Willet W. Food frequency methods. In: Nutritional Epidemiology. Oxford Univ Press. p.69-91. Disponível em: oxford.universitypressscholarship.com/view/10.1093/acprof:oso/9780195122978.001.0001/acprof-9780195122978-chapter-05. Acessado em 3/8/2021.
17. Moreira P, Rocha N, Milagres L, Novaes J. Análise crítica da qualidade da dieta da população brasileira segundo o Índice de alimentação saudável: uma revisão sistemática. Ciênc Saúde Coletiva. 2015;20(1):3907-23.
18. Waijers P, Feskens E, Ocké M. A critical review of predefined diet quality scores. Br J Nutr. 2007;97(2):219-31.
19. Kennedy ET. The Healthy Eating Index: design and applications. J Am Diet Assoc. 1995;95(10):1103-8.
20. Patterson RE, Haines PS, Popkin BM. Diet quality index: capturing a multidimensional behavior. J Am Diet Assoc. 1994;94:57-64.
21. Huijtbregs P, Feskens E, Rasanen L, et al. Dietary pattern and 20 year mortality in elderly men in Finland, Italy and The Netherlands: longitudinal cohort study. BMJ. 1997;315:13-7.
22. Trichopoulou A , Kouris-Blazos A, Wahlqvist ML, et al. Diet and overall survival in elderly people. BMJ. 1995;311(7018):1457-60.
23. Jankovic N, Geelen A, Streppel MT, Groot LCPGM de, Orfanos P, Hooven EH van den, et al. Adherence to a healthy diet according to the World Health Organization guidelines and all-cause mortality in elderly adults from Europe and the United States. Am J Epidemiol. 2014;180(10):978-88.
24. Jankovic N, Geelen A, Streppel MT, Groot LC de, Jong JCK, Orfanos P, et al. WHO guidelines for a healthy diet and mortality from cardiovascular disease in European and American elderly: the CHANCES project. Am J Clin Nutr. 2015;102(4):745-56.
25. Atkins JL, Whincup PH, Morris RW, Lennon LT, Papacosta O, Wannamethee SG. High diet quality is associated with a lower risk of cardiovascular disease and all-cause mortality in old men. J Nutr. 2014;144(5):673-80.
26. Struijk EA, May AM, Wezenbeek NLW, Fransen HP, Soedamah-Muthu SS, Geelen A, et al. Adherence to dietary guidelines and cardiovascular disease risk in the EPIC-NL cohort. Int J Cardiol. 2014;176(2):354-9.
27. Kanauchi M, Kanauchi K. The World Health Organization's Healthy Diet Indicator and its associated factors: A cross-sectional study in central Kinki, Japan. Prev Med Rep. 2018;12:198-202.
28. Toffano RBD, Hillesheim E, Mathias MG, Coelho-Landell CA, Salomão RG, Almada MORV, et al. Validation of the brazilian healthy eating index-revised using biomarkers in children and adolescents. Nutrients. 2018;10(2):1-14.
29. Guenther PM, Reedy J, Krebs-Smith SM, Reeve BB, Basiotis PP. Development and evaluation of the Healthy Eating Index-2005: Technical report. Development. 2007;2600(202):1-41. Disponível em: cnpp.usda.gov/HealthyEatingIndex.htm. Acessado em 3/8/2021.
30. Guenther PM, Casavale KO, Reedy J, Kirkpatrick SI, Hiza HAB, Kuczynski KJ, et al. Update of the Healthy Eating Index: HEI-2010. J Acad Nutr Diet. 2013;113(4):569-80.
31. Krebs-Smith SM, Pannucci TE, Subar AF, Kirkpatrick SI, Lerman JL, Tooze JA, et al. Update of the Healthy Eating Index: HEI-2015. J Acad Nutr Diet. 2018;118(9):1591-602.
32. Reedy J, Lerman JL, Krebs-Smith SM, Kirkpatrick SI, Pannucci TE, Wilson MM, et al. Evaluation of the Healthy Eating Index-2015. J Acad Nutr Diet. 2018;118(9):1622-33.
33. Fisberg RM, Slater B, Barros RR, Lima FD de, Cesar CLG, Carandina L, et al. Índice de Qualidade da Dieta: avaliação da adaptação e aplicabilidade. Rev Nutr. 2004;17(3):301-18.
34. Mota JF, Rinaldi AEM, Pereira AF, Maestá N, Scarpin MM, Burini RC. Adaptação do índice de alimentação saudável ao guia alimentar da população brasileira. Rev Nutr. 2008;21(5):545-52.
35. Brasil. Ministério da Saúde. Secretaria de Atenção à Saúde. Coordenação-Geral da Política de Alimentação e Nutrição. Guia alimentar para a população brasileira: promovendo a alimentação saudável. 2006. Disponível em:

bvsms.saude.gov.br/bvs/publicacoes/guia_alimentar_populacao_brasileira_2008.pdf. Acessado em 3/8/2021.

36. World Health Organization. WHO global strategy on diet, physical activity and health. Disponível em: who.int/dietphysicalactivity/strategy/eb11344/strategy_english_web.pdf. Acessado em 3/8/2021.
37. Sposito AC, Caramelli B, Fonseca FAH, Bertolami MC, Rassi Jr. A. IV Diretriz Brasileira sobre Dislipidemias e Prevenção da Aterosclerose. Arq Bras Cardiol. 2007;88(1):2-19.
38. Kleiser C, Mensink GBM, Scheidt-Nave C, Kurth BM. HuSKY: A healthy nutrition score based on food intake of children and adolescents in Germany. Br J Nutr. 2009;102(4):610-8.
39. Kyttälä P, Erkkola M, Lehtinen-Jacks S, Ovaskainen M-L, Uusitalo L, Veijola R, et al. Finnish Children Healthy Eating Index (FCHEI) and its associations with family and child characteristics in pre-school children. Public Heal Nutr. 2014;17(11):2519-27.
40. Burrows TL, Collins K, Watson J, Guest M, Boggess MM, Neve M, et al. Validity of the Australian Recommended Food Score as a diet quality index for Pre-schoolers. Nutr J. 2014;13(1):1-10.
41. Wong JE, Skidmore PML, Williams SM, Parnell WR. Healthy dietary habits score as an indicator of diet quality in New Zealand adolescents. J Nutr. 2014;144(6):937-42.
42. Rouse I, Beilin L, Armstrong B, Vandongen R. Blood-pressure-lowering effect of a vegetarian diet: controlled trial in normotensive subjects. Lancet. 1983;321(1):5-10.
43. Sacks FM, Svetkey LP, Vollmer WM, Appel LJ, Bray GA, Harsha D, et al. Effects on blood pressure of reduced dietary sodium and the dietary approaches to stop hypertension (DASH) diet: Editor's comments. N Engl J Med. 2001;344(1):3-10.
44. Chiu S, Bergeron N, Williams PT, Bray GA, Sutherland B, Krauss RM. Comparison of the DASH (Dietary Approaches to Stop Hypertension) diet and a higher-fat DASH diet on blood pressure and lipids and lipoproteins: A randomized controlled trial. Am J Clin Nutr. 2016;103(2):341-7.
45. Saneei P, Salehi-Abargouei A, Esmaillzadeh A, Azadbakht L. Influence of Dietary Approaches to Stop Hypertension (DASH) diet on blood pressure: A systematic review and meta-analysis on randomized controlled trials. Nutr Metab Cardiovasc Dis. 2014;24(12):1253-61.
46. Hajna S, Liu J, Leblanc PJ, Faught BE, Merchant AT, Cairney J, et al. Association between body composition and conformity to the recommendations of Canada's Food Guide and the Dietary Approaches to Stop Hypertension (DASH) diet in peri-adolescence. Public Health Nutr. 2012;15(10):1890-6.
47. Rahimi H, Yuzbashian E, Zareie R, Asghari G, Djazayery A, Movahedi A, et al. Dietary approaches to stop hypertension (DASH) score and obesity phenotypes in children and adolescents. Nutr J. 2020;19(1):1-9.
48. Golpour-Hamedani S, Mohammadifard N, Khosravi A, Feizi A, Safavi SM. Dietary approaches to stop hypertension diet and obesity: A cross-sectional study of Iranian children and adolescents. ARYA Atheroscler. 2017;13(1):7-13.
49. Bricarello LP, de Moura Souza A, de Almeida Alves M, Retondario A, Fernandes R, Santos de Moraes Trindade EB, et al. Association between DASH diet (Dietary Approaches to Stop Hypertension) and hypertension in adolescents: A cross-sectional school-based study. Clin Nutr. 2020;36:69-75.
50. National Cancer Institute. Diet History Questionnaire II: Calculating Healthy Eating Index (HEI) Scores using Diet*Calc Output. Disponível em: epi.grants.cancer.gov/dhq2/dietcalc/output.html. Acessado em 3/8/2021.
51. GAC – Grupo de Pesquisa de Avaliação do Consumo Alimentar. Comandos para cálculo do IQD-R – Stata versão 10. Disponível em: gac-usp.com.br/wp-content/uploads/2020/01/Roteiro-para-calcular-o-Índice-de-Qualidade-da-Dieta_Revisado-_IQD-R_.pdf .Acessado em 3/8/2021.
52. Hendrie GA, Baird D, Golley RK, Noakes M. The CSIRO healthy diet score: An online survey to estimate compliance with the Australian dietary guidelines. Nutrients. 2017;9(1):47.
53. Australia's National Science Agency. CSIRO Healthy Diet Score. Disponível em: csiro.au/en/research/health-medical/diets/csiro-healthy-diet-score Acessado em 3/8/2021.
54. Núcleo de Estudos e Pesquisas em Alimentação. Universidade Estadual de Campinas. Tabela brasileira de composição de alimentos. TACO 4. Disponível em: cfn.org.br/wp-content/uploads/2017/03/taco_4_edicao_ampliada_e_revisada.pdf. Acessada em 3/8/2021.
55. U.S. Department of Agriculture. Agricultural Research Service. USDA National Nutrient Database for Standard Reference. Disponível em: fdc.nal.usda.gov/. Acessado em 3/8/2021.
56. Previato HDRA, Volp ACP, Freitas RN. Avaliação da qualidade da dieta pelo Índice de Alimentação Saudável e suas variações: Uma revisão bibliográfica. Nutr Clin Diet Hosp. 2014;34(2):88-96.
57. Associação Brasileira de Nutrição. Manual Orientativo: Sistematização do Cuidado de Nutrição. Disponível em: cev.org.br/biblioteca/manual-orientativo-sistematizacao-do-cuidado-de-nutricao/. Acessado em 3/8/2021.
58. Ribeiro GC, Padoveze MC. Nursing Care Systematization in a basic health unit: Perception of the nursing team. Rev Esc Enferm. 2018;52:1-7.

13 Parâmetros de aferição e modalidades do índice inflamatório da dieta

Yasmin Alaby Martins Ferreira

RESUMO

A inflamação é um processo fisiológico que atua como forma de proteção a infecções e injúrias ao organismo. A falha em resolver processos agudos ou a exposição contínua a um agente estressor geram o processo crônico e patológico, caracterizado por um aumento de marcadores inflamatórios que estão associados às desordens metabólicas. O padrão da dieta pode interferir na inflamação. A dieta mediterrânea e outras semelhantes, ricas em alimentos *in natura*, com fontes de ômega-3 e baixo teor de gordura saturada e trans, parecem contribuir com menores níveis séricos de marcadores inflamatórios e riscos de doenças crônicas não transmissíveis.

▶ A ALIMENTAÇÃO "OCIDENTAL" E OS FATORES PRÓ-INFLAMATÓRIOS

As doenças crônicas não transmissíveis (DCNTs), como as cardiovasculares, o câncer e a obesidade, caracterizam-se por um estado pró-inflamatório crônico de baixo grau, sendo que o tecido adiposo é um órgão endócrino coadjuvante envolvido na inflamação e em distúrbios metabólicos.[1] A inflamação é um processo essencial e fisiológico que atua como forma de proteção a infecções e injúrias ao organismo. A falha em resolver processos agudos ou a exposição contínua a um agente estressor geram o processo crônico e patológico, caracterizado com um aumento de proteínas de fase aguda, nominalmente a proteína C-reativa (PCR), que está associada às doenças cardiovasculares, ao lado de fator de necrose tumoral-α (TNF-α), interleucina-6 (IL-6) e MCP-1 (proteína quimiotática de monócitos),[1] além da disfunção de células endoteliais,[2] que estão envolvidos na progressão não só de aberrações endoteliais, mas também da aterosclerose e resistência insulínica.[3,4]

Nos últimos anos, o consumo de frutas, hortaliças, arroz e feijão reduziu-se significativamente, ao passo que alimentos processados e ultraprocessados como misturas industriais vêm crescendo, segundo dados da Pesquisa de Orçamentos Familiares (POF) 2017/2018.[5] O aumento da adiposidade é a mais visível repercussão das mudanças no perfil alimentar e no estilo de vida da população mundial, ao lado de outras DCNTs.[6-8]

Dieta pró-inflamatória

A dieta hipergordurosa e/ou hiperglicídica pode contribuir não só com o aumento da adiposidade, mas também com a alteração da microbiota intestinal e barreira intestinal, com o estresse oxidativo e a infiltração de células imunes, como macrófagos, em nível tecidual. Estes possuem um importante papel no aumento de mediadores pró-inflamatórios, propiciando assim uma inflamação sistêmica e alteração de parâmetros metabólicos, dentre eles a resistência insulínica, e induzindo a neuroinflamação.[9,10]

A ingestão aguda de uma refeição rica em gordura, típica de *fast-foods* por adultos com síndrome metabólica, resultou em redução de HDL após 2 a 6 horas e aumento de triglicerídeos (TG) entre 2 e 8 horas, e de estresse oxidativo, fatores de risco para doenças cardiovasculares.[11] O HDL possui uma correlação inversa com eventos cardiovasculares, ao passo que o aumento de triglicérides pós-prandial também se correlaciona com estresse oxidativo e inflamação.[12,13] Uma revisão sistemática com metanálise não apontou diferenças nos TG séricos nas primeiras horas de uma refeição rica em ácidos graxos saturados, poli-insaturados ou monoinsaturados, porém após 8 horas foram encontradas menores concentrações de TG com as refeições ricas em insaturados, comparadas às saturadas.[14] Concomitantemente, ácidos graxos trans, que não são produzidos pelo nosso organismo, mas facilmente adquiridos dos alimentos processados, contribuem com a inflamação sistêmica, aumentando o risco de aterosclerose, diabetes e outras doenças cardiovasculares.[15,16]

O moderno consumo de nutrientes

A prevalência na ingestão de alimentos refinados, ricos em sal, gordura principalmente saturada e colesterol, rica em carnes vermelhas e com baixo teor de grãos integrais, fibras, vitaminas, minerais e gorduras mono e poli-insaturadas como o ômega-3, é típica de um padrão de dieta ocidental.[17] Em adolescentes australianas, correlacionou-se com 2,5 vezes maiores chances de alterações metabólicas, dentre elas maior índice de massa corporal (IMC), circunferência de cintura, pressão arterial, níveis séricos de glicemia, insulina e colesterol total e frações.[18] Tanto em crianças como em adolescentes, associa-se com maiores níveis de IL-6, PCR e TNF-α,[19] assim como em adultos, elevando os níveis de IL-6 circulante, PCR e molécula de adesão intercelular solúvel-1 e molécula de adesão vascular-1,[20] além de correlacionar-se com maior peso corporal, circunferência da cintura, triglicérides, razão colesterol total/HDL e risco de alteração na pressão arterial e níveis de glicemia.[21]

Denova-Gutiérrez e colaboradores[22] encontraram maior chance de desenvolver problemas cardiovasculares ao longo de 10 anos em mexicanos adultos com a ingestão de alimentos refinados e álcool. Interessantemente, os autores não encontraram essa correlação naqueles que consumiam mais carnes vermelhas e peixes, ainda que alguns estudos apontem que o excesso do consumo de carnes vermelhas está correlacionado a níveis séricos aumentados de IL-6 e PCR.[10] Tampouco em relação ao álcool, não existe dose segura para o consumo.[23]

▶ DIETA MEDITERRÂNEA E PARÂMETROS ANTI-INFLAMATÓRIOS

A dieta mediterrânea é caracterizada por maior prevalência de vegetais, frutas, oleaginosas, azeite extravirgem, peixes e temperos naturais, com menor ingestão de alimentos processados e carnes vermelhas. Possui efeitos anti-inflamatórios com potencial resultado sobre doenças cardiovasculares por reduzir níveis séricos de LDL, melhorar a sensibilidade insulínica e regular o estresse oxidativo.[24] Além disso, o consumo de frutas e verduras está associado a menores concentrações de PCR[25] e outros índices inflamatórios.[10] Um estudo de coorte apontou maiores reduções de PCR em homens saudáveis que ingeriram maior teor de fibras na dieta.[26] A ingestão de fibras apresentou ainda correlação inversa com o risco cardiometabólico, dentre eles síndrome metabólica, inflamação e obesidade em adultos de origem africana.[27] Em mulheres do Reino Unido, a cada 80 gramas de frutas ingeridas ocorreu redução de quase 7% de risco de doenças coronarianas e cardiovasculares.[28] Note-se que essa quantidade é de aproximadamente 1 fruta/dia.

Polifenóis de alimentos e bebidas

Outros componentes provenientes das frutas, verduras e também chás vêm ganhando destaque por seus efeitos imunomodulatórios. São os polifenóis que interferem na translocação do fator nuclear-kB (NF-kB) ao núcleo, diminuindo a transcrição de genes pró-inflamatórios. Desta forma, conferem efeitos antioxidantes que atenuariam as consequências deletérias de dietas ocidentais,[29-31] além das vitaminas e minerais, em especial vitamina C, E e folato, que parecem melhorar a resposta imune e reduzir citocinas inflamatórias como IL-6, TNF-α e PCR.[32]

Ácidos graxos ômega-3

A dieta mediterrânea distingue-se pelos alimentos fontes de ômega 3 (n-3).[24] Essa família de ácidos graxos poli-insaturados de cadeia longa exerce diversas funções e pode modular mediadores pró-inflamatórios, reduzindo IL-6, PCR e a inflamação no tecido adiposo.[10] A suplementação de polifenol em uma dose de 2.861 mg/dia combinada a 4 gramas de ômega-3 (n-3)/dia ao longo de 8 semanas reduziu os níveis séricos de PCR, e o n-3 por si só foi capaz de reduzir níveis de IL-6 e IL-17 de adultos com obesidade e sobrepeso.[33]

A mesma dose de 4 g/dia de ômega-3 ao longo de 4 semanas contribuiu com a redução de níveis de VLDL séricos, e atenuou o aumento de triglicérides pós-prandial e disfunção endotelial em adultos saudáveis.[34] Já com 3,4 g/dia de ômega-3 ao longo de 8 semanas, Skulas e colaboradores[35] não encontraram diferenças em marcadores de disfunção endotelial e inflamação, mas houve redução de 27% dos níveis de TG em adultos com hipertrigliceridemia moderada.

Em que pesem essas evidências, o tema permanece controverso. Vastas metanálises recentes chegaram a conclusões opostas. Uma delas, capitaneada pelas faculdades de Saúde Pública e Medicina de Harvard (EUA), concluiu que ácidos graxos ômega-3 de origem marinha (eicosapentaenoico e docosaexaenoico) reduzem o risco de infarto do miocárdio e o total de doenças e óbitos tanto para enfermidade coronariana como para transtornos cardiovasculares em geral.[36] Outra, comandada pela Universidade de Oxford (Inglaterra), não encontrou o menor benefício para ácidos graxos ômega-3, o que vem ao encontro de revisão Cochrane sobre o mesmo tema.[37] Não se pode desprezar experiências antigas sobre maior propensão a sangramento em grandes consumidores como os esquimós (*inuit*), notadamente acidente vascular cerebral hemorrágico.

Já a dieta mediterrânea como um todo melhorou a lipemia pós-prandial a longo prazo em diabéticos[38] e a curto prazo em indivíduos com síndrome metabólica.[39]

Leite e laticínios

Levando em consideração a Pirâmide Alimentar Brasileira, a recomendação do consumo de leites e derivados é de 3 porções diárias.[40] Infelizmente, devido às dietas da moda, muitas pessoas excluem esse grupo alimentar sem necessidade. O consumo de leites e derivados não elevou o risco de mortalidade e desfechos cardiovasculares em um grande protocolo com holandeses que sofreram infarto do miocárdio. O iogurte, de preferência fermentado, revestiu-se inclusive de correlação linear inversa com a mortalidade causada pelas doenças cardiovasculares, principalmente com uma ingestão maior que 50 gramas ao dia. A cada incremento de 25 gramas de iogurte parece ocorrer uma redução de 4% no risco de mortalidade por essas doenças.

Como sucede com outros itens da alimentação investigados isoladamente, há resultados mais consistentes e outros mais frágeis. Estudo guarda-chuva (de metanálises) desvendou evidências convincentes ou pelo menos prováveis de efeito protetor para o total de laticínios da dieta contra câncer colorretal, hipertensão arterial, moléstias cardiovasculares em geral e acidente vascular cerebral fatal. Os achados eram débeis a favor de menores taxas de câncer de mama, síndrome metabólica, total de acidentes vasculares cerebrais e diabetes tipo 2. Não supreendentemente, maior ocorrência de câncer de próstata e moléstia de Parkinson também é relatada nessas metanálises.[41]

As oleaginosas da dieta mediterrânea, notadamente as que crescem em árvores, como amêndoas, nozes, castanhas e pistache (o amendoim é rasteiro e não integra esse contexto), também parecem modular o perfil lipídico, glicemia, insulina e exercer papel fundamental na inflamação, no estresse oxidativo, contribuindo com a redução no risco de doenças cardiovasculares em diferentes populações.[42]

▶ CONCEITO DE ÍNDICE INFLAMATÓRIO DA DIETA E SEU CÁLCULO

O índice de ingestão saudável (*Healthy Eating Index* - HEI)[43] foi desenvolvido pelo Departamento de Agricultura dos Estados Unidos (USDA) a partir de 1995, para avaliar a aderência à dieta pela população dos Estados Unidos com base nos *guidelines* americanos. Posteriormente, teve adaptações para outras populações, inclusive a brasileira, sob a forma do Índice de Qualidade da Dieta (IQD).[44,45] Analogamente, o índice inflamatório da dieta (DII), primeiramente proposto por Cavicchia e colaboradores[46] e posteriormente atualizado através de uma extensa revisão de literatura, incluindo 1.943 artigos, busca estimar o potencial inflamatório da dieta, com base em 45 itens, dentre macronutrientes, micronutrientes, polifenóis e alguns temperos (Figura 1).[47]

▶ METODOLOGIA

Após a coleta de dados via inquérito alimentar validado (como Questionário de Frequência Alimentar, Registro de 24 Horas ou Diário Alimentar), é necessário calcular e tabular a ingestão dos nutrientes e, assim, para o cálculo do DII, cada um dos 45 parâmetros é subtraído de uma média global do parâmetro em análise e dividido pelo desvio-padrão (DP) global, gerando um valor de *Z-score*. Este então é convertido em percentil multiplicando-se por 2 e subtraindo de 1. O valor obtido é então multiplicado pelo valor inflamatório correspondente do parâmetro. Após calcular cada parâmetro, eles são somados visando obtenção do escore individual do DII. Quanto maior o escore, mais pró-inflamatória a dieta.[47]

O DII não é disponível eletronicamente, devendo ser calculado passo a passo para cada

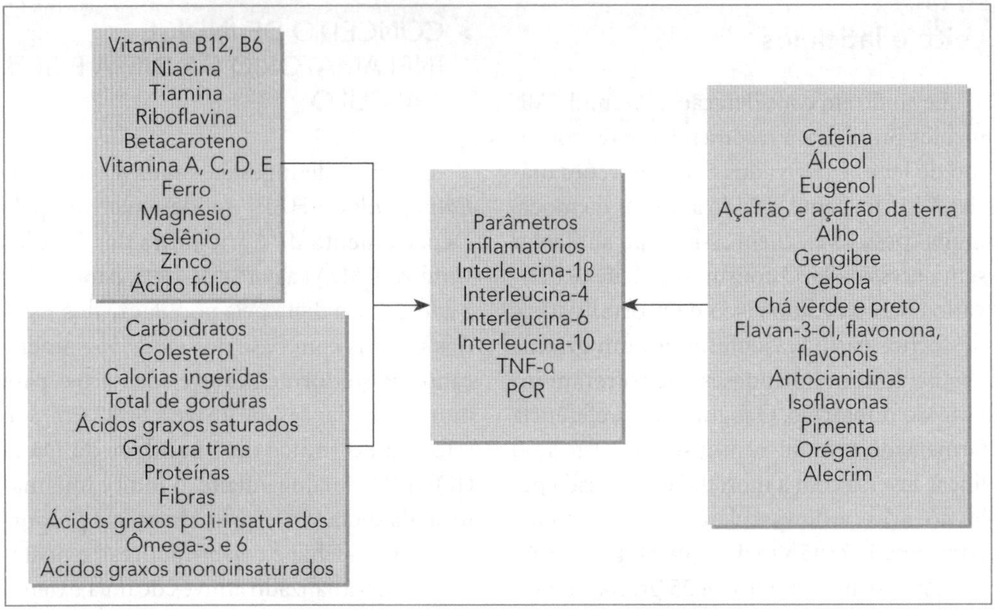

FIGURA 1 Componentes alimentares e parâmetros inflamatórios incluídos no cálculo do índice inflamatório da dieta (DII). PCR: proteína C-reativa; TNF-α: fator de necrose tumoral- α.

indivíduo, No entanto, no projeto *My Plate* (USDA) que segue o índice HEI, menos específico que o DII e não validado para a população brasileira, todavia ainda assim bastante útil e saudável, já se logra baixar instantaneamente e sem custos recomendações dietéticas baseadas em variáveis antropométricas e de atividade física, inseridas na página myplate.gov/myplate-plan. O programa encontra-se traduzido para o espanhol também.

▶ CONCEITO DE ÍNDICE INFLAMATÓRIO DA DIETA NAS SUAS MODALIDADES

Diversos estudos, inclusive de coorte, investigaram a associação entre o DII e síndrome metabólica,[48] obesidade e risco cardiometabólico e certos tipos de câncer.[49,50] Uma dieta anti-inflamatória caracterizada por mais vegetais, carboidratos de baixo índice glicêmico e menor quantidade de gorduras provindas de fonte animais ao longo de 2 semanas foi capaz de reduzir níveis de NF-kB séricos e aumentar interleucina-10 (IL-10).[51] O NF-kB é o principal fator de transcrição envolvido no aumento da expressão de genes pró-inflamatórios. Já a citoquina anti-inflamatória IL-10 atenua a ativação de células imunes.[52] Maiores valores do DII aumentaram o risco de níveis elevados de PCR e IL-6 na população idosa,[53] e maior risco de obesidade[54] e insuficiência cardíaca em adultos.[55]

O DII da dieta pré-operatória em mulheres adultas que foram submetidas à cirurgia bariátrica no Hospital das Clínicas de Minas Gerais foi preditivo na perda de peso após 6 meses da cirurgia. Aquelas com dieta mais pró-inflamatória (maior DII) auferiram menor redução de peso e gordura corporal.[56] Adolescentes com obesidade que reduziram o escore da dieta inflamatória beneficiaram-se de maiores reduções de peso e massa gorda após 20 semanas de tratamento, ao lado de reduções de glicemia, VLDL, triglicérides e índices HOMA-IR e QUICKI.[49]

Mortalidade cardiovascular

Estas enfermidades afetavam 17,9 milhões de pessoas em 2019[57] e representam a causa número um de mortalidade no planeta. Dietas com mais alimentos naturais e menor frequência de alimentos ultraprocessados e processados fazem todo sentido neste contexto, reforçando o Guia Alimentar da População Brasileira.[58]

REFERÊNCIAS

1. Winn NC, Cottam MA, Wasserman DH, Hasty AH. Exercise and adipose tissue immunity: outrunning inflammation. Obesity (Silver Spring). 2021;29(5):790-801.
2. Calder PC, Ahluwalia N, Albers R, Bosco N, Bourdet-Sicard R, Haller D, et al. A consideration of biomarkers to be used for evaluation of inflammation in human nutritional studies. Br J Nutr. 2013;109 Suppl 1:S1-34.
3. Kwaifa IK, Bahari H, Yong YK, Noor SM. Endothelial dysfunction in obesity-induced inflammation: molecular mechanisms and clinical implications. Biomolecules. 2020;10(2):291.
4. Tam LS, Kitas GD, González-Gay MA. Can suppression of inflammation by anti-TNF prevent progression of subclinical atherosclerosis in inflammatory arthritis? Rheumatology (Oxford). 2014;53(6):1108-19.
5. Instituto Brasileiro de Geografia e Estatística. Pesquisa de orçamentos familiares 2017-2018: avaliação nutricional da disponibilidade domiciliar de alimentos no Brasil/IBGE, Coordenação de Trabalho e Rendimento. Rio de Janeiro: IBGE; 2020. Disponível em: biblioteca.ibge.gov.br/index.php/biblioteca-catalogo?view=detalhes&id=2101704. Acessado em 5/8/2021.
6. Fiolet T, Srour B, Sellem L, Kesse-Guyot E, Allès B, Méjean C, et al. Consumption of ultra-processed foods and cancer risk: results from NutriNet-Santé prospective cohort. BMJ. 2018;360:k322.
7. Louzada ML, Baraldi LG, Steele EM, Martins AP, Canella DS, Moubarac JC, et al. Consumption of ultra-processed foods and obesity in Brazilian adolescents and adults. Prev Med. 2015;81:9-15.
8. Mendonça RD, Lopes AC, Pimenta AM, Gea A, Martinez-Gonzalez MA, Bes-Rastrollo M. Ultra-processed food consumption and the incidence of hypertension in a mediterranean cohort: The Seguimiento Universidad de Navarra Project. Am J Hypertens. 2017;30(4):358-66.
9. Jamar G, Ribeiro DA, Pisani LP. High-fat or high-sugar diets as trigger inflammation in the microbiota-gut-brain axis. Crit Rev Food Sci Nutr. 2020:1-19.
10. Calder PC, Ahluwalia N, Brouns F, Buetler T, Clement K, Cunningham K, et al. Dietary factors and low-grade inflammation in relation to overweight and obesity. Br J Nutr. 2011;106 Suppl 3:S5-78.
11. Devaraj S, Wang-Polagruto J, Polagruto J, Keen CL, Jialal I. High-fat, energy-dense, fast-food-style breakfast results in an increase in oxidative stress in metabolic syndrome. Metabolism. 2008;57(6):867-70.
12. Boekholdt SM, Arsenault BJ, Hovingh GK, Mora S, Pedersen TR, Larosa JC, et al. Levels and changes of HDL cholesterol and apolipoprotein A-I in relation to risk of cardiovascular events among statin-treated patients: a meta-analysis. Circulation. 2013;128(14):1504-12.
13. Dias CB, Zhu X, Thompson AK, Singh H, Garg ML. Effect of the food form and structure on lipid digestion and postprandial lipaemic response. Food Funct. 2019;10(1):112-24.
14. Monfort-Pires M, Delgado-Lista J, Gomez-Delgado F, Lopez-Miranda J, Perez-Martinez P, Ferreira SR. Impact of the content of fatty acids of oral fat tolerance tests on postprandial triglyceridemia: systematic review and meta-analysis. Nutrients. 2016;8(9):580.
15. Okamura T, Hashimoto Y, Majima S, Senmaru T, Ushigome E, Nakanishi N, et al. Trans fatty acid intake induces intestinal inflammation and impaired glucose tolerance. Front Immunol. 2021;12:669672.
16. Mesa A, Cofán M, Esmatjes E, Perea V, Boswell L, Giménez M, et al. Biomarkers of fatty acid intake are independently associated with preclinical atherosclerosis in individuals with type 1 diabetes. Eur J Nutr. 2021.
17. Więckowska-Gacek A, Mietelska-Porowska A, Wydrych M, Wojda U. Western diet as a trigger of Alzheimer's disease: From metabolic syndrome and systemic inflammation to neuroinflammation and neurodegeneration. Ageing Res Rev. 2021:101397.
18. Ambrosini GL, Huang RC, Mori TA, Hands BP, O'Sullivan TA, de Klerk NH, et al. Dietary patterns and markers for the metabolic syndrome in Australian adolescents. Nutr Metab Cardiovasc Dis. 2010;20(4):274-83.
19. Bujtor M, Turner AI, Torres SJ, Esteban-Gonzalo L, Pariante CM, Borsini A. Associations of dietary intake on biological markers of inflammation in children and adolescents: a systematic review. Nutrients. 2021;13(2):356.
20. Esmaillzadeh A, Kimiagar M, Mehrabi Y, Azadbakht L, Hu FB, Willett WC. Dietary patterns and markers of systemic inflammation among Iranian women. J Nutr. 2007;137(4):992-8.
21. Agodi A, Maugeri A, Kunzova S, Sochor O, Bauerova H, Kiacova N, et al. Association of dietary patterns with metabolic syndrome: Results from the Kardiovize Brno 2030 Study. Nutrients. 2018;10(7):898.
22. Denova-Gutiérrez E, Tucker KL, Flores M, Barquera S, Salmerón J. Dietary patterns are associated with predicted cardiovascular disease risk in an urban mexican adult population. J Nutr. 2016;146(1):90-7.
23. GBD 2016 Alcohol Collaborators. Alcohol use and burden for 195 countries and territories, 1990-2016: a systematic analysis for the Global Burden of Disease Study 2016. Lancet. 2018;392(10152):1015-35.

24. Tosti V, Bertozzi B, Fontana L. Health benefits of the mediterranean diet: metabolic and molecular mechanisms. J Gerontol A Biol Sci Med Sci. 2018;73(3):318-26.
25. Oude Griep LM, Wang H, Chan Q. Empirically-derived dietary patterns, diet quality scores, and markers of inflammation and endothelial dysfunction. Curr Nutr Rep. 2013;2(2):97-104.
26. Ma W, Nguyen LH, Song M, Wang DD, Franzosa EA, Cao Y, et al. Dietary fiber intake, the gut microbiome, and chronic systemic inflammation in a cohort of adult men. Genome Med. 2021;13(1):102.
27. Lie L, Brown L, Forrester TE, Plange-Rhule J, Bovet P, Lambert EV, et al. The association of dietary fiber intake with cardiometabolic risk in four countries across the epidemiologic transition. Nutrients. 2018;10(5):628.
28. Lai HT, Threapleton DE, Day AJ, Williamson G, Cade JE, Burley VJ. Fruit intake and cardiovascular disease mortality in the UK Women's Cohort Study. Eur J Epidemiol. 2015;30(9):1035-48.
29. Sierra-Cruz M, Miguéns-Gómez A, Grau-Bové C, Rodríguez-Gallego E, Blay M, Pinent M, et al. Grape-seed proanthocyanidin extract reverts obesity-related metabolic derangements in aged female rats. Nutrients. 2021;13(6):2059.
30. Deledda A, Annunziata G, Tenore GC, Palmas V, Manzin A, Velluzzi F. Diet-derived antioxidants and their role in inflammation, obesity and gut microbiota modulation. Antioxidants (Basel). 2021;10(5):708.
31. Christ A, Lauterbach M, Latz E. Western diet and the immune system: an inflammatory connection. Immunity. 2019;51(5):794-811.
32. Miles EA, Calder PC. Effects of citrus fruit juices and their bioactive components on inflammation and immunity: a narrative review. Front Immunol. 2021;12:712608.
33. Costabile G, Della Pepa G, Vetrani C, Vitaglione P, Griffo E, Giacco R, et al. An oily fish diet improves subclinical inflammation in people at high cardiovascular risk: a randomized controlled study. Molecules. 2021;26(11):3369.
34. Miyoshi T, Noda Y, Ohno Y, Sugiyama H, Oe H, Nakamura K, et al. Omega-3 fatty acids improve postprandial lipemia and associated endothelial dysfunction in healthy individuals – a randomized cross-over trial. Biomed Pharmacother. 2014;68(8):1071-7.
35. Skulas-Ray AC, Kris-Etherton PM, Harris WS, Vanden Heuvel JP, Wagner PR, West SG. Dose-response effects of omega-3 fatty acids on triglycerides, inflammation, and endothelial function in healthy persons with moderate hypertriglyceridemia. Am J Clin Nutr. 2011;93(2):243-52.
36. Hu Y, Hu FB, Manson JE. Marine omega-3 supplementation and cardiovascular disease: an updated meta-analysis of 13 randomized controlled trials involving 127 477 participants. J Am Heart Assoc. 2019;8(19):e013543.
37. Aung T, Halsey J, Kromhout D, Gerstein HC, Marchioli R, Tavazzi L, et al.; Omega-3 Treatment Trialists' Collaboration. Associations of omega-3 fatty acid supplement use with cardiovascular disease risks: meta-analysis of 10 trials involving 77 917 individuals. JAMA Cardiol. 2018;3(3):225-34.
38. Gomez-Marin B, Gomez-Delgado F, Lopez-Moreno J, Alcala-Diaz JF, Jimenez-Lucena R, Torres-Peña JD, et al. Long-term consumption of a Mediterranean diet improves postprandial lipemia in patients with type 2 diabetes: the Cordioprev randomized trial. Am J Clin Nutr. 2018;108(5):963-70.
39. Koopen AM, Almeida EL, Attaye I, Witjes JJ, Rampanelli E, Majait S, et al. Effect of fecal microbiota transplantation combined with mediterranean diet on insulin sensitivity in subjects with metabolic syndrome. Front Microbiol. 2021;12:662159.
40. Philippi ST. Pirâmide dos alimentos: fundamentos básicos da nutrição. 2. ed. Batueri: Manole; 2014.
41. Godos J, Tieri M, Ghelfi F, Titta L, Marventano S, Lafranconi A, et al. Dairy foods and health: an umbrella review of observational studies. Int J Food Sci Nutr. 2020;71(2):138-51.
42. Gervasi T, Barreca D, Laganà G, Mandalari G. Health benefits related to tree nut consumption and their bioactive compounds. Int J Mol Sci. 2021;22(11):5960.
43. Kennedy ET, Ohls J, Carlson S, Fleming K. The Healthy Eating Index: design and applications. J Am Diet Assoc. 1995;95(10):1103-8.
44. Andrade SC, Previdelli AN, Marchioni DML, Fisberg RM. Avaliação da confiabilidade e validade do Índice de Qualidade da Dieta Revisado. Rev Saúde Publica. 2013;41(SUPPL.1):5806-9.
45. Mota JF, Rinaldi AE, Pereira AF, Maesta N, Scarpin MM, Burini RC. Adaptação do índice de alimentação saudável ao guia alimentar da food guide of the Brazilian population. Rev Nutr. 2008;21(5):545-52.
46. Cavicchia PP, Steck SE, Hurley TG, Hussey JR, Ma Y, Ockene IS, Hébert JR. A new dietary inflammatory index predicts interval changes in serum high-sensitivity C-reactive protein. J Nutr. 2009;139(12):2365-72.
47. Shivappa N, Steck SE, Hurley TG, Hussey JR, Hébert JR. Designing and developing a literature-derived, population-based dietary inflammatory index. Public Health Nutr. 2014;17(8):1689-96.
48. Abdollahzad H, Pasdar Y, Nachvak SM, Rezaeian S, Saber A, Nazari R. The relationship between the dietary inflammatory index and metabolic syndrome in Ravansar Cohort Study. Diabetes Metab Syndr Obes. 2020;13:477-87.
49. Ferreira YAM, Kravchychyn ACP, Vicente SCF, Campos RMDS, Tock L, Oyama LM, et al. An interdisciplinary weight loss program improves body composition and metabolic profile in adolescents with obesity: associations with the dietary inflammatory index. Front Nutr. 2019;6:77.
50. Liu FH, Liu C, Gong TT, Gao S, Sun H, Jiang YT, et al. Dietary inflammatory index and health outcomes: an umbrella review of systematic review and meta-analyses of observational studies. Front Nutr. 2021;8:647122.
51. Shin PK, Park SJ, Kim MS, Kwon DY, Kim MJ, Kim K, et al. A traditional korean diet with a low dietary inflammatory index increases anti-inflammatory IL-10 and decreases pro-inflammatory NF-κB in a small dietary intervention study. Nutrients. 2020;12(8):2468.

52. Baker RG, Hayden MS, Ghosh S. NF-κB, inflammation, and metabolic disease. Cell Metab. 2011;13(1):11-22.
53. Corley J, Shivappa N, Hébert JR, Starr JM, Deary IJ. Associations between dietary inflammatory index scores and inflammatory biomarkers among older adults in the Lothian Birth Cohort 1936 Study. J Nutr Health Aging. 2019;23(7):628-36.
54. Wang YB, Shivappa N, Hébert JR, Page AJ, Gill TK, Melaku YA. Association between dietary inflammatory index, dietary patterns, plant-based dietary index and the risk of obesity. Nutrients. 2021;13(5):1536.
55. Liu Z, Liu H, Deng Q, Sun C, He W, Zheng W, et al. Association between dietary inflammatory index and heart failure: Results from NHANES (1999-2018). Front Cardiovasc Med. 2021;8:702489.
56. Andrade PA, Hermsdorff HHM, Leite JIA, Shivappa N, Hébert JR, Henriques HKF, et al. Baseline pro-inflammatory diet is inversely associated with change in weight and body fat 6 months following-up to bariatric surgery. Obes Surg. 2019;29(2):457-63.
57. World Health Organization (WHO). Cardiovascular diseases (CVD). Disponível em: who.int/en/news-room/fact-sheets/detail/cardiovascular-diseases-(cvds). Acesso em 8/7/2021.
58. Brasil. Ministério da Saúde, Secretaria de Atenção à Saúde, Departamento de Atenção Básica. Guia alimentar para a população brasileira. 2. ed., 1. reimpr. Brasília, DF: Ministério da Saúde; 2014. Disponível em: bvsms.saude.gov.br/bvs/publicacoes/guia_alimentar_populacao_brasileira_2ed.pdf. Acessado em 8/7/2021.

14 Dietas vegetarianas e veganas

Shila Minari Hargreaves

RESUMO

O vegetarianismo consiste na exclusão de carnes da dieta, podendo ou não incluir laticínios e ovos. Diversos benefícios à saúde relacionados à adoção de uma alimentação vegetariana já foram descritos, especialmente no que diz respeito à proteção contra doenças crônicas não transmissíveis, como doença cardiovascular, diabetes, câncer, enfermidades neurodegenerativas e autoimunes, e doença renal crônica. Uma alimentação vegetariana também é considerada mais sustentável, por gerar menor impacto ambiental. Alguns cuidados precisam ser tomados para que uma alimentação vegetariana forneça todos os nutrientes necessários para a manutenção da saúde. Especial atenção deve ser dada para vitamina B12, cálcio e ferro. Apesar dos benefícios, vegetarianos podem encontrar dificuldades relacionadas à adoção da dieta dentro de contextos sociais.

▶ TIPOS E CARACTERÍSTICAS DAS DIETAS VEGETARIANAS

A dieta vegetariana é definida como um padrão alimentar que exclui carnes e seus derivados, podendo ou não incluir laticínios e ovos.[1,2] A depender de quais alimentos fazem parte da dieta, existem diferentes classificações de dietas vegetarianas. A forma mais comum é a ovolactovegetariana, que consiste na exclusão de carnes, porém com o consumo de laticínios e ovos. A dieta vegetariana estrita, por sua vez, é aquela na qual o indivíduo exclui todos os alimentos de origem animal da dieta – não apenas carnes, laticínios e ovos, mas também aditivos alimentares de origem animal e mel.[3] O veganismo, por sua vez, é um conceito que não diz respeito apenas à alimentação, mas engloba outros itens de consumo. É, portanto, considerado um estilo de vida, no qual o indivíduo exclui de sua dieta alimentos de origem animal e também não consome produtos como cosméticos, itens de vestuário, produtos de limpeza ou quaisquer outros bens de consumo que de alguma forma dependam de exploração animal. No contexto da nutrição, o termo "dieta vegana", apesar de tecnicamente incorreto, é amplamente aceito e utilizado como sinônimo de "dieta vegetariana estrita".[2]

Regimes menos típicos

Padrões alimentares que não se enquadram na definição de vegetarianismo também merecem destaque, por se aproximarem de uma alimentação vegetariana. São eles: a dieta flexitariana e a dieta pescetariana. A primeira, também chamada de semivegetariana, consiste em uma alimentação na qual há uma redução considerável no consumo de carnes, normalmente definida como no máximo uma vez por semana. A segunda, também conhecida como dieta pescovegetariana, consiste na exclusão de carnes vermelhas e de aves, porém com consumo de peixes e frutos do mar.[4]

Existem, ainda, outras dietas que podem ser citadas na literatura dentro do contexto do vegetarianismo. A dieta crua vegana, por exemplo, é um padrão alimentar baseado em alimentos crus, de preferência orgânicos e na forma menos processada possível. A dieta frugívora, por sua vez, é semelhante à dieta crua vegana, porém é majoritariamente composta por frutas, e complementada com algumas hortaliças, além de castanhas e sementes. A dieta macrobiótica, baseada no equilíbrio de yin e yang, não é estritamente vegetariana, mas é em grande parte composta por grãos integrais, leguminosas, vegetais e algas.[4,5]

Cada vez mais, a terminologia "*plant-based diet*" tem sido usada na literatura para descrever um padrão alimentar baseado em plantas (ou seja, com predominância de alimentos de origem vegetal em detrimento daqueles de origem animal). A definição de dieta *plant-based* é variável. Por vezes, pode se referir a uma alimentação exclusivamente à base de plantas – nesse caso, sendo sinônimo de uma dieta vegetariana estrita.[6,7] Em outros casos, há possibilidade de inclusão de alimentos de origem animal.[8] Um exemplo seria a dieta mediterrânea, a qual é predominantemente (porém não exclusivamente) baseada em alimentos de origem vegetal.[9] Um detalhe relevante é a exclusão de alimentos ultraprocessados, algo que nem sempre sucede nas dietas vegetarianas ou veganas.

O estilo de vida

A escolha pela adoção de uma dieta vegetariana vai muito além de aspectos nutricionais. Diversas motivações podem levar indivíduos a se tornarem vegetarianos, sendo a mais frequente por questões éticas e morais relacionadas ao sofrimento animal decorrente da produção de carnes.[10] O grande impacto ambiental relacionado à produção de alimentos de origem animal[11] também é um importante motivador para a redução ou a exclusão no consumo de carnes e derivados de origem animal. Além disso, benefícios na saúde e prevenção de doenças também são um incentivo à adoção de uma alimentação vegetariana.[10] Algumas religiões que pregam a abstenção de carnes, como o hinduísmo, adventismo e espiritismo, também podem levar indivíduos a adotarem uma alimentação vegetariana. Por fim, fatores como aversão ao sabor da carne ou intolerâncias e alergias alimentares, além de influência de outras pessoas de convívio próximo, podem resultar na adoção do vegetarianismo.[12]

▶ VANTAGENS E BENEFÍCIOS

Benefícios para a saúde

A adoção de uma dieta vegetariana pode contribuir positivamente para a saúde e prevenção de doenças crônicas não transmissíveis. De acordo com uma revisão guarda-chuva que incluiu 20 metanálises de estudos observacionais e de intervenção, para um total de 34 desfechos de saúde, dietas vegetarianas foram associadas a melhor perfil lipídico e risco reduzido de desfechos negativos de saúde, dentre os quais, diabetes, doença cardíaca isquêmica e câncer.[13]

O efeito benéfico no controle de inflamação sistêmica relacionado ao consumo de alimentos de origem vegetal – grãos integrais, frutas, hortaliças, oleaginosas e sementes – contribui para a redução do risco de doenças crônicas não transmissíveis, como doenças cardiovasculares, diabetes, câncer e doenças neurodegenerativas.[14] Alimentos de origem vegetal possuem, em média, uma concentração muito superior de compostos antioxidantes, quando comparados aos de origem animal.[15] Tais compostos, que incluem especialmente fitoquímicos, mas também vitaminas, minerais e fibras, auxiliam no controle de estresse oxidativo tanto de forma direta (neutralizando radicais livres e protegendo estruturas celulares) como de forma indireta (estimulando a produção de enzimas antioxidantes, atuando como cofatores enzimáticos ou servindo de substrato para a produção de outros compostos antioxidantes).[16]

Alterações do microbioma

Dentre os diversos fatores que corroboram para os melhores parâmetros de saúde observados em vegetarianos, o perfil de microbiota intestinal e os metabólitos por ela produzidos são relevantes. Uma alimentação com predominância de alimentos integrais, frutas e vegetais – resultando em uma dieta com maior teor de carboidratos complexos e fibras fermentáveis – contribui para a proliferação de bactérias potencialmente benéficas, produtoras de ácidos graxos de cadeia curta e outros metabólitos que, por sua vez, possuem ação local (intestinal) e sistêmica no controle de inflamação, melhoram a integridade de barreira intestinal e reduzem a passagem de toxinas e compostos pró-inflamatórios para o organismo.[17-19] O consumo excessivo de proteínas, por sua vez, pode levar a um aumento na produção de metabólitos potencialmente tóxicos pela microbiota intestinal, com aumento de inflamação crônica sistêmica e desenvolvimento de doenças metabólicas.[20] Além disso, um perfil alimentar rico em alimentos de origem animal e pobre em fibras pode resultar em um quadro de disbiose e fragilidade de barreira intestinal, aumentando a translocação de lipopolissacarídeos (LPS) provenientes de bactérias intestinais para a corrente sanguínea, os quais são capazes de induzir uma resposta inflamatória sistêmica e corroborar para o desenvolvimento de síndrome metabólica.[21]

Dentre os possíveis mecanismos envolvidos no efeito protetor de uma alimentação vegetariana para doenças crônicas, podemos citar:

1. Melhor controle de peso: vegetarianos possuem índice de massa corporal (IMC) mais baixo quando comparados a onívoros. Um IMC mais elevado, consequente de um excesso de acúmulo de gordura corporal, está relacionado, dentre outros fatores, a um aumento da produção de citocinas pró-inflamatórias e resistência periférica à ação da insulina.[22]
2. Menor ingestão calórica: a menor densidade energética e a presença de fibras dietéticas em alimentos de origem vegetal contribuem para uma ingestão calórica (voluntária) mais baixa naturalmente observada em vegetarianos.[23]
3. Melhor perfil de lipídios dietéticos: a menor ingestão de ácidos graxos saturados está relacionada a uma melhor sensibilidade à insulina e controle de inflamação, além de melhor perfil lipídico.[24] O consumo excessivo de gorduras saturadas também resultaria em piora de perfil de microbiota intestinal e aumento de translocação de LPS para a corrente sanguínea.[25]
4. Alto consumo de fibras e prebióticos: o consumo e o processamento de fibras dietéticas, tanto de forma direta como por meio de mecanismos ligados à microbiota intestinal, têm ação benéfica no aumento de saciedade, controle de apetite, melhor controle glicêmico e redução de inflamação sistêmica.[26,27]

5. Redução no consumo de ferro heme: tanto o excesso de ferro como a própria molécula heme podem contribuir para o aumento de estresse oxidativo e inflamação.[28]
6. Maior consumo de proteína vegetal em detrimento de proteína animal: o diferente perfil de aminoácidos encontrado em alimentos de origem vegetal contribui para uma liberação menor de insulina e IGF-1, favorecendo o controle de diabetes e redução do risco de câncer.[22]
7. Menor ingestão de alimentos fonte de produtos de glicação avançada (AGEs – *Advanced Glycation End products*). Tais componentes estão presentes especialmente em alimentos de origem animal submetidos a calor seco. Os AGEs são capazes de alterar a conformação de estruturas celulares (modificando sua função) e estimular a produção de citocinas pró-inflamatórias e espécies reativas de oxigênio, fatores envolvidos na patogênese de doenças crônicas e neurodegeneração.

Fatores como melhor controle de peso e de pressão arterial e níveis mais baixos de LDL-colesterol observados em vegetarianos ajudam a justificar a redução no risco de doenças cardiovasculares. A adoção de uma dieta vegetariana foi associada a 28% de redução na incidência e 22% de redução na mortalidade por doença coronariana.[30] Além disso, uma dieta vegetariana pode contribuir para que a produção de trimetilamina (TMA) em nível intestinal seja reduzida ou até mesmo inexistente. TMA consiste em um metabólito de carnitina e colina (presentes principalmente em alimentos de origem animal), sintetizado por bactérias presentes no intestino. Uma vez produzida, TMA é absorvida e metabolizada no fígado a óxido de trimetilamina (TMAO), o qual contribui para o surgimento e a progressão de aterosclerose. Os benefícios relacionados à menor produção de TMAO são observados tanto em ovolactovegetarianos como em veganos, quando comparados a onívoros.[31]

A adoção de uma dieta vegetariana também traz benefícios tanto na prevenção como no controle de diabetes tipo 2. A prevalência de diabetes tipo 2 em vegetarianos é de 1,6 a duas vezes menor que na população geral, mesmo após ajuste de fatores de confundimento. Além disso, ensaios clínicos que utilizam dietas vegetarianas para tratamento de diabetes revelam melhora da sensibilidade à insulina, redução de marcadores de estresse oxidativo, redução de medicação, melhor controle de peso, redução de gordura visceral e melhores níveis de glicemia e perfil lipídico, quando comparadas a tratamentos dietéticos convencionais para diabetes.[22]

O potencial efeito benéfico de dietas vegetarianas na prevenção e no controle da progressão de câncer pode ser explicado por diversos mecanismos. O efeito anti-inflamatório promovido por uma alimentação à base de plantas pode auxiliar na proteção contra dano ao DNA causado por excesso de estresse oxidativo, o qual potencialmente induziria mutações que poderiam culminar em tumores malignos. O consumo de alimentos de origem animal ricos em ferro heme, AGEs e gorduras saturadas, por sua vez, pode exercer efeito contrário, aumentando estresse oxidativo e inflamação, contribuindo para o aumento de dano celular.

Em seres humanos, a ingestão proteica é o fator-chave para a regulação do IGF-1, hormônio capaz de promover desenvolvimento tumoral. Uma ingestão proteica reduzida pode contribuir para a menor liberação de IGF-1, com potencial efeito positivo na prevenção de câncer e na longevidade.[32] Dietas vegetarianas podem ser benéficas nesse sentido, por possuírem um teor usualmente mais baixo de proteína (porém ainda dentro da faixa de normalidade) quando comparadas a uma dieta onívora.

Moléstias crônicas não cardiovasculares

Devido ao caráter anti-inflamatório e aos potenciais benefícios de uma alimentação vegetariana na microbiota intestinal, a adoção desse padrão alimentar pode ser benéfica também em doenças neurodegenerativas.[14] Além disso, resultados positivos na prevenção e no controle de sintomas de doenças autoimunes podem ser obtidos a partir de uma alimentação baseada em plantas. Tal efeito já foi demonstrado, por exemplo, para diabetes tipo 1, artrite reumatoide e esclerose múltipla.[33-35] Indivíduos com doença renal crônica também podem se beneficiar de uma alimentação vegetariana, por meio de diversos mecanismos, dentre eles redução de toxinas urêmicas provenientes da microbiota intestinal, perfil dietético mais alcalinizante, controle de pressão arterial sistêmica e redução de fosfatemia.[36] A adoção de um padrão alimentar vegetariano tem, ainda, efeito protetor contra o desenvolvimento de litíase renal.[37]

Aspectos ambientais

A produção de alimentos de origem animal é extremamente ineficiente em termos de energia, resultando em um impacto ambiental muito superior ao da produção de plantas para consumo. A criação de animais demanda uma vasta quantidade de recursos – energia, água, terra, alimento – apenas para mantê-los vivos. Grande parte da energia e dos substratos utilizados são gastos pelo próprio metabolismo do animal, sendo apenas uma pequena parcela retida na forma de energia para consumo humano (na forma de carnes e derivados). A necessidade por recursos naturais varia de acordo com o alimento de origem animal, sendo o ovo o de menor demanda e a carne bovina, o de maior demanda. Em termos comparativos, a produção de ovos e de carne bovina consome, respectivamente, duas e 20 vezes mais recursos ambientais que a produção de alimentos nutricionalmente equivalentes de origem vegetal.[38]

Menos fome e riscos planetários

Estima-se que seria possível reduzir o impacto no uso de terras e energia em até 80%, e no uso de água em até 50%, por meio da mudança de um padrão alimentar típico ocidental para uma alimentação mais sustentável. De uma forma geral, quanto maior a proporção de alimentos de origem vegetal na dieta, menor o impacto ambiental.[39] Estima-se que a substituição de todos os itens de origem animal por equivalentes de origem vegetal nos Estados Unidos resultaria em um excedente de produção suficiente para alimentar 350 milhões de pessoas, o que representa um ganho superior ao benefício obtido com a completa eliminação dos desperdícios provenientes da cadeia de produção de alimentos.[38]

▶ CUIDADOS E LIMITAÇÕES

Aspectos nutricionais

Deficiência de vitamina B12

Desde que devidamente planejada, uma alimentação vegetariana é capaz de suprir as necessidades nutricionais de indivíduos de todas as faixas etárias, inclusive gestantes, lactantes e atletas.[1] A vitamina B12, no entanto, está presente apenas em alimentos de origem animal (incluindo laticínios e ovos). Indivíduos que adotam uma alimentação vegetariana estrita, portanto, obtêm vitamina B12 apenas a partir de alimentos enriquecidos ou suplementos. De fato, vegetarianos (especialmente veganos) apresentam níveis mais baixos de vitamina B12 sérica e níveis aumentados de homocisteína – importante indicador (não específico) de deficiência intracelular de B12. Ambas as condições podem trazer consequências deletérias à saúde, as quais incluem problemas neurológicos e atraso de desenvolvimento em crianças, além de aumento de inflamação sistêmica e risco de anemia, demências, doença cardiovascular, osteoporose e mortalidade.[40,41] Portanto, o monitoramento e a adequada suplementação de vitamina B12 são fundamentais para a manutenção da saúde e prevenção de doenças em vegetarianos.

Osteoporose

Outro nutriente que merece atenção especial é o cálcio, principalmente em se tratando de vegetarianos estritos. Apesar de ser possível atingir as recomendações mesmo em uma alimentação sem laticínios, a deficiência desse mineral pode comprometer a saúde óssea, aumentando o risco de osteoporose e fraturas. De fato, vegetarianos apresentam densidade mineral óssea menor que onívoros, e o risco de fraturas é maior em veganos. Tal evidência parece não ser explicada apenas por uma ingestão mais baixa de cálcio, pois níveis reduzidos de vitamina B12 (com consequente aumento de homocisteína) poderiam justificar, ao menos parcialmente, prejuízos na saúde óssea.[42] Vale ressaltar, ainda, que a diferença na densidade mineral óssea de vegetarianos e onívoros se torna marginal quando os resultados são corrigidos para IMC.[43] Ainda assim, a adequação de cálcio na dieta com ênfase na ingestão regular de boas fontes (gergelim, leguminosas, amêndoas, tofu, vegetais folhosos verde-escuros) se faz necessária.

Anemia

Vegetarianos apresentam níveis mais baixos de ferritina sérica,[44] fator que pode representar um melhor controle de inflamação, tendo em vista que a ferritina sérica se encontra aumentada em quadros inflamatórios, e o próprio excesso de ferro no organismo estimula a formação de espécies reativas de oxigênio, contribuindo para o aumento de estresse oxidativo. No entanto, baixos estoques de ferro podem aumentar o risco de desenvolvimento de anemia ferropriva.[45] Ajustes dietéticos devem ser feitos para que haja não apenas um bom fornecimento de ferro, mas também para garantir uma boa absorção, tendo em vista que o ferro presente em plantas – exclusivamente na forma de ferro não heme – pode ter sua absorção em nível intestinal prejudicada por uma quantidade maior de fitatos e polifenóis presentes nos alimentos. A inclusão de fontes de vitamina C em refeições ricas em ferro melhora consideravelmente a absorção desse mineral, sendo uma estratégia eficaz na prevenção da deficiência de ferro em vegetarianos.[46]

Aminoácidos essenciais

A referência a proteínas vegetais como "proteínas incompletas" não condiz com a realidade, tendo em vista que fornecem todos os aminoácidos essenciais para a dieta humana. A diferença nas proporções de aminoácidos encontradas em fontes vegetais (em comparação às fontes animais) pode facilmente ser contornada a partir da oferta de grupos alimentares diferentes – cereais, leguminosas, hortaliças, oleaginosas e sementes.[47]

Ácidos graxos ômega-3

Estes também se destacam como ponto de atenção devido à ausência de peixes na dieta. Os mais importantes representantes da família de ácidos graxos ômega-3 são os ácidos alfa linolênico (ALA), eicosapentaenoico (EPA) e docosaexaenoico (DHA). A ingestão de ALA em vegetarianos e veganos é semelhante à de onívoros, tendo em vista sua presença em chia, linhaça e nozes. No entanto, EPA e DHA estão presentes principalmente em alimentos de origem animal. Apesar da possibilidade de conversão endógena de ALA a EPA e DHA, tal reação parece não ocorrer de forma suficiente para manter níveis equivalentes aos de onívoros. No entanto, tais níveis não parecem se revestir de nenhuma relevância clínica. Em casos de maior demanda (gestantes, lactantes, crianças nos primeiros anos de vida), a suplementação de óleo de microalgas (fonte de DHA) pode complementar a alimentação para garantir uma oferta adequada de ômega-3.[48]

Zinco, vitamina D, iodo

Uma alimentação vegetariana balanceada e variada é capaz de suprir as necessidades de zinco sem dificuldades. A adequação de vitamina D, por sua vez, é influenciada pela exposição solar, propiciando a sua síntese. Mesmo indivíduos onívoros podem necessitar de suplementação de vitamina D quando não há suficiente exposição solar. Por fim, apesar da baixa quantidade de iodo em alimentos de origem vegetal, a obrigatoriedade de acréscimo de iodo ao sal consumido no Brasil e em outros países permite um fornecimento adequado desse mineral, mesmo na ausência de outras fontes alimentares.[1]

Efeitos psicológicos e sociais

A adoção de uma dieta vegetariana envolve aspectos que vão além do âmbito pessoal. As escolhas alimentares de um indivíduo podem ter impacto direto em suas relações pessoais, tendo em vista que momentos de socialização frequentemente envolvem alimentação. Vegetarianos podem ser estigmatizados e sofrer rejeição por se alimentarem de uma forma diferente dos demais. Tal discriminação contra vegetarianos e veganos recebe o nome de "veganofobia", e pode trazer consequências psicológicas negativas.[49] Um estudo de revisão sistemática apontou que vegetarianos e veganos apresentam maior risco de depressão, porém menor de ansiedade.[50] Alguns pontos são levantados como possíveis interferentes no aumento do risco de depressão em vegetarianos, como fatores culturais, a própria discriminação sofrida por vegetarianos, a carência de vitamina B12 e uma possível causalidade reversa – ou seja, desordens mentais precedendo a mudança na dieta.[49]

REFERÊNCIAS

1. Academy of Nutrition and Dietetics. Position of the Academy of Nutrition and Dietetics: Vegetarian diets. J Acad Nutr Diet. 2016;116(12):1970-80.
2. The Vegan Society. Definition of Veganism [Internet]. Definition of veganism. Disponível em: https://www.vegansociety.com/go-vegan/definition-veganism. Acessado 24/01/2021.
3. Sociedade Vegetariana Brasileira. O que é vegetarianismo. Disponível em: https://www.svb.org.br/. Acessado 02/04/2021.
4. McEvoy CT, Woodside JV. Vegetarian diets. In: Koletzko B, Bhatia J, Augusta G, Bhutta ZA, Cooper P, Makrides M, et al. (eds.). Pediatric nutrition in practice. Basel, Switzerland: Karger; 2015. p. 134-8.
5. Agnoli C, Baroni L, Bertini I, Ciappellano S, Fabbri A, Papa M, et al. Position paper on vegetarian diets from the working group of the Italian Society of Human Nutrition. Nutr Metab Cardiovasc Dis. 2017;27(12):1037-52.
6. Wright N, Wilson L, Smith M, Duncan B, McHugh P. The BROAD study: A randomised controlled trial using a whole food plant-based diet in the community for obesity, ischaemic heart disease or diabetes. Nutr Diabetes. 2017;7(3).
7. Kahleova H, Fleeman R, Hlozkova A, Holubkov R, Barnard ND. A plant-based diet in overweight individuals in a 16-week randomized clinical trial: metabolic benefits of plant protein. Nutr Diabetes. 2018;8(1).
8. British Dietetics Association. Plant-based diet definition. Disponível em: https://www.bda.uk.com/resource/vegetarian-vegan-plant-based-diet.html. Acessado 29/03/2021.
9. Yannakoulia M, Kontogianni M, Scarmeas N. Cognitive health and Mediterranean Diet: Just diet or lifestyle pattern? Ageing Res Rev. 2015;20:74-8.
10. Rosenfeld DL. The psychology of vegetarianism: Recent advances and future directions. Appetite. 2018;131:125-38.
11. Springmann M, Wiebe K, Mason-D'Croz D, Sulser TB, Rayner M, Scarborough P. Health and nutritional aspects of sustainable diet strategies and their association with environmental impacts: a global modelling analysis with country-level detail. Lancet Planet Health. 2018;2(10):e451-61.
12. Slywitch DE. Alimentação sem carne – Um guia prático para montar a sua dieta vegetariana com saúde. 2. ed. São Paulo: Alaúde Editorial; 2015.

13. Oussalah A, Levy J, Berthezène C, Alpers DH, Guéant JL. Health outcomes associated with vegetarian diets: An umbrella review of systematic reviews and meta-analyses. Clin Nutr. 2020;S0261-5614(20):1-63.
14. Pistollato F, Battino M. Role of plant-based diets in the prevention and regression of metabolic syndrome and neurodegenerative diseases. Trends Food Sci Technol. 2014;40(1):62-81.
15. Carlsen MH, Halvorsen BL, Holte K, Bøhn SK, Dragland S, Sampson L, et al. The total antioxidant content of more than 3100 foods, beverages, spices, herbs and supplements used worldwide. Nutr J. 2010;9(1):1-11.
16. Tan BL, Norhaizan ME, Liew WPP, Rahman HS. Antioxidant and oxidative stress: A mutual interplay in age-related diseases. Front Pharmacol. 2018;9.
17. Tomova A, Bukovsky I, Rembert E, Yonas W, Alwarith J, Barnard ND, et al. The effects of vegetarian and vegan diets on gut microbiota. Front Nutr. 2019;6.
18. Singh RK, Chang HW, Yan D, Lee KM, Ucmak D, Wong K, et al. Influence of diet on the gut microbiome and implications for human health. J Transl Med. 2017;15(1):1-17.
19. Wu GD, Compher C, Chen EZ, Smith SA, Shah RD, Chehoud C, et al. Comparative metabolomics in vegans and omnivores reveal constraints on diet-dependent gut microbiota metabolite production. Gut. 2016;65(1):63-72.
20. Diether NE, Willing BP. Microbial fermentation of dietary protein: An important factor in diet–microbe–host interaction. Microorganisms. 2019;7(1).
21. Chassaing B, Gewirtz AT. Gut microbiota, low-grade inflammation, and metabolic syndrome. Toxicol Pathol. 2014;42(1):49-53.
22. Kahleova H, Pelikanova T. Vegetarian diets in the prevention and treatment of type 2 diabetes. J Am Coll Nutr. 2015;34(5):1-11.
23. Hall KD, Guo J, Courville AB, Boring J, Brychta R, Chen KY, et al. Effect of a plant-based, low-fat diet versus an animal-based, ketogenic diet on ad libitum energy intake. Nat Med. 2021;27.
24. Kahleova H, Levin S, Barnard ND. Vegetarian dietary patterns and cardiovascular disease. Prog Cardiovasc Dis. 2018;61(1):54-61.
25. Fritsche KL. The science of fatty acids and inflammation. Adv Nutr. 2015;6(3):293S-301S.
26. Weickert MO, Pfeiffer AFH. Impact of dietary fiber consumption on insulin resistance and the prevention of type 2 diabetes. J Nutr. 2018;148(1):7-12.
27. Makki K, Deehan EC, Walter J, Bäckhed F. The impact of dietary fiber on gut microbiota in host health and disease. Cell Host Microbe. 2018;23(6):705-15.
28. Fiorito V, Chiabrando D, Petrillo S, Bertino F, Tolosano E. The multifaceted role of heme in cancer. Front Oncol. 2020;9:1-15.
29. Uribarri J, del Castillo MD, de la Maza MP, Filip R, Gugliucci A, Luevano-Contreras C, et al. Dietary advanced glycation end products and their role in health and disease. Adv Nutr. 2015;6(4):461-73.
30. Kahleova H, Salas-Salvadó J, Rahelić D, Kendall CWC, Rembert E, Sievenpiper JL. Dietary patterns and cardiometabolic outcomes in diabetes: A summary of systematic reviews and meta-analyses. Nutrients. 2019;11(9):1-28.
31. Glick-Bauer M, Yeh MC. The health advantage of a vegan diet: Exploring the gut microbiota connection. Nutrients. 2014;6(11):4822-38.
32. Fontana L, Weiss EP, Villareal DT, Klein S, Holloszy JO. Long-term effects of calorie or protein restriction on serum IGF-1 and IGFBP-3 concentration in humans. Aging Cell. 2008;7(5):681-7.
33. Davis-Richardson AG, Triplett EW. A model for the role of gut bacteria in the development of autoimmunity for type 1 diabetes. Diabetologia. 2015;58(7):1386-93.
34. Alwarith J, Kahleova H, Rembert E, Yonas W, Dort S. Nutrition interventions in rheumatoid arthritis: the potential use of plant-based diets. A review. Front Nutr. 2019;6:1-11.
35. Berer K, Martínez I, Walker A, Kunkel B, Schmitt-Kopplin P, Walter J, et al. Dietary non-fermentable fiber prevents autoimmune neurological disease by changing gut metabolic and immune status. Sci Rep. 2018;8(1):1-12.
36. Cases A, Cigarr S. Vegetable-based diets for chronic kidney disease? It is time to reconsider. Nutrients. 2019;1-26.
37. Ferraro PM, Bargagli M, Trinchieri A, Gambaro G. Risk of kidney stones: Influence of dietary factors, dietary patterns, and vegetarian-vegan diets. Nutrients. 2020;12(3):1-15.
38. Shepon A, Eshel G, Noor E, Milo R. The opportunity cost of animal based diets exceeds all food losses. Proc Natl Acad Sci U S A. 2018;115(15):3804-9.
39. Aleksandrowicz L, Green R, Joy EJM, Smith P, Haines A. The impacts of dietary change on greenhouse gas emissions, land use, water use, and health: A systematic review. PLoS One. 2016;11(11):1-16.
40. Rizzo G, Laganà AS, Maria A, Rapisarda C, Maria G, La G, et al. Vitamin B12 among vegetarians: status, assessment and supplementation. Nutrients. 2016;8:767.
41. Green R, Allen L, Bjørke-Monsen A-L, Brito A. Vitamin B12 deficiency. Nat Rev. 2017;3(17040):1-20.
42. Iguacel I, Miguel-Berges L, Alejandro G, Moreno LA, Juli C. Veganism, vegetarianism, bone mineral density, and fracture risk: a systematic review and meta-analysis. Nutr Rev. 2018;77(1):1-18.
43. Karavasiloglou N, Selinger E, Gojda J, Rohrmann S, Kühn T. Differences in bone mineral density between adult vegetarians and nonvegetarians become marginal when accounting for differences in anthropometric factors. J Nutr. 2020;(2):1-6.
44. Haider LM, Schwingshackl L, Hoffmann G, Ekmekcioglu C. The effect of vegetarian diets on iron status in adults: A systematic review and meta-analysis. Crit Rev Food Sci Nutr. 2018;58(8):1359-74.
45. Gozzelino R, Arosio P. Iron homeostasis in health and disease. Int J Mol Sci. 2016;17(1):2-14.
46. Teucher B, Olivares M, Cori H. Enhancers of iron absorption: Ascorbic acid and other organic acids. Int J Vitam Nutr Res. 2004;74(6):403-19.

47. Mariotti F, Gardner CD. Dietary protein and amino acids in vegetarian diets – A review. Nutrients. 2019;11(11):1-19.
48. Saunders AV, Davis BC, Garg ML. Omega-3 polyunsaturated fatty acids and vegetarian diets. Med J Aust. 2013;199(4 Suppl):S22-6.
49. Hargreaves SM, Raposo A, Saraiva A, Zandonadi RP. Vegetarian diet: an overview through the perspective of quality of life domains. Int J Environ Res Public Health. 2021;18:4067.
50. Iguacel I, Huybrechts I, Moreno LA, Michels N. Vegetarianism and veganism compared with mental health and cognitive outcomes: a systematic review and meta-analysis. Nutr Rev. 2021;79(4):361-81.

15 Dieta à base de vegetais: o estilo de vida do século XXI?

Márcia Cristina Teixeira Martins
Fábio Juliano Pacheco
Sandaly Oliveira da Silva Pacheco

RESUMO

A recomendação médica de dietas à base de vegetais pode ser vantajosa para alcançar desfechos de saúde e minimizar a necessidade de procedimentos, medicações e outros tratamentos. O presente capítulo oferece conceitos básicos sobre tais dietas, sua classificação e efeitos sobre a saúde e doença, composição e efeitos biológicos, potenciais riscos, grupos vulneráveis, suplementação, guias alimentares, além de ferramenta de aplicação na prática clínica e referências da literatura científica vigente. O objetivo é equipar médicos para prover aos seus pacientes orientações seguras e baseadas em evidências sobre dietas à base de vegetais.

▸ INTRODUÇÃO

Sabe-se que mortes e tempo de vida com incapacidade são ocasionalmente preveníveis e em muitas circunstâncias relacionados com a alimentação. Entre os fatores de risco alimentar mais importantes estão as dietas com alto teor de sódio e pobres em cereais integrais, frutas, castanhas e sementes, verduras, legumes e leguminosas, fibras e ácidos graxos poli-insaturados, incluindo ômega-3.[1] Por essa razão, mas também tendo em vista sistemas alimentares saudáveis e sustentáveis, estudiosos têm recomendado limitar o consumo de laticínios e de carne, além de enfatizar o consumo de alternativas à base de vegetais.[2] Dietas saudáveis com adequada provisão calórica podem ser construídas com uma diversidade de alimentos de origem vegetal, baixas quantidades de alimentos de origem animal, gorduras insaturadas em lugar de saturadas e baixa quantidade de cereais refinados, alimentos altamente processados e açúcares adicionados.[3] O *Guia alimentar para a população brasileira* corrobora essa recomendação.[4]

▸ DIETAS À BASE DE VEGETAIS E PANDEMIA

Entre profissionais de saúde com alta exposição à COVID-19 de 5 países europeus e dos Estados Unidos, foi avaliada a associação entre dieta autorreportada e gravidade e duração dos sintomas. Para dietas à base de vegetais havia chance 73% menor para o desenvolvimento das formas moderada a grave da doença.[5] Em outro estudo, a pontuação obtida em um escore de dieta saudável à base de vegetais foi investigada em 592.571 participantes. Os escores mais elevados vincularam-se a risco 41% menor para o desenvolvimento de COVID-19 grave.[6]

▶ RESPALDO DOS PROFISSIONAIS DA SAÚDE

Ao discorrer sobre a pergunta "Há apoio para as dietas à base de vegetais na comunidade médica?", Storz[7] identifica três fatores que contribuem para a insegurança: a falta de tempo durante a consulta médica, a falta de conhecimento sobre nutrição e o receio de perder pacientes por encorajar mudanças de estilo de vida em lugar de prescrever rapidamente uma medicação.

Médicos, como regra, não recebem em seu preparo profissional adequada ou suficiente capacitação em nutrição,[8,9] e com frequência superestimam o próprio conhecimento,[10] uma vez que demonstram bagagem insuficiente sobre nutrição.[11] Trata-se de indesejável anacronismo.[12] Não menos deficiente é o conhecimento específico de profissionais de saúde sobre dietas vegetarianas.[13]

▶ DOENÇAS CRÔNICAS NÃO TRANSMISSÍVEIS

A adoção de mudanças de alimentação e outras práticas de estilo de vida como prevenção primária poderia poupar 70% a 80% dos custos com cuidados de saúde, visto que cerca de 75% desses gastos são destinados ao tratamento de pacientes com doenças crônicas, em países desenvolvidos.

▶ DIETA À BASE DE VEGETAIS E ALIMENTOS INTEGRAIS (WFPB)

O termo *plant-based diet* ou dieta à base de plantas/vegetais tem recebido diferentes abordagens no meio científico. No início da década de 80, Thomas Colin Campbell, coautor do livro *The China Study*, cunhou o termo "dieta à base de vegetais e alimentos integrais" (do inglês *whole food, plant-based diet*, com a sigla WFPB) para descrever o consumo exclusivo de alimentos de origem vegetal que limita ou elimina o uso de alimentos processados ricos em gorduras adicionadas e carboidratos refinados.

▶ QUAIS SÃO AS DIETAS À BASE DE VEGETAIS?

Nos últimos anos, pesquisadores da Universidade Harvard passaram a empregar o termo *plant-based diet* para descrever uma variedade mais ampla de padrões dietéticos que enfatizam o maior consumo de alimentos de origem vegetal em relação ao consumo mais baixo de alimentos de origem animal.[14] Para esses autores, as dietas vegetarianas constituem um subgrupo das *plant-based*, nas quais se exclui o consumo de todos, alguns, ou nenhum dos alimentos de origem animal, limitando-se, no último caso, a quantidade dos mesmos ao consumo meramente ocasional, como se observa nas dietas mediterrânea e DASH.

▶ MODELOS VEGANOS

As dietas veganas excluem o consumo de todos os produtos de origem animal (carne vermelha, peixes, aves, insetos, gelatina, crustáceos, ovos, laticínios e mel), podendo apresentar restrições adicionais. A dieta WFPB anteriormente citada exclui alimentos processados, além dos produtos de origem animal, a dieta crudívora ou vitariana deixa de fora também alimentos processados ou cozidos a temperaturas superiores a 48°C, e a dieta frutariana repudia hortaliças. Vale destacar que em estudos científicos o termo "vegano" é comumente empregado para descrever o padrão alimentar que exclui carne vermelha, peixes, aves, ovos e laticínios, não considerando as demais particularidades desse estilo de vida.

▶ OUTROS PERFIS VEGETARIANOS

Os lactovegetarianos consomem laticínios, mas não os demais alimentos de origem animal, ovovegetarianos adicionam apenas ovos, e ovolactovegetarianos consomem ovos e laticínios. Pescovegetarianos ou pescetarianos consomem peixes, mas excluem aves e carne vermelha da sua dieta. Dietas semivegetarianas ou flexitarianas são uma forma de transição com redução intencional e voluntária na quantidade de carne consumida. Assim, tais dietas podem ser definidas pela exclusão de carne vermelha ou pelo consumo infrequente de aves e carne vermelha.

▶ EFEITOS SOBRE A SAÚDE E MORTALIDADE

Dietas à base de vegetais podem ser tanto saudáveis quanto insalubres, com efeitos opostos sobre o risco e a mortalidade cardiovascular e mortalidade total.[15,16] Aquelas à base de vegetais saudáveis estão associadas com menor ganho de peso ao longo de 4 anos,[17] menor incidência de doença cardiovascular,[18] menor risco cardiovascular para indivíduos com maior risco genético de obesidade,[19] de câncer de mama,[20] acidente vascular cerebral (AVC)[21] e diabetes tipo 2.[22,23]

O teor elevado ou mesmo exclusivo de vegetais não assegura automaticamente vantagens para o organismo. Frituras como batatas fritas e salgadinhos de milho, muitas maioneses, doces e sorvetes atendem aos parâmetros *plant-based* sem deixar de ser alimentos de elevada densidade calórica, muitas vezes ultraprocessados e com excesso de saturados, sal e açúcar, sem contar pães, massas, bolos e biscoitos elaborados com farinhas refinadas (e, em alguns casos, recheios gordurosos), sucos ou refrigerantes açucarados e bebidas alcoólicas em geral.

Os trabalhos de Harvard a que se aludiu foram inspirados pelos achados de pesquisadores espanhóis que observaram uma redução na mortalidade total pela adesão a um padrão alimentar provegetariano.[24] Trabalhos subsequentes do mesmo grupo mostraram relação inversa com risco de sobrepeso e síndrome metabólica,[25] depressão,[26] obesidade[27] e câncer de mama.[28] Quando o padrão provegetariano foi estratificado em subcategorias geral (gPVG), saudável (hPVG) e insalubre (uPVG), observou-se associação unicamente entre gPVG e hPVG e menor risco cardiovascular, com efeito inverso para o uPVG.[29]

De modo global, as dietas à base de vegetais apresentam reduzidos riscos de diabetes, doença isquêmica do coração, câncer[30] e doença renal crônica.[31] Confirmaram-se efeitos positivos sobre a microbiota intestinal,[32] cardiometabólicos,[33] peso corporal,[34] risco cardiovascular[35] e controle glicêmico em diabetes tipo 2.[36] Sugerem-se ainda efeitos protetores para pacientes asmáticos[37] e com doenças autoimunes, como artrite reumatoide,[38] além de benefícios sobre o desempenho esportivo.[39] Possivelmente ocorrerá menor número de internações hospitalares e uso prolongado de medicamentos, melhor qualidade de vida[40,41] e maior longevidade.[42]

▶ ECOLOGICAMENTE CORRETAS

Tem sido destacado o menor uso de energia e recursos finitos como água e combustíveis fósseis na produção de alimentos de origem vegetal, e a consequente redução da poluição ambiental especialmente às custas de drástica baixa do metano danoso para o aquecimento global, promovida por dietas à base de vegetais.[3,43-45]

▶ COMPROMISSO DE LONGO PRAZO

Coortes epidemiológicas com alta porcentagem de vegetarianos têm contribuido para o conhecimento da adequação nutricional e desfechos de saúde, notadamente o estudo EPIC-Oxford, com 65.000 participantes do Reino Unido, o Estudo de Saúde Adventista (AHS-2), com 96.469 participantes dos EUA e Canadá e os seus predecessores com população adventista da Califórnia, EUA. Comparações entre os resultados dos estudos EPIC-Oxford e AHS-2 mostraram que vegetarianos adventistas apresentam vantagens na incidência dos principais cânceres (coloretal, próstata e mama) e na mortalidade global.[46] Adventistas podem representar um subgrupo de vegetarianos com redução adicional no risco de desfechos negativos de saúde.[30] É possível que as motivações religiosas e de saúde os levem a um forte comprometimento com a dieta, resultando em mais alimentos integrais, menos doces e alimentos refinados,[47] conforme observamos também com adventistas brasileiros.[48] Nossos estudos mostraram ainda que adventistas comumente apresentam adesão ao seu padrão alimentar atual por muitos anos, muitas vezes durante toda a vida,[49] enquanto a estabilidade de dietas vegetarianas pode ser inferior entre participantes do Estudo EPIC-Oxford[50] e outros.

▶ DIFERENÇAS COM A ÁSIA

A maior parte dos vegetarianos vive na Ásia, onde adeptos de religiões como budismo, hinduísmo e jainismo são encorajados a evitar a carne e o vegetarianismo é considerado um ato de compaixão favorável ao desenvolvimento da espiritualidade. Apesar dos estudos de coortes asiáticas confirmarem as associações benéficas dos padrões alimentares à base de vegetais, os efeitos deletérios do consumo de carne não são tão evidentes quanto se observa nos ocidentais.[46,51] A mera exclusão da carne não pode ser o único critério para se avaliar a qualidade nutricional e os efeitos de padrões alimentares vegetarianos sobre a saúde, mas também a qualidade global da alimentação à base de vegetais.

▶ RESULTADOS EM VEGANOS

Dignos de destaque são os efeitos do padrão alimentar estritamente baseado em vegetais (vegano ou WFPB), com resultados positivos sobre o perfil lipídico, composição corporal, sensibilidade à insulina, aumento do metabolismo pós-prandial e redução de peso corporal[52] em indivíduos com excesso de peso portadores ou não de comorbidades,[53-58] no controle do diabetes tipo 2,[59] da síndrome metabólica,[60] da doença renal crônica,[61,62] na reversão da angina de peito,[63] no tratamento da enxaqueca,[64] na melhora dos sintomas de depressão, ansiedade e produtividade,[65] no controle da artrite reumatoide e psoriática,[66] na remissão de doença de Crohn,[67] no manejo da *miastenia gravis* coexistente com síndrome miastênica de Lambert-Eaton,[68] na prevenção e reversão do envelhecimento da pele,[69] na redução da frequência e severidade dos fogachos e na melhora da qualidade de vida nos domínios vasomotor, psicossocial, físico e sexual em mulheres menopausadas.[70]

Adicionalmente, surgem hipóteses sobre possíveis benefícios das dietas WFPB na progressão da doença de Parkinson[71] e na prevenção e tratamento de câncer.[72,73] Alguns não referendam o consumo de produtos de origem animal, seja para adultos ou para crianças,[74] ainda que em pediatria o tema seja controverso, e a nutrição à base de vegetais está gradualmente sendo vista como uma alternativa considerável às terapias estritamente medicamentosas.[7]

▶ HÁBITOS SAUDÁVEIS DE ESTILO DE VIDA

Os benefícios das dietas à base de vegetais podem ser ampliados quando elas fazem parte de um conjunto de hábitos saudáveis de estilo de vida.[75,76] São clássicas as publicações de Dean Ornish demonstrando através do *Lifestyle Heart Trial* a reversão da doença arterial coronariana (com redução de estenose e melhora no perfil lipídico) mediante dieta vegana com baixo teor de gordura, apoio social, controle do estresse, exercício físico moderado e cessação do tabaco durante um ano[77] e após 5 anos entre os que aderiram ao tratamento.[78] Mudanças de estilo de vida, incluindo dieta à base de vegetais, foram associadas com aumento do comprimento do telômero (marcador de envelhecimento, doenças e morbidade prematura)[79] em indivíduos com baixo risco de câncer de próstata, e outros efeitos positivos para pacientes em estágios iniciais desse câncer,[80] em programas de reabilitação cardíaca[144] e indivíduos em alto risco[81] ou portadores de doença arterial coronariana,[82] com ou sem *diabetes melitus*,[83-85] ou naqueles com risco de falência cardíaca.[86]

▶ RELAÇÃO CUSTO/BENEFÍCIO

Note-se que, como todas as intervenções, aquelas direcionadas para estilo de vida envolvem mão de obra profissional, adesão do participante, tempo e investimentos. Metanálise voltada para a prevenção de diabetes documentou uma perda média de peso após um ano de 2 kg e diminuições leves a moderadas na glicemia e na hemoglobina glicada. O custo oscilou de cerca de 34 até mais de 1.000 dólares americanos para cada kg de peso perdido, nos diferentes protocolos recenseados.[87]

▶ COMPOSIÇÃO DA DIETA E SEUS EFEITOS BIOLÓGICOS

As vantagens das dietas WFPB são aparentemente resultado da sua composição em macro e micronutrientes, do consumo regular de compostos bioativos promotores da saúde encontrados em alimentos de origem vegetal e da menor exposição a substâncias indesejáveis encontradas em alimentos de origem animal e nos altamente processados.

Alimentos de origem vegetal contêm fibras e uma variedade de compostos bioativos que atuam de modo sinergístico, reduzindo processos inflamatórios e oxidativos. As vias metabólicas postuladas incluem a inibição do hormônio de crescimento (GH) e fator de crescimento insulina-símile 1 (IGF-1), via da proteína alvo da rapamicina em mamíferos (mTOR), e inflamação e ativação de sirtuínas e de proteína quinase ativada por adenosina monofosfato (AMPK).[88]

Contrariamente, carnes vermelhas e processadas contêm gorduras saturadas e quantidades variáveis de ferro heme, ácido N-glicolilneuramínico (Neu5Gc), carnitina e compostos formados durante o processamento térmico, como hidrocarbonetos policíclicos aromáticos, aminas heterocíclicas e produtos de glicação avançada. A carnitina, encontrada principalmente na carne, ainda que dotada de efeitos benéficos no metabolismo dos lípides, pode ser convertida no organismo pelas bactérias da microbiota intestinal para N-óxido de trimetilamina (TMAO). Altos níveis de TMAO estão associados com inflamação, aterosclerose, isquemia cardíaca, AVC e morte. Alimentos ultraprocessados, que como assinalado podem ser de origem tanto vegetal quanto animal ou mista, tipicamente veiculam quantidades expressivas de gorduras, sal, açúcar e outros aditivos alimentares. Esses constituintes de produtos de origem animal e de alimentos processados estariam na origem de fenômenos inflamatórios, oxidativos e de carcinogênese.[88]

▸ PROTEÍNAS DE ORIGEM VEGETAL

Dietas isocalóricas e com a mesma quantidade de fibras mostraram que a ingestão de proteínas vegetais gerou a mesma sensação de saciedade e um consumo similar de energia na refeição seguinte.[89] Refeições com alto conteúdo proteico à base de fontes vegetais induziram maior saciedade pós-prandial e menor ingestão energética comparadas com as de origem animal.[90] Menores ingestas de metionina, comuns nas dietas veganas, se associam ao melhor controle glicêmico e gasto energético.[91] Ainda em relação aos tipos de aminoácidos, o consumo de alimentos vegetais ricos em arginina, metionina e glicina (leguminosas, sementes de abóbora, tofu e quinoa) poderia favorecer a produção de creatina, de reconhecida importância para o sistema muscular e nervoso.[92]

▸ QUALIDADE DA GORDURA

Dietas ricas em ácidos graxos saturados estão associadas à resistência a insulina e leptina, fenômenos observados comumente em pessoas com sobrepeso e obesidade. A lipotoxicidade parece ser um dos mecanismos. Em uma de nossas investigações, o ácido palmítico, um ácido graxo saturado, produziu em condições experimentais danos em células nervosas por meio da lipotoxicidade, enquanto a exposição dessas células a ácidos graxos poli-insaturados em concentrações adequadas reduziu essa toxicidade.[93] Sabe-se que os alimentos vegetais *in natura* possuem menor quantidade de ácidos graxos saturados comparados com alimentos processados ou de origem animal. Uma dieta saudável à base de plantas se associou com menores concentrações de insulina, leptina e proteína C-reativa (PCR) ultrassensível *versus* uma dieta não saudável, também à base de plantas.[94]

▸ VITAMINAS E MINERAIS ANTIOXIDANTES

Benefícios cardiovasculares podem advir de melhor função endotelial, já que as vitaminas e minerais com propriedades antioxidantes (vitamina C, vitamina E, betacarotenos, cobre, selênio e zinco) favorecem o equilíbrio do estresse oxidativo vascular.[95]

▸ FIBRAS

Alto teor de fibras está associado a um maior volume do conteúdo intestinal, fazendo com que o peristaltismo seja realizado às custas de maior gasto energético, em torno de 50 calorias extras por dia. Em uma investigação experimental com ratos Sprague Dawley encontramos que o consumo de uma dieta contendo sementes de chia, ricas em fibras hidrossolúveis, esteve associado ao aumento da espessura de uma camada muscular do intestino, indicando fortalecimento da parede intestinal e maior potencial para a atividade peristáltica.[96]

A partir de amido resistente e fibras presentes em alimentos como leguminosas, a microbiota intestinal sintetiza ácidos graxos de cadeia curta (AGCC) (acetato, propionato e butirato) que se ligam a receptores de células intestinais, estimulando a liberação de hormônios que regulam a saciedade, como PYY e GLP-1. Outros benefícios fisiológicos associados à produção de AGCC são o aumento da sensibilidade à insulina em pessoas diabéticas e obesas, o equilíbrio entre o armazenamento e a liberação da energia corporal, favorecendo a homeostasia energética, o controle de lipídios séricos, a regulação da própria microbiota intestinal, o controle do pH colônico e a diminuição da permeabilidade intestinal às bacterias e suas toxinas.[97,98]

▸ COMPOSTOS BIOATIVOS

Uma ampla variedade de compostos bioativos, como glucosinolatos, carotenoides, compostos fenólicos e terpenos é encontrada nas frutas, verduras, legumes, castanhas, sementes, cereais integrais e ervas aromáticas. Mais de 25.000 compostos bioativos estimados até o momento apresentam propriedades pleiotrópicas, antioxidantes, anti-inflamatórias, antiproliferativas (regulação do ciclo celular, apoptose e angiogênese) e outras ações anticarcinogênicas (detoxificação de carcinógenos, inibição do crescimento tumoral), otimização dos níveis séricos de colesterol e fortalecimento da imunidade.[99,100]

▸ ÁGUA

São fracas e limitadas as evidências de que o consumo de água *per se* proteja de diabetes tipo 2 ou outras enfermidades.[101] Já combinado com a substituição de outras bebidas mais calóricas por água, são bem mais robustas as associações com redução de peso corporal e circunferência abdominal em adultos obesos com síndrome metabólica.[102] Desta forma, o consumo regular e exclusivo de água, quando não existirem contraindicações, deveria ser uma recomendação para a manutenção do peso corporal e tratamento do desequilíbrio energético em pacientes com sobrepeso/obesidade. Os alimentos vegetais *in natura* possuem elevada quantidade de água e poderiam contribuir para atender as necessidades, reduzindo o impulso pelo consumo de fluidos pouco saudáveis.

▸ CARGA ÁCIDA DA DIETA

O consumo de alimentos vegetais *in natura* contribui para uma menor carga ácida da dieta e isso pode estar associado à redução do peso corporal. Um estudo recente de Kahleova et al.[58] mostrou que a redução da carga ácida promovida pelo consumo de uma dieta estritamente vegetariana (ou vegana) saudável durante 4 meses pode ter cooperado para a redução da resistência à insulina, menor percentual de massa gordurosa, menos gordura visceral e menor peso corporal, em conjunto com os demais atributos da dieta.

▸ MICROBIOTA INTESTINAL

O maior ganho de fibras notadamente solúveis nutre as bactérias colônicas, ajudando a promover a diversidade, o desenvolvimento e a adequada função da microbiota intestinal.[103]

▸ RISCOS À SAÚDE?

De acordo com a Academia de Nutrição e Dietética e a Sociedade Italiana de Nutrição Humana, dietas vegetarianas e veganas apropriadamente planejadas que incluem uma variedade de alimentos de origem vegetal são saudáveis, nutricionalmente adequadas,[104] podem prover benefícios de saúde, alcançar saciedade, proporcionar prazer, sendo ainda apropriadas para todas as fases do ciclo vital, incluindo gravidez, lactação, infância, adolescência, fase adulta, velhice e também para atletas.[105-108]

Em contrapartida, a Sociedade Alemã de Nutrição (DGE) enfatiza que com uma dieta vegana é difícil ou impossível alcançar um suprimento adequado de alguns nutrientes, sendo a vitamina B12 o nutriente mais crítico. Por esse motivo, a DGE não recomenda uma dieta vegana para gestantes, lactantes, crianças ou adolescentes.[109] É fundamental, portanto, a aderência às recomendações dos guias nutricionais quanto à ingesta de alimentos fontes de vitaminas e minerais, exceto pela vitamina B12. Igualmente cautelosas são as posições da Sociedade Alemã para a Medicina Pediátrica (DGK) e do Comitê de Nutrição e Lactação Materna da Associação Espanhola de Pediatria (AEP) sobre dietas vegetarianas na infância e adolescência, sugerindo o acompanhamento de médico e nutricionista especialistas.[110-111]

▶ DOSAGENS EM VEGANOS

Poucos estudos determinaram as concentrações de vitaminas e minerais em amostras biológicas de veganos comparados com outros padrões alimentares.[112] Os resultados desses estudos são variados, mas geralmente indicam maiores concentrações de tiamina (vitamina B1), vitamina B6, vitamina C, vitamina E, vitamina K, folato, potássio, magnésio, manganês, ácido pantotênico, cobre e ferro nos veganos em comparação com não vegetarianos. Por outro lado, indivíduos veganos não suplementados apresentam menores concentrações de vitamina B12 e algumas vezes também de riboflavina (vitamina B2), niacina (vitamina B3), vitamina A, vitamina D, zinco, selênio e iodo. Esses indivíduos podem também apresentar baixa ingesta de vitamina D e cálcio. Metanálise com mais de 37.000 participantes deixou patente que a densidade óssea medida no colo do fêmur e na coluna revelava-se diminuída em vegetarianos, e nos veganos adicionalmente elevava-se o índice de fraturas.[113] Para garantir um consumo nutricional adequado, no planejamento de dietas vegetarianas é imprescindível, portanto, atentar para nutrientes-chave como ferro, zinco, vitamina D, vitamina B12 e ácidos-graxos ômega-3.

▶ CARACTERÍSTICAS, IMPLICAÇÕES E RECOMENDAÇÕES

Na Tabela 1 estão apresentados os valores de referência de ingestão para nutrientes selecionados e fibras na alimentação. O Quadro 1 resume algumas características, implicações e recomendações práticas para alcançar adequação da ingestão de energia e nutrientes nas dietas à base de vegetais. Como ocorre em qualquer padrão alimentar, os grupos com maiores requerimentos de nutrientes (crianças, gestantes, nutrizes, idosos e portadores de enfermidades) são considerados de risco para deficiências de nutrientes[114] e poderão necessitar de suplementação farmacológica.

▶ GUIAS E APLICAÇÕES PARA O BRASIL E A AMÉRICA DO SUL

Guias alimentares têm sido desenvolvidos para populações vegetarianas ao redor do mundo,[134] abrangendo o Brasil.[135] O *My Vegetarian Plate Food Guide* (Guia Alimentar Meu Prato Vegetariano) é adaptado do Guia Alimentar para Americanos do USDA (*United States Department of Agriculture*) por um grupo de peritos do GCNC (*General Conference Nutrition Council*) da igreja Adventista do Sétimo Dia.[136] O guia deu origem ao Guia Alimentar Meu Prato Vegetariano destinado aos indivíduos brasileiros vegetarianos e àqueles interessados em adotar uma dieta à base de vegetais[137] (Figura 1).

Em uma das faces do guia (Figura 1A), as orientações nutricionais são divididas em cinco grupos: cereais integrais, verduras e legumes, frutas, fontes de proteínas, e lácteos ou equivalentes de origem vegetal ricos em cálcio. Na outra face (Figura 1B) figuram os números de porções para dietas de aproximadamente 1.600, 2.000 e 2.400 kcal/dia, bem

TABELA 1 Valores de referência de ingestão para nutrientes selecionados e fibras, incluindo recomendações para dietas vegetarianas

Nutrientes	Lactentes		Crianças		Meninos	Meninas	Meninos	Meninas	Homens			Mulheres			Gestantes		Lactantes	
	0-6 meses	7-12 meses	1-3 anos	4-8 anos	9-13 anos	9-13 anos	14-18 anos	14-18 anos	19-50 anos	51-70 anos	70+ anos	19-50 anos	51-70 anos	70+ anos	< 18 anos	19-50 anos	< 18 anos	19-50 anos
Carboidratos (g)	60[a]	95[a]	130[b]	130[b]	130[b]	130[b]	130[b]	130[b]	130[b]	130[b]	130[b]	130[b]	130[b]	130[b]	175[b]	175[b]	210[b]	210[b]
Fibras totais (g)	ND	ND	19[a]	25[a]	31[a]	26[a]	38[a]	26[a]	38[a]	30[a]	30[a]	25[a]	21[a]	21[a]	28[a]	28[a]	29[a]	29[a]
Proteínas (g)	9,1[a]	13,5[b]	13[b]	19[b]	34[b]	34[b]	52[b]	46[b]	56[b]	56[b]	56[b]	46[b]	46[b]	46[b]	71[b]	71[b]	71[b]	71[b]
Lipídios (g)	31[a]	30[a]	ND	ND	ND	ND	ND	ND	ND	ND	ND	ND	ND	ND	ND	ND	ND	ND
Ácido alfalinolênico (ômega-3) (g)	0,5[a]	0,5[a]	0,7[a]	0,9[a]	1,2[a]	1,0[a]	1,6[a]	1,1[a]	1,6[a]	1,6[a]	1,6[a]	1,1[a]	1,1[a]	1,1[a]	1,4[a]	1,4[a]	1,3[a]	1,3[a]
Cálcio (mg)	200[a]	260[a]	700[b]	1.000[b]	1.300[b]	1.300[b]	1.300[b]	1.300[b]	1.000[b]	1.000[b]	1.200[b]	1.000[b]	1.200[b]	1.200[b]	1.300[b]	1.000[b]	1.300[b]	1.000[b]
Ferro (mg)	0,27[a]	11[b]	7[b]	10[b]	8[b]	8[b]	11[b]	15[b]	8[b]	8[b]	8[b]	18[b]	8[b]	8[b]	27[b]	27[b]	10[b]	9[b]
Zinco (mg)	2[a]	3[b]	3[b]	5[b]	8[b]	8[b]	11[b]	9[b]	11[b]	11[b]	11[b]	8[b]	8[b]	8[b]	12[b]	11[b]	13[b]	12[b]
Selênio (mg)	15[a]	20[a]	20[b]	30[b]	40[b]	40[b]	55[b]	55[b]	55[b]	55[b]	55[b]	55[b]	55[b]	55[b]	60[b]	60[b]	70[b]	70[b]
Iodo (µg)	110[a]	130[a]	90[b]	90[b]	120[b]	120[b]	150[b]	150[b]	150[b]	150[b]	150[b]	150[b]	150[b]	150[b]	220[b]	220[b]	290[b]	290[b]
Folato (µg)[c]	65[a]	80[a]	150[b]	200[b]	300[b]	300[b]	400[b]	400[b]	400[b]	400[b]	400[b]	400[b]	400[b]	400[b]	600[b]	600[b]	500[b]	500[b]
Vitamina B6 (mg)	0,1[a]	0,3[a]	0,5[b]	0,6[b]	1,0[b]	1,0[b]	1,3[b]	1,2[b]	1,3[b]	1,7[b]	1,7[b]	1,3[b]	1,5[b]	1,5[b]	1,9[b]	1,9[b]	2,0[b]	2,0[b]
Vitamina B12 (µg)	0,4[a]	0,5[a]	0,9[b]	1,2[b]	1,8[b]	1,8[b]	2,4[b]	2,4[b]	2,4[b]	2,4[b]	2,4[b]	2,4[b]	2,4[b]	2,4[b]	2,6[b]	2,6[b]	2,8[b]	2,8[b]
Vitamina C (mg)	40[a]	50[a]	15[b]	25[b]	45[b]	45[b]	75[b]	65[b]	90[b]	90[b]	90[b]	75[b]	75[b]	75[b]	80[b]	85[b]	115[b]	120[b]
Vitamina A (µg RAE)	400[a]	500[a]	300[b]	400[b]	600[b]	600[b]	900[b]	700[b]	900[b]	900[b]	900[b]	700[b]	700[b]	700[b]	750[b]	770[b]	1.200[b]	1.300[b]
Vitamina D (UI)[d]	400[a]	400[a]	600[b]	600[b]	600[b]	600[b]	600[b]	600[b]	600[b]	600[b]	800[b]	600[b]	600[b]	800[b]	600[b]	600[b]	600[b]	600[b]
Vitamina E (µg)	4[a]	5[b]	6[b]	7[b]	11[b]	11[b]	15[b]	15[b]	15[b]	15[b]	15[b]	15[b]	15[b]	15[b]	15[b]	15[b]	19[b]	19[b]
Colina (mg)	125[a]	150[a]	200[a]	250[a]	375[a]	375[a]	550[a]	400[a]	550[a]	550[a]	550[a]	425[a]	425[a]	425[a]	450[a]	450[a]	550[a]	550[a]

[a]Ingestão adequada (AI). [b]Ingestão dietética recomendada (RDA). [c]Equivalentes de folato dietético (DFE), em que 1 DFE = 1 µg de folato alimentar = 0,6 µg de ácido fólico de alimentos fortificados ou suplementos consumidos durante a refeição = 0,5 µg de ácido fólico de suplemento, tomado com o estômago vazio. [d]Ingestão dietética recomendada (RDA) definida levando-se em consideração uma exposição mínima ao sol. ND, não disponível; RAE, equivalentes de atividade de retinol. Fontes: IOM, 1998;[115] IOM, 2001;[116] IOM 2011;[117] Trumbo et al., 2002.[118]

QUADRO 1 Energia, nutrientes, implicações e recomendações nas dietas vegetarianas*

Nutriente	Implicações	Grupos que merecem atenção especial	Fontes alimentares	Suplementação
Energia	Não há evidência de que o consumo energético esteja comprometido em adultos seguindo dietas vegetarianas ou veganas. Ambas podem conter alimentos com alta densidade energética.	Crianças, dietas vegetarianas restritivas, indivíduos com baixo peso, atletas.	Alimentos de origem vegetal de alta densidade energética indicados: abacate, azeitona, frutas secas, coco, óleos vegetais, castanhas e sementes. Atenção: é possível praticar dieta vegetariana com alimentos de alta densidade energética e baixa qualidade nutricional (refrigerantes, doces, frituras, salgadinhos, biscoitos doces à base de farinha de trigo refinada, gordura vegetal hidrogenada e açúcar etc.).	Suplementos energéticos de origem vegetal disponíveis no mercado podem ser usados para aumentar a densidade energética da dieta em situações específicas (p.ex., para atletas, em função do tipo de e objetivo da atividade física praticada).
Carboidratos	Vegetarianos geralmente consomem mais carboidratos complexos do que não vegetarianos. Dietas altas em carboidratos complexos podem ser benéficas no controle do diabetes e na redução do risco de obesidade e doença cardiovascular. Dietas vegetarianas tipicamente apresentam baixo índice glicêmico e são associadas com menor sensibilidade à insulina.	Indivíduos que praticam dieta com ênfase em cereais refinados e outras fontes de carboidratos pobres em fibras.	Fontes alimentares de carboidratos são cereais integrais (trigo, aveia, centeio, cevada, arroz, milho) e seus produtos, tubérculos (batata-doce, cará, inhame, mandioca, mandioquinha, batata), leguminosas (feijões, lentilha, grão-de-bico, soja, ervilha). Frutas e legumes também contribuem com o aporte de carboidratos complexos e açúcares. Carboidratos refinados de açúcar, farinhas e outros alimentos processados devem ser evitados.	Atletas podem necessitar suplementação de carboidratos durante eventos esportivos em função do tipo e duração da atividade física praticada.

(continua)

QUADRO 1 Energia, nutrientes, implicações e recomendações nas dietas vegetarianas* (continuação)

Nutriente	Implicações	Grupos que merecem atenção especial	Fontes alimentares	Suplementação
Fibras (fibra dietética)	Dietas vegetarianas devem ser bem planejadas quanto ao conteúdo de fibras. O consumo excessivo pode reduzir a ingesta calórica e afetar o crescimento de crianças (p.ex., dietas crudívoras podem ser volumosas, baixas em energia e com baixa absorção de macronutrientes, tornando-se impróprias para crianças). Em contrapartida, dietas vegetarianas com ênfase em alimentos processados refinados podem ser pobres em fibras.	Crianças, idosos, gestantes, indivíduos que praticam dietas com ênfase em cereais refinados e outras fontes de carboidratos pobres em fibras.	Verduras, legumes, frutas (incluindo frutas secas), leguminosas (feijões, lentilha, ervilha, grão-de-bico, soja), castanhas, sementes, cereais integrais. Evitar alimentos refinados pobres em fibras e micronutrientes: farinhas refinadas e seus produtos, cereais refinados (arroz).	Uma dieta à base de alimentos refinados poderá exibir baixo teor de fibras. Nesse caso, a melhora da qualidade da dieta é mais indicada do que a suplementação com fibras.
Lipídios (gorduras)	Dietas vegetarianas bem planejadas apresentam baixa ingesta de ácidos graxos saturados e alta ingesta de ácidos graxos poli-insaturados, resultando em benefícios metabólicos para a saúde cardiovascular.	O regime ovolactovegetariano com ênfase em laticínios integrais, ovos e/ou alimentos ultraprocessados ricos em gorduras pode levar ao consumo excessivo de gorduras saturadas e gorduras trans.	Preferir alimentos integrais como fontes de gorduras: castanhas (caju, pará, amêndoas, nozes, avelãs, macadâmia), sementes (linhaça, girassol, chia, abóbora, gergelim), abacate, amendoim, azeitona. Óleos vegetais: preferir óleos de soja, canola e azeite de oliva.	Pode haver necessidade de suplementação de ácidos graxos ômega-3.

(continua)

QUADRO 1 Energia, nutrientes, implicações e recomendações nas dietas vegetarianas* *(continuação)*

Nutriente	Implicações	Grupos que merecem atenção especial	Fontes alimentares	Suplementação
Ácidos graxos ômega-3	Ácidos graxos ômega-3 contribuem para a função imune, cognitiva e cardíaca. Durante a gravidez, contribuem para o desenvolvimento da função visual e do sistema nervoso do bebê. A relação ácido linoleico (ômega-6)/ ácido linolênico (ômega-3) não deve exceder 4:1 para favorecer a conversão endógena de ácido alfalinolênico em EPA e DHA.	Gestantes, lactantes, adultos com risco cardiovascular.	Consumir fontes de ácido linolênico: soja, óleo de canola, sementes (chia, linhaça, cânhamo ou abóbora) trituradas e seus óleos, tofu, nozes, germe de trigo, alimentos fortificados/ ricos em ácidos graxos ômega-3 (ovos ricos em ômega-3).	Suplementos de DHA de microalgas podem ser indicados para vegetarianos com necessidades aumentadas (p.ex., gestantes e lactantes) ou com menor capacidade de conversão (p.ex., diabéticos e hipertensos).
Proteínas	Cerca de 10% dos vegetarianos podem não estar alcançando o consumo da IDR de proteínas. O consumo de uma variedade de fontes proteicas de origem vegetal poderá suprir todos os aminoácidos essenciais quando o requerimento calórico é alcançado. Considerando a menor digestibilidade das proteínas de origem vegetal, pode ser apropriado o consumo de mais proteínas do que o recomendado para a população em geral.	Crianças, adolescentes, veganos, idosos, gestantes, lactantes.	Consumo diário de ovos, laticínios, lentilha, ervilha, grão-de-bico, feijões, soja e derivados (tofu, tempeh, bebida vegetal de soja, iogurte de soja, proteína vegetal texturizada), cereais integrais (trigo integral, arroz integral, arroz selvagem, quinoa, amaranto), castanhas e sementes, amendoim, pasta de amendoim e de outras oleaginosas, salsichas e hambúrgueres vegetarianos. Usar proteínas de alta digestibilidade especialmente para crianças como: tofu, isolado proteico de soja, grão-de-bico e pastas.	O uso de suplementos proteicos de origem vegetal disponíveis do mercado pode estar indicado para atletas em situações específicas em função da carga e objetivo da atividade física praticada.

(continua)

QUADRO 1 Energia, nutrientes, implicações e recomendações nas dietas vegetarianas* *(continuação)*

Nutriente	Implicações	Grupos que merecem atenção especial	Fontes alimentares	Suplementação
Ferro	Níveis elevados de ferritina têm sido associados à síndrome metabólica. Indivíduos que consomem uma dieta com baixa biodisponibilidade de ferro podem se adaptar para ter absorção de ferro não heme mais efetiva e com menos perdas. Perder sangue parece ser o principal fator de impacto para a deficiência de ferro em adultos. Homens e mulheres que não perdem sangue têm a mesma prevalência de deficiência de ferro, sendo onívoros ou vegetarianos. Mulheres vegetarianas que menstruam têm maior prevalência de deficiência de ferro que as onívoras.	Mulheres em idade fértil, crianças, gestantes, meninas adolescentes.	Leguminosas (feijões, ervilhas, soja, lentilha), tofu, cereais integrais, gérmen de trigo, amaranto, hortaliças folhosas verde-escuras (espinafre), castanhas (caju), quinoa, amaranto, sementes (girassol, gergelim, abóbora), tahine (pasta de gergelim), melado, frutas secas (ameixa seca, uva-passa, figo seco, damasco, tâmara), tomate seco, alga marinha nori, chocolate escuro, alimentos fortificados ou preparados com farinha fortificada com ferro. Combinar com alimentos ricos em vitamina C e outros ácidos orgânicos, como frutas cítricas, abacaxi, tomate, pimentão, brócolis, repolho. Adotar 180% da RDA de ferro indicada para a população: 14 mg para homens e mulheres acima de 50 anos e 32 mg para mulheres de 19 a 50 anos, 49 mg para gestantes, 18 mg para lactantes com idade inferior a 18 anos e 16 mg para lactantes com idade igual ou superior a 19 anos.	Gestantes e lactantes devem tomar suplemento de ferro se forem conhecidamente vulneráveis à anemia por deficiência de ferro.

(continua)

QUADRO 1 Energia, nutrientes, implicações e recomendações nas dietas vegetarianas* *(continuação)*

Nutriente	Implicações	Grupos que merecem atenção especial	Fontes alimentares	Suplementação
Zinco	Dietas vegetarianas podem apresentar baixa biodisponibilidade de zinco devido à presença de inibidores de absorção (p.ex., ácido fítico/fitatos). Técnicas adequadas de preparação dos alimentos (p.ex.: remolho, germinação de brotos, fermentação biológica) podem reduzir o efeito inibitório dos fitatos sobre a absorção de zinco.	Idosos, crianças, gestantes, lactantes, veganos.	Leguminosas (feijões, ervilha, grão-de-bico, lentilha, soja), tofu, tempeh, castanhas, amendoim, sementes (p.ex., abóbora e gergelim), tahine (pasta de gergelim), cereais integrais (p. ex., aveia, quinoa), gérmen de trigo, cereais matinais fortificados, laticínios e ovos. Consumir 150% da RDA de zinco: 16,5 mg para homens, 12 mg para mulheres, 18 mg para gestantes com idade inferior a 18 anos e 16,5 mg para gestantes com idade igual ou superior a 19 anos, 19,5 mg para lactantes com idade inferior a 18 anos e 18 mg para lactantes com idade igual ou superior a 19 anos.	Suplementação se/quando necessário.
Selênio	Vegetarianos podem ter níveis de selênio e selenioproteína P menores que onívoros.	Idosos, crianças, gestantes, lactantes, veganos.	Uma castanha-do-Brasil (do Pará) por dia é uma forma de alcançar a recomendação de selênio. Também couve, brócolis, repolho, alho, cebola, alho-poró, semente de girassol, melado, cereais integrais, leguminosas, sementes, pão integral e outras castanhas.	Suplementação se/quando necessário.

(continua)

QUADRO 1 Energia, nutrientes, implicações e recomendações nas dietas vegetarianas* *(continuação)*

Nutriente	Implicações	Grupos que merecem atenção especial	Fontes alimentares	Suplementação
Cálcio	Contribui para a saúde óssea. A ingesta insuficiente de cálcio leva ao aumento dos níveis de paratormônio (PTH) e marcadores da reabsorção óssea.	Crianças, adolescentes, mulheres na menopausa, veganos.	Laticínios (para lacto e ovolactovegetarianos), hortaliças com baixo teor de oxalato (brócolis, repolho, couve-manteiga), produtos de soja (tofu preparado com cálcio, leite de soja), castanhas (amêndoa) e suas pastas, sementes (gergelim) e suas pastas (p.ex.: tahine ou pasta de gergelim), amaranto, figos secos, bebidas vegetais alternativas ao leite fortificadas com cálcio.	Suplementação se/quando necessário. Evitar excesso de cálcio mediante suplementos.
Iodo	Compostos bociogênicos (isotiocianatos, isoflavonas, flúor), que dificultam a captação de iodo pela glândula tireoide estão presentes em uma variedade de alimentos de origem vegetal.	Crianças, gestantes e idosos.	Algas marinhas (nori) e sal iodado.	Suplementação para baixo consumo de sal iodado e algas.
Vitamina A	Vegetarianos apresentam concentração plasmática mais elevada de betacaroteno do que onívoros.	Lactentes e crianças.	Ovos, leite e derivados (para ovolactovegetarianos). Abóbora, mamão, manga, cenoura, acerola, goiaba, melão, pitanga, tomate, agrião, alface, brócolis, espinafre, couve, rúcula.	A OMS sugere suplementação quando a prevalência de cegueira noturna seja ≥ 1% em crianças de 24 a 59 meses ou quando o retinol do sangue ≤ 0,70 µmol/L em ≥ 20% de 6 a 59 meses.

(continua)

QUADRO 1 Energia, nutrientes, implicações e recomendações nas dietas vegetarianas* *(continuação)*

Nutriente	Implicações	Grupos que merecem atenção especial	Fontes alimentares	Suplementação
Vitamina D	Obter aporte suficiente de vitamina D é muito difícil devido à limitação de alimentos fontes.	Lactentes, idosos, indivíduos com limitada exposição a raios solares, indivíduos de pele escura.	Peixes gordurosos (salmão, sardinha, atum) e óleo de fígado de bacalhau (para pescovegetarianos), gema de ovos, leite integral e manteiga (para ovolactovegetarianos), bebidas vegetais alternativas ao leite, cereais matinais e outros alimentos fortificados. Cogumelos cultivados e irradiados com luz ultravioleta também podem fornecer vitamina D2 (ergocalciferol).	Quando o nível de 25(OH)D está < 20 ng/mL, usam-se 50.000 UI/semana ou 7.000 UI/dia por 6 a 8 semanas. Para adultos, doses de manutenção variam entre 400 e 2.000 UI/dia, Para idosos, 1.000 a 2.000 UI/dia (7.000 a 14.000 UI/semana).
Vitamina E	Vegetarianos apresentam altas taxas de vitamina EI/colesterol, sugerindo que o colesterol LDL será mais resistente à oxidação.		Hortaliças verde-escuras, óleos vegetais, gérmen de trigo, cereais e oleaginosas (amendoim, castanhas e sementes). Gema de ovo também é fonte de vitamina E para ovolactovegetarianos.	Dietas vegetarianas variadas não necessitam de suplementação.
Vitamina C	Vegetarianos geralmente apresentam níveis plasmáticos adequados de vitamina C.	Casos de deficiência de ferro (mulheres em idade fértil, crianças, gestantes, adolescentes).	Frutas vermelhas, frutas cítricas, melão, kiwi, manga, mamão, abacaxi, verduras verdes folhosas, batata, ervilha, pimentão, tomate.	Dietas vegetarianas variadas e bem planejadas não necessitam suplementação de vitamina C.

(continua)

QUADRO 1 Energia, nutrientes, implicações e recomendações nas dietas vegetarianas* *(continuação)*

Nutriente	Implicações	Grupos que merecem atenção especial	Fontes alimentares	Suplementação
Vitamina B12	Deficiência frequente incluindo dieta vegetariana (ovolactovegetariana) ou restringindo o consumo de produtos de origem animal. Níveis elevados de ácido metilmalônico e hiper-homocisteinemia são indicadores de deficiência subclínica de vitamina B12.	Todos, especialmente gestantes, lactantes, crianças e idosos.	Laticínios e ovos (para ovolactovegetarianos), bebidas de soja e alternativas ao leite fortificadas, levedura nutricional fortificada, alimentos fortificados (cereais matinais) ou preferentemente à suplementação.	Suplementação regular de 500 a 1.000 μg, 3-4 vezes por semana.
Folato	O aporte de folato é especialmente importante no início da gravidez, contribuindo para o desenvolvimento do sistema nervoso.	Gestantes.	Ovos, hortaliças de folhas verde-escuras (brócolis, espinafre), aspargos, couve-flor, beterraba, feijões, ervilhas, lentilhas, gérmen de trigo, quinoa, banana, laranja, abacate, cereais matinais, amêndoa, levedura nutricional, pães e massas feitas com farinha de trigo e milho fortificadas.	Suplemento obrigatório para gestantes.
Vitamina B6	O tratamento térmico e o processamento dos alimentos (moagem) provocam perdas de vitamina B6.	Vegetarianos com alta ingestão de fibras ou com ênfase no uso de alimentos processados.	Laranja e outras frutas cítricas, banana, batata, figo, grão-de-bico, soja, cenoura crua, cereais fortificados.	Dietas vegetarianas bem planejadas não necessitam suplementação de vitamina B6.

(continua)

QUADRO 1 Energia, nutrientes, implicações e recomendações nas dietas vegetarianas* *(continuação)*

Nutriente	Implicações	Grupos que merecem atenção especial	Fontes alimentares	Suplementação
Colina	Necessária durante a gravidez para formação da placenta e do sistema nervoso do bebê.	Gestantes, lactantes.	Ovos e laticínios, soja, grão-de-bico, lentilha, feijões, ervilha, tofu e outros alimentos de soja, cereais integrais (quinoa), castanhas, sementes (linhaça), amendoim, hortaliças crucíferas (brócolis), laranja, cogumelos, banana.	Suplementos (250 mg/dia) ainda são controversos atualmente.

*Recomendações para indivíduos saudáveis, não portadores de patologias. Fontes: Agnoli et al., 2017;[107] Ashen, 2013;[119] Foster & Saman, 2015;[120] IOM, 1998;[115] Koeth et al., 2013;[121] Heianza et al., 2017;[122] Hever, 2016;123 Mangels et al., 2011;[124] Mariotti & Gardner, 2019;[125] Marsh et al., 2013;[126] Melina et al., 2016;[106] Peters et al., 2019;[127] Richter et al., 2016;[109] Rudloff et al., 2019;[110] Saunders et al., 2013;[128] Saunders et al., 2013;[129] Slywitch et al., 2021;[130] Willcox e Willcox, 2014;[131] Wilson et al., 2015;[132] Zeuschner et al, 2013.[133]

como exemplos de alimentos de cada grupo e o tamanho das porções.[137]

Para dietas ovolactovegetarianas e veganas, pesquisadores da Universidade de Loma Linda desenvolveram uma pirâmide alimentar vegetariana (Figura 2).[138] Esse guia inclui também outras recomendações para um estilo de vida saudável e tem sido usado no desenvolvimento de um índice para avaliar a qualidade do estilo de vida vegetariano,[139] com adaptações do nosso grupo para estudar a população argentina.[140]

▶ O PAPEL DO MÉDICO NO APOIO À TRANSIÇÃO PARA DIETAS À BASE DE VEGETAIS

Embora muitos vejam a dieta à base de vegetais como benéfica à saúde, ela também é comumente percebida como difícil de se praticar. Por esse motivo, tal mudança alimentar requer a liderança de profissionais de saúde, especialmente médicos e nutricionistas, sendo desejável também o apoio de outros profissionais, tais como *coaches* em estilo de vida, gastrônomos e culinaristas. Por esse motivo, Hever[123] propôs passos para introdução e manutenção de um diálogo sobre nutrição entre médicos e seus pacientes através de estratégias simples, positivas e otimistas. Tais passos estão resumidos no Quadro 2.

Medicamentos e outras intervenções complexas constituem importantes ferramentas para o tratamento médico, mas modificações de estilo de vida como as dietas à base de vegetais representam uma estratégia poderosa, sustentável e economicamente vantajosa para o tratamento de condições crônicas.

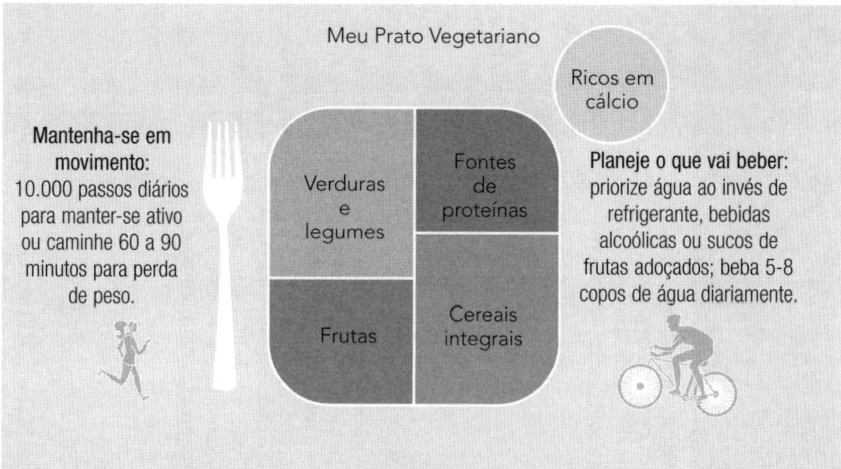

Varie Verduras e legumes 5 porções diárias*	Inclua Frutas 4 porções diárias*	Proteja-se com fontes de Proteínas 5 e ½ porções diárias*	Prefira Cereais integrais 6 porções diárias*	Lácteos ou equivalentes Ricos em cálcio 3 porções diárias*
Escolha mais: tipos, cores e sabores variados de verduras e legumes, tais como: repolho, brócolis, couve, abobrinha, cenoura, tomate, abóbora, batata e cebola **Limite:** batatas fritas, legumes fritos e empanados	**Escolha mais:** adicione mais cores: banana, maçã, mamão, pera, uva, laranja, mexerica, melão, manga, pêssego, abacaxi e ameixa **Limite:** sucos adoçados, tortas de frutas e geleias com açúcar adicionado	**Escolha mais:** todos os tipos de leguminosas (feijões, lentilha, ervilha, grão-de-bico, soja), oleaginosas (castanhas, amendoim), sementes (linhaça, girassol, chia, gergelim, abóbora). Substitutos culinários da carne à base de soja ou glúten e ovos **Limite:** alimentos gordurosos e salgados e muito temperados como aperitivos e frituras	**Escolha mais:** cereais integrais como trigo, arroz, centeio, aveia, quinoa, milho, cevada, macarrão integral **Limite:** cereais refinados, macarrão e arroz refinados, pães, biscoitos e cereais feitos com farinha refinada	**Escolha mais:** leite desnatado, iogurte, ricota e outros queijos frescos. Bebidas, iogurtes e queijos à base de vegetais (soja, arroz, amêndoas, amendoim, aveia) enriquecidos com cálcio **Limite:** laticínios gordurosos tais como: leite integral, sorvete, requeijão integral e queijos amarelos

FIGURA 1A Guia Alimentar Meu Prato Vegetariano. Orientações nutricionais divididas em cinco grupos. *Número de porções com base em uma dieta de 2.000 kcal. Seus valores podem ser maiores ou menores dependendo de suas necessidades energéticas. © 2013 Conselho de Nutrição da Conferência Geral (GC Nutrition Council). Adaptada de USDA Dietary Guidelines for Americans 2010. ALVES, C.; MARTINS, M.C.T.; KORITAR, O. Traducción y adaptación al portugués de la guia alimentar My Vegetarian Plate. Primeiro Congresso Argentino de Nutrição Vegetariana, 2019.[137]

Guia Alimentar Meu Prato Vegetariano						
Grupo alimentar	Mulheres e idosos	Crianças, moças e mulheres ativas	Rapazes e homens ativos	Tamanho das porções (g = gramas, mL = mililitros)	Alimentos de cada grupo	Nutrientes de cada grupo alimentar
	1.600 Kcal/dia	2.000 Kcal/dia	2.400 Kcal/dia			
Prefira cereais integrais	Porções: 5	Porções: 6	Porções: 8	1/3 de xícara de arroz (85 g) 1/3 de xícara de macarrão (65 g) 1 fatia de pão (30 g) 3-4 biscoitos cream cracker (30 g) 1/4 de xícara de granola (30 g) 1 fatia de cuscuz (100 g) 1 fatia de bolo de milho (60 g) 1 colher de sopa de farinha de mandioca (35 g)	Arroz integral, multigrão, aveia, amaranto, centeio, cevada, milho de pipoca, milho verde, painço, quinoa, trigo sarraceno, arroz selvagem	Carboidratos complexos e simples, vitaminas do complexo B (tiamina, riboflavina, niacina, folato), ferro, proteína, fibra e oligoelementos
Varie verduras e legumes	Porções: 4	Porções: 5	Porções: 6	1 xícara de verduras folhosas cruas (50 g) 1/2 xícara de legumes crus picados (50 g) 1/2 xícara de legumes cozidos (80 g) Uso generoso: manjericão, coentro, salsinha, cebolinha, orégano, alecrim, gengibre e cúrcuma	Verde: alface, repolho, acelga, couve, escarola, espinafre, rúcula, quiabo, vagem, pepino, chuchu, abobrinha Laranja/amarelo: cenoura, abóbora, moranga, batata-doce Vermelho/roxo: berinjela, rabanete, repolho roxo, pimentão, tomate Branco: couve-flor, alho, cebola, batata, mandioca, cará, inhame	Carotenoides, vitamina C, proteína, potássio, folato, magnésio, vitamina K, fitoquímicos

(continua)

FIGURA 1B Guia Alimentar Meu Prato Vegetariano. Números de porções para dietas de 1.600, 2.000 e 2.400 kcal/dia, exemplos de alimentos e tamanho das porções. © 2013 Conselho de Nutrição da Conferência Geral (GC Nutrition Council). Adaptada de USDA Dietary Guidelines for Americans 2010. ALVES, C.; MARTINS, M.C.T.; KORITAR, O. Traducción y adaptación al portugués de la guia alimentar My Vegetarian Plate. Primeiro Congresso Argentino de Nutrição Vegetariana, 2019.[137] *(continua)*

Guia Alimentar Meu Prato Vegetariano						
Grupo alimentar	Mulheres e idosos	Crianças, moças e mulheres ativas	Rapazes e homens ativos	Tamanho das porções (g = gramas, mL = mililitros)	Alimentos de cada grupo	Nutrientes de cada grupo alimentar
	1.600 Kcal/dia	2.000 Kcal/dia	2.400 Kcal/dia			
Inclua frutas	Porções: 3	Porções: 4	Porções: 4	1 fruta média (100 g ou 1 xícara) 1 xícara de frutas vermelhas (100 g) 1/2 xícara de frutas congeladas (125 g) 1/2 xícara de suco de fruta sem açúcar (100 g) 1/4 de xícara de frutas secas (35 g)	Azul/vermelho/roxo: frutas vermelhas, cereja, ameixa, morango, romã, melancia, uva, goiaba vermelha Cítricos: laranja, limão, lima, tangerina, mexerica Laranja: mamão, caqui Branco: atemoia, pinha, goiaba branca Amarelo: banana, pêssego, manga, pera, abacaxi Verde: kiwi, melão, uva verde Frutas secas: banana-passa, uva-passa, damasco seco, ameixa seca, tâmara, figo seco	Vitamina C, carotenoides, fibra, potássio, folato, magnésio, flavonoides

(continua)

FIGURA 1B Guia Alimentar Meu Prato Vegetariano. Números de porções para dietas de 1.600, 2.000 e 2.400 kcal/dia, exemplos de alimentos e tamanho das porções. © 2013 Conselho de Nutrição da Conferência Geral (GC Nutrition Council). Adaptada de USDA Dietary Guidelines for Americans 2010. ALVES, C.; MARTINS, M.C.T.; KORITAR, O. Traducción y adaptación al portugués de la guia alimentar My Vegetarian Plate. Primeiro Congresso Argentino de Nutrição Vegetariana, 2019.[137] *(continuação)*

Guia Alimentar Meu Prato Vegetariano							
Grupo alimentar	Mulheres e idosos	Crianças, moças e mulheres ativas	Rapazes e homens ativos	Tamanho das porções (g = gramas, mL = mililitros)		Alimentos de cada grupo	Nutrientes de cada grupo alimentar
	1.600 Kcal/dia	2.000 Kcal/dia	2.400 Kcal/dia				
Ricos em cálcio	Porções: 3	Porções: 3	Porções: 4		Proteína (g)	Leites: leite desnatado ou semidesnatado, iogurte, ricota e outros queijos frescos Bebidas: bebidas vegetais fortificadas equivalentes aos laticínios (com adição de cálcio, vitamina D e vitamina B12); bebidas de soja e outras bebidas vegetais fortificadas, iogurte de soja, tofu	Proteína, cálcio, vitaminas A, B2, B12, D
				1 xícara de leite desnatado ou semidesnatado (240 mL)	8		
				1 xícara de leite de soja fortificado (240 mL)	7		
				1 xícara de iogurte desnatado (240 mL)	12		
				1/4 de xícara de tofu (55 g)	6		
				1 xícara de queijo cottage baixo em gordura (120 g)	14		

(continua)

FIGURA 1B Guia Alimentar Meu Prato Vegetariano. Números de porções para dietas de 1.600, 2.000 e 2.400 kcal/dia, exemplos de alimentos e tamanho das porções. © 2013 Conselho de Nutrição da Conferência Geral (GC Nutrition Council). Adaptada de USDA Dietary Guidelines for Americans 2010. ALVES, C.; MARTINS, M.C.T.; KORITAR, O. Traducción y adaptación al portugués de la guia alimentar My Vegetarian Plate. Primeiro Congresso Argentino de Nutrição Vegetariana, 2019.[137] *(continuação)*

Guia Alimentar Meu Prato Vegetariano							
Grupo alimentar	Mulheres e idosos	Crianças, moças e mulheres ativas	Rapazes e homens ativos	Tamanho das porções (g = gramas, mL = mililitros)		Alimentos de cada grupo	Nutrientes de cada grupo alimentar
	1.600 Kcal/dia	2.000 Kcal/dia	2.400 Kcal/dia				
Proteja-se com fontes de proteínas	Porções: 3	Porções: 5 ½	Porções: 6		Proteína (g)	Feijões: carioca, preto, vermelho, guandu, azuki, fradinho, soja, feijão de corda Outras leguminosas: ervilha, lentilha, grão-de-bico, fava Substitutos culinários da carne à base de glúten ou soja: hambúrguer, salsicha Castanhas (sem sal): castanha-do--pará, castanha-de-caju, amendoim, amêndoa, avelã, pistache, noz-pecã, nozes, macadâmia Sementes: abóbora, girassol	Proteína, ferro, zinco, vitaminas B12, B6, E, niacina, carboidratos complexos, fibra, ácido linoleico, ácido linolênico, isoflavonas
				1/2 xícara de feijão cozido (100 g)	7		
				1/2 xícara de lentilha cozida (100 g)	7		
				1/2 xícara de tofu (100 g)	6		
				1 ovo ou 2 claras de ovo	7		
				1/4 de xícara de sementes (35 g)	7		
				1/4 de xícara de castanhas/nozes (28 g)	7		
				2 colheres de sopa de creme de amendoim (30 g)	7		

(continua)

FIGURA 1B Guia Alimentar Meu Prato Vegetariano. Números de porções para dietas de 1.600, 2.000 e 2.400 kcal/dia, exemplos de alimentos e tamanho das porções. © 2013 Conselho de Nutrição da Conferência Geral (GC Nutrition Council). Adaptada de USDA Dietary Guidelines for Americans 2010. ALVES, C.; MARTINS, M.C.T.; KORITAR, O. Traducción y adaptación al portugués de la guia alimentar My Vegetarian Plate. Primeiro Congresso Argentino de Nutrição Vegetariana, 2019.[137] *(continuação)*

Guia Alimentar Meu Prato Vegetariano							
Grupo alimentar	Mulheres e idosos	Crianças, moças e mulheres ativas	Rapazes e homens ativos	Tamanho das porções (g = gramas, mL = mililitros)		Alimentos de cada grupo	Nutrientes de cada grupo alimentar
	1.600 Kcal/dia	2.000 Kcal/dia	2.400 Kcal/dia				
Utilize gorduras saudáveis	Porções: 5	Porções: 6	Porções: 7		Gordura (g)	Castanhas e sementes: castanha-do--pará, castanha-de-caju, avelã, semente de linhaça, macadâmia, nozes, amendoim, pistache, noz-pecã Óleos: canola, oliva, soja, linhaça Outros: abacate, azeitona, coco	Vitamina E, ácido linoleico, ácido linolênico
				2 colheres de sopa de semente de linhaça triturada (16 g)	5		
				1/4 de xícara de abacate (36 g)	5		
				1 colher de sopa de castanha picada (8 g)	5		
				1 1/2 colher de chá de creme de amendoim (15 g)	7,5		
				1 colher de chá de margarina, óleo, maionese, molho de salada (5 g)	5		
Sobremesa com discernimento	Limitar a ingestão de açúcar refinado e sobremesas com alto teor de gordura a pequenas porções e ocasionais			1/8 de torta de fruta (270 a 486 Kcal) 1 colher de sopa de compota de fruta (50 Kcal) 1/2 xícara de sorvete (111 a 377 Kcal) 1/2 xícara de polpa de açaí com guaraná e glucose (140 Kcal) 1 pedaço de chocolate de 30 g (160 Kcal)		Frutas secas ou frescas Outras sobremesas: baixas em gordura, açúcar e calorias	Gorduras e açúcar refinado são calorias vazias, não contendo nutrientes

FIGURA 1B Guia Alimentar Meu Prato Vegetariano. Números de porções para dietas de 1.600, 2.000 e 2.400 kcal/dia, exemplos de alimentos e tamanho das porções. © 2013 Conselho de Nutrição da Conferência Geral (GC Nutrition Council). Adaptada de USDA Dietary Guidelines for Americans 2010. ALVES, C.; MARTINS, M.C.T.; KORITAR, O. Traducción y adaptación al portugués de la guia alimentar My Vegetarian Plate. Primeiro Congresso Argentino de Nutrição Vegetariana, 2019.[137] *(continuação)*

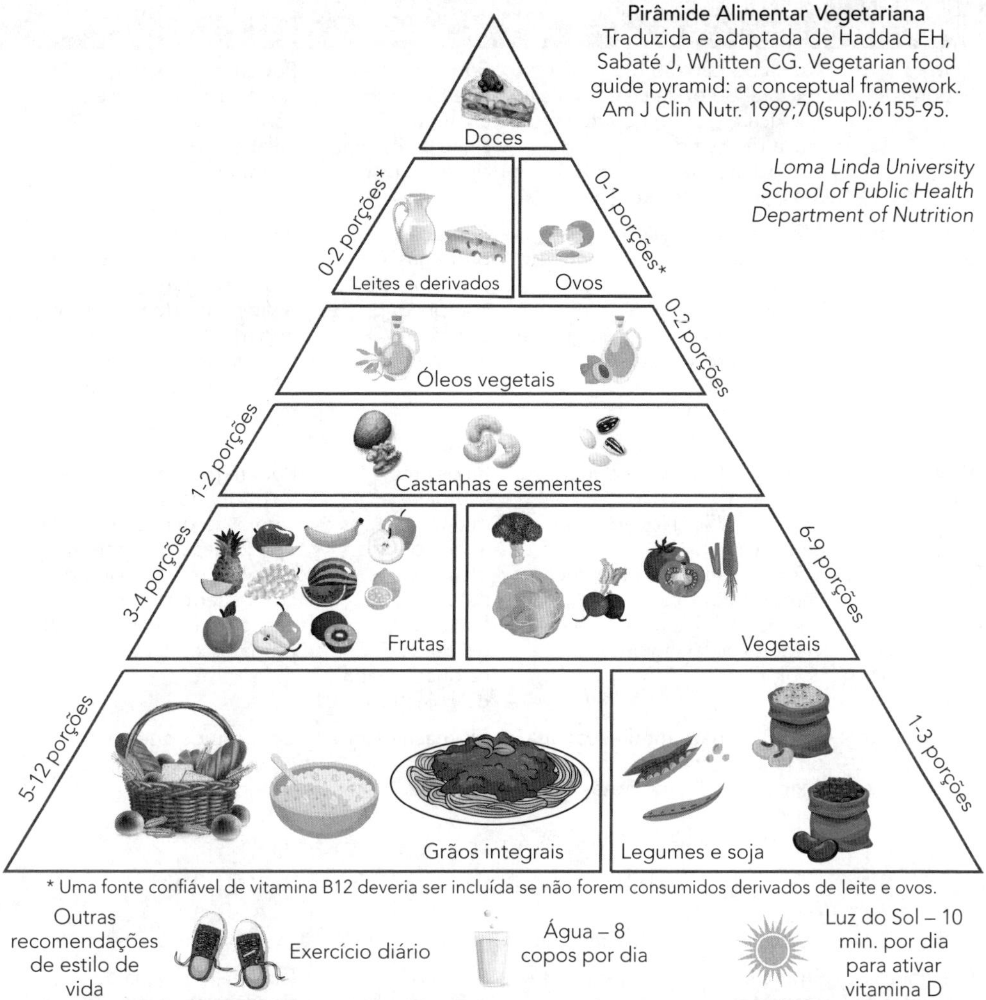

Calorias/dia	1.600 kcal/dia	2.000 kcal/dia	2.500 kcal/dia	1.600 kcal/dia	2.000 kcal/dia	2.500 kcal/dia
Grupos de alimentos	**Veganos (porções/dia)**			**Ovolactovegetarianos (porções/dia)**		
Cereais integrais	5	7	12	5	6	9
Leguminosas e soja	3	3	3	3	3	3
Verduras e legumes	6	8	9	6	8	9
Frutas	3	4	4	3	4	4
Castanhas e sementes	2	2	2	1	1	2
Óleos vegetais	1	2	2	1	2	2
Laticínios	0	0	0		2	2
Ovos	0	0	0	½ ovo	½ ovo	½ ovo
Doces	Opcional					

FIGURA 2 Pirâmide alimentar vegetariana da Universidade de Loma Linda, CA, EUA. Fonte: Haddad EH et al.[138] *(continua)*

Grupos de alimentos	Equivalente a uma porção	Propósito dietético	Benefícios à saúde
Cereais integrais	1 fatia de pão (30 g) 1 xícara (30 g) de cereal seco 1/2 xícara (100 g) de arroz ou macarrão cozido 1 pãozinho pequeno (30 g) 3-4 bolachas cracker (30 g)	Fornecem energia, fibra alimentar, ferro, zinco e vitaminas do complexo B	Podem reduzir o risco de doenças cardiovasculares, constipação intestinal e colaboram com a manutenção do peso
Leguminosas e soja	1/2 xícara (100 g) de feijão cozido, grão-de-bico, lentilhas, soja etc. 1/2 xícara (125 g) de tofu, derivados de soja, análogos de carne (carne vegetal) 1 xícara (250 mL) de bebida vegetal de soja alternativa ao leite, fortificada	Fornecem proteínas, vitaminas do complexo B e traços de minerais	– Proteínas: blocos construtores de músculos, ossos, sangue e pele – Vitaminas do complexo B: importantes para o sistema nervoso e eritropoiese – Minerais: ferro, zinco e magnésio
Verduras e legumes	1 xícara (50 g) de verdura de folha crua 1/2 xícara (50 g) de legumes crus picados 1/2 xícara (80 g) de legumes/verduras cozidos 3/4 xícara (175 mL) de suco de verduras e/ou legumes	Ricos em vitaminas e minerais, fibras, antioxidantes, fitoquímicos, naturalmente baixos em gorduras e calorias – nada de colesterol	Podem reduzir o risco de AVC, doenças cardiovasculares, diabetes tipo 2, desenvolvimento de cálculos renais, proteger contra certos tipos de cânceres, ajudam a reduzir a perda óssea
Frutas	1 (150 g) maçã média, banana ou laranja 1 xícara (150 g) de frutas vermelhas 1 xícara (150 g) de frutas frescas picadas 3/4 xícara (175 mL) de suco de frutas 1/4 xícara (35 g) de frutas secas	Os mesmos que verduras e legumes	Os mesmos que verduras e legumes
Castanhas e sementes	1 porção (30 g) de castanhas e sementes 23 amêndoas (1/4 xícara), 14 metades de nozes (1/4 xícara), 15 castanhas-de-caju (1/4 xícara), 1/4 xícara de semente de girassol 2 colheres de sopa de pasta de amendoim, amêndoa ou tahine	Fontes de proteína, fibra alimentar, vitaminas, minerais, ácidos graxos essenciais e vitamina E	Diminuem o risco de doenças cardíacas
Óleos vegetais	1 colher de sopa (14 g) de óleo vegetal ½ fatia (50 g) de abacate 1 colher de sopa (14 g) de molho de salada 23 (100 g) azeitonas	Fontes de ácidos graxos essenciais e vitamina E	Melhoram o colesterol

FIGURA 2 Pirâmide alimentar vegetariana da Universidade de Loma Linda, CA, EUA. Fonte: Haddad EH et al.[138] (*continua*)

Grupos de alimentos	Equivalente a uma porção	Propósito dietético	Benefícios à saúde
Laticínios	1 xícara (250 mL) de leite ou iogurte desnatado ou semidesnatado 1/2 xícara (125 mL) de queijo cottage ou ricota, com baixo teor de gordura 1 ½ porção (42 g) de queijo frescal, com baixo teor de gordura	Ricos em cálcio para ossos fortes	Ajudam a construir e manter os ossos, podem reduzir o risco de osteoporose
Ovos	1 ovo inteiro 2 claras	Boa fonte de proteína e ferro	
Doces	1 fatia de torta de fruta (125 g) 1 colher de sopa (15 mL) de geleia de fruta 1/2 xícara (125 mL) de sorvete 42 g de chocolate em barra	Nenhum	Psicológicos

FIGURA 2 Pirâmide alimentar vegetariana da Universidade de Loma Linda, CA, EUA. Fonte: Haddad EH et al.[138] *(continuação)*

QUADRO 2 Guia de 7 passos para início e manutenção de um diálogo sobre nutrição entre médicos e seus pacientes

1) Na consulta, inclua questões sobre alimentação:
- Quantas porções de frutas, verduras e legumes você consome cada dia?
- Quantas vezes por semana consome frituras, carne vermelha, embutidos, doces com açúcar comum?
- Com que frequência escolhe cereais integrais?
- Consome leguminosas (feijões, lentilhas, ervilhas, grão-de-bico ou soja) diariamente?
- E verduras verdes?
- Prefere produtos comprados *in natura* ou industrializados e processados?

2) No plano de tratamento, aponte o papel da dieta para: melhora da função gastrointestinal, redução do risco de doenças crônicas e outros desfechos indesejáveis.

3) Formule apenas propostas claras e objetivas:
- Incorpore verduras e legumes em duas refeições diárias.
- Carne vermelha e embutidos 1 vez/semana apenas.
- Cereais 100% integrais.
- Consuma 3 a 4 porções de frutas diariamente.
- Inclua hortaliças coloridas diariamente (vermelho, laranja, amarelo, verde e roxo).
- Tente uma refeição diária inteiramente vegetariana e, quando conseguir, um dia inteiro, priorizando as preparações apreciadas.

4) Assinale os riscos dos alimentos ultraprocessados e de origem animal.

5) Ofereça apoio educacional.

Como o Meu Prato Vegetariano ou a pirâmide vegetariana da Universidade de Loma Linda e recomende o acompanhamento com um nutricionista especializado. Outros materiais úteis incluem panfletos, websites, livros e aulas de culinária, além de artigos baseados em evidências.

Mostre como utilizar as informações dos rótulos de alimentos, especialmente a lista de ingredientes para evitar os ultraprocessados e de baixa qualidade nutricional.

(continua)

QUADRO 2 Guia de 7 passos para início e manutenção de um diálogo sobre nutrição entre médicos e seus pacientes *(continuação)*

6) Mantenha um plano de acompanhamento das metas estabelecidas, oferecendo apoio e encorajamento nas próximas consultas. A perda de motivação é muito comum, especialmente se não houver um sistema de apoio. Verifique se o paciente está buscando apoio social (ex.: família e amigos), se está conectado com outros experimentando as mesmas etapas de transição, e se tem acesso a informação continuada.
7) Faça você mesmo a transição para uma dieta à base de vegetais e compartilhe com o paciente as suas experiências positivas e dificuldades.

Fonte: adaptado de Hever.[123]

REFERÊNCIAS

1. GBD 2017 Diet Collaborators. Health effects of dietary risks in 195 countries, 1990-2017: a systematic analysis for the Global Burden of Disease Study 2017. Lancet. 2019;393(10184):1958-72.
2. Willett WC, Hu FB, Rimm EB, Stampfer MJ. Building better guidelines for healthy and sustainable diets. Am J Clin Nutr. 2021;114(2):401-4.
3. Willett W, et al. Food in the Anthropocene: the EAT-Lancet Commission on healthy diets from sustainable food systems. Lancet. 2019;393(10170):447-92.
4. Brasil. Ministério da Saúde. Guia alimentar para a população brasileira: promovendo a alimentação saudável. Normas e manuais técnicos. Brasília: Ministério da Saúde; 2014. Disponível em: https://bvsms.saude.gov.br/bvs/publicacoes/guia_alimentar_populacao_brasileira_2ed.pdf. Acesso em: 23 de agosto de 2021.
5. Kim H, Rebholz CM, Hegde S, LaFiura C, Raghavan M, Lloyd JF, et al. Plant-based diets, pescatarian diets and COVID-19 severity: a population-based case-control study in six countries. BMJ Nutr Prev Health. 2021 Jun 7;4(1):257-66.
6. Merino J, et al. Diet quality and severity of COVID-19: a prospective cohort study. medRxiv 2021.06.24.21259283.
7. Storz MA. Is there a lack of support for whole-food, plant-based diets in the medical community? Perm J. 2018;23:18-068.
8. Abbasi J. Medical students around the world poorly trained in nutrition. JAMA. 2019;322(19):1852.
9. Crowley J, Ball L, Hiddink GJ. Nutrition in medical education: a systematic review. Lancet Planet Health. 2019;3(9):e379-e389.
10. Grammatikopoulou MG, Katsouda A, Lekka K, Tsantekidis K, Bouras E, Kasapidou E, et al. Is continuing medical education sufficient? Assessing the clinical nutrition knowledge of medical doctors. Nutrition. 2019;57:69-73.
11. Aggarwal M, Singh Ospina N, Kazory A, Joseph I, Zaidi Z, Ataya A, et al. The mismatch of nutrition and lifestyle beliefs and actions among physicians: a wake-up call. Am J Lifestyle Med. 2019;14(3):304-15.
12. Katz DL. How to improve clinical practice and medical education about nutrition. AMA J Ethics. 2018 Oct 1;20(10):E994-1000.
13. Bettinelli ME, Bezze E, Morasca L, et al. Knowledge of health professionals regarding vegetarian diets from pregnancy to adolescence: an observational study. Nutrients. 2019;11(5):1149.
14. Hemler EC, Hu FB. Plant-based diets for cardiovascular disease prevention: all plant foods are not created equal. Curr Atheroscler Rep. 2019;21(5):18.
15. Satija A, Bhupathiraju SN, Spiegelman D, Chiuve SE, Manson JE, Willett W, et al. Healthful and unhealthful plant-based diets and the risk of coronary heart disease in U.S. adults. J Am Coll Cardiol. 2017;70(4):411-22.
16. Baden MY, Liu G, Satija A, Li Y, Sun Q, Fung TT, et al. Changes in plant-based diet quality and total and cause-specific mortality. Circulation. 2019;140(12):979-91.
17. Satija A, Malik V, Rimm EB, Sacks F, Willett W, Hu FB. Changes in intake of plant-based diets and weight change: results from 3 prospective cohort studies. Am J Clin Nutr. 2019;110(3):574-82.
18. Heianza Y, Zhou T, Sun D, Hu FB, Manson JE, Qi L. Genetic susceptibility, plant-based dietary patterns, and risk of cardiovascular disease. Am J Clin Nutr. 2020;112(1):220-8.
19. Heianza Y, Zhou T, Sun D, Hu FB, Qi L. Healthful plant-based dietary patterns, genetic risk of obesity, and cardiovascular risk in the UK biobank study. Clin Nutr. 2021;40(7):4694-701.
20. Romanos-Nanclares A, Willett WC, Rosner BA, Collins LC, Hu FB, Toledo E, Eliassen AH. Healthful and unhealthful plant-based diets and risk of breast cancer in U.S. women: results from the Nurses' Health Studies. Cancer Epidemiol Biomarkers Prev. 2021 Jul 21:cebp.EPI-21-0352-E.2021.
21. Baden MY, Shan Z, Wang F, Li Y, Manson JE, Rimm EB, et al. Quality of plant-based diet and risk of total, ischemic, and hemorrhagic stroke. Neurology. 2021;96(15):e1940-e1953.
22. Qian F, Liu G, Hu FB, Bhupathiraju SN, Sun Q. Association between plant-based dietary patterns and risk of type 2 diabetes: a systematic review and meta-analysis. JAMA Intern Med. 2019;179(10):1335-44.

23. Chen Z, Drouin-Chartier JP, Li Y, Baden MY, Manson JE, Willett WC, et al. Changes in plant-based diet indices and subsequent risk of type 2 diabetes in women and men: Three U.S. prospective cohorts. Diabetes Care. 2021;44(3):663-71.
24. Martínez-González MA, Sánchez-Tainta A, Corella D, Salas-Salvadó J, Ros E, Arós F, et al., PREDIMED Group. A provegetarian food pattern and reduction in total mortality in the Prevención con Dieta Mediterránea (PREDIMED) study. Am J Clin Nutr. 2014;100 Suppl 1:320S-8S.
25. Pimenta AM, Toledo E, Rodriguez-Diez MC, Gea A, Lopez-Iracheta R, Shivappa N, et al. Dietary indexes, food patterns and incidence of metabolic syndrome in a Mediterranean cohort: The SUN project. Clin Nutr. 2015;34(3):508-14.
26. Sánchez-Villegas A, Henríquez-Sánchez P, Ruiz-Canela M, Lahortiga F, Molero P, Toledo E, et al. A longitudinal analysis of diet quality scores and the risk of incident depression in the SUN Project. BMC Med. 2015;13:197.
27. Gómez-Donoso C, Martínez-González MÁ, Martínez JA, Gea A, Sanz-Serrano J, Perez-Cueto FJA, et al. A provegetarian food pattern emphasizing preference for healthy plant-derived foods reduces the risk of overweight/obesity in the SUN cohort. Nutrients. 2019;11(7):1553.
28. Romanos-Nanclares A, Toledo E, Sánchez-Bayona R, Sánchez-Quesada C, Martínez-González MÁ, Gea A. Healthful and unhealthful provegetarian food patterns and the incidence of breast cancer: Results from a Mediterranean cohort. Nutrition. 2020;79-80:110884.
29. Oncina-Cánovas A, Vioque J, González-Palacios S, Martínez-González MÁ, Salas-Salvadó J, Corella D, et al. Pro-vegetarian food patterns and cardiometabolic risk in the PREDIMED-Plus study: a cross-sectional baseline analysis. Eur J Nutr. 2021 Aug 9.
30. Oussalah A, Levy J, Berthezène C, Alpers DH, Guéant JL. Health outcomes associated with vegetarian diets: An umbrella review of systematic reviews and meta-analyses [published online ahead of print, 2020 Mar 11]. Clin Nutr. 2020;S0261-5614(20)30101-1.
31. Kim H, Caulfield LE, Garcia-Larsen V, Steffen LM, Grams ME, Coresh J, et al. Plant-based diets and incident CKD and kidney function. Clin J Am Soc Nephrol. 2019 May 7;14(5):682-91.
32. Tomova A, Bukovsky I, Rembert E, Yonas W, Alwarith J, Barnard ND, et al. The effects of vegetarian and vegan diets on gut microbiota. Front Nutr. 2019;6:47.
33. Kahleova H, Levin S, Barnard N. Cardio-metabolic benefits of plant-based diets. Nutrients. 2017 Aug 9;9(8):848.
34. Barnard ND, Levin SM, Yokoyama Y. A systematic review and meta-analysis of changes in body weight in clinical trials of vegetarian diets. J Acad Nutr Diet. 2015;115(6):954-69.
35. Kahleova H, Levin S, Barnard ND. Vegetarian dietary patterns and cardiovascular disease. Prog Cardiovasc Dis. 2018 May-Jun;61(1):54-61.
36. Yokoyama Y, Barnard ND, Levin SM, Watanabe M. Vegetarian diets and glycemic control in diabetes: a systematic review and meta-analysis. Cardiovasc Diagn Ther. 2014;4(5):373-82.
37. Alwarith J, Kahleova H, Crosby L, Brooks A, Brandon L, Levin SM, et al. The role of nutrition in asthma prevention and treatment. Nutr Rev. 2020;78(11):928-38.
38. Alwarith J, Kahleova H, Rembert E, Yonas W, Dort S, Calcagno M, et al. Nutrition interventions in rheumatoid arthritis: the potential use of plant-based diets. A review. Front Nutr. 2019;6:141.
39. Barnard ND, Goldman DM, Loomis JF, Kahleova H, Levin SM, Neabore S, et al. Plant-based diets for cardiovascular safety and performance in endurance sports. Nutrients. 2019;11(1):130.
40. Baden MY, Kino S, Liu X, Li Y, Kim Y, Kubzansky LD, et al. Changes in plant-based diet quality and health-related quality of life in women. Br J Nutr. 2020;124(9):960-70.
41. Hargreaves SM, Nakano EY, Han H, Raposo A, Ariza-Montes A, Vega-Muñoz A, et al. Quality of life of brazilian vegetarians measured by the WHOQOL-BREF: Influence of type of diet, motivation and sociodemographic data. Nutrients. 2021;13:2648.
42. Norman K, Klaus S. Veganism, aging and longevity: new insight into old concepts. Curr Opin Clin Nutr Metab Care. 2020;23(2):145-50.
43. Fresán U, Martínez-González MA, Sabaté J, Bes-Rastrollo M. Global sustainability (health, environment and monetary costs) of three dietary patterns: results from a Spanish cohort (the SUN project). BMJ Open. 2019;9(2):e021541.
44. Intergovernmental Panel on Climate Change. IPCC special report on climate change, desertification, land degradation, sustainable land management, food security, and greenhouse gas fluxes in terrestrial ecosystems: Summary for policy makers. 2019. Disponível em: https://www. ipcc.ch/report/srccl/.
45. Segovia-Siapco G, Sabaté J. Health and sustainability outcomes of vegetarian dietary patterns: a revisit of the EPIC-Oxford and the Adventist Health Study-2 cohorts. Eur J Clin Nutr. 2019;72(Suppl 1):60-70.
46. Orlich MJ, Chiu THT, Dhillon PK, Key TJ, Fraser GE, Shridhar K, et al. Vegetarian epidemiology: review and discussion of findings from geographically diverse cohorts. Adv Nutr. 2019;10(Suppl_4):S284-S295.
47. Orlich MJ, Jaceldo-Siegl K, Sabate J, Fan J, Singh PN, Fraser GE. Patterns of food consumption among vegetarians and non-vegetarians. Br J Nutr. 2014;112(10):1644-53.
48. Guimarães FCO, Barreto EM, Matco GC, Pereira TSS, Gomes EP, Molina MDCB, et al. Alimentos consumidos por adventistas expostos a diferentes padrões dietéticos vegetarianos. Rev Bras Pesq Saúde. 2018;19(2):92-9.
49. Martins MCT, Jaceldo-Siegl K, Orlich M, Fan J, Mashchak A, Fraser GE. A new approach to assess lifetime dietary patterns finds lower consumption of animal foods with aging in a longitudinal analysis of a health-oriented adventist population. Nutrients. 2017;9(10):1118.
50. Key TJ, Appleby PN, Spencer EA, Travis RC, Roddam AW, Allen NE. Mortality in British vegetarians: results from the European Prospective Investigation into Cancer and Nutrition (EPIC-Oxford). Am J Clin Nutr. 2009;89(5):1613S-19S.

51. Lee JE, McLerran DF, Rolland B, Chen Y, Grant EJ, Vedanthan R, et al. Meat intake and cause-specific mortality: a pooled analysis of Asian prospective cohort studies. Am J Clin Nutr. 2013;98(4):1032-41.
52. Greger M. A whole food plant-based diet is effective for weight loss: the evidence. Am J Lifestyle Med. 2020;14(5):500-10.
53. Wright N, Wilson L, Smith M, Duncan B, McHugh P. The BROAD study: A randomised controlled trial using a whole food plant-based diet in the community for obesity, ischaemic heart disease or diabetes. Nutr Diabetes. 2017;7(3):e256.
54. Kahleova H, Fleeman R, Hlozkova A, Holubkov R, Barnard ND. A plant-based diet in overweight individuals in a 16-week randomized clinical trial: metabolic benefits of plant protein. Nutr Diabetes. 2018 Nov 2;8(1):58.
55. Kahleova H, Tura A, Hill M, Holubkov R, Barnard ND. A plant-based dietary intervention improves beta-cell function and insulin resistance in overweight adults: a 16-week randomized clinical trial. Nutrients. 2018 Feb 9;10(2):189.
56. Kahleova H, Hlozkova A, Fleeman R, Fletcher K, Holubkov R, Barnard ND. Fat quantity and quality, as part of a low-fat, vegan diet, are associated with changes in body composition, insulin resistance, and insulin secretion. a 16-week randomized controlled trial. Nutrients. 2019 Mar 13;11(3):615.
57. Kahleova H, Petersen KF, Shulman GI, Alwarith J, Rembert E, Tura A, et al. Effect of a low-fat vegan diet on body weight, insulin sensitivity, postprandial metabolism, and intramyocellular and hepatocellular lipid levels in overweight adults: a randomized clinical trial. JAMA New Open. 2020 Nov 2;3(11):e2025454.
58. Kahleova H, McCann J, Alwarith J, Rembert E, Tura A, Holubkov R, et al. A plant-based diet in overweight adults in a 16-week randomized clinical trial: The role of dietary acid load. Clin Nutr ESPEN. 2021 Aug;44:150-8.
59. Barnard ND, Levin SM, Gloede L, Flores R. Turning the waiting room into a classroom: weekly classes using a vegan or a portion-controlled eating plan improve diabetes control in a randomized translational study. J Acad Nutr Diet. 2018;118(6):1072-9.
60. Marrone G, Guerriero C, Palazzetti D, Lido P, Marolla A, Di Daniele F, et al. Vegan diet health benefits in metabolic syndrome. Nutrients. 2021;13(3):817.
61. Adair KE, Bowden RG. Ameliorating chronic kidney disease using a whole food plant-based diet. Nutrients. 2020;12(4):1007.
62. Campbell TM, Liebman SE. Plant-based dietary approach to stage 3 chronic kidney disease with hyperphosphataemia. BMJ Case Rep. 2019;12(12):e232080.
63. Massera D, Zaman T, Farren GE, Ostfeld RJ. A whole-food plant-based diet reversed angina without medications or procedures. Case Rep Cardiol. 2015;2015:978906.
64. Bunner AE, Agarwal U, Gonzales JF, Valente F, Barnard ND. Nutrition intervention for migraine: a randomized crossover trial. J Headache Pain. 2014;15(1):69.
65. Agarwal U, Mishra S, Xu J, Levin S, Gonzales J, Barnard ND. A multicenter randomized controlled trial of a nutrition intervention program in a multiethnic adult population in the corporate setting reduces depression and anxiety and improves quality of life: the GEICO study. Am J Health Promot. 2015;29(4):245-54.
66. Lewandowska M, Dunbar K, Kassam S. Managing psoriatic arthritis with a whole food plant-based diet: a case study. Am J Lifestyle Med. 2021;15(4):402-6.
67. Sandefur K, Kahleova H, Desmond AN, Elfrink E, Barnard ND. Crohn's disease remission with a plant-based diet: a case report. Nutrients. 2019;11(6):1385.
68. Kim P, Arnold M, Gunti J. Five-month trial of whole-food plant-based diet in a patient with coexisting myasthenia gravis and Lambert-Eaton myasthenic syndrome. Am J Lifestyle Med. 2021 Feb 16;15(3):230-7.
69. Solway J, McBride M, Haq F, Abdul W, Miller R. Diet and dermatology: the role of a whole-food, plant-based diet in preventing and reversing skin aging – a review. J Clin Aesthet Dermatol. 2020;13(5):38-43.
70. Barnard ND, Kahleova H, Holtz DN, Del Aguila F, Neola M, Crosby LM, et al. The Women's Study for the Alleviation of Vasomotor Symptoms (WAVS): a randomized, controlled trial of a plant-based diet and whole soybeans for postmenopausal women. Menopause. 2021 Jul 12.
71. Shah SP, Duda JE. Dietary modifications in Parkinson's disease: A neuroprotective intervention? Med Hypotheses. 2015;85(6):1002-5.
72. Campbell TC. Cancer prevention and treatment by wholistic nutrition. J Nat Sci. 2017;3(10):e448.
73. Dinu M, Abbate R, Gensini GF, Casini A, Sofi F. Vegetarian, vegan diets and multiple health outcomes: A systematic review with meta-analysis of observational studies. Crit Rev Food Sci Nutr. 2017;57(17):3640-9.
74. Barnard ND, Leroy F. Children and adults should avoid consuming animal products to reduce risk for chronic disease: YES. Am J Clin Nutr. 2020;112(4):926-30.
75. Ornish D. Intensive lifestyle changes and health reform. Lancet Oncol. 2009;10(7):638-9.
76. Betageri O, Al-Turk B, Freeman AM, Aggarwal M. Prevention and reversal of morbidity in today's cardiovascular patient: role of lifestyle modification and nutrition in the current era. Curr Cardiol Rep. 2021;23(10):143.
77. Ornish D, Brown SE, Scherwitz LW, Billings JH, Armstrong WT, Ports TA, et al. Can lifestyle changes reverse coronary heart disease? The Lifestyle Heart Trial. Lancet. 1990;336(8708):129-33.
78. Ornish D, Scherwitz LW, Billings JH, Brown SE, Gould KL, Merritt TA, et al. Intensive lifestyle changes for reversal of coronary heart disease. JAMA. 1998;280(23):2001-7.
79. Ornish D, Lin J, Chan JM, Epel E, Kemp C, Weidner G, et al. Effect of comprehensive lifestyle changes on telomerase activity and telomere length in men with biopsy-proven low-risk prostate cancer: 5-year follow-up of a descriptive pilot study. Lancet Oncol. 2013;14(11):1112-20.
80. Frattaroli J, Weidner G, Dnistrian AM, Kemp C, Daubenmier JJ, Marlin RO, et al. Clinical events in prostate cancer lifestyle trial: results from two years of follow-up. Urology. 2008;72(6):1319-23.

81. Chainani-Wu N, Weidner G, Purnell DM, Frenda S, Merritt-Worden T, Pischke C, et al. Changes in emerging cardiac biomarkers after an intensive lifestyle intervention. Am J Cardiol. 2011;108(4):498-507.
82. Pischke CR, Weidner G, Elliott-Eller M, Scherwitz L, Merritt-Worden TA, Marlin R, et al. Comparison of coronary risk factors and quality of life in coronary artery disease patients with versus without diabetes mellitus. Am J Cardiol. 2006;97(9):1267-73.
83. Koertge J, Weidner G, Elliott-Eller M, Scherwitz L, Merritt-Worden TA, Marlin R, et al. Improvement in medical risk factors and quality of life in women and men with coronary artery disease in the Multicenter Lifestyle Demonstration Project. Am J Cardiol. 2003 Jun 1;91(11):1316-22.
84. Frattaroli J, Weidner G, Merritt-Worden TA, Frenda S, Ornish D. Angina pectoris and atherosclerotic risk factors in the multisite cardiac lifestyle intervention program. Am J Cardiol. 2008b;101(7):911-8.
85. Dod HS, Bhardwaj R, Sajja V, Weidner G, Hobbs GR, Konat GW, et al. Effect of intensive lifestyle changes on endothelial function and on inflammatory markers of atherosclerosis. Am J Cardiol. 2010;105(3):362-7.
86. Pischke CR, Weidner G, Elliott-Eller M, Ornish D. Lifestyle changes and clinical profile in coronary heart disease patients with an ejection fraction of 40% in the Multicenter Lifestyle Demonstration Project. Eur J Heart Fail. 2007;9(9):928-34.
87. Sun Y, You W, Almeida F, Estabrooks P, Davy B. The effectiveness and cost of lifestyle interventions including nutrition education for diabetes prevention: a systematic review and meta-analysis. J Acad Nutr Diet. 2017;117(3):404-21.e36
88. Hever J, Cronise RJ. Plant-based nutrition for healthcare professionals: implementing diet as a primary modality in the prevention and treatment of chronic disease. J Geriatr Cardiol. 2017;14(5):355-68.
89. Nielsen LV, Kristensen MD, Klingenberg L, Ritz C, Belza A, Astrup A, et al. Protein from meat or vegetable sources in meals matched for fiber content has similar effects on subjective appetite sensations and energy intake – a randomized acute cross-over meal test study. Nutrients. 2018;10(1):96.
90. Kristensen MD, Bendsen NT, Christensen SM, Astrup A, Raben A. Meals based on vegetable protein sources (beans and peas) are more satiating than meals based on animal protein sources (veal and pork) – a randomized cross-over meal test study. Food Nutr Res. 2016;60:32634.
91. Castaño-Martinez T, Schumacher F, Schumacher S, Kochlik B, Weber D, Grune T, et al. Methionine restriction prevents onset of type 2 diabetes in NZO mice. FASEB J. 2019;33(6):7092-102.
92. Rogerson D. Vegan diets: practical advice for athletes and exercisers. J Int Soc Sports Nutr. 2017;14:36.
93. Almaguel FG, Liu JW, Pacheco FJ, De Leon D, Casiano CA, De Leon M. Lipotoxicity-mediated cell dysfunction and death involve lysosomal membrane permeabilization and cathepsin L activity. Brain Res. 2010;1318:133-43.
94. Baden MY, Satija A, Hu FB, Huang T. Change in plant-based diet quality is associated with changes in plasma adiposity-associated biomarker concentrations in women. J Nutr. 2019;149(4):676-86.
95. Man AWC, Li H, Xia N. Impact of lifestyles (diet and exercise) on vascular health: oxidative stress and endothelial function. Oxid Med Cell Longev. 2020;2020:1496462.
96. Montes Chañi EM, Pacheco SOS, Martínez GA, Freitas MR, Ivona JG, Ivona JA, et al. Long-term dietary intake of chia seed is associated with increased bone mineral content and improved hepatic and intestinal morphology in sprague-dawley rats. Nutrients. 2018;10(7):922.
97. Hu J, Lin S, Zheng B, Cheung PCK. Short-chain fatty acids in control of energy metabolism. Crit Rev Food Sci Nutr. 2018 May 24;58(8):1243-9.
98. Gao C, Rao M, Huang W, Wan Q, Yan P, Long Y, et al. Resistant starch ameliorated insulin resistant in patients of type 2 diabetes with obesity: a systematic review and meta-analysis. Lipids Health Dis. 2019;18(1):205.
99. Poulsen NB, Lambert MNT, Jeppesen PB. The effect of plant derived bioactive compounds on inflammation: a systematic review and meta-analysis. Mol Nutr Food Res. 2020;64(18):e2000473.
100. Egbuna C, Awuchi CG, Kushwaha G, Rudrapal M, Patrick-Iwuanyanwu KC, Singh O, et al. Bioactive compounds effective against type 2 diabetes mellitus: a systematic review. Curr Top Med Chem. 2021 May 9.
101. Janbozorgi N, Allipour R, Djafarian K, Shab-Bidar S, Badeli M, Safabakhsh M. Water intake and risk of type 2 diabetes: A systematic review and meta-analysis of observational studies. Diabetes Metab Syndr. 2021;15(4):102156.
102. Paz-Graniel I, Becerra-Tomás N, Babio N, Serra-Majem L, Vioque J, Zomeño MD, et al. Baseline drinking water consumption and changes in body weight and waist circumference at 2-years of follow-up in a senior Mediterranean population. Clin Nutr. 2021;40(6):3982-91.
103. Ercolini D, Fogliano V. Food design to feed the human gut microbiota. J Agric Food Chem. 2018;66:3754-8.
104. Agnoli C, Baroni L, Bertini I, Ciappellano S, Fabbri A, Papa M, et al. Position paper on vegetarian diets from the working group of the Italian Society of Human Nutrition. Nutr Metab Cardiovasc Dis. 2017;27(12):1037-52.
105. Baroni L, Goggi S, Battino M. Planning well-balanced vegetarian diets in infants, children, and adolescents: The VegPlate Junior. J Acad Nutr Diet. 2019 Jul;119(7):1067-74.
106. Melina V, Craig W, Levin S. Position of the Academy of Nutrition and Dietetics: Vegetarian diets. J Acad Nutr Diet. 2016;116(12):1970-80.
107. Nebl J, Schuchardt JP, Wasserfurth P, Haufe S, Eigendorf J, Tegtbur U, Hahn A. Characterization, dietary habits and nutritional intake of omnivorous, lacto-ovo vegetarian and vegan runners – a pilot study. BMC Nutr. 2019;5:51.
108. Craddock JC, Probst YC, Peoples GE. Vegetarian and omnivorous nutrition – comparing physical performance. Int J Sport Nutr Exerc Metab. 2016;26(3):212-20.
109. Richter M, Boeing H, Grünewald-Funk D, Heseker H, Kroke A, Leschik-Bonnet E, et al., for the German Nutrition

Society (DGE). Vegan diet. Position of the German Nutrition Society (DGE). Ernahrungs Umschau. 2016;63(04):92-102.

110. Rudloff S, Bührer C, Jochum F, et al. Vegetarian diets in childhood and adolescence: Position paper of the nutrition committee, German Society for Paediatric and Adolescent Medicine (DGKJ). Mol Cell Pediatr. 2019;6(1):4.
111. Ferreiro SR, López AM, Villares JMM, Trabazo RL, Díaz JJ, de Pipaón MS et al. Remendaciones del Comité de Nutrición y Lactancia Materna de la Asociación Española de Pediatría sobre las dietas vegetarianas. Anales de Pediatría. 2020;92(5):306.e1-306.e6.
112. Weikert C, Trefflich I, Menzel J, Obeid R, Longree A, Dierkes J, et al. Vitamin and mineral status in a vegan diet. Dtsch Arztebl Int. 2020;117(35-36):575-82.
113. Iguacel I, Miguel-Berges ML, Gómez-Bruton A, Moreno LA, Julián C. Veganism, vegetarianism, bone mineral density, and fracture risk: a systematic review and meta-analysis. Nutr Rev. 2019;77(1):1-18.
114. García Maldonado E, Gallego-Narbón A, Vaquero MªP. ¿Son las dietas vegetarianas nutricionalmente adecuadas? Una revisión de la evidencia científica. Nutr Hosp. 2019;36(4):950-61.
115. Institute of Medicine (US) Standing Committee on the Scientific Evaluation of Dietary Reference Intakes and its Panel on Folate, Other B Vitamins, and Choline. Dietary reference intakes for thiamin, riboflavin, niacin, vitamin B6, folate, vitamin B12, pantothenic acid, biotin, and choline. Washington (DC): National Academies Press (US); 1998.
116. Institute of Medicine (US) Panel on Micronutrients. Dietary reference intakes for vitamin A, vitamin K, arsenic, boron, chromium, copper, iodine, iron, manganese, molybdenum, nickel, silicon, vanadium, and zinc. Washington (DC): National Academies Press (US); 2001.
117. Institute of Medicine (US) Committee to Review Dietary Reference Intakes for Vitamin D and Calcium. Dietary reference intakes for calcium and vitamin D. Ross AC, Taylor CL, Yaktine AL, Del Valle HB, editors. Washington (DC): National Academies Press (US); 2011.
118. Trumbo P, Schlicker S, Yates AA, Poos M; Food and Nutrition Board of the Institute of Medicine, The National Academies. Dietary reference intakes for energy, carbohydrate, fiber, fat, fatty acids, cholesterol, protein and amino acids. J Am Diet Assoc. 2002;102(11):1621-30.
119. Ashen. Vegetarian diets in cardiovascular prevention. Curr Treat Options Cardiovasc Med. 2013;15(6):735-45.
120. Foster M, Samman S. Vegetarian diets across the lifecycle: impact on zinc intake and status. Adv Food Nutr Res. 2015;74:93-131.
121. Koeth RA, et al. Intestinal microbiota metabolism of L-carnitine, a nutrient in red meat, promotes atherosclerosis. Nat Med. 2013;19(5):576-85.
122. Heianza Y, Ma W, Manson JE, Rexrode KM, Qi L. Gut microbiota metabolites and risk of major adverse cardiovascular disease events and death: a systematic review and meta-analysis of prospective studies. J Am Heart Assoc. 2017;6(7):e004947.
123. Hever J. Plant-based diets: a physician's guide. Perm J. 2016;20(3):15-082.
124. Mangels R, Messina V, Messina M. The dietitian's guide to vegetarian diets. 3. ed. Sudbury, MA: Jones and Bartlett; 2011.
125. Mariotti F, Gardner CD. Dietary protein and amino acids in vegetarian diets – a review. Nutrients. 2019;11(11):2661.
126. Marsh KA, Munn EA, Baines SK. Protein and vegetarian diets. Med J Aust. 2013;199(S4):S7-S10.
127. Peters BSC, Rocha LlM, França NAG, et al. Vitamina D. In: Rossi L, Poltronieri (Orgs.) Tratado de nutrição e dietoterapia. Rio de Janeiro: Guanabara Koogan; 2019. p. 176-85.
128. Saunders AV, Craig WJ, Baines SK, Posen JS. Iron and vegetarian diets. Med J Aust. 2013a;199(S4):S11-6.
129. Saunders AV, Craig WJ, Baines SK. Zinc and vegetarian diets. Med J Aust. 2013c;199(S4):S17-21.
130. Slywitch E, Savalli C, Duarte ACG, Escrivão MAMS. Iron deficiency in vegetarian and omnivorous individuals: analysis of 1340 individuals. Nutrients. 2021;13(9):2964.
131. Willcox BJ, Willcox DC. Caloric restriction, caloric restriction mimetics, and healthy aging in Okinawa: controversies and clinical implications. Curr Opin Clin Nutr Metab Care. 2014;17:51-8.
132. Wilson KM, Shui IM, Mucci LA, Giovannucci E. Calcium and phosphorus intake and prostate cancer risk: a 24-y follow-up study. Am J Clin Nutr. 2015;101(1):173-83.
133. Zeuschner CL, Hokin BD, Marsh KA, Saunders AV, Reid MA, Ramsay MR. Vitamin B_{12} and vegetarian diets. Med J Aust. 2013;199(S4):S27-32.
134. Gai Costantino C, Morales Morante LF. Vegetarian dietary guidelines: a comparative dietetic and communicational analysis of eleven international pictorial representations. Rev Esp Nutr Hum Diet. 2020;24(2):120-32.
135. Pereira J, Santos B, Lima DC de. Desenvolvimento de uma pirâmide alimentar adaptada à população vegetariana brasileira. Segur Aliment Nutr. 2021;28:e021023.
136. General Conference Nutrition Council. My Vegetarian Plate Food Guide,2013. Disponível em: healthministries.com/wp-content/uploads/2020/11/Meu-Prato-Vegetariano.pdf. Acesso em 25/8/2021.
137. Alves C, Martins MCT, Koritar P. Traducción y adaptación al português de la guia alimentaria My Vegetarian Plate. Primero Congreso Argentino de Nutrición Vegetariana, Universidad Adventista del Plata, Libertador San Martin, Entre Rios, Argentina; 2019.
138. Haddad EH, Sabaté EH, Whitten CG Vegetarian food guide pyramid: a conceptual framework. Am J Clin Nutr. 1999;70(3) Suppl:615S-619S.
139. Le LT, et al. The design, development and evaluation of the vegetarian lifestyle index on dietary patterns among vegetarians and non-vegetarians. Nutrients. 2018;10(5):542.
140. Gili RV, et al. Healthy vegan lifestyle habits among argentinian vegetarians and non-vegetarians. Nutrients. 2019;11(1):154.
141. Kahleova H, Rembert E, Nowak A, Holubkov R, Barnard ND. Effect of a diet intervention on cardiometabolic out-

comes: Does race matter? A randomized clinical trial. Clin Nutr ESPEN. 2021 Feb;41:126-8.

142. Martins MCT, Jaceldo-Siegl K, Fan J, Singh P, Fraser GE. Short- and long-term reliability of adult recall of vegetarian dietary patterns in the Adventist Health Study-2 (AHS-2). J Nutr Sci. 2015;4:e11.

143. Saunders AV, Davis BC, Garg ML. Omega-3 polyunsaturated fatty acids and vegetarian diets. Med J Aust. 2013;199(S4):S22-6.

144. Freeman AM, Taub PR, Lo HC, Ornish D. Intensive cardiac rehabilitation: an underutilized resource. Curr Cardiol Rep. 2019;21(4):19.

16 Suplementos antioxidantes: riscos e benefícios

Cintia Pereira da Silva
Geni Rodrigues Sampaio
Elizabeth Aparecida Ferraz da Silva Torres

RESUMO

Os antioxidantes agem inibindo a ação ou produção dos radicais livres e favorecendo o reparo e a reconstituição de estruturas afetadas pelo estresse oxidativo. Os biomarcadores circulantes de antioxidantes podem não refletir diretamente o consumo alimentar, sendo afetados por vários fatores não dietéticos (processamento do alimento, capacidade absortiva do indivíduo, fatores genéticos, processos patológicos, consumo de álcool). No entanto, as revisões sistemáticas apresentaram evidências convincentes de que o aumento do consumo de frutas, vegetais e outros alimentos ricos em antioxidantes aumenta as concentrações circulantes e pode ajudar a prevenir mortes prematuras.

▶ ESTRESSE OXIDATIVO E OBESIDADE

Segundo dados da Organização Mundial da Saúde (OMS), ao menos 2,8 milhões de pessoas estão morrendo a cada ano como resultado de excesso de peso ou obesidade. Antes associada a países de alta renda, a obesidade agora também é prevalente em países de baixa e média renda.[1] Constitui fator de risco para doença cardíaca coronariana, hipertensão, acidente vascular cerebral, disfunção ventricular, insuficiência cardíaca congestiva, arritmias cardíacas, diabetes tipo 2, mas também câncer colorretal, de células renais, de mama pós-menopausa, esofágico, pancreático, endometrial e de fígado.[2]

Os pacientes obesos comumente padecem de desequilíbrios metabólicos envolvendo gordura corporal, massa corporal, lipoproteínas e lipídios plasmáticos, o que interfere na suscetibilidade do organismo a lesões oxidativas devido ao aumento da produção de radicais livres (RL).[3]

O termo "radical livre" (RL) refere-se a um átomo ou molécula que contém número ímpar de elétrons em sua última camada eletrônica, com alta reatividade. Estes são formados em um cenário de reações de oxidorredução, isto é, ou cedem o elétron solitário oxidando-se, ou recebem outro reduzindo-se.[4] Os RL também conhecidos como espécies reativas podem ser denominados segundo o átomo cujo elétron encontra-se desemparelhado, denominados espécies reativas de oxigênio (ERO) e espécies reativas de nitrogênio (ERN). As principais ERO distribuem-se em 2 grupos: os radicalares hidroxila (HO•), superóxido ($O_2^{\bullet}-$), peroxila (ROO•) e alcoxila (RO•), e os não radicalares oxigênio *singlet*, peróxido de hidrogênio e ácido hipocloroso. Dentre as ERN incluem-se o óxido nítrico (NO•), óxido nitroso (N_2O_3), ácido nitroso (HNO_2), nitritos (NO_2-), nitratos (NO_3-) e peroxinitritos (ONOO−).[3,5]

A geração de RL é um processo fisiológico contínuo e ocorre para que funções como a sinalização celular e a defesa contra microrganismos ocorram de maneira adequada.[3] Um desacoplamento entre a produção de RL e a neutralização deles pela ação das defesas antioxidantes naturais do organismo humano é denominado estresse oxidativo (EO), que pode resultar em danos moleculares, repercutindo tanto em células quanto em órgãos.[5]

▶ DEFESA ANTIOXIDANTE

Os antioxidantes podem ser de ação enzimática (glutationa peroxidase/GPx, glutationa-redutase/GRed, catalase/CAT e superóxido dismutase/SOD) ou não enzimática (vitaminas A, C e E, minerais como o cobre, manganês, selênio e zinco, ao lado de compostos fenólicos e outros ingeridos na dieta). Sua origem, portanto, é mista, tanto endógena quanto exógena.[3,6,7]

O primeiro mecanismo de defesa contra os RL é impedir a sua formação, principalmente pela inibição das reações em cadeia com o ferro e o cobre. Os antioxidantes são capazes de interceptar os radicais livres gerados pelo metabolismo celular ou por fontes exógenas, impedindo o ataque sobre os lipídios, aminoácidos das proteínas, a dupla ligação dos ácidos graxos poli-insaturados e as bases do DNA, evitando a formação de lesões e perda da integridade celular. Os antioxidantes obtidos da dieta, tais como as vitaminas C, E e A, e fitoquímicos como os flavonoides e os carotenoides são extremamente importantes na intercepção dos radicais livres.[8,9]

Outro mecanismo de proteção é o reparo das lesões causadas pelos radicais. Esse processo está relacionado com a remoção de danos da molécula de DNA e a reconstituição das membranas celulares danificadas. Em algumas situações pode ocorrer uma adaptação do organismo em resposta à geração desses radicais com o aumento da síntese de enzimas antioxidantes.[8]

Os achados de desempenho dos antioxidantes *in vivo* irão variar segundo tipos de radicais livres formados, onde e como são gerados, análise e métodos para a identificação dos danos, bem como doses disponíveis para proteção.[9]

▶ ANTIOXIDANTES DIETÉTICOS

Em revisão sistemática e metanálise demonstrou-se que a ingestão dietética e/ou as concentrações sanguíneas de vitamina C, carotenoides (total, β-caroteno, α-caroteno, β-criptoxantina, licopeno) e α-tocoferol, mas não a vitamina E dietética, foram inversamente associadas com doença cardíaca coronariana, acidente vascular cerebral, doença cardiovascular, câncer e/ou mortalidade por todas as causas. Não foi observada uma relação dose-resposta de cada nutriente, por isso é provável que as associações observadas não sejam devidas ao consumo dos antioxidantes de forma individual, mas sim à combinação de vários componentes benéficos presentes em frutas e vegetais[10] (Tabela 1).

Esses resultados foram semelhantes aos observados por Jayed et al.,[11] em que maiores níveis circulantes de β-caroteno, vitamina C (60 μmol/L) e selênio (1,75 μmol/L) estavam relacionados com menor risco de mortalidade por todas as causas. A população idosa (> 60 anos) seria o público-alvo mais beneficiado em comparação aos indivíduos mais jovens.

TABELA 1 Fontes alimentares relacionadas ao aumento das concentrações sanguíneas de antioxidantes

Antioxidante dietético	Fontes alimentares
Vitamina C	Frutas e sucos cítricos
Carotenoides	Vegetais verdes e amarelos e cenouras (carotenoides totais, β-caroteno, α-caroteno) Frutas e sucos cítricos (β-criptoxantina) Licopeno (tomate)

O aumento do consumo de frutas, vegetais e outros alimentos ricos em antioxidantes aumenta as concentrações circulantes e pode ajudar a prevenir mortes prematuras.[10,11] A recomendação da Organização Mundial da Saúde é de pelo menos 400 g no total de frutas, legumes e verduras diariamente, em parte por conta da sua contribuição para a defesa oxidativa.

Achados nacionais

Locateli et al.[7] descreveram os alimentos consumidos pela população brasileira no Inquérito Nacional de Alimentação 2008-2009. Açaí, achocolatados, milho e preparações, vinho e chocolate foram os alimentos que apresentaram os maiores teores de antioxidantes. Alguns grupos alimentares se destacaram por apresentar maiores quantidades de antioxidantes definidos tanto por 100 g quanto por porção, como as frutas para vitamina C, fenólicos totais e flavonoides; as carnes e ovos para vitamina E, selênio e zinco; e farinha, massas, biscoitos e panificados para cobre e manganês. Para vitamina A, destacaram-se as hortaliças, frutas e laticínios.

▶ NUTRACÊUTICOS ANTIOXIDANTES

Segundo a Agência Nacional de Vigilância Sanitária (ANVISA), alimento funcional é todo aquele alimento ou ingrediente que, além das funções nutricionais básicas, quando consumido como parte da dieta usual, produz efeitos metabólicos e/ou fisiológicos e/ou efeitos benéficos à saúde.[12]

Substância bioativa é um nutriente ou não nutriente consumido normalmente como componente de um alimento, que possui ação metabólica ou fisiológica específica no organismo humano. Já os suplementos alimentares são produtos para ingestão oral, apresentados em formas farmacêuticas, destinados a suplementar a alimentação de indivíduos saudáveis com nutrientes, substâncias bioativas, enzimas ou probióticos, isolados ou combinados.[13]

De modo geral, os suplementos alimentares ou nutracêuticos referem-se às substâncias bioativas isoladas/combinadas apresentadas em formas farmacêuticas e os alimentos funcionais são apresentados na forma de alimento *in natura* ou industrializados.

O consumo de suplementos alimentares deve ser recomendado quando o indivíduo não consegue obter a quantidade adequada de nutrientes pela dieta. Tureck et al.[6] constataram na população brasileira elevados percentuais de ingestão insuficiente de nutrientes antioxidantes, principalmente vitaminas.

Pesquisas mostram que o consumo de suplementos alimentares pela população vem aumentando significativamente nos últimos anos, o que nem sempre possui implicações favoráveis, pois superdosagens e toxicidades são possíveis. A aquisição facilitada em lojas virtuais e a forte influência exercida pelas mídias sociais estão entre os fatores de maior impacto.[14] A ABIAD (Associação Brasileira da Indústria de Alimentos para Fins Especiais e Congêneres) realizou, em 2020, uma pesquisa de mercado intitulada "Hábitos de Consumo de Suplementos Alimentares no Brasil" e demonstrou que 59% dos lares brasileiros possuem pelo menos uma pessoa consumindo suplementos alimentares, sendo que 90% dos entrevistados usam o suplemento alimentar como um complemento à alimentação e 85% buscam saúde e bem-estar.

A RDC n. 243/2018 pela ANVISA define os requisitos sanitários dos suplementos alimentares. Sete nutrientes podem ser adicionados aos suplementos em quantidades mínimas e máximas estabelecidas e podem apresentar no rótulo a alegação "antioxidante que auxilia na proteção dos danos causados pelos radicais livres", conforme a Tabela 2. Vale assinalar que ofertas farmacológicas muito abundantes de antioxidantes, mesmo quando não intrinsecamente tóxicas, poderão interferir com o papel fisiológico dos radicais livres como moléculas sinalizadoras de processos fisiológicos essenciais, configurando-se destarte como indesejáveis.[4]

TABELA 2 Nutrientes antioxidantes autorizados para uso em suplementos alimentares segundo legislação brasileira

Constituintes	Limites mínimos e máximos (adultos)
Riboflavina (mg)	0,20-2,74
Vitamina C (mg)	13,5-1.916,02
Vitamina E (mg)	2,25-1.000
Cobre (µg)	135-8.975,52
Manganês (mg)	0,35-1,66
Selênio (µg)	8,25-319,75
Zinco (mg)	1,65-29,59

Fonte: Anvisa, 2018.[12]

Vitamina B2

Dentre os nutrientes com alegação antioxidante aprovada pela legislação brasileira destacamos a riboflavina ou vitamina B2, que inibe a peroxidação lipídica e lesão oxidativa de reperfusão, graças ao ciclo redox da glutationa e também a outros mecanismos como a conversão de riboflavina reduzida na forma oxidada.[15] As principais fontes são carne, peixe e, principalmente, vegetais de cor verde-escura.

O sistema de defesa antioxidante enzimático inclui as enzimas SOD, CAT e GPx, cuja ação poderá depender de cobre, zinco e selênio, provenientes da dieta. A SOD é dependente de cobre e zinco (SOD-Cu/Zn) no citoplasma, e necessita de manganês como cofator (SOD-Mn) quando está na mitocôndria. A GPx existe sob duas formas: dependente e independente de selênio.[9]

Cobre

Assume papel tanto como pró-oxidante quanto como antioxidante. Atua como um cofator catalítico de enzimas como superóxido dismutase (SOD). Por outro lado, elevados níveis de cobre podem aumentar a produção de EROS e, consequentemente, EO. A deficiência de cobre pode causar danos peroxidativos. Portanto, as concentrações de cobre devem ser mantidas abaixo da toxicidade e acima dos níveis de deficiência.[16] De acordo com o Institute of Medicine (IOM), a recomendação diária é 900 µg/dia em adultos.

Vitamina E

Encontra-se no plasma e na partícula de lipoproteína LDL, protegendo lipídios da oxidação. A forma alfa-tocoferol é biologicamente mais ativa e a mais estudada. Para proteger os lipídios da oxidação, a vitamina E se converte em um radical tocoferil, precisando ser regenerada para recuperar seu potencial antioxidante. Do sistema de regeneração participam o ácido ascórbico (vitamina C), a enzima GRed e a coenzima

Q10. Além da participação no sistema de regeneração da vitamina E, mantendo o potencial antioxidante plasmático, a vitamina C pode inibir a oxidação de lipídios, proteínas e DNA, proteger contra a disfunção endotelial e conferir propriedades imunomoduladoras, atuando na recuperação e regeneração de outros antioxidantes no corpo.[11,17]

Critérios de suplementação

Bjelakovic et al.[18] realizaram revisão sistemática com 296.707 participantes com idade média de 63 anos e suplementação média de 3 anos. O uso de β-caroteno e a vitamina E estavam relacionados com o aumento da mortalidade, enquanto que a vitamina A, vitamina C e o selênio não a aumentaram significativamente, ainda que tampouco a diminuíssem. Esses dados mostram que a suplementação de β-caroteno e vitamina E deve ser indicada com cautela, e deixa questionada a utilização das outras.

Jenkins et al.[19] realizaram revisão sistemática concernente a selênio sozinho ou em combinação com outros antioxidantes no risco de doença cardiovascular, câncer ou mortalidade por todas as causas. Houve um aumento significativo do risco de doença cardiovascular ou mortalidade por todas as causas quando o selênio estava ausente da formulação de antioxidantes associados utilizados por indivíduos saudáveis, sugerindo interesse na manutenção da atividade antioxidante endógena. Analogamente, em fumantes a mistura de antioxidantes sem selênio estava relacionada com o aumento da mortalidade.

Polifenóis

Os compostos fenólicos também conhecidos como polifenóis compreendem um grupo complexo de metabólitos secundários presentes nas plantas, que geralmente estão envolvidos na defesa contra a radiação ultravioleta ou agressão por agentes patogênicos. Caracterizam-se pela presença de um ou mais anéis aromáticos ligados ao menos a um grupamento – OH e/ou outros substitutos.[20] Podem ser classificados em ácidos fenólicos, flavonoides, estilbenos e lignanas.[21] Na Europa atualmente as principais fontes desses nutrientes são as bebidas chá, café e vinho tinto, somente depois seguidas das clássicas frutas e legumes/verduras.[20]

Dentre os principais mecanismos envolvidos na capacidade antioxidante dos polifenóis destacam-se a supressão da formação de EROS por qualquer inibição de enzimas envolvidas em sua produção, eliminação de ROS devido à sua capacidade de se ligar a íons metálicos (ferro, cobre) e aos RL.[22] Uma metanálise voltada para enfermidades cardiovasculares e neurodegenerativas deparou-se com indícios pontuais de melhora no risco cardiovascular e condições cognitivas. Ainda assim, a metanálise como um todo revelou-se inconclusiva.[23] Igualmente indefinida, contudo sugestiva, uma revisão sistemática sinaliza que o total da subclasse de flavonoides, porém não de polifenóis, estava vinculado a menor incidência de diabetes tipo 2, eventos cardiovasculares e mortalidade por todas as causas.[20] No exterior ou em nosso pais não há até o momento nenhum ingrediente dessa classe aprovado para uso geral.

REFERÊNCIAS

1. Organização Mundial da Saúde. Obesidade. Disponível em: who.int/news-room/facts-in-pictures/detail/6-facts-on-obesity. Acessado em 15/8/2021.
2. Aleksandrova K, Mozaffarian D, Pischon T. Addressing the perfect storm: biomarkers in obesity and pathophysiology of cardiometabolic risk. Clin Chem. 2018;64:142-53.
3. França BK, et al. Peroxidação lipídica e obesidade: Métodos para aferição do estresse oxidativo em obesos. J Port Gastrenterol. 2013;20:199-206.

4. Di Meo S, Venditti P. Evolution of the knowledge of free radicals and other oxidants. Oxid Med Cell Longev. 2020;2020:9829176.
5. Sies H, Berndt C, Jones DP. Oxidative stress. Ann Rev Biochem. 2017;86:715-48.
6. Tureck C, et al. Avaliação da ingestão de nutrientes antioxidantes pela população brasileira e sua relação com o estado nutricional. Rev Bras Epidemiol. 2017;20:30-42.
7. Locateli G, et al. Fontes dietéticas de antioxidantes consumidas pela população brasileira: Inquérito Nacional de Alimentação 2008-2009. BRASPEN. 2018;33:238-47.
8. Bianchi MLP, Antunes LMG. Radicais livres e os principais antioxidantes da dieta. Rev Nutr. 1999;12:123-30.
9. Barbosa KBF, et al. Estresse oxidativo: conceito, implicações e fatores modulatórios. Rev Nutr. 2010;23:629-43.
10. Aune D, et al. Dietary intake and blood concentrations of antioxidants and the risk of cardiovascular disease, total cancer, and all-cause mortality: a systematic review and dose-response meta-analysis of prospective studies. Am J Clin Nutr. 2018;108:1069-91.
11. Jayedi A, et al. Dietary antioxidants, circulating antioxidant concentrations, total antioxidant capacity, and risk of all-cause mortality: a systematic review and dose-response meta-analysis of prospective observational studies. Adv Nutr. 2018;9:701-16.
12. Agência Nacional de Vigilância Sanitária (ANVISA). Instrução normativa n. 28, de 26 de julho de 2018. Disponível em: antigo.anvisa.gov.br/documents/10181/3898888/IN_28_2018_COMP.pdf/db9c7460-ae66-4f78-8576-dfd019bc9fa1. Acessado em 16/8/2021.
13. Agência Nacional de Vigilância Sanitária (ANVISA). Resolução da Diretoria Colegiada n. 243, de 26 de julho de 2018. Disponível em: antigo.anvisa.gov.br/documents/10181/3898888/RDC_243_2018_.pdf/0e39ed31-1da2-4456-8f4a-afb7a6340c15. Acessado em 16/8/2021.
14. Abe-Matsumoto LT, Sampaio GR, Bastos DHM. Suplementos vitamínicos e/ou minerais: regulamentação, consumo e implicações à saúde. Cad Saude Púb. 2015;31:1371-80.
15. Ashoori M, Saedisomeolia A. Riboflavin (vitamin B2) and oxidative stress: a review. Brit J Nutr. 2014;111:1985-91.
16. Mohammadifard N, et al. Trace minerals intake: risks and benefits for cardiovascular health. Crit Rev Food Sci Nutr. 2019;59:1334-46.
17. Catania AS, Barros CR, Ferreira SRG. Vitaminas e minerais com propriedades antioxidantes e risco cardiometabólico: controvérsias e perspectivas. Arq Bras Endocrinol Metab. 2009;53:550-9.
18. Bjelakovic G, et al. Antioxidant supplements for prevention of mortality in healthy participants and patients with various diseases. S Paulo Med J. 2015;133:164-5.
19. Jenkins DJA, et al. Selenium, antioxidants, cardiovascular disease, and all-cause mortality: a systematic review and meta-analysis of randomized controlled trials. Am J Clin Nutr. 2020;112:1642-52.
20. Del Bo' C, Bernardi S, Marino M, Porrini M, Tucci M, Guglielmetti S, et al. Systematic review on polyphenol intake and health outcomes: is there sufficient evidence to define a health-promoting polyphenol-rich dietary pattern? Nutrients. 2019;11(6):1355.
21. Velderrain-Rodríguez GR, et al. Phenolic compounds: their journey after intake. Food Function. 2014;5:189-97.
22. Hussain T, et al. Oxidative stress and inflammation: what polyphenols can do for us? Oxid Med Cell Longev. 2016;2016:7432797.
23. Potì F, Santi D, Spaggiari G, Zimetti F, Zanotti I. Polyphenol health effects on cardiovascular and neurodegenerative disorders: a review and meta-analysis. Int J Mol Sci. 2019;20(2):351.
24. Gomes FS. Carotenoides: uma possível proteção contra o desenvolvimento de câncer. Rev Nutr. 2007;20:537-48.
25. Russell R, al. Dietary reference intakes for vitamin A, vitamin K, arsenic, boron, chromium, copper, iodine, iron, manganese, molybdenum, nickel, silicon, vanadium, and zinc. A Report of the Panel on Micronutrients, Subcommittees on Upper Reference Levels of Nutrients and of Interpretation and Uses of Dietary Reference Intakes, and the Standing Committee on the Scientific Evaluation of Dietary Reference Intakes Food and Nutrition Board Institute of Medicine, 2001. Disponível em: ncbi.nlm.nih.gov/books/NBK222310/. Acessado em 15/8/2021.

17 Suplementos alimentares para atletas

Priscila Berti Zanella

RESUMO

Os suplementos alimentares são consumidos em larga escala por praticantes de exercício físico e atletas com o objetivo principal de atuar de forma ergogênica no esporte. Dos suplementos alimentares com evidências fortes para melhora do desempenho de atletas abordamos neste capítulo os carboidratos, as proteínas do leite de vaca, os aminoácidos essenciais, a creatina, a beta-alanina, o nitrato, a cafeína e o bicarbonato de sódio. Em relação aos suplementos com evidências para a saúde imunológica de atletas, temos as vitaminas D e C e os probióticos.

▶ INTRODUÇÃO

A prática regular de exercícios físicos é capaz de promover diversas adaptações estruturais e moleculares que remodelam a morfologia corporal e aumentam a atividade metabólica do indivíduo. Juntamente com a nutrição adequada, a prática frequente do exercício físico pode melhorar a saúde.[1] Dados da Organização Mundial da Saúde (OMS) apontam que grande parte da população mundial se encontra fisicamente inativa ou ativa de forma insuficiente, o que é um grave problema de saúde pública, uma vez que é fator de risco para as doenças crônicas não transmissíveis como as cardiovasculares, obesidade e *diabetes mellitus*.[2]

O atleta procura com a alimentação melhorar seu condicionamento físico e desempenho atlético e adequar sua composição corporal de acordo com as necessidades da sua categoria.[3] Muitos atletas dão grande ênfase ao uso de suplementos, contudo eles podem desempenhar apenas um papel muito pequeno quando comparados a fatores como constância de treinamentos, motivação, táticas e talento nato. Ainda assim, por apresentarem demandas energéticas e nutricionais por vezes elevadas, os atletas optam pelo consumo de suplementos nutricionais.[4]

▶ USO APROPRIADO OU EXAGERADO?

Diversos suplementos são comercializados como substâncias ergogênicas capazes de melhorar ou aumentar a *performance* física, sendo os mais comuns advindos de proteínas e aminoácidos, carboidratos, cafeína e vitaminas.[5] Nos últimos anos houve um aumento expressivo do consumo de suplementos tanto por praticantes de atividade física regular quanto por atletas, por conta de maior publicidade e patrocínio de atletas em competições de alta visibilidade.[6] No entanto, nem sempre a eficácia desses suplementos no tocante a aumento de força e/ou massa magra, redução de gordura corporal e melhora do desempenho está comprovada, nem tampouco em relação à sua segurança. Percebe-se que, na maioria dos casos, a utilização desses recursos é feita de modo pouco consciente e sem critérios, até mesmo em decorrência de não haver a necessidade de prescrição médica ou nutricional para realizar a compra deles.[7]

Quando corretamente orientada, a suplementação conjuntamente com uma alimentação balanceada e adequada às demandas do indivíduo pode, sim, permitir benefícios e efeitos desejados, podendo estar ligados ao aumento da massa e recuperação muscular, aumento de energia para treinos e competições e a melhoria de desempenho atlético.[5,6]

▶ A DIETA USUAL DOS ATLETAS REQUER REFORÇO DO BALANÇO NITROGENADO?

A recomendação tradicional era de que os atletas não precisassem ingerir mais do que a RDA de proteína (0,8 a 1,0 g/kg de peso corporal/dia).[8] Porém, atualmente pesquisas indicam que atletas em treinamento intenso podem se beneficiar de uma ingestão aumentada (1,4-1,8 g/kg de peso corporal/dia).[9] A quantidade insuficiente de proteína e um balanço nitrogenado negativo, indicadores de catabolismo proteico e recuperação lenta, estão associados com perda de massa muscular, lesões e intolerância ao treinamento. Para pessoas que apenas praticam exercícios físicos pensando em otimizar sua saúde, uma ingestão na faixa de 1,2-2,0 g/kg de peso corporal/dia já é aconselhada por alguns,[10] análoga à de atletas envolvidos em quantidades moderadas de treinamento intenso. Para aqueles com alto volume de treinamento intenso, 1,7-2,2 g/kg de peso corporal/dia de proteína poderiam ser requeridos.[11]

Suplementos ou refeições?

Como a quantidade proteica é derivada do peso corporal, os atletas menores conseguem mais facilmente ingerir à mesa sua necessidade de proteínas diárias, já aqueles com um peso corporal maior costumam ter dificuldade em consumir sua quota. Corredores, ciclistas, nadadores e ginastas são mais suscetíveis à desnutrição proteica, consequentemente o aconselhamento e a educação nutricional devem ser enfatizados para essas modalidades. Fatores como composição de aminoácidos e, em menor grau, o método de processamento ou isolamento da proteína irão influenciar sua taxa de digestão, absorção, biodisponibilidade e estimulação da síntese proteica.[9]

▶ RISCOS

Os suplementos podem se revestir de evidências fortes em favor da eficácia e aparente segurança, evidências limitadas e pouca/nenhuma evidência. O desconhecimento desses fatos constitui risco à saúde do indivíduo.[5]

Muitos suplementos oferecem informação escassa e sem o devido suporte científico, o que pode levar a uma utilização equivocada e desnecessária.[7] Sintomas cardíacos não são incomuns após ingestão de certos produtos para emagrecimento e energéticos naturais, ricos em cafeína ou análogos da anfetamina. Outro ponto potencialmente importante são as interações nutriente-nutriente e sobretudo nutriente-medicamento, pois pessoas fisicamente ativas também poderão utilizar produtos farmacêuticos para enfermidades agudas ou crônicas, potencialmente afetados pelas alterações do seu regime.[12]

▶ EVIDÊNCIAS FORTES PARA MELHORA DO DESEMPENHO DE ATLETAS

Carboidratos

O consumo adequado de carboidratos antes, durante e após as sessões de treinamento pode garantir que os estoques de glicogênio endógeno sejam mantidos.[13] É usual a utilização como 50-60% das calorias ou 5-8 g/kg de peso corporal/dia para manter os estoques de carboidratos nos músculos e fígado.[13,14] Além da dieta balanceada, há suplementos como maltodextrina, glicose e carboidratos em gel. Dependendo do tipo de maltodextrina e outros açúcares, seu índice glicêmico poderá ser um pouco diferente, todavia em faixa próxima à da glicose e até superior (106-136 *versus* 100 da glicose). A absorção é rápida e potencialmente associada com picos de glicemia e insulina, estimados como deletérios para homeostase metabólica e risco cardiovascular. Neste diapasão, sua prescrição deverá ser criteriosamente dimensionada para atividades aeróbicas que efetivamente se comprometam com a depleção de glicogênio muscular.

Proteínas de alto valor biológico

As proteínas do leite (caseína e proteína do soro ou *whey protein*) são encontradas no próprio leite, iogurte e queijo, ou podem ser consumidas como suplementos em formas isoladas ou concentradas. As proteínas do soro do leite (*whey protein*) são valorizadas pelo perfil de aminoácidos essenciais, especialmente leucina, além de rápida e fácil digestão e absorção.[15] Comercialmente, a concentração varia entre 25 e 89%, com a remoção parcial de carboidrato (lactose) e gordura. Há isolados do soro do leite que contêm um percentual maior de proteína, variando entre 90 e 95%, com gordura e lactose quase ausentes.

A proteína hidrolisada do soro se reveste de boa digestibilidade e baixo potencial alergênico, podendo conter até 98% de peptídeos no produto.[16] No entanto, trata-se de produto oneroso, sendo discutível se há benefícios comparativamente às proteínas integrais para indivíduos que não padecem de má-absorção intestinal.

A caseína representa 80% das proteínas do leite e possui também uma quantidade interessante de leucina, porém é digerida mais lentamente que as proteínas do soro, ainda que o significado prático dessa diferença para o atleta seja desconhecido.[17] As dosagens indicadas pelos fabricantes são de 20-30 g de proteína principalmente após as sessões de treinamento físico, sempre respeitando-se o total de proteínas diárias assinalado em parágrafo prévio.

Aminoácidos essenciais

A ingestão de 6-12 g de aminoácidos essenciais tanto antes quanto após os exercícios de resistência parece estimular a síntese de proteínas, sendo que essa ingestão pode ser alcançada através de alimentos ou suplemento.[18] A ingestão de fontes de proteína de alta qualidade pode, devido ao seu perfil de aminoácidos, ser mais efetiva em aumentar as adaptações ao treinamento de resistência.[19] Note-se que os aminoácidos puros (sintéticos) são substancialmente mais dispendiosos que as proteínas naturais, sendo questionável se há vantagem na substituição de uns por outros.

Creatina

A suplementação com creatina monoidratada aumenta os estoques dessa proteína muscular em grandes e pequenas massas, atuando em exercícios de alta intensidade (< 150 s de duração) que são limitados pela incapacidade da ressíntese de fosfocreatina.[20] Além disso, sua suplementação está associada ao aumento da massa magra e da força, da resposta adaptativa melhorada ao exercício e ao atraso na sensação de dor muscular. O protocolo de suplementação mais comum é primeiro uma saturação de 20 g/dia dividida em 4 doses de 5 g por 3 a 7 dias, e depois doses de manutenção de 3-5 g/dia.[21] No entanto, sabe-se que a dose de manutenção por 1 mês também alcançará a saturação de creatina muscular.[22] Após interromper a suplementação, as reservas musculares voltam para os níveis basais em 4 a 6 semanas.

Proteína animal

Dietas vegetarianas e veganas reduzem os estoques de creatina muscular cujos alimentos fontes são carne, peixe e aves. Os efeitos da suplementação parecem estar relacionados também com a hipertrofia muscular e força máxima, especialmente em atletas com baixas reservas da mesma na fibra muscular, como os veganos.[23]

Beta-alanina

A beta-alanina está associada ao melhor desempenho para exercícios máximos que durem de 30 segundos a 10 minutos. Apesar de seu benefício ser pequeno, ele é potencialmente significativo. A suplementação de beta-alanina aumenta a quantidade muscular do dipeptídeo intracelular carnosina, que tem propriedades tamponantes, antioxidantes e anti-inflamatórias. A suplementação varia de 3,2 a 6,4 g/dia, ingerindo-se de 0,8 a 1,6 g a cada 3 ou 4 horas em um período de 4 a 12 semanas. Sua eficácia também foi demonstrada em atletas bem treinados, embora para estes a melhoria do desempenho seja ainda menor.[24]

Níveis musculares de carnosina analogamente se mostram mais baixos nos vegetarianos em comparação com os onívoros. A carnosina é sintetizada endogenamente e seu precursor limitante é a quantidade de beta-alanina. As principais fontes de beta-alanina são as carnes da dieta e a sua suplementação demonstrou aumentar as concentrações de carnosina muscular.[25]

Beta-hidroxi-beta-metilbutirato (HMB)

O HMB é um metabólito do aminoácido leucina e a dosagem recomendada é de 3 g/dia. Ainda que contando com razoável literatura científica no passado, atualmente não pode ser recomendado aos atletas com segurança, além de que seus efeitos podem não ser mais eficazes do que seguir as recomendações atuais de ingestão de proteínas.[26]

Nitrato

A suplementação de nitrato, que possui fontes em alguns alimentos, atua em exercícios que utilizam predominantemente o sistema de energia aeróbica, como tempo até a exaustão (melhora no desempenho de 4 a 25%) e esportes com duração inferior a 40 minutos (melhora no desempenho de 1 a 3%).[27,28] Benefícios agudos são geralmente vistos dentro de 2 a 3 horas após a suplementação de 310 a 560 mg.[29] Períodos crônicos de ingestão acima de três dias também parecem trazer benéficos para o desempenho.[28] Entretanto, ganhos de desempenho para atletas de elite parecem mais difíceis de serem obtidos.[27]

Cafeína

A cafeína mostra benefícios bem estabelecidos para a resistência em exercícios submáximos de curto prazo e para melhorar o desempenho. Doses de cafeína de 3-6 mg/kg de peso corporal consumidas aproximadamente 60 minutos antes do exercício na forma de cafeína anidra (ou seja, pílula ou pó) comumente resultam em ganhos de desempenho.[30] Doses mais baixas (< 3 mg/kg de peso corporal) fornecidas antes e durante o exercício também resultaram em um benefício ergogênico.[31] Doses robustas de cafeína (≥ 9 mg/kg de peso corporal) não parecem aumentar o efeito[32] e são mais propensas a gerar náuseas, ansiedade, insônia e inquietação.[33] A cafeina é contraindicada por sociedades internacionais para atividades físicas de crianças ou adolescentes. Para adultos de meia-idade e idosos, um eletrocardiograma prévio também é aconselhado, dada a chance de precipitar ou agravar certas arritmias cardíacas.

Bicarbonato de sódio

A suplementação de bicarbonato de sódio é utilizada para melhorar o desempenho de corridas curtas (*sprints*) de alta intensidade e curto prazo com duração de aproximadamente 60 segundos. Sua eficácia se reduz quando a duração do esforço excede dez minutos. Consome-se o bicarbonato de sódio de 0,2-0,4 g/kg de peso corporal para um aumento agudo no tamponamento extracelular e sanguíneo.[34] Seus níveis máximos aparecem no sangue após 75 a 180 minutos.[35] Devido ao desconforto gastrointestinal causado por esse suplemento, é comum consumir doses menores divididas ao longo de um período de 30 a 60 minutos[36] ou três a quatro doses menores por dia por dois a quatro dias consecutivos antes de um evento de competição.[37]

Note-se que sua ingestão somada ao teor já presente na dieta comumente excede os limites diários de sódio recomendados pelas sociedades internacionais, podendo precipitar hipertensão arterial ou descompensar problemas cardíacos, hepáticos ou renais preexistentes, caso mantida a longo prazo.

▸ SUPLEMENTOS IMUNOLÓGICOS

Vitamina D

A vitamina D é uma vitamina lipossolúvel sintetizada a partir da exposição da pele à luz solar, estando igualmente presente em certos alimentos. É conhecida por influenciar vários aspectos da imunidade, particularmente a imunidade inata. A deficiência foi associada ao aumento de sintomas respiratórios nas vias aéreas superiores. Recomendam-se 1.000 IU/dia do outono à primavera para manter a suficiência, nos países temperados e frios.[38] Seu emprego rotineiro no Brasil, e especificamente nos atletas, não se encontra respaldado.

Probióticos

Os probióticos são microrganismos vivos que, quando suplementados por via oral, podem aumentar o número de bactérias benéficas no intestino após algumas semanas, sendo associados a uma série de pontos positivos, incluindo a modulação da função imunológica. A Sociedade Internacional de Nutrição nos Esportes postula que estudos experimentais e limitadas evidências clínicas sugerem vantagens para inibição de infecções respiratórias, melhora da saúde intestinal e, em alguns casos, aceleração da recuperação muscular após exercício intenso. Todavia, tratam-se de avaliações preliminares que carecem de comprovação em protocolos mais consistentes.[39]

Vitamina C

A vitamina C é uma vitamina antioxidante hidrossolúvel que reduz os radicais livres de oxigênio e aumenta a imunidade. Está associada a uma redução das respostas inflamatórias ao exercício em humanos. Metanálise com 313 participantes apontou redução da peroxidação lipídica e da liberação de IL-6 até duas horas após um turno de exercício em voluntários sadios, sem que se percebessem benefícios clínicos (dor muscular) ou de força muscular.[40]

REFERÊNCIAS

1. Nystoriak MA, Bhatnagar A. Cardiovascular effects and benefits of exercise. Front Cardiovasc Med. 2018;5:135.
2. WHO. Global recommendations on physical activity for health. Geneva: World Health Organization; 2010.
3. Agência Nacional de Vigilância Sanitária (ANVISA). Dispõe sobre alimentos para atletas. Resolução RDC n. 18, de 27 de abril de 2010.
4. Garthe I, Maughan RJ. Athletes and supplements: prevalence and perspectives. Int J Sport Nutr Exerc Metab. 2018;28(2):126-38.
5. Kerksick CM, Wilborn CD, Roberts MD, Smith-Ryan A, Kleiner SM, Jäger R, et al. ISSN exercise & sports nutrition review update: research & recommendations. J Int Soc Sports Nutr. 2018;15(1):38.
6. Maughan RJ, Burke LM, Dvorak J, Larson-Meyer DE, Peeling P, Phillips SM, et al. IOC consensus statement: dietary supplements and the high-performance athlete. Br J Sports Med. 2018;52(7):439-55.
7. Dwyer JT, Coates PM, Smith MJ. Dietary supplements: regulatory challenges and research resources. Nutrients. 2018;10(1):41.
8. Dietary Reference Intakes (DRI). Dietary guidance: Food and Nutrition information center. Washington: USDA; 2006.
9. Jager R, Kerksick CM, Campbell BI, Cribb PJ, Wells SD, Skwiat TM, et al. International Society of Sports Nutrition position stand: protein and exercise. J Int Soc Sports Nutr. 2017;14:20.
10. Phillips SM, Chevalier S, Leidy HJ. Protein "requirements" beyond the RDA: implications for optimizing health. Appl Physiol Nutr Metab. 2016;41(5):565-72.
11. Schoenfeld BJ, Aragon AA. How much protein can the body use in a single meal for muscle-building? Implications for daily protein distribution. J Int Soc Sports Nutr. 2018;15:10.
12. Bishop D. Dietary supplements and team-sport performance. Sports Med. 2010;40(12):995-1017.
13. Cermak NM, Van Loon LJ. The use of carbohydrates during exercise as an ergogenic aid. Sports Med. 2013;43(11):1139-55.
14. Rodriguez NR, Dimarco NM, Langley S, American Dietetic Association, Dietitians of Canada, American College of Sports Medicine N, et al. Position of the American Dietetic Association, Dietitians of Canada, and the American College of Sports Medicine: nutrition and athletic performance. J Am Diet Assoc. 2009;109(3):509-27.
15. Smithers GW. Whey and whey proteins – from 'gutter-to-gold'. Int Dairy J. 2008;18(7):695-704.
16. Carrilho LH. Benefícios da utilização da proteína do soro do leite, whey protein. RBNE. 2013;7(40):195-203.
17. Reitelseder S, Agergaard J, Doessing S, Helmark IC, Lund P, Kristensen NB, et al. Whey and casein labeled with L-[1-13C]leucine and muscle protein synthesis: effect of resistance exercise and protein ingestion. Am J Physiol Endocrinol Metab. 2011;300(1):E231-42.
18. Miller SL, Tipton KD, Chinkes DL, Wolf SE, Wolfe RR. Independent and combined effects of amino acids and glucose after resistance exercise. Med Sci Sports Exerc. 2003;35(3):449-55.
19. Cermak NM, Res PT, De Groot LC, Saris WH, Van Loon LJ. Protein supplementation augments the adaptive response of skeletal muscle to resistance-type exercise training: a meta-analysis. Am J Clin Nutr. 2012;96(6):1454-64.
20. Lanhers C, Pereira B, Naughton G, Trousselard M, Lesage FX, Dutheil F. Creatine supplementation and upper limb strength performance: A systematic review and meta-analysis. Sports Med. 2017;47(1):163-73.
21. Hultman E, Soderlund K, Timmons JA, Cederblad G, Greenhaff PL. Muscle creatine loading in men. J Appl Physiol. 1996;81(1):232-7.
22. Rawson ES, Stec MJ, Frederickson SJ, Miles MP. Lowdose creatine supplementation enhances fatigue resistance in the absence of weight gain. Nutrition. 2011;27(4):451-5.
23. Cooper R, Naclerio F, Allgrove J, Jimenez A. Creatine supplementation with specific view to exercise/sports performance: an update. J Int Soc Sports Nutr. 2012;9(1):1.
24. Saunders B, Elliott-Sale K, Artioli GG, Swinton PA, Dolan E, Roschel H, et al. Beta-alanine supplementation to improve exercise capacity and performance: A systematic review and meta-analysis. Br J Sports Med. 2017;51(8):658-69.
25. Trexler ET, Smith-Ryan AE, Stout JR, Hoffman JR, Wilborn CD, Sale C, et al. International Society of Sports Nutrition position stand: Beta-alanine. J Int Soc Sports Nutr. 2015;12(1):1.
26. Sanchez-Martinez J, Santos-Lozano A, Garcia-Hermoso A, Sadarangani KP, Cristi-Montero C. Effects of beta-hydroxy-betamethylbutyrate supplementation on strength and body composition in trained and competitive athletes: A meta-analysis of randomized controlled trials. J Sci Med Sport. 2017;21(7):727-35.
27. Jones AM. Dietary nitrate supplementation and exercise performance. Sports Med. 2014;44(Suppl. 1):S35-S45.
28. McMahon NF, Leveritt MD, Pavey TG. The effect of dietary nitrate supplementation on endurance exercise performance in healthy adults: A systematic review and meta-analysis. Sports Med. 2017;47(4):735-56.
29. Hoon MW, Jones AM, Johnson NA, Blackwell JR, Broad EM, Lundy B, et al. The effect of variable doses of inorga-

nic nitrate-rich beetroot juice on simulated 2,000-m rowing performance in trained athletes. Int J Sports Physiol Perform. 2014;9(4):615-20.
30. Ganio MS, Klau JF, Casa DJ, Armstrong LE, Maresh CM. Effect of caffeine on sport-specific endurance performance: A systematic review. J Strength Cond Res. 2009;23(1):315-24.
31. Spriet LL. Exercise and sport performance with low doses of caffeine. Sports Med. 2014;44(Suppl. 2):S175-S184.
32. Bruce CR, Anderson ME, Fraser SF, Stepto NK, Klein R, Hopkins WG, et al. Enhancement of 2000-m rowing performance after caffeine ingestion. Med Sci Sports Exerc. 2000;32(11):1958-63.
33. Burke LM. Caffeine and sports performance. Appl Physiol Nutr Metab. 2008;33(6):1319-34.
34. Carr AJ, Hopkins WG, Gore CJ. Effects of acute alkalosis and acidosis on performance: A meta-analysis. Sports Med. 2011;41(10):801-14.
35. Jones RL, Stellingwerff T, Artioli GG, Saunders B, Cooper S, Sale C. Dose-response of sodium bicarbonate ingestion highlights individuality in time course of blood analyte responses. Int J Sport Nutr Exerc Metab. 2016;26(5):445-53.
36. Krustrup P, Ermidis G, Mohr M. Sodium bicarbonate intake improves high-intensity intermittent exercise performance in trained young men. J Int Soc Sports Nutr. 2015;12(25).
37. Burke LM. Practical considerations for bicarbonate loading and sports performance. Nestle Nutr Inst Workshop Ser. 2013;75:15-26.
38. He CS, Aw Yong XH, Walsh NP, Gleeson M. Is there an optimal vitamin D status for immunity in athletes and military personnel? Exerc Immunol Rev. 2016;22:42-64.
39. Jäger R, Mohr AE, Carpenter KC, Kerksick CM, Purpura M, Moussa A, et al. International Society of Sports Nutrition position stand: Probiotics. J Int Soc Sports Nutr. 2019;16(1):62.
40. Righi NC, Schuch FB, De Nardi AT, Pippi CM, de Almeida Righi G, Puntel GO, et al. Effects of vitamin C on oxidative stress, inflammation, muscle soreness, and strength following acute exercise: meta-analyses of randomized clinical trials. Eur J Nutr. 2020;59(7):2827-39.

18 Suplementos nutricionais no esporte

Kaio Vinicius Custodio da Silva
João Felipe Mota

RESUMO

O uso de suplementos nutricionais visando a recuperação muscular e/ou desempenho esportivo tem aumentado consideravelmente nas últimas décadas. Os antioxidantes, como vitaminas e compostos bioativos dos alimentos, estão entre as principais classes de suplementos utilizados por atletas e praticantes de atividade física. Neste capítulo abordaremos de forma breve as evidências científicas sobre o impacto dessas substâncias na recuperação muscular, inflamação, estresse oxidativo, bem como na melhoria do desempenho esportivo.

▸ INTRODUÇÃO

É indiscutível que a prática de exercício físico pode trazer vantagens para o organismo humano, tais como redução do risco de eventos cardiovasculares,[1] cânceres[2] e mortalidade por todas as causas.[1] Contudo, o estresse mecânico ocasionado durante a prática de exercício físico induz o dano muscular, causando falha das estruturas musculares. Esse dano muscular primário pode prejudicar a integridade da membrana do reticulo sarcoplasmático, o que aumenta a quantidade de cálcio intracelular, levando ao dano secundário.[3] Os eventos decorrentes do dano secundário são a maior ativação das vias proteolítica e lipolítica. Essas vias são responsáveis pela degradação da membrana celular do miócito e do sarcolema (membrana que reveste a fibra muscular), aumentam a infiltração e ativação de células do sistema imunológico, bem como a produção de radicais livres. O resultado desse processo complexo é o maior estado de inflamação, estresse oxidativo e consequente dano nas miofibrilas do músculo esquelético.[3] Nas horas subsequentes ao exercício físico, esses eventos podem ser identificados pelo extravasamento de proteínas do músculo para o sangue, tais como creatina quinase (CK)[4,5] e lactato desidrogenase (LDH),[5] além de mioglobina[5] e citocinas inflamatórias.[6]

Embora o processo inflamatório e o dano muscular possam ser de suma importância para futuras adaptações do músculo esquelético,[7] tais processos podem comprometer a função muscular,[8] além de causar dor[8] e inchaço,[9] comprometendo a prática de exercício físico nos dias subsequentes. Diversas estratégias têm sido desenvolvidas com o intuito de aumentar a velocidade de recuperação muscular. Dentre elas, o uso de compostos bioativos dos alimentos e vitaminas tem ganhado destaque devido às suas propriedades antioxidantes.[3,10] Além disso, a cafeína e o nitrato, também presentes nos alimentos, têm sido associados ao aumento do desempenho esportivo. Portanto, neste capítulo abordaremos como alguns alimentos/suplementos podem ajudar na recuperação muscular ou no aumento do desempenho esportivo.

▶ GENGIBRE

O gengibre é um rizoma nomeado cientificamente como *Zingiber officinale* Roscoe, pertencente à família dos Zingiberaceae. Os principais compostos bioativos do gengibre são conhecidos como gingeróis e possuem diferentes tamanhos de cadeia. O 6-gingerol é o mais presente no gengibre. Em altas temperaturas, o gingerol pode perder uma molécula de água – reação conhecida como desidratação – e consequentemente formar um outro composto bioativo conhecido como shogaol. Além disso, o processo de secagem e cozimento do gengibre pode levar à conversão do gingerol em um composto fenólico conhecido como zingerone.[11]

Devido aos seus compostos bioativos, o gengibre tem sido reconhecido por efeitos antieméticos,[12] analgésicos[13] anti-inflamatórios e antioxidantes.[14] Estudos clínicos têm demonstrado que o uso de gengibre pode ser útil também para praticantes de atividade física. Um ensaio clínico randomizado e duplo-cego demonstrou que a suplementação com 3 gramas de pó de gengibre por seis semanas parece ser eficaz para reduzir dor muscular em atletas jovens (13 a 25 anos).[15] Com uma dosagem menor (2 g de gengibre cru moído), outro ensaio clínico realizado de forma aguda encontrou resultado similar em homens e mulheres não treinados, com redução de ~25% na dor do grupo gengibre quando comparado ao placebo.[13] A explicação para isso seria a capacidade que os compostos bioativos do gengibre têm de reduzir a síntese de leucotrienos e prostaglandinas.[16]

Embora o gengibre, em virtude de seus compostos bioativos, pareça ser bastante promissor para a dor muscular induzida pelo exercício,[13,15] é digno de nota que outros ensaios clínicos não demonstraram eficácia em parâmetros de desempenho esportivo, tais como tempo de conclusão de corrida,[17] força,[13,18] trabalho realizado,[19] volume de oxigênio máximo (VO_{2max})[19] e altura de pulo vertical.[18] Deste modo, é possível que o gengibre seja útil para atenuação da dor muscular,[20] mas seus efeitos sobre o desempenho esportivo não são conclusivos.

▶ AÇAFRÃO

O rizoma de *Curcuma longa L.*, popularmente conhecido como açafrão, possui compostos bioativos com propriedades anti-inflamatórias. Esses compostos são conhecidos como curcuminoides e pertencem ao grupo dos diarilheptanoides. A curcumina é o curcuminoide mais abundante neste rizoma, embora desmetoxicurcumina e bis-desmetoxicurcumina também estejam presentes no açafrão.[21] A suplementação com curcumina tem mostrado resultados promissores sobre parâmetros relacionados à síndrome metabólica, tais como glicose plasmática, concentração de triacilgliceróis, HDL e pressão arterial.[22] A justificativa para esses achados seria a atuação da curcumina em vias inflamatórias, inibindo agentes inflamatórios como a ciclooxigenase-2, lipooxigenase e fator nuclear kappa B,[23] além de seus efeitos antioxidantes.[24]

Por conta dessas propriedades, a curcumina tem sido estudada também na prática esportiva visando a recuperação do músculo esquelético. Neste sentido, um ensaio clínico randomizado e duplo-cego realizado pelo nosso grupo de pesquisa testou o efeito do extrato de açafrão sobre o dano muscular de corredores.[25] Os participantes realizaram uma corrida de meia maratona após quatro semanas de suplementação com extrato de açafrão (1,5 g/dia) ou placebo. No grupo suplementado com o extrato, houve menor concentração plasmática de mioglobina duas horas após a corrida, além da maior concentração de interleucina-10 (citocina anti-inflamatória relacionada ao dano muscular). Esses achados evidenciam que o rizoma pode ser capaz de atenuar o dano muscular induzido pelo exercício, além de reforçar as evidências sobre as propriedades anti-inflamatórias de seus princípios ativos.[25]

Outros estudos também têm sugerido que a curcumina pode ser promissora para redução da inflamação,[26] estresse oxidativo[27] e consequentemente dano muscular.[26] Embora seja de conhecimento comum que esses eventos são necessários para posteriores adaptações do músculo esquelético,[7] os efeitos negativos como dor[8] e menor amplitude de movimento[28] também podem atrapalhar o treino e/ou desempenho esportivo dos dias subsequentes.[28]

Sob esta perspectiva, um ensaio clínico duplo-cego e cruzado demonstrou que 180 mg/dia de curcumina, suplementada nos 7 dias subsequentes a um treinamento padronizado, foram capazes de melhorar o torque da contração voluntária máxima isométrica e a amplitude do movimento do terceiro ao sétimo dia de suplementação. Apesar disso, não houve o mesmo efeito benéfico quando a mesma dosagem foi ofertada por 7 dias antes do treinamento padronizado.[29]

A suplementação com uma dose maior de curcumina (5 g/dia) apresentou pequeno efeito sobre a perda de desempenho da altura de salto vertical realizado 24 h e 48 h (4º e 5º dia de suplementação, respectivamente).[30] Essas melhorias provavelmente se dão por meio da redução de danos musculares induzidos pelo exercício,[29] menor estresse oxidativo e inflamação, os quais são evidenciados pelo aumento da glutationa peroxidase[31] e diminuição da interleucina-6,[30] interleucina-8 e fator de necrose tumoral-α,[26] além da melhora de sintomas como dor[29] e amplitude de movimento.[29] Portanto, o uso do extrato de açafrão e curcumina parece ser viável na recuperação muscular. Estudos sugerem que a administração do açafrão seja melhor devido à possibilidade de sinergismo entre os curcuminoides[32] e uma maior eficácia no uso crônico comparado ao agudo.[25]

▶ CHÁ VERDE

O chá verde é resultado da infusão das folhas secas de *Camellia sinensis* em água.[33] Esse chá está entre os principais alimentos fontes de flavonoides, além de ser uma bebida apreciada e consumida em todo o mundo. Os flavonoides polifenólicos, que incluem as catequinas,[34] são os principais compostos fenólicos encontrados no chá verde (130,5 mg/100 mL).[35] A epigalocatequina-3-galato é a catequina mais abundante no chá verde (77,8 mg/100 mL), seguida da epicatequina-3-galato (19,7 mg/100 mL), epigalocatequina (16,7 mg/100 mL), epicatequina (8,3 mg/100 mL), além de quantidades menores de quercetina (2,7 mg/100 mL) e catequina (2,6 mg/100 mL), entre outros (2,7 mg/100 mL).[35] Estudos prévios já demonstraram que a ingestão de flavonoides é aproximadamente 20 vezes maior em pessoas que consomem chá quando comparados com não consumidores.[36]

Os benefícios do chá verde são oriundos desses flavonoides, os quais possuem propriedades antioxidantes, protegendo os tecidos contra danos dos radicais livres.[33] Uma metanálise de ensaios clínicos e estudos observacionais[37] mostrou que o chá verde pode reduzir em ~4,8% o risco de mortalidade por doenças cardiovasculares e em ~3,4% o risco de eventos cardiovasculares. O estudo evidencia efeito dose-resposta, mostrando que quanto maior a quantidade de chá consumida, maior a redução no risco de morte por doenças cardiovasculares e eventos cardiovasculares.[37] Esses achados podem ser explicados pela capacidade que os flavonoides têm de induzir a vasodilatação[38] e reduzir a oxidação de LDL.[39]

Utilização no esporte

Embora um estudo tenha mostrado que o consumo de 945 mg de epigalocatequina-3-galato possa ser eficaz na melhora do VO_{2max},[40] há escassez de estudos e resultados positivos sobre parâmetros de desempenho esportivo. Por exemplo, em um ensaio clínico randomizado e cruzado, o consumo de 270 mg/dia de epigalocatequina-3-galato durante 6 dias não melhorou o desempenho de corrida de 40 km (i.e., tempo de conclusão contra o relógio).[41]

Por outro lado, o consumo de chá verde por 7 dias (600 mL, ~462,6 mg compostos fenólicos) em praticantes de treino resistido foi eficaz em aumentar o potencial antioxidante, o qual foi evidenciado por incrementos dos polifenóis totais, glutationa reduzida, redução do hidroperóxido lipídico e maior capacidade de redução férrica no sangue, além de inibir aumentos de creatina quinase.[42] Outro ensaio clínico também demonstrou que o extrato de chá verde, fornecendo 980 mg de polifenóis, foi eficaz em reduzir as concentrações de malondialdeído após estresse oxidativo induzido por corridas curtas (*sprints*) repetidas.[43] Observaram-se maior concentração de polifenóis totais e maior capacidade antioxidante.[43]

▶ CAFEÍNA

A cafeína pertence ao grupo das metilxantinas e possui propriedades estimulantes sobre o sistema nervoso central.[44] Embora a cafeína anidra encapsulada seja a principal forma de suplementação,[45] ela também pode ser encontrada na forma de goma de mascar[46] e gel,[47] além de bebidas cafeinadas, tais como refrigerantes, chocolate e chás.[48] Após o consumo, a maior parte da cafeína é absorvida no intestino delgado. Quando seu consumo é por meio de bebidas ou gomas de mascar, parte pode ser reabsorvida por via êntero-salivar, o que justifica o menor tempo para atingir o pico de cafeína no sangue quando comparado ao consumo por cápsula. Ou seja, parte da substância absorvida no sangue seria secretada pela saliva e novamente deglutida e absorvida, só que mais eficientemente.[49] A cafeína passa pelo metabolismo de primeira passagem no fígado, onde é metabolizada em grande parte pela enzima citocromo P450.[50] Como resultado , ~84% da cafeína é convertida em paraxantina e o restante em teobromina (~12%) e teofilina (~4%).[51] Esses metabólitos,[44] bem como a própria cafeína,[52] possuem semelhança com a adenosina e por esse motivo podem ligar-se aos receptores de adenosina e consequentemente antagonizar seus efeitos. Desses quatro componentes, a teofilina possui maior afinidade ao receptor de adenosina, seguida da paraxantina, cafeína e teobromina.[44,53]

A maior ligação da cafeína e de seus metabólitos aos receptores de dopamina,[51] associada à maior liberação de catecolaminas pela glândula adrenal,[54,55] resulta em maior ativação comportamental, menor agitação psicomotora,[51] bem como redução na percepção de dor[56] e esforço.[57] Ademais, a cafeína e seus metabólitos podem aumentar a frequência cardíaca e a pressão arterial,[58] o que provavelmente se dá por meio da maior liberação de catecolaminas,[54] além de ativar menos o óxido nítrico, já que teoricamente a adenosina poderia induzir a liberação de óxido nítrico pelo endotélio vascular.[59] A adrenalina, uma das catecolaminas mais liberadas após suplementação com cafeína, pode induzir a respostas fisiológicas que parecem estar associadas com aumento do desempenho esportivo.[55]

Embora a cafeína possa desempenhar diversos efeitos no organismo humano, tais como a mobilização de substratos energéticos (gordura e glicose)[60-62] e efeitos sobre o sistema cardiovascular,[58] a sua capacidade de melhorar o desempenho esportivo tem sido atribuída principalmente a efeitos sobre o sistema nervoso central.[63] Durante a prática esportiva, as contrações musculares repetidas levam ao aumento de adenosina,[64] resultando na redução das sinapses e consequentemente favorecendo a inibição da contração muscular.[65] Tal processo pode reduzir a produção de força e consequentemente piorar o rendimento esportivo.[66] Ao retardar o início desse processo, faz com que o atleta consiga manter a produção de força por mais tempo.[45,67]

A dose para efetividade da suplementação de cafeína se encontra entre 3 e 6 mg/kg de massa corporal (210-420 mg no total, para um indivíduo de 70 kg), consumida de 50 a 60 minutos antes do início do exercício.[45] Ela pode aumentar o desempenho de exercícios com duração entre 5 e 150 minutos.[68] Para exercícios predominantemente anaeróbios, a cafeína pode melhorar em até ~5% o tempo de conclusão de corrida contra o relógio,[69] bem como a força,[70] potência média e pico.[71] Também há evidências de que a cafeína seja eficaz para exercícios de longa duração (i.e., aeróbios),[70] nos quais doses abaixo de 3 mg/kg de massa corporal, ofertadas antes ou entre 15 e 80 minutos após o início do exercício, são capazes de reduzir mais do que 3% do tempo para conclusão de corridas contra o relógio.[72]

Modulação genética

Evidências demonstram que o polimorfismo do gene CYP1a2,[73] o qual é responsável pela codificação da enzima citocromo p-450,[74] pode alterar o metabolismo da cafeína.[75] Portadores do polimorfismo no gene CYP1a2, também conhecidos como metabolizadores lentos, possuem menor resposta ergogênica.[75] Deste modo, o bochecho com solução cafeinada tem sido proposto como alternativa ao problema dos metabolizadores lentos.[76] O bochecho aumentaria a cafeína na circulação via êntero-salivar, o que teoricamente excluiria a necessidade do metabolismo de primeira passagem no fígado para ergogenicidade.

Um ensaio clínico randomizado e duplo-cego mostrou que o bochecho de solução cafeinada (25 mL a 1,2%) por 5 segundos foi capaz de aumentar a potência pico do *sprint* inicial de uma série de repetições, com efeito moderado.[77] Apesar desses resultados serem surpreendentes, esse estudo não avaliou se os participantes tinham ou não a presença de polimorfismo no gene CYP1a2.[77] Além disso, outros autores não encontraram efeitos sobre altura do salto vertical e tempo para conclusão de corrida de 10 km de metabolizadores lentos.[78] Embora um outro estudo tenha chegado à conclusão de que o bochecho de cafeína pode ser eficaz para metabolizadores lentos,[79] os autores usaram métodos estatísticos ineficazes,[80-83] o que pode comprometer as conclusões.[80-83]

O consumo de doses superiores à dose recomendada (> 6 mg/kg de massa corporal) parece não exercer efeitos benéficos adicionais,[84] além de aumentar as chances de efeitos adversos, tais como inquietação,[85] náusea,[86] ansiedade e distúrbios do sono,[87] a depender da resposta individual. Além disso, a eficácia da cafeína pode ser menor em usuários habituais quando comparados àqueles que fazem seu uso agudo.[88]

Restrições em adolescentes

Assinale-se que a cafeína não é classificada como *doping* pelas agências reguladoras internacionais. Ainda assim, a Academia Americana de Pediatria define como de risco qualquer teor de cafeína em competições envolvendo crianças e adolescentes (usada.org/spirit-of-sport/science/substance-profile-caffeine).

▶ NITRATO

O nitrato pode ser encontrado na beterraba, em folhas verdes escuras e sais de nitrato, como nitrato de sódio e nitrato de potássio.[89] Os efeitos ergogênicos do nitrato se dão por meio de seu intermediário metabólico, o óxido nítrico (NO). O NO é um gás produzido endogenamente por meio de duas vias de síntese,[90] sendo sintetizado por células imunológicas para combater antígenos[91] além de atuar como neurotransmissor no sistema nervoso central.[92] Além disso, o NO é reconhecido principalmente por seu efeito de vasodilatação. Tal efeito tem sido associado à melhoria de desempenho esportivo, uma vez que pode aumentar o fornecimento de substratos energéticos importantes para geração de energia, tais como glicose e oxigênio. Embora o NO possa ser produzido por meio de duas vias (arginina e nitrato),[90] é digno de nota que a via da arginina é dependente de oxigênio e da enzima óxido nítrico sintase.[93] Sendo assim, o nitrato tem sido amplamente estudado como alternativa à via da arginina.[94]

Já na cavidade oral o nitrato pode ser convertido em nitrito, o qual pode ser parcialmente absorvido pela via êntero-salivar. Esse processo de conversão ocorre por bactérias simbióticas que residem na cavidade oral.[95] No estômago, o nitrato e o nitrito remanescentes podem ser reduzidos a nitrito e NO, respectivamente, onde o NO pode desempenhar funções bactericidas importantes. O restante do nitrato e nitrito pode ser absorvido no intestino delgado, aumentando suas concentrações no sangue.[90] Os principais efeitos do nitrato parecem estar relacionados à melhoria do VO_{2max} a uma taxa de trabalho preestabelecida.[96] Estudos prévios demonstram que o nitrato pode aumentar a biogênese[97] e eficiência mitocondrial,[98] fazendo com que a produção de ATP por meio da via anaeróbia de produção de energia seja realizada usando menos oxigênio.[98] Haveria redução do custo de oxigênio, o que significa melhoria no sistema oxidativo de produção de energia.[96,98]

Estudos demonstram que a suplementação de nitrato pode melhorar o desempenho esportivo tanto de forma aguda quanto de forma crônica.[94] Uma metanálise com metarregressão realizada por nosso grupo de estudo (em vias de publicação) demonstrou que a suplementação pode ser mais eficaz para exercícios com duração entre 1 e 10 minutos, com doses de 5 a 15 mmol/dia, onde o limite superior parece ser mais eficiente de forma aguda. Por outro lado, em duração ≥ 2 dias parece ser mais eficaz com dose entre 5 e 10 mmol, com efeito dose-resposta inverso, o que significa que talvez seja melhor administrar doses próximas ao limite inferior. Portanto, a dose aguda ideal de nitrato parece ser de 5-15 mmol (~2,5 horas antes do teste) e 5-10 mmol quando ofertada com duração igual ou superior a 2 dias.

Além dos fatores comentados anteriormente, a suplementação de nitrato é mais eficaz em ambientes de hipóxia.[99] Isso provavelmente se deve à maior conversão de nitrito a óxido nítrico na menor concentração de oxigênio em nível celular.[90] Além disso, é importante que se evite, durante a suplementação, práticas que alterem a composição das bactérias simbióticas residentes na cavidade oral, tais como o uso de pasta de dente e enxaguante bucal antibacteriano, goma de mascar e raspagem de língua.[100]

▶ VITAMINAS C E E

A vitamina C, conhecida principalmente como ácido ascórbico, desempenha funções distintas no organismo humano, como a síntese de colágeno,[101] catecolaminas[102] e de ácidos biliares.[103] Esse micronutriente pode ser encontrado principalmente nas frutas como a laranja (34,7 mg/100 g), limão (34,5 mg/100 mL do suco), acerola (941,4 mg/100 g), caju (219 mg/100 g) e tangerina (48,8 mg/100 g), além de outras não cítricas como a goiaba (99,2 mg/100 g).[104] O ácido ascórbico é reconhecido principalmente por seu papel como doador de elétrons.[105] Neste sentido, ele é capaz de reduzir radicais livres,[105] neutralizando-os e consequentemente prevenindo o dano celular causado pelo estresse oxidativo.[105] Pode ainda reduzir o nitrito a óxido nítrico,[106] além de diminuir a oxidação de LDL e consequentemente prevenir o processo aterosclerótico.[107-109] Ele tem sido estudado principalmente em associação com outro importante micronutriente, a vitamina E.[110]

A vitamina E pode ser encontrada em diversas formas químicas, e as oito principais são conhecidas como alfa (α), beta (β), gama (γ) e delta (δ) tocoferóis, e α-, β-, γ- e δ-tocotrienóis.[111] Como é lipossolúvel, ela pode ser encontrada principalmente em gorduras, como o óleo de girassol (48,7 mg de α-tocoferol/100 g), de germe do trigo (133 mg de α-tocoferol/100 g), palma (25,6 mg de α-tocoferol/100 g), amendoim (13 mg de α-tocoferol/100 g) e milho (11,2 mg de α-tocoferol/100 g).[112] Assim como o ácido ascórbico, a vitamina E é um importante antioxidante para o organismo humano,[111] especulando-se que possa contribuir na prevenção de doenças cardiovasculares, Alzheimer, catarata e câncer.[112] Dentre as suas diversas formas, o α-tocoferol é o mais estudado provavelmente em virtude de sua maior biodisponibilidade.[113] O consumo inadequado (i.e., abaixo dos valores de RDA) gira em torno de 38 a 65% e 53 a 95% para ácido ascórbico e vitamina E, respectivamente.[114]

Parece haver sinergismo entre as duas vitaminas.[115-117] Já é de conhecimento comum que o ácido ascórbico pode doar seu elétron ao tocoferil (vitamina E oxidada), transformando-se em radical ascorbato e regenerando o tocoferol.[118] Há pesquisas sobre marcadores de dano muscular,[119-122] inflamação[119-121] e até sobre o ganho de massa magra.[123]

Respostas inconsistentes

Em metanálise,[110] as vitaminas C e E combinadas não melhoraram o VO_{2max}, desempenho de *endurance*, massa magra ou força muscular.[110] Outra metanálise demonstrou que a vitamina E não é capaz de melhorar o dano muscular e nem a peroxidação lipídica induzida pelo exercício.[115]

▶ PRECAUÇÕES E SALVAGUARDAS

Não está claro qual seria a dose ideal, e em quais condições a suplementação dos nutrientes avaliados deve ser ofertada. Quantidades excessivas de antioxidantes talvez possam comprometer as adaptações musculares induzidas pelo exercício,[124-127] uma vez que o aumento dos radicais livres e a inflamação são necessários para promover as adaptações musculares.[7] Alguns autores mostraram que não há evidências suficientes para apoiar o uso de antioxidantes para atletas.[128]

Com relação às vitaminas, embora a maioria dos ensaios clínicos ofereçam doses de vitamina C e E acima dos valores de recomendação,[110] é relativamente fácil atingir a necessidade desses vitâmeros pela dieta oral apenas. Uma unidade pequena de caju (80 gramas),[129] tem 175,2 mg de vitamina C[104] (195% das necessidades de um homem com 19 anos ou mais),[130] e uma colher de sopa de óleo de germe de trigo (10 mL)[129] oferece 13,3 mg de vitamina E[112] (89% das necessidades de pessoas com 14 anos ou mais).[130] O uso excessivo de vitamina E está relacionado com o desenvolvimento de câncer,[131] e essas vitaminas não exercem efeitos sobre variáveis de desempenho e massa magra.[110] Talvez o seu uso no esporte seja questionável, como tem sido contestado por alguns autores.[10,127]

Por outro lado, a suplementação de nitrato e cafeína apresenta plausabilidade biológica para explicar melhorias sobre o desempenho esportivo, com bom nível de evidência científica segundo o consenso do Comitê Internacional Olímpico[45] e diversas metanálises,[67,94,132-134] sendo ambos considerados auxílios ergogênicos. Contudo, é importante que esses suplementos sejam testados fora do período de competição, uma vez que há grande variabilidade nos benefícios e efeitos adversos de acordo com a individualidade (Figura 1).

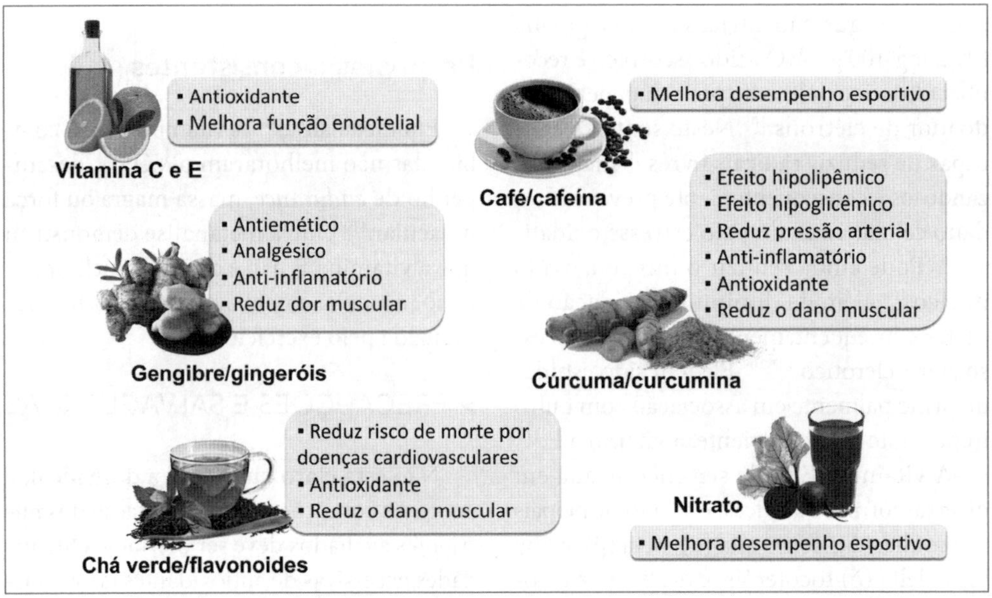

FIGURA 1 Alimentos potencialmente vantajosos na nutrição esportiva. Note-se que os benefícios são geralmente relatados com componentes químicos selecionados em doses padronizadas, para atividades físicas específicas, não com o consumo usual do nutriente.

REFERÊNCIAS

1. Lear SA, Hu W, Rangarajan S, Gasevic D, Leong D, Iqbal R, et al. The effect of physical activity on mortality and cardiovascular disease in 130 000 people from 17 high--income, middle-income, and low-income countries: the PURE study. The Lancet. 2017;390(10113):2643-54.
2. Mctiernan A, Friedenreich CM, Katzmarzyk PT, Powell KE, Macko R, Buchner D, et al. Physical activity in cancer prevention and survival: a systematic review. Medicine and Science in Sports and Exercise. 2019;51(6):1252-61.
3. Howatson G, Van Someren KA. The prevention and treatment of exercise-induced muscle damage. Sports Medicine. 2008;38(6):483-503.
4. Clarkson PM, Hubal MJ. Exercise-induced muscle damage in humans. American Journal of Physical Medicine and Rehabilitation. 2002;81(11 SUPPL.).
5. Munjal DD, McFadden JA, Matix PA, Coffman KD, Cattaneo SM. Changes in serum myoglobin, total creatine kinase, lactate dehydrogenase and creatine kinase MB levels in runners. Clinical Biochemistry. 1983;16(3):195-9.
6. Paulsen G, Mikkelsen UR, Raastad T, Peake JM. Leucocytes, cytokines and satellite cells: What role do they play in muscle damage and regeneration following eccentric exercise? Exercise Immunology Review. 2012;18:42-97.
7. Tidball JG. Regulation of muscle growth and regeneration by the immune system. Nature Reviews Immunology. 2017;17(3):165-78.
8. Black CD, Mccully KK. Muscle injury after repeated bouts of voluntary and electrically stimulated exercise. Medicine and Science in Sports and Exercise. 2008;40(9):1605-15.
9. Howell JN, Chleboun G, Conatser R. Muscle stiffness, strength loss, swelling and soreness following exercise-induced injury in humans. The Journal of Physiology. 1993;464(1):183-96.
10. McGinley C, Shafat A, Donnelly AE. Does antioxidant vitamin supplementation protect against muscle damage? Sports Medicine. 2009;39(12):1011-32.
11. Pagano E, Souto EB, Durazzo A, Sharifi-Rad J, Lucarini M, Souto SB, et al. Ginger (Zingiber officinale Roscoe) as a nutraceutical: Focus on the metabolic, analgesic, and antiinflammatory effects. Phytotherapy Research. 2021;35(5):2403-17.
12. Sanaati F, Najafi S, Kashaninia Z, Sadeghi M. Effect of ginger and chamomile on nausea and vomiting caused by chemotherapy in Iranian women with breast cancer. Asian Pacific Journal of Cancer Prevention. 2016;17(8):4127-31.
13. Black CD, Herring MP, Hurley DJ, O'Connor PJ. Ginger (Zingiber officinale) reduces muscle pain caused by eccentric exercise. Journal of Pain. 2010;11(9):894-903.
14. Jalali M, Mahmoodi M, Moosavian SP, Jalali R, Ferns G, Mosallanezhad A, et al. The effects of ginger supplementation on markers of inflammatory and oxidative stress: A systematic review and meta-analysis of clinical trials. Phytotherapy Research. 2020;34(8):1723-33.
15. Mashhadi NS, Ghiasvand R, Askari G, Feizi A, Hariri M, Darvishi L, et al. Influence of ginger and cinnamon intake on inflammation and muscle soreness endued by exercise in Iranian female athletes. International Journal of Preventive Medicine. 2013;4(Suppl 1):S11-5.
16. Kiuchi F, Iwakami S, Shibuya M, Hanaoka F, Sankawa U. Inhibition of prostaglandin and leukotriene biosynthesis by gingerols and diarylheptanoids. Chemical and Pharmaceutical Bulletin. 1992;40(2):387-91.
17. Mashhadi NS, Ghiasvand R, Hariri M, Askari G, Feizi A, Darvishi L, et al. Effect of ginger and cinnamon intake on oxidative stress and exercise performance and body composition in Iranian female athletes. International Journal of Preventive Medicine. 2013;4(Suppl 1):S31-5.
18. Wilson PB, Fitzgerald JS, Rhodes GS, Lundstrom CJ, Ingraham SJ. Effectiveness of ginger root (Zingiber officinale) on running-induced muscle soreness and function: A pilot study. International Journal of Athletic Therapy and Training. 2015;20(6):44-50.
19. Black CD, O'Connor PJ. Acute effects of dietary ginger on quadriceps muscle pain during moderate-intensity cycling exercise. International Journal of Sport Nutrition and Exercise Metabolism. 2008;18(6):653-64.
20. Wilson PB. Ginger (Zingiber officinale) as an analgesic and ergogenic aid in sport: A systemic review [Internet]. J Strength Cond Res. 2015;29:2980-95.
21. Lestari MLAD, Indrayanto G. Curcumin. Profiles of Drug Substances, Excipients and Related Methodology. 2014;39:113-204.
22. Azhdari M, Karandish M, Mansoori A. Metabolic benefits of curcumin supplementation in patients with metabolic syndrome: A systematic review and meta-analysis of randomized controlled trials. Phytotherapy Research. 2019;33(5):1289-301.
23. Bengmark S. Curcumin, an atoxic antioxidant and natural NFκB, cyclooxygenase-2, lipooxygenase, and inducible nitric oxide synthase inhibitor: A shield against acute and chronic diseases. Journal of Parenteral and Enteral Nutrition. 2006;30(1):45-51.
24. Menon VP, Sudheer AR. Antioxidant and anti-inflammatory properties of curcumin. Advances in Experimental Medicine and Biology. 2007;595:105-25.
25. Faria FR, Gomes AC, Antunes A, Rezende KR, Pimentel GD, Oliveira CLP, et al. Effects of turmeric extract supplementation on inflammation and muscle damage after a half-marathon race: a randomized, double-blind, placebo-controlled trial. European Journal of Applied Physiology. 2020;120(7):1531-40.
26. McFarlin BK, Venable AS, Henning AL, Sampson JNB, Pennel K, Vingren JL, et al. Reduced inflammatory and muscle damage biomarkers following oral supplementation with bioavailable curcumin. BBA Clinical. 2016;5:72-8.
27. Kawanishi N, Kato K, Takahashi M, Mizokami T, Otsuka Y, Imaizumi A, et al. Curcumin attenuates oxidative stress following downhill running-induced muscle damage.

Biochemical and Biophysical Research Communications. 2013;441(3):573-8.

28. Warren GL, Lowe DA, Armstrong RB. Measurement tools used in the study of eccentric contraction-induced injury. Sports Medicine. 1999;27(1):43-59.
29. Tanabe Y, Chino K, Ohnishi T, Ozawa H, Sagayama H, Maeda S, et al. Effects of oral curcumin ingested before or after eccentric exercise on markers of muscle damage and inflammation. Scandinavian Journal of Medicine and Science in Sports. 2019;29(4):524-34.
30. Nicol LM, Rowlands DS, Fazakerly R, Kellett J. Curcumin supplementation likely attenuates delayed onset muscle soreness (DOMS). European Journal of Applied Physiology. 2015;115(8):1769-77.
31. Takahashi M, Suzuki K, Kim HK, Otsuka Y, Imaizumi A, Miyashita M, et al. Effects of curcumin supplementation on exercise-induced oxidative stress in humans. International Journal of Sports Medicine. 2014;35(6):469-75.
32. Ahmed T, Gilani AH. Therapeutic potential of turmeric in Alzheimer's disease: Curcumin or curcuminoids? Phytother Res. 2014;28:517-25.
33. Prasanth MI, Sivamaruthi BS, Chaiyasut C, Tencomnao T. A review of the role of green tea (camellia sinensis) in antiphotoaging, stress resistance, neuroprotection, and autophagy. Nutrients. 2019;11(2).
34. Panche AN, Diwan AD, Chandra SR. Flavonoids: An overview. Journal of Nutritional Science. 2016;5.
35. Rains TM, Agarwal S, Maki KC. Antiobesity effects of green tea catechins: A mechanistic review. Journal of Nutritional Biochemistry. 2011;22(1):1-7.
36. Song WO, Chun OK. Tea is the major source of flavan-3-ol and flavonol in the U.S. diet. Journal of Nutrition. 2008;138(8).
37. Chung M, Zhao N, Wang D, Shams-White M, Karlsen M, Cassidy A, et al. Dose-response relation between tea consumption and risk of cardiovascular disease and all-cause mortality: a systematic review and meta-analysis of population-based studies. Advances in Nutrition (Bethesda, Md). 2020;11(4):790-814.
38. Widlansky ME, Hamburg NM, Anter E, Holbrook M, Kahn DF, Elliott JG, et al. Acute EGCG supplementation reverses endothelial dysfunction in patients with coronary artery disease. Journal of the American College of Nutrition. 2007;26(2):95-102.
39. Vinson JA, Teufel K, Wu N. Green and black teas inhibit atherosclerosis by lipid, antioxidant, and fibrinolytic mechanisms. Journal of Agricultural and Food Chemistry. 2004;52(11):3661-5.
40. Richards JC, Lonac MC, Johnson TK, Schweder MM, Bell C. Epigallocatechin-3-gallate increases maximal oxygen uptake in adult humans. Medicine and Science in Sports and Exercise. 2010;42(4):739-44.
41. Dean S, Braakhuis A, Paton C. The effects of EGCG on fat oxidation and endurance performance in male cyclists. International Journal of Sport Nutrition and Exercise Metabolism. 2009;19(6):624-44.
42. Panza VSP, Wazlawik E, Ricardo Schütz G, Comin L, Hecht KC, da Silva EL. Consumption of green tea favorably affects oxidative stress markers in weight-trained men. Nutrition. 2008;24(5):433-42.
43. Jówko E, Długołęcka B, Makaruk B, Cieśliński I. The effect of green tea extract supplementation on exercise-induced oxidative stress parameters in male sprinters. European Journal of Nutrition. 2015;54(5):783-91.
44. Daly JW, Butts-Lamb P, Padgett W. Subclasses of adenosine receptors in the central nervous system: Interaction with caffeine and related methylxanthines. Cellular and Molecular Neurobiology. 1983;3(1):69-80.
45. Maughan RJ, Burke LM, Dvorak J, Larson-Meyer DE, Peeling P, Phillips SM, et al. IOC consensus statement: Dietary supplements and the high-performance athlete. British Journal of Sports Medicine. 2018;52(7):439-55.
46. Venier S, Grgic J, Mikulic P. Acute enhancement of jump performance, muscle strength, and power in resistance-trained men after consumption of caffeinated chewing gum. International Journal of Sports Physiology and Performance. 2019;14(10):1415-21.
47. Venier S, Grgic J, Mikulic P. Caffeinated gel ingestion enhances jump performance, muscle strength, and power in trained men. Nutrients. 2019;11(4).
48. Harland BF. Caffeine and nutrition. Nutrition. 2000;16(7-8):522-6.
49. Kamimori GH, Karyekar CS, Otterstetter R, Cox DS, Balkin TJ, Belenky GL, et al. The rate of absorption and relative bioavailability of caffeine administered in chewing gum versus capsules to normal healthy volunteers. International Journal of Pharmaceutics. 2002;234(1-2):159-67.
50. Butler MA, Iwasaki M, Guengerich FP, Kadlubar FF. Human cytochrome P-450(PA) (P-450IA2), the phenacetin O-deethylase, is primarily responsible for the hepatic 3-demethylation of caffeine and N-oxidation of carcinogenic arylamines. Proceedings of the National Academy of Sciences of the United States of America. 1989;86(20):7696-700.
51. Barreto G, Grecco B, Merola P, Reis CEG, Gualano B, Saunders B. Novel insights on caffeine supplementation, CYP1A2 genotype, physiological responses and exercise performance. European Journal of Applied Physiology. 2021;121(3):749-69.
52. Okada M, Kiryu K, Kawata Y, Mizuno K, Wada K, Tasaki H, et al. Determination of the effects of caffeine and carbamazepine on striatal dopamine release by in vivo microdialysis. European Journal of Pharmacology. 1997;321(2):181-8.
53. Karuppagounder SS, Uthaythas S, Govindarajulu M, Ramesh S, Parameshwaran K, Dhanasekaran M. Caffeine, a natural methylxanthine nutraceutical, exerts dopaminergic neuroprotection. Neurochemistry International. 2021;148.
54. Van Soeren MH, Graham TE. Effect of caffeine on metabolism, exercise endurance, and catecholamine responses after withdrawal. Journal of Applied Physiology. 1998;85(4):1493-501.

55. Stuart GR, Hopkins WG, Cook C, Cairns SP. Multiple effects of caffeine on simulated high-intensity team-sport performance. Medicine and Science in Sports and Exercise. 2005;37(11):1998-2005.
56. Laska EM, Sunshine A, Mueller F, Elvers WB, Siegel C, Rubin A. Caffeine as an analgesic adjuvant. JAMA. 1984;251(13):1711-8.
57. Costill DL, Dalsky GP, Fink WJ. Effects of caffeine ingestion on metabolism and exercise performance. Medicine and Science in Sports. 1978;10(3):155-8.
58. Riksen NP, Smits P, Rongen GA. The cardiovascular effects of methylxanthines. Handbook of Experimental Pharmacology. 2011;200(200):413-37.
59. Abebe W, Hussain T, Olanrewaju H, Mustafa SJ. Role of nitric oxide in adenosine receptor-mediated relaxation of porcine coronary artery. American Journal of Physiology - Heart and Circulatory Physiology. 1995;269(5 38-5).
60. Graham TE, Helge JW, MacLean DA, Kiens B, Richter EA. Caffeine ingestion does not alter carbohydrate or fat metabolism in human skeletal muscle during exercise. Journal of Physiology. 2000;529(3):837-47.
61. Davis JK, Green JM. Caffeine and anaerobic performance: Ergogenic value and mechanisms of action. Sports Medicine. 2009;39(10):813-32.
62. Fogaça LJ, Santos SL, Soares RC, Gentil P, Naves JP, Dos Santos WD, et al. Effect of caffeine supplementation on exercise performance, power, markers of muscle damage, and perceived exertion in trained CrossFit men: A randomized, double-blind, placebo-controlled crossover trial. Journal of Sports Medicine and Physical Fitness. 2020;60(2):181-8.
63. Guest NS, VanDusseldorp TA, Nelson MT, Grgic J, Schoenfeld BJ, Jenkins NDM, et al. International Society of Sports Nutrition position stand: caffeine and exercise performance. Journal of the International Society of Sports Nutrition. 2021;18(1).
64. Moritz CEJ, Teixeira BC, Rockenbach L, Reischak-Oliveira A, Casali EA, Battastini AMO. Altered extracellular ATP, ADP, and AMP hydrolysis in blood serum of sedentary individuals after an acute, aerobic, moderate exercise session. Molecular and Cellular Biochemistry. 2017;426(1-2):55-63.
65. Alves AC de B, Bristot VJ de O, Limana MD, Speck AE, Barros LS de, Solano AF, et al. Role of adenosine A 2A receptors in the central fatigue of neurodegenerative diseases. Journal of Caffeine and Adenosine Research. 2019;9(4):145-56.
66. Ament W, Verkerke G. Exercise and fatigue. Sports Medicine. 2009;39(5):389-422.
67. Grgic J, Grgic I, Pickering C, Schoenfeld BJ, Bishop DJ, Pedisic Z. Wake up and smell the coffee: Caffeine supplementation and exercise performance – An umbrella review of 21 published meta-analyses. British Journal of Sports Medicine. 2019;54(11).
68. Ganio MS, Klau JF, Casa DJ, Armstrong LE, Maresh CM. Effect of caffeine on sport-specific endurance performance: A systematic review. Journal of Strength and Conditioning Research. 2009;23(1):315-24.
69. Boyett JC, Giersch GEW, Womack CJ, Saunders MJ, Hughey CA, Daley HM, et al. Time of day and training status both impact the efficacy of caffeine for short duration cycling performance. Nutrients. 2016;8(10).
70. Warren GL, Park ND, Maresca RD, McKibans KI, Millard-Stafford ML. Effect of caffeine ingestion on muscular strength and endurance: A meta-analysis. Medicine and Science in Sports and Exercise. 2010;42(7):1375-87.
71. Grgic J. Caffeine ingestion enhances Wingate performance: a meta-analysis. European Journal of Sport Science. 2018;18(2):219-25.
72. Spriet LL. Exercise and sport performance with low doses of caffeine. Sports Medicine. 2014;44(Suppl 2):175-84.
73. Sachse C, Brockmöller J, Bauer S, Roots I. Functional significance of a C→A polymorphism in intron I of the cytochrome P450 CYP1A2 gene tested with caffeine. British Journal of Clinical Pharmacology. 1999;47(4):445-9.
74. Shimada T, Yamazaki H, Mimura M, Inui Y, Guengerich F P. Interindividual variations in human liver cytochrome P-450 enzymes involved in the oxidation of drugs, carcinogens and toxic chemicals: Studies with liver microsomes of 30 Japanese and 30 Caucasians. Journal of Pharmacology and Experimental Therapeutics. 1994;270(1):414-23.
75. Rahimi R. The effect of CYP1A2 genotype on the ergogenic properties of caffeine during resistance exercise: a randomized, double-blind, placebo-controlled, crossover study. Irish Journal of Medical Science. 2019;188(1):337-45.
76. Barbosa TN, Parreira LK, Mota JF, Kalman D, Saunders B, Pimentel GD. Acute caffeine mouth rinse does not improve performance in recreationally trained runners: a pilot study. Nutrire. 2020;45(2).
77. Beaven CM, Maulder P, Pooley A, Kilduff L, Cook C. Effects of caffeine and carbohydrate mouth rinses on repeated sprint performance. Applied Physiology, Nutrition and Metabolism. 2013;38(6):633-7.
78. Figueiredo N, Queiroz M, Felício FP, Ferreira J, Gerosa-Neto J, Mota JF, et al. Acute caffeine mouth rinsing does not improve 10-km running performance in CYP1A2 C-allele carriers. Clinical Nutrition ESPEN. 2021;42:93-7.
79. Pataky MW, Womack CJ, Saunders MJ, Goffe JL, D'Lugos AC, El-Sohemy A, et al. Caffeine and 3-km cycling performance: Effects of mouth rinsing, genotype, and time of day. Scandinavian Journal of Medicine and Science in Sports. 2016;26(6):613-9.
80. Lohse KR, Lohse KR, Sainani KL, Taylor JA, Butson ML, Knight EJ, et al. Systematic review of the use of "magnitudebased inference" in sports science and medicine. PLoS ONE. 2020;15(6 June).
81. Sainani KL. The problem with "magnitude-based inference." Medicine and Science in Sports and Exercise. 2018;50(10):2166-76.
82. Sainani KL, Lohse KR, Jones PR, Vickers A. Magnitude-based Inference is not Bayesian and is not a valid method

of inference. Scandinavian Journal of Medicine and Science in Sports. 2019;29(9):1428-36.

83. Welsh AH, Knight EJ. "Magnitude-based Inference": A statistical review. Medicine and Science in Sports and Exercise. 2015;47(4):874-84.
84. Bruce CR, Anderson ME, Fraser SF, Stepto NK, Klein R, Hopkins WG, et al. Enhancement of 2000-m rowing performance after caffeine ingestion. Medicine and Science in Sports and Exercise. 2000;32(11):1958-63.
85. Lutz EG. Restless legs, anxiety and caffeinism. Journal of Clinical Psychiatry. 1978;39(9):693-8.
86. Chiang WF, Liao MT, Cheng CJ, Lin SH. Rhabdomyolysis induced by excessive coffee drinking. Human and Experimental Toxicology. 2014;33(8):878-81.
87. Smith A. Effects of caffeine on human behavior. Food and Chemical Toxicology. 2002;40(9):1243-55.
88. Bell DG, McLellan TM. Exercise endurance 1, 3, and 6 h after caffeine ingestion in caffeine users and nonusers. Journal of Applied Physiology. 2002;93(4):1227-34.
89. Hord NG, Tang Y, Bryan NS. Food sources of nitrates and nitrites: The physiologic context for potential health benefits. American Journal of Clinical Nutrition. 2009;90(1):1-10.
90. Lundberg JO, Weitzberg E, Gladwin MT. The nitrate-nitrite-nitric oxide pathway in physiology and therapeutics. Nature Reviews Drug Discovery. 2008;7(2):156-67.
91. Bogdan C. Nitric oxide and the immune response. Nature Immunology. 2001;2(10):907-16.
92. Philippu A. Nitric oxide: a universal modulator of brain function. Current Medicinal Chemistry. 2016;23(24):2643-52.
93. Kapil V, Khambata RS, Jones DA, Rathod K, Primus C, Massimo G, et al. The noncanonical pathway for in vivo nitric oxide generation: The nitrate-nitrite-nitric oxide pathway. Pharmacological Reviews. 2020;72(3):692-766.
94. Senefeld JW, Wiggins CC, Regimbal RJ, Dominelli PB, Baker SE, Joyner MJ. Ergogenic effect of nitrate supplementation: a systematic review and meta-analysis. Medicine and Science in Sports and Exercise. 2020;52(10):2250-61.
95. Doel JJ, Benjamin N, Hector MP, Rogers M, Allaker RP. Evaluation of bacterial nitrate reduction in the human oral cavity. European Journal of Oral Sciences. 2005;113(1):14-9.
96. Pawlak-Chaouch M, Boissière J, Gamelin FX, Cuvelier G, Berthoin S, Aucouturier J. Effect of dietary nitrate supplementation on metabolic rate during rest and exercise in human: A systematic review and a meta-analysis. Nitric Oxide - Biology and Chemistry. 2016;53:65-76.
97. Vaughan RA, Gannon NP, Carriker CR. Nitrate-containing beetroot enhances myocyte metabolism and mitochondrial content. Journal of Traditional and Complementary Medicine. 2016;6(1):17-22.
98. Larsen FJ, Schiffer TA, Borniquel S, Sahlin K, Ekblom B, Lundberg JO, et al. Dietary inorganic nitrate improves mitochondrial efficiency in humans. Cell Metabolism. 2011;13(2):149-59.
99. Cocksedge SP, Breese BC, Morgan PT, Nogueira L, Thompson C, Wylie LJ, et al. Influence of muscle oxygenation and nitrate-rich beetroot juice supplementation on O2 uptake kinetics and exercise tolerance. Nitric Oxide - Biology and Chemistry. 2020;99:25-33.
100. McDonagh STJ, Wylie LJ, Winyard PG, Vanhatalo A, Jones AM. The effects of chronic nitrate supplementation and the use of strong and weak antibacterial agents on plasma nitrite concentration and exercise blood pressure. International Journal of Sports Medicine. 2015;36(14):1177-85.
101. Pullar JM, Carr AC, Vissers MCM. The roles of vitamin C in skin health. Nutrients. 2017;9(8).
102. Patak P, Willenberg HS, Bornstein SR. Vitamin C is an important cofactor for both adrenal cortex and adrenal medulla. Endocrine Research. 2004;30(4):871-5.
103. Ginter E. Cholesterol: Vitamin C controls its transformation to bile acids. Science. 1973;179(4074):702-4.
104. Núcleo de estudos e pesquisas em alimentação – NEPA. Tabela Brasileira de Composição de Alimentos - TACO. 4ª edicao ampliada e revisada [Internet]. 2011. 161 p.
105. Padayatty SJ, Katz A, Wang Y, Eck P, Kwon O, Lee JH, et al. Vitamin C as an antioxidant: evaluation of its role in disease prevention. Journal of the American College of Nutrition. 2003;22(1):18-35.
106. Weitzberg E, Lundberg JO. Novel aspects of dietary nitrate and human health. Annual Review of Nutrition. 2013;33:129-59.
107. Sato K, Niki E, Shimasaki H. Free radical-mediated chain oxidation of low density lipoprotein and its synergistic inhibition by vitamin E and vitamin C. Archives of Biochemistry and Biophysics. 1990;279(2):402-5.
108. Ashor AW, Lara J, Mathers JC, Siervo M. Effect of vitamin C on endothelial function in health and disease: A systematic review and meta-analysis of randomised controlled trials. Atherosclerosis. 2014;235(1):9-20.
109. Salvayre R, Negre-Salvayre A, Camaré C. Oxidative theory of atherosclerosis and antioxidants. Biochimie. 2016;125:281-96.
110. Clifford T, Jeffries O, Stevenson EJ, Davies KAB. The effects of vitamin C and E on exercise-induced physiological adaptations: a systematic review and Meta-analysis of randomized controlled trials. Critical Reviews in Food Science and Nutrition. 2020;60(21):3669-79.
111. Ahsan H, Ahad A, Iqbal J, Siddiqui WA. Pharmacological potential of tocotrienols: A review. Nutrition and Metabolism. 2014;11(1).
112. Rizvi S, Raza ST, Ahmed F, Ahmad A, Abbas S, Mahdi F. The role of vitamin E in human health and some diseases. Sultan Qaboos University Medical Journal. 2014;14(2):e157.
113. Leth T, Sondergaard H. Biological activity of vitamin E compounds and natural materials by the resorption-gestation test, and chemical determination of the vitamin E activity in foods and feeds. Journal of Nutrition. 1977;107(12):2236-43.
114. Mertens E, Kuijsten A, Dofková M, Mistura L, D'Addezio L, Turrini A, et al. Geographic and socioeconomic diversity of food and nutrient intakes: a comparison of four European countries. European Journal of Nutrition. 2019;58(4):1475-93.

115. Stepanyan V, Crowe M, Haleagrahara N, Bowden B. Effects of vitamin E supplementation on exercise-induced oxidative stress: A meta-analysis. Applied Physiology, Nutrition and Metabolism. 2014;39(9):1029-37.
116. Packer JE, Slater TF, Willson RL. Direct observation of a free radical interaction between vitamin E and vitamin C. Nature. 1979;278(5706):737-8.
117. Niki E, Tsuchiya J, Tanimura R, Kamiya Y. Regeneration of vitamin E from α-chromanoxyl radical by glutathione and vitamin C. Chemistry Letters. 1982;11(6):789-92.
118. Buettner GR. The pecking order of free radicals and antioxidants: lipid peroxidation, α-tocopherol, and ascorbate. Archives of Biochemistry and Biophysics. 1993;300(2):535-43.
119. Mastaloudis A, Morrow JD, Hopkins DW, Devaraj S, Traber MG. Antioxidant supplementation prevents exercise--induced lipid peroxidation, but not inflammation, in ultramarathon runners. Free Radical Biology and Medicine. 2004;36(10):1329-41.
120. Petersen EW, Ostrowski K, Ibfelt T, Richelle M, Offord E, Halkjær-Kristensen J, et al. Effect of vitamin supplementation on cytokine response and on muscle damage after strenuous exercise. American Journal of Physiology - Cell Physiology. 2001;280(6 49-6).
121. Fischer CP, Hiscock NJ, Penkowa M, Basu S, Vessby B, Kallner A, et al. Supplementation with vitamins C and E inhibits the release of interleukin-6 from contracting human skeletal muscle. Journal of Physiology. 2004;558(2):633-45.
122. Mastaloudis A, Traber MG, Carstensen K, Widrick JJ. Antioxidants did not prevent muscle damage in response to an ultramarathon run. Medicine and Science in Sports and Exercise. 2006;38(1):72-80.
123. Bjørnsen T, Salvesen S, Berntsen S, Hetlelid KJ, Stea TH, Lohne-Seiler H, et al. Vitamin C and E supplementation blunts increases in total lean body mass in elderly men after strength training. Scandinavian Journal of Medicine & Science in Sports. 2016;26(7):755-63.
124. Gomez-Cabrera MC, Borrás C, Pallardo FV, Sastre J, Ji LL, Viña J. Decreasing xanthine oxidase-mediated oxidative stress prevents useful cellular adaptations to exercise in rats. Journal of Physiology. 2005;567(1):113-20.
125. Gomez-Cabrera MC, Domenech E, Romagnoli M, Arduini A, Borras C, Pallardo FV, et al. Oral administration of vitamin C decreases muscle mitochondrial biogenesis and hampers training-induced adaptations in endurance performance. American Journal of Clinical Nutrition. 2008;87(1):142-9.
126. Merry TL, Ristow M. Do antioxidant supplements interfere with skeletal muscle adaptation to exercise training? Journal of Physiology. 2016;594(18):5135-47.
127. Paulsen G, Cumming KT, Holden G, Hallén J, Rønnestad BR, Sveen O, et al. Vitamin C and E supplementation hampers cellular adaptation to endurance training in humans: A double-blind, randomised, controlled trial. Journal of Physiology. 2014;592(8):1887-901.
128. Mason SA, Trewin AJ, Parker L, Wadley GD. Antioxidant supplements and endurance exercise: Current evidence and mechanistic insights. Redox Biology. 2020;35.
129. IBGE. Pesquisa de Orçamentos Familiares 2008-2009: Tabela de Composição Nutricional dos Alimentos Consumidos no Brasil [Internet]. Vol. 39, Produção da Pecuária Municipal. 2011. 35-340 p.
130. Institute of Medicine. Dietary Reference Intakes (DRIs): Recommended Intakes for Individuals, Vitamins. In: Dietary reference intakes for Energy, Carbohydrate, Fiber, Fat, Fatty Acids, Cholesterol, Protein, and Amino Acids. Washington, D.C.: National Academies Press (US); 2000. p. 1357.
131. Klein EA, Thompson IM, Tangen CM, Crowley JJ, Lucia S, Goodman PJ, et al. Vitamin E and the risk of prostate cancer: The selenium and vitamin E cancer prevention trial (SELECT). JAMA. 2011;306(14):1549-56.
132. Van De Walle GP, Vukovich MD. The effect of nitrate supplementation on exercise tolerance and performance: A systematic review and meta-analysis. Journal of Strength and Conditioning Research. 2018;32(6):1796-808.
133. Southward K, Rutherfurd-Markwick KJ, Ali A. The effect of acute caffeine ingestion on endurance performance: a systematic review and meta-analysis. Sports Medicine. 2018;48(8):1913-28.
134. Grgic J, Trexler ET, Lazinica B, Pedisic Z. Effects of caffeine intake on muscle strength and power: A systematic review and meta-analysis. Journal of the International Society of Sports Nutrition. 2018;15(1).

PARTE III

Terapia enteral e parenteral

19 Nutrição parenteral no paciente hospitalizado: questões atuais

Renata Germano Borges de Oliveira Nascimento Freitas
Roberto José Negrão Nogueira
Alexandre Esteves de Souza Lima

RESUMO

A escolha da via de terapia nutricional deve ser avaliada considerando vários aspectos, como o custo e a relação risco/benefício para determinada situação clínica. A nutrição enteral (NE) é mais fisiológica e, geralmente, envolve menos riscos e menor custo que a nutrição parenteral (NP). Porém, alguns aspectos podem determinar a impossibilidade da NE. Além da clássica não disponibilidade do trato gastrointestinal, deve-se considerar o tempo de jejum absoluto e a duração de uma NE insuficiente, bem como outras contraindicações e a gravidade do quadro clínico, com o respectivo grau de catabolismo. Salienta-se que não se trata de conflito NE *versus* NP e sim de quando utilizar uma ou outra, ou mesmo ambas em conjunto, quando a NE isoladamente não for suficiente para atingir as demandas específicas.

▶ NUTRIÇÃO PARENTERAL (NP)

Constitui-se no acesso intravenoso central ou periférico para fornecimento de macro e micronutrientes. Os principais objetivos, como em qualquer protocolo nutricional, são:[1,2]

- Manter ou recuperar o estado nutricional.
- Repor estoques proteicos.
- Favorecer a normalização de exames laboratoriais.
- Promover qualidade de vida.
- Contribuir com a redução das taxas de morbimortalidade.

▶ INDICAÇÃO E CONTRAINDICAÇÃO DA NP

A escolha da via deve considerar o custo e a relação risco/benefício para determinada situação clínica. A nutrição enteral (NE) é mais fisiológica e geralmente com menos riscos e menor custo que a NP, porém podem ocorrer variações[2] (Figura 1).[3,4]

É consenso evitar-se a superalimentação (seja com técnica única ou mediante associação de NP e NE desnecessária). Em muitas circunstâncias tolera-se regime de hiponutrição durante um período, objetivando atingir

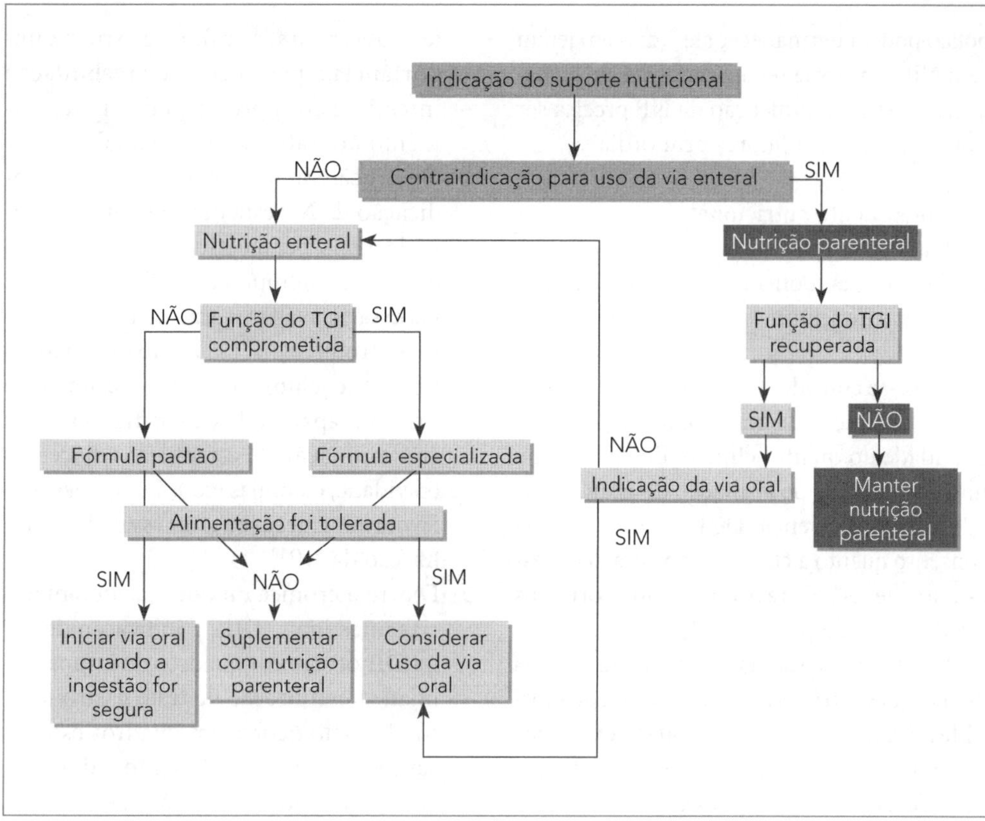

FIGURA 1 Rotina de indicação da terapia nutricional. Adaptada de Ukleja et al., 2018 e Worthington et al., 2017. TGI: trato gastrointestinal.

algumas metas calóricas e principalmente proteicas dos pacientes internados para evitar ou minimizar a desnutrição hospitalar e melhorar o prognóstico.[5] A NP está indicada a partir de contraindicações absolutas ou relativas (Tabela 1) e/ou insuficiência da NE.[2]

De maneira geral, pacientes eutróficos, jovens com doenças de menor impacto cata-

TABELA 1 Contraindicações da nutrição enteral (NE)

Todos os tipos de NE	Sondagem nasoenteral	Estomias (percutânea e cirúrgica)
▪ Peritonite não controlada ▪ Obstrução mecânica do TGI ▪ Isquemia intestinal ▪ Trombocitopenia não corrigida ou coagulopatia ▪ Sangramento do TGI recente com alto risco de recorrência (varizes esofágicas ou úlcera péptica)	▪ Cirurgia transesfenoidal recente ▪ Trauma facial/nasal ▪ Fratura da base do crânio ▪ Varizes esofágicas com bandas recentes (colocação após 72 h) ▪ Doença esofágica: estenose, esofagite grave e tumor	▪ Estase/estenose gástrica/duodenal ▪ Instabilidade hemodinâmica ▪ Ascite maciça ▪ Obesidade mórbida com grande panículo ▪ Previsão de uso inferior a 4 semanas

Fonte: adaptada de Singer et al., 2016, Worthington et al., 2017, McClave et al., 2019. TGI: trato gastrointestinal.

bólico podem permanecer até 7 dias em jejum sem NP, conforme recomendações de *guidelines*.[5,7] Assim, a indicação da NP precisa ser avaliada perante 4 fatores primordiais:

- Antecedente nutricional.
- Idade.
- Grau de catabolismo da doença atual.
- Tempo de jejum.

Deve-se considerar o tempo de jejum absoluto, a duração de uma NE insuficiente e a gravidade do quadro clínico. Entretanto, há uma dificuldade de avaliação do grau de catabolismo da doença. De fato, embora haja consenso quanto à classificação para doenças/eventos "leves", e "graves" isso não ocorre nos quadros "moderados".

Situações extremas de distúrbios nutricionais (desnutrição grave ou obesidade mórbida), assim como faixas etárias extremas (recém-nascidos prematuros e idosos) também devem ser consideradas.

A. Pancreatite aguda: embora a recomendação atual seja da utilização de NE nesses casos, deve-se avaliar a gravidade da pancreatite e complicações intrínsecas a ela. De fato, a presença de lesão necro-hemorrágica, de infecção associada e pseudocisto ou outros fatores como dor, distensão abdominal, desconfortos do trato gastrintestinal podem dificultar a NE, as quais antecipam ou indicam a NP.[8]
B. Síndrome do intestino (ultra)curto: costumeiramente, a regra é usar NP. Deve-se aventar a possibilidade de NP cíclica com NE associada. Os fatores classicamente envolvidos são a viabilidade de acesso venoso, o comprimento do intestino residual, a presença ou não de válvula ileocecal, a idade do paciente, a ocorrência de complicações ou comorbidades (principalmente hepáticas e infecciosas secundárias). É de extrema importância a perspectiva de reabilitação intestinal com presença de algum alimento no trato gastrointestinal.[9]
C. Obstrução ou hemorragia do TGI: a indicação de NP está diretamente relacionada à não perspectiva de resolução do quadro em tempo curto. Sempre se faz necessário avaliar o grau de lesão do trato gastrointestinal (TGI alto ou baixo), o tempo de jejum absoluto, a desnutrição prévia (capacidade de cicatrização) e a contaminação de estruturas adjacentes (cavidade, ostomias etc.). Condições desfavoráveis antecipam a necessidade de utilização da NP.[10]
D. Diarreia crônica ou doenças inflamatórias intestinais (DII): a indicação de NP na DII ocorre em quadros de impossibilidade de utilização de trato gastrointestinal, como ocorre em quadros estenosantes irreversíveis. Quanto à diarreia, com o advento de soluções de NE mais específicas, essa indicação de NP tem se tornado menos provável. De qualquer modo, quando há impeditivo à progressão da NE, essa pode ser considerada.[11]
E. Anorexia nervosa: atualmente é pequena a possibilidade de indicação de NP nessa condição, sendo a NE a via preferencial. Desnutrição grave com risco iminente de morte e falha, impossibilidade ou recusa da NE antecipam ou indicam a NP.[12]
F. Nutrição perioperatória: sem indicação para pacientes bem nutridos. Nos desnutridos é indicada dependendo da doença primária, da avaliação do grau de desnutrição (clínica e laboratorial) e duração da NP até realização da cirurgia (no mínimo 7 dias). Obviamente, quando a NE/oral não for adequada para atingir todas as necessidades do paciente.[10,13]
G. Fístula digestiva: o local da fístula associado ao volume do débito da mesma são fa-

tores determinantes. Além disso, é fundamental avaliar a repercussão de distúrbios hidroeletrolíticos, local da drenagem, tempo da fistula e características de irreversibilidade (alça exposta ou ausência de tunelização, epitelização, ampla deiscência de parede abdominal). Caso ocorram esses fatores, há necessidade de NP.[10,13] Vale lembrar que no passado a terapia nutricional (NP, NE ou ambas) era mantida até o fechamento total, ainda que tardasse meses. A abordagem cirúrgica direta mais agravava o quadro que colaborava. Na atualidade, houve importantes avanços técnicos, principalmente endoscópicos, como *stents*, suturas endoscópicas, colas e *plugs*. Quando se conta com equipe especializada, ela é capaz de poupar longas hospitalizações e substanciais custos.

H. Estados hipermetabólicos (grandes queimados, politraumatizados com traumatismo cranioencefálico, sepse grave): frequentemente a NE é insuficiente para a elevada demanda metabólica e, principalmente, proteica. A necessidade de eventual terapia nutricional mista (enteral e parenteral) antecipa ou indica a associação da NP.[5,14]

I. Instabilidade hemodinâmica: os critérios de avaliação hemodinâmica são clínicos e laboratoriais. Deve-se levar em consideração fatores como a frequência cardíaca e a pressão arterial. A perfusão tecidual como um todo é de extrema relevância e, portanto, a diurese, a presença de acidemia e os níveis elevados de lactato devem ser revistos sistematicamente e evolutivamente. Caso haja instabilidade, também a NP está contraindicada, não apenas a NE.[6]

J. Cuidados paliativos: situação extremamente complexa. Deve-se considerar a proporcionalidade dos cuidados, duração e solicitação da família e, principalmente, do paciente.[15,16] Termo de consentimento do paciente e/ou familiares especificando em detalhes todas as vantagens, inconvenientes e riscos poderá ser aconselhável em determinadas circunstâncias.

Algumas condições clínicas e laboratoriais indicam cautela para iniciar a NP em adultos. Sempre que possível, deve-se compensar os desvios antes de dar prosseguimento ao programa (Tabela 2). Destas, destacam-se as seguintes:[3,17,18]

- Hiperglicemia: glicose > 180 mg/dL.
- Hipertrigliceridemia: triglicerídeos séricos > 200 mg/dL.
- Uremia: níveis sanguíneos de ureia > 100 mg/dL.
- Hipernatremia: sódio sérico > 150 mEq/L.
- Hiponatremia: sódio sérico < 130 mEq/L.
- Hipofosfatemia: fósforo sérico < 2 mg/dL.
- Hipocalemia: potássio sérico < 3 mEq/L.
- Hipocalcemia: cálcio ionizado < 4,5 mg/dL.
- Hipomagnesemia: magnésio sérico < 1,3 mEq/L.

▶ ACESSO VENOSO[1,2,19]

- NP periférica (NPp): apela-se para posição distal periférica quando a NP for indicada por curto período. A NPp não é suficiente para alcançar as necessidades nutricionais do paciente devido à impossibilidade de concentração da solução para não ultrapassar o limite de osmolaridade. De modo geral, a NPp está indicada como mera suplementação de uma nutrição oral ou enteral insuficiente para as demandas energéticas e proteicas do paciente.
  - *Contraindicações*: estão diretamente relacionadas à impossibilidade de aumentar o volume da solução para justamen-

TABELA 2 Indicações e contraindicações da nutrição parenteral (NP)

Indicações
▪ Obstrução do tubo digestivo
▪ Hemorragias no TGI (alta ou baixa)
▪ Síndrome do intestino curto*
▪ Diarreia prolongada e intratável*
▪ Enteropatias inflamatórias*
▪ Fístulas no TGI de débito alto
▪ Pancreatite*
▪ Malformação congênita grave
▪ Anorexia nervosa*
▪ Assistência pré e pós-operatória*
▪ Estado hipermetabólico* (sépticos, grandes queimados e politraumatismo extenso)
Contraindicações
▪ Benefícios não compensam os riscos
▪ Instabilidade hemodinâmica
▪ Prolongar a vida em doença sem perspectiva terapêutica**

*Quando a NE não é possível ou não atende isoladamente às necessidades.
**Nesse caso, há uma extensa discussão ética a ser conduzida, envolvendo o médico responsável, o paciente e a família.
TGI: trato gastrointestinal.

te compensar a impossibilidade de a solução ser mais osmolar. Sendo assim, as contraindicações incluem: pacientes com restrição hídrica, disfunção hepática ou renal, desnutrição grave e pacientes críticos.

- PICC (cateter central de inserção periférica): acesso por veias cefálicas ou basílicas acima do espaço antecubital, jugular externa e safena. Como todo cateter destinado à infusão central, é obrigatória a verificação da localização da extremidade por radiografia. É utilizado quando o custo é mais conveniente, quando há riscos aumentados para punção percutânea convencional (diátese hemorrágica, insuficiência respiratória) ou por preferência do serviço.
  - *Contraindicação*: impossibilidade de veias periféricas para punção.
- NP central (NPc): os nutrientes são ofertados por veia de grande calibre (subclávias, femorais e jugulares). É indicada para uso prolongado ou necessidade de restrição hídrica. É obrigatória a verificação da localização da extremidade do cateter por radiografia.

▶ SOLUÇÕES DA NP

- Solução 2 em 1: glicose e aminoácidos: menor risco de incompatibilidade farmacotécnica e menor risco de oclusão de cateter que a solução 3 em 1. Em contrapartida, eleva-se o risco de hiperglicemia e de deficiência de ácidos graxos essenciais.
- Solução 3 em 1: glicose, aminoácidos e lipídios: a infusão simultânea dos macronutrientes contribui com menor risco de con-

taminação e maior praticidade (devido à mais baixa osmolaridade da mistura).

▶ AVALIAÇÃO NUTRICIONAL

Exames de imagem (DXA, ultrassom e tomografia computadorizada) são importantes "biomarcadores" da composição corpórea, na medida em que as limitações de disponibilidade, validação, padronização e custo sejam superadas.[20-22] Quanto aos exames bioquímicos, é importante destacar que a inflamação desencadeada pela doença de base ou complicações clínicas pode prejudicar o estado nutricional e alterar parâmetros de avaliação, tais como peso corporal, níveis de albumina, pré-albumina e perfil lipídico.[23] Neste sentido, a dosagem de proteínas viscerais (albumina e pré-albumina) e proteínas de fase aguda (proteína C-reativa) são elementos integrantes da monitorização.[23,24] Entretanto, a interpretação desses exames laboratoriais tem sido questionada em alguns contextos inflamatórios[22-24] (Figura 2).

Embora inflamação e desnutrição estejam associadas, não há ligação direta entre os níveis de proteína visceral e desnutrição. Desta forma, pré-albumina e albumina não devem ser dosadas como marcador nutricional útil para orientar o suporte nutricional de pacientes inflamados.[22] Contudo, a normalização de albumina e pré-albumina pode indicar melhora da inflamação, diminuição do risco nutricional, transição para o anabolismo e, possivelmente, redução das necessidades proteicas e calóricas.[22]

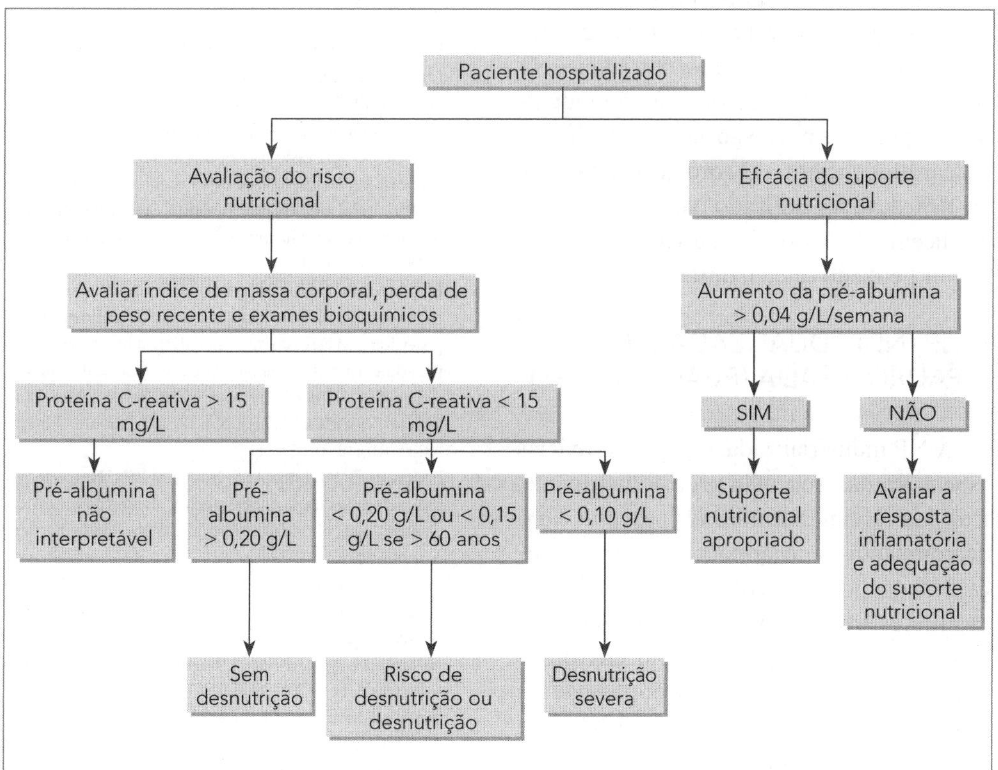

FIGURA 2 Avaliação nutricional considerando a pré-albumina e perfil inflamatório. Adaptada de Dellière e Cynober, 2016; Singer et al., 2016; McClave et al., 2019.

Durante a inflamação, a nutrição adequada pode ser detectada quando há cicatrização de feridas, redução de edema e melhora na força e resistência muscular. Ganhos significativos de massa muscular ocorrem, principalmente, após o período inflamatório.[22,25] Pode-se observar na Figura 2 que o autor utiliza como marcador de proteína C-reativa um valor menor que 15 mg/L para que ele não interfira na capacidade da pré-albumina como marcador nutricional. Desse modo, é notório que a pré-albumina não seja utilizada como marcador nutricional em pacientes com grave processo inflamatório.

▶ NUTRIÇÃO DE TRANSIÇÃO: QUANDO E COMO MIGRAR PARA OUTRA MODALIDADE?

A NP deve ser mantida até o TGI ser responsável, pela via oral e/ou enteral, por no mínimo 60% das necessidades nutricionais. O "desmame" da NP precisa acontecer gradualmente, pois a remoção abrupta pode desencadear hipoglicemia. O soro glicosado a 5% ou 10% deve ser utilizado para manutenção da glicemia em casos de interrupção repentina por perda do cateter, durante 6-12 horas.

▶ NP INDIVIDUALIZADA X NP PADRONIZADA (*READY TO USE*)

A NP industrializada, seja por farmácias especializadas, seja pelo próprio fabricante, tem sido comumente utilizada pela praticidade, compatibilidade farmacológica e segurança. Embora prática, a NP padronizada dificulta ajustes nutricionais e metabólicos. É possível prescrever, por exemplo, eletrólitos adicionais, todavia é difícil ou impossível remover os que integram a fórmula. A NP individualizada é uma opção melhor quando há necessidade de ajustes frequentes na composição, em pacientes metabolicamente instáveis.

Para evitar incompatibilidades farmacoquímicas que podem gerar complicações graves e letais, a prescrição e a manipulação da NP individualizada devem ser realizadas por profissional habilitado em NP com suporte de programas de computador e alertas farmacocinéticos interativos. Além disso, as farmacêuticas manipuladoras devem seguir as normas técnicas de boas práticas. Dentro desse contexto destaca-se a importância da EMTN (Equipe Multiprofissional de Terapia Nutricional) para oferecer efetividade e segurança para essa estratégia nutricional tão útil, porém de risco.[6,26]

REFERÊNCIAS

1. Cuppari L. Guia de nutrição: clínica no adulto. Barueri: Manole; 2014. p. 578.
2. Nogueira RJ, Lima AE, Prado CC, Ribeiro AF. Nutrição em pediatria oral, enteral e parenteral. São Paulo: Sarvier; 2011.
3. Worthington P, Balint J, Bechtold M, Bingham A, Chan LN, Durfee S, et al. When is parenteral nutrition appropriate? JPEN J Parenter Enteral Nutr. 2017;41(3):324-77.
4. Ukleja A, Gilbert K, Mogensen KM, Walker R, Ward CT, Ybarra J, et al.; Task Force on Standards for Nutrition Support: Adult Hospitalized Patients, the American Society for Parenteral and Enteral Nutrition. Standards for nutrition support: adult hospitalized patients. Nutr Clin Pract. 2018;33(6):906-20.
5. McClave SA, Taylor BE, Martindale RG, Warren MM, Johnson DR, Braunschweig C, et al. Guidelines for the provision and assessment of nutrition support therapy in the adult critically ill patient: Society of Critical Care Medicine (SCCM) and American Society for Parenteral and Enteral Nutrition (A.S.P.E.N.). JPEN J Parenter Enteral Nutr. 2016;40(2):159-211.
6. Freitas RGBON, Lima AES, Nogueira RJN. Nutrição parenteral em pediatria. In: Faintuch J. Manual da residência de nutrologia, obesidade e cirurgia da obesidade. Barueri: Manole; 2016.
7. Singer P, Blaser AR, Berger MM, Alhazzani W, Calder PC, Casaer MP, et al. ESPEN guideline on clinical nutrition in the intensive care unit. Clin Nutr. 2019;38(1):48-79.
8. Arvanitakis M, Ockenga J, Bezmarevic M, Gianotti L, Krznarić Ž, Lobo DN, et al. ESPEN guideline on clinical nutrition in acute and chronic pancreatitis. Clin Nutr. 2020;39(3):612-31.
9. Tappenden KA. Pathophysiology of short bowel syndrome: considerations of resected and residual anatomy. JPEN J Parenter Enteral Nutr. 2014;38(1 Suppl):14S-22S.

10. Weimann A, Braga M, Carli F, Higashiguchi T, Hübner M, Klek S, et al. ESPEN guideline: Clinical nutrition in surgery. Clin Nutr. 2017;36(3):623-50.
11. Bischoff SC, Escher J, Hébuterne X, Kłęk S, Krznaric Z, Schneider S, et al. ESPEN practical guideline: Clinical nutrition in inflammatory bowel disease. Clin Nutr. 2020;39(3):632-53.
12. Yager J, Andersen AE. Clinical practice. Anorexia nervosa. N Engl J Med. 2005;353(14):1481-8.
13. Lassen K, Soop M, Nygren J, Cox PB, Hendry PO, Spies C, et al. Consensus review of optimal perioperative care in colorectal surgery: Enhanced Recovery After Surgery (ERAS) Group recommendations. Arch Surg. 2009;144(10):961-9.
14. Cederholm T, Barazzoni R, Austin P, Ballmer P, Biolo G, Bischoff SC, et al. ESPEN guidelines on definitions and terminology of clinical nutrition. Clin Nutr. 2017;36(1):49-64.
15. Volkert D, Beck AM, Cederholm T, Cruz-Jentoft A, Goisser S, Hooper L, et al. ESPEN guideline on clinical nutrition and hydration in geriatrics. Clin Nutr. 2019;38(1):10-47.
16. Arends J, Bachmann P, Baracos V, Barthelemy N, Bertz H, Bozzetti F, et al. ESPEN guidelines on nutrition in cancer patients. Clin Nutr. 2017;36(1):11-48.
17. Frazee EN, Nystrom EM, McMahon MM, Williamson EE, Miles JM. Relationship between triglyceride tolerance, body mass index, and fat depots in patients receiving parenteral nutrition. JPEN J Parenter Enteral Nutr. 2014;39(8):922-8.
18. Canada TW, Tajchman SK, Tucker AM, Ybarra JV, eds. The A.S.P.E.N. Fluids, Electrolytes and Acid-Base Disorders Handbook. Silver Spring, MD: American Society for Parenteral and Enteral Nutrition; 2015. p.47-200.
19. Pediatric parenteral nutrition: A comprehensive review. CDHNF/NASPGHAN [internet]. 2011. Disponível em: http://www.naspghan.org/content/55/en/Nutrition-and-Obesity. Acesso em 10 de maio de 2020.
20. Mourtzakis M, Bell KE. Measures of sarcopenia: the utility of ultrasound, bioelectrical impedance analysis and single-slice crosssectional imaging. In: Tandon P, Montano-Loza A (eds.). Frailty and sarcopenia in cirrhosis. Springer; 2020. p.179-207.
21. Sheean P, Gonzales MC, Prado CM, McKeever L, Hall AM, Braunschweig CA. American Society for Parenteral and Enteral Nutrition Clinical Guidelines: the validity of body composition assessment in clinical populations. JPEN J Parenter Enteral Nutr. 2020;44(1):12-43.
22. Evans DC, Corkins MR, Malone A, Miller S, Mogensen KM, Guenter P, et al., ASPEN Malnutrition Committee. The use of visceral proteins as nutrition markers: an ASPEN position paper. Nutrition in Clinical Practice. 2021;36(1):22-8.
23. Borges de Oliveira Nascimento Freitas RG, Hessel G, Junqueira Vasques AC, Negrão Nogueira RJ. Transthyretin levels: Potential biomarker for monitoring nutritional support efficacy and clinical complications risk in patients receiving parenteral nutrition. Clin Nutr ESPEN. 2018;24:134-9.
24. Dellière S, Cynober L. Is transthyretin a good marker of nutritional status?. Clinical Nutrition. 2017;36(2):364-70.
25. Jensen GL, Bistrian B, Roubenoff R, Heimburger DC. Malnutrition syndromes: a conundrum vs continuum. JPEN J Parenter Enteral Nutr. 2009;33(6):710-6.
26. Freitas RG, Nogueira RJ, Saron ML, Lima AE, Hessel G. Deve-se individualizar a nutrição parenteral pediátrica? Rev Paul Pediatr. 2014;32(4):326-32.

20 Suporte nutricional na pancreatite aguda grave

Carlos Augusto Gomes
Cleber Soares Junior
Camila Couto Gomes
Felipe Couto Gomes
Luiz Guilherme Tafuri de Araujo

RESUMO

A pancreatite aguda grave é uma afecção que carreia ainda significativas taxas de morbidade e mortalidade. O seu tratamento específico evoluiu pouco nos últimos anos, em virtude da complexidade dos mecanismos fisiopatológicos envolvidos. No entanto, as terapias de suporte à vida são responsáveis por melhores resultados no tratamento. Entre elas se destaca a terapia nutricional, cujos novos estudos possibilitaram quebra de paradigmas estabelecidos há anos. A precocidade, a via alimentar individualizada e suas alternativas, o planejamento do valor calórico total (VCT), o controle glicêmico e dos lipídios, e a mais estrita monitoração clinica e radiológica desses pacientes fazem parte do estado atual do tratamento.

▶ INTRODUÇÃO

A pancreatite aguda é o processo inflamatório de instalação abrupta caracterizado por dor abdominal em faixa ou com outros padrões no andar superior do abdome, associada a náuseas, vômitos e elevação das enzimas pancreáticas (amilase e lipase). A doença apresenta diferentes causas, sendo a presença de cálculos biliares (35-50%) o fator etiológico mais importante, seguido pelo alcoolismo, especialmente de longa duração, além de causas traumáticas, pós-operatórias e medicamentosas. A etiopatogenia é motivo de permanente investigação na literatura, devido à sua fisiopatologia complexa e multifatorial, todavia poucas intervenções de natureza farmacológica foram adicionadas ao tratamento específico da doença. Os principais eventos conhecidos incluem a ativação intracelular de zimogênios (precursores enzimáticos inativos), liberação de citocinas inflamatórias e comprometimento vascular sistêmico.[1-3]

O mecanismo primário e crucial para a ocorrência da pancreatite aguda é a conversão patológica do tripsinogênio em tripsina, cuja expressão intra-acinar causa indução de morte celular e inflamação no tecido pancreático e peripancreático. Tal fenômeno resulta na liberação de enzimas pancreáticas ativas na corrente sanguínea e estimulação da produção de citocinas inflamatórias por neutrófilos, macrófagos e linfócitos. A liberação dessas citocinas e do fator de necrose tumoral alfa dos macrófagos desencadeia a cascata inflamatória, que propicia a síndrome de resposta inflamatória sistêmica (SIRS). A SIRS pode evoluir para síndrome da angústia respiratória (SARA) e demais disfunções orgânicas.[3,4]

A pancreatite aguda grave representa aproximadamente 25% de todas as pancreatites agudas e apresenta taxa de mortalidade que oscila entre 10-20%, um índice elevado mesmo para enfermos críticos, sendo a terapia nutricional parte integrante do seu manejo.[5]

▶ DESENVOLVIMENTO

Aproximadamente 70-75% dos pacientes com pancreatite aguda apresentam a forma leve, com mortalidade em torno de 1%. Esses pacientes geralmente apresentam bom estado nutricional na admissão, que pouco se modifica com a evolução da doença. Entretanto, na modalidade grave em geral ocorre deterioração do estado nutricional, em virtude da magnitude das modificações inflamatórias, metabólicas e hemodinâmicas. Tipicamente evoluem com internação prolongada, necessidade de terapia intensiva, sepse e possibilidade de intervenções operatórias.[6,7]

Ocorre resposta inflamatória sistêmica, com aumento inicial de citocinas pró-inflamatórias (TNF α, Il-1, Il-6), seguida após alguns dias de resposta anti-inflamatória de compensação, com liberação de citocinas anti-inflamatórias (IL-10, IL-4).[8] O estresse oxidativo e o catabolismo aliado à resposta inflamatória sistêmica causam grande mobilização das reservas energéticas, especialmente da massa magra, refletindo perda nitrogenada de grande proporção.[6] Esse aumento do catabolismo proteico se caracteriza por inabilidade da glicose exógena em inibir a gliconeogênese, aumento do gasto energético, aumento da resistência à insulina e aumento da dependência da oxidação dos ácidos graxos para provimento de substrato energético.[9]

Sequestração de volume e hipoperfusão

A resposta inflamatória sistêmica e consequente síndrome de extravasamento vascular, com significativa perda de volume circulante para o terceiro espaço, são aspectos fisiopatológicos primários da pancreatite aguda grave. Esses mecanismos resultam em comprometimento da perfusão do órgão e sua subsequente disfunção. Ademais, o colapso da barreira mucosa intestinal por mecanismos multifatoriais potencializa a necessidade de iniciar precocemente a nutrição enteral/parenteral a fim de prevenir a translocação bacteriana e alterações na microbiota intestinal, em direção a um estado pró-inflamatório sustentado.[10,11]

Repouso pancreático

A ideia de privação de estimulação dietética gastrointestinal na pancreatite aguda grave é um velho paradigma que deve ser abandonado[12-14] ou pelo menos modificado. Nominalmente, a realimentação oral precoce, conquanto de baixo risco na pancreatite leve, poderá desembocar no recrudescimento da dor e inflamação, tal e qual temido por décadas, se conduzida sem rigorosa seleção na pancreatite grave. Consequentemente, a mudança de perfil quase inexiste. Em contrapartida, a nutrição enteral precoce, igualmente receada no passado e muitas vezes substituída sem justificativas mais plausíveis pela alimentação intravenosa exclusiva, é conceito que evoluiu notavelmente. Encontra-se hoje consagrada pelo menos em elevada parcela dos casos de pancreatite grave, ainda que exigindo reavaliações frequentes da segurança e tolerância.

Redução do aporte e elevação do consumo

Pancreatite aguda grave é caracterizada por catabolismo sustentado de proteína e aumento das necessidades energéticas. Se acaso sobrevém infecção, o catabolismo se configura ainda mais avançado. Todos os pacientes estão em risco de desnutrição e devem ser avaliados desde o início para terapia nutricional (TN).

Outras condições que agravam a desnutrição pela dificuldade de manter a TN notadamente pela via enteral incluem dor abdominal, íleo prolongado, distensão e suboclusão por grandes abscessos, necroses ou pseudocistos, e jejum para diversos exames ou operações.[9]

▶ TERAPIA NUTRICIONAL ENTERAL VS. PARENTERAL

A TN nos casos graves deve ser iniciada tão logo haja estabilidade hemodinâmica. Jejum por mais de uma semana deve ser evitado, por agravar o catabolismo proteico e energético, induzindo a desnutrição e consequentemente pior prognóstico da doença.[15]

A nutrição enteral é considerada o padrão-ouro, mesmo na presença de intercorrências clínicas. Já a nutrição parenteral está indicada para os pacientes que não são capazes de atingir as suas necessidades nutricionais diárias (VCT) pela via enteral, seja por falência intestinal ou em situações como íleo prolongado, fístula pancreática e síndrome de compartimento abdominal.[9]

Alimentação pelo trato digestório

Vários estudos clínicos randomizados[16-21] e metanálises[17,22,23] compararam a terapia nutricional enteral (TNE) e parenteral (TNP) na pancreatite aguda. Alguns defendem o posicionamento da sonda no jejuno, com prescrição em fase precoce da doença (primeiras 48 horas após internação). A população recebendo terapia nutricional apresentou menores taxas de complicações infecciosas (5% vs. 10%; p < 0,01), assim como não infecciosas (8% vs. 15% p < 0,05).[24]

Não houve diferença no perfil e na dosagem do antibiótico usado, no tempo de TN, assim como no tempo global de internação hospitalar.[19] A TNE também mostrou melhores resultados na magnitude da resposta inflamatória (proteína C-reativa = 84 mg/L vs. 156 mg/L; p = 0,005) e da ocorrência de sepse, falência orgânica e tempo de permanência em UTI,[20] além da diminuição dos riscos de hiperglicemia, translocação bacteriana e mortalidade, além de menores custos quando comparados à TNP.

▶ POSIÇÃO DA SONDA ALIMENTAR

O uso do cateter em posição nasogástrica demonstrou ser seguro e útil, assim como o posicionamento nasojejunal. Não há diferenças em termos de mortalidade, aspiração traqueal, diarreia, exacerbação da dor e capacidade de atingir a demanda energética entre os dois.[25] Tampouco no tempo de internação, evolução do escore APACHE II, níveis de proteína C-reativa, necessidade adicional de analgesia ou mortalidade.[26]

O posicionamento jejunal seria recomendável na literatura mais antiga pela baixa estimulação à secreção exócrina pancreática.[22,23] Contudo, é frequentemente necessário o auxílio de um endoscopista ou de outras manobras auxiliares para posicionamento, o que dificilmente se justifica.[27]

▶ DEMANDA ENERGÉTICA

É recomendado utilizar de 25 kcal/kg/dia até o máximo de 30 kcal/kg/dia com 1,2-1,5 g/kg de proteína por dia. Na eventualidade de pacientes críticos, com SIRS e disfunções orgânicas, reduz-se para 15-20 kcal/kg/dia, com aumento da oferta proteica para 2 g/kg/dia nos primeiros 3-5 dias, seguido de incremento escalonado até os patamares anteriores, na dependência dos parâmetros clínicos e laboratoriais. A meta glicêmica inicial não deve exceder 8-10 mmol/L (144-180 mg/dL) sob o risco de diurese osmótica, aumento nas taxas de infecção e mesmo síndrome da superalimentação. Em caso de hipertrigliceridemia persistente, ou seja, maior que 12 mmol/L (1.000 mg/dL) por mais de 72 horas, a infusão de lipídios deve ser temporariamente descontinuada, sob o risco de insuficiência hepática. Tal aferição não raras vezes é negligenciada durante longos períodos de terapia nutricional.[9,25]

▶ IMUNONUTRIENTES

Recentemente o assunto foi explorado, não demostrando diferença significativa com o uso desses aditivos em relação à melhora clínica ou redução de complicações dos pacientes.[17,27]

▶ PROBIÓTICOS

O uso de *Lactobacillus plantarum* 299 (10^9 bactérias por mL) proporcionou redução de abscessos intra-abdominais e do tempo de internação. Com um simbiótico (quatro bactérias probióticas na quantidade de 10^{10} CFU/g e quatro fibras), todos com TNE por via jejunal, houve redução no número de falências de órgãos e na morbidade.[28] Contudo, outro recente estudo demonstrou que o uso de probióticos aumentou a mortalidade em pacientes com pancreatite aguda grave, sendo este multicêntrico, envolvendo 298 pacientes. A isquemia intestinal apareceu como a maior causa de óbito.[29] Desta forma, permanece controverso e pouco robusto o aconselhamento deles em pancreatite grave.

REFERÊNCIAS

1. Singh P, Garg P. Pathophysiological mechanisms in acute pancreatitis: current understanding. Indian J Gastroenterol. 2016;35(3):153-66.
2. Minkov G, Halacheva K, Yovtchev Y, Gulubova M. Pathophysiological mechanisms of acute pancreatitis define inflammatory markers of clinical prognosis. Pancreas. 2015;44(5):713-7.
3. Maltoni IS, Pacheco RL, Silveira VP, Sá Suetsugu RC, Silva DAF, Latorraca COC, et al. Evidências de revisões sistemáticas Cochrane sobre diagnóstico e tratamento da pancreatite aguda. Diagn Tratamento. 2018;23(4):160-9.
4. Sah R, Dawra R, Saluja A. New insights into the pathogenesis of pancreatitis. Curr Opin Gastroenterol. 2013;29(5):523-30.
5. Clancy TE, Benoit EP, Ashley SW. Current management of acute pancreatitis. J Gastrointest Surg. 2005;9:440-52.
6. Di Carlo V, Nespoli A, Chiesa R, et al. Hemodynamic and metabolic impairment in acute pancreatitis. World J Surg. 1981;5:329-39.
7. Thomson A. Nutritional support in acute pancreatitis. Curr Opin Clin Nutr Metab Care. 2008,11:261-6.
8. Norman J. The role of cytokines in the pathogenesis of acute pancreatitis. Am J Surg. 1998;175:76-83.
9. Gianotti L, Meier R, Lobo DN, Bassi C, Dejong CHC, Ockenga J, et al. ESPEN guidelines on parenteral nutrition: pancreas. Clin Nutr. 2009;28:428-35.
10. Gomes CA, Di Saverio S, Sartelli M, Segallini E, Cilloni N, Pezzilli R, et al. Severe acute pancreatitis: Eight fundamental steps revised according to the 'PANCREAS' acronym. Ann R Coll Surg Engl. 2020;102:555-9.
11. Jabłońska B, Mrowiec S. Nutritional support in patients with severe acute pancreatitis – current standards. Nutrients. 2021;13:1498.
12. Rinninella E, Annetta MG, Serricchio M et al. Nutritional support in acute pancreatitis: from physiopathology to practice: an evidence-based approach. Eur Rev Med Pharmacol Sci. 2017;21:421-32.
13. Forsmark CE, Vege SS, Wilcox CM. Acute pancreatitis. N Engl J Med. 2016;375:1972-81.
14. Schmid-Schönbein GW, Chang M. The autodigestion hypothesis for shock and multi-organ failure. Ann Biomed Eng. 2014;42:405-14.
15. Meier R, Ockenga J, Pertkiewicz M, Pap A, Milinic N, Macfie J, et al. ESPEN guidelines on enteral nutrition: pancreas. Clin Nutr. 2006;25:275-84.
16. Powell JJ, Murchison JT, Fearon KC, Ross JA, Siriwardena AK. Randomized controlled trial of the effect of early

enteral nutrition on markers of the inflammatory response in predicted severe acute pancreatitis. Br J Surg. 2000;87:1375-81.

17. McClave SA, Greene LM, Snider HL, Makk LJ, Cheadle WG, Owens NA, et al. Comparison of the safety of early enteral versus parenteral nutrition in mild acute pancreatitis. JPEN J Parenter Enteral Nutr. 1997;21:14-20.
18. Bakker OJ, van Brunschot S, Farre A et al. Timing of enteral nutrition in acute pancreatitis: meta-analysis of individuals using a single-arm of randomised trials. Pancreatology. 2014;14:340-6.
19. Kalfarentzos F, Kehagias J, Mead N, et al. Enteral nutrition is superior to parenteral nutrition in severe acute pancreatitis: results of a randomized prospective trial. Br J Surg. 1997;84:1665-9.
20. Windsor AC, Kanwat S, Li AG, Barnes E, Guthrie JA, Spark JI, et al. Compared with parenteral nutrition, enteral feeding attenuates the acute phase response and improves disease severity in acute pancreatites. Gut. 1998;42:431-5.
21. Olah A, Pardavi G, Belagyi T, Nagy A, Issekutz A, Mohamed GE. Early nasojejunal feeding in acute pancreatitis is associated with a lower complication rate. Nutrition. 2002;18:259-62.
22. Petrov MS, van Santvoort HC, Besselink MG, van der Heijden GJ, Windsor JA, Gooszen HG. Enteral nutrition and the risk of mortality and infectious complications in patients with severe acute pancreatitis. A meta-analysis of randomized trials. Arch Surg. 2008;143:1111-7.
23. Marik PE, Zaloga GP. Meta-analysis of parenteral nutrition versus enteral nutrition in patients with acute pancreatitis. BMJ. 2004;328:1407.
24. Al Samaraee A, McCallum IJ, Coyne PE, Seymour K. Nutritional strategies in severe acute pancreatitis: a systematic review of the evidence. The Surgeon. 2010;8:105-10.
25. Mirtallo JM, Forbes A, McClave SA, et al. International Consensus Guideline Committee Pancreatitis Task Force. International consensus guidelines for nutrition therapy in pancreatitis. JPEN J Parenter Enteral Nutr. 2012;36:284-91.
26. Eatock FC, Chong P, Menezes N, Murray L, McKay CJ, Carter CR, et al. A randomized study of early nasogastric versus nasojejunal feeding in severe acute pancreatitis. Am J Gastroenterol. 2005;100:432-9.
27. Petrov MS, Correia MITD, Windsor JA. Nasogastric tube feeding in predicted severe acute pancreatitis. A systematic review of the literature to determine safety and tolerance. JOP. 2008;9:440-8.
28. Oláh A, Belágyi T, Pótó L, Romics L Jr, Bengmark S. Synbiotic control of inflammation and infection in severe acute pancreatitis: a prospective, randomized, double blind study. Hepatogastroenterology. 2007;54:590-4.
29. Besselink MG, van Santvoort HC, Buskens E, Boermeester MA, van Goor H, Timmerman HM, et al. Probiotic prophylaxis in predicted severe acute pancreatitis: a randomised, double-blind, placebo-controlled trial. Lancet. 2008;371:651-9.

21 Problemas nutricionais no acidente vascular cerebral

Mairin Schott
Elisângela Colpo

RESUMO

A avaliação do estado nutricional no paciente hospitalizado com acidente vascular cerebral é importante para identificar a presença de desnutrição, que contribui para o pior prognóstico. A intervenção precoce e o acompanhamento garantem as necessidades nutricionais adequadas, diminuem o risco de morbimortalidade e aumentam a qualidade de vida.

▶ FATORES DE RISCO DE ACIDENTE VASCULAR CEREBRAL (AVC)

Eles podem ser classificados como modificáveis (dieta, tabagismo, etilismo e comorbidades) e não modificáveis (idade, sexo, raça, etnia e genética).[1] Um estudo desenvolvido com 13.447 pacientes (10.388 isquêmicos, 3.059 hemorrágicos) e 13.472 controles identificou 10 fatores modificáveis que explicaram 90% do risco de AVC em cada região do mundo, entre grupos étnicos, em homens e mulheres e em todas as idades.[2]

Prevenção primária

Hipertensão, tabagismo, razão cintura-quadril, dieta, atividade física regular, *diabetes mellitus*, consumo de álcool, fatores psicossociais, doença cardíaca e proporção de apolipoproteína B para A1 foram associados a todos os tipos de acidente vascular cerebral.[2] A promoção de um estilo de vida saudável é essencial para prevenir o AVC primário e secundário e controlar comorbidades já estabelecidas. A abstinência ou cessação do tabagismo, do consumo excessivo de álcool, redução da exposição ao estresse, sobrepeso ou obesidade, adesão a uma alimentação saudável e exercícios físicos regulares são associados à diminuição do risco de AVC.[3,4]

Prevenção secundária

Apesar dos benefícios de um estilo de vida saudável serem bem estabelecidos, poucos sobreviventes pós-AVC aderem a uma vida saudável, o que pode estar relacionado ao *status* socioeconômico ou níveis de educação,[5,6] como recursos inadequados, acesso limitado a alimentos saudáveis e bairros seguros, baixa autonomia e baixa instrução em saúde.[7]

COMPLICAÇÕES NUTRICIONAIS DO AVC

Devido à sintomatologia física e/ou mental presente no AVC, geralmente é necessária a hospitalização.[8] Os pacientes estão propensos à desnutrição e desidratação principalmente devido à disfagia, consciência prejudicada, déficits de percepção, disfunção cognitiva e depressão. A desnutrição implica risco aumentado de mortalidade e pior prognóstico. O estado nutricional pode piorar durante a primeira semana após o acidente vascular cerebral, registrando-se ainda alto risco de pneumonia por aspiração especialmente nos alimentados por sonda, uma complicação com alta mortalidade.[8,9]

A prevalência de desnutrição após AVC oscila amplamente em função da população enfocada e da gravidade dos danos neurológicos (6,1%-62%).[10] No ambiente hospitalar, a desnutrição pode estar relacionada à ingestão insuficiente de nutrientes, absorção prejudicada ou perda de nutrientes devido à doença ou trauma, assim como por aumento da demanda metabólica durante a doença.[11] Os resultados da reabilitação, mortalidade e tempo de hospitalização estão intimamente ligados ao estado nutricional.[10]

Transtornos da deglutição

A disfagia pode causar pneumonia, desidratação, desnutrição e aumento do tempo de internação. A identificação precoce da disfagia é relevante, pois pode reduzir o risco de comorbidades, desnutrição e mortalidade.[10]

Cerca de 73%[12] dos pacientes que apresentaram disfagia exibiram risco maior de desenvolver escaras ou lesão por pressão (LPP). Outro estudo[13] demonstrou que o controle de fatores predisponentes como restrição ao leito, disfagia e baixa aceitação da dieta, monitorando-se índice de massa corporal (IMC), anemia, hipoalbuminemia e proteína C-reativa (PCR) foram associados com a diminuição do risco de LPP.

Sarcopenia e obesidade sarcopênica

A sarcopenia é um déficit muscular que está associado à desnutrição. Geralmente, pacientes pós-AVC apresentam sarcopenia e disfagia, fatores que contribuem para a piora do estado nutricional.[14] A obesidade sarcopênica está associada à diminuição do desempenho funcional, perfil inflamatório elevado, pior estado psicológico e redução da qualidade de vida. A ingestão nutricional adequada de proteínas, além de exercícios, é importante para manter a massa muscular e prevenir o desenvolvimento de obesidade sarcopênica e outras desordens crônicas.[15]

AVALIAÇÃO DO ESTADO NUTRICIONAL

Não se conta com padrão-ouro para avaliação nutricional no paciente com AVC.[10,16,17] Inicialmente opta-se pela triagem nutricional, que consiste na aplicação de inquérito ao paciente ou familiares, uma ferramenta simples e de eficaz reprodutibilidade que não requer muito tempo.[18] Pacientes identificados em risco nutricional demandam parâmetros antropométricos, clínicos, dietéticos e bioquímicos. Diante de dificuldades cognitivas, a colaboração do familiar ou responsável será indispensável.[18]

Avaliação do risco nutricional

A avaliação subjetiva global (ASG)[19] e a miniavaliação nutricional (MNA)[20] são regularmente utilizadas em pacientes hospitalizados com AVC,[11] porém não são especificamente validadas para essa população.[10] Também o

Nutritional Risk Screening (NRS-2002) pode ser aplicado em adultos, independentemente da idade e da doença,[21] conforme Tabela 1.

O grupo *Global Leadership Initiative on Malnutrition* (GLIM) desenvolveu critérios para identificar a desnutrição em ambiente hospitalar. Na primeira etapa avalia o risco de desnutrição por instrumento validado e na segunda diagnostica e classifica a gravidade. Para ser considerado desnutrido, o paciente deve apresentar pelo menos um critério fenotípico e um etiológico. Os critérios fenotípicos são perda de peso involuntária, baixo IMC e massa muscular reduzida e os etiológicos relacionam-se com redução da ingestão alimentar e inflamação/gravidade da doença.[22]

Composição corporal e sarcopenia

A composição corporal comprometida é um fator de risco independente para desnutrição, sarcopenia e comorbidades, inclusive em casos "bem nutridos" com excesso de peso, que pode ocultar uma obesidade sarcopênica. Além disso, a sarcopenia encontra-se frequentemente presente em indivíduos acamados e com desnutrição.[23]

Avaliação antropométrica

O IMC é de utilização rotineira, porém nem sempre prática se o paciente encontra-se imóvel ou acamado.[24] Outrossim, é possível que pacientes com IMC aumentado apresentem redução da massa muscular.[25] Circunferência do braço (CB), dobra cutânea do tríceps (DCT), circunferência muscular do braço (CMB) e área muscular do braço corrigida (AMBc) podem fazer parte da avaliação nutricional, e percentil menor que 10 caracteriza déficit nutricional importante.[26]

A espessura do músculo adutor do polegar (MAP), a AMBc e a circunferência da panturrilha (CP) são medidas possíveis para estimar a massa muscular.[27,28] Em uma série voltada para o AVC, a menor espessura do MAP isolada ou em combinação com a obesidade foi associada a um pior estado funcional (Tabela

TABELA 1 Parâmetros nutricionais em pacientes com acidente vascular cerebral

Avaliação do risco nutricional	■ Avaliação Subjetiva Global (ASG) ■ Miniavaliação Nutricional (MAN) ■ *Nutritional Risk Screening* (NRS-2002)
Antropométricos	■ Índice de massa corporal (IMC) ■ Circunferência muscular do braço (CMB) ■ Dobra cutânea do tríceps (DCT) ■ Área muscular do braço corrigida (AMBc) ■ Músculo adutor do polegar (MAP) ■ Circunferência da panturrilha (CP)
Dietéticos	■ Recordatório de 24 h ■ Registro ou diário alimentar ■ Questionário de frequência alimentar
Bioquímicos	■ Albumina ■ Pré-albumina ■ Transferrina
Clínicos	■ Gordura subcutânea: suborbital, tríceps, bíceps e região clavicular ■ Massa muscular: região temporal, clavicular, deltoide, trapézio, interósseo, escápula, arcos costais ■ Edema: averiguar sinal cacifo no tornozelo, no joelho e na região sacral ■ Abdome: plano, distendido, escavado e ascite ■ Coloração: alteração de mucosas, pele e conjuntivas

1).[29] A CP é considerada um adequado preditor de *performance* física, sobrevida e risco de readmissão hospitalar.[30] O ponto de corte ≤ 34 cm para homens e ≤ 33 cm para mulheres indica redução de massa magra para a população de idosos brasileiros.[31]

Avaliação dietética

Os inquéritos alimentares podem fornecer informações qualitativas e quantitativas sobre a ingestão de alimentos e nutrientes de uma população ou indivíduo.[32] O recordatório de 24 h avalia quantitativamente a ingestão de alimentos e bebidas em um período anterior à abordagem, desde o desjejum até a ceia ou as 24 horas precedentes.[33]

O registro ou diário alimentar corresponde à descrição detalhada dos tipos e quantidades de alimentos, bebidas e suplementos consumidos durante um período, normalmente de 1 a 7 dias, decorridos não mais que 1 a 3 dias. O indivíduo pode anotar em formulário próprio a quantidade, o tamanho e o volume da porção de todos os alimentos e bebidas ingeridos ao longo do dia, ou pode pesar e registrar todos os alimentos e bebidas antes e também depois de serem consumidos.[33]

O questionário de frequência alimentar corresponde ao número de vezes que cada alimento de uma lista preestabelecida foi consumido durante determinado período (semana, mês, ano).[33]

Avaliação bioquímica

A albumina, pré-albumina e transferrina são frequentemente usadas, porém essas proteínas hepáticas são influenciadas por vários fatores não nutricionais, como perda renal, gastrointestinal, doenças hepáticas e volumes plasmáticos reduzidos. Adicionalmente, são consideradas proteínas de fase aguda negativas, ou seja, diminuem na presença de inflamação, independentemente do estado nutricional do indivíduo.[34,35]

A albumina sérica é o biomarcador mais utilizado em situações de tratamento de longo prazo ou reabilitação devido à sua meia-vida longa (14-20 dias). Em situações agudas, a pré-albumina e a transferrina juntamente com proteína C-reativa (PCR) são preferidas.[36]

Geralmente, pacientes com AVC agudo apresentam um estado inflamatório intenso e por esse motivo podem desenvolver hipoalbuminemia.[37] Também o hipercatabolismo contribui para a diminuição dos níveis séricos de albumina. Este e outros marcadores laboratoriais não devem ser avaliados separadamente, devendo ser combinados com outras variáveis nutricionais.[35]

Baixos níveis de hemoglobina estão relacionados à piora da recuperação funcional[38] e aumento da taxa de mortalidade de pacientes hospitalizados pós-AVC.[39] A melhora dos níveis de hemoglobina está associada a recuperação funcional e diminuição do tempo de internação.[38,40]

Avaliação clínica

Pacientes hospitalizados pós-AVC podem apresentar incapacidades físicas e/ou mentais e a maioria encontra-se acamada e com níveis de consciência diminuídos. Devido a esses fatores, são incapazes de aliviar a pressão sobre as proeminências ósseas, resultando no surgimento de lesão por pressão (LPP).[12,41,42]

Sensibilidade, eritema ao redor da pele, inchaço, calor, exsudato ou odor fétido indicam presença de infecção subjacente. Os pacientes podem sentir dor ou prurido em qualquer estágio da LPP, no entanto, dependendo da situação cognitiva ou sensibilidade, poderão omitir essas sensações.[43]

▶ TERAPIA NUTRICIONAL

O hipermetabolismo é bem documentado em lesões cerebrais traumáticas, contudo não é bem definido na população com AVC. Infecção, idade, gravidade do AVC, comorbidades, fármacos, ventilação mecânica, mobilidade, níveis de atividade e peso podem alterar as necessidades calóricas, necessitando de reavaliação frequente por nutricionistas. Alguns cuidados médicos no ambiente de tratamento intensivo, como o uso de barbitúricos ou hipotermia induzida como um método para diminuir a pressão intracraniana (PIC), diminuem as necessidades calóricas. A tendência, entretanto, é uma elevação progressiva das demandas metabólicas com a elevação das catecolaminas plasmáticas, cortisol, glucagon, interleucina-6, interleucina-1RA e proteínas de fase aguda.[36,11,44]

Necessidades energéticas

A calorimetria indireta é o padrão-ouro para determinar o gasto energético basal (GEB). Não existe fórmula específica para calcular as necessidades nutricionais em pacientes com AVC. Com isso, o cálculo do GEB pode ser realizado com a aplicação da fórmula de Harris Benedict (HB), ou multiplica-se o peso atual ou desejável do paciente pelo número fixo de calorias, geralmente 25 a 30 kcal/kg/dia. Em situações de maior estresse metabólico podem ser necessárias mais de 30 kcal/kg/dia,[11] ainda que tais prescrições exijam cuidados muito especiais, dados os riscos de síndrome da realimentação, assim como de descompensação de comorbidades.

Segundo alguns estudos, no AVC isquêmico o GEB é mais baixo.[45-47] Bardutzky et al.[46] concluíram que o GEB era reduzido em pacientes com AVC sedados e recebendo ventilação mecânica devido à sedação profunda, aduzindo que a fórmula de HB é confiável nestas circunstâncias. Limitações de mobilidade ou paralisia analogamente contribuem para menores necessidades calóricas devido à diminuição da atividade. Nos pacientes conscientes e não confinados ao leito, disfagia, depressão e perda de apetite podem contribuir para um pior estado nutricional e desidratação.[44]

Necessidades nitrogenadas

Em geral, a oferta proteica não deve ser superior a 1,5 g/kg/dia.[11] As necessidades podem aumentar durante o estresse metabólico ou catabolismo. As limitações de mobilidade podem predispor os pacientes a escaras e ulcerações cutâneas e ao desenvolvimento de lesão por pressão. A suplementação por via oral, hipercalórica e hiperproteica, poderá se justificar a fim de suprir as necessidades nutricionais até que a quantidade de alimento ingerido seja suficiente.[8]

De acordo com as diretrizes em nutrição clínica em neurologia, a suplementação não é recomendada para AVC sem disfagia ou nos que estão adequadamente nutridos na admissão hospitalar. No entanto, em pacientes com AVC que são capazes de se alimentar e que foram identificados com desnutrição ou em risco de desnutrição, a suplementação é recomendada.[8] Investigação em unidade aguda especializada confirma que, em média, pacientes com AVC alimentando-se por via oral não atendem a muito mais que 70% das suas necessidades calóricas ou proteicas, e perdem peso. O dano é tanto maior quanto mais prolongada a hospitalização.[48] À luz desses achados, faz sentido proceder à suplementação oral, embora faltem diretrizes sobre esquemas e formulações para essa enfermidade.

Presença de disfagia

A gastrostomia, em especial por via endoscópica percutânea, deve ser considerada sempre que se anteveem ingressos orais insuficientes ou impossíveis, por períodos excedendo os 30 dias. As manobras para reabilitar a deglutição podem ser tentadas precocemente em casos leves e moderados se não há inconsciência ou déficits cognitivos, a critério do fonoaudiologista.

É prudente prescrever jejum oral nas primeiras horas após AVC e, se possível, definir a via de alimentação após avaliação fonoaudiológica. Se houver rebaixamento do nível de consciência, com risco de vômitos e consequente aspiração traqueal, usa-se a sonda nasogástrica, nasoentérica ou eventualmente a gastrostomia. A realimentação deve ser iniciada assim que possível.

Na disfagia não muito avançada compatível com alguma deglutição, as características do alimento devem possibilitar que o paciente forme o bolo alimentar na boca, capacitando-o a mastigar e engolir. Se não tolerar líquidos mais ralos ou alimentos que se liquidificam na boca, como gelatina e sorvete, estes devem ser evitados. Portanto, a consistência dos alimentos deve ser adaptada à tolerância e aceitação do paciente.[11] Há uma iniciativa para nomenclatura padronizada dos tipos de alimentos vinda da IDDSI (*International Dysphagia Diet Standardization Initiative*), que inclui líquidos e sólidos com descrições, não com texturas relacionadas a produtos comuns, como as de xarope, mel e néctar.[49]

Interesse dos espessantes

Os espessantes alimentares são módulos de amido de milho modificado em pó que elevam a viscosidade dos líquidos. Além de favorecerem a deglutição, muitas vezes diminuindo o risco de aspiração, aumentam o aporte calórico da dieta. São capazes de conferir aos alimentos diferentes consistências: xarope (consistência de néctar); semilíquida (consistência de mel); e semissólida (consistência de pudim).

Dietas por via oral modificadas

- Dieta líquida: é hiperglicídica, normoproteica e hipolipídica, com modesto teor calórico e de fácil absorção. É indicada para alguns pacientes com problemas mecânicos da deglutição que toleram essa opção. Alimentos indicados: laticínios (leite, iogurte, creme de leite, queijos cremosos), sobremesas (gelatina, geleias), bebidas (chá, café, bebidas não gasosas, sucos de frutas e vegetais coados), cereais (papa de cereais adicionada às bases líquidas), ovo quente, sopas (de vegetais peneiradas, sopas cremosas coadas, caldo de galinha, de carne e feijão), gorduras (óleos vegetais), alimentos espessantes (farinha pré-cozida de arroz, trigo, milho, isolados proteicos, clara de ovo).
- Dieta leve: é hiperglicídica, normoproteica e hipolipídica. É indicada em casos de intolerância a alimentos sólidos. Alimentos indicados: líquidos (água e infusões, sucos de verduras e frutas, caldos de carne, frutas, cereais, sopas liquidificadas e coadas, leite), alimentos espessantes (pectina, fécula de amido e batata, hidrolisados proteicos, óleo vegetal), adição de dextrina, açúcares, farinha, ovos, gelatina, iogurte, pudim, mingau, sorvete, purês de vegetais, clara de ovo.
- Dieta pastosa: é hiperglicídica, hiperproteica, hipolipídica com restrição quanto ao tipo de preparações com relação à consistência e textura dos alimentos. É indicada para disfagia visando reduzir o risco de aspiração. Alimentos indicados: frutas (cozidas liquidificadas, sucos em forma de purê), arroz (papa), leite e derivados, car-

nes (magra de boi, aves, peixe em forma de suflê, moídas ou desfiadas), ovos (cozido, pochê), sopas (massas, legumes liquidificados, farinha e canja), vegetais (purês, suflês), sobremesa (gelatina, pudim, flan), gorduras (óleo vegetal, manteiga).

Terapia nutricional enteral

Nos casos em que a alimentação por via oral não é suficiente, está indicada a complementação por via enteral, ou ainda a nutrição enteral nasogástrica ou por gastrostomia de forma exclusiva.

Com o fornecimento da nutrição enteral no intestino delgado, além do piloro, a frequência de regurgitação e os riscos de aspiração parecem reduzidos, enquanto o fornecimento de nutrientes é mantido.[50] A fórmula de seleção usualmente incorpora densidade calórica de 1-1,5 kcal/mL, polimérica, rica em proteínas e pode ser suplementada com nutrientes elementares. Fórmulas contendo fibras são recomendadas na reabilitação, sendo evitadas em eventos agudos. Os fármacos também devem ser levados em consideração, pois alguns deles têm impacto nutricional (ou seja, o propofol fornece 1,1 kcal/mL na forma de gordura, os barbitúricos causam diminuição nas necessidades calóricas, os agentes narcóticos causam constipação e o sorbitol causa diarreia).[36]

As diretrizes da Sociedade de Terapia Intensiva e Sociedade Americana de Nutrição Parenteral e Enteral[51] recomendam: (1) rastrear todos os pacientes com risco de desnutrição, (2) iniciar nutrição enteral dentro de 24-48 h ou quando hemodinamicamente estável, e (3) utilizar alimentação pós-pilórica se houver alto risco de aspiração. A Sociedade Europeia de Terapia Intensiva apoia o uso de nutrição enteral precoce para melhorar os resultados e reduzir mortalidade em todos os pacientes criticamente enfermos, incluindo pacientes com AVC isquêmico e hemorrágico.[52]

REFERÊNCIAS

1. Boehme AK, Esenwa C, Elkind MSV. Stroke risk factors, genetics, and prevention. Circ Res. 2017;120(3):472-95.
2. O'Donnell MJ, Xavier D, Liu L, Zhang H, Chin SL, Rao-Melacini P, et al. Global and regional effects of potentially modifiable risk factors associated with acute stroke in 32 countries (INTERSTROKE): a case-control study. Lancet. 2016;388(10046):761-5.
3. García Pastor A, López-Cancio Martínez E, Rodríguez-Yáñez M, Alonso de Leciñana M, Amaro S, et al. Recommendations of the Spanish Society of Neurology for the prevention of stroke. Interventions on lifestyle and air pollution. Neurologia. 2021;36(5):377-87.
4. Saulle LL, De Giusti M, La Torre G. A systematic overview of the scientific literature on the association between Mediterranean Diet and Stroke prevention. Clin Ter. 2019;170(5):396-408.
5. Lin MP, Ovbiagele B, Markovic D, Towfighi A. "Life's simple 7" and long-term mortality after stroke. J Am Heart Assoc. 2015;4(11):001470.
6. Heuschmann PU, Kircher J, Nowe T, Dittrich R, Reiner Z, Cifkova R, et al. Control of main risk factors after ischaemic stroke across Europe: data from the stroke-specific module of the EUROASPIRE III survey. Eur J Prev Cardiol. 2015;22:1354-62.
7. Hill VA, Vickrey BG, Cheng EM, Valle NP, Ayala-Rivera M, Moreno L, et al. A pilot trial of a lifestyle intervention for stroke survivors: Design of Healthy Eating and Lifestyle after Stroke (HEALS). J Stroke Cerebrovasc Dis. 2017(12):2806-13.
8. Burgos R, Bretón I, Cereda E, Desport JC, Dziewas R, Genton L, et al. ESPEN guideline clinical nutrition in neurology. Clin Nutr. 2018;37(1):354-96.
9. Lieber AC, Hong E, Putrino D, Nistal DA, Pan JS, Kellner CP. Nutrition, energy expenditure, dysphagia, and self-efficacy in stroke rehabilitation: a review of the literature. Brain Sci. 2018;8(12):218.
10. Foley NC, Salter KL, Robertson J, Teasell RW, Woodbury MG. Which reported estimate of the prevalence of malnutrition after stroke is valid? Stroke. 2009;40(3):e66-74.
11. Waitzberg DL. Nutrição oral, enteral e parenteral na prática clínica. 5. ed. Rio de Janeiro: Atheneu; 2017.
12. Schott M, Dachi L, Cassol MC, Brondani JE, Colpo E. Risk of pressure ulcer in hospitalized patients after stroke: relation of nutritional factors and of morbidity. Clin. Pract. 2018;15(1):424-32.
13. Schott M, Golin A, de Jesus SR, Alves BP, Dachi L, Cassol MC, et al. Dysphagia, immobility, and diet acceptance: main factors associated with increased risk of pressure injury in patients hospitalized after stroke. Adv Skin Wound Care. 2020 Oct;33(10):527-32.

14. Shiraishi A, Yoshimura Y, Wakabayashi H, Tsuji Y. Prevalence of stroke-related sarcopenia and its association with poor oral status in post-acute stroke patients: Implications for oral sarcopenia. Clin Nutr. 2018;37(1):204-7.
15. Donini LM, Poggiogalle E, Migliaccio S, Pinto A, Lubrano C, Lenzi A. Obesidade sarcopênica: correlação com o estado clínico, funcional e psicológico em um ambiente de reabilitação. J Food Nutr Sci. 2014;5(20):2020-31.
16. Wierzbicki K, Horyniecki M, Mamak D, Szopa M, Buchała J, Stawarz G, et al. Does the nutritional status of acute stroke patients affect the neurological status in the early post-stroke period? Neurol Res. 2020;42(1):1-7.
17. Serra MC. The importance of assessing nutritional status to ensure optimal recovery during the chronic phase of stroke. Stroke Res Treat. 2018;2018:1297846.
18. Vellas B, Villars H, Abellan G, Soto ME, Rolland Y, Guigoz Y, et al. Overview of the MNA – its history and challenges. J Nutr Health Aging. 2006;10(6):456-63.
19. Detsky AS, McLaughlin JR, Baker JP, Johnston N, Whittaker S, Mendelson RA, et al. What is subjective global assessment of nutritional status? JPEN J Parenter Enteral Nutr. 1987;11(1):8-13.
20. Vellas B, Villars H, Abellan G, Soto ME, Rolland Y, Guigoz Y, et al. Overview of the MNA – its history and challenges. J Nutr Health Aging. 2006;10(6):456-63.
21. Kondrup J, Rasmussen HH, Hamberg O, Stanga Z; Ad Hoc ESPEN Working Group. Nutritional risk screening (NRS 2002): a new method based on an analysis of controlled clinical trials. Clin Nutr. 2003;22(3):321-36.
22. Cederholm T, Jensen GL, Correia MITD, Gonzalez MC, Fukushima R, Higashiguchi T, et al. GLIM criteria for the diagnosis of malnutrition – A consensus report from the global clinical nutrition community. Clin Nutr. 2019;38(1):1-9.
23. Munoz N, Posthauer ME, Cereda E, Schols JMGA, Haesler E. The role of nutrition for pressure injury prevention and healing: The 2019 International Clinical Practice Guideline Recommendations. Adv Skin Wound Care. 2020;33(3):123-36.
24. Peters L, O'Connor C, Giroux I, Teasell R, Foley N. Screening and assessment of nutritional status following stroke: results from a national survey of registered dietitians in Canada. Disabil Rehabil. 2015;37(26):2413-7.
25. Srikanthan P, Horwich TB, Tseng CH. Relation of muscle mass and fat mass to cardiovascular disease mortality. Am J Cardiol. 2016;117:1355-60.
26. Kuczmarski MF, Kuczmarski RJ, Najjar M. Descriptive anthropometric reference data for older Americans. J Am Diet Assoc. 2000 Jan;100(1):59-66.
27. Lameu EB, Gerude MF, Corrêa RC, et al. Adductor pollicis muscle: a new anthropometric parameter. Rev Hosp Clin. 2004;59:57-62.
28. Santos LP, Gonzalez MC, Orlandi SP, Bielemann RM, Barbosa-Silva TG, Heymsfield SB, et al. Response to new prediction equations to estimate appendicular skeletal muscle mass using calf circumference on NHANES data: methodological issues. JPEN J Parenter Enteral Nutr. 2019;43(8):958-9.
29. de Souza JT, Minicucci MF, Zornoff LAM, Polegato BF, Ribeiro PW, Bazan SGZ, et al. Adductor pollicis muscle thickness and obesity are associated with poor outcome after stroke: a cohort study. J Stroke Cerebrovasc Dis. 2018;27(5):1375-80.
30. Real GG, Frühauf IR, Sedrez JHK, Dall'Aqua EJF, Gonzalez MC. Calf circumference: a marker of muscle mass as a predictor of hospital readmission. JPEN J Parenter Enteral Nutr. 2018 Nov;42(8):1272-9.
31. Barbosa-Silva TG, Bielemann RM, Gonzalez MC, Menezes AM. Prevalence of sarcopenia among community--dwelling elderly of a medium-sized South American city: results of the COMO VAI? study. J Cachexia Sarcopenia Muscle. 2016;7(2):136-43.
32. Fisberg RM, Marchioni DML, Colucci ACA. Avaliação do consumo alimentar e da ingestão de nutrientes na prática clínica, Aqr Bras Endocrinal Metab. 2009;53(5):617-24.
33. Mussoi TD. Avaliação nutricional na prática clínica: da gestação ao envelhecimento. Rio de Janeiro: Guanabara Koogan; 2014.
34. Fuhrman MP, Charney P, Mueller CM. Hepatic proteins and nutrition assessment. J Am Diet Assoc. 2004;104:1258-64.
35. Gounden V, Jialal I. Hypoalbuminemia. 2018. Disponível em: ncbi.nlm.nih.gov/books/NBK526080. Acessado 23/07/2021.
36. Corrigan ML, Escuro AA, Celestin J, Kirby DF. Nutrition in the stroke patient. Nutr Clin Pract. 2011;26(3):242-52.
37. Dziedzic T, Pera J, Slowik A, Gryz-Kurek EA, Szczudlik A. Hypoalbuminemia in acute ischemic stroke patients: frequency and correlates. Eur J Clin Nutr. 2007;61(11):1318-22.
38. Yoshimura Y, Wakabayashi H, Shiraishi A, Nagano F, Bise T, Shimazu S. Hemoglobin improvement is positively associated with functional outcomes in stroke patients with anemia. J Stroke Cerebrovasc Dis. 2021;30(1):105453.
39. Zhang S, Pan X, Wei C, Wang L, Cheng Y, Hu Z, et al. Associations of anemia with outcomes in patients with spontaneous intracerebral hemorrhage: a meta-analysis. Front Neurol. 2019;10:406.
40. Serra MC. The importance of assessing nutritional status to ensure optimal recovery during the chronic phase of stroke. Stroke Res Treat. 2018;11;2018:1297846.
41. Dias MCG, et al. Triagem e avaliação do estado nutricional. Projeto Diretrizes. Sociedade Brasileira de Nutrição Parenteral e Enteral (SBNPE). 2011. Disponível em: amb.org.br/files/_BibliotecaAntiga/triagem_e_avaliacao_do_estado_nutricional.pdf. Acessado 23/07/2021.
42. Lee SY, Chou CL, Hsu SP, Shih CC, Yeh CC, Hung CJ, et al. Outcomes after stroke in patients with previous pressure ulcer: a nationwide matched retrospective cohort study. J Stroke Cerebrovasc Dis. 2016;25(1):220-7.
43. Podd D. Beyond skin deep: Managing pressure injuries. JAAPA. 2018;31(4):10-7.

44. Sabbouh T, Torbey MT. Malnutrition in stroke patients: risk factors, assessment, and management. Neurocrit Care. 2018;29(3):374-84.
45. Finestone HM, Greene-Finestone LS, Foley NC, Woodbury MG. Measuring longitudinally the metabolic demands of stroke patients: resting energy expenditure is not elevated. Stroke. 2003;34(2):502-7.
46. Bardutzky J, Georgiadis D, Kollmar R, Schwab S. Energy expenditure in ischemic stroke patients treated with moderate hypothermia. Int Care Med. 2004;30(1):151-4.
47. Weekes E, Elia M. Resting energy expenditure and body composition following cerebro-vascular accident. Clin Nutr. 1992;11(1):18-22.
48. Robertson ST, Grimley RS, Anstey C, Rosbergen IC. Acute stroke patients not meeting their nutrition requirements: Investigating nutrition within the enriched environment. Clin Nutr. 2020;39(5):1470-7.
49. Cichero JA, Lam P, Steele CM, Hanson B, Chen J, Dantas RO, et al. Development of international terminology and definitions for texture-modified foods and thickened fluids used in dysphagia management: The IDDSI Framework. Dysphagia. 2017;32(2):293-314.
50. Heyland DK, Drover JW, Dhaliwal R, Greenwood J. Optimizing the benefits and minimizing the risks of enteral nutrition in the critically ill: role of small bowel feeding. JPEN J Parenter Enteral Nutr. 2002;26(6 Suppl):S51-5.
51. McClave SA, Taylor BE, Martindale RG, Warren MM, Johnson DR, Braunschweig C, et al. Guidelines for the provision and assessment of nutrition support therapy in the adult critically ill patient: Society of Critical Care Medicine (SCCM) and American Society for Parenteral and Enteral Nutrition (A.S.P.E.N.). JPEN J Parenter Enteral Nutr. 2016;40(2):159-211.
52. Reintam Blaser A, Starkopf J, Alhazzani W, Berger MM, Casaer MP, Deane AM, et al.; ESICM Working Group on Gastrointestinal Function. Early enteral nutrition in critically ill patients: ESICM clinical practice guidelines. Int Care Med. 2017;43(3):380-98.

22 Suporte nutricional na insuficiência renal

Mariana Cassani de Oliveira

RESUMO

O entendimento do adequado suporte nutricional nas doenças renais é fundamental para um tratamento completo e efetivo. As necessidades nutricionais variam de acordo com a progressão da doença renal crônica (DRC), com necessidade de terapia dialítica, no período pós-transplante renal, na lesão renal aguda (LRA) e na síndrome nefrótica. Este capítulo aborda os principais tópicos do suporte nutricional em cada uma dessas condições.

SUPORTE NUTRICIONAL NA DOENÇA RENAL CRÔNICA NÃO DIALÍTICA

Os principais objetivos (fase conservadora) são a redução da progressão da doença e a manutenção do estado nutricional. Descontrole glicêmico e pressórico, assim como obesidade e padrão alimentar rico em gordura saturada, sódio e açúcares simples são associados a comorbidades consideradas as principais causas da doença renal crônica (DRC), como *diabetes mellitus*, hipertensão e glomerulonefrites.[1]

Cetoanálogos de aminoácidos

Além disso, estudos experimentais demonstraram que dietas com altas quantidades de proteínas, também típicas dos padrões ocidentais, aumentam a pressão intraglomerular, levando a danos no glomérulo, aumento da geração de ureia e estresse oxidativo, o que pode levar ao aumento do risco cardiovascular e à redução da função renal ao longo do tempo.[2] Dietas hipoproteicas (0,55-0,60 g/kg/dia) demonstram efeito oposto, e por isso são atualmente recomendadas para a DRC não dialítica.[3,4] Dietas muito hipoproteicas (0,28-0,43 g/kg/dia) também podem ser indicadas, desde que sejam complementadas com cetoanálogos de aminoácidos para atingir a quantidade mínima recomendada de proteínas.[5] Estão disponíveis no país, todavia, oneram o regime.

A progressão da doença pode causar redução do apetite e da ingestão alimentar, com desnutrição.[6] A condição *protein energy wasting* (desnutrição calórico-proteica) é frequente nos estádios finais da doença.[7,8] Com a necessidade de restrição proteica, atenção especial deve ser dada ao aporte calórico da dieta. Segundo o último Guia de Nutrição para DRC (KDOQI, 2020),[4] são necessárias 25 a 35 kcal/kg/dia nos estádios de 1 a 5, pré-dialíticos, sempre com atenção para prevenir o excesso de peso.

Outras recomendações de macro e micronutrientes se encontram na Tabela 1.

▶ SUPORTE NUTRICIONAL NA DOENÇA RENAL CRÔNICA DIALÍTICA

Com grave redução da função renal, sinais e sintomas da DRC são exacerbados e a terapia renal substitutiva pode ser indicada, podendo ser a terapia dialítica (hemodiálise ou diálise peritoneal) ou o transplante renal.

Na terapia dialítica, a prescrição da dieta deve ser normo/hiperproteica, diferentemente da DRC não dialítica. Deve levar em consideração a perda de aminoácidos e peptídeos (ocorrida no processo de hemodiálise), de proteínas (ocorrida no processo de diálise peritoneal), do catabolismo proteico e possível perda de massa muscular corporal. Essa recomendação varia de 1,0-1,2 g/kg/dia[4] e pode chegar a > 1,5 g/kg/dia em casos de peritonites em diálise peritoneal.[9]

Recomendações de ingestão calórica são as mesmas das terapias dialíticas, de 30-35

TABELA 1 Recomendação de nutrientes de acordo com a fase e tratamentos da doença renal crônica

Nutrientes	Fase conservadora*	Hemodiálise	Diálise peritoneal
Macronutrientes			
Proteínas (g/kg/dia)	DRC 3-5: 0,55-0,60 (não diabéticos) DRC 3-5: 0,60-0,80 (diabéticos)	1,0-1,2	1,0-1,2 1,5 se peritonite
Carboidratos (%VET)	50-60 (de preferência, carboidratos complexos)	50-60 (de preferência, carboidratos complexos)	50-60 (de preferência, carboidratos complexos)
Fibras alimentares (g/dia)	25-30	25-30	25-30
Lipídios (% VET)	25-35 (< 10% de gorduras saturadas)	25-35 (< 10% de gorduras saturadas)	25-35 (< 10% de gorduras saturadas)
Micronutrientes			
Sódio (g/dia)	< 2,3 (< 6 g de sal/dia)	< 2,3 (< 6 g de sal/dia)	< 2,3 (< 6 g de sal/dia)
Potássio (mEq/dia)	50-75	50-75	50-75
Fósforo (mg/dia)	1.000-1.500 (ou o necessário para manter fósforo sérico)	800-900 (ou o necessário para manter fósforo sérico)	800-900 (ou o necessário para manter fósforo sérico)
Cálcio (mg/dia)	800-1.000	800-1.000	800-1.000
Líquidos			
Água e outros líquidos	Sem restrições	Diurese residual de 24 h + 500-1.000 mL/dia	Sem restrições

* Fase conservadora: estádios 1-5 não dialítico da DRC. VET: valor energético total.
Fontes: KDOQI clinical practice guideline for nutrition in CKD, 2020;[4] Kalantar-Zadeh & Fouque, 2017.[11]

kcal/kg/dia,[4] porém, na diálise peritoneal, devem ser consideradas as calorias provenientes da glicose absorvida da solução de diálise. Aproximadamente 60% da glicose da solução é absorvida pela via peritoneal, podendo ser maior ou menor de acordo com características da permeabilidade da membrana peritoneal dos indivíduos. Como a prescrição das soluções é totalmente individualizada, outras características como concentração da glicose no dialisato, tempo de permanência no peritônio e número de trocas também devem ser levadas em consideração para a estimativa da ingestão calórica.[10]

▶ SUPORTE NUTRICIONAL APÓS TRANSPLANTE RENAL

O uso de imunossupressores pode causar efeitos metabólicos importantes, que aumentam o risco nutricional no período pós-transplante renal. O aumento do catabolismo proteico e a perda de massa muscular elevam o risco de mortalidade pós-transplante, porém a reversão do quadro urêmico pode gerar aumento do apetite e, como consequência, aumento do consumo até dos alimentos mais limitados e inconvenientes durante esse período.[12,13] Outras alterações metabólicas prevalentes são as dislipidemias, osteodistrofia, aumento da retenção de sódio, hiper ou hipopotassemia e obesidade com acúmulo de gordura central, que pode aumentar o risco de diabetes e doenças cardiovasculares.

Individualização do regime

A terapia nutricional de indivíduos transplantados deve fazer parte do tratamento. No pós-transplante imediato, a recomendação é dieta hiperproteica (1,3-2,0 kg/dia) e de 30-35 kcal/kg/dia, com restrição moderada de sódio (80-100 mEq/dia, ou 2,8-3,5 g de sódio). No pós-transplante tardio, a dieta deve ser normoproteica, respeitando a função renal e estádio da DRC, com aproximadamente 0,75 g/kg/dia para mulheres e 0,8 g/kg/dia para homens. Deve atingir de 30-35 kcal/kg/dia para evitar catabolismo muscular.[14,15]

A quantidade de lipídios e carboidratos deve respeitar as recomendações para indivíduos adultos: entre 20 e 35% do valor energético total para lipídios, sendo menos de 10% de gorduras saturadas, e 45-65% para carboidratos. Dietas com baixo índice glicêmico devem ser incentivadas para reduzir o risco de diabetes.[13] Não existem evidências robustas para recomendação de ácidos graxos ômega-3 no período pós-transplante.[16]

Excesso de ganho de peso

Para o transplantado com significativos acúmulos de gordura corporal, ou que já era acometido de sobrepeso ou obesidade no pré-transplante, diversas abordagens têm sido aventadas com sucesso na literatura, desde a dieta mediterrânea até a "*plant based*" (sem ultraprocessados, parcialmente vegetariana). Exercícios físicos orientados por profissional também são fortemente enfatizados. O objetivo primário não é estético e sim metabólico, dado o alto preço pago por essa população para dislipidemia, diabetes tipo 2 e risco cardiovascular.

▶ SUPORTE NUTRICIONAL NA LESÃO RENAL AGUDA (LRA)

O clássico dano renal agudo por desidratação prolongada, choque e sepse continua razoavelmente frequente em serviços clínicos e cirúrgicos. Agregam-se numerosas outras etiologias, como trauma, queimaduras, toxicidade de drogas e contrastes radiológicos, reações hemolíticas e enfermidades intrínsecas ao sistema urinário. O indivíduo acometido por LRA poderá apresentar diversas alterações metabólicas, como catabolismo proteico, alteração do metabolismo de aminoácidos, resistência à insulina, redução da lipólise, estado pró-inflamatório e depleção do sistema imune e antioxidante. Muitas podem ser inerentes à enfermidade de base, todavia tendem a ser magnificadas pelo advento da falha renal.

Em sua maioria, essas alterações promovem alterações do gasto energético, alto risco de desnutrição, redução de massa muscular, fragilidade e altas taxas de mortalidade. Assim, o gasto energético deve ser avaliado sempre que possível para melhor definição da quantidade calórica ofertada. O padrão-ouro é a calorimetria indireta, porém fórmulas preditivas podem ser utilizadas. Estudos mostram que indivíduos com LRA grave podem apresentar excesso hipermetabólico de até 62%. Contudo, em casos clínicos sem cirurgia, trauma ou sepse, queda hipometabólica de até 14% poderá ser registrada.[17]

A ingestão calórica deve ser garantida de acordo com seu gasto energético, atendendo pelo menos 70% das necessidades, mas não mais do que 100% para evitar a superalimentação. Recomendações variam de 20-35 kcal/kg/dia.[17,18] Algumas das soluções utilizadas na diálise podem ofertar calorias na forma de citrato (3 kcal/g), glicose (3,4 kcal/g) e lactato (3,62 kcal/g), e também devem ser contabilizadas.

Na LRA sem diálise deve-se ingerir 1 g/kg/dia de proteína e aumentar gradativamente até 1,3 g/kg/dia, se bem tolerado. O paciente crítico com LRA deve ter uma dieta mais hiperproteica, podendo ser ofertado de 1,5 a 2,0 g/kg peso habitual/dia, em tratamento dialítico contínuo, para alcance do balanço nitrogenado neutro/positivo. Se a ingestão oral não atender a pelo menos 70% das necessidades nutricionais, mesmo com suplementos orais, as terapias nutricionais enteral ou parenteral deverão ser indicadas.[17]

▶ SUPORTE NUTRICIONAL NA SÍNDROME NEFRÓTICA

A presença de proteinúria, hipoalbuminemia, edema, desequilíbrio hidroeletrolítico e dislipidemias caracteriza a síndrome nefrótica e merece atenção no seu manejo nutricional. A redução do consumo de sódio é fundamental para tratamento do edema; deve ser considerada a ingestão de até 3 g/dia (< 100 mmol/dia), com restrição de líquidos (até 1,5 litro/dia), com objetivo de perda de peso (hídrico) de 0,5 a 1,0 kg/dia para evitar transtornos eletrólitos, lesões renais e tromboembolismo como resultado da hemoconcentração.[19]

A dieta hiperproteica foi advogada no passado por estimular a síntese de proteínas. Entretanto, pode piorar o quadro de proteinúria e hipoalbuminemia e agravar as outras complicações da síndrome nefrótica. Por isso, a dieta normoproteica (0,8-1,0 g/kg/dia) deve ser indicada. O tratamento com estatinas mostra-se benéfico no tratamento das dislipidemias associadas. Menos claro é o papel dos ácidos graxos ômega-3, com vantagens inequívocas em algumas séries e respostas inconclusivas em outras.[20]

▶ USO DE SUPLEMENTOS ALIMENTARES

A indicação de suplementos nutricionais é individual e deve ser realizada de acordo com aumento das necessidades ou deficiências comprovadas. Na vigência de risco de desnutrição calórico-proteica (*protein energy wasting*), suplementos de calorias e proteínas são indicados em todas as fases da DRC. Em contextos de inviabilidade da ingestão oral, terapias nutricionais enteral e parenteral também podem ser prescritas com o objetivo de recuperação e manutenção do estado nutricional. Na Tabela 2 estão resumidas as recomendações para suplementação de minerais e vitaminas, contidas no Guia de Nutrição para DRC (KDOQI, 2020).[4]

TABELA 2 Recomendações de suplementação de micronutrientes na doença renal crônica

Nutriente	Recomendações nutricionais*
Ácidos graxos ômega-3	Na DRC dialítica, benefícios discutíveis. Na fase conservadora, possível melhora do perfil lipídico (1,3-2,0 g ômega-3/dia)
Vitaminas do complexo B	Uso rotineiro discutível. B12, ácido fólico e complexo B quando houver indícios de deficiência
Vitamina C	Suplementação para equilibrar valores séricos
Vitamina K	Não deve ser restrita no período pós-transplante, porém tampouco deve ser suplementada (anticoagulantes)
Vitamina D	Colecalciferol ou ergocalciferol em casos de insuficiência ou deficiência
Vitamina A/E	Doses excessivas devem ser evitadas. Uso quando houver indícios de carência
Zinco/selênio	A suplementação rotineira não é recomendada. Uso quando houver indícios de carência

* KDOQI clinical practice guideline for nutrition in CKD, 2020.[4]

REFERÊNCIAS

1. Global, regional, and national burden of chronic kidney disease, 1990-2017: a systematic analysis for the Global Burden of Disease Study 2017 GBD Chronic Kidney Disease Collaboration Lancet. 2020;395(10225):709-33.
2. Brenner BM, Meyer TW, Hostetter TH. Dietary protein intake and the progressive nature of kidney disease: the role of hemodynamically mediated glomerular injury in the pathogenesis of progressive glomerular sclerosis in aging, renal ablation, and intrinsic renal disease. N Engl J Med. 1982;307:652-9.
3. Hahn D, Hodson EM, Fouque D. Loe protein diets for non-diabetic adults with chronic kidney disease. Cochrane Database Syst Rev. 2018;10(10):CD001892.
4. Ikizler TA, Burrowes JD, Byham-Gray LD, et al; KDOQI Nutrition in CKD Guideline Work Group. KDOQI clinical practice guideline for nutrition in CKD: 2020 update. Am J Kidney Dis. 2020;76(3)(suppl 1):S1-S107.
5. Koppe L, Cassani de Oliveira M, Fouque D. Ketoacid analogues supplementation in chronic kidney disease and future perspectives. Nutrients. 2019;11(9):2071.
6. Kovesdy CP, Kopple JD, Kalantar-Zadeh K. Management of protein-energy wasting in non-dialysis-dependent chronic kidney disease: reconciling low protein intake with nutritional therapy. Am J Clin Nutr. 2013;97:1163-77
7. Fouque D, Kalantar-Zadeh K, Kopple J, et al. A proposed nomenclature and diagnostic criteria for protein-energy wasting in acute and chronic kidney disease. Kidney Int. 2008;73(4):391-8.
8. Carrero JJ, Thomas F, Nagy K, et al. Global prevalence of protein-energy wasting in kidney disease: a meta-analysis of contemporary observational studies from the International Society of Renal Nutrition and Metabolism. J Ren Nutr. 2018;28(6):380-92.
9. Kiebalo T, Holotka J, Habura I, Pawlaczyk K. Nutritional status in peritoneal dialysis: nutritional guidelines, adequacy and the management of malnutrition. Nutrients. 2020;12(6):1715.
10. Vychytil A, Hörl WH. Nutrition and peritoneal dialysis. In: Mitch WE, Klahr S (eds.). Handbook of nutrition and kidney. 4. ed. Philadelphia: Lippincott Wiliams & Wilkins; 2002.
11. Kalantar-Zadeh K, Fouque D. Nutritional management of chronic kidney disease. N Engl J Med. 2017;377:1765-76
12. Martins C, Pecoits-Filho R, Riella MC. Nutrition for the post-renal transplant recipients. Transp Proceed. 2004;36(6):1650-4.
13. Nolte Fong JV, Moore LW. Nutrition trends in kidney transplant recipients: the importance of dietary monitoring and need for evidence-based recommendations. Front Med. 2018;5:302.
14. Goral S, Bleicher MB. Handbook of nutrition and the kidney. Philadelphia: Lippincott Williams & Wilkins; 2010.
15. Chadban S, Chan M, Fry K, Patwardhan A, Ryan C, Trevillian P, et al. The CARI guidelines. Protein requirement in adult kidney transplant recipients. Nephrology (Carlton). 2010;15(Suppl. 1):S68-71.
16. Lim AK, Manley KJ, Roberts MA, Fraenkel MB. Fish oil for kidney transplant recipients. Cochrane Database Syst Rev. 2016;CD005282.
17. Fiaccadori E, Sabatino A, Barazzoni R, Carrero JJ, Cuspiti A, De Waele E, et al. ESPEN Guideline ESPEN guideline on clinical nutrition in hospitalized patients with acute or chronic kidney disease. Clin Nutr. 2021;40(4):1644-68.

18. Kidney Disease: Improving Global Outcomes (KDIGO) Acute Kidney Injury Work Group. KDIGO clinical practice guideline for acute kidney injury. Kidney Inter. 2012;2(Suppl):1-138.
19. Kodner C. Diagnosis and management of nephrotic syndrome in adults. Am Fam Physician. 2016;93(6):479-85.
20. Bell S, Cooney J, Packard CJ, Caslake MJ, Deighan CJ. The effect of omega-3 fatty acids on the atherogenic lipoprotein phenotype in patients with nephrotic range proteinuria. Clin Nephrol. 2012;77(6):445-53.

23 Nutrição parenteral no paciente crítico

Marina Verçoza Viana
Pedro Henrique Comerlato

RESUMO

A nutrição parenteral é um suporte de extrema utilidade no ambiente da terapia intensiva diante da dificuldade, muitas vezes, de nutrir adequadamente pacientes críticos pelo trato gastrointestinal. Se por um lado há a vantagem de não depender da função intestinal, por outro pode ser um complicador para questões metabólicas como hiperglicemia e questões de volemia, aspectos de suma importância na doença crítica. A prescrição da nutrição parenteral, portanto, deve ser rigorosamente monitorizada. Apesar dessas complicações frequentemente descritas, é excepcional a mortalidade por nutrição parenteral no paciente crítico.

▶ PRINCIPAIS INDICAÇÕES NO PACIENTE CRÍTICO

Pacientes críticos estão sob risco nutricional. A primeira escolha para nutrição desses pacientes deve ser a nutrição enteral; contudo, atingir o alvo calórico e proteico exclusivamente com a via enteral, frequentemente, não é possível.[1] A Tabela 1 detalha as indicações da nutrição parenteral. Muitos dos seus efeitos deletérios são consequência de indicação equivocada ou de hiperalimentação.[2]

A nutrição parenteral pode ser administrada independentemente da função intestinal e a composição da fórmula pode ser adaptada às necessidades do paciente.[2] Uma metanálise que comparou nutrição enteral com parenteral não encontrou diferença de mortalidade entre as duas vias de nutrição.[3]

TABELA 1 Indicações de nutrição parenteral

Enfermidade	Exemplos/comentários
Íleo prolongado (> 3 dias)	Obstrução mecânica, peritonite carcinomatosa
Síndrome do intestino curto	Ressecção extensa do intestino delgado
Má-absorção ou perda externa grave	Fístula intestinal de alto débito
Dificuldade de atingir o alvo calórico	Nutrição parenteral complementar – iniciar se não atingido em 7 a 10 dias Considerar mais precoce em: desnutridos ou de alto risco para desnutrição

Cronologia

O melhor momento para iniciar a nutrição parenteral ainda é debatido. De forma didática, divide-se a doença crítica em três fases: estágio inicial (dias 1-2), estágio agudo tardio (dias 3-7) e estágio de recuperação (após o dia 7).[4] Nas primeiras duas fases não há necessidade de atingir o alvo calórico. A nutrição parenteral não é indicada no estágio inicial. No estágio de recuperação, caso o paciente tenha contraindicação à nutrição enteral ou essa seja insuficiente, a nutrição parenteral deve ser iniciada.[4] No estágio agudo tardio, o uso da nutrição parenteral deve ser reservado para situações especiais, como desnutrição grave em pacientes que não conseguem receber nutrição enteral.

▶ TIPOS DE MISTURAS E VIAS DE ACESSO

A nutrição parenteral geralmente é administrada como uma emulsão de mais de 40 diferentes componentes, inclusive macronutrientes (glicose, aminoácidos e lipídios), micronutrientes (vitaminas, elementos-traço), água, eletrólitos e aditivos para necessidades específicas (glutamina, heparina, insulina). Essa emulsão pode ser administrada em diferentes bolsas ou em um sistema "3-em-1", preparado diretamente pela indústria farmacêutica ou pela farmácia do hospital, quando dotada de capela estéril e pessoal habilitado.

A utilização de uma mistura com todos os insumos em uma única bolsa reduz a manipulação da solução e do dispositivo de infusão venoso, diminuindo os índices de infecção e a possibilidade de erros na administração.[5] Formulações "3-em-1" devem obedecer aos critérios farmacotécnicos de sequência de preparo dos nutrientes e quantidades específicas, pelo risco de instabilização e precipitação da emulsão. A emulsão pode ser preparada com proporções distintas do usual de macro e micronutrientes, e inclusive isenta de lipídios, diante de alguma contraindicação ou necessidade aumentada destes.

Idealmente, essas soluções devem ser infundidas por intermédio de um cateter venoso central, pois permite oferta concentrada de nutrientes, diminuindo o volume infundido ao paciente crítico.[6] Pode ser um cateter de único lúmen ou uma via exclusiva de um cateter de dois ou três lumens, de maneira a minimizar sua manipulação.[7] Para pacientes que já possuem um cateter central corretamente posicionado, um novo dispositivo não é necessário, exceto se há história de septicemia durante o uso desse dispositivo.[8,9]

O acesso venoso é instalado normalmente na veia jugular ou subclávia e sua extremidade deve estar disposta na veia cava superior, evitando-se a penetração no átrio direito devido ao risco de arritmias. É importante lembrar que a inserção e o uso de dispositivos centrais podem estar associados a complicações mecânicas (como punção arterial inadvertida, hematoma local, pneumotórax) e infecciosas (infecção local e de corrente sanguínea relacionada ao cateter).[10]

Outra opção de dispositivos são os cateteres centrais inseridos perifericamente (PICC). Entretanto, seu uso pode ser limitado por episódios de flebite e trombose, exigindo, muitas vezes, remoção ou substituição antes do final da terapia.[6] Já para nutrição de longo prazo dentro da UTI (previsão de mais de 30 dias), um cateter tunelizado ou totalmente implantável ("portocath") pode ser utilizado.[11]

▶ FÓRMULAS DE CÁLCULO ENERGÉTICO E NECESSIDADES CALÓRICAS E PROTEICAS

Determinar as necessidades calóricas e proteicas para os pacientes críticos é um desafio, devido ao fato de que tanto a hiperalimentação quanto o balanço energético negativo desses pacientes estão associados a pior desfecho.[12]

A calorimetria indireta é considerada o padrão-ouro para determinação do gasto energético basal. Entretanto, não é uma ferramenta comumente disponível. O estudo randomizado TICACOS comparou a prescrição de energia guiada pela calorimetria indireta *versus* fórmula de bolso de 25 kcal/kg/peso e demonstrou uma tendência a redução de mortalidade (p = 0,058) com uso da calorimetria indireta.[13]

Na ausência de aparelhos para calorimetria indireta, pode-se utilizar fórmulas para estimar o gasto energético basal. Existem mais de 200 equações com esse objetivo.[1] Contudo, a acurácia é baixa, sendo especialmente não confiável em pacientes obesos e naqueles com IMC < 18 kg/m^2[1]. A Tabela 2 mostra as principais equações e para qual população foram validadas.[14-16] Além disso, a prescrição calórica e proteica do paciente deve ser dinâmica e constantemente reavaliada, dependendo da evolução clínica e estado metabólico do paciente (predomínio de catabolismo ou anabolismo).

Uma vez determinado o alvo calórico do paciente, é necessário dividir esse valor nos três macronutrientes: proteínas, carboidratos e lipídios. A necessidade de proteínas para os pacientes críticos é motivo de controvérsia, variando de 1,3 g/kg a 2 g/kg.[17,18] A Tabela 3[19] mostra os componentes da nutrição parenteral e a dose recomendada.

TABELA 2 Equações preditivas de gasto energético em adultos

Nome	Fórmula	Comentário
ACCP	25-30 kcal/kg peso atual	Critérios de ajuste: > 25 kg/m^2 – usar peso ideal < 16 kg/m^2 – iniciar com peso atual e progredir (7-10 dias) para peso ideal
Harris-Benedict	H: 66,5 + (13,7 x peso) + (5 x altura) – (6,8 x idade) M: 655 + (9,6 x peso) + (1,8 x altura) – (4,7 x idade)	Equação validada em população saudável
Penn State 2003	(0,85 x valor Harris-Benedict) + (175 x Tmax) + (33 x Ve) – 6433	Usar peso atual Paciente em VMI

ACCP: American College of Chest Physicians; H: homem; IMC: índice de massa corporal; M: mulher, Tmax: temperatura corporal máxima em 24 h; Ve: volume minuto; VMI: ventilação mecânica invasiva. Unidades: altura: cm; peso: kg; idade: anos; temperatura: Celsius; volume minuto: L/min.

TABELA 3 Macronutrientes da nutrição parenteral

	Solução	Dose
Proteínas	Aminoácidos 10%: 10 g em 100 mL 4 kcal/g	1,3 a 2 g/kg/dia 15 a 20% das calorias totais
Carboidratos	Glicose 50%: 50 g em 100 mL 3,4 kcal/g	50 a 60% das calorias totais TIG < 3 a 4 mg/kg/min
Lipídios	Lipídios 20%: 20 g em 100 mL 10 kcal/g	15% a 40% das calorias totais TIL < 1 a 1,5 g/kg/dia

TIG: taxa de infusão de glicose;TIL: taxa de infusão de lipídios.

Outras infusões venosas

Ao realizar a prescrição da nutrição parenteral é essencial avaliar as soluções paralelas que o paciente vem recebendo, pois podem prover não só quantidade expressiva de fluidos, como eventualmente calorias que devem ser contabilizadas na oferta energética. Por exemplo, a administração de propofol oferece 1 kcal/mL e sua taxa de infusão deve ser reduzida quando possível, ou alternativamente computada na oferta de calorias totais/lipídios.

▶ SUPLEMENTOS VITAMÍNICOS E MINERAIS

A necessidade real de vitaminas e minerais na população de pacientes críticos é um assunto mal definido, considerando que as situações clínicas que englobam tais pacientes são tão distintas entre si. Apesar disso, faz parte de um suporte nutricional integral prover vitaminas e elementos-traço.[18] Tal reposição deve incluir soluções completas de vitaminas lipossolúveis e hidrossolúveis, no mínimo nas doses diárias recomendadas, assim como soluções de elementos-traço contendo doses diárias de cobre, manganês, cromo e selênio (Tabelas 4 e 5),[20] o que pode melhorar desfechos clínicos (redução de mortalidade e menor tempo de ventilação mecânica), especialmente em pacientes grandes queimados, vítimas de trauma ou sob ventilação mecânica.[17]

Já a reposição de certos elementos e vitaminas específicos, ou ainda suplementação acima das necessidades diárias devem ser restritas a situações clínicas em que a deficiência é clara ou presumida, como, por exemplo, zinco em pacientes com grandes perdas de fluidos gastrointestinais, ou tiamina em alcoólatras (especialmente para prevenir síndrome de Wernicke-Korsakoff associada à infusão de soluções glicosadas). Quando a nutrição parenteral se torna prolongada, a determinação plasmática rotineira de ele-

TABELA 4 Necessidades básicas diárias de vitaminas

Vitamina	Suplementação diária recomendada	Considerar aumento da suplementação
Vitamina B1 (tiamina)	6 mg	Etilismo, desnutrição crônica
Vitamina B2 (riboflavina)	3,6 mg	
Vitamina B6 (piridoxina)	6 mg	Gestação, etilismo
Vitamina B12 (cobalamina)	5 mcg	Ressecção gástrica, anemia perniciosa
Ácido pantotênico	15 mg	
Niacina	40 mg	
Biotina	60 mcg	
Ácido fólico	600 mcg	
Vitamina C (ácido ascórbico)	200 mg	Queimados, pacientes em hemodiálise
Vitamina A	3300 UI	Quadros disabsortivos, etilismo
Vitamina D	200 UI	Gestação, nutrição parenteral prolongada
Vitamina E	10 UI	
Vitamina K	150 mcg	

TABELA 5 Necessidades básicas diárias de elementos-traço

Elemento	Dose diária padrão	Considerar menor dose	Considerar maior dose
Cromo	10-20 mcg	Insuficiência renal	Gestação
Cobre	0,3-1,2 mg	Colestase	Perdas gastrointestinais excessivas e grande queimados
Iodo	70-140 mcg		
Ferro	1-1,5 mg		
Manganês	0,2-0,8 mg	Colestase	
Selênio	20-80 mcg		Doença crítica crônica, grande queimado, terapia renal substitutiva contínua, fístula gastrointestinal de alto débito
Zinco	2,5-5 mg		Perdas gastrointestinais excessivas, estado hipercatabólico, grande queimado

mentos-traço auxilia na detecção de algumas deficiências, como selênio e zinco.

Cabe ressaltar que deficiência vitamínica não é sinônimo de baixo nível sérico. Uma deficiência é considerada apenas quando a ausência de determinada substância causa um desfecho indesejado no paciente, que pode ser prevenido ou revertido pela suplementação. Níveis de vitamina D, por exemplo, ligada a proteínas, caem durante a doença crítica. Embora exista correlação entre vitamina D e mortalidade do paciente crítico, sua suplementação não possui efeito sobre desfechos clínicos desses pacientes.[21]

Na prática clínica, preparações-padrão de vitaminas e elementos-traços contendo a necessidade diária mínima são comumente utilizadas e há pouca ocorrência de deficiências em cenário de paciente crítico. Alguns pacientes necessitarão suplementação adicional a despeito dessas preparações, como aqueles em terapia substitutiva renal contínua prolongada.[22] Em algumas condições, ainda, é necessário restringir alguns elementos, por exemplo, cobre e manganês em pacientes com colestase (menor excreção biliar).[23] Nesses casos, a prescrição dos demais elementos individualmente se fará necessária.

Titulação individual dos eletrólitos

Tais pacientes são propensos a hipervolemia e sobrecarga de sódio, assim como é frequente a disfunção renal. Logo, é preferível a reposição eletrolítica (sódio, potássio, cálcio, magnésio, fósforo) guiada por dosagem plasmática ao invés de uma recomendação fixa ou baseada por peso corporal, embora essa possa servir como uma referência inicial (Tabela 6).[18]

TABELA 6 Necessidades básicas diárias de eletrólitos

Sódio	60-150 mEq
Potássio	40-100 mEq
Cálcio	5-15 mEq
Magnésio	8-24 mEq
Fósforo	10-30 mMol

▶ A NUTRIÇÃO PARENTERAL PERIFÉRICA É UMA OPÇÃO NO PACIENTE CRÍTICO?

Um acesso venoso periférico pode ser considerado para infusão de soluções de baixa osmolaridade (< 900 mOsmol/L), especialmente em veias do membro superior.[24] Essas soluções podem ser utilizadas como parte da estratégia nutricional em alguns pacientes para amenizar o balanço energético negativo por um curto período, pois usualmente conseguem prover menos que as necessidades energéticas diárias de um paciente crítico. Portanto, a nutrição parenteral periférica é uma opção em situações em que é necessário complementar a oferta enteral, e a cateterização central está indisponível ou contraindicada.[6]

▶ HÁ INDICAÇÕES PARA NUTRIÇÃO COMBINADA ENTERAL E PARENTERAL?

Nutrição enteral auxilia na manutenção da integridade intestinal, na redução do estresse oxidativo e na modulação da imunidade sistêmica. Entretanto, nem todo paciente crítico tolera a totalidade da sua necessidade calórica por esta via, predispondo a um balanço energético cumulativo negativo, sabidamente associado com maior número de complicações.[25]

Embora seja tentador, a partir dessa premissa, associar nutrição parenteral suplementar precoce, é uma terapia cara e com discretos ou ausentes desfechos clínicos positivos conhecidos. Um estudo randomizado em pacientes críticos comparando pacientes que receberam nutrição combinada em comparação a nutrição enteral exclusivamente demonstrou discreta redução no tempo de hospitalização e melhora nos parâmetros nutricionais, mas sem diferença quanto à mortalidade.[26]

O momento ideal para lançar mão da nutrição parenteral não é consenso. Há divergências entre diretrizes europeias (que sugerem início nos primeiros 3-7 dias de internação na UTI, ou seja, na primeira semana) e americanas (após a primeira semana). Com base em ensaio clínico randomizado que comparou a estratégia precoce *versus* tardia em mais de 4 mil pacientes[27] e identificou taxas de sobrevida similares, e menor incidência de infecção, disfunção orgânica e custos hospitalares no grupo que iniciou a partir do 3º dia, é sugerido que a nutrição parenteral suplementar não seja considerada nas primeiras 48 h da admissão da UTI.[17]

▶ CONTROVÉRSIAS RELATIVAS À GLUTAMINA E LÍPIDES ESPECIAIS

A glutamina é um aminoácido condicionalmente essencial, que fornece energia para células de alta replicação, como as da mucosa do trato gastrointestinal e células inflamatórias, além de participar de uma série de processos metabólicos. Sua demanda orgânica, portanto, para pacientes críticos, é elevada.

Embora evidências iniciais sugerissem benefício nesses pacientes,[28] um grande estudo multicêntrico, randomizado, de suplementação de glutamina em pacientes críticos demonstrou uma tendência a maior mortalidade em 28 dias,[29] não sendo recomendado seu uso rotineiro atualmente.[17]

Formulações de lipídios são compostas de triglicerídeos com fosfolípides para emulsificação, em concentrações de 10% ou 20% (100-200 g de lípides por litro):

- Lipídios baseados em óleo de soja, normalmente chamados de triglicerídeos de cadeia longa (LCT).
- Emulsões compostas por LCT e triglicerídeos de cadeia média (MCT), derivados do óleo de coco.
- Emulsões compostas por triglicerídeos de cadeias de diferentes comprimentos quimicamente combinados em uma molécula de glicerol (lípides estruturados). Não fazem parte da rotina habitual de prescrição.

- Emulsões lipídicas que contêm 20% de óleo de soja e 80% de óleo de oliva.
- Emulsões lipídicas de múltiplos óleos, incluindo óleo de peixe (exemplo: 30:30:25:15 – emulsão de LCT, MCT, óleo de peixe, acréscimo de vitamina E).
- Emulsão lipídica a 10% contendo óleo de peixe, apenas.

Até hoje, estudos randomizados não demonstraram benefício clínico significativo entre pacientes críticos, não justificando a preferência de alguma emulsão lipídica baseada em evidências de alta qualidade. Consensos atuais sugerem evitar a emulsão lipídica baseada exclusivamente em óleo de soja (lipídio de cadeia longa com 18 carbonos rico em ômega-6)[17,18] devido aos seus efeitos potencialmente pró-inflamatórios, especialmente na primeira semana de nutrição parenteral, o que requer confirmação por estudos clínicos prospectivos controlados.

Nutrição parenteral enriquecida com ácidos graxos ômega-3 (óleo de peixe) parece se associar com menor taxa de infecção e tempo de internação (hospitalar e de terapia intensiva) em comparação com nutrição parenteral padrão sem essa suplementação, conforme metanálise publicada.[30] Maiores ensaios clínicos também são necessários para confirmar essa hipótese.

Já a adição de EPA e DHA à emulsão lipídica demonstrou reduzir processos inflamatórios.[31] Emulsão de óleo de peixe enriquecida (alta em ômega-3, DHA, EPA) possivelmente reduz o tempo de internação de pacientes críticos,[32] e é a emulsão recomendada pela ASPEN para pacientes críticos na primeira semana de nutrição parenteral.[33]

A nutrição parenteral baseada no óleo de oliva também é bem tolerada, sendo, portanto, outra opção válida para essa população.[34] Os estudos foram realizados em grandes queimados e doentes críticos em geral, não sendo essa emulsão avaliada especificamente no choque séptico ou na síndrome da angústia respiratória aguda.[17]

▶ MONITORIZAÇÃO CLÍNICA E LABORATORIAL

A monitorização da terapia nutricional tem como principais objetivos garantir que o aporte de calórico e proteico prescrito seja administrado, detectar e evitar complicações, avaliar a resposta à nutrição parenteral e diagnosticar deficiências de eletrólitos e micronutrientes ou patologias associadas.[35,36] A avaliação inicial é de extrema importância para definir o plano de terapia nutricional do paciente e deve incluir a avaliação de risco nutricional, dados antropométricos (prévios à internação) e um exame físico completo, dando especial atenção para achados sugestivos de deficiência nutricional. A Tabela 7 mostra os principais aspectos clínicos e laboratoriais a serem avaliados, a frequência e o racional para a monitorização.[36]

A hiperalimentação (prescrição dietética acima dos limites recomendados) ocorre com mais frequência durante a nutrição parenteral do que na via oral ou enteral, pois o limitante do apetite ou da tolerância do trato gastrointestinal não existe por essa via. A hiperalimentação, que chegou a ser amplamente recomendada nos primórdios da alimentação venosa nas décadas de 1970 e 1980, está associada a uma série de efeitos adversos em diferentes órgãos (Tabela 8). Na presença desses achados, é importante revisar a dose de calorias, assim como de cada macronutriente.

▶ CONTROLE DA GLICEMIA E DA VOLEMIA

O desenvolvimento de hiperglicemia em pacientes recebendo nutrição parenteral está associado a maior taxa de mortalidade hos-

TABELA 7 Monitorização da nutrição parenteral

Monitorização	Frequência	Racional e observações
Balanço energético e proteico	Diária Cumulativo – durante a internação na UTI	Evitar a hipo e a hiperalimentação Método: planilha indicando o alvo calórico e proteico e a quantidade administrada de calorias e proteínas
Controle glicêmico	Se estável e sem insulina contínua a cada 4 a 8 horas Se insulina contínua, seguir o protocolo institucional	Identificar e tratar a hiperglicemia Identificar a hiperalimentação
Eletrólitos séricos	No início do tratamento, diário se alterações e após no mínimo 1 x/semana	Identificar síndrome de realimentação e a hiperalimentação. Ajustar o aporte de eletrólitos na nutrição parenteral
Antropometria	No início do tratamento Peso idealmente diário	Avaliar estado nutricional, retenção de fluídos

TABELA 8 Principais complicações da hiperalimentação por órgão envolvido

Sistema	Complicação	Causa
Pulmão	Hipercapnia	Excesso de calorias
	Insuficiência respiratória	Excesso de fluidos
Fígado	Alteração de provas hepáticas	Excesso de calorias (carboidratos ou gordura)
	Esteatose hepática	Excesso de calorias (carboidratos ou gordura)
	Aumento de amônia sérica	Excesso de aminoácidos
Pâncreas	Hiperinsulinemia	Excesso de carboidratos
	Hiperglicemia	Excesso de carboidratos
Coração	Insuficiência cardíaca	Excesso de fluidos, distúrbios eletrolíticos
Músculo	Disfunção neuromuscular	Distúrbios eletrolíticos, deficiência de tiamina
Rim	Uremia	Excesso de aminoácidos
	Retenção de fluidos	Excesso de fluido ou sódio

pitalar, sugerindo que a prevenção e o tratamento da hiperglicemia devam ser fortemente recomendados.[37,38] A insulina é o tratamento de escolha para o controle glicêmico de pacientes recebendo nutrição parenteral, contudo, o melhor regime para administração desta não está definido.[39] Pode-se usar insulina subcutânea ou endovenosa e administrada separadamente ou adicionada à nutrição parenteral. A reavaliação da dose de insulina deve ser diária e uma redução da dosagem considerada nas seguintes situações: desenvolvimento de insuficiência renal, redução ou interrupção do uso de esteroides, suspensão de vasopressor, redução no aporte de carboidratos.[37] De uma maneira geral, o alvo glicêmico recomendado é de 140-180 mg/dL,[17,38] podendo-se considerar um controle mais estrito nos pacientes cirúrgicos.

Hipervolemia é uma complicação potencial da nutrição parenteral.[19] O *status* volêmico do paciente deve ser frequentemente avaliado. Peso e balanço hídrico diário são ferramentas importantes para monitorizar e evitar essa complicação. Pacientes com insuficiência cardíaca e insuficiência renal requerem maior cuidado na prescrição do volume da dieta, pois apresentam risco aumentado para hipervolemia.

A melhor abordagem é preventiva, removendo-se fluidos desnecessários e concentrando-se as soluções utilizadas. Um exemplo é a adoção de emulsões lípidicas a 20%, se não houver intolerâncias. Diuréticos podem ser introduzidos, todavia não são a primeira opção, dado o risco de interações e desequilíbrios eletrolíticos ou acidobásicos.

REFERÊNCIAS

1. Oshima T, Pichard C. Parenteral nutrition: never say never. Critical Care. 2015;19 Suppl 3:S5.
2. Berger MM, Pichard C. Development and current use of parenteral nutrition in critical care – an opinion paper. Critical Care. 2014;18(4).
3. Lewis SR, Schofield-Robinson OJ, Alderson P, Smith AF. Enteral versus parenteral nutrition and enteral versus a combination of enteral and parenteral nutrition for adults in the intensive care unit. The Cochrane Database of Systematic Reviews. 2018;6:CD012276.
4. Lambell KJ, Tatucu-Babet OA, Chapple LA, Gantner D, Ridley EJ. Nutrition therapy in critical illness: a review of the literature for clinicians. Critical Care. 2020;24(1):35.
5. lattery E, Rumore MM, Douglas JS, Seres DS. 3-in-1 vs 2-in-1 parenteral nutrition in adults: a review. Nutrition in Clinical Practice: official publication of the American Society for Parenteral and Enteral Nutrition. 2014;29(5):631-5.
6. Singer P, Berger MM, Van den Berghe G, Biolo G, Calder P, Forbes A, et al. ESPEN Guidelines on Parenteral Nutrition: intensive care. Clinical Nutrition (Edinburgh, Scotland). 2009;28(4):387-400.
7. Mirtallo J, Canada T, Johnson D, Kumpf V, Petersen C, Sacks G, et al. Safe practices for parenteral nutrition. Journal of Parenteral and Enteral Nutrition. 2004;28(6):S39-S70.
8. Pleva M, Mirtallo JM, Steinberg SM. Hyperglycemic events in non-intensive care unit patients receiving parenteral nutrition. Nutrition in Clinical Practice: official publication of the American Society for Parenteral and Enteral Nutrition. 2009;24(5):626-34.
9. Seres D. Nutrition support in critically ill patients: Parenteral nutrition. UpToDate. Literature review current through: Apr 2021.
10. Parienti JJ, Mongardon N, Megarbane B, Mira JP, Kalfon P, Gros A, et al. Intravascular complications of central venous catheterization by insertion site. The New England Journal of Medicine. 2015;373(13):1220-9.
11. Kovacevich DS, Corrigan M, Ross VM, McKeever L, Hall AM, Braunschweig C. American Society for Parenteral and Enteral Nutrition Guidelines for the Selection and Care of Central Venous Access Devices for Adult Home Parenteral Nutrition Administration. JPEN Journal of Parenteral and Enteral Nutrition. 2019;43(1):15-31.
12. Berger MM, Pichard C. Best timing for energy provision during critical illness. Critical Care. 2012;16(2):215.
13. Singer P, Anbar R, Cohen J, Shapiro H, Shalita-Chesner M, Lev S, et al. The tight calorie control study (TICACOS): a prospective, randomized, controlled pilot study of nutritional support in critically ill patients. Intensive Care Medicine. 2011;37(4):601-9.
14. Segadilha N, Rocha EEM, Tanaka LMS, Gomes KLP, Espinoza REA, Peres WAF. Energy expenditure in critically ill elderly patients: indirect calorimetry vs predictive equations. JPEN Journal of Parenteral and Enteral Nutrition. 2017;41(5):776-84.
15. Wichansawakun S, Meddings L, Alberda C, Robbins S, Gramlich L. Energy requirements and the use of predictive equations versus indirect calorimetry in critically ill patients. Appl Physiol Nutr Metab. 2015;40(2):207-10.
16. Ndahimana D, Kim EK. Energy requirements in critically ill patients. Clin Nutr Res. 2018;7(2):81-90.
17. McClave SA, Taylor BE, Martindale RG, Warren MM, Johnson DR, Braunschweig C, et al. Guidelines for the provision and assessment of nutrition support therapy in the adult critically ill patient: Society of Critical Care Medicine (SCCM) and American Society for Parenteral and Enteral Nutrition (A.S.P.E.N.). JPEN Journal of Parenteral and Enteral Nutrition. 2016;40(2):159-211.
18. Singer P, Reintam-Blaser A, Berger M, Alhazzani W, Calder P, Casaer M, et al. ESPEN guidelines: Nutrition in the ICU. Clin Nutr. 2019;38:48-79.
19. Ziegler TR. Parenteral nutrition in the critically ill patient. New England Journal of Medicine. 2009;361(11):1088-97.
20. Biesalski HK, Bischoff SC, Boehles HJ, Muehlhoefer A, Working group for developing the guidelines for parenteral nutrition of The German Association for Nutritional M. Water, electrolytes, vitamins and trace elements – Guidelines on Parenteral Nutrition, Chapter 7. German Medical Science: GMS e-journal. 2009;7:Doc21.
21. Amrein K, Schnedl C, Holl A, Riedl R, Christopher KB, Pachler C, et al. Effect of high-dose vitamin D3 on hospital length of stay in critically ill patients with vitamin D deficiency: the VITdAL-ICU randomized clinical trial. JAMA. 2014;312(15):1520-30.
22. Ben-Hamouda N, Charriere M, Voirol P, Berger MM. Massive copper and selenium losses cause life-threatening deficiencies during prolonged continuous renal replacement. Nutrition (Burbank, Los Angeles County, Calif). 2017;34:71-5.
23. Jin J, Mulesa L, Carrilero Rouillet M. Trace elements in parenteral nutrition: considerations for the prescribing clinician. Nutrients. 2017;9(5).
24. Boullata JI, Gilbert K, Sacks G, Labossiere RJ, Crill C, Goday P, et al. A.S.P.E.N. clinical guidelines: parenteral nutrition ordering, order review, compounding, labeling, and dispensing. JPEN Journal of Parenteral and Enteral Nutrition. 2014;38(3):334-77.

25. Villet S, Chiolero RL, Bollmann MD, Revelly JP, Cayeux RNM, Delarue J, et al. Negative impact of hypocaloric feeding and energy balance on clinical outcome in ICU patients. Clinical Nutrition (Edinburgh, Scotland). 2005;24(4):502-9.
26. Bauer P, Charpentier C, Bouchet C, Nace L, Raffy F, Gaconnet N. Parenteral with enteral nutrition in the critically ill. Intensive Care Medicine. 2000;26(7):893-900.
27. Casaer MP, Mesotten D, Hermans G, Wouters PJ, Schetz M, Meyfroidt G, et al. Early versus late parenteral nutrition in critically ill adults. The New England Journal of Medicine. 2011;365(6):506-17.
28. Grau T, Bonet A, Miñambres E, Piñeiro L, Irles JA, Robles A, et al. The effect of L-alanyl-L-glutamine dipeptide supplemented total parenteral nutrition on infectious morbidity and insulin sensitivity in critically ill patients. Critical Care Medicine [Internet]. 2011;39(6):[1263-8 pp.].
29. Heyland D, Muscedere J, Wischmeyer PE, Cook D, Jones G, Albert M, et al. A randomized trial of glutamine and antioxidants in critically ill patients. The New England Journal of Medicine. 2013;368(16):1489-97.
30. Pradelli L, Mayer K, Klek S, Omar Alsaleh AJ, Clark RAC, Rosenthal MD, et al. Omega-3 fatty-acid enriched parenteral nutrition in hospitalized patients: systematic review with meta-analysis and trial sequential analysis. JPEN Journal of Parenteral and Enteral nutrition. 2020;44(1):44-57.
31. Mayer K, Fegbeutel C, Hattar K, Sibelius U, Kramer HJ, Heuer KU, et al. Omega-3 vs. omega-6 lipid emulsions exert differential influence on neutrophils in septic shock patients: impact on plasma fatty acids and lipid mediator generation. Intensive Care Medicine. 2003;29(9):1472-81.
32. Mayer K, Seeger W. Fish oil in critical illness. Current Opinion in Clinical Nutrition and Metabolic Care. 2008;11(2):121-7.
33. Mayer K, Klek S, Garcia-de-Lorenzo A, Rosenthal MD, Li A, Evans DC, et al. Lipid use in hospitalized adults requiring parenteral nutrition. JPEN Journal of Parenteral and Enteral Nutrition. 2020;44 Suppl 1:S28-S38.
34. Sala-Vila A, Barbosa VM, Calder PC. Olive oil in parenteral nutrition. Current Opinion in Clinical Nutrition and Metabolic Care. 2007;10(2):165-74.
35. Berger MM, Reintam-Blaser A, Calder PC, Casaer M, Hiesmayr MJ, Mayer K, et al. Monitoring nutrition in the ICU. Clinical Nutrition (Edinburgh, Scotland). 2019;38(2):584-93.
36. Thibault R, Heidegger CP, Berger MM, Pichard C. Parenteral nutrition in the intensive care unit: cautious use improves outcome. Swiss Med Wkly. 2014;144:w13997.
37. Gosmanov AR, Umpierrez GE. Management of hyperglycemia during enteral and parenteral nutrition therapy. Current Diabetes Reports. 2013;13(1):155-62.
38. Viana MV, Moraes RB, Fabbrin AR, Santos MF, Gerchman F. [Assessment and treatment of hyperglycemia in critically ill patients]. Rev Bras Ter Intensiva. 2014;26(1):71-6.
39. Verçoza Viana M, Verçoza Viana L, Tavares AL, de Azevedo MJ. Insulin regimens to treat hyperglycemia in hospitalized patients on nutritional support: systematic review and meta-analyses. Annals of Nutrition & Metabolism. 2017;71(3-4):183-94.

24 Recomendações nutricionais atuais para pacientes criticamente doentes com sepse

Oellen Stuani Franzosi
Diego Silva Leite Nunes

RESUMO

Terapia nutricional (TN) está indicada para pacientes com sepse ou choque séptico após ressuscitação hemodinâmica, reestabelecimento da perfusão e controle metabólico. O alvo calórico deve ser em torno de 70% do gasto energético (GE) aferido por calorimetria indireta ou 15-20 kcal/kg na fase inicial, com progressão para 100% do GE ou em torno de 25 kcal/kg na fase tardia (4º dia). O alvo proteico situa-se entre 1,2-2,0 g/kg com aumento gradual de < 0,8 g/kg/dia no 1º-2º dia; 0,8-1,2 g/kg/dia no 3º-5º dia e > 1,2 g/kg/dia após o 5º dia. A TN para obesos fundamenta-se em recomendações específicas. Aconselha-se oferecer 100% das necessidades (RDA) de vitaminas e minerais, suplementando em situações específicas.

▶ INTRODUÇÃO

A sepse é uma disfunção orgânica causada por uma resposta desregulada do hospedeiro à infecção, cuja gravidade ameaça a vida.[1] O choque séptico é definido como um subconjunto de sepse no qual anormalidades circulatórias, celulares e metabólicas profundas estão associadas a um maior risco de mortalidade.[1]

Dados derivados do Estudo de Carga Global de Doenças, Lesões e Fatores de Risco (GBD) de 2017 estimaram cerca de 48,9 milhões de casos de sepse e 11,0 milhões de mortes relacionadas à sepse, representando 19,7% de todas as mortes globais. A incidência e a mortalidade variaram substancialmente, com a maior carga na África Subsaariana, Oceania, sul da Ásia, leste da Ásia e sudeste da Ásia.[2]

O tratamento da sepse e do choque séptico tem como objetivo restaurar a circulação e a perfusão tecidual. O tratamento para pacientes hipotensos e com hipoperfusão é, inicialmente, a ressuscitação volêmica, em combinação com vasopressores e inotrópicos quando necessário.[3] A terapia nutricional no paciente criticamente doente com sepse deve considerar as alterações catabólicas impostas pela sepse bem como os impactos dessa condição na perfusão do doente, condição fundamental para digestão, absorção e utilização dos nutrientes pelo metabolismo, independentemente da via de administração.

▶ RECOMENDAÇÕES NUTRICIONAIS

Calorias

Diretrizes recomendam a utilização de calorimetria indireta (CI) como padrão-ouro para aferição do gasto energético (GE) em pacientes criticamente doentes.[4,5] Entretanto, limitações técnicas e de recursos dificultam a utilização da CI. Como alternativa, são amplamente utilizadas as equações preditivas e fórmulas de bolso, apesar de estudos já terem demonstrado baixo desempenho quando comparadas com a CI.[6-7] Quanto à oferta calórica, tanto a hipoalimentação quanto a hiperalimentação se mostram prejudiciais, sendo a oferta de 70% do GE aferido por CI considerada mais adequada na fase inicial.[8] Recomenda-se aumento gradual e progressivo do aporte calórico conforme evolução clínica do paciente e resolução do choque.[5] Na Tabela 1 estão apresentadas as recomendações calóricas para pacientes eutróficos e obesos criticamente doentes conforme as principais diretrizes nacionais e internacionais.[4-5,9]

Proteínas

A resposta metabólica aguda observada nos pacientes criticamente doentes cursa com intenso catabolismo proteico, sendo observada redução de massa muscular na primeira semana de internação na UTI de em torno de 10% da área transversa do reto femoral, chegando a 29,5% na análise molecular.[10] Apesar disso, a oferta de dieta hiperproteica na fase inicial não parece ser capaz de interromper esse processo catabólico. Estudo recente identificou uma associação tempo-dependente entre a oferta proteica e a mortalidade em seis meses.[11] A mortalidade mais baixa foi encontrada ao aumentar a ingestão de proteína de < 0,8 g/kg/dia no 1º-2º dia; 0,8-1,2 g/kg/dia no 3º-5º dia e > 1,2 g/kg/dia após o 5º dia. A oferta proteica < 0,8 g/kg/dia durante a primeira semana foi associada a maior mortalidade em seis meses. Sugere-se que o alvo proteico seja em torno de 1,2-2,0 g/kg/dia, com atenção para o momento de ajuste da oferta proteica (Tabela 1).[4-5,9]

Micronutrientes e imunonutrientes

Vitaminas, oligoelementos e elementos-traço são fundamentais para diversas etapas do metabolismo celular, incluindo reações da cadeia respiratória e síntese de DNA. Não há indicação de dosagem desses elementos nos pacientes em fase aguda de doença crítica.[5] Na terapia parenteral total, há indicação de reposição de 100% da RDA. Já em pacientes recebendo nutrição enteral, as formulações hoje disponíveis no mercado oferecem micronutrientes nas doses recomendadas quando em aporte calórico pleno. Existem, entretanto, condições nas quais precisamos repor micronutrientes em doses acima da RDA devido a perda excessiva ou dificuldade de absorção: fístulas do trato gastrointestinal, diálise contínua por mais de duas semanas,[12] síndrome do intestino curto e pós-operatório de cirurgia bariátrica com técnica disabsortiva.

Pacientes intensamente desnutridos com risco de síndrome de realimentação devem ser monitorados quanto à deficiência de tiamina e eletrólitos (fósforo, potássio, magnésio). A reposição dessa vitamina e dos eletrólitos deve ser considerada durante a progressão do aporte nutricional.

Dieta imunomoduladora

Imunonutrientes são nutrientes usados independentemente da oferta calórica e proteica, buscando seu efeito antioxidante e imu-

TABELA 1 Recomendações de oferta calórica e proteica para pacientes críticos eutróficos e obesos com sepse

Diretriz	Eutrófico		Obeso IMC > 30	
	Calorias (kcal/kg/dia)	Proteínas (g/kg)	Calorias (kcal/kg/dia)	Proteínas (g/kg)
ESPEN (2019)[5]	CI (GE): Fase inicial: 70% Após 3° dia: 80-100% ou 20-25	> 1,3	CI (GE): Fase inicial: 70% Após 3° dia: 80-100% ou 20-25 peso ajustado	1,3 peso ajustado
ASPEN (2016)[9]	25 a 30	1,2-2,0	CI (GEE): 65-70% IMC 30-50 kg/m²: 11 a 14 de peso atual IMC > 50 kg/m²: 22 a 25 de peso ideal	IMC 30 a 39,9: 2 peso ideal IMC ≥ 40: 2,5 peso ideal
BRASPEN (2018)[4]	CI (GEE): 50-70% Fase inicial: 15-20 Após o 4° dia: 25-30	1,5-2,0	CI (GEE): 60-70% IMC 30-50 kg/m²: 11 a 14 de peso atual IMC > 50 kg/m²: 22 a 25 de peso ideal	IMC 30 a 39,9: 2,0 peso ideal IMC > 40: 2,5 peso ideal

Peso ajustado[5]: PI + [(PA – PI)*0,33]. CI: calorimetria indireta; GE: gasto energético; IMC: índice de massa corporal; PA: peso atual; PI: peso ideal.

nomodulador. Apesar do otimismo inicial com os ácidos graxos polinsaturados ômega-3 e ômega-9 e de aminoácidos como arginina e glutamina, além dos oligoelementos selênio e zinco, entre outros, os desfechos dos estudos são diversos e não há recomendação pelas sociedades de terapia nutricional para seu uso rotineiro em pacientes sépticos.[4-5] Adicionalmente, diretrizes reforçam a contraindicação de arginina em pacientes com sepse.[4] Alguns dados apontam potencial benefício da utilização do ômega-3 em pacientes com síndrome da angústia respiratória aguda (SARA), patologias oncológicas cirúrgicas e cirurgias abdominais.

▶ VIA DE ADMINISTRAÇÃO

A administração de nutrientes por via enteral é mais fisiológica por estar associada à manutenção da integridade estrutural do trato gastrointestinal (TGI), preservar a função de barreira do TGI e aumentar o direcionamento do fluxo sanguíneo para o TGI.[13] Entretanto, é fundamental considerar que pacientes sépticos, especialmente aqueles que cursam com choque, podem apresentar hipoperfusão intestinal. Nesse contexto, o início da nutrição enteral antes da ressuscitação do choque pode gerar intolerância ou mesmo isquemia intestinal, por submeter o TGI a uma atividade digestiva e absortiva para a qual ainda não dispõe de fluxo sanguíneo satisfatório. Adicionalmente, a equipe deve estar atenta para sinais de intolerância à NE como, por exemplo, retardo do esvaziamento gástrico e íleo adinâmico, que aumentam o risco de aspiração pulmonar, ao lado de alterações como vômitos e diarreia, que dificultam a oferta do aporte nutricional previsto.

A via venosa

Nutrição parenteral (NPT) é a via de escolha quando há impedimento do uso do TGI de forma total, ou ainda quando a oferta nutricional por via enteral é insuficiente. Deve ser considerada para pacientes em risco nutricional que não atingem o alvo calórico estimado pela via enteral após 3-7 dias.[5] O estudo multicêntrico NUTRIREA-2 comparou NE *versus* NPT em aporte normocalórico (20-25 kcal/kg), nas primeiras 24 h após intubação, em pacientes criticamente doentes em uso de vasopressor. Em torno de 60% da população desse estudo padecia de choque séptico.[14] Os grupos apresentaram semelhantes desfechos clínicos (mortalidade e risco de infecções). O grupo que recebeu NE precoce foi associado a maior risco de complicações digestivas (vômitos, diarreia, isquemia intestinal e pseudo-obstrução colônica aguda) comparado ao grupo que iniciou NPT precocemente. Os resultados do estudo sugerem que NE em pacientes com má-perfusão deve ser evitada no período inicial do choque.[13]

Isso não autoriza, entretanto, o uso de NPT em pacientes na fase aguda do choque antes da perfusão ser reestabelecida. O início da terapia nutricional, enteral ou parenteral deve ser precedido de ressuscitação adequada, recuperação de parâmetros de perfusão e controle metabólico e acidobásico.

▶ INÍCIO E PROGRESSÃO DA TERAPIA NUTRICIONAL

As diretrizes da *Surviving Sepsis Campaign* e da *European Society of Intensive Care Medicine* sugerem início precoce da nutrição enteral conforme tolerância do paciente, assim que o choque estiver controlado com fluidos e vasopressores/inotrópicos.[3,13] A NE deve ser atrasada nos casos de choque não controlado quando os parâmetros hemodinâmicos e de perfusão não hajam sido alcançados; quando elevadas doses de vasopressores sejam requeridas; nos casos de hiperlactatemia persistente; e nos casos de existência de sinais de hipoperfusão.[13]

A *American Society for Parenteral and Enteral Nutrition* sugere que a NE seja iniciada nas primeiras 24-48 horas do diagnóstico de sepse, assim que o paciente estiver hemodinamicamente estável (pressão de perfusão adequada, doses estáveis de drogas vasoativas, lactato e acidose metabólica estabilizados ou em níveis decrescentes e pressão arterial média ≥ 60 mmHg).[9] Todos os parâmetros disponíveis para avaliar a hemodinâmica e a perfusão tecidual devem ser utilizados e os membros da equipe envolvida na terapia nutricional devem estar aptos a realizar essa avaliação para início e progressão da TN (Tabela 2).[15]

Cabe salientar que a avaliação do estado hemodinâmico não deve levar em consideração apenas um parâmetro, mas sim o comportamento de uma associação que permita definir a condição hemodinâmica do paciente como tendo perfusão adequada ou não.

TABELA 2 Parâmetros hemodinâmicos e de perfusão úteis na implementação da terapia nutricional

Parâmetro	Sinais de atenção
Lactato	Estabilizado (< 2 mmol/L) ou níveis decrescentes
Acidose metabólica	Estabilizada (pH ≥ 7,35)
Tempo de enchimento capilar (TEC), presença de gradiente de temperatura central-periférica, moteamento da pele	TEC ≤ 3 segundos Extremidades aquecidas Escore de moteamento ≤ 1 (ausência)
Pressão arterial média (PAM)	PAM ≥ 65 mmHg
Drogas vasoativas (DVA)	Critérios de risco: duas ou mais DVA, uso por dois ou mais dias, dose crescente ou decrescente

Fonte: ASPEN, 2016;[9] ESICM, 2017;[13] Franzosi, 2020.[15]

REFERÊNCIAS

1. Singer M, Deutschman CS, Seymour CW, Shankar-Harl M, Annane D, Bauer M, et al. The Third International Consensus Definitions for Sepsis and Septic Shock (Sepsis-3). JAMA. 2016;315(8):801-10.
2. Rudd KE, Johnson SC, Agesa KM, Shackelford KA, Tsoi D, Kievlan DR. Global, regional, and national sepsis incidence and mortality,1990-2017: analysis for the Global Burden of Disease Study. Lancet. 2020;395:200-11.
3. Rhodes A, Evans LE, Alhazzani W, Levy MM, Antonelli M, Ricard Ferrer R, et al. Surviving Sepsis Campaign: International guidelines for management of sepsis and septic shock: 2016. Int Care Med. 2017;43:304.
4. Castro MG, Ribeiro PC, Souza IAO, Cunha HFR, Silva MHN, Rocha EEM, et al. Diretriz Brasileira de Terapia Nutricional no Paciente Grave. Brazilian Society of Parenteral and Enteral Nutrition BRASPEN Journal. 2018;33(Supl 1):2-36.
5. Singer P, Blaser AR, Berguer MM, Hallett JW Jr, Bower TC, Panneton JM, et al. ESPEN guideline on clinical nutrition in the intensive care unit. Clin Nutr. 2019;38(1):48-79.
6. Tatucu-Babet OA, Ridley EJ, Tierney AC. Prevalence of underprescription or overprescription of energy needs in critically ill mechanically ventilated adults as determined by indirect calorimetry: a systematic literature review. JPEN J Parenter Enteral Nutr. 2016 Feb;40(2):212-25.
7. Zusman O, Kagan I, Bendavid I, Theilla M, Cohen J, Singer P. Predictive equations versus measured energy expenditure by indirect calorimetry: A retrospective validation. Clin Nutr. 2019;38:1206-10.
8. Zusman O, Theilla M, Cohen J, Kagan I, Bendavid I, Singer P. Resting energy expenditure, calorie and protein consumption in critically ill patients: A retrospective cohort study. Crit Care. 2016;20:367.
9. McClave SA, Taylor BE, Martindale RG, Warren MM, Johnson DR, Braunschweig C, Society of Critical Care Medicine (SCCM) and American Society for Parenteral and Enteral Nutrition (A.S.P.E.N.). Guidelines for the provision and assessment of nutrition support therapy in the adult critically ill patient. JPEN Journal of Parenteral and Enteral Nutrition. 2016;40:159-211.
10. Puthucheary ZA, Rawal J, McPhail M, Connolly B, Ratnayake G, Chan P, et al. Acute skeletal muscle wasting in critical illness. JAMA. 2013;16;310(15):1591-600.
11. Koekkoek K, van Setten C, Olthof LE, Kars H, van Zanten ARH. Timing of PROTein INtake and clinical outcomes of adult critically ill patients on prolonged mechanical VENTilation: The PROTINVENT retrospective study. Clin Nutr. 2019;38(2):883-90.
12. Ben-Hamouda N, Charriere M, Voirol P, Berger MM. Massive copper and selenium losses cause life-threatening deficiencies during prolonged continuous renal replacement. Nutrition. 2017;34:71e5.
13. Blaser AR, Starkopf J, Alhazzani W, Berger M, Casaer M, Deane AM, et al. ESICM Working Group on Gastrointestinal Function. Early enteral nutrition in critically ill patients: ESICM clinical practice guidelines. Int Care Med. 2017;43:380-98.
14. Reignier J, Boisramé-Helms J, Brisard L, Lascarrou JB, Ait Hssain A, Anguel N, NUTRIREA-2 Trial Investigators; Clinical Research in Intensive Care and Sepsis (CRICS) group. Enteral versus parenteral early nutrition in ventilated adults with shock: a randomised, controlled, multicentre, open-label, parallel-group study (NUTRIREA-2). Lancet. 2017;391(10116):P133-P143.
15. Franzosi OS, Nunes DSL, Klanovicz TM, Loss SH, Batassini E, Turra EE, et al. Hemodynamic and skin perfusion is associated with successful enteral nutrition therapy in septic shock patients. Clin Nutr. 2020;39(12):3721-9.

25 Debates atuais na nutrição enteral do paciente grave

Audrey Machado dos Reis

RESUMO

Este capítulo tem por finalidade apresentar informações referentes a tópicos debatidos na literatura sobre a nutrição do doente crítico: fibras, osmolalidade, densidade calórica, ômega-3, proteínas e energia e, diante disso, fornecer fundamentação para que o leitor consiga estabelecer a estratégia mais compatível para o tratamento do seu paciente.

▶ INTRODUÇÃO

A doença crítica, notadamente no trauma e na cirurgia, caracteriza-se pelo estado de estresse catabólico associado à resposta inflamatória sistêmica, ocasionando morbidade infecciosa aumentada, disfunção de múltiplos órgãos, hospitalização prolongada e mortalidade.[1] O estado inflamatório agudo e crônico, a gravidade da doença, a idade e a oferta nutricional são fatores que estabelecem o comprometimento nutricional do paciente.[2] Dentre esses fatores, um dos poucos que dependem exclusivamente do manejo da equipe assistencial é a adequada oferta de nutrientes.

A importância do suporte nutricional se dá pelo impacto nos desfechos a curto prazo, tais quais infecção, mortalidade na UTI e hospitalar, assim como outros resultados clinicamente importantes.[1-4] Atribuem-se os benefícios à atenuação da resposta metabólica ao estresse, prevenção da lesão celular oxidativa e modulação favorável das respostas imunológicas.[1]

Assim, a melhora no curso clínico da doença crítica pode ser alcançada pelo fornecimento adequado de macro e micronutrientes, além dos cuidados metabólicos e fisiológicos gerais, como a nutrição enteral precoce e o controle glicêmico.[1] Entretanto, tendo em vista que os pacientes críticos compõem uma população complexa e heterogênea, deverá ser adotado um manejo nutricional criterioso e individualizado.

▶ ENERGIA E PROTEÍNA

O fornecimento de suporte energético e proteico para pacientes críticos é objeto de intenso debate.[5] Muitos pacientes na UTI não recebem a quantidade prescrita de energia ou proteína, e o volume de dietas administradas pode oscilar.[5] Devido à resposta fisiopatológica à doença crítica e à heterogeneidade da população, a estimativa energética (EE) é amplamente variável entre os indivíduos.[6]

Para o estabelecimento da meta energética, a calorimetria indireta é considerada a forma mais confiável.[1,8] No entanto, ela não está disponível na grande maioria dos hospitais, ou não é viável a sua utilização.[7] Na sua ausência, as equações preditivas, assim como a clássica regra de bolso de 25 a 30 kcal/kg/dia têm sido utilizadas para substituir EE, sendo necessário o conhecimento do peso corporal do paciente neste método.[8]

Quociente respiratório

Uma alternativa simplificada à calorimetria indireta pode ser adotada em casos ventilados ou com cateter de Swan-Ganz.[8] É baseada na medição de consumo de dióxido de carbono (VCO_2), o qual pode ser encontrado no monitor do ventilador mecânico (VM) ou do cateter de artéria pulmonar.[8] Como sabido, a oxidação de substratos energéticos consome um gás (oxigênio) e gera um segundo (CO_2), sendo sua razão conhecida como quociente respiratório, como apontado a seguir. Mesmo sem contar com o volume de oxigênio utilizado, ou recorrendo a um valor aproximado, o segundo proporciona ideia bastante objetiva do total de esqueletos carbônicos de glícides, lípides e prótides oxidados pelo organismo em um determinado momento.

A estimativa ocorre através da seguinte equação:[8]

$$EE = VCO_2 \times 8{,}19$$

Onde: EE = estimativa energética;

VCO_2 = consumo de dióxido de carbono.

Outro método que inclui VCO_2 é a fórmula de Weir ajustada, representada através da equação:[9]

$$EE = (3{,}941 \times VCO_2/QR + 1{,}106 \times VCO_2) \times 1440$$

Onde: EE = estimativa energética;

VCO_2 = consumo de dióxido de carbono;

QR = quociente respiratório.

O quociente respiratório (QR) é a razão entre VCO_2/volume de oxigênio (VO_2).[9] Koekkoek et al.[9] sugeriu um valor fixo para o QR de 0,86 na impossibilidade da sua mensuração, já que se trata da média da população.

Em comparação da EE por VCO_2 com a EE por calorimetria indireta, o desempenho da primeira em um protocolo de pacientes críticos foi baixo, representado por uma diferença média de 511 kcal e uma inadequada taxa de precisão.[9] Contudo, há serviços com resultados melhores para esse índice.

Metas calóricas e proteicas

Um estudo da meta calórica por calorimetria indireta, e meta proteica de 1,3 g/kg,[5] deparou-se com taxa de mortalidade em 60 dias mais baixa com 70% da meta calórica.[5] O aumento calórico de 0% para 70% foi associado à queda da mortalidade, enquanto que calorias acima de 70% foram associadas ao aumento de óbitos, indicando que alguns pacientes podem se beneficiar de dietas hipocalóricas.[5] Já o aumento da ingestão de proteína foi independente e significativamente associado à diminuição da taxa de mortalidade em 60 dias,[5] adotando como alvos 25 kcal/kg/dia e 1,5 g/kg/dia de proteína.[10] Outros autores observaram que a taxa de mortalidade em 28 dias mais baixa ocorreu com fornecimento de energia entre 61% a 70% da meta calórica, e de proteína entre 71 a 80%.[10]

Possível impacto do risco nutricional

Pacientes em ventilação mecânica (VM) exibindo baixo risco nutricional tiveram a mortalidade associada à ingestão de energia e proteína acima de 66% das metas. Já no grupo com alto risco nutricional se observou que, para cada aumento de 10% na adequação da ingestão de proteína, a mortalidade diminuiu 5,7%.[11] Os autores sugerem que o manejo dietético seja definido com base no risco nutricional, preferencialmente aferido com o instrumento *Nutrition Risk in the Critically Ill* (NUTRIC), desenvolvido para essa população.[11]

Um grande estudo prospectivo multicêntrico demonstrou que o grupo com alto risco nutricional identificado pelo instrumento NUTRIC, e com índice de massa corporal (IMC) < 20 kg/m^2, apresentou redução de mortalidade em 60 dias de 5,5% e 5,7% para cada aumento de 10% na ingestão de energia e proteína, respectivamente.[4]

Normativas oficiais

A American Society for Parenteral and Enteral Nutrition (ASPEN) determina, com qualidade de evidência muito baixa, que a calorimetria indireta seja utilizada e na sua ausência alguma equação preditiva publicada, ou simplesmente 25 a 30 kcal/kg/dia.[1] Em relação às proteínas, devem ser estabelecidas na faixa de 1,2 a 2,0 g/kg/dia, podendo ser aumentada em pacientes com queimaduras ou muitos traumas.[1]

A Sociedade Brasileira de Nutrição Enteral e Parenteral (BRASPEN) recomenda iniciar com uma oferta energética mais baixa, de cerca de 15 a 20 kcal/kg/dia, e progredir para 25 a 30 kcal/kg/dia após o quarto dia para aqueles que já estão em recuperação. Caso se disponha de calorimetria indireta, ofertar na fase inicial entre 50 e 70% do gasto energético aferido.[12] Em relação às proteínas, recomendam 1,5-2 g/kg/dia.[12]

Para a European Society for Clinical Nutrition and Metabolism (ESPEN), em pacientes criticamente doentes em VM, a EE deve ser determinada com o uso de calorimetria indireta, não excedendo 70%, na fase inicial da doença aguda.[8] Após o terceiro dia, a entrega calórica pode ser aumentada em até 80-100% da estimativa mensurada.[8]

Se a calorimetria não estiver disponível, o uso de fórmulas que incluam o VCO_2 deve ser preferencialmente adotado, através da equação "EE = VCO_2 x 8,19", ou outra correlata com VCO_2. Se prescrições empíricas (25 a 30 kcal/kg/dia) forem introduzidas, deve ser ofertado abaixo de 70% do total na primeira semana de internação na UTI. A meta proteica sugerida é de 1,3 g/kg/dia, podendo ser administrada de forma progressiva.

▸ OSMOLALIDADE

O termo "osmolalidade" refere-se à medida de partículas osmoticamente ativas por quilograma do solvente (mOsm/kg)[13] e osmolaridade por litro (mOsm/litro).[13] Tonicidade também é utilizada de forma intercambiável, com faixa normal de 280 a 300 mOsm/kg. Valores abaixo ou acima dessa variação indicam excesso ou déficit de água, respectivamente.[13]

A osmolalidade foi considerada peça-chave para tolerância gastrointestinal da dieta enteral,[13] e principalmente para prevenção de diarreia do tipo osmótica, a qual é consequência da alta migração de fluidos corporais para as fezes, mercê da elevada concentração de partículas no espaço intraluminal do intestino. Assim, foi disseminada a crença de que as fórmulas enterais deveriam ter a mesma osmolalidade dos fluidos corporais.[13]

Atualmente, há evidências de que pacientes toleram alimentação em uma ampla gama de osmolalidade. Dietas artesanais liquidificadas, por exemplo, possuem a osmolalidade cerca de 2 vezes maior do que as industriais.[14] Os pacientes podem receber medicações hipertônicas via sonda nasoentérica, as quais comumente não estão associadas com complicações gastrointestinais.[15] O primeiro estudo em humanos observou que osmolalidade elevada do produto inibiu a motilidade do intestino delgado, sem aumentá-la como esperado.[16]

Ainda assim, as diretrizes da ASPEN e BRASPEN recomendam fórmulas isotônicas.[1,12] No caso de ocorrência de diarreia, deve-se investigar se a causa é osmótica ou infecciosa, evitando-se interrupções precipitadas na oferta da dieta.[1,12]

▶ DENSIDADE CALÓRICA

Um litro de dieta industrial contém 1.000-2.000 calorias (densidade calórica de 1,0-2,0 kcal/mL). Pacientes críticos usualmente recebem uma quantidade de dieta inferior ao correto, sendo, em média, apenas 61,2% de calorias e 57,6% da proteína prescrita.[17] Cerca de 74% dos pacientes na UTI não cumprem a métrica de qualidade de receber pelo menos 80% da meta calórica.[17]

Um ensaio clínico com cerca de 4.000 pacientes na UTI evidenciou que o grupo que recebeu dieta de 1,5 kcal/mL obteve 47,6% mais calorias que aquele com 1,0 kcal/mL, e foram fornecidas em média 103% das calorias prescritas.[18] Contudo, a dieta de 1,5 kcal/mL foi associada ao maior volume residual gástrico, regurgitação ou vômito, uso de drogas procinéticas e insulina, e não houve diferença de sobrevivência entre os grupos após 90 dias.[18] Tampouco registrou-se diferença referente à qualidade de vida, reabilitação ou mortalidade aos seis meses.[19] O esvaziamento gástrico retardado também foi relatado em um estudo menor, com o grupo que recebeu uma dieta de 2,0 kcal/mL.[20]

Em outro estudo, o grupo que recebeu fórmula mais densa (1,3 *versus* 1,0 kcal/mL) obteve significativamente mais calorias e proteína e requereu menos nutrição parenteral, com maiores níveis séricos de pré-albumina e transferrina.[21]

Com base no consenso de especialistas, a ASPEN sugere que as formulações de dietas mais densas devam ser consideradas para pacientes com insuficiência respiratória aguda ou no caso de sobrecarga de volume, já que o acúmulo de fluidos, edema pulmonar e insuficiência renal são comuns.[1] Portanto, é sugerido que uma formulação de nutrientes com restrição de líquidos (1,5-2,0 kcal/mL) seja utilizada na UTI.[1] Já as fórmulas enterais de baixa densidade calórica devem ser prioridade para adultos com obesidade.[1]

▶ FIBRAS

As fibras são classificadas em solúveis e insolúveis a partir de sua solubilidade em água.[22] A fibra insolúvel passa pelo trato digestivo comparativamente intacta, diminuindo o tempo de trânsito e aumentando o volume fecal e, por isso, ajuda no manejo da constipação intestinal. São representativas a maioria das hemiceluloses, a celulose e a lignina.[23]

As solúveis absorvem água levando à formação de gel, que aumenta o tempo de trânsito dos alimentos, retarda o esvaziamento gástrico e diminui a absorção de alguns nutrientes.[24] Incluem β-glucanos, frutanos (inulina, fruto-oligossacarídeos), gomas, pectinas e mucilagens.[24] As fibras solúveis possuem função prebiótica porque são fermentáveis pelas bactérias intestinais, formando ácidos graxos de cadeia curta (AGCC).[24] Os AGCC mantêm a integridade da barreira intestinal diminuindo a resposta inflamatória no epitélio, e desempenhando um papel na imunomodulação e homeostase, pois suprimem o crescimento excessivo de bactérias patogênicas e promovem o crescimento da microbiota saudável.[25]

Para os pacientes críticos, há objeções na obtenção dos efeitos benéficos com uso de fibras que incluem a heterogeneidade da população, a hipoperfusão intestinal frequente, as múltiplas terapias implementadas nos cuidados intensivos, e sobretudo o uso recorrente de antibióticos. Esses fatores podem alterar o equilíbrio intestinal necessário para manter uma microbiota saudável, mesmo com suplementação prebiótica.[26]

Contudo, um estudo piloto demonstrou que pacientes críticos, em uso de antibióticos, ao receber uma dose média de 11 g ao dia de fibras mistas, obtiveram um ganho de 61% de bactérias produtoras de AGCC, enquanto que os participantes com dieta isenta de fibras tiveram um declínio de 46% das mesmas bactérias.[27] Outro estudo maior também encontrou que ingestão de fibras solúveis e insolúveis foi associada a níveis mais elevados de bactérias produtoras de AGCC.[28] Além disso, encontraram maior distensão abdominal no grupo que não consumiu fibras.[28] O'Keefe et al.[29] verificaram que após 2 a 5 semanas de suplementação de fibras em pacientes com diarreia, houve um aumento significativo nos AGCC fecais.

Uma revisão sistemática de fibras em pacientes críticos foi consistente com efeito protetor para diarreia e vômitos.[30] Falta consenso no que concerne a outras indicações, como constipação intestinal, distensão e volume residual gástrico elevado.[30]

A ASPEN recomenda que fórmulas comerciais que contenham fibras mistas não sejam utilizadas rotineiramente para promoção da homeostase intestinal ou prevenção da diarreia.[1] Contudo, aponta que seja considerada a adição de módulo de fibra solúvel fermentável (por exemplo, fruto-oligossacarídeos, inulina) para todos os pacientes hemodinamicamente estáveis da UTI, ao lado de 10 a 20 g de fibra solúvel fermentável ao longo de 24 horas em caso de diarreia. Determina que se evite fibras em pacientes com alto risco de isquemia intestinal ou dismotilidade intestinal grave.[1]

Para a BRASPEN, não existem evidências que apoiem o uso rotineiro de fibras no doente grave.[12] Analogamente, indica que o uso de fibras solúveis pode ser avaliado para aqueles que estejam com diarreia persistente, hemodinamicamente compensados, e sem dismotilidade intestinal.[12]

▸ ÁCIDOS GRAXOS ÔMEGA-3

O ômega-3 (ω-3) é uma classe de ácidos graxos poli-insaturados de cadeia longa (PUFAs), tendo como representantes mais prestigiados aqueles de origem marinha, nomeadamente o ácido docosahexaenoico (DHA) e o ácido eicosapentaeinoico (EPA).[31] É considerado um nutriente essencial para o ser humano, que não possui capacidade produzi-lo. As fontes de ω-3 marinho são algas, plânctons, peixes e mariscos como o *krill*, todavia existe também na linhaça e alguns outros óleos vegetais o ácido alfalinolênico, da mesma família.[31]

O ω-3 possui capacidade de alterar a composição de ácidos graxos nas membranas celulares, suprimir a produção de citocinas pró-inflamatórias, reverter a supressão imunológica, promover efeitos antitrombóticos e de perfusão de tecidos.[32] No contexto da doença crítica como sepse, trauma e queimaduras, propugna-se ativação do sistema imunológico através da exacerbação de mediadores pró-inflamatórios, e notadamente de forma compensatória, com liberação de substâncias anti-inflamatórias.[33,34]

Contribuem para resolução da inflamação, sendo denominados mediadores pró-resolução especializados (SPMs).[35] O DHA e o EPA estão presentes nos locais de inflamação aguda, onde são convertidos em SPMs, sendo distinguidos em diferentes famílias, incluindo as resolvinas, protectinas e maresinas.[35] O DHA é enzimaticamente convertido nas resolvinas,[36] protectinas[37] e maresinas[37]. O EPA pode ser enzimaticamente convertido na família das resolvinas.[36] Esses mediadores promovem reepitelização, cicatrização e regeneração de tecidos.[37]

McCarthy et al. e outros[38-41] sugerem que os pacientes que podem se beneficiar da terapia nutricional imunomoduladora incluem aqueles que foram submetidos a: 1) cirurgia gastrointestinal eletiva de grande porte, especialmente se desnutridos; 2) trauma contuso e penetrante; 3) cirurgia para câncer de cabeça e pescoço, com desnutrição concomitante; 4) traumatismo craniano grave; 5) queimaduras graves; e 6) ventilação mecânica com risco de infecção.

Conduta atual

As metanálises[42-44] não são inteiramente convincentes e as sociedades científicas divergem quanto a oferta de ω-3 na UTI. A ESPEN sugere que dietas com ω-3 (EPA e DHA 0,1 a 0,2 g/kg/dia) podem ser administradas. Contudo, não devem ser infundidas fórmulas com altas doses como rotina, nem em *bolus*.[8] Para a ASPEN e a BRASPEN, o uso de uma fórmula enteral com ômega-3 não está indicado em pacientes em geral, devido aos dados ainda conflitantes.[1,12] A ASPEN aconselha o uso limitado para os casos de traumatismo cranioencefálico e no perioperatório.[1] A BRASPEN admite o uso apenas para o perioperatório, mas sugere que seja avaliado com cautela quando na presença de sepse.[12]

TABELA 1 Súmula das recomendações de nutrição enteral e parenteral

	ASPEN	ESPEN	BRASPEN
Fibras	10-20 g de módulo fermentável para diarreia		Fibras solúveis podem ser avaliadas para diarreia persistente e hemodinamicamente estáveis
Osmolalidade	Fórmulas isotônicas		Fórmulas isotônicas
Ômega-3	Trauma cranioencefálico e no perioperatório	Doses altas não devem ser rotina nem prescritas em *bolus*	Considerar ômega-3 no perioperatório
Densidade calórica	1,5 a 2,0 kcal/mL; baixa densidade calórica (obesos)		Baixa densidade calórica para obesos
Energia total	Calorimetria indireta, equação publicada ou 25 a 30 kcal/kg/dia	Calorimetria indireta; 70% da EE/2 dias a seguir 80-100%, ou equação que contenha VCO_2, como: EE = VCO_2 x 8,19, ou 25 a 30 kcal/kg/dia (< 70% na primeira semana)	Calorimetria indireta (50-70%) ou equação preditiva ou 15-20 kcal/kg/dia por 3 dias seguidas de 25 -30 kcal/kg/dia
Proteína	1,2 a 2 g/kg/dia	1,3 g/kg/dia	1,5 a 2 g/kg/dia

ASPEN: American Society for Parenteral and Enteral Nutrition; BRASPEN: Sociedade Brasileira de Nutrição Enteral e Parenteral; ESPEN: European Society of Parenteral and Enteral Nutrition; EE: estimativa energética; UTI: Unidade de Terapia Intensiva; VCO_2: volume de dióxido de carbono.

REFERÊNCIAS

1. McClave SA, Taylor BE, Martindale RG, Warren MM, Johnson DR, Braunschweig C, et al. Guidelines for the provision and assessment of nutrition support therapy in the adult critically ill patient: Society of Critical Care Medicine (SCCM) and American Society for Parenteral and Enteral Nutrition (ASPEN). JPEN J Parenter Enteral Nutr. 2016;40(2):159-211.
2. Heyland DK. Critical care nutrition support research: lessons learned from recent trials. Curr Opin Clin Nutr Metab Care. 2013;16(2):176-81.
3. Heyland DK, Dhaliwal R, Drover JW, et al. Canadian Critical Care Clinical Practice Guidelines Committee Canadian clinical practice guidelines for nutrition support in mechanically ventilated, critically ill adult patients. J Parenter Enteral Nutri. 2003;27:355-73.
4. Compher C, Chittams J, Sammarco T, Higashibeppu N, Higashiguchi T, Heyland DK. Greater nutrient intake is associated with lower mortality in western and eastern critically ill patients with low BMI: A multicenter, multinational observational study. JPEN J Parenter Enteral Nutr. 2019;43(1):63-9.
5. Zusman O, Theilla M, Cohen J, Kagan I, Bendavid I, Singer P. Resting energy expenditure, calorie and protein consumption in critically ill patients: a retrospective cohort study. Crit Care. 2016;20(1):367.
6. McClave S, Martindale R, Kiraly L. The use of indirect calorimetry in the intensive care unit. Curr Opin Clin Nutr Metab Care. 2013;16(2):202e8.
7. De Waele E, Spapen H, Honore P, Mattens S, Van Gorp V, Diltoer M, et al. Introducing a new generation indirect calorimeter for estimating energy requirements in adult intensive care unit patients: feasibility, practical considerations, and comparison with a mathematical equation. J Crit Care. 2013;28(5):884.e1e6.
8. Singer P, Blaser AR, Berger MM, Alhazzani W, Calder PC, Casaer MP, et al. ESPEN guideline on clinical nutrition in the intensive care unit. Clin Nutr. 2019;38(1):48-79.
9. Koekkoek WAC, Xiaochen G, van Dijk D, van Zanten ARH. Resting energy expenditure by indirect calorimetry versus the ventilator-VCO2 derived method in critically ill patients: The DREAM-VCO2 prospective comparative study. Clin Nutr ESPEN. 2020;39:137-43.
10. Mukhopadhyay A, Tan ZY, Cheong SHL, Remani D, Tai BC. Differential effects of early energy and protein inadequacies on the outcome of critically ill patients. Nutr Clin Pract. 2021;36(2):456-63.
11. Lee ZY, Noor Airini I, Barakatun-Nisak MY. Relationship of energy and protein adequacy with 60-day mortality in mechanically ventilated critically ill patients: A prospective observational study. Clin Nutr. 2018;37(4):1264-70.
12. Castro MG, Ribeiro PC, Souza IOA. Diretriz Brasileira de Terapia Nutricional no Paciente Grave. BRASPEN J. 2018;33:2-36.
13. Mahan LK, Raymond JL. Krause's food & the nutrition care process. 14. ed. Elsevier Health Sciences; 2018.
14. Ojo O, Adegboye ARA, Ojo OO, Wang X, Brooke J. An evaluation of the nutritional value and physical properties of blenderised enteral nutrition formula: a systematic review and meta-analysis. Nutrients. 2020;12(6):1840.
15. Wesselink E, Koekkoek KWAC, Looijen M, van Blokland DA, Witkamp RF, van Zanten ARH. Associations of hyperosmolar medications administered via nasogastric or nasoduodenal tubes and feeding adequacy, food intolerance and gastrointestinal complications amongst critically ill patients: A retrospective study. Clin Nutr ESPEN. 2018;25:78-86.
16. Seidl H, Schmidt T, Gundling F, Pfeiffer A. The effect of osmolarity and caloric load on small bowel motility. Neurogastroenterol Motil. 2013;25(1):e11-6.
17. Heyland DK, Dhaliwal R, Wang M, Day AG. The prevalence of iatrogenic underfeeding in the nutritionally 'at-risk' critically ill patient: Results of an international, multicenter, prospective study. Clin Nutr. 2015;34(4):659-66.
18. TARGET Investigators, for the ANZICS Clinical Trials Group, Chapman M, Peake SL, Bellomo R, Davies A, Deane A. et al. Energy-dense versus routine enteral nutrition in the critically ill. N Engl J Med. 2018;379(19):1823-34.
19. Deane AM, Little L, Bellomo R, Chapman MJ, Davies AR, Ferrie S, et al. Outcomes six months after delivering 100% or 70% of enteral calorie requirements during critical illness (TARGET). A randomized controlled trial. Am J Respir Crit Care Med. 2020;201(7):814-22.
20. Chapple LS, Summers MJ, Weinel LM, Abdelhamid YA, Kar P, Hatzinikolas S, et al. Effects of standard vs energy-dense formulae on gastric retention, energy delivery, and glycemia in critically ill patients. JPEN J Parenter Enteral Nutr. 2021;45(4):710-9.
21. Efremov S, Lomivorotov V, Stoppe C, Shilova A, Shmyrev V, et al. Standard vs. calorie-dense immune nutrition in haemodynamically compromised cardiac patients: A prospective randomized controlled pilot study. Nutrients. 2017;9(11):1264.
22. Eastwood MA, Kay RM. An hypothesis for the action of dietary fiber along the gastrointestinal tract. Am J Clin Nutr. 1979;32:364-7.
23. Harvey R., Ferrieres D. In: Harvey RA (ed.). Biochemistry, Lippincott's Illustrated Reviews. 5. ed. Baltimore: Lippincott Williams & Wilkins; 2011.
24. Soliman GA. Dietary fiber, atherosclerosis, and cardiovascular disease. Nutrients. 2019;11(5):1155.
25. Frazier TH, DiBaise JK, McClain CJ. Gut microbiota, intestinal permeability, obesity-induced inflammation, and liver injury. JPEN J Parenter Enteral Nutr. 2011;35(5 Suppl):14s-20s.
26. Venegas-Borsellino C, Kwon M. Impact of soluble fiber in the microbiome and outcomes in critically ill patients. Curr Nutr Rep. 2019;8(4):347-55.
27. Freedberg DE, Messina M, Lynch E, Tess M, Miracle E, Chong DH, et al. Impact of fiber-based enteral nutrition on the gut microbiome of ICU patients receiving broad-spectrum antibiotics: a randomized pilot trial. Crit Care Explor. 2020;2(6):e0135.

28. Fu Y, Moscoso DI, Porter J, Krishnareddy S, Abrams JA, Seres D, et al. Relationship between dietary fiber intake and short-chain fatty acid-producing bacteria during critical illness: a prospective cohort study. JPEN J Parenter Enteral Nutr. 2020;44(3):463-71.
29. O'Keefe SJ, Ou J, Delany JP, Curry S, Zoetendal E, Gaskins HR, et al. Effect of fiber supplementation on the microbiota in critically ill patients. World J Gastrointest Pathophysiol. 2011;2(6):138-45.
30. Reis AMD, Fruchtenicht AV, Loss SH, Moreira LF. Use of dietary fibers in enteral nutrition of critically ill patients: a systematic review. Uso de fibras dietéticas em nutrição enteral de pacientes graves: uma revisão sistemática. Rev Bras Ter Intensiva. 2018;30(3):358-65.
31. Calder PC, Adolph M, Deutz NE, Grau T, Innes JK, Klek S, et al. Lipids in the intensive care unit: recommendations from the ESPEN expert group. Clin Nutr. 2018;37(1)1-18.
32. Grimble RF. Nutritional modulation of immune function. Proc Nutr Soc. 2001;60:389-97.
33. Marshall JC, Charbonney E, Gonzalez PD. The immune system in critical illness. Clin Chest Med. 2008;29:605-16.
34. Molfino A, Amabile MI, Monti M, Muscaritoli M. Omega-3 polyunsaturated fatty acids in critical illness: anti-inflammatory, proresolving, or both?. Oxid Med Cell Longev. 2017;2017:5987082.
35. Martindale RG, Warren MM, McClave SA. Does the use of specialized proresolving molecules in critical care offer a more focused approach to controlling inflammation than that of fish oils? Current Opinion in Clinical Nutrition and Metabolic Care. 2016;19:151-4.
36. Duvall MG, Levy BD. DHA - and EPA - derived resolvins, protectins, and maresins in airway inflammation. European Journal of Pharmacology. 2016;785:144-55.
37. Serhan CN. Pro-resolving lipid mediators are leads for resolution physiology. Nature. 2014;510:92-101.
38. McCarthy MS, Martindale RG. Immunonutrition in critical illness: what is the role? Nutr Clin Pract. 2018;33(3):348-58.
39. Ibrahim ES. Enteral nutrition with omega-3 fatty acids in critically ill septic patients: A randomized double-blinded study. Saudi J Anaesth. 2018.
40. Chen H, Wang W, Hong C, Zhang M, Hong Y, Wang S, et al. Omega-3 fish oil reduces mortality due to severe sepsis with acute gastrointestinal injury grade III. Pharmacogn Mag. 2017;13(51):407-12.
41. Naghibi T, Shafigh N, Mazloomzadeh S. Role of omega-3 fatty acids in the prevention of delirium in mechanically ventilated patients. J Res Med Sci. 2020;25:10.
42. Kristine Koekkoek W, Panteleon V, van Zanten AR. Current evidence on ω-3 fatty acids in enteral nutrition in the critically ill: A systematic review and meta-analysis. Nutrition. 2019;59:56-68.
43. Force ADT, Ranieri VM, Rubenfeld GD, Thompson BT, Ferguson ND, Caldwell E, et al. Acute respiratory distress syndrome: the Berlin Definition. JAMA. 2012;307:2526-33.
44. Langlois PL, D'Aragon F, Hardy G, Manzanares W. Omega-3 polyunsaturated fatty acids in critically ill patients with acute respiratory distress syndrome: A systematic review and meta-analysis. Nutrition. 2019;61:84-92.

26 Terapia nutricional no pré, peri e pós-transplante de fígado

Ana Luiza Soares dos Santos
Samanta Catherine Ferreira
Bárbara Chaves Santos
Eduardo Garcia Vilela
Lucilene Rezende Anastácio

RESUMO

Pacientes em lista de espera para o transplante hepático (TxH) são frequentemente desnutridos/sarcopênicos e, por isso, apresentam maior morbimortalidade. A Avaliação Subjetiva Global e a *Royal Free Hospital-Global Assessment* são as ferramentas de diagnóstico sugeridas para esse grupo. A terapia nutricional no pré-TxH é centrada na oferta calórica (30-35 kcal/kg) e proteica (1,2-1,5 kcal/kg) adequada, fracionada e incluindo lanche noturno de 50 g de carboidrato de forma a minimizar a proteólise. No pós-TxH, a preocupação é com o ganho excessivo de peso e distúrbios metabólicos, além da recuperação da massa muscular.

▶ INTRODUÇÃO

O transplante hepático (TxH) é a única modalidade de tratamento efetivo para doentes hepáticos em estágio avançado.[1] No entanto, o número de pacientes em lista de espera TxH é elevado e, por conseguinte, há alta taxa de mortalidade em lista de espera.[1] No ano de 2019, foi estimado que mais de 5.000 brasileiros precisavam de um TxH, o que contrasta com o universo de pouco mais de 2.000 doações efetivadas.[2]

A desnutrição é altamente prevalente em pacientes do pré-TxH[3,4] e está associada com maior risco de morbimortalidade pós-TxH.[5] A sarcopenia (definida como a perda de massa muscular e força/funcionalidade), que pode ser consequência da desnutrição, doença e/ou idade,[6] foi também recentemente reconhecida como importante fator prognóstico na cirrose.[7] O alcance das necessidades pela ingestão oral é muito difícil, o que se configura em importante barreira terapêutica.[10,11]

▶ O QUADRO CATABÓLICO DAS CIRROSES AVANÇADAS

Supõe-se que mais de 80% dos pacientes em lista de espera para o TxH possuam balanço energético negativo (déficit médio de –750 kcal/dia) e a ingestão proteica mínima também não é atingida.[9] A prescrição dietética individualizada e o aconselhamento nutricional podem melhorar a ingestão energética em um primeiro momento, mas as mudanças não são perduráveis em 8/12 semanas.[8]

Com relação à terapia nutricional no pós-operatório, desafios como a recuperação do estado nutricional e massa magra e, concomitamente, prevenção do ganho de peso excessivo e distúrbios metabólicos, passam a ser os alvos nessa condição.[10,11]

▶ ESTADO NUTRICIONAL E AVALIAÇÃO NUTRICIONAL NO PRÉ-TRANSPLANTE

A desnutrição é condição frequente em pacientes com cirrose hepática, e atinge até 75% dos pacientes em lista de espera para o TxH.[4] Sua etiologia é multifatorial, e está associada principalmente à atividade catabólica da doença hepática e à ingestão alimentar reduzida, que favorecem o balanço energético negativo.[3] Paralelamente, à medida que a prevalência global de obesidade aumenta, estima-se que entre 20% a 35% dos pacientes com cirrose compensada apresentem-se com índice de massa corporal (IMC) acima de 30 kg/m^2.[12] Quando a cirrose está relacionada à esteato-hepatite não alcoólica (EHNA), essa prevalência é superior a 80%.[13] Entretanto, é importante ressaltar que a presença de obesidade não descarta a presença de desnutrição proteica, e ainda dificulta o diagnóstico. Elas podem suceder em 20 a 40% dos pacientes em lista de espera para o TxH.[14]

Impacto prognóstico

As alterações no estado nutricional no pré-TxH, nominalmente desnutrição, massa muscular reduzida e ingestão proteica inferior às recomendações constituem-se em fatores de risco independentes para mortalidade.[15] A desnutrição aumenta o risco de complicações, o tempo de internação hospitalar e também os custos hospitalares ainda na fase pré-TxH.[15] A presença de obesidade, de forma isolada ou em associação com a massa muscular reduzida, também é fator de risco para descompensação clínica e mortalidade nesses pacientes.[12,15]

Avaliação do estado nutricional no pré-transplante hepático

A desnutrição é frequentemente subdiagnosticada em pacientes em lista de espera para o TxH. A presença de retenção hídrica e de obesidade dificulta a avaliação nutricional e reduz a acurácia do peso corporal e antropometria.[4,12] Ferramentas de avaliação global, como a Avaliação Global Subjetiva (AGS)[16] e a *Royal Free Hospital-Global Assessment* (RFH-GA)[17] podem auxiliar (Figura 1, Tabela 1). A AGS é considerada método de referência e consiste em questionário sobre o diagnóstico clínico, perda de peso (que pode estar mascarada pela presença de edema/ascite), alterações na ingestão alimentar, presença de sintomas gastrointestinais e alterações na capacidade funcional, agregando ainda avaliação subjetiva da massa muscular, gordura subcutânea e estado de hidratação. O paciente é então classificado como nutrido (AGS A), moderadamente desnutrido ou em suspeita de desnutrição (AGS B), ou gravemente desnutrido (AGS C).

A aplicação desse instrumento requer treinamento do avaliador, e por ser método subjetivo, a AGS subestima a presença de massa muscular reduzida, em comparação com medidas objetivas.[12] Já a RFH-GA é específica para cirrose, com medidas objetivas (índice de massa corporal corrigido para retenção hídrica e circunferência muscular do braço), e da ingestão alimentar.[17] Essa ferramenta apresenta boa reprodutibilidade e foi preditora de mortalidade em pacientes com cirrose hepática.[12]

Avaliação Global Subjetiva

A. História

1. Alteração no peso

Perda total nos últimos seis meses ______% perda ______

Alteração nas últimas duas semanas: ______ aumento ______ sem alteração ______ diminuição

2. Alteração na ingestão alimentar

______ sem alteração

______ alterada ______ duração

Se houve, para dieta ______ (1 = sólida, em menor quantidade, 2 = líquida completa, 3 = líquida restrita, 4 = jejum)

3. Sintomas gastrointestinais presentes há mais de 15 dias

______ Nenhum ______ Náusea ______ Vômitos ______ Diarreia ______ Anorexia

4. Capacidade funcional

______ Sem disfunção

______ Disfunção ______ Duração ______ Tipo (1 = trabalho sub-ótimo, 2 = tratamento ambulatorial, 3 = acamado)

5. Doença e sua relação com as necessidades nutricionais

Diagnóstico principal:

Demanda metabólica ______ (1 = baixo estresse, 2 = estresse moderado, 3 = estresse elevado)

B. Exame físico (para cada item dê um valor: 0 = normal, 1 = leve, 2 = moderada, 3 = grave)

______ perda de gordura subcutânea (tríceps, tórax)

______ perda muscular (quadríceps, deltoide)

______ edema tornozelo

______ edema sacral

______ ascite

C. Avaliação subjetiva

Resultado final ______

(1 = nutrido, 2 = suspeita de desnutrição ou moderadamente desnutrido, 3 = desnutrido grave)

FIGURA 1 Avaliação global do estado nutricional.

TABELA 1 Classificação do estado nutricional (*Royal Free Hospital – Global Assessment*)

Passos		Nutrido	Moderadamente desnutrido/suspeita de desnutrição						Gravemente desnutrido				
Passo 1	IMC (kg/m²)	≥ 20	≥ 20	≥ 20	≥ 20	≥ 20	< 20	< 20	< 20	≥ 20	< 20	< 20	< 20
Passo 2	CMB (percentil)	≥ 5	≥ 5	≥ 5	< 5	< 5	≥ 5	≥ 5	< 5	< 5	≥ 5	< 5	< 5
Passo 3	Ingestão alimentar (kcal)	≥ RC	< RC ≥ 500	< 500	≥ RC	< RC ≥ 500	≥ RC	< RC ≥ 500	≥ RC	< 500	< 500	< RC ≥ 500	< 500

Fonte: Morgan, 2006.[17] CMB: circunferência muscular do braço; IMC: índice de massa corporal; RC: recomendação calórica.

Dimensionamento da sarcopenia

A avaliação da massa muscular constitui-se em um grande desafio na avaliação do estado nutricional de pacientes com cirrose hepática. A presença de retenção hídrica é limitante e algumas ferramentas não apresentam pontos de corte específicos para essa população.[12] Atualmente, a tomografia computadorizada (TC) é considerada método de referência, por não ser influenciada pela presença da retenção hídrica.[14] Entretanto, o alto custo e a exposição à radiação inviabilizam a utilização rotineira desse método, sendo possível apenas para avaliação inicial de pacientes que já tenham realizado o exame previamente.

Tomografia computadorizada

A área muscular na região da terceira vértebra lombar normalizada pela altura, avaliada por meio de programas específicos, pode ser utilizada para diagnóstico (ponto de corte sugerido: < 50 cm²/m² em homens e < 39 cm²/m² em mulheres).[12]

DEXA (incluindo membros)

A utilização da absorciometria radiológica de dupla energia (DEXA) é alternativa promissora, desde que seja mensurada a massa muscular dos membros (índice de massa muscular apendicular: IMMA). O IMMA caracteriza-se por não ser afetado pela presença de ascite ou edema. Valores de IMMA $\leq 7{,}0$ kg/m² foram preditores de mortalidade em homens com cirrose hepática.[18]

Impedância bioelétrica

O exame de bioimpedância (BIA), apesar de prático, não invasivo e de custo relativamente baixo, apresenta limitações em pacientes com cirrose hepática, principalmente devido à superestimação da massa livre de gordura (MLG) na presença de retenção hídrica.[19] O aparelho fornece os valores de resistência (R) e reactância (Xc), que são utilizados para estimar a MLG por meio de equações específicas. Entretanto, os valores de R e Xc fornecidos pela BIA também podem ser utilizados para o cálculo do ângulo de fase (AF), que, por sua vez, reflete a integridade das membranas celulares e apresenta boa correlação com a massa muscular. Valores de AF reduzidos estão associados com pior prognóstico em pacientes com cirrose.[20] Em homens com cirrose hepática, a presença de AF $\leq 4{,}9°$ foi fator de risco para mortalidade,[20] mas ainda não há pontos de corte sexo-específicos validados para essa população.

Antropometria e força de preensão manual

Para pacientes com retenção hídrica, recomenda-se especialmente a utilização das medidas de circunferência do braço e dobra cutânea do tríceps para o cálculo da área muscular do braço (AMB) ou circunferência muscular do braço (CMB). Valores reduzidos de CMB estão associados com pior prognóstico em pacientes com cirrose, entretanto, as medidas devem ser realizadas por avaliador treinado.[12] A avaliação da força muscular por meio da dinamometria da mão dominante parece apresentar valor preditivo para complicações e mortalidade em pacientes com cirrose,[12] entretanto, ainda não há pontos de corte específicos para esses pacientes.

Fatores associados à desnutrição no pré-transplante hepático

Após curtos períodos de jejum, esses pacientes apresentam aumento na oxidação de lipídios e na mobilização dos aminoácidos do tecido muscular.[21] O gasto energético de repouso (GER) também pode estar aumentado em decorrência da maior ativação de vias metabólicas com alto gasto de energia e aumento dos níveis de catecolaminas. Entretanto, o aumento no GER não é observado em todos os pacientes, por conseguinte, não se pode afirmar que pacientes com doença hepática crônica sejam hipermetabólicos.[22] Somam-se os efeitos da doença crônica catabólica, distúrbios metabólicos e hormonais, ingestão dietética inadequada, má-absorção de nutrientes, balanço energético negativo e alterações no metabolismo proteico (proteostase).[3,5]

Transtornos metabólicos na cirrose

O estado hipercatabólico na doença hepática crônica relaciona-se com o aumento da atividade do sistema nervoso simpático e a inflamação.[23] A intolerância à glicose sobrepõe-se, secundária à resistência à insulina, mesmo na vigência de hiperinsulinemia. Com isso, a utilização periférica e a produção de glicose a partir da glicogenólise ficam prejudicadas. Subsequentemente, há maior utilização de proteínas e gorduras como fontes energéticas alternativas para gliconeogênese, promovendo depleção muscular e diminuição de gordura subcutânea.[23]

A presença de distúrbios gastrointestinais, como saciedade precoce secundária à gastroparesia e à ascite quando volumosa, associada a náuseas, vômitos, dor abdominal, anorexia e ainda à deficiência de zinco e aumento da produção de citocinas contribuem para redução da ingestão alimentar.[3] A restrição dietética, por vezes excessiva no tocante às proteínas,[24] contribui para o aumento do catabolismo e a piora do estado nutricional.[24,25] A restrição de sódio por conta dos edemas altera a palatabilidade dos alimentos, em pacientes frequentemente já depauperados.[3] O jejum para realização de exames médicos e procedimentos pode agravar a ingestão calórica precária.[3] A má-absorção também pode resultar de colestase e diarreia[26] (Figura 2).

▶ TERAPIA NUTRICIONAL NO PRÉ-TRANSPLANTE HEPÁTICO

O plano dietético contempla ingestão calórica de 35-40 kcal/kg e proteica de 1,2-1,5 g/kg. A calorimetria indireta, se disponível, deve ser realizada para avaliação da necessidade energética, visto que as equações preditivas frequentemente subestimam o gasto energético.[12,15] A ingestão calórica deve se constituir de 50%-70% de carboidratos e 30% dos lipídios. Estes últimos só devem ser restritos na vigência confirmada de má-absorção por meio de teste de gordura fecal, ou ainda de retardo no esvaziamento gástrico.[3,15] O peso seco, descontado segundo o grau de ascite e edema (Tabela 2), deve ser utilizado. Na impossibilidade do peso aferido, o peso ideal pode ser utilizado.[3,12]

TABELA 2 Percentuais e peso absoluto atribuídos ao edema/ascite para cálculo de peso seco

Gravidade	Percentual a ser descontado[12]	Peso a ser descontado[27]
Ascite		
Leve	5%	2,2 kg
Moderada	10%	6,0 kg
Grave	15%	14,0 kg
Edema periférico		
Leve		1,0 kg
Moderado	5%	5,0 kg
Grave		10,0 kg

Obs: o peso seco também pode ser estimado pelo peso obtido pós-paracentese. Percentuais não validados, mas excelente concordância interobservador foi demonstrada.[12] Os cálculos envolvendo percentuais parecem ser mais adequados, por levarem em conta a proporção do indivíduo.

Fontes: Merli et al., 2019;[12] Mendenhall, 1992.[27]

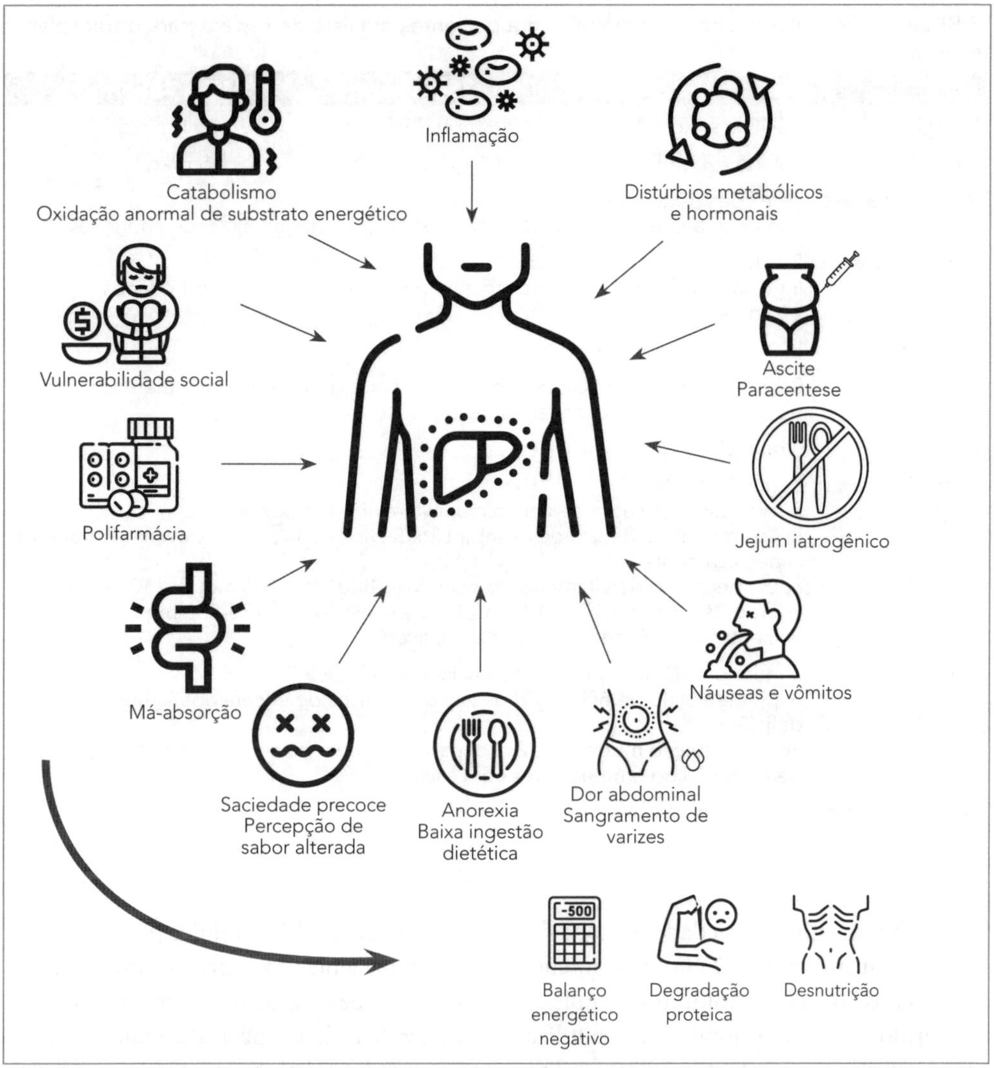

FIGURA 2 Fatores associados à desnutrição no pré-transplante hepático.

O candidato a transplante com adiposidade excessiva

Ele pode se beneficiar de alguma perda de peso antes da cirurgia, às custas de restrição calórica, sempre com adequada oferta de proteínas.[12] A Sociedade Internacional de Encefalopatia Hepática e Consenso do Metabolismo do Nitrogênio estratifica as metas de ingestão energética com base em um peso ideal calculado usando o índice de massa corporal (IMC) (Tabela 3).[28] A proteína (> 1,5 g/kg de peso ideal/dia) é indispensável devido ao risco potencial de perda de massa muscular durante estratégias hipocalóricas.[12]

Dieta fracionada e lanche noturno

A ingestão de alimentos dividida em três refeições principais (café da manhã, almoço e jantar) e três lanches intercalados deve ser priorizada de forma a minimizar o tempo de

TABELA 3 Recomendações nutricionais para pacientes em lista de espera para o transplante hepático

	Desnutridos/nutridos	IMC 35-40 kg/m²	IMC > 40kg/m²
Energia	35-40 kcal/kg[12,15]	25-35 kcal/kg[28]	20-25 kcal/kg[28]
Proteína	1,2-1,5 g/kg[12,15]	> 1,5 g/kg[28]	> 1,5 g/kg[28]
Recomendações gerais	Refeições pequenas e frequentes Uso de suplementos pode ser considerado para atingir as recomendações[3]		
Carboidratos	50-70% do valor energético Ingestão de 50 g de carboidrato complexo como lanche noturno (após 21 horas)[3]		
Lipídios	30% do valor energético[3]		
AACR	0,25 g/kg/dia para pacientes com intolerância grave à proteína dietética ou para alcançar a recomendação de proteína[15]		
Fibras	Fibras 25-45 g[28]		
Vitaminas	Segundo as DRIs[12,15] 2 semanas com suplementação multivitamínica em pacientes com cirrose descompensada e risco de desnutrição. Deficiências clínicas devem ser tratadas especificamente Suplementação de vitaminas do complexo B (B1: 50-100 mg; B3: 10-50 mg; B6: 1-3 mg; B9: 1 mg; B12: 6-12 mg/d) e ácido ascórbico (175-500 mg/d) para pacientes com doença hepática alcoólica[29]		
Minerais	Segundo as DRIs, corrigir deficiências específicas[12,15] Suplementação de 600 mg/d de zinco em casos de encefalopatia hepática ou deficiência[30] Sódio: restrição moderada (2 g/d) para promover balanço de sódio negativo e perda de fluido em pacientes com ascite		

DRIs: *Dietary Recommended Intake.*

jejum e o impacto da saciedade precoce.[12] O lanche noturno, após as 21 horas, contendo pelo menos 50 g de carboidratos complexos é sugerido para efetuar mudanças na utilização de substrato e, portanto, evitar a utilização indevida de gliconeogênese para manter a glicemia.[28] Isso é particularmente importante em pacientes com encefalopatia hepática (EH) porque a utilização de aminoácidos para a produção de glicose promove o catabolismo muscular e favorece a produção de amônia[28] (Tabela 4).

Micronutrientes e polivitamínicos

Deficiências de vitaminas hidrossolúveis, vitamina D e zinco são comuns em pacientes com cirrose e devem ser corrigidas.[12] A suplementação multivitamínica por duas semanas em pacientes com cirrose descompensada e risco de desnutrição é recomendada.[28] Em geral, as deficiências de vitaminas estão relacionadas à disfunção hepática progressiva e às reservas diminuídas, em virtude da ingestão alimentar inadequada e à má absorção. Ainda, em casos de doença hepática alcoólica, deficiência de vitaminas do complexo B são comuns, devendo os pacientes suplementar estes micronutrientes, especialmente tiamina.[30] Uma metanálise concluiu que a suplementação de zinco (50 a 600 mg/dia) e a utilização de lactulose por 3 a 6 meses pode melhorar o desempenho de pacientes com EH leve em testes psicométricos em comparação àqueles que usaram apenas lactulose.[32] Como o zinco atua como cofator

TABELA 4 Opções de lanches noturnos (após 21 horas) com pelo menos 50 g de carboidrato para reversão da utilização anormal de substrato no jejum e melhora da retenção de hidrogênio em pacientes com cirrose avançada

Refeições	Carboidratos (g)
Arroz (3 escumadeiras, 135 g) Feijão (1 concha, 140 g)	57,0
Macarrão (2 pegadores, 220 g)	68,5
Nhoque (2 escumadeiras, 200 g)	50,7
Risoto (2,5 escumadeiras, 210 g)	53,5
Iogurte natural (170 g) Granola (2 colheres de sopa, 40 g) Banana (1 unidade, 40 g) Mel (1 colher de sopa, 15 g)	58,0
Vitamina de banana com aveia Leite integral (300 mL) Banana (1 unidade, 60 g) Aveia (3 colheres de sopa, 45 g)	59,0
Mingau de aveia Leite (1 xícara, 200 mL) Aveia (3 colheres de sopa cheias, 45 g) Açúcar (1 colher de sopa rasa, 10 g)	50,6
Mingau de maisena Leite integral (1 xícara, 200 mL) Maisena (2 colheres de sopa, 40 g) Mel (1 colher de sopa, 15 g)	58,0
Vitamina de banana Leite (1 xícara, 200 mL) Banana (1 unidade M, 55 g) Açúcar (1 colher de sopa rasa, 10 g) Biscoito tipo maria (4 unidades, 24 g)	49,9
Leite (1 xícara, 200 mL) Pão doce (1 unidade, 50 g) Geleia (1 colher de sopa cheia, 20 g)	50,3
Suco de laranja (3 unidades, 200 mL) Biscoito água e sal (5 unidades, 40 g)	53,1
Suco de uva integral (200 mL) Biscoito água e sal (4 unidades, 32 g)	56,0
Chá com Açúcar (1 colher de sopa rasa, 10 g) Bolo (1 fatia média, 60 g)	48,6
"Suplemento" em pó (fórmula para nutrição enteral em pó, 86 g, 6 colheres de sopa)	50,0

Fonte: TACO.[31]

para glutamino-sintetase e glutaminase (duas enzimas do ciclo da ureia), esse mineral contribui para a depuração da amônia pelo fígado e pelo músculo.[30] A deficiência de zinco na cirrose alcança 84%-96%.[32]

Pré-coma e coma hepático

A EH é uma complicação clínica comum na doença hepática crônica avançada e acomete até 45% desses pacientes.[30] Sua presença está relacionada com pior prognóstico.[33,34] No entanto, as recomendações recentes não indicam a restrição de proteínas.[12,15] O aumento da ingestão de proteínas é geralmente bem tolerado, seguro e pode melhorar o anabolismo proteico,[12,15] mas não necessariamente em pacientes em fase Child C descompensada.

Dieta hipoproteica

A restrição parcial da oferta proteica faz-se necessária nos pacientes com EH aguda. Nos graus mais graves de EH (III e IV de West Haven) a restrição deve ser total, assim como na EH aguda grave em pacientes com falência hepática aguda, nos quais existe a possibilidade de edema cerebral mais relevante e, secundariamente, hérnia de uncus (herniação do cérebro potencialmente fatal). Nesses casos, os níveis séricos de amônia podem auxiliar na monitorização da crise e ser úteis para reintrodução da terapia nutricional com proteínas.[15]

Dieta vegetariana para encefalopatia acentuada de longa duração

Se houver intolerância às proteínas de origem animal, em situações nas quais a dieta poderia estar relacionada à manutenção do quadro de EH ou crises de repetição, a oferta de alimentos de origem vegetal (feijão, ervilha, lentilha, soja e grão-de-bico) e lácteos (leite e derivados) deve ser priorizada.[12] Nesses casos, a suplementação de 0,25 g/kg/dia de aminoácidos de cadeia ramificada (AACR) para alcançar as necessidades proteicas também auxilia no manejo nutricional adequado.[15]

Aminoácidos de cadeia ramificada

Na doença hepática crônica avançada, a metabolização de glicose é menos eficiente e há utilização de AACR como fonte energética e para a síntese de glutamina, que é essencial para o *clearance* de amônia.[30] Dessa forma, a suplementação de AACR de forma a melhorar a razão AACR/AA (aminoácidos aromáticos), reduzir a produção de falsos neurotransmissores e auxiliar na remoção de amônia poderia justificar a possibilidade de benefícios com sua suplementação.[30]

Metanálise evidenciou efeito benéfico da suplementação de AACR na performance dos psicométricos e na avaliação clínica da EH quando comparada aos controles. No entanto, não foi observado benefício sobre o estado nutricional (albumina e balanço nitrogenado), na qualidade de vida ou na mortalidade.[35] A AASLD (American Association for the Study of Liver Disease) e a EASL (European Association of the Study of the Liver) pontuam que os AACR podem ser úteis no tratamento da EH em pacientes não responsivos ao tratamento convencional.[35]

Acerca da suplementação de probióticos para pacientes com EH, os estudos são inconclusivos.[30] O consumo de fibras deve visar 25-45 g ao dia,[3,28] sempre que tolerado.

▶ TERAPIA NUTRICIONAL NO PERIOPERATÓRIO DE TRANSPLANTE HEPÁTICO

As recomendações recentes sugerem a utilização do Protocolo *Enhanced Recovery After Surgery* (ERAS).[12,15,36] No pré-operatório, 30-35 kcal/kg/dia e proteína de 1,2-1,5 g/kg/dia devem ser priorizadas a depender do objetivo da terapia nutricional, manutenção ou repleção. Para pacientes com obesidade, a recomendação é de 25 kcal/kg/dia com 2,0-2,5 g/kg/dia de proteínas.[15]

A imunonutrição já foi cogitada no contexto de terapia nutricional peri-TxH.[37,38] No entanto, ainda não há evidências robustas de que tal estratégia exerça efeito superior no pré ou pós-TxH.[38]

A utilização de probióticos pré-TxH esteve associada a menores taxas de infecção no pós-operatório quando comparados aos controles em ensaio clínico randomizado.[39] A Sociedade Europeia de Nutrição Clínica e Metabolismo (ESPEN) recomenda a utilização de fórmulas enriquecidas com probióticos (*Lactobacillus* spp./*Bifidobacterium* sp.) no pós-TxH para reduzir as taxas de infecção com grau de recomendação B e 86% de concordância.[15] No entanto, há receio sobre a segurança de utilização de microrganismos vivos em pacientes imunossuprimidos.

Realimentação precoce

No pós-operatório, é recomendada a ingestão oral ou enteral 12-24 horas após a cirurgia.[12,15] A nutrição enteral (NE) ou nutrição parenteral (NP) pós-operatória diminui o tempo na ventilação mecânica, o tempo de permanência na UTI e reduz o risco de infecções bacterianas e complicações clínicas em comparação com a infusão apenas de fluidos e eletrólitos.[12,15] Após a fase pós-operatória imediata, ingestão de energia de 30-35 kcal/kg/dia e proteína de 1,2-1,5 g/kg/dia deve ser priorizada.[15]

▶ TERAPIA NUTRICIONAL ENTERAL E PARENTERAL

Quando a via oral não é disponível, a NE permite a oferta de nutrientes por meio do trato gastrointestinal, mantém a integridade da mucosa gástrica e a barreira da mucosa intestinal intestinal.[23] O uso da NE é recomendado pela ESPEN, independentemente da presença de varizes esofágicas.[15]

A NP deve ser usada em pacientes com vias aéreas desprotegidas, EH com reflexos de deglutição e tosse comprometidos, sangramento gastrointestinal, íleo paralítico, obstrução intestinal ou quando NE está contraindicada ou impossibilitada.[12] Cuidado adicional deve ser despendido no manuseio de cateteres e soluções, pois há deficiência imunológica celular em pacientes com doença hepática crônica e as infecções são mais frequentes nessa população.[15]

▶ RISCOS CARDIOMETABÓLICOS NO PÓS-TRANSPLANTE HEPÁTICO

Apesar da recuperação do peso corporal após a operação ser benéfica e desejável, as alterações na composição corporal persistem. O ganho de peso em excesso e a depleção da massa muscular são observados.[11] A prevalência de sobrepeso e obesidade nesse público é de 36,8% e 13,5%, respectivamente, após um ano de transplante,[40] em paralelo à alta taxa de sarcopenia.[41] Muitos desenvolvem síndrome metabólica (50,0%).[42]

O ganho de peso ocorre principalmente durante o primeiro ano após a cirurgia.[43,44] Até o sexto mês, há aumento em torno de 6 kg no peso corporal[44] e de 9,0 kg em um ano.[43] Ao final do terceiro ano, o ganho de peso varia entre 9,5 e 11,6 kg.[43,45]

Alguns agentes imunossupressores (corticosteroides e inibidores de calcineurina) parecem estar envolvidos na incidência de distúrbios metabólicos.[46] No entanto, a contribuição da medicação imunossupressora no ganho de peso permanece controversa.[46]

Outros fatores abrangem a desnutrição na fase de lista de espera e o estado catabólico induzido pela cirrose,[47] que parecem predispor à hiperfagia subsequente. O hipometabolismo[48] também já foi associado à mudança contrastante de perfil no pós-TxH, tal como o decréscimo da anorexia, a ânsia em recuperar o peso perdido,[49,50] o atraso da saciedade pós-prandial, a melhora do bem-estar psicológico e do apetite[45] e alterações no comportamento alimentar.[51]

O aspecto impositivo e restritivo de planos alimentares está associado à menor adesão e pouca efetividade nesta população.[52] Pacientes submetidos ao TxH passam por inúmeras privações, sejam clínicas, sociais, de trabalho, psicológicas, além do medo e risco de rejeição do novo órgão.[53] Com isso, uma abordagem empática, integrada e acolhedora é fortemente aconselhada na conduta terapêutica a esses indivíduos.

Calorias e potássio

De acordo com a EASL,[12] recomenda-se que pacientes do pós-TxH façam ingestão da ordem de 25 a 35 kcal/kg/dia e 1,5 a 2,0 g/kg/dia de proteínas. Após o TxH, a recuperação da massa muscular é um desafio. O quadro de hipercalemia no pós-operatório recente de TxH é bem descrito na literatura[54] e geralmente está associado ao uso dos inibidores de calcineurina (tacrolimus e ciclosporina).[55] Concentrações séricas de potássio dentro dos valores de referência constituem-se em alvos terapêuticos. O correto manuseio da dose dos imunossupressores, a adesão a dietas com menor teor de potássio e, por vezes, o uso de resinas ligantes de potássio são as medidas habitualmente adotadas.[56] As principais fontes de potássio são frutas, hortaliças, tubérculos, leguminosas e castanhas.[31]

Magnésio

A hipomagnesemia resulta da perda renal deste íon pela ação dos inibidores de calcineurina nos túbulos renais.[57] A ingestão recomendada de magnésio é de 420 mg/dia e 320 mg/dia para homens e mulheres adultos, respectivamente.[58] São fontes desse nutriente frutas, hortaliças, cereais integrais, leguminosas e castanhas.[31] Não raramente, a suplementação de magnésio torna-se necessária.[29] No entanto, nem sempre é bem tolerada. Neste caso, o fracionamento da dose pode melhorar a tolerância. A suplementação de magnésio também parece melhorar a glicemia e a resistência à insulina em pacientes com hipomagnesemia.[59]

REFERÊNCIAS

1. Marroni CA, Medeiros A de Jr F, Fernandes SA, Galant LH, Mucenic M, et al. Liver transplantation and alcoholic liver disease : History, controversies, and considerations. World J Gastroenterol. 2018;24(26):2785-805.
2. ABTO. Dimensionamento dos transplantes no Brasil e em cada estado (2012-2019). Regist Bras Transplantes. 2019;XXV(4):1-88.
3. Anastácio LR, Correia MITD. Nutrition therapy: Integral part of liver transplant care. World J Gastroenterol. 2016;22(4):1513-22.
4. Ferreira LG, Anastácio LR, Lima AS, Correia MITD. Assessment of nutritional status of patients waiting for liver transplantation. Clin Transplant. 2011;25(2):248-54.
5. Mazurak VC, Tandon P, Montano-loza AJ. Nutrition and the transplant candidate multifactorial etiology of malnutrition in LT. Liver Transplant. 2017;1451-64.
6. Cruz-Jentoft AJ, Bahat G, Bauer J, Boirie Y, Bruyère O, Cederholm T, et al. Sarcopenia: revised European consensus on definition and diagnosis. Age Ageing. 2019;1;48(1):16-3.
7. van Vugt JLA, Levolger S, de Bruin RWF, van Rosmalen J, Metselaar HJ, IJzermans JNM. Systematic review and meta-analysis of the impact of computed tomography-assessed skeletal muscle mass on outcome in patients awaiting or undergoing liver transplantation. Am J Transplant. 2016;16(8):2277-92.
8. Ferreira SC, Souza NP, Esteves, LG, Custodio, RAP, Dabes TO. Aumento da ingestão energética e proteica após intervenção nutricional em pacientes em lista de espera para transplante hepático. Ibranutro Científico 2020 [Internet]. 2020. Disponível em: https://ibranutrocientifico.com.br.
9. Ferreira LG, Martins AIF, Cunha CE, Anastácio LR, et al. Negative energy balance secondary to inadequate dietary intake of patients on the waiting list for liver transplantation. Nutrition. 2013;29:1252-8.
10. Anastácio LR, Diniz KG, Ribeiro HS, Ferreira LG, Lima AS, Correia MITD, et al. Prospective evaluation of metabolic syndrome and its components among long-term liver recipients. Liver Int. 2014;34(7):1094-101.
11. Anastácio LR, Ferreira LG, Ribeiro HS, Gonçalves K, Diniz D, Lima AS, et al. Sarcopenia, obesity and sarcopenic obesity in liver transplantation: a body composition. ABCD Arq Bras Cir Dig. 2019;32(2):1-6.

12. Merli M, Berzigotti A, Zelber-Sagi S, Dasarathy S, Montagnese S, Genton L, et al. EASL Clinical Practice Guidelines on nutrition in chronic liver disease. J Hepatol. 2019;70(1):172-93.
13. Younossi Z, Anstee QM, Marietti M, Hardy T, Henry L, Eslam M, et al. Global burden of NAFLD and NASH: Trends, predictions, risk factors and prevention. Nat Rev Gastroenterol Hepatol. 2018;15(1):11-20.
14. Carey EJ, Lai JC, Sonnenday C, Tapper EB, Tandon P, Duarte-Rojo A, et al. A north american expert opinion statement on sarcopenia in liver transplantation. Hepatology. 2019;70(5):1816-29.
15. Plauth M, Bernal W, Dasarathy S, Merli M, Plank LD, Schütz T, et al. ESPEN guideline on clinical nutrition in liver disease. Clin Nutr. 2019;38(2):485-521.
16. Detsky AS, Mclaughlin J, Baker JP, Johnston N, Whittaker S, Mendelson RA, et al. What is subjective global assessment of nutritional status? J Parenter Enter Nutr. 1987;11(1):8-13.
17. Morgan MY, Madden AM, Soulsby CT, Morris RW. Derivation and validation of a new global method for assessing nutritional status in patients with cirrhosis. Hepatology. 2006;44(4):823-35.
18. Belarmino G, Gonzalez MC, Sala P, Torrinhas RS, Andraus W, D'Albuquerque LAC, et al. Diagnosing sarcopenia in male patients with cirrhosis by dual-energy X-ray absorptiometry estimates of appendicular skeletal muscle mass. J Parenter Enter Nutr. 2018 Jan;42(1):24-36.
19. Gonzalez MC, Heymsfield SB. Bioelectrical impedance analysis for diagnosing sarcopenia and cachexia: what are we really estimating? J Cachexia Sarcopenia Muscle. 2017;8:187-9.
20. Belarmino G, Gonzalez MC, Torrinhas RS, Sala P, Andraus W, D'Albuquerque LAC, et al. Phase angle obtained by bioelectrical impedance analysis independently predicts mortality in patients with cirrhosis. World J Hepatol. 2017;9(7):401-8.
21. Glass C, Hipskind P, Tsien C, Malin SK, Kasumov T, Shah SN, et al. Sarcopenia and a physiologically low respiratory quotient in patients with cirrhosis: a prospective controlled study. J Appl Physiol. 2013;114(5):559-65.
22. Santos BC, Correia MITD, Anastácio LR. Energy expenditure and liver transplantation: what we know and where we are. J Parenter Enter Nutr. 2020;45(3):456-64.
23. Hammad A, Kaido T, Uemoto S. Perioperative nutritional therapy in liver transplantation. Surg Today. 2015;45(3):271-83.
24. Heyman JK, Whitfield CJ, Brock KE, McCaughan GW, Donaghy AJ. Dietary protein intakes in patients with hepatic encephalopathy and cirrhosis: current practice in NSW and ACT. Med J Aust. 2006;185(10):542.
25. Ney M, Abraldes JG, Ma M, Belland D, Harvey A, Robbins S, et al. Insufficient protein intake is associated with increased mortality in 630 patients with cirrhosis awaiting liver transplantation. Nutr Clin Pract. 2015;30(4):530-6.
26. Stickel F, Inderbitzin D, Candinas D. Role of nutrition in liver transplantation for end-stage chronic liver disease. Nutr Rev. 2008;66(1):47-54.
27. Mendenhall C. Protein-calorie malnutrition in alcholic liver disease. Wartson RR WI (ed.). Nutrition and Alcohol. 1992;363-84.
28. Amodio P, Bemeur C, Butterworth R, Cordoba J, Kato A, Montagnese S, et al. The nutritional management of hepatic encephalopathy in patients with cirrhosis: International Society for Hepatic Encephalopathy and Nitrogen Metabolism Consensus. Hepatology. 2013;58(1):325-36.
29. Markowitz JS, McRae AL, Sonne SC. Oral nutritional supplementation for the alcoholic patient; A brief overview. Prim Care Companion J Clin Psychiatry. 2000;2(6):230.
30. Fallahzadeh MA, Rahimi RS. Hepatic encephalopathy and nutrition influences: a narrative review. Nutr Clin Pract. 2020;35(1):36-48.
31. TACO. Tabela brasileira de composição de alimentos (TACO) – Núcleo de Estudos e Pesquisas em Alimentação – NEPA [Internet]. 4. ed. Campinas: Universidade Estadual de Campinas; 2011. Disponível em: http://www.unicamp.br/nepa/taco/.
32. Shen YC, Chang YH, Fang CJ, Lin YS. Zinc supplementation in patients with cirrhosis and hepatic encephalopathy: A systematic review and meta-analysis. Nutr J. 2019;18(1):1-9.
33. Nishikawa H, Osaki Y. Clinical significance of therapy using branched-chain amino acid granules in patients with liver cirrhosis and hepatocellular carcinoma. Hepatol Res. 2014;44:149-58.
34. Romeiro FG, Ietsugu M do V, Franzoni L de C, Augusti L, Alvarez M, Santos LAA, et al. Which of the branched-chain amino acids increases cerebral blood flow in hepatic encephalopathy? A double-blind randomized trial. NeuroImage Clin. 2018;19:302-10.
35. Gluud LL, Dam G, Les I, Córdoba J, Marchesini G, Borre M, Aagaard NK VH. Branched-chain amino acids for people with hepatic encephalopathy. Cochrane Database Syst Rev. 2015;9(CD001939).
36. Scott MJ, Baldini G, Fearon KCH, Feldheiser A, Feldman LS, Gan TJ, et al. Enhanced Recovery After Surgery (ERAS) for gastrointestinal surgery, part 1: pathophysiological considerations. 2015;59:1212-31.
37. Lei Q, Wang X, Zheng H, Bi J, Tan S, Li N. Peri-operative immunonutrition in patients undergoing liver transplantation: A meta-analysis of randomized controlled trials. Asia Pac J Clin Nutr. 2015;24(4):583-90.
38. Plank LD, Mathur S, Gane EJ, Peng S, Gillanders LK, Mcilroy K, et al. Perioperative immunonutrition in patients. Hepatology. 2015;61(2):639-47.
39. Grąt M, Wronka KM, Lewandowski Z, Grąt K, Krasnodębski M, Stypułkowski J, et al. Effects of continuous use of probiotics before liver transplantation: A randomized, double-blind, placebo-controlled trial. Clin Nutr. 2017;36(6):1530-9.

40. van Son J, Stam SP, Gomes-Neto AW, Osté MCJ, Blokzijl H, van den Berg AP, et al. Post-transplant obesity impacts long-term survival after liver transplantation. Metabolism. 2020;106:154204.
41. Tsien C, Garber A, Narayanan A, Shah SN, Barnes D, Eghtesad B, et al. Post-liver transplantation sarcopenia in cirrhosis: A prospective evaluation. J Gastroenterol Hepatol. 2014;29(6):1250-7.
42. Anastácio LR, Ferreira LG, Ribeiro HDS, Liboredo JC, Lima AS, Correia MITD. Metabolic syndrome after liver transplantation: prevalence and predictive factors. Nutrition. 2011;27(9):931-7.
43. Anastácio LR, Ferreira LG, Liboredo JC, Ribeiro H, Lima AS, Vilela EG, et al. Overweight, obesity and weight gain up to three years after liver transplantation. Nutr Hosp. 2012;27(4):1352-6.
44. Wawrzynowicz-Syczewska M, Karpinska E, Jurczyk K, Laurans L, Boron-Kaczmarska A. Risk factors and dynamics of weight gain in patients after liver transplantation. Ann Transplant. 2009;14(3):45-50.
45. Richards J, Gunson B, Johnson J, Neuberger J. Weight gain and obesity after liver transplantation. Transpl Int. 2005;18(4):461-6.
46. Thoefner LB, Rostved AA, Pommergaard H-C, Rasmussen A. Risk factors for metabolic syndrome after liver transplantation: A systematic review and meta-analysis. Transplant Rev. 2017.
47. Ferreira LG, Anastácio LR, Lima AS, Davisson Correia MIT. Los predictores de mortalidad en pacientes en lista de espera para trasplante hepático. Nutr Hosp. 2013;28(3):914-9.
48. Levitsky J, Singhvi A, Sadowsky HS, Cohen A, Demzik A, VanWagner L, et al. Resting and exercise energy metabolism after liver transplantation for nonalcoholic steatohepatitis. Transplant Direct. 2017;3(8):e188.
49. Jiménez-Pérez M, González-Grande R, Guzmán EO, Trillo VA, López JMR. Metabolic complications in liver transplant recipients. World J Gastroenterol. 2016;22(28):6416-23.
50. Anastácio LR, Ferreira LG, Lima AS, Correia MITD, Ferreira A, et al. Nutrição e transplante hepático: da lista de espera ao pós-operatório. Revisão Med Minas Gerais. 2011;21(4):433-43.
51. Ferreira SC, de Oliveira Penaforte FR, Cardoso A, da Silva MVT, Lima AS, Correia MITD, et al. Association of food cravings with weight gain, overweight, and obesity in patients after liver transplantation. Nutrition. 2020;69.
52. Meule A, Westenhöfer J, Kübler A. Food cravings mediate the relationship between rigid, but not flexible control of eating behavior and dieting success. Appetite. 2011;57(3):582-4.
53. Golfieri L, Gitto S, Vukotic R, Andreone P, Marra F, Morelli MC, et al. Impact of psychosocial status on liver transplant process. Ann Hepatol. 2019;18:804-9.
54. Ribeiro HS, Oliveira MC, Anastácio LR, Generoso SV, Lima AS, Correia MI. Prevalence and risk factors of hyperkalemia after liver transplantation. Arq Bras Cir Dig [Internet]. 2018;31(1):e1357.
55. Millson C, Considine A, Cramp ME, Holt A, Hubscher S, Hutchinson J, et al. Adult liver transplantation: UK clinical guideline-part 2: surgery and post-operation. Gastroenterology. 2020;11:385-96.
56. Xia VW, Ghobrial RM, Du B, Chen T, Hu KQ, Hiatt JR, et al. Predictors of hyperkalemia in the prereperfusion, early postreperfusion, and late postreperfusion periods during adult liver transplantation. Anesth Analg [Internet]. 2007;105(3):780-5.
57. Van Laecke S, Van Biesen W, Verbeke F, De Bacquer D, Peeters P, Vanholder R. Posttransplantation hypomagnesemia and its relation with immunosuppression as predictors of new-onset diabetes after transplantation. Am J Transplant. 2009;9(9):2140-9.
58. IOM. Dietary reference intakes for energy, carbohydrate, fiber, fat, fatty acids, cholesterol, protein, and amino acids. The National Academies Press; 2002.
59. Morais JBS, Severo JS, de Alencar GRR, de Oliveira ARS, Cruz KJC, Marreiro D do N, et al. Effect of magnesium supplementation on insulin resistance in humans: A systematic review. Nutrition. 2017;38:54-60.

27 Assistência nutricional no transplante de células-tronco hematopoiéticas

Bruna Del Guerra de Carvalho Moraes

RESUMO

O transplante de células-tronco hematopoiéticas (TCTH) é uma modalidade terapêutica para diversas doenças. É denominado autólogo, quando as células para transplante provêm do próprio paciente, ou alogênico, quando oriundas de doador externo. O procedimento emprega quimioterapia, radioterapia e imunossupressão, que comprometem o consumo alimentar e o estado nutricional (EN). A assistência nutricional específica deve ser garantida desde antes do procedimento, preconizando adequação de hábitos alimentares e do EN e prevenção de complicações pós-TCTH. Elas incluem síndrome metabólica e a doença do enxerto contra hospedeiro (DECH), que impactam a qualidade de vida e aumentam a mortalidade.

▸ CONCEITOS GERAIS

O transplante de células-tronco hematopoiéticas (TCTH) ou, mais popularmente, transplante de medula óssea, consiste na infusão de células-tronco hematopoiéticas para tratamento oncológico e alterações medulares herdadas ou degenerativas.[1] São elas onco-hematológicas como linfomas, leucemias, síndromes mielodisplásicas, mielofibrose e gamopatias monoclonais;[2,3] doenças oncológicas sólidas (tumores de células germinativas); doenças não oncológicas (anemia falciforme, talassemia);[4] imunodeficiências primárias;[5]e doenças autoimunes (esclerose múltipla, esclerose sistêmica e doença de Crohn).[6]

Embora o TCTH seja popularmente conhecido por transplante de medula óssea (TMO), é possível a coleta por via periférica ou de cordão umbilical de recém-nascidos, além da medula óssea.[1]

O TCTH pode ser autólogo (aTCTH), quando as células para o procedimento são provenientes do próprio paciente, ou alogênico (aloTCTH), quando há um doador. De acordo com o tipo de doador, o aloTCTH pode ser aparentado ou não aparentado, singênico (irmão gêmeo monozigótico do paciente) ou haploidêntico (familiar com compatibilidade de ao menos 50% entre os *locis* A, B, C, DQB1 e DRB1 do complexo HLA do paciente)[2,7].

▸ FASE PRÉ-TCTH

Fase que compreende desde o encaminhamento do candidato ao TCTH para o centro transplantador e avaliação inicial da equipe transplantadora até a coleta de células para o TCTH do paciente (no aTCTH) ou do doador (no aloTCTH).

O candidato é avaliado quanto à doença de base, *performance status*, comorbidades, funções orgânicas e estrutura familiar/psicoafetiva para definir se possui condições físicas, sociais, cognitivas, nutricionais e psicológicas para ser submetido ao transplante.

O nutricionista deve avaliar:

- Hábitos alimentares não saudáveis.
- Dificuldades para consumir certos grupos alimentares ou a terapia nutricional oral (TNO) indicada previamente durante o tratamento da doença de base.
- Sintomas ocorridos durante o tratamento da doença de base e o consumo alimentar nesses períodos.
- O estado nutricional (EN) atual, a composição corpórea e alterações de peso desde o início do tratamento.
- A compreensão da importância da nutrição como terapêutica e o grau de adesão às orientações nutricionais passadas.[8]

A Tabela 1 mostra os problemas nutricionais frequentemente encontrados.

Tanto a desnutrição quanto a obesidade são fatores de risco para complicações e aumento de mortalidade associada ou não à recaída em pacientes submetidos ao TCTH,[9-12] complicando ainda a definição de peso para cálculo da terapia de condicionamento (uso de quimioterápicos associado ou não à radioterapia).[13,14]

▶ NECESSIDADES NUTRICIONAIS NO TCTH

A Tabela 2 sintetiza as recomendações do Consenso Brasileiro de Nutrição em Transplante de Células-Tronco Hematopoiéticas para adultos.[8]

▶ INDICAÇÃO DE TERAPIA NUTRICIONAL

As altas doses de condicionamento pré-TCTH estão associadas a piora do EN, qualidade de vida e atividade física e redução da massa corporal magra por até 100 dias pós-TCTH.[15-19] A perda de peso até três meses após o aloTCTH está associada com o aumento do risco de mortalidade.[20]

A TNE pode ser indicada precocemente nos casos de aloTCTH com condicionamento mieloablativo, sendo necessária a passagem do cateter de alimentação antes do dia do TCTH ou até três dias após a infusão das células para que suceda melhor tolerância da TN instituída. O desmame da TN deve ser gradual, com acompanhamento diário da aceitação e tolerância alimentar e, se necessário, feita com a indicação de outra TN especializada. Infelizmente, ainda existem muitas resistências ao uso de TNE e um desmame inadequado de terapia nutricional parenteral (TNP), assim sugerimos instituir protocolos específicos para uma adequada TN no paciente de TCTH. A Tabela 3 esquematiza as informações padronizadas[8] somadas à experiência da equipe do Instituto Central do Hospital das Clínicas da Faculdade de Medicina da Universidade de São Paulo (IC-HC-FMUSP).[21-24]

▶ SUPLEMENTAÇÕES DE MICRONUTRIENTES

Não há evidências fortes sobre a suplementação de vitaminas e minerais específicos, sendo que as propostas a seguir incorporam as condutas mais usuais.

Vitamina D

A redução da exposição solar devido à hospitalização e orientação pós-TCTH; a re-

TABELA 1 Orientações nutricionais no transplante de células-tronco hematopoiéticas (TCTH)

Doença	Indicação para o TCTH	Desafios nutricionais	Atenção na assistência
Gamopatias monoclonais – principalmente mieloma múltiplo (MM)[69]	Indicado TCTH autólogo como parte do tratamento de indução	Excesso de peso; sedentarismo; ganho de peso expressivo desde o início do tratamento oncológico; sarcopenia	Ajuste da qualidade de quantidade da alimentação habitual; estímulo ao fortalecimento de musculatura por fisioterapeutas e educadores físicos
Linfomas e leucemias[70,71]	Potencialmente curativo; indicado TCTH autólogo para alguns linfomas; TCTH alogênico é indicado para as leucemias agudas e linfomas recidivados após TCTH autólogo	Excesso de peso por hábitos pouco saudáveis; ou baixo peso pela doença e tratamento; resistência ao consumo de certos alimentos durante a QT	Aversões e preferências para facilitar a oferta e orientação durante o TCTH. Baixo peso: considerar TNO e abordar o uso de TNE durante o período de TCTH
Síndromes mielodisplásicas, mielofibrose e falências medulares graves[72,73]	Recomendado TCTH alogênico com objetivo curativo	Possivelmente o paciente nunca se internou, não recebeu QT prévia nem TN	Incentivar hábitos alimentares saudáveis para reduzir riscos de complicações pós-TCTH. Orientar sobre TN e definir TN durante TCTH
Tumores de células germinativas	Doença recidivada e quimiossensível	Paciente politratado, provavelmente já se internou e recebeu TN; baixo peso pela doença e tratamento somado a hábitos pouco saudáveis	Aversões e preferências para facilitar a oferta; considerar TNO e abordar o uso de TNE durante o período de TCTH

MM: mieloma múltiplo; QT: quimioterapia; TN: terapia nutricional; TNE: terapia nutricional enteral; TNO: terapia nutricional oral.

TABELA 2 Necessidades quantitativas no transplante de células-tronco hematopoiéticas (TCTH)

Recomendação	Pré e pós-TCTH
Energia	30 kcal/kg/dia*
Proteína	1,5-2,0 g/kg/dia
Glicose	Sem recomendação
Lipídios	Retirada de ácidos graxos trans da alimentação
	Saturados: < 7-10% do VET, de acordo com o risco cardiovascular
	Monoinsaturados: 15% do VET
	Poli-insaturados: 5-10% do VET
Água	35 mL/kg/dia

*Casos com necessidades excepcionais poderiam receber até 50 kcal/kg/dia, com monitorização para o risco de síndrome da realimentação. VET: valor energético total diário.

TABELA 3 Opções terapêuticas no transplante de células-tronco hematopoiéticas (TCTH)

TN	Oral	Enteral	Parenteral
Indicações	Aceitação oral entre 60% e 80% das necessidades nutricionais	Recusa da TNO; TCTH alogênico mieloablativo – o cateter para alimentação enteral deve ser alocado caso a aceitação alimentar seja ≤ 60% das necessidades por três dias. Desnutridos em geral com dieta + suplemento < 60% das necessidades nutricionais previamente ao TCTH ou tardiamente	Mucosite ou colite neutropênica com aceitação < 60% por três dias com risco por mais de cinco dias; vômitos graus III e IV ou diarreia > 1.000 mL por mais de três dias que não respondem ao tratamento; DECH com diarreia > 500 mL/dia; outras contraindicações ou fracassos da enteral
Contraindicações	Risco de broncoaspiração; DECH de intestino grave (graus III e IV) não responsivo à terapia medicamentosa	Mucosite; hemorragias digestivas; colite neutropênica; vômitos e diarreia incoercíveis (graus III e IV); obstrução de TGI; íleo paralítico; DECH de intestino grave (graus III e IV) refratário a terapia medicamentosa; sinusopatia com intolerância à sonda	Instabilidade hemodinâmica grave (contraindicação absoluta) Intolerância à glicose (elevar calorias lipídicas) Hipertrigliceridemia (elevar aminoácidos, reduzir calorias) Transtornos eletrolíticos e acidobásicos: fórmulas personalizadas, monitorização frequente Falência renal, hepática, cardíaca: redução da oferta, monitorização clínica e laboratorial intensiva
Desmame	Ingestão oral > 70% das necessidades nutricionais por três dias consecutivos	Consumo oral 60% ou mais por três dias consecutivos, a enteral pode ser reduzida	Restauração parcial ou total do TGI: diminuir oferta calórico-proteica a 50% conforme a aceitação oral/ enteral. Pode ser suspensa > 50% das necessidades

DECH: doença do enxerto contra hospedeiro; TGI: trato gastrointestinal; TN: terapia nutricional; TNE: terapia nutricional enteral; TNO: terapia nutricional oral; TNP: terapia nutricional parenteral; VO: via oral.

dução de absorção intestinal por alteração do microbioma, mucosite, colite infecciosa e neutropênica e DECH intestinal; o uso de inibidores de calcineurina e corticoides; as disfunções renais e hepáticas decorrentes das toxicidades do condicionamento, imunossupressores e DECH, todos contribuem para a deficiência de vitamina D.[25,26]

Muitos pacientes já apresentam deficiência dessa vitamina previamente ao TCTH,[27] porém a preocupação da equipe muitas vezes ocorre após o aloTCTH, principalmente pelas associações entre deficiência de vitamina D, desenvolvimento de doença óssea e DECH,[25] embora esta última não seja confirmada por uma metanálise recente.[28]

Manter a suficiência de vitamina D pré e pós-transplante pode diminuir a morbidade associada ao TCTH e melhorar os resultados de longo prazo e a qualidade de vida dos sobreviventes.[27] Assim, recomenda-se o monitoramento da vitamina D antes e depois do TCTH para identificar pacientes deficientes, iniciando a suplementação previamente ao TCTH, uma vez que o consumo oral subsequente permanece restrito independentemente da orientação nutricional realizada.[27,29]

Zinco

Deficiência de zinco tem sido relacionada a graus graves de mucosite, e sua suplementação tem sido avaliada no intuito de reduzir o desenvolvimento de mucosite oral e a alteração de paladar comum devido ao uso de alguns agentes quimioterápicos. Entretanto, metanálises não encontraram na suplementação de zinco fator redutor da incidência de mucosite oral.[30] Uma perda de zinco é ocasionada pela diarreia, que não é excepcional nesta população.[31]

Déficits de zinco podem resultar de uma falta crônica do consumo e se exacerbar pelo tratamento quimioterápico. Sua suplementação poucas semanas antes do TCTH pode não ser suficiente para reverter uma deficiência crônica e faltam recomendações específicas,[8,30] contudo sugere-se a suplementação na DECH,[22,32] com atenção para a possibilidade de náuseas.[30]

▶ FASE DO TCTH

Compreende a terapia de condicionamento associada à profilaxia infecciosa e de complicações pós-TCTH como a DECH; a infusão das células-tronco hematopoiéticas; as toxicidades relacionadas ao condicionamento e profilaxias; e as enxertias neutrofílica e plaquetária.

A terapia de condicionamento abarca o uso de agentes quimioterápicos associados ou não a radioterapia, esquematizados de acordo com a doença de base e o objetivo da terapêutica. A terapia de condicionamento para o aloTCTH pode ser mieloablativa (MAC – *myeloablative conditioning*), não mieloablativa (NMA) ou de intensidade reduzida (RIC – *reduced intensity conditioning*). Condicionamentos mieloablativos tendem a apresentar maiores graus de toxicidade gastrointestinais como mucosite, náusea, vômito e diarreia, que interferem na aceitação alimentar e consequentemente no EN do indivíduo.[33-37]

Idosos podem apresentar maior risco de mucosite grave somado a fadiga, ansiedade e depressão.[38,39] Notamos ainda que adultos jovens podem demonstrar preconceitos contra a alimentação do ambiente hospitalar, ter dificuldade de comer nos horários hospitalares, e ainda evoluir com alterações de humor que também influenciam na aceitação alimentar. Assistência psicológica sobre como abordar cada paciente e como sugerir estratégias nutricionais individualizadas nesse período de maior dificuldade de consumo alimentar até a enxertia medular poderá ser oportuna.

A fase do TCTH pode ser conduzida tanto sob hospitalização como em regime de hospital-dia. Nesta segunda hipótese, é imperioso atentar para a disponibilidade e o local das refeições, assim como a necessidade de orientações específicas para reduzir riscos de doenças transmitidas por alimentos.

Toxicidades gastrointestinais ocasionadas pela terapia

Recorre-se à classificação padronizada do National Cancer Institute (NCI), o *Common Terminology Criteria for Adverse Events* (CTCAE), que está na sua versão 5.0.[40] Somada às toxicidades gastrointestinais, é notável a alteração de paladar, principalmente para sabores doces e salgados. São relevantes a apresentação, a diversidade e as texturas e sabores que agradem e que estimulem o paciente a comer.[41] É perceptível um maior consumo do desjejum e dos lanches, assim, preparações mais elaboradas nesses períodos podem contribuir com maior adequação calórica e proteica.[41] O consenso brasileiro também inclui alguns cuidados.[8] A Tabela 4 resume o CTCAE v5.0 e algumas estratégias nutricionais previamente descritas somadas à nossa experiência.

A melhora dos sintomas gastrointestinais sucede a enxertia medular, o que pode contribuir para a aceitação alimentar. O sucesso da enxertia medular é caracterizado pela enxertia neutrofílica, quando a contagem absoluta de neutrófilos é maior que 500/mm³ por três dias consecutivos, e pela enxertia plaquetária, quando a contagem de plaquetas atinge valores maiores que 20 mil/mm³ por três dias, sem necessidade transfusional, ou sete dias após a última transfusão.

Dieta para neutropenia

A neutropenia é definida pela contagem de neutrófilos abaixo de 1.000/mm³, sendo uma neutropenia grave aquela com contagem menor que 500/mm³. Essa é uma condição presente em muitos pacientes em tratamentos quimioterápicos ou com doenças hematológicas e principalmente durante a fase do TCTH.

O risco de infecções é elevado e por isso a dieta restringe alimentos crus, não pasteurizados, fermentados, que contenham adição de probióticos e liofilizados. Entretanto, não há consenso, sendo a orientação particular de cada centro transplantador.[42-44] Além disso, não há evidência de redução de eventos infecciosos com restrição de alimentos.[45-48] Contudo, muitos centros mantêm a orientação para se inibir o risco geral de doenças transmitidas por alimentos.

Preconizam-se cuidados na aquisição, seleção, armazenamento, lavagem, higienização e preparo de cada alimento desde o pré até o pós-TCTH, acompanhando se houve adesão e compreensão do que foi passado.[8,48] O consenso brasileiro restringe apenas queijos com adição de fungos (brie, camembert e gorgonzola), produtos com adição de probióticos, e carnes e ovos crus, uma vez que também estão relacionados ao risco de toxoplasmose.[8]

O risco de transmissão de *Toxoplasma gondii* é atribuído ao consumo de carnes e peixes crus ou mal cozidos,[49] principalmente carne de porco.[50] Entretanto, leite não pasteurizado,[51] produtos vegetais e mesmo água[52] podem estar envolvidos na transmissão.

Microbioma intestinal

O TCTH promove redução da diversidade do microbioma intestinal com seleção e colonização por microrganismos potencialmente patogênicos, contribuindo para a ocorrência de infecções, DECH e morte.[53-56] Essas condições são explicadas pela alteração de metabolismo de xenobióticos (drogas e outros compostos exógenos), aminoácidos e vitaminas por parte do microbioma alterado, aumento da permeabilidade intestinal por redução da função de barreira das células da mucosa intestinal e do muco somada à redução da produção de ácidos graxos de cadeia curta (AGCC) tróficos como o butirato.[53,57]

Transplante fecal autólogo

Já se apelou para transplante de microbiota intestinal autóloga,[58] colhida no pré-TCTH. O probiótico *Lactobacillus rhamnosus GG* não preveniu a DECH,[59] contudo o *L. brevis* CD2 contribuiu na profilaxia da mucosite oral grave em pacientes submetidos ao TCTH.[60]

Alguns estudos estão registrados no portal norte-americano *NCT trials* (clinicaltrials.gov) e em outros:

- O uso de amido resistente proveniente da batata para modular o microbioma e reduzir a gravidade de DECH (NCT02763033).
- Dieta rica em prebióticos com intuito de reduzir o risco de infecções e DECH (NCT04629430).

TABELA 4 Toxicidades gastrointestinais consoante o *Common Terminology Criteria for Adverse Events* (CTCAE)

CTCAE	Grau 1	Grau 2	Grau 3	Grau 4	Grau 5
Náusea	Redução de apetite sem alteração nos hábitos alimentares	Redução do consumo oral sem perda de peso significativa, desidratação ou desnutrição	Inadequado consumo calórico ou de fluidos por via oral	–	–
	Orientar alimentos mais secos, com menos odores, fracionar a alimentação, alimentos cítricos e gelados	Considerar TNO, usar preparações mais elaboradas como tortas e vitaminas	Nutrição enteral, parenteral ou hospitalização		
Vômito	Não indicada intervenção	Hidratação IV; intervenção médica é indicada	Nutrição enteral, parenteral ou hospitalização	Consequências que ameaçam a vida	Morte
	Alimentos mais secos, com menos odores, fracionar a alimentação	Fracionar a alimentação, elevar dosagem de antieméticos	Considerar nutrição parenteral com terapia antiemética em dose plena		
Diarreia	Aumento de < 4 fezes por dia em relação ao basal; aumento moderado na secreção na ostomia	Aumento de 4 a 6 fezes por dia; aumento moderado na ostomia	Aumento ≥ 7 evacuações por dia; hospitalização; grave aumento na ostomia	Ameaça à vida; indicada intervenção urgente	Morte
	Avaliar prebióticos; aumento de água de coco e eletrólitos	Reduzir fibras insolúveis, eventualmente leite e derivados; promover hidratação	Retirar fibras insolúveis e lácteos; possível colite neutropênica ou DECH; possível jejum e nutrição parenteral	Jejum e nutrição parenteral	
Anorexia	Perda de apetite sem alteração no hábito alimentar	Consumo alterado sem perda de peso ou desnutrição; indicada suplementação nutricional	Perda de peso significativa ou desnutrição	Ameaça à vida; indicada intervenção urgente	Morte
	Selecionar preparações mais bem aceitas	Considerar TNO, lanches com tortas e vitaminas	Estimular alimentação oral e avaliar nutrição enteral ou parenteral	Nutrição parenteral, estimulando consumo oral para desmame	
Mucosite oral	Assintomática ou com sintomas médios, sem indicação de intervenção	Dor moderada ou ulceração que não interfere no consumo oral; modificação da dieta	Dor intensa; interferência no consumo oral	Ameaça à vida; indicadas intervenções urgentes	Morte
	Estimular aceitação alimentar	Considerar dieta branda ou pastosa. Averiguar se a dor é ao deglutir ou na boca e se condimentos irritam. Suplementação oral e/ou medicamento tópico	Avaliar nutrição parenteral, mantendo estímulo por via oral	Nutrição parenteral, consumo oral assim que possível	

- Uso de fruto-oligossacáride/FOS (um prebiótico) em aloTCTH a fim de reduzir a incidência de DECH (NCT02805075).
- Uso de inulina (um prebiótico) com intuito de modular microbioma intestinal e reduzir genes de resistência a antimicrobianos nas fezes.
- Uso de *Lactobacillus plantarum* (um probiótico) para a descolonização de pacientes colonizados por bactérias multirresistentes a antimicrobianos previamente ao TCTH (RBR-2ztbwgr).

A Tabela 5 apresenta suplementações e terapêuticas nutricionais gerais.

▶ PÓS-TCTH

Complicações infecciosas, imunológicas e metabólicas

Elas são frequentes e potencialmente graves, principalmente as infecções entre pacientes submetidos ao aloTCTH. Outra das grandes complicações no aloTCTH é a DECH ou

TABELA 5 Interesse de suplementos e preparações especiais

Suplementação	Evidência científica	Sugestão
Probióticos[75-77]	Há estudos com *Lactobacillus plantarum, Lactobacillus brevis CD2* e *Lactobacillus rhamnosus GG*, todos durante a fase do TCTH	Por se tratar de organismos vivos e potencialmente invasivos, prefere-se a eventual introdução dos probióticos antes ou no período tardio pós-TCTH, não na fase de imunossupressão ou complicações graves
Prebióticos[78,79]	FOS 10 g/dia foi bem tolerado em aloTCTH com condicionamento RIC; 8 g amido resistente e 5 g polidextrose (+ lactossucrose e glutamina) em aloTCTH (MAC e RIC)	Benéficos na modulação do microbioma intestinal, sem risco de complicações infecciosas, podem auxiliar no controle da diarreia. Autorizados em todos os períodos do TCTH dependendo de tolerância e indicação
Suplementação	**Indicação e uso**	**Evidência científica**
Chá de camomila gelado[80,81]	Bochechos de 4 a 5 vezes ao dia para alívio da dor e desconforto da mucosite	Estudo encontrou que 1% de extrato de *Matricaria chamomilla* reduz a mucosite oral, todavia, recente revisão salienta que respostas são imprevisíveis. A planta seca pode conter fungos ou esporos. A planta irradiada reduz risco de contaminação microbiológica
Crioterapia[82,83]	Instrumento com baixa temperatura por 30 min antes, durante e após a infusão de melfalano e 5-fluoracil para vasoconstrição local, reduzindo o fluxo na mucosa	Pode reduzir a ocorrência de mucosite grave, com gelo ou picolé. Evitar os picolés com corantes e aqueles com açúcar nos diabéticos
Alimentos crus/ dieta para neutropenia[8,45,48]	Dieta oral com alimentos cozidos, sem probióticos, sem fermentados, sem alimentos liofilizados, diminuindo o risco de infecções no período de neutropenia. Muitos centros mantêm as restrições por 3-6 meses	Carnes cruas e leite não pasteurizado devem ser vedados, principalmente para pacientes negativos para toxoplasmose. Os probióticos e fermentados em geral também costumam ser evitados. Ensinar lavagem e higienização de frutas, verduras e legumes ao invés de restringir na alimentação

MAC: terapia de condicionamento mieloablativa (MAC, sigla do inglês *myeloablative conditioning*); RIC: terapia de condicionamento de intensidade reduzida (RIC, sigla do inglês *reduced intensity conditioning*); TCTH: transplante de células-tronco hematopoiéticas; VO: via oral.

GVHD (*graft versus host disease*). A DECH ocorre quando as células T imunocompetentes no enxerto reconhecem o receptor (o hospedeiro) como estranho. A resposta imune resultante ativa células T do doador, que adquirem capacidade citolítica e passam a atacar quaisquer células do receptor portadoras de antígenos reconhecidos como estranhos. Há também disfunção imune resultante, ocasionando o comprometimento dos mecanismos de imunotolerância tanto de linfócitos T quanto B. A lesão resultante pode ser classificada em DECH aguda ou DECH crônica, a depender de características clínico-laboratoriais e patológicas.[61,62]

Listam-se outrossim alterações hepáticas, pulmonares, renais, cardíacas, dermatológicas, tiroidianas, osteoporose, catarata, risco de neoplasias, obesidade, *diabetes mellitus*, dislipidemia, síndrome metabólica, disfunção gonadal ou infertilidade e sobrecarga de ferro.

Além de hábitos alimentares saudáveis desde o pré-TCTH, é fundamental estimular a prática de atividade física orientada por um profissional habilitado.

Assistência nutricional na DECH aguda

Ela ocorre em 30 a 50% dos pacientes de aloTCTH, sendo 14% deles classificados como grave e com alto risco de óbito. Os três principais órgãos-alvos acometidos são a pele, o trato gastrointestinal (TGI) (alto e baixo) e o fígado.[62] A fisiopatologia inclui dano tecidual proveniente do regime de condicionamento, reconhecimento de antígenos de histocompatibilidade por células imunes do enxerto, mecanismos alterados de reparo e proteção tecidual, incluindo danos ao microbioma que causam uma diminuição de metabólitos derivados de microrganismos protetores.[62]

Não há publicações sobre necessidades nutricionais específicas nos casos de DECH. Nos casos de fígado ou pele, propomos atentar para regiões de boca e mãos que podem comprometer o ato de se alimentar, bem como manifestações extensas e graves (III e IV), com possibilidade de indicação de TNE no intuito de corrigir déficits de hidratação e nutrição.

No trato gastrointestinal (TGI) alto relatam-se náuseas de difícil controle, mesmo com antieméticos. O uso de corticoides tópicos como budesonida/beclometasona orais é bem tolerado e poderá ser vantajoso. A assistência nutricional deve se subordinar à aceitação alimentar, alteração do EN, consistência das fezes e complicações do uso crônico de corticosteroides em longo prazo.[63,64]

Na DECH aguda de TGI baixo (intestino), dietas específicas foram[65] e continuam sendo estudadas,[66] com intuito de preservar o EM e o microbioma intestinal, minimizar os sintomas e promover adequado desmame da TN com completa progressão para a dieta geral. O comprometimento grave (III e IV), com evacuação diária de 8 a 10 mL/kg de peso/dia ou dor abdominal significativa, indica a necessidade de repouso intestinal com uso de TNP.[67] O manejo da DECH grave de intestino deve ser conduzido em equipe, acompanhando as progressões de imunossupressores e demais terapêuticas para o controle da complicação.

Realimentação pós-DECH

Ela ocorre após o controle da dor abdominal, sangramento intestinal e redução do volume fecal diário. Inicia-se por líquidos, evoluindo gradualmente a consistência e a variedade de alimentos. A dieta deve ser isenta de oligossacarídeos, dissacarídeos, monossacarídeos, polióis e lactose (FODMAPS), fibras insolúveis, e não deve ser hiperosmolar.[66] A Tabela 6 apresenta as orientações do consenso brasileiro para DECH de TGI baixo.[32]

Reposição nutricional intensiva

As necessidades nutricionais de indivíduos com DECH notadamente do TGI baixo, segundo alguns, poderiam alcançar 50 kcal/kg peso/dia. Embora não existam estudos bem desenhados, a recomendação de proteína também poderia ser excepcional, de 1,8 a 2,5 g/kg de peso/dia, em casos com volumosas e prolongadas perdas externas de vômitos, diarreia ou sangramento, assim como persistente proteólise do catabolismo.[32] Note-se que outros evitam se distanciar dos padrões usuais para pacientes graves de até 30 kcal/kg/dia, não ofertando tampouco proteína fora dos parâmetros (patamar de 1,5-2,0 g/kg), a fim de contornar os riscos de uma síndrome da realimentação.[68]

Assistência nutricional na DECH crônica

A fisiopatologia dessa modalidade abrange inflamação precoce causada por lesão tecidual (fase 1), inflamação crônica, lesão tímica e imunidade desregulada de células B e células T (fase 2) e, por fim, a reparação tecidual com fibrose (fase 3). A incidência é de 30 a 70% dos pacientes submetidos ao aloTCTH, comprometendo a qualidade de vida e aumentando a morbimortalidade.[61] Pode afetar pele, boca, olho, músculo, fáscia, articulações, trato gastrointestinal, fígado e pulmões.

São recorrentes alterações de hábitos alimentares, anorexia, disgeusia, xerostomia, saciedade precoce, perda de peso e insuficiência pancreática, que podem precipitar desnutrição e caquexia e causar impacto funcional e no estado geral de saúde.[68]

REFERÊNCIAS

1. Copelan EA. Hematopoietic stem-cell transplantation. N Engl J Med. 2006;354(17):1813-26.
2. Passweg JR, Baldomero H, Chabannon C, Basak GW, de la Cámara R, Corbacioglu S, et al. Hematopoietic cell transplantation and cellular therapy survey of the EBMT: monitoring of activities and trends over 30 years. Bone Marrow Transplant. 2021;56(7):1651-64.
3. Murata M, Suzuki R, Nishida T, Shirane S, Shimazu Y, Minami Y, et al. Allogeneic hematopoietic stem cell trans-

TABELA 6 Progressão dietética na doença do enxerto contra hospedeiro aguda de trato gastrointestinal baixo

Etapa	Sintomas	Terapia nutricional
Jejum intestinal	Diarreia aquosa (acima de 1.000 mL/dia) notadamente com depleção da albumina; obstrução intestinal; náuseas e vômitos	Somente TNP
Alimentação oral/enteral	Diarreia menor que 500 mL/dia; diminuição das náuseas e vômitos	TNP + dieta oral/enteral líquida isosmótica, sem resíduos, sem lactose, sem ácidos e hipogordurosa
Introdução de sólidos	Alívio das cólicas e fezes mais consistentes	Sólidos com as mesmas restrições acima
Dieta habitual	Trânsito normalizado	Liberação progressiva de alimentos ácidos, irritantes gástricos, com fibras, lactose e gordura

Modificada de Consenso Brasileiro de Nutrição em TCTH para DECH.[32]
TNP: terapia de nutrição parenteral.

plantation for post-essential thrombocythemia and post-polycythemia vera myelofibrosis. Intern Med. 2020;59(16):1947-56.
4. Tanhehco YC, Bhatia M. Hematopoietic stem cell transplantation and cellular therapy in sickle cell disease: where are we now? Curr Opin Hematol. 2019;26(6):448-52.
5. Morris EC. Allogeneic hematopoietic stem cell transplantation in adults with primary immunodeficiency. Hematol Am Soc Hematol Educ Progr. 2020;2020(1):649-60.
6. Oliveira MC, Elias JB, Moraes DA de, Simões BP, Rodrigues M, Ribeiro AAF, et al. A review of hematopoietic stem cell transplantation for autoimmune diseases: multiple sclerosis, systemic sclerosis and Crohn's disease. Position paper of the Brazilian Society of Bone Marrow Transplantation. Hematol Transfus cell Ther. 2021;43(1):65-86.
7. Kongtim P, Ciurea SO. Who is the best donor for haploidentical stem cell transplantation? Semin Hematol. 2019;56(3):194-200.
8. Barban JB, Simões BP, Moraes BDG de C, Anunciação CR da, Rocha CS da, Pintor DCQ, et al. Brazilian Nutritional Consensus in Hematopoietic Stem Cell Transplantation: Adults Consenso Brasileiro de Nutrição em Transplante de Células-Tronco Hematopoiéticas: Adultos. Einstein. 2018;16(4):1-6.
9. Tarella C, Caracciolo D, Gavarotti P, Argentino C, Zallio F, Corradini P, et al. Overweight as an adverse prognostic factor for non-Hodgkin's lymphoma patients receiving high-dose chemotherapy and autograft. Bone Marrow Transplant. 2000;26(11):1185-91.
10. Trisolini SM, Vignetti M, Mandelli F, Meloni G, Proia A, Capria S, et al. Obesity and autologous stem cell transplantation in acute myeloid leukemia. Bone Marrow Transplant. 2001;28:365-7.
11. Nakao M, Chihara D, Niimi A, Ueda R, Tanaka H, Morishima Y, et al. Impact of being overweight on outcomes of hematopoietic SCT: A meta-analysis. Bone Marrow Transplant. 2014;49(1):66-72.
12. Le Blanc K, Ringdén O, Remberger M. A low body mass index is correlated with poor survival after allogeneic stem cell transplantation. Haematologica. 2003;88(9):1044-52.
13. Bubalo J, Carpenter PA, Majhail N, Perales MA, Marks DI, Shaughnessy P, et al. Conditioning chemotherapy dose adjustment in obese patients: a review and position statement by the American Society for Blood and Marrow Transplantation Practice Guideline Committee. Biol Blood Marrow Transplant. 2014;20(5):600-16.
14. Shultes KC, Arp C, Stockerl-Goldstein K, Trinkaus K, DeFrates S. Impact of dose-adjusted melphalan in obese patients undergoing autologous stem cell transplantation. Biol Blood Marrow Transplant. 2018;24(4):687-93.
15. Brasil. Ministério da Saúde. Agência Nacional de Vigilância Sanitária. Resolução da Diretoria Colegiada da ANVISA – RCD n. 63, de 6 de julho de 2000. Disponível em: crn3.org.br/uploads/Repositorio/2018_10_30/Resolucao-RDC-ANVISA-n-63-2000.pdf. Acessado em 2/9/2021.
16. Hung Y-C, Bauer J, Horsley P, Waterhouse M, Bashford J, Isenring E. Changes in nutritional status, body composition, quality of life, and physical activity levels of cancer patients undergoing autologous peripheral blood stem cell transplantation. Support Care Cancer. 2013;21(6):1579-86.
17. Rieger CT, Wischumerski I, Rust C, Fiegl M. Weight loss and decrease of body mass index during allogeneic stem cell transplantation are common events with limited clinical impact. PLoS One. 2015;10(12):1-13.
18. Barritta de Defranchi RL, Bordalejo A, Canueto I, Villar A, Navarro E. Evolution of nutritional status in patients with autologous and allogeneic hematopoietic stem cell transplant. Support Care Cancer. 2015;23(5):1341-7.
19. Ferreira ÉE, Guerra DC, Baluz K, De Resende Furtado W, Da Silva Bouzas LF. Nutritional status of patients submitted to transplantation of allogeneic hematopoietic stem cells: A retrospective study. Rev Bras Hematol Hemoter. 2014;36(6):414-9.
20. Fuji S, Mori T, Khattry N, Cheng J, Do Y, Yakushijin K, et al. Severe weight loss in 3 months after allogeneic hematopoietic SCT was associated with an increased risk of subsequent non-relapse mortality. Bone Marrow Transplant. 2014;50(10).
21. Muscaritoli M, Arends J, Bachmann P, Baracos V, Barthelemy N, Bertz H, et al. ESPEN practical guideline: Clinical Nutrition in cancer. Clin Nutr. 2021;40(5):2898-913.
22. van der Meij BS, de Graaf P, Wierdsma NJ, Langius J a E, Janssen JJWM, van Leeuwen P a M, et al. Nutritional support in patients with GVHD of the digestive tract: state of the art. Bone Marrow Transplant. 2013;48(4):474-82.
23. August DA, Huhmann MB, American Society for Parenteral and Enteral Nutrition (A.S.P.E.N.) Board of Directors. A.S.P.E.N. clinical guidelines: Nutrition support therapy during adult anticancer treatment and in hematopoietic cell transplantation. J Parenter Enter Nutr. 2009;33(5):472-500.
24. Andersen S, Brown T, Kennedy G, Banks M. Implementation of an evidenced based nutrition support pathway for haematopoietic progenitor cell transplant patients. Clin Nutr. 2015;34(3):536-40.
25. Hong S, Ferraro CS, Hamilton BK, Majhail NS. To D or not to D: vitamin D in hematopoietic cell transplantation. Bone Marrow Transplant. 2020;2060-70.
26. Akimbekov NS, Digel I, Sherelkhan DK, Lutfor AB, Razzaque MS. Vitamin D and the Host-gut microbiome: a brief overview. Acta Histochem Cytochem. 2020;53(3):33-42.
27. Kenny SA, Collum K, Featherstone CA, Farooki A, Jakubowski A. Impact of a replacement algorithm for vitamin D deficiency in adult hematopoietic stem cell transplant patients. J Adv Pract Oncol. 2019;10(2):109-18.
28. Chiengthong K, Cheungpasitporn W, Thongprayoon C, Lertjitbanjong P, Cato LD, Bathini T, et al. Vitamin D deficiency is not associated with graft versus host disease after hematopoietic stem cell transplantation: A meta-analysis. J Evid Based Med. 2020;13(3):183-91.
29. Jabbour J, Manana B, Zahreddine A, Al-Shaar L, Bazarbachi A, Blaise D, et al. Vitamins and minerals intake adequacy in hematopoietic stem cell transplant: results of a randomized controlled trial. Bone Marrow Transplant. 2021;56(5):1106-15.

30. Thomsen M, Vitetta L. Zinc deficits, mucositis, and mucosal macrophage perturbation: Is there a relationship? Curr Opin Clin Nutr Metab Care. 2019;22(5):365-70.
31. Nannya Y, Shinohara A, Ichikawa M, Kurokawa M. Serial profile of vitamins and trace elements during the acute phase of allogeneic stem cell transplantation. Biol Blood Marrow Transplant. 2014;20(3):430-4.
32. Pereira AZ, Vigorito AC, Almeida A de M, Candolo A de A, Silva ACL, Brandão-Anjos AE de P, et al. Brazilian Nutritional Consensus in Hematopoietic Stem Cell Transplantation: Graft-versus-host disease. Einstein. 2020;18:eAE4799.
33. Tageja N, Groninger H. Chemotherapy-induced nausea and vomiting: An overview and comparison of three consensus guidelines. Postgrad Med J. 2016;92(1083):34-40.
34. Gooptu M, Kim HT, Ho VT, Alyea EP, Koreth J, Armand P, et al. A comparison of the myeloablative conditioning regimen fludarabine/busulfan with cyclophosphamide/total body irradiation, for allogeneic stem cell transplantation in the modern era: a cohort analysis. Biol Blood Marrow Transplant. 2018;24(8):1733-40.
35. Lewandowski CG, Daudt LE, Jochims AMK, Paz A, Mello ED de. Nutritional aspects in allogeneic hematopoietic stem cell transplantation in children and adolescents in a tertiary hospital. Nutr Hosp. 2019 ;36(1):20-4.
36. Flank J, Sparavalo J, Vol H, Hagen L, Stuhler R, Chong D, et al. The burden of chemotherapy-induced nausea and vomiting in children receiving hematopoietic stem cell transplantation conditioning: A prospective study. Bone Marrow Transplant. 2017;52(9):1294-9.
37. Eduardo FP, Bezinelli LM, Gobbi M, Rosin FCP, Carvalho DLC, Ferreira MH, et al. Retrospective study of the digestive tract mucositis derived from myeloablative and non-myeloablative/reduced-intensity conditionings with busulfan in hematopoietic cell transplantation patient. Support Care Cancer. 2019;27(3):839-48.
38. Cohen MZ, Rozmus CL, Mendoza TR, Padhye NS, Neumann J, Gning I, et al. Symptoms and quality of life in diverse patients undergoing hematopoietic stem cell transplantation. J Pain Symptom Manage. 2012;44(2):168-80.
39. Amonoo HL, Massey CN, Freedman ME, El-Jawahri A, Vitagliano HL, Pirl WF, et al. Psychological Considerations in hematopoietic stem cell transplantation. Psychosomatics. 2019;60(4):331-42.
40. National Cancer Institute. Common Terminology Criteria for Adverse Events (CTCAE) verson 5.0. Disponível em: ctep.cancer.gov/protocoldevelopment/electronic_applications/docs/ctcae_v5_quick_reference_5x7.pdf. Acessado em 2/9/2021.
41. Calleja Fernández A, Pintor de la Maza B, Vidal Casariego A, Villar Taibo R, López Gómez JJ, Cano Rodríguez I, et al. Food intake and nutritional status influence outcomes in hospitalized hematology-oncology patients. Nutr Hosp. 2015;31(6):2598-605.
42. Baumgartner A, Bargetzi M, Bargetzi A, Zueger N, Medinger M, Passweg J, et al. Nutritional support practices in hematopoietic stem cell transplantation centers: A nationwide comparison. Nutrition. 2017;35:43-50.
43. Peric Z, Botti S, Stringer J, Krawczyk J, van der Werf S, van Biezen A, et al. Variability of nutritional practices in peritransplant period after allogeneic hematopoietic stem cell transplantation: a survey by the Complications and Quality of Life Working Party of the EBMT. Bone Marrow Transplant. 2018;53(8).
44. Vicenski PP, Alberti P, do Amaral DJC. Dietary recommendations for immunosuppressed patients of 17 hematopoietic stem cell transplantation centers in Brazil. Rev Bras Hematol Hemoter. 2012;34(2):86-93.
45. Sonbol MB, Jain T, Firwana B, Hilal T, Deleon T, Murad A, et al. Neutropenic diets to prevent cancer infections: updated systematic review and meta-analysis. BMJ Support Palliat Care. 2019;9(4):425-33.
46. Boyle NM, Podczervinski S, Jordan K, Stednick Z, Butler-Wu S, McMillen K, et al. Bacterial foodborne infections after hematopoietic cell transplantation. Biol Blood Marrow Transplant. 2014;20(11):1856-61.
47. Brown TJ, Mukhija D, Premnath N, Venkatraman A, Jiv Singh Nagpal S, Gupta A. Dissemination of Information on neutropenic diet by top US Cancer centers: in-line with the evidence? Nutr Cancer. 2019;71(8):1272-5.
48. Taggart C, Neumann N, Alonso PB, Lane A, Pate A, Stegman A, et al. Comparing a neutropenic diet to a food safety-based diet in pediatric patients undergoing hematopoietic stem cell transplantation. Biol Blood Marrow Transplant. 2019;25(7):1382-6.
49. Tryland M, Nesbakken T, Robertson L, Grahek-Ogden D, Lunestad BT. Human pathogens in marine mammal meat – a northern perspective. Zoonoses Public Health. 2014;61(6):377-94.
50. Hoffmann S, Fischbeck P, Krupnick A, McWilliams M. Using expert elicitation to link foodborne illnesses in the United States to foods. J Food Prot. 2007;70(5):1220-9.
51. Sacks JJ, Roberto RR, Brooks NF. Toxoplasmosis infection associated with raw goat's milk. JAMA. 1982;248:1728-32.
52. Tenter AM, Heckeroth AR, Weiss LM. Toxoplasma gondii: From animals to humans. Int J Parasitol. 2000;30(12-13):1217-58.
53. Taur Y, Xavier JB, Lipuma L, Ubeda C, Goldberg J, Gobourne A, et al. Intestinal domination and the risk of bacteremia in patients undergoing allogeneic hematopoietic stem cell transplantation. Clin Infect Dis. 2012;55(7):905-14.
54. Ubeda C, Taur Y, Jenq RR, Equinda MJ, Son T, Samstein M, et al. Vancomycin-resistant Enterococcus domination of intestinal microbiota is enabled by antibiotic treatment in mice and precedes bloodstream invasion in humans. J Clin Invest. 2010;120(12):4332-41.
55. Stoma I, Littmann ER, Peled JU, Giralt S, van den Brink MRM, Pamer EG, et al. Compositional flux within the intestinal microbiota and risk for bloodstream infection with gram-negative bacteria. Clin Infect Dis. 2020;ciaa068.
56. Peled JU, Gomes ALC, Devlin SM, Littmann ER, Taur Y, Sung AD, et al. Microbiota as predictor of mortality in allogeneic hematopoietic-cell transplantation. N Engl J Med. 2020;382(9):822-34.

57. Montassier E, Gastinne T, Vangay P, Al-Ghalith GA, Bruley Des Varannes S, Massart S, et al. Chemotherapy-driven dysbiosis in the intestinal microbiome. Aliment Pharmacol Ther. 2015;42(5):515-28.
58. Taur Y, Coyte K, Schluter J, Robilotti E, Figueroa C, Gjonbalaj M, et al. Reconstitution of the gut microbiota of antibiotic-treated patients by autologous fecal microbiota transplant. Sci Transl Med. 2018;10(460).
59. Gorshein E, Wei C, Ambrosy S, Budney S, Vivas J, Shenkerman A, et al. Lactobacillus rhamnosus GG probiotic enteric regimen does not appreciably alter the gut microbiome or provide protection against GVHD after allogeneic hematopoietic stem cell transplantation. Clin Transplant. 2017;31(5).
60. Sharma A, Tilak T, Bakhshi S, Raina V, Kumar L, Chaudhary SP, et al. Lactobacillus brevis CD2 lozenges prevent oral mucositis in patients undergoing high dose chemotherapy followed by haematopoietic stem cell transplantation. ESMO Open. 2016;1(6).
61. Zeiser R, Blazar BR. Pathophysiology of chronic graft-versus-host disease and therapeutic targets. N Engl J Med. 2017;377(26):2565-79.
62. Zeiser R, Blazar BR. Acute graft-versus-host disease – biologic process, prevention, and therapy. N Engl J Med. 2017;377(22):2167-79.
63. Bertz H, Afting M, Kreisel W, Duffner U, Greinwald R, Finke J. Feasibility and response to budesonide as topical corticosteroid therapy for acute intestinal GVHD. Bone Marrow Transplant. 1999;24(11):1185-9.
64. Sava A, Piciu A, Pasca S, Mester A, Tomuleasa C. Topical corticosteroids a viable solution for oral graft versus host disease? A systematic insight on randomized clinical trials. Med. 2020;56(7):1-8.
65. Albertini S, Ruiz MA. Nutrição em transplante de medula óssea: a importância da terapia nutricional. Arq das Ciências em Saúde. 2004;11(3):182-8.
66. Chiconato GC, Campos DJ, Thomaz AC, Moreira Funke VA, Vilela RM. Oral nutritional support to adult patients with acute intestinal Graft Versus Host Disease (GVHD): A proposal for dietary intervention as a model to clinical trials. Clin Nutr ESPEN. 2020;40:369-75.
67. Fred Hutchinson Cancer Research Center/Seattle Cancer Care Alliance. Long-term follow-up after hematopoietic stem cell transplant. General guidelines for referring physicians, 2021. Disponível em: fredhutch.org/content/dam/www/research/patient-treatment-and-support/ltfu/LTFU_HSCT_guidelines_physicians.pdf. Acessado em 2/9/2021.
68. Pereira AZ, Gonçalves SEA, Rodrigues M, Hamerschlak N, Flowers ME. Challenging and practical aspects of nutrition in chronic graft-versus-host disease. Biol Blood Marrow Transplant. 2020;26(11):e265-70.
69. Williams A, Baruah D, Patel J, Szabo A, Chhabra S, Dhakal B, et al. Prevalence and significance of sarcopenia in multiple myeloma patients undergoing autologous hematopoietic cell transplantation. Bone Marrow Transplant. 2021;56(1):225-31.
70. Liu P, Yan X, Wang B-S, Xu X-D. Three methods assess nutritional status of leukemia patients before hematopoietic stem cell transplantation. Chin Med J (Engl). 2012;125(3):440-3.
71. Jabbour J, Manana B, Zahreddine A, Saade C, Charafeddine M, Bazarbachi A, et al. Sarcopenic obesity derived from PET/CT predicts mortality in lymphoma patients undergoing hematopoietic stem cell transplantation. Curr Res Transl Med. 2019;67(3):93-9.
72. Novelli I, Fatobene G, Silva AC, Rodrigues AL, Severine A, Rocha V, et al. Phase angle and dry weight benefit nutritional management of a patient with primary myelofibrosis undergoing allogeneic hematopoietic stem cell transplantation. Clin Nutr. 2019;2(1-3):16-20.
73. Sagou K, Ozeki K, Ukai S, Adachi Y, Fukushima N, Kohno A. Impact of a nutritional risk index on clinical outcomes after allogeneic hematopoietic cell transplantation. Biol Blood Marrow Transplant. 2019;25(11):2287-96.
74. Pytlík R, Beneš P, Patorková M, Chocenská E, Gregora E, Procházka B, et al. Standardized parenteral alanyl-glutamine dipeptide supplementation is not beneficial in autologous tranplant patients: A randomized, double-blind, placebo controlled study. Bone Marrow Transplant. 2002;30(12):953-61.
75. Ladas EJ, Bhatia M, Chen L, Sandler E, Petrovic a, Berman DM, et al. The safety and feasibility of probiotics in children and adolescents undergoing hematopoietic cell transplantation. Bone Marrow Transplant. 2015;51:1-5.
76. Sharma A, Tilak T, Bakhshi S, Raina V, Kumar L, Chaudhary S, et al. Lactobacillus brevis CD2 lozenges prevent oral mucositis in patients undergoing high dose chemotherapy followed by haematopoietic stem cell transplantation. ESMO Open. 2016;1(6):e000138.
77. Gorshein E, Wei C, Ambrosy S, Budney S, Vivas J, Shenkerman A, et al. Lactobacillus rhamnosus GG probiotic enteric regimen does not appreciably alter the gut microbiome or provide protection against GVHD after allogeneic hematopoietic stem cell transplantation. Clin Transplant. 2017;31(5).
78. Andermann TM, Fouladi F, Tamburini FB, Sahaf B, Tkachenko E, Greene C, et al. A fructo-oligosaccharide prebiotic is well-tolerated in adults undergoing allogeneic hematopoietic stem cell transplantation: a phase I dose-escalation trial. medRxiv. 2021;2021.04.26.21256127.
79. Yoshifuji K, Inamoto K, Kiridoshi Y, Takeshita K, Sasajima S, Shiraishi Y, et al. Prebiotics protect against acute graft-versus-host disease and preserve the gut microbiota in stem cell transplantation. Blood Adv. 2020;4(19):4607-17.
80. Braga FTMM, Santos ACF, Bueno PCP, Silveira RCCP, Santos CB, Bastos JK, et al. Use of chamomilla recutita in the prevention and treatment of oral mucositis in patients undergoing hematopoietic stem cell transplantation: a randomized, controlled, phase II clinical trial. Cancer Nurs. 2015;38(4):322-9.
81. Salehi B, Lopez-Jornet P, Lopez EPF et al. Plant-derived bioactives in oral mucosal lesions: a key emphasis to curcumin, lycopene, chamomile, aloe vera, green tea and coffee properties. Biomolecules. 2019;9(3):106.

82. Riley P, Glenny A-M, Worthington H V, Littlewood A, Clarkson JE, McCabe MG. Interventions for preventing oral mucositis in patients with cancer receiving treatment: oral cryotherapy. Cochrane Database Syst Rev. 2015;(12):CD011552.
83. Wang L, Gu Z, Zhai R, Zhao S, Luo L, Li D, et al. Efficacy of oral cryotherapy on oral mucositis prevention in patients with hematological malignancies undergoing hematopoietic stem cell transplantation: a meta-analysis of randomized controlled trials. PLoS One. 2015;10(5):e0128763.

28 Nutrição na atenção oncológica paliativa

Federico Bozzetti
Valentina Bozzetti

RESUMO

Este capítulo se direciona ao papel potencial do suporte nutricional, especialmente parenteral, em pacientes oncológicos incuráveis. Alguns adquirem desnutrição tão avançada por conta da hipofagia que é esta condição, e não o tumor, a causa primária de óbito. Em casos selecionados, a terapia nutricional usualmente por via venosa poderá prolongar a sobrevida. O benefício é real quando se traduz em melhora da qualidade de vida desses indivíduos. A literatura aponta que isso é factível mediante suporte nutricional intravenoso domiciliar para certos pacientes e com duração determinada. A personalização da terapia, portanto, é essencial neste contexto.

▶ INTRODUÇÃO

Em 1990, a Organização Mundial da Saúde (OMS) definiu assistência paliativa como "o cuidado ativo total de pacientes cuja enfermidade não é responsiva ao tratamento curativo. O controle da dor e de outros sintomas, assim como de problemas psicológicos, sociais e espirituais é crucial. O alvo da terapêutica paliativa é atingir a melhor qualidade de vida possível para o enfermo e seus familiares".

No *Oxford Textbook of Palliative Medicine* de 1993, caracteriza-se como "o estudo e manejo de enfermos portadores de moléstia ativa, progressiva, avançada e de prognóstico reservado, tendo como foco a qualidade de vida".

Paliação significa alívio dos sintomas sem possibilidade de remoção dos fatores etiológicos, derivando da expressão latina "*pallium*", um colete quadrado que cobre e dissimula as vestes por debaixo. A nutrição poucas vezes representa uma ferramenta paliativa de senso estrito. Menos de 50% da população cancerosa incurável marcha para a fome ou deficiências nutricionais não atendidas.[1,2] Sua função não pode ser quantificada em termos de qualidade de vida apenas, uma vez que atenção nutricional e *status* nutricional adequado são relevantes também para a sobrevida, não apenas nos sadios como nos pacientes graves.

Cabe aqui salientar dois conceitos centrais para a questão. Os pacientes "oncologicamente terminais" são aqueles que esgotaram todos os recursos de controle da doença de base. No entanto, sua sobrevida poderá se estender por vários meses, em condições até certo ponto assintomáticas. Em contrapartida, o tempo de vida dos "biologicamente terminais" poderá ser da ordem de algumas semanas ou até menos, ainda que eventualmente seu câncer não esteja tão disseminado nem se tenha testado todas as abordagens terapêuticas disponíveis. À luz das ambiguidades inerentes à expressão "terminal", talvez se devesse designar o primeiro grupo como "incurável" e o segundo como "moribundo". Evidentemente, existem formas intermediárias entre esses dois extremos.

▸ ESTADO NUTRICIONAL E QUALIDADE DE VIDA

A literatura vem ao encontro do vínculo entre essas duas variáveis desde o icônico estudo de Keys[3] em 1950 sobre a inanição parcial experimental em humanos. Daly et al.[4,5] demonstraram que o porcentual de perda de peso (WL), o escore funcional do Eastern Cooperative Oncology Group (ECOG-PS) e o *Modified Glasgow Prognostic Score for Cancer* (mGPS) correlacionam-se significativamente com as escalas de Qualidade de Vida (QoL). Uma análise de regressão multivariada confirmou que uma perda de peso de 10% e um mGPS de 2 associaram-se independentemente com QoL. Também o sistema de pontuação da perda de peso ajustado ao índice de massa corporal (WLGS)[6] balizou menor sobrevida, ao mesmo tempo em que valores crescentes de perda de peso (WL) apontavam pior QoL e maior escore de sintomas (todos $P < 0{,}05$).

▸ DESNUTRIÇÃO E SOBREVIDA

O consumo acentuado de proteína corporal é o grande determinante de óbito na desnutrição. A gordura corporal possui certo efeito atenuador na perda proteica, o que respalda a sobrevida de obesos durante jejum prolongado por vários meses, e excepcionalmente até um ano. Não obstante, mesmo com estoques de adiposidade, a exaustão nitrogenada ocasiona fragmentação das miofibrilas musculares e depleção de massa magra visceral. Para adultos sem enfermidade, o valor crítico para sobrevida corresponde à redução de 33- 37% do peso usual/ideal, o que no jejum absoluto (exceto ingestão de água) costuma suceder após 60-75 dias. Tal fato é corroborado por relatos do cerco de Leningrado (Rússia) e do levante do gueto judaico de Varsóvia (Polônia), durante a II Guerra Mundial, assim como pelo jejum dos insurgentes irlandeses encarcerados nos conflitos da Irlanda do Norte.[7-9]

A Tabela 1 correlaciona o esgotamento da massa magra e o tempo para se atingir contração de 30% do seu total, um ponto de corte que usualmente já sinaliza irreversibilidade. No câncer, os achados situam-se entre os pontos A e C, todavia dependem também da existência e intensidade de depleção inicial.

TABELA 1 Esgotamento da massa corporal magra no jejum simples e complicado por agressão

Descrição	Perda nitrogenada (g d^{-1})	Dias para depleção grave (30%) de:	
		Massa muscular corporal	Massa celular corporal
A. Desnutrição crônica	3	82	139
B. Sepse ou trauma grave	20	13	20
C. Desnutrição + infecção	15	10	21

▶ CÂNCER E JEJUM

Bosaeus et al.[10] comprovaram que menor ingestão energética e declínio do peso são preditores de menor sobrevida no câncer avançado. Em circunstâncias de privação total ou subtotal de macronutrientes (geralmente por obstrução intestinal maligna), o tempo de vida é da esfera de 62 dias em enfermos explorados cirurgicamente[11-16] e de 52 dias nos acompanhados de forma conservadora[17-24] sem assistência nutricional. Para casos obstruídos que recebem alta sem programa de nutrição parenteral domiciliar (HPN), a sobrevida oscila entre 15 e 27 dias.[25-27]

▶ NUTRIÇÃO ENTERAL OU PARENTERAL?

Nutricionalmente, as duas modalidades praticamente se equivalem. Ambas são dotadas da propriedade de atenuar até certo ponto o intenso catabolismo, bem como de promover acúmulo de tecido corporal, especialmente quando acopladas a agentes anabólicos ou anticatabólicos. Dependendo da intensidade da caquexia e da duração do programa de suporte, ambas previnem a deterioração subsequente do estado nutricional. Não obstante, há diferenças palpáveis entre elas.

A nutrição parenteral é "passiva", na medida em que 1.000-2.000 kcal ou até mais são administradas de forma pouco perceptível em um período de 24 horas, sem que muitos pacientes se deem conta disto. A enteral, por sua vez, poderá se revestir de um caráter "forçado", posto que pacientes anoréticos ou com saciedade precoce poderão não tolerar volumes elevados, e se sentir com plenitude digestiva. Para a maioria das preparações enterais, um volume de 1.500 mL/dia é requerido para atender às exigências vitamínico-minerais.

A sonda nasogástrica também poderá se revestir de maior desconforto que um cateter venoso, a menos que o paciente conte com uma "ostomia" para alimentação. E naturalmente um trato digestório funcionante e compatível com o volume de suporte prescrito é indispensável.

Não se pode omitir o fato que a nutrição intravenosa é substancialmente mais dispendiosa, e suas complicações potencialmente mais ameaçadoras que as da alimentação por sondas enterais. Contudo, problemas como vômitos e diarreia secundários à nutrição enteral poderão interromper e tumultuar mais o esquema paliativo que uma hiperglicemia da alimentação venosa, usualmente de rápida compensação.

Na rotina clínica, recomenda-se a abordagem enteral especialmente para apoio nutricional prolongado, com a alternativa venosa reservada para os casos em que ela não é tolerada ou o sistema gastrointestinal não reúne condições de utilização.

▶ EFEITOS DO SUPORTE NUTRICIONAL SOBRE A QUALIDADE DE VIDA (QOL)

A nutrição é mais que a reposição de nutrientes, pois se reveste de simbolismos sociais, econômicos e religiosos. Ela é tradicionalmente configurada como uma forma de amor e dedicação aos vivos e também aos que estão próximos da morte. Um questionário respondido por 16% dos clínicos gerais classificou a nutrição como modalidade básica de atenção médica.[28] Para Miles,[29] há uma distinção entre a ótica dos profissionais da saúde, para quem nutrição é um "tratamento médico" visando atingir objetivos fisiológicos, e aquela das famílias, para as quais trata-se de "ato comunitário". Uma análise com pacientes de câncer avançado e seus familiares[30] deixou claro que eles receavam que a falta de ganho alimentar adequado conduzisse à morte por inanição. "Os pacientes revelaram que queriam comer e se esforçavam para isso, entretanto, sem consegui-lo. Seus parentes, por sua vez, sentiam-se frustrados e impotentes por não serem capazes de ajudar." Ambos os grupos manifestaram-se a favor de iniciativas como a nutrição parenteral domiciliar.

Para Calman,[31] "qualidade de vida é um reflexo da diferença entre as expectativas e esperanças de um indivíduo e sua experiência presente naquele momento". Nesse contexto, o apoio nutricional contribui para a qualidade de vida de muitos casos de câncer avançado (porém, não moribundos). Ele não deve ser entendido como uma alimentação forçada de quem não está carente de alimentos, atendendo ao contrário ao desejo dos que receiam a inanição, por incapacidade de prover sozinhos suas necessidades orais.

▶ CATETERISMO CENTRAL DISPONÍVEL

Já foi assinalado que a via enteral é de regra a primeira escolha, porém é imperioso levar em conta possíveis dificuldades com anorexia, saciedade precoce, disgeusia e náuseas. Para quem já conta com um acesso venoso central por outras razões, como é o caso de certos pacientes oncológicos, a adição de soluções nutritivas parenterais poderá se revelar uma opção vantajosa e pouco intrusiva.[32]

▶ RESULTADOS DA TERAPIA NUTRICIONAL

Estudos empíricos sobre qualidade de vida com suporte nutricional paliativo são escassos e limitados, o que representa uma barreira para sua interpretação (Naghibi et al.[33]). Pequena série antiga com apenas 17 enfermos indicou que para 14 (82%), a terapia provou-se muito benéfica ou benéfica.[34] Outras casuísticas[35-37] sugerem melhora temporária em pelo menos alguns domínios da QoL. Em uma investigação recente,[38] os escores do Questionário de Impacto da Nutrição Parenteral não revelaram diferenças entre casos tratados por câncer e aqueles com outras moléstias, como doença inflamatória intestinal.

▶ POR QUE NÃO É FÁCIL CORRELACIONAR QOL COM NUTRIÇÃO PARENTERAL DOMICILIAR?

1. Para toda doença incurável, à medida que o fim se aproxima, a qualidade de vida se deteriora. Isso se demonstrou em um protocolo parenteral domiciliar em que a QoL se manteve razoavelmente estável até os últimos 2-3 meses da enfermidade.[39]
2. Os distintos domínios da QoL e os fatores que a impactam são múltiplos e heterogêneos, tornando improvável que uma só intervenção possua o condão de melhorá-los. Ao invés de se alicerçar nas informações da literatura, seria mais oportuno dialogar com o paciente.
3. Em síntese, os dados disponíveis de QoL são compatíveis com benefícios de curta duração ou com manutenção da QoL durante a terapia nutricional.

Vale recordar artigo[37] em que a carga de trabalho dos cuidadores familiares durante nutrição parenteral domiciliar de duas semanas foi averiguada. Nenhuma alteração foi relatada, ainda que se possa especular que estes já fossem pacientes trabalhosos desde o momento em que receberam alta para casa.

▶ OS EFEITOS SOBRE A SOBREVIDA

A sobrevida mais longa é possível apenas quando a morte por inanição ocorreria antes daquela deflagrada pela moléstia oncológica. Na prática, isso diz respeito somente a pacientes hipofágicos, (sub)ocluídos, paucissintomáticos, com estado funcional aceitável, órgãos vitais não comprometidos (fígado, pulmões, cérebro) e com expectativa de vida superior a 2-3 meses.

▶ INDICAÇÕES PRINCIPAIS

Os candidatos à nutrição parenteral domiciliar tipicamente compreendem casos de carcinomatose peritonial por tumores de crescimento lento (ovário, alguns neuroendócrinos, alguns gastrointestinais), ao lado de determinadas neoplasias de retroperitônio. A nutrição enteral domiciliar, por sua vez, via gastrostomia ou jejunostomia, estaria bem direcionada para casos recidivados de câncer de cabeça e pescoço, com grave hipofagia e odinofagia.

Em sua maioria, os estudos clínicos com essas populações vêm ao encontro das seguintes premissas:

1. A nutrição parenteral domiciliar poderá se configurar como a única forma de suporte para certos pacientes oncológicos incuráveis. Mesmo quando se inicia de forma apenas suplementar, na medida em que a enfermidade progride, acaba se convertendo em exclusiva.
2. Uma postura divergente foi adotada por Uster et al.[38] sob a forma de terapia exclusivamente oral mediante aconselhamento dietético, reforçado quando apropriado por suplementos também orais. Não logrou nenhum benefício significativo em uma série de casos incuráveis.
3. Idealmente, ensaios randomizados e controlados deveriam ser conduzidos, a fim de dirimir os pontos obscuros do tratamento. Todavia, haveria impedimentos éticos para oferecer apoio nutricional para um grupo e deixar a população-controle sem assistência, mesmo em face de hipofagia e desnutrição.
4. O resultado primário colimado é retardar a morte prematura por deterioração nutricional.
5. A hipótese é que enquanto a carga de sintomas se comprovar como aceitável para o paciente, as chances de melhor qualidade de vida se situam no lar e não no hospital.

▶ MORTE POR INANIÇÃO *VERSUS* MORTE CANCEROSA

Um dos pontos cruciais, ao qual já se aludiu diversas vezes, é distinguir os pacientes que falecerão antes da malignidade daqueles em que a desnutrição é que se tornará fatal mais rapidamente. Entretanto, a própria previsão global da sobrevida se defronta com fortes desafios. A definição torna-se muito fácil quando a deterioração clínica é bastante acentuada, e o enfermo se encontra na iminência de falecer. Com muitas semanas ou meses de antecedência as incertezas crescem. Estima-se que os cálculos usuais de tempo restante de vida superestimem tal prazo, além de trazer embutido um desvio-padrão muito amplo, da ordem de ± 33%.[39] Dúvidas de análoga magnitude cercam a estimativa da capacidade de prosseguir com alimentação oral.[40,41] Para o grupo de trabalho da European Association for Palliative Care,[42] a previsão da sobrevida no câncer é subjetiva, pouco reprodutível e poderá superestimar tal duração em três até cinco vezes. Quanto mais distante o horizonte, menos confiável será o resultado da estimativa (Efeito Horizonte).

Em nosso estudo com algumas centenas de casos incuráveis, todos participando de um programa de alimentação parenteral domiciliar, um nomograma de sobrevida foi construído,[43] com razoável acurácia para 3 e 6 meses de duração.[44] Ele poderia ser acoplado com a recomendação antiga de que no mínimo dois meses de sobrevida são necessários para se cogitar de terapia nutricional em domicílio.[45]

▶ EXPERIÊNCIA CLÍNICA

No Hospital Molinette de Torino (Itália),[46] a nutrição parenteral domiciliar foi indicada para 125 casos incuráveis, todos se coadunando com as diretrizes terapêuticas da ESPEN.[47] Os casos efetivos foram 89, posto que 36 eventualmente declinaram por falta de cuidador, transferência para instituição de longa permanência e outras razões. Comparados com controles não tratados, as variáveis demográficas, clínicas e prognósticas não evidenciaram diferenças (idade, gênero, localização e estadiamento tumoral, IMC, perda de peso, avaliação global subjetiva gerada pelo paciente e índices funcionais ECOG e mGPS). Os casos com apoio nutricional sobreviveram quase o triplo dos não tratados, e a análise multivariada atribuiu ao suporte nutricional a característica de variável mais robusta.

▶ A SUPRESSÃO DA TERAPIA NUTRICIONAL NO CÂNCER INCURÁVEL

Há debates éticos a respeito das questões de não se iniciar um tratamento, em contraposição à retirada de um já em curso. Muitos profissionais da saúde sentem-se confortáveis em não introduzir novas iniciativas na dependência do quadro clínico e do prognóstico, no entanto, hesitam eticamente em suprimir algo já prescrito. Analogamente, há menos incertezas a respeito de não ressuscitar ou restringir as condutas perante órgãos que entram em falência naturalmente, e não por razões iatrogênicas. As dúvidas assumem maior vulto na eventualidade de terapêuticas instituídas de longa data.

▶ DIÁLOGO MÉDICO-PACIENTE

À luz desses dilemas, um diálogo franco e transparente com o paciente e sua família é mandatório desde o início, deixando bem patentes os objetivos da terapia nutricional, bem como o fato de que sua manutenção só se justificará se os resultados corresponderem às expectativas. Somente dessa forma a eventual interrupção não deflagrará excessivo impacto emocional. Desde o primeiro contato, serão enfatizadas as potenciais vantagens da terapia domiciliar, contrabalançadas pela exigência de cuidador(es), os custos e riscos do tratamento, e as expectativas de progressão do tumor. Cumpre esclarecer que sintomas e queixas não relacionados à desnutrição e caquexia não serão atenuados pelo aporte de nutrientes. A meta é conservar as condições iniciais por algum tempo, desde que sejam julgadas aceitáveis pelo enfermo.

▶ O PACIENTE E A SUSPENSÃO DO APOIO NUTRICIONAL

A futura suspensão do tratamento não pode ser omitida e dependerá em parte do próprio interessado (paciente), ou seja, da autopercepção do seu estado, ao lado da evolução da enfermidade propriamente dita. Poucas vezes o paciente é capaz de estimar seu próprio prognóstico, razão pela qual se deverá explicitar que o apoio nutricional será mantido enquanto as metas traçadas forem atingidas. Quando isso não suceder mais, o regime se tornará "menos intensivo".

▶ PRECAUÇÕES NO PERÍODO DE TRANSIÇÃO

O estado geral do enfermo poderá se deteriorar progressivamente, funções vitais como hepática e pulmonar poderão marchar para a falência, impactando a continuidade do regime nutricional, ou os sintomas se demonstrarem refratários ao tratamento comprometendo a qualidade de vida. Ocorrências como essas presidem a transição do suporte nutricional para simples hidratação paliativa. Em nossa experiência introduz-se soro glicosado a 5% ou 10% com alguns aminoácidos essenciais e eletrólitos. Os pacientes não devem se sentir negligenciados, transmitindo-se a mensagem de que o acompanhamento persiste, entretanto, com nova trajetória.

REFERÊNCIAS

1. McCann RM, Hall WJ, Groth-Juncker A. Comfort care for terminally ill patients. The appropriate use of nutrition and hydration. JAMA. 1994;272:1263-6.
2. Morasso G, Capelli M, Viterbori P, Di Leo S, Alberisio A, Costantini M, et al. Psychological and symptom distress in terminal cancer patients with met and unmet needs. J Pain Symptom Manage. 1999;17(6):402-9.
3. Keys A, Brozek J, Henschel A, et al. The biology of human starvation. Minneapolis: University of Minnesota Press; 1950.
4. Daly LE, Dolan RD, Power DG, Ní Bhuachalla É, Sim W, Cushen SJ, et al. Determinants of quality of life in patients with incurable cancer. Cancer. 2020 Jun 15;126(12):2872-82.
5. Daly L, Dolan R, Power D, Ní Bhuachalla E, Sim W, Fallon M, et al. The relationship between the BMI-adjusted weight loss grading system and quality of life in patients with incurable cancer. J Cachexia Sarcopenia Muscle. 2020 Feb;11(1):160-8.
6. Martin L, Senesse P, Gioulbasanis I, Antoun S, Bozzetti F, Deans C, et al. Diagnostic criteria for the classification of cancer-associated weight loss. J Clin Oncol. 2015;33:90-9.
7. Brozek J, Well S, Keys A. Medical aspects of semistarvation in Leningrad siege (1941-1942). Am Rev Sov Med. 1946;4:70-86.
8. Fliederbaum J. Clinical aspects of hunger disease in adults. In: Winick M (ed.). Hunger disease: studies by the Jewish physicians in the Warsaw Ghetto. New York, NY: John Wiley and Sons; 1979. p.11-43.
9. Winick M (ed.). Hunger disease: studies by the Jewish physicians in the Warsaw Ghetto. New York, NY: John Wiley and Sons; 1979.
10. Bosaeus I, Daneryd P, Lundholm K. Dietary intake, resting energy expenditure, weight loss and survival in cancer patients. J Nutr. 2002;132(11 Suppl):3465S-3466S.
11. Piver MS, Barlow JJ, Lele SB, Frank A. The management of ovarian cancer induced by intestinal obstruction. Gynecol Oncol. 1982;13:44-9.
12. Tunca JC, Buchler DA, Mack EA, Ruzuzka FF, Crowley JJ, Carr WF. The management of ovarian-cancer caused bowel obstruction. Gynecol Oncol. 1981;12:186-92.
13. Krebs HB, Goplerud DR. Surgical management of bowel obstruction in advanced ovarian cancer. Obstet Gynecol. 1983;61:327-30.
14. Baines M, Oliver DJ, Carter RL. Medical management of intestinal obstruction in patients with advanced malignant disease. Lancet. 1985;ii:990-4.
15. Gemlo B, Rayner AA, Lewis B, Wong A, Viele CS, Ungaretti JR, et al. Home support of patients with end-stage malignant bowel obstruction using hydration and venting gastrostomy. Am J Surg. 1988;152:100-4.
16. Rubin SC, Hoskins WJ, Benjamin I, Lewis JL. Palliative surgery for intestinal obstruction in advanced ovarian cancer. Gynecol Oncol. 1989;34:16-9.
17. Hardy J, Ling J, Mansi J, Isaacs R, Bliss J, A'Hern R, et al. Pitfalls in placebo controlled trials in palliative care: desamethasone for the palliation of malignant bowel obstruction. Pall Med. 1998;12:437-42.
18. Laval G, Girardier J, Lassaunniere J, Leduc B, Haond C, Schaerer R. The use of steroids in the management of inoperable intestinal obstruction in terminal patients: do they remove the obstruction? Palliat Med. 2000;14:3-10.
19. Ripamonti C, Mercadante S, Groff L, Zecca E, De Conno F, Casuccio A. Role octreotide, scopolamine butylbromide, and hydration in symptom control of patients with inoperable bowel obstruction and nasogastric tubes: a prospective randomised trial. J Pain Symptom Manage. 2000;19:23-34.
20. Mercadante S, Ripamonti C, Casuccio A, Zecca E, Groff L. Comparison of octreotide and hyoscine butylbromide in controlling gastrointestinal symptoms due to malignant inoperable bowel obstruction. Supp Care Cancer. 2000;8:188-91.
21. Mystakidou K, Tsilika E, Kalaidodoulou O, Chondros K, Georgaki S, Papadimitriou L. Comparison of octreotide administration versus conservative treatment in the management of inoperable bowel obstruction in patients with far advanced cancer: a randomised, double-blind, controlled clinical trial. Anticancer Res. 2000;22:1187-92.
22. Weber C, Zulian GB. Malignant irreversible intestinal obstruction: the powerful association of octreotide to corticosteroids, antiemetics, and analgesics. Am J Hosp Palliat Care. 2009;26:84-8.
23. Hisanaga T, Shinjo T, Morita T, Nakajima N, Ikenaga M, Tanimizu M, et al. Multicenter prospective study on efficacy and safety of octreotide for inoperable malignant bowel obstruction. Jpn J Clin Oncol. 2010;40:739-45.
24. Romeo MI, de Los LLanos Gil M, Cuadra Urteaga JL, Vila L, Ahlal S, Indacochea A, et al. Outcome prognostic factors in inoperable malignant bowel obstruction. Support Care Cancer. 2016;24:4577-86.
25. Mercadante S. Bowel obstruction in home-care cancer patients: 4 years experience. Supportive Care in Cancer. 1995;3:190-3.
26. Porzio G, Aielli F, Verna L, Galletti B, Shoja E Razavi G, et al. Can malignant bowel obstruction in advanced cancer patients be treated at home? Supportive Care Cancer. 2011;19:431-3.
27. Mangili G, Franchi M, Mariani A, Zanaboni F, Rabaiotti E, Frigerio L, et al. Octreotide in the management of bowel

obstruction in terminal ovarian cancer. Gynecol Oncol. 1996;61:345-8.

28. Hodges MO, Tolle SW, Stocking C, Cassel CK. Tube feeding. Internists' attitudes regarding ethical obligations. Arch Intern Med. 1994 May 9;154(9):1013-20.
29. Miles SH. Futile tube feeding at the end of life: family virtues and treatment decisions. Theor Med. 1989;8:293-302.
30. Orrevall Y, Tishelman C, Herrington MK, Permert J. The path from oral nutrition to home parenteral nutrition: a qualitative interview study of the experiences of advanced cancer patients and their families. Clin Nutr. 2004;23(6):1280-7.
31. Calman KC. Quality of life in cancer patients – an hypothesis. J Med Ethics. 1984;10(3):124-7.
32. Scolapio JS, Picco MF, Tarrosa VB. Enteral versus parenteral nutrition: the patient's preference. JPEN J Parenter Enteral Nutr. 2002 Jul-Aug;26(4):248-50.
33. Naghibi M, Smith TR, Elia M. A systematic review with meta-analysis of survival, quality of life and cost-effectiveness of home parenteral nutrition in patients with inoperable malignant bowel obstruction. Clin Nutr. 2015;34(5):825-37.
34. August DA, Thorn D, Fisher RL, Welchek CM. Home parenteral nutrition for patients with inoperable malignant bowel obstruction. JPEN J Parenter Enteral Nutr. 1991;15(3):323-7.
35. Cotogni P, De Carli L, Passera R, et al. Longitudinal study of quality of life in advanced cancer patients on home parenteral nutrition. Cancer Med. 2017;6(7):1799-806.
36. Bozzetti F, Cozzaglio L, Biganzoli E, Chiavenna G, De Cicco M, Donati D, et al. Quality of life and length of survival in advanced cancer patients on home parenteral nutrition. Clin Nutr. 2002;21(4):281-8.
37. Santarpia L, Bozzetti F. Acute impact of home parenteral nutrition in patients with late-stage cancer on family caregivers: preliminary data. Support Care Cancer. 2018 Feb;26(2):667-71.
38. Uster A, Ruehlin M, Mey S, Gisi D, Knols R, Imoberdorf R, et al. Effects of nutrition and physical exercise intervention in palliative cancer patients: A randomized controlled trial. Clin Nutr. 2018 Aug;37(4):1202-9.
39. Hui D. Prognostication of survival in patients with advanced cancer: predicting the unpredictable? Cancer Control. 2015;22(4):489-97.
40. Hamano J, Kizawa Y, Maeno T, Nagaoka H, Shima Y, Maeno T. Prospective clarification of the utility of the palliative prognostic index for patients with advanced cancer in the home care setting. Am J Hosp Palliat Care. 2014;31(8):820-4.
41. Hung CY, Wang HM, Kao CY, Lin YC, Chen JS, Hung YS, et al. Magnitude of score change for the palliative prognostic index for survival prediction in patients with poor prognostic terminal cancer. Support Care Cancer. 2014;22(10):2725-31.
42. Maltoni M, Caraceni A, Brunelli C, Broeckaert B, Christakis N, Eychmueller S, et al.; Steering Committee of the European Association for Palliative Care. Prognostic factors in advanced cancer patients: evidence-based clinical recommendations – a study by the Steering Committee of the European Association for Palliative Care. J Clin Oncol. 2005;23(25):6240-8.
43. Bozzetti F, Santarpia L, Pironi L, et al. The prognosis of incurable cachectic cancer patients on home parenteral nutrition: a multi-centre observational study with prospective follow-up of 414 patients. Ann Oncol. 2014;25(2):487-93.
44. Bozzetti F, Cotogni P, Lo Vullo S, Pironi L, Giardiello D, Mariani L. Development and validation of a nomogram to predict survival in incurable cachectic cancer patients on home parenteral nutrition. Ann Oncol. 2015 Nov;26(11):2335-40.
45. Bozzetti F, Amadori D, Bruera E, et al. Guidelines on artificial nutrition versus hydration in terminal cancer patients. European Association for Palliative Care. Nutrition. 1966;12(3):163-7.
46. Cotogni P, Ossola M, Passera R, Monge T, Fadda M, De Francesco A, et al. Home parenteral nutrition versus artificial hydration in malnourished patients with cancer in palliative care: a prospective, cohort survival study. BMJ Support Palliat Care. 2020 Aug 21:bmjspcare-2020-002343.
47. Arends J, Bachmann P, Baracos V, Barthelemy N, Bertz H, Bozzetti F, et al. ESPEN guidelines on nutrition in cancer patients. Clin Nutr. 2017 Feb;36(1):11-48.

29 Indicações, modalidades e resultados do transplante intestinal

Terán Darío
Gabriel E. Gondolesi

RESUMO

O transplante intestinal já é uma realidade para crianças e adultos dependentes de nutrição parenteral domiciliar, ou seja, há mais de dois anos nesta modalidade. Sua indicação abrange todas as formas de falência intestinal, das quais a predominante é a síndrome do intestino curto. Ainda há relativamente poucos centros experientes nesta área devido aos desafios técnicos, econômicos e sociais envolvidos. Não obstante, a sobrevida de cinco anos e a qualidade de vida já tendem a mimetizar os bons resultados observados com outros transplantes viscerais de uso corrente.

▶ INTRODUÇÃO

A insuficiência intestinal (FI) foi definida por Fleming e Remington como o transtorno ocasionado pela redução da massa funcional do intestino abaixo do mínimo indispensável para digestão e absorção dos alimentos.[1] A Sociedade Europeia de Nutrição Clínica e Metabolismo (ESPEN) detalha que a falha de absorção pode compreender não somente macronutrientes como ainda água e eletrólitos, e para sua devida exclusão não pode haver exigências de suplementação venosa no intuito de assegurar a saúde ou o crescimento. Na hipótese de dependência de reposições venosas, a insuficiência intestinal passa a ser designada como falência intestinal.[2,3]

Modalidades de falência

- Tipo I: afecção aguda e geralmente autolimitada. Ocorre em cerca de 15% dos enfermos submetidos a cirurgias abdominais de grande porte, ou ainda em situações críticas como trauma cranioencefálico, pneumonia e pancreatite aguda. Requer tipicamente nutrição parenteral de curto prazo, até a normalização da função digestória.
- Tipo II: entidade aguda protraída por semanas ou meses, usualmente em pacientes metabólica ou hemodinamicamente instáveis. É infrequente, subordinando-se a situações não resolvidas de politrauma, volvo intestinal, isquemia mesentérica, perfurações intestinais ou deiscências anastomóticas.

- Tipo III: são os casos prolongados e graves, efetivamente encaminhados a serviços de síndrome do intestino curto (SIC) e reabilitação intestinal. Prendem-se a quadros tanto locais como sistêmicos progressivos ou devastadores, muitas vezes já submetidos a uma ou mais intervenções cirúrgicas intestinais prévias, abrangendo moléstia de Crohn, enterite actínica, polipose familiar do cólon, pseudo-obstrução intestinal crônica, linfangiectasia intestinal ou esclerose sistêmica (esclerodermia). Neonatos e outros casos pediátricos não estão isentos, tais como portadores de gastrosquise, atresia intestinal, enfermidade de inclusão de microvilosidades ou displasia epitelial intestinal. Dependendo da extensão e etiologia, a nutrição parenteral (NP) poderá ser descontinuada após 1-2 anos em 20-50% dessa população, existindo obviamente eventualidades irreversíveis, que demandarão o suporte por toda a vida.

Perfis fisiopatológicos da falência intestinal

Cinco itens *são* salientados usualmente:

1. Síndrome do intestino curto.
2. Fístulas intestinais associadas.
3. Dismotilidade entérica.
4. Obstrução mecânica.
5. Lesões extensas da mucosa do delgado.[2,3]

A SIC é a mais comum, principalmente na modalidade com jejunostomia terminal. Múltiplas fístulas, inclusive proximais conduzindo a espoliação equivalente à SIC, ocorrem também. A SIC é secundária a ressecções extensas motivadas em crianças por gastrosquise, enterite necrotizante, volvo ou má rotação. Em adultos prevalecem isquemia mesentérica, trauma, volvo, enterite actínica, moléstia de Crohn e complicações graves de cirurgia abdominal (fístulas e outras).

As formas mais encontradas de SIC abarcam ostomia terminal (tipo I), sem válvula ileocecal (VIC) e sem cólon. Se o delgado se anastomosa com o cólon esquerdo, ainda sem VIC e sem o cólon direito, temos o tipo II. A categoria menos assídua é a de tipo III, onde alguma extensão de íleo, VIC e todo o cólon encontram-se no trânsito, anastomosadas ao jejuno (Figura 1).[4,5]

Prognostica-se que adultos com < 100 cm de intestino delgado ou pediátricos com < 40 cm, com jejunostomia terminal ou anastomose colônica sem VIC, e há mais de 2 anos em NP, correm risco > 90% para dependência permanente de NP, no intuito de manter o equilíbrio hidroeletrolítico e nutricional.[6,7] São, portanto, candidatos a técnicas auxiliares de restabelecimento do trânsito (em caso de estomia) ou a procedimentos de alongamento intestinal.[4,5,8,9]

Nutrição parenteral domiciliar

Essa modalidade surgiu a partir de 1968 justamente na tentativa de assegurar a sobrevivência a longo prazo desses casos refratários.[10-12] Foi aproximadamente na mesma época que se procedeu ao primeiro transplante intestinal isolado (TII) por Lillehei et al., em 1967,[13-15] seguido por Starzl et al. com o transplante multivisceral (MTV). Na América Latina, os pioneiros do TII foram Massayuki Okumura e outros, do Hospital das Clínicas de São Paulo, em 1968.[16]

Como sabido, a era dos transplantes atrasou-se por cerca de mais duas décadas, mercê da falta de imunossupressores adequados e de insuficiente padronização das técnicas, enquanto a NP se beneficiava de avanços como os cateteres implantáveis tipo Broviack ou tipo Hickman.[17,18] Paralelamente acumu-

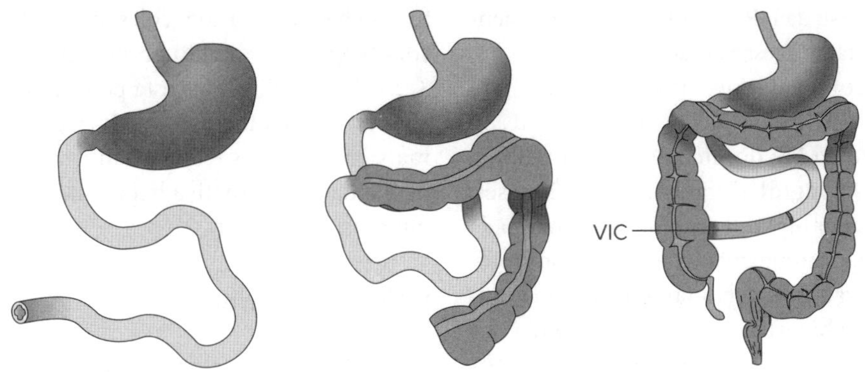

FIGURA 1 Classificação em função do tipo de anastomose.

lou-se conhecimento mais aprofundado dos desafios dessa população em termos do próprio acesso venoso (tromboses e inviabilização dos acessos, infecções recorrentes e graves), como ainda dos danos hepáticos da NP muito prolongada. Ela permanece como suporte de referência em função do qual se indica ou não o transplante intestinal.[19-23]

▶ INDICAÇÕES ATUAIS

Uma publicação clássica de 2001[23] foi atualizada em 2019 por Kaufman et al.[24] Abrangem-se entre os candidatos aqueles com intestino delgado ultracurto (menos de 10 cm em crianças e 20 cm em adultos); duodenostomia terminal; enfermidade de inclusão de microvilosidades; múltiplas fístulas; abdome congelado (suboclusão por aderências generalizadas impenetráveis); enterite actínica; insuficiência intestinal pós-cirurgia bariátrica, após perda de 2-4 acessos venosos da região superior do corpo (sistema cava superior); outros que pela duração e gravidade da disfunção intestinal, demandam assistência de um serviço de reabilitação e transplante intestinal. Cabe aos profissionais da saúde familiarizar-se com essas situações, pois o encaminhamento precoce a um centro especializado eleva sobremaneira as perspectivas de sucesso. O oposto também é verdadeiro, na medida em que casos tardios acumulam complicações e acabam inviáveis para o transplante.[20,23,24]

Intercorrências da NP domiciliar de longo curso

Estas são indicações de transplante de grande proeminência, na medida em que casos difíceis devem ser recomendados o quanto antes. Não são aceitáveis na atualidade mais que 1-4 infecções do cateter/1.000 dias, mais que 5-28% de tromboses de acesso venoso, e mais que 47% de alterações bioquímicas ou histológicas hepáticas após cinco anos. A propósito do dano hepático, sabe-se que ele sofre a interferência negativa da reduzida extensão do intestino remanescente ou ausência de circulação êntero-hepática, de extremos etários (prematuros e aqueles com início do suporte > 60 anos), do número e tipo de infecções do cateter. O advento de misturas lipídicas seguras e o manejo mais padronizado dessa população deslocou a lesão hepática para a segunda posição dentre as indicações por fracasso da NP. A primeira correntemente é a falta de acessos vasculares.[25-27]

Os pontos de corte mais adotados para inclusão em lista de espera de transplante, no contexto da NP domiciliar, são bilirrubina total > 4,5 mg/dL durante mais de 2 meses, ou qualquer hiperbilirrubinemia combinada com hipoalbuminemia ou tempo de protrombina (razão internacional normalizada) aumentado; hipertensão portal sinalizada por hiperesplenismo ou queda de plaquetas > 1 mês sem infecção concomitante; trombose de 3 dos 4 acessos venosos mais importantes (subclávias e jugulares internas), ou ainda de uma das veias braquiocefálicas em crianças (em adultos isso não é rotineiro); e internações frequentes em unidade de cuidados intensivos por complicações da terapêutica, particularmente em crianças com duas ou mais admissões por insuficiência cardiorrespiratória, requerendo ventilação mecânica ou inotrópicos, precipitadas por sepse ou outras complicações da insuficiência intestinal.

TII *versus* MTV

A modalidade isolada de transplante intestinal é apropriada para aqueles sem disfunção hepática ou com colestase, entretanto com biópsia apontando fibrose leve (< grau 3, escala Metavir), pois esta poderá regredir após o transplante e fim da NP. Hepatopatias mais progressivas e outras anormalidades demandarão alternativa hepatointestinal ou multivisceral (Figura 2).

Indicações raras

Dentre situações em pequeno número contam-se tumores desmoides intra-abdominais invasivos em adolescentes e adultos, infarto intestinal difuso com insuficiência hepática, retransplante após perda do primeiro enxerto, alterações hidroeletrolíticas recorrentes que persistem com a NP, trato gastrointestinal gravemente comprometido e sem possibilidade de reconstrução, possível melhora da qualidade de vida mediante transplante, trombose portomesentérica difusa (grau 4),[28,29] miopatias e neuropatias viscerais generalizadas, polipose entérica extensa (síndrome de Peutz-Jeghers) com lesões pré-malignas ou malignas, porém ainda com chance de cura,[30,31] ao lado de casos selecionados de tumores como hepatoblastoma, carcinoma hepatocelular e tumores neuroendócrinos ou estromais (GIST).[32]

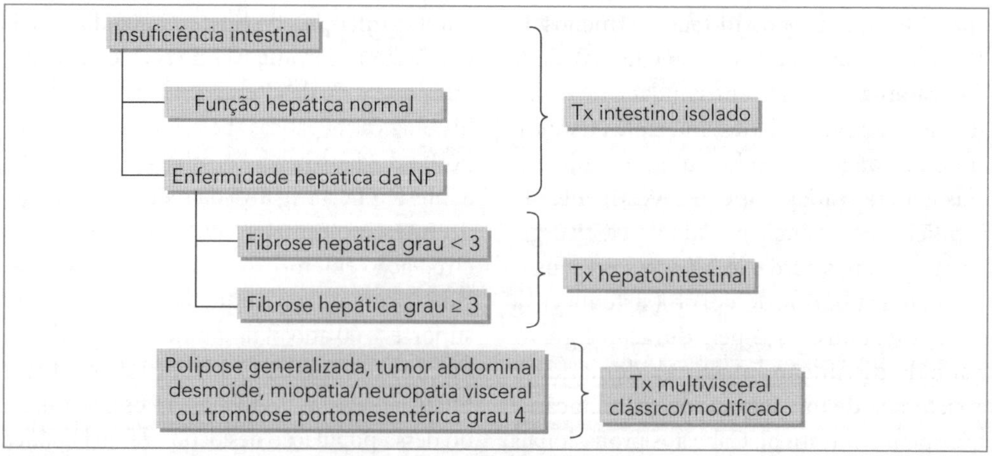

FIGURA 2 Modalidades de transplante intestinal. NP: nutrição parenteral; Tx: transplante.

▸ CONTRAINDICAÇÕES DO TRANSPLANTE

São de hábito eliminados casos com enfermidade sistêmica, neoplasia disseminada ou irresecável, imunodeficiência ou insuficiência cardiopulmonar avançada, e comprometimento neurológico irreversível. Na atualidade, o maior impedimento não é nenhum desses tradicionais, mas a ausência completa de acessos vasculares. Nos candidatos a retransplante, uma barreira relativa é a hipersensibilização, com altos títulos de anticorpos específicos contra o doador, sem resposta ao tratamento dessensibilizante.[33]

▸ VARIANTES DO TRANSPLANTE

Como se aludiu, o transplante iniciou-se com intestino isolado,[14] complementado pela técnica hepatointestinal (fígado, pâncreas e intestino)[34] e logo a seguir pela multivisceral (estômago, fígado, pâncreas, baço e intestino).[35,36] Todos foram concebidos a partir de modelos experimentais em roedores, caninos ou suínos.[37,38] Graças a avanços técnicos e logísticos, é possível remover fígado, intestino e pâncreas de forma completa e padronizada do mesmo doador, preservando sua funcionalidade.[39]

▸ CIRURGIA DO DOADOR

Quando nova parede abdominal também é necessária (operações prévias que destruiram a parede), usa-se incisão subcostal bilateral, acompanhando os músculos retos do abdome até a arcada femural. De outro modo, a incisão é a clássica toracoabdominal mediana.[40] Em alguns casos, se abrem as bainhas dos retos abdominais que também são aproveitadas na reconstrução da parede do receptor (Figura 3).[41]

As dissecções vasculares dependem logicamente dos órgãos a serem utilizados e da modalidade (cada um separado ou em bloco) (Figura 4). No que tange ao intestino, tornou-se praticamente rotina preservar a válvula ileocecal e o cólon direito no enxerto.[42,43]

Lavagem e resfriamento dos órgãos removidos

Faz parte de qualquer procedimento de transplante de órgão sólido perfundir previamente as vísceras por via transaórtica para sua melhor preservação. Quando a solução de Wisconsin é selecionada, empregam-se 150 mL/kg de peso do doador. Com a mistura histidina-triptofano-cetoglutarato (HTK) aplica-se o dobro (300 mL/kg). Não parece

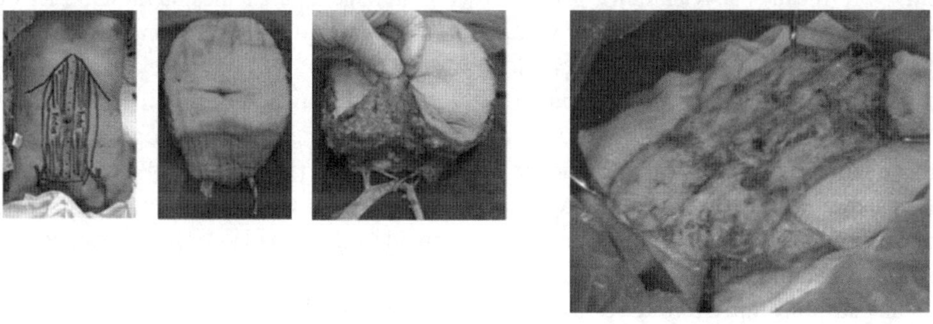

FIGURA 3 Aproveitamento das bainhas dos músculos retos do doador na reconstrução da parede abdominal do receptor.

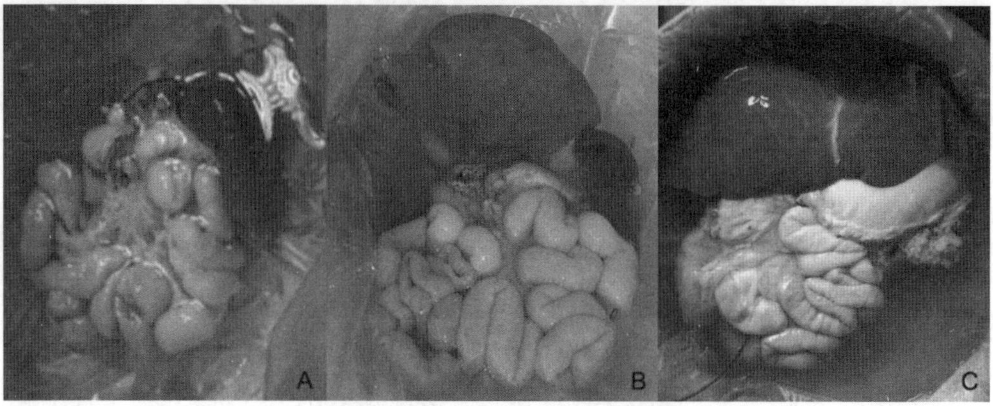

FIGURA 4 Exemplos de enxertos intestinais. (A) Intestino isolado (o baço na imagem não faz parte). (B) Combinado hepatointestinal. (C) Multivisceral.

haver grandes diferenças entre as duas, que são as mais populares, no tocante à função inicial do enxerto, bem como às complicações do receptor.[44] Aconselha-se não transplantar o baço quando isso for factível, preservando o original do receptor, para diminuir a incidência da doença do enxerto *versus* hospedeiro.[45] Um estudo do nosso grupo comprovou que em transplantes multiviscerais incluindo o intestino removido do mesmo doador, a técnica se revelou perfeitamente factível e houve menos disfunção primária dos órgãos (Figura 5).[46]

▸ DOADOR VIVO RELACIONADO (DVR)

Em 1971, Alican et al. relataram o primeiro transplante intestinal com doador vivo, uma criança de 8 anos que recebeu 90 cm de delgado da sua mãe. Tal como ocorria em tempos pioneiros, a intervenção fracassou já aos sete dias, com extensa necrose do enxerto.[47] Sucederam-se outras tentativas análogas em crianças, inclusive entre gêmeos, ao lado de alguns casos adultos.[48-50] Em 1997, Gruessner et al. padronizaram a retirada de 120 cm de íleo distal, sem sacrificar os últimos centímetros do íleo e a válvula ileocecal do doador, pois se buscava aproveitar esse segmento do receptor.[51,52] Entre 2012 e 2019, 38 desses transplantes intervivos foram documentados nos Estados Unidos, Japão e China.[53,54] Também no que concerne a transplante hepatointestinal com doador vivo há seis casos, com intervenções simultâneas ou sequenciais.[55] Note-se que essas operações ainda carecem de indicações bem definidas e as informações sobre resultados a longo prazo são escassas.

▸ CIRURGIA DO RECEPTOR

Transplante intestinal isolado

Há duas variantes cirúrgicas conforme a reconstrução da veia mesentérica superior: com drenagem para a mesma mesentérica ou para o território sistêmico (veia cava) (Figuras 6, 7 e 8).[56-58]

A reconstrução com os mesmos vasos mesentéricos é mais fisiológica, todavia poucas vezes (menos de 80%) é factível, posto que a cavidade abdominal se encontra reduzida e deformada por intervenções prévias, sem direito de domínio para as visceras implantadas, dificultando os acessos vasculares. Resta apelar para a anastomose com o sistema aortocava, mediada por um

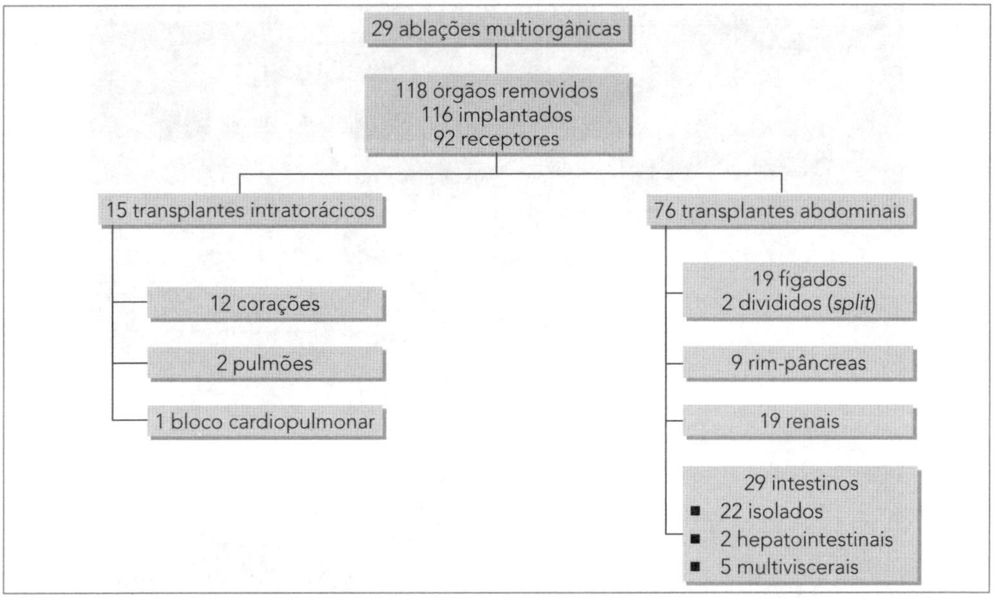

FIGURA 5 Diagrama de fluxo da utilização de órgãos provenientes de ablações multiorgânicas. Modificada de Farinelli et al.[46]

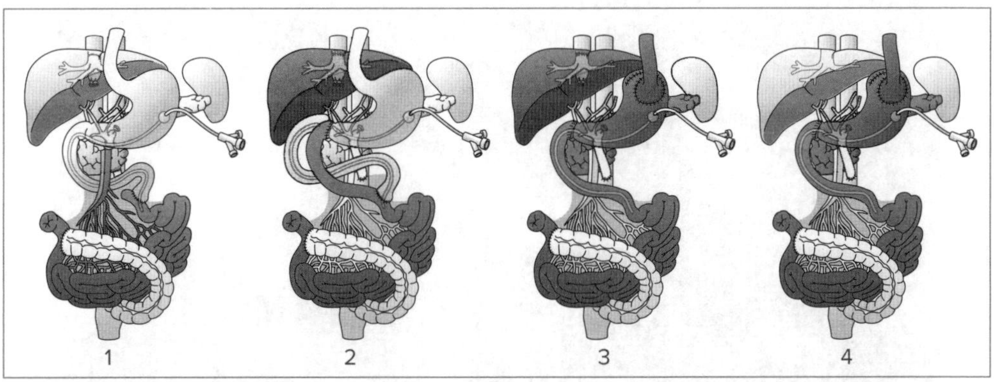

FIGURA 6 Classificação de enxertos que incluem intestino delgado. Tipo 1: intestino isolado (em bloco com cólon e/ou pâncreas). Tipo 2: hepatointestinal (em bloco com cólon e/ou rim). Tipo 3: multivisceral clássico – estômago, duodeno, intestino, pâncreas e fígado (em bloco com cólon e/ou rim, e com preservação vascular pancreático-duodenal incluindo ou não baço). Tipo 4: multivisceral modificado – estômago, duodeno, intestino e pâncreas (em bloco com cólon e/ ou rim, e com preservação vascular pancreático-duodenal incluindo ou não baço).

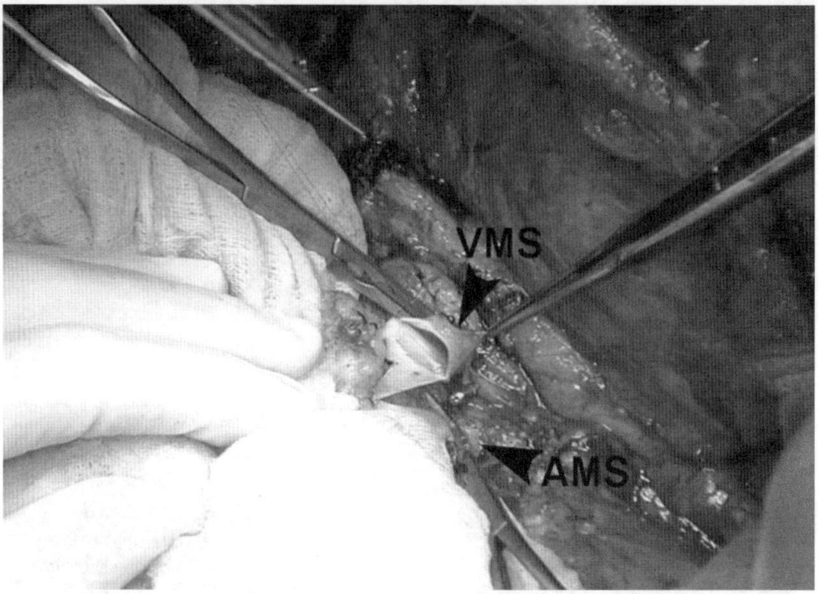

FIGURA 7 Anastomose venosa mesentérica. AMS: artéria mesentérica superior; VMS: veia mesentérica superior.

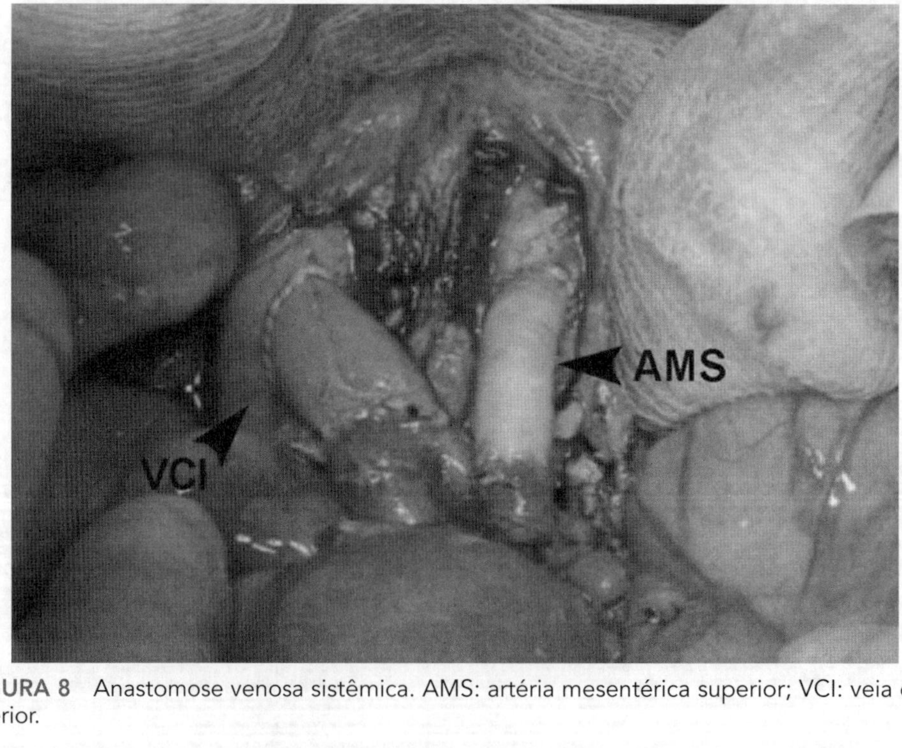

FIGURA 8 Anastomose venosa sistêmica. AMS: artéria mesentérica superior; VCI: veia cava inferior.

enxerto vascular de interposição retirado dos vasos ilíacos do mesmo doador.[59,60]

A anastomose intestinal é executada por cima de uma sonda de gastrojejunostomia previamente inserida. O íleo é temporariamente exteriorizado (ileostomia) para monitoração do enxerto mediante ileoscopias e biópsias. Esta é a técnica adotada durante uma operação tipo CVR. Se não há VIC e cólon direito, atualmente eles são transplantados conjuntamente com o restante do delgado.[52,61]

Transplante hepatointestinal (TC)

Pode-se executá-lo em monobloco (técnica de Omaha)[62] ou de modo composto (Figura 9).[63,64]

Transplante multivisceral (TMV)

Além do transplante multivisceral clássico (TMV), que inclui o fígado, existe o modificado (TMVm), que preserva fígado, baço e circulação esplênica do receptor. As indicações gerais são as tromboses portomesentéricas difusas, que danificam múltiplos órgãos, assim como tumores malignos que invadem o eixo esplenomesentérico, com repercussões de magnitude análoga. Variantes adicionais da técnica são descritas ocasionalmente, inclusive amplificadas abrangendo rins, ureteres e fundo da bexiga, para situações ainda mais complexas.[65-67]

Reconstrução abdominal

Como já referido, a parede e a cavidade abdominal estão muitas vezes intensamente retraídas e fibrosadas por operações, fístulas e infecções prévias, nos casos prolongados e difíceis de SIC. O intestino longamente ausente perdeu "direito de domicílio", de modo que as alças transplantadas poderão ser excessivamente comprimidas se forçadas dentro do exíguo espaço. Cabe ao cirurgião restaurar a "residência" a fim de assegurar a tranquilidade e o sucesso da intervenção, às custas de tecidos extraidos do mesmo doador.[40,41,68]

▶ RESULTADOS ATUAIS

O Registro Internacional de Transplante Intestinal se atualiza a cada 2 anos e os resultados são apresentados durante o congresso

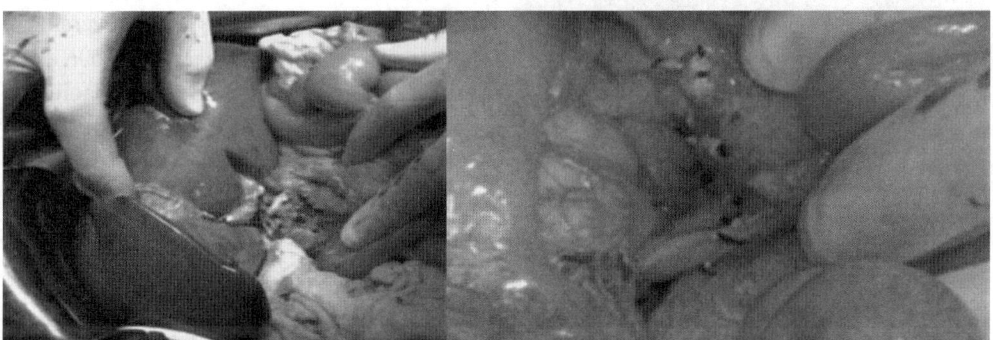

FIGURA 9 Transplante combinado hepatointestinal, com drenagem mesentérica preservando estômago, duodeno e pâncreas do receptor. À esquerda percebe-se o resultado geral, e à direita as anastomoses vasculares.

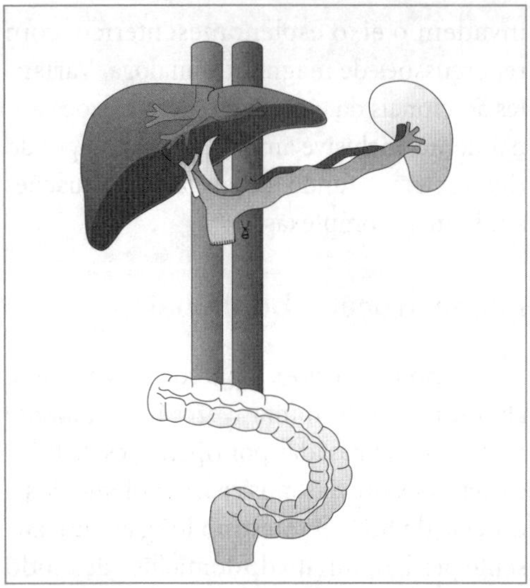

FIGURA 10 Detalhe de preservação esplênica e vascular hepática na preparação para o implante de um enxerto multivisceral modificado.

mundial da Associação de Transplante Intestinal (Intestinal Transplant Association). Entre janeiro de 1985 e junho de 2019 realizaram-se 4.103 transplantes em 97 centros distribuídos pelo planeta, dos quais 46 permanecem ativos. A Tabela 1 discrimina as modalidades.

TABELA 1 Estado atual do transplante intestinal

Registro de Transplante Intestinal 1985-2019	
Número total de transplantes	4.103
Intestino isolado	1.842
Hepatointestinal	1.251
Multivisceral	810
Multivisceral modificado	200
Retransplantes	134

Havia 2.060 pacientes vivos, ou cerca de metade dos operados (52,9% masculinos). Os casos < 18 anos foram 2.096 com 973 hepatointestinais, 728 de intestino isolado, 348 multiviscerais e 47 multiviscerais modificados. Sua sobrevivência não era muito diferente da média geral (46%).[69]

Recentes progressos terapêuticos

Cumpre salientar os modernos imunossupressores tacrolimus, sirolimus e os indutores timoglobulina, IL-2Ab (anticorpo monoclonal contra interleuquina 2) e rituximab. Ao mesmo tempo, frisa-se o monitoramento, seja por endoscopias e biópsias intestinais seriadas pós-transplante, seja por pesquisa de anticorpos específicos antidoador. Neste ensejo, a sobrevida do enxerto após um e cinco anos já é comparável à de outros órgãos sólidos (75% e 60%, respectivamente), com sobrevivência do paciente de 80% e 65% nos mesmos períodos. Já se conta com número expressivo de casos livres de NP por mais de 10 anos.[70,71]

Na América Latina há um centro registrado no México, três na Colômbia, dois no Brasil, um no Chile, um na Costa Rica e dois na Argentina.[72,73] O perfil geral dos programas pode ser acompanhado na Figura 1, sendo que do total de 112 transplantes (89 de intestino isolado), metade ocorreu na Argentina. O maior centro da Argentina e de toda a América Latina situa-se no Hospital Favaloro em Buenos Aires.

▶ NOSSA EXPERIÊNCIA

Na Unidade de Suporte Nutricional e Reabilitação Intestinal do Hospital Universitário Fundação Favaloro, entre janeiro/2006 e outubro/2020 foram avaliados 444 pacientes com insuficiência intestinal. O tipo III foi corroborado na maioria (347), dos quais 239 adultos (49 ± 16 anos), sendo 51% mulheres.

▶ RECONSTRUÇÃO GASTROINTESTINAL AUTÓLOGA

A reconstrução cirúrgica autóloga tem sido cada vez mais utilizada para evitar o transplante com todos os seus custos e óbices, conferindo qualidade de vida satisfatória

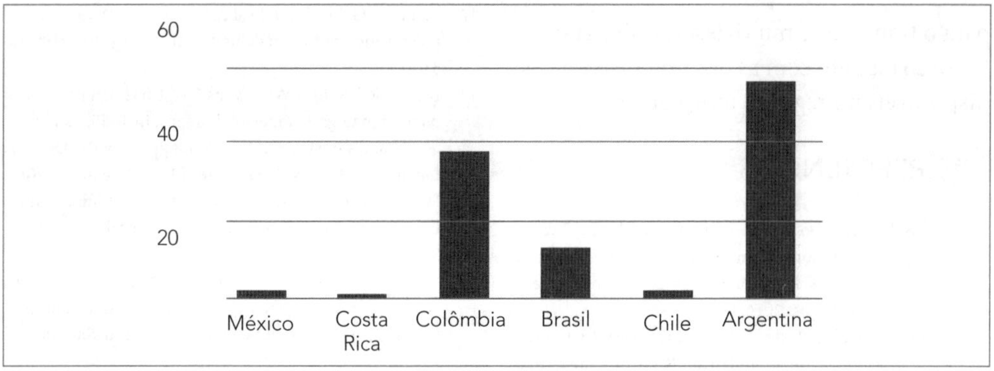

FIGURA 11 Número de transplantes de intestino na América Latina em 2017.

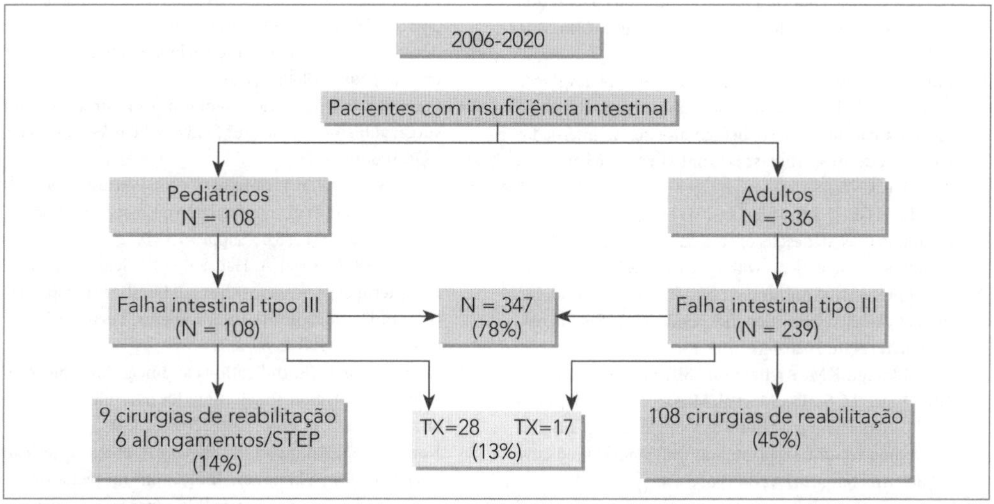

FIGURA 12 Experiência com insuficiência intestinal na Fundação Favaloro.

e independência da NP para adultos e crianças, desde que o intestino remanescente seja compatível com alguma das engenhosas técnicas disponíveis para melhora da absorção e retardo do trânsito entérico muito acelerado. As mais utilizadas na atualidade são o alongamento intestinal transverso tipo STEP[9] (*serial transverse enteroplasty*) e o alongamento longitudinal tipo Bianchi.[8] Em 108 casos em que se recorreu a essas alternativas, 63,8% lograram suficiência intestinal.

▸ REABILITAÇÃO DO INTESTINO MEDIADA POR HORMÔNIO

O peptídeo 2 similar ao glucagon (GLP-2), ou mais especificamente seu análogo teduglutide, estimula o trofismo e a absorção intestinal, ao mesmo tempo em que reduz a secreção e motilidade gástrica. Em tratamentos de longa duração pode ensejar a independência da NP. Dentre 17 enfermos submetidos a essa terapêutica, 10 se reabilitaram.

▸ TRANSPLANTE DE INTESTINO

O transplante foi efetivamente conduzido em 45 casos (28 adultos e 17 pediátricos), não elegíveis ou refratários às técnicas mais conservadoras, com bem mais de 60% de sucesso (Figura 12). A estratificação por 3, 5 e 7 anos desvendou 68%, 57% e 52% de sobrevida respectivamente, sem diferenças entre adultos e crianças, todavia com vantagens para o transplante multivisceral. Tais respostas se coadunam com as dos grandes centros, disponíveis no registro internacional.[75,76]

REFERÊNCIAS

1. Ramisch D, Rumbo C, Echevarria C, Moulin L, Niveyro S, Orce G, et al. Long-term outcomes of intestinal and multivisceral transplantation at a single center in Argentina. Transplant Proc. 2016;48(2):457-62.
2. Pironi L, Arends J, Baxter J, Bozzetti F, Peláez RB, Cuerda C, et al.; Home artificial nutrition & chronic intestinal failure; acute intestinal failure special interest groups of ESPEN. ESPEN endorsed recommendations. Definition and classification of intestinal failure in adults. Clin Nutr. 2015;34(2):171-80.
3. Pironi L, Konrad D, Brandt C, Joly F, Wanten G, Agostini F, et al. Clinical classification of adult patients with chronic intestinal failure due to benign disease: An international multicenter cross-sectional survey. Clin Nutr. 2018;37(2):728-38.
4. Gondolesi GE, Doeyo M, Echevarria Lic C, Lobos F, Rubio S, Rumbo C, et al. Results of surgical and medical rehabilitation for adult patients with type III intestinal failure in a comprehensive unit today: building a new model to predict parenteral nutrition independency. JPEN J Parenter Enteral Nutr. 2020;44(4):703-13.
5. Abu-Elmagd KM, Armanyous SR, Fujiki M, Parekh NR, Osman M, Scalish M, et al. Management of five hundred patients with gut failure at a single center: surgical innovation versus transplantation with a novel predictive model. Ann Surg. 2019;270(4):656-74.
6. Messing B, Crenn P, Beau P, Boutron-Ruault MC, Rambaud JC, Matuchansky C. Long term survival and parenteral nutrition dependence in adult patients with the short bowel syndrome. Gastroenterology. 1999;117:1043-50.
7. Goulet O, Abi Nader E, Pigneur B, Lambe C. Short bowel syndrome as the leading cause of intestinal failure in early life: some insights into the management. Pediatr Gastroenterol Hepatol Nutr. 2019;22(4):303-29.
8. Bianchi A. Longitudinal intestinal lengthening and tailoring: results in 20 children. J R Soc Med. 1997;90(8):429-32.
9. Kim HB, Fauza D, Garza J, Oh JT, Nurko S, Jaksic T. Serial transverse enteroplasty (STEP): a novel bowel lengthening procedure. J Pediatr Surg. 2003;38(3):425-9.
10. Dudrick SJ.History of parenteral nutrition. J Am Coll Nutr. 2009;28(3):243-51.
11. Wilmore DW, Dudrick SJ. Growth and development of an infant receiving all nutrients exclusively by vein. JAMA. 1968;203(10):860-4.
12. Dudrick SJ, Wilmore DW, Vars HM, Rhoads JE. Long-term total parenteral nutrition with growth, development, and positive nitrogen balance. Surgery. 1968;64(1):134-42.
13. Manax WG, Bloch JH, Eyal Z, Lillehei RC. Wxperimental preservation of the small bowel. Am J Surg. 1965;109:26-31.
14. Lillehei RC, Manax WG, Lyons GW, Dietzman RH. Transplantation of gastrointestinal organs, including small intestine and stomach. Gastroenterology. 1966;51(5):936-48.
15. Lillehei RC, Idezuki Y, Feemster JA, Dietzman RH, Kelly WD, Merkel FK, et al. Transplantation of stomach, intestine, and pancreas: experimental and clinical observations. Surgery. 1967;62(4):721-41.
16. Okumura M, Fujimura I, Ferrari AA, Nakiri K, Lemos PC, de Andréa EA, et al. Transplantation of the small intestine. Case report. Rev Hosp Clin Fac Med Sao Paulo. 1969;24(1):39-54.
17. Broviac JW, Cole JJ, Scribner BH. A silicone rubber atrial catheter for prolonged parenteral alimentation. Surg Gynecol Obstet. 1973;136(4):602-6.
18. Bjeletich J, Hickman RO. The Hickman indwelling catheter. Am J Nurs. 1980;80(1):62-5.
19. Largiadèr F. Organ transplantations in intestinal tract surgery: history or future? Schweiz Med Wochenschr. 1976;106(9):281-5.
20. Goulet O, Revillon Y, Nezelof C, Cerf-Bensussan N, Gallix P, Pellerin D, et al. Intestinal transplantation in children. Arch Fr Pediatr. 1988;45 Suppl 1:735-9.
21. Brachvogel P, Berger A, Hausamen JE, Schmelzeisen R. Long-term experiences with small intestine transplantation. Indications limits and problems. Fortschr Kiefer Gesichtschir. 1990;35:60-3.
22. Lennard-Jones JE. Indications and need for long-term parenteral nutrition: implications for intestinal transplantation. Transplant Proc. 1990;22(6):2427-9.
23. Kaufman SS, Atkinson JB, Bianchi A, et al.; American Society of Transplantation. Indications for pediatric intestinal transplantation: a position paper of the American Society of Transplantation. Pediatr Transplant. 2001;5:80-7.
24. Kaufman SS, Avitzur Y, Beath SV, Ceulemans LJ, Gondolesi GE, Mazariegos GV, et al. New insights into the indications for intestinal transplantation: consensus in the year 2019. Transplantation. 2020; 104(5):937-46.
25. Fishbein TM, Kaufman SS, Florman SS, Gondolesi GE, Schiano T, Kim-Schluger L, et al. Isolated intestinal transplantation: Proof of clinical efficacy. Transplantation. 2003;76:636-40.
26. Gondolesi GE, Pattín F, Nikkoupur H. Management of intestinal failure in middle-income countries, for children and adults. Curr Opin Organ Transplant. 2018;23(2):212-8.
27. Gondolesi G, Rumbo C. Trasplante intestinal. Revisión y descripción de su evolución en Latinoamérica. Acta Gastroenterol Latinoam. 2009;39:63-80.
28. Vianna RM, Mangus RS, Tector AJ. Current status of small bowel and multivisceral transplantation. Adv Surg. 2008;42:129-50.
29. Samuk I, Tekin A, Tryphonopoulos P, et al. Abdominal transplantation for unresectable tumors in children: the zooming out principle. Pediatr Surg Int. 2016;32:337-46.

30. Lee E, Hodgkinson N, Fawaz R, et al. Multivisceral transplantation for abdominal tumors in children: a single center experience and review of the literature. Pediatr Transplant. 2017;21:e12904.
31. Nikeghbalian S, Aliakbarian M, Shamsaeefar A, et al. Multivisceral transplantation for the treatment of intra-abdominal tumors. Transplant Proc. 2013;45:3528-30.
32. Moulin L, Pedraza N, Padin J, et al. Case report: spleen--preserving multivisceral transplant for Peutz-Jeghers syndrome. Transplant Proc. 2016;48:546-8.
33. Gondolesi G, Blondeau B, Maurette R, Hoppenhauer L, Rodriguez-Laiz G, Schiano T, et al. Pretransplant immunomodulation of highly sensitized small bowel transplant candidates with intravenous immune globulin. Transplantation. 2006;81:1743-6.
34. Grant D, Wall W, Mimeault R, Zhong R, Ghent C, Garcia B, et al. Successful small-bowel/liver transplantation. Lancet. 1990;335(8683):181-4.
35. Jaffe R, Trager JD, Zeevi A, Sonmez-Alpan E, Duquesnoy R, Todo S, et al. Multivisceral intestinal transplantation: surgical pathology. Pediatr Pathol. 1989;9(6):633-54.
36. Starzl TE, Todo S, Tzakis A, Alessiani M, Casavilla A, Abu-Elmagd K, et al. The many faces of multivisceral transplantation. Surg Gynecol Obstet. 1991;172(5):335-44.
37. Starzl TE, Kaupp HA Jr, Brock DR, Butz GW Jr, Linman JW. Homotransplantation of multiple visceral organs. Am J Surg. 1962;103:219-29.
38. Zhong R, He G, Sakai Y, McAlister V, Zhang Z, Duff J, et al. Surgical technique for combined liver/intestine transplantation in rats. Microsurgery. 1992;13(3):126-31.
39. Abu-Elmagd K, Fung J, Bueno J, Martin D, Madariaga JR, Mazariegos G, et al. Logistics and technique for procurement of intestinal, pancreatic, and hepatic grafts from the same donor. Ann Surg. 2000;232(5):680-7.
40. Levi DM, Tzakis AG, Kato T, Madariaga J, Mittal NK, Nery J, et al.Transplantation of the abdominal wall. Lancet. 2003;361:2173-6.
41. Gondolesi G, Rodriguez-Laiz G, Gonzalez-Campana A, et al. Use of the anterior rectus sheath as a nonvascularized allograft for abdominal wallclosure in intestinal/multivisceral transplant recipients. Report of 2 cases. Abstract #7. Xth. Small Bowel Transplant Symposium. 2007.
42. Kato T, Selvaggi G, Gaynor JJ, Takahashi H, Nishida S, Moon J, et al. Inclusion of donor colon and ileocecal valve in intestinal transplantation. Transplantation. 2008; 86:293-7.
43. Eid KR, Costa G, Bond GJ, Cruz RJ, Rubin E, Bielefeldt K, et al. An innovative sphincter preserving pull-through technique with en bloc colon and small bowel transplantation Am J Transplant. 2010;10(8):1940-6.
44. Mangus RS, Tector AJ, Fridell JA, Kazimi M, Hollinger E, Vianna RM. Transplantation comparison of histidine--tryptophan-ketoglutarate solution and University of Wisconsin solution in intestinal and multivisceral transplantation. Transplantation. 2008;86(2):298-302.
45. Stringa P, Papa-Gobbi R, Vela M, Gentilini MV, Machuca M, Klin P, et al. native spleen preservation during visceral transplantation inhibits graft-versus-host-disease development: clinical and experimental study. Ann Surg. 2021 Jun 18.
46. Farinelli PA, Rubio JS, Padin JM, Rumbo C, Solar H, Ramisch D, et al. Use of nonvascularized abdominal rectus fascia after liver, small bowel, and multiorgan transplantation: long-term follow-up of a single-center series. Transplant Proc. 2017;49(8):1810-4.
47. Alican F, Hardy JD, Cayirli M, Varner JE, Moynihan PC, Turner MD, et al. Intestinal transplantation: laboratory experience and report of a clinical case. Am J Surg. 1971;121(2):150:9.
48. Deltz E, Mengel W, Hamelmann H. Small bowel transplantation: report of a clinical case. Prog Pediatr Surg. 1990;25:90-6.
49. Morris JA, Johnson DL, Rimmer JA, Kuo PC, Alfrey EJ, Bastidas JA, et al. Identical twin small bowel transplant after resection of abdominal desmoid tumor. Transplant Proc. 1996;28(5):2731-2.
50. Pollard SG, Lodge P, Selvakumar S, Heatley RV, Wyatt J, Wood R.Transplant living related small bowel transplantation: the first United Kingdom case. Proc. 1996;28(5):2733.
51. Jaffe BM, Beck R, Flint L, Gutnisky G, Haque S, Lambiase L, et al. Living-related small bowel transplantation in adults: a report of two patients. Transplant Proc. 1997;29(3):1851-2.
52. Gruessner RW, Sharp HL. Living-related intestinal transplantation: first report of a standardized surgical technique. Transplantation. 1997;64(11):1605-7.
53. Garcia Aroz S, Tzvetanov I, Hetterman EA, Jeon H, Oberholzer J, Testa G, et al. Long-term outcomes of living-related small intestinal transplantation in children: A single-center experience. Pediatr Transplant. 2017;21(4).
54. Hibi T, Chen Y, Kim JI, Lee MD, Matsuura T, Ueno T. Current status of intestinal transplantation in East Asia. Curr Opin Organ Transplant. 2020;25(2):165-8.
55. Testa G, Holterman M, John E, Kecskes S, Abcarian H, Benedetti E. Combined living donor liver/small bowel transplantation. Transplantation. 2005;79(10):1401-4.
56. Abu-Elmaghd K. Intestinal transplantation for short bowel syndrome and gastrointestinal failure: Current consensus, rewarding outcomes, and practical guidelines. Gastroenterology 2006;130:S132-S137.
57. Abu-Elmagd K. Intestinal transplantation: Indications and patients selection. In: Langnas A, Goulet O, Quigley M, Tappenden K. Intestinal failure, diagnosis, management and transplantation. 1. Ed. Blackwell Publishing; 2008, p.245-53.
58. Abu-Elmagd K. The small bowel contained allografts: existing and proposed nomenclature. Am J Transpl. 2011;11:184-5.
59. Fishbein T, Gondolesi G, Kaufman S. Intestinal transplantation for gut failure. Gastroenterology. 2003;124:1615-28.
60. Fishbein TM, Kaufman SS, Florman SS, Gondolesi GE, Schiano T, Kim-Schluger L, et al. Isolated intestinal transplantation: Proof of clinical efficacy. Transplantation. 2003;76:636-40.

61. Gangemi A, Tzvetanov IG, Beatty E, Oberholzer J, Testa G, Sankary HN, et al. Lessons learned in pediatric small bowel and liver transplantation from living-related donors. Transplantation. 2009;87(7):1027-30.
62. Sudan DL, Iyer KR, Deroover A, Chinnakotla S, Fox IJ Jr, Shaw BW Jr, et al. A new technique for combined liver/small intestinal transplantation. Transplantation. 2001;72:1846-8.
63. Fishbein T, Florman S, Gondolesi G, Decker R. Noncomposite simultaneous liver and intestinal transplantation. Transplantation. 2003;75(4):564-5.
64. Gondolesi G, Fauda M. Technical refinements in small bowel transplantation. Curr Opin Organ Transpl. 2008;3:259-65.
65. Matsumoto CS, Fishbein TM. Modified multivisceral transplantation with splenopancreatic preservation. Transplantation. 2007;83(2):234-6.
66. Maia FKO, Tekin A, Nicolau-Raducu R, Beduschi T, Selvaggi G, Vianna R, et al. Use of pediatric donor en bloc kidneys along with bladder segment in pediatric liver-kidney and multivisceral-kidney transplantation. Pediatr Transplant. 2020;24(1): e13596.
67. Cruz RJ Jr, Costa G, Bond G, Soltys K, Stein WC, Wu G, et al. Modified "liver-sparing" multivisceral transplant with preserved native spleen, pancreas, and duodenum: technique and long-term outcome. J Gastrointest Surg. 2010;14(11):1709-21.
68. Ravindra KV, Martin AE, Vikraman DS, Brennan TV, Collins BH, Rege AS, et al. Use of vascularized posterior rectus sheath allograft in pediatric multivisceral transplantation – report of two cases. Am J Transplant. 2012;12(8):2242-6.
69. Update of the International Intestinal Transplant Registry and Intestinal Transplant Outcomes. Disponível em: tts.org/index.php?option=com_tts&view=presentation&id=188432&Itemid=339. Acessado em 30/8/2021.
70. Horslen SP, Smith JM, Ahn Y, Skeans MA, Cafarella M, Noreen SM, et al. OPTN/SRTR 2019 annual data report: intestine. Am J Transplant. 2021 Feb;21 Suppl 2:316-55.
71. Iyer K, Moon J. Adult intestinal transplantation in the United States. Curr Opin Organ Transplant. 2020;25(2):196-200.
72. Gondolesi G, Rumbo C, Fernández A, Mauriño E, Ruf A. Intestinal transplant. Review and description of its evolution in Latin America. Acta Gastroenterol Latinoam. 2009;39(1):63-80.
73. Gondolesi GE, Doeyo M, Solar-Muñiz H. A detailed analysis of the current status of intestinal transplantation in Latin America. Curr Opin Organ Transplant. 2020;25(2):189-95.
74. Ramisch D, Rumbo C, Echevarria C, Moulin L, Niveyro S, Orce G, et al. Long-term outcomes of intestinal and multivisceral transplantation at a single center in Argentina. Transplant Proc. 2016;48(2):457-62.
75. Elsabbagh AM, Hawksworth J, Khan KM, Kaufman SS, Yazigi NA, Kroemer A, et al. Long-term survival in visceral transplant recipients in the new era: A single-center experience. Am J Transplant. 2019;19(7):2077-91.
76. Abu-Elmagd K, Mazariegos G, et al. Five hundred intestinal and multivisceral transplantations at a single center. Ann Surg. 2009;250:567-81.

30 Suporte nutricional no paciente com síndrome do intestino curto

Luis E. González Salazar
Martha Guevara Cruz
Aurora E. Serralde Zúñiga

RESUMO

O suporte nutricional é elemento central da reabilitação intestinal e do prognóstico nos casos de síndrome do intestino curto (SIC). Tem como objetivo maximizar a absorção de nutrientes e líquidos, prevenindo deficiências nutricionais, alterações metabólicas, desidratação e desnutrição. Sua prescrição é presidida pelas características anatômicas e funcionais do delgado remanescente e pela presença ou não de cólon em continuidade. A nutrição parenteral é necessária no pós-operatório imediato, ao passo que a dieta enteral/oral terá o papel de promover subsequentemente a adaptação intestinal.

▶ INTRODUÇÃO

A síndrome do intestino curto (SIC) é entidade complexa que resulta de extensas ressecções intestinais ao lado de enfermidades gastrointestinais.[1] Trata-se da principal causa de insuficiência intestinal aguda e crônica em adultos e crianças, podendo se manifestar a partir de um comprimento intestinal funcional menor que 200 cm, ou remoção de 3/4 do intestino delgado.[2] O quadro se caracteriza por má-absorção, desnutrição e desidratação, de variável gravidade de acordo com as peculiaridades do enfermo.

Dentre as metas do suporte nutricional incluem-se potencialização da absorção a fim de prevenir desnutrição e desidratação, como também atenuação da dependência da nutrição intravenosa e suas complicações metabólicas de longo prazo.[3,4] Como regra, os pacientes que não contam mais com o cólon em continuidade e os que perderam o íleo distal necessitarão de atenção nutricional por tempo mais alentado, ou mesmo por toda a vida.

A incapacidade de recorrer à via oral ou enteral para alimentação e as espoliações de nutrientes e líquidos por falta de mucosa intestinal funcionante, que interferem no consumo, absorção e utilização, embasam a desnutrição global, assim como os déficits nutricionais específicos.[5] Intervenções cirúrgicas ocasionalmente praticadas poderão elevar o gasto metabólico e as necessidades de energia e nutrientes.[5,6] Infecções frequentes, inclusive do cateter central, e retardo na cicatrização de feridas podem ser consequências dessa constelação de fatores adversos.[7]

▶ TERAPIA NUTRICIONAL

A monitorização nutricional e metabólica é um dos pilares do manejo da entidade.[5] Classicamente, reconhecem-se três fases de suporte: pós-operatório imediato (fase aguda); período de adaptação intestinal; e fase tardia (de manutenção)[1,8] (Tabela 1, Figura 1),

TABELA 1 Objetivos do suporte nutricional

Fase aguda (3-4 semanas)	Adaptação intestinal (meses até 2 anos)	Manutenção (> 2 anos)
Estabilização hídrica e de eletrólitos. Nutrição parenteral pós-operatória	Promover absorção de nutrientes e líquidos mediante alimentação enteral/oral. Prevenir deficiências. Otimizar fluidos e eletrólitos	Otimização do estado nutricional. Prevenção de alterações metabólicas de longo prazo. Alimentação oral (hiperfagia programada)

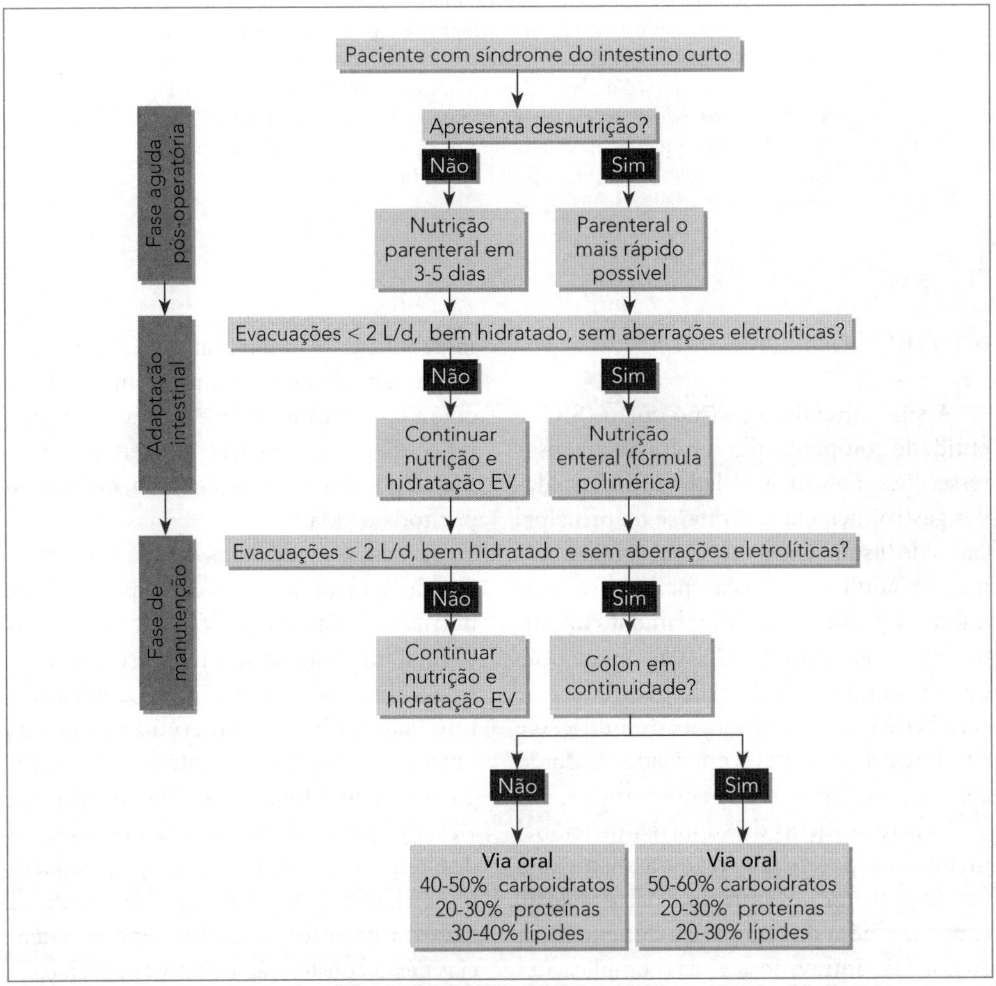

FIGURA 1 Algoritmo do suporte nutricional nas distintas fases.

Antes de introduzir a nutrição parenteral, aconselha-se corrigir os desvios metabólicos e hidroeletrolíticos porventura ocorridos,[8] mesmo com risco de atrasar um pouco o seu início. Tal se aplica sobretudo para situações como triglicérides > 200 mg/dL, glicemia > 180 mg/dL, ureia > 100 mg/dL e eletrólitos significativamente anormais.[9] Note-se que também o aporte excessivo de nutrição parenteral é deletério e deverá ser constantemente reavaliado.[10]

▶ NUTRIÇÃO PARENTERAL

Além da compensação das perdas nutricionais pela alimentação intravenosa, como na fase aguda podem suceder diarreia osmótica, hipotensão e déficits hidroeletrolíticos de vastas proporções, um esquema de reposição venosa paralelo poderá se impor.[7] A nutrição parenteral deverá estar em curso após não mais que 3-5 dias, dada a categoria de alto risco para má nutrição e balanço nitrogenado negativo em que tal população se encontra. De fato, revisões sistemáticas e metanálises comprovam que quanto mais precocemente ela é introduzida, menor o risco de complicações pós-operatórias e mortalidade.[9,11] A nutrição intravenosa deve ser completa e balanceada à base tanto de aminoácidos como de glicose e lípides, ao lado dos micronutrientes correspondentes.[10]

Deve-se antecipar que menos de 100 cm de intestino delgado sem cólon funcional, ou menos de 60 cm de delgado mesmo com cólon presente, são sinais de recuperação difícil e dependência prolongada de nutrição parenteral. Ainda assim, há grandes variações individuais, subordinadas à capacidade de absorção do intestino remanescente e ao sucesso do paciente em manter uma robusta e equilibrada ingestão oral.[7,12]

Benefícios da progressiva adaptação entérica

A absorção intestinal se expande no prazo de 2 anos, porém não costuma exceder 5-10% da capacidade inicial. Contudo, o paciente e a equipe de saúde passam a dispor de mais informações e a manejar com mais eficácia os alimentos e bebidas mais bem tolerados naquele caso, o que também contribui para a recuperação. De todo modo, o risco de se tornar permanentemente dependente de alimentação parenteral nesse patamar é de 95%, quando falta o cólon em continuidade.[7] Se ele está disponível, o risco de dependência é menor, de 50%, reduzindo-se para 45% após 5 anos.[7,13]

Sob a ótica clínica, quando o volume fecal é > 1,5 L e o urinário < 800 mL em 24 horas, a manutenção do equilíbrio hídrico e eletrolítico se revela desafiadora, exigindo a manutenção mais demorada da terapia intravenosa.[12]

Energia

As demandas individuais são muito variáveis, o que dificulta a adoção de padrões uniformes.[3] Para a Sociedade Europeia de Nutrição Clínica e Metabolismo (ESPEN), o valor é de 20-35 kcal/kg/d, na dependência do estado catabólico e nutricional, assim como da gravidade da moléstia.[5,13]

A calorimetria indireta é aconselhada para prevenir tanto a insuficiência calórica quanto a superalimentação, posto que ambas agregam mais transtornos metabólicos.[5] Na falta dessa ferramenta, as equações de Johnstone e a clássica fórmula de Harris-Benedict se revestem de utilidade.[14]

Proteínas

Indica-se em torno de 1,5 g/kg/d de proteínas, dependendo do estado catabólico e das perdas intestinais.[5] Na sepse e complicações infecciosas pós-operatórias, 2,0 g/kg/d poderão ser apropriados.[3,5] As evidências de longo prazo concernentes à glutamina, taurina ou cisteína são insuficientes, razão pela qual tais aminoácidos não são preconizados.[13]

Carboidratos

A glicose mono-hidratada convencional nas misturas de alimentação parenteral proporciona 3,4 kcal/g.[15] Não é aconselhável exceder 7 g/kg/d, a fim de prevenir alterações metabólicas. Por outro lado, não menos que 100-120 g são requeridos para as necessidades obrigatórias de glicose do organismo. Nessas circunstâncias, a faixa usual de prescrição é de 2,5-6 g/kg/d.[3,16]

Lípides

São relevantes não apenas para suprir ácidos graxos essenciais (linoleico e α-linolênico) como também como fonte de energia, na proporção de 15-30% das calorías totais, ou 30-50% das não proteicas.[13] Para emulsões à base de óleo de soja, ricas em ácidos graxos ômega-6 e consequentemente com perfil mais pró-inflamatório, convém não ultrapassar 1 g/kg/d. Uma alternativa seriam as emulsões incluindo triglicérides de cadeia média (saturados), azeite de oliva (ômega-9) ou óleo de peixe (ômega-3). Eles são menos propensos à peroxidação e se configuram mais neutros ou anti-inflamatórios.[3,5,13] A ESPEN recomenda 0,1-0,3 g/kg/d de ômega-3, pelas chances de reduzir a hospitalização e as infecções pós-cirúrgicas.[5,6] Se a taxa de triglicérides for > 300 mg/dL, os lípides deverão ser interrompidos até a normalização desse marcador.[15]

Micronutrientes e elementos-traço

São indispensáveis em todas as eventualidades, com atenção para fósforo e outros eletrólitos intracelulares na suspeita de síndrome de realimentação.[3,5] A Tabela 2 apresenta suas necessidades.

TABELA 2 Minerais, elementos-traço e eletrólitos na nutrição parenteral

Componentes	Dosagem
Sódio	1-2 mEq/kg/d
Potássio	1-2 mEq/kg/d
Cálcio	10-15 mEq/d
Magnésio	8-24 mEq/d
Fósforo	20-40 mmol/d
Cobre	0,3-0,5 mg/d
Manganês	55 mcg/d
Selênio	60-100 mcg/d
Zinco	3-4 mg/d

Adaptada de Mundi MS, et al.[15]

Líquidos

Em casos de jejunostomia terminal (perda do íleo e do cólon), a espoliação de volume pode ser gigantesca, alcançando > 3 L/d. Em decorrência, soluções hidroeletrolíticas adicionais são imperiosas, visando a profilaxia da desidratação, choque e dano renal.[16]

Complicações metabólicas da nutrição parenteral

São frequentes sobretudo a partir dos 21 dias, abrangendo hiperglicemia, hipertrigliceridemia, enfermidade hepática e aberrações eletrolíticas. As monitorizações correspondentes, portanto, são mandatórias.[10,15] Ainda nas primeiras 1-4 semanas poderão se instalar elevações de enzimas hepáticas e indícios de colestase. Alguns casos se estabilizam ou regridem, ao passo que outros poderão se deteriorar para esteatose hepática, esteato-hepatite não alcoólica e lesão hepática progressiva. Isso ocorre particularmente em eventualidades de suporte intravenoso ambulatório ou domiciliar de longa envergadura ou mesmo por toda a vida.[16] A esteatose e a colestase têm sido imputadas à prescrição excessiva de carboidratos, no entanto, os lípides tampouco escapam dessa responsabilidade, notadamente em doses superiores a 1 g/kg/d.[10,15]

▶ NUTRIÇÃO ENTERAL

Seja isoladamente ou em combinação com o aporte intravenoso, essa modalidade aumenta a absorção de macronutrientes com ou sem cólon disponível. Estimula a proliferação da mucosa e previne sua atrofia, conserva a defesa imunológica e combate a translocação bacteriana, devendo-se insistir na sua utilização.[12] Caso impraticável por conta de obstrução intestinal, perfuração, isquemia, vômitos e diarreia, fístula de alto débito ou instabilidade hemodinâmica, retarda-se a introdução até que tais anormalidades sejam compensadas.[5,9]

Sua grande indicação é na fase de adaptação intestinal, quando o pós-operatório imediato foi deixado para trás. O aumento dos ingressos deve guiar-se pelo volume e consistência das fezes, que servem de marcadores para sua tolerância.[8] Sugere-se a prescrição lenta e gradual quando a diarreia se posiciona em < 2 L/d, a hidratação e os eletrólitos encontram-se equilibrados e também o trânsito intestinal está mais regularizado.[3]

Seleção da mistura enteral

Usualmente, a absorção dos nutrientes administrados com preparação polimérica mediante sonda nasogástrica e bomba de infusão contínua é mais vantajosa que por alimentação oral ou por enteral fornecida em forma de bolo.[12] A justificativa seria liberação mais eficiente de enzimas pancreáticas e hormônios intestinais, que favorecem tanto a absorção quanto a adaptação.[17] Não há embasamento suficiente para a adoção de fórmulas com imunonutrientes, que ademais encarecem o processo. Fórmulas elementares (à base de peptídeos e aminoácidos) não parecem prover a adaptação entérica tão satisfatoriamente quanto as poliméricas, e sua osmolaridade tende a ser mais elevada. Consequentemente, devem ser reservadas apenas para casos de intolerância às poliméricas.[5,17]

▶ ALIMENTAÇÃO ORAL

Tal como a enteral, sua introdução deve ser ponderada caso a caso, em função das particularidades do enfermo. A maioria acaba se beneficiando da hiperfagia adaptativa, que consiste em otimizar o cardápio em múltiplas pequenas refeições, evitando-se sobrecarregar de uma só vez o limitado intestino. Aconselha-se pelo menos 50% a mais de alimentação total que em circunstâncias usuais (hiperfagia real), com o propósito de compensar a má-absorção e as perdas elevadas.[13,17]

Suplementos orais

Podem constituir-se em estratégia válida para incrementar a ingestão nos pacientes com aceitação oral.[13] Sua composição deve pautar-se conforme a extensão do delgado e a existência ou não de cólon no trânsito, como alinhado na Tabela 3. Sua finalidade, assim como a das demais opções elencadas, é reduzir ou eliminar a dependência de nutrição parenteral.[3]

SIC com cólon funcional

Estima-se que mesmo classificado como órgão não absortivo de energia e meramente armazenador de fezes, o intestino grosso possa agregar até 1.000 kcal diárias por conta da utilização sistêmica de ácidos graxos de cadeia curta, gerados pela atividade fermentativa do microbioma. Para maximizar tal fenômeno aconselha-se um regime rico em carboidratos complexos e fibra solúvel.[17] O oposto deve

TABELA 3 Dieta oral/enteral na síndrome do intestino curto

Descrição	Com continuidade do cólon	Sem cólon
Carboidratos	50-60% da energia; preferir carboidratos complexos	40-50% da energia; preferir os complexos; limitar açúcares
Proteínas	20-30% da energia	20-30% da energia
Gorduras	20-30% da energia; incluir AGE	30-40% da energia; incluir AGE
Fibra	Fibras solúveis, principalmente em casos de diarreia	Fibras solúveis, principalmente em casos de diarreia
Líquidos	No intervalo das refeições; hidratantes hipotônicos	No intervalo das refeições; hidratantes hipotônicos
Vitaminas	Multivitamínicos multiminerais diários. Suplementar B12, A, D e E	Multivitamínicos multiminerais diários. Suplementar B12, possível suplementação de vitaminas A, D e E
Minerais	400-600 mg de cálcio às refeições, possível suplementação de ferro, magnésio e zinco	Temperar refeições com sal, 1.000-1.500 mg de cálcio, possível suplementação de ferro, magnésio e zinco
Oxalatos	Reduzir o consumo	Sem restrições

Adaptada de Klek S, et al.[4] AGE: ácidos graxos essenciais;.

suceder com os lípides orais, quase sempre mal absorvidos. Eles não apenas intensificam a esteatorreia, como ao atingir o cólon elevam a absorção de oxalatos, com maior probabilidade de cálculos renais de oxalato de cálcio.[12,17] A profilaxia da nefrolitíase passa, portanto, pela dieta hipolipídica, com restrição de oxalatos e suplementação de cálcio oral.[3,12] Uma exceção são dietas ou suplementos de triglicérides de cadeia média, menos dependentes de enzimas lipolíticas e portanto mais bem absorvidos.[17]

Fibras alimentares

As fibras insolúveis aceleram o trânsito intestinal, o que é nocivo, posto que ele já se encontra rápido. Em decorrência, devem ser eliminadas da dieta. Já as solúveis (como pectinas, gomas e mucilagens) se convertem em ácidos graxos de cadeia curta, retardam o trânsito e amenizam a diarreia, contudo apenas nos enfermos que possuem o cólon conectado. Em qualquer eventualidade, é necessário aguardar evacuações < 3 L/d, não somente para se assegurar do seu aproveitamento, mas também porque elas poderão inibir a absorção de lípides e minerais.[16]

As respostas são mais promissoras quando se prescreve 50-60% de carboidratos, 20-30% de proteínas e 20-30% de gorduras, repartidos em 6 horários, quais sejam 3 refeições principais e 3 outras nos intervalos e à noite. A reposição de líquidos e de alimentos salgados é menos importante quando o cólon existe, graças à sua função de reter líquidos, que também se otimiza com o passar do tempo.[12]

A longo prazo, a relativa restrição de lípides poderá inibir o apetite e comprometer o balanço energético. Trata-se de dietas mais volumosas, menos saborosas e associadas a flatulência e meteorismo. O grande consumo de carboidratos pouco absorvíveis que chegam ao cólon e são fermentados pelas bactérias ocasionalmente precipita a formação local de ácido D-lático, que é absorvido pela mucosa colônica e gera acidose metabólica. A síndrome afortunadamente é bastante rara, todavia desencadeia delírio e sintomas neurológicos. Concomitantemente, com tal regime dietético diminui o ingresso de ácidos graxos essenciais e vitaminas lipossolúveis, enquanto a absorção de cálcio, magnésio e zinco é favorecida.[13]

Intestino delgado sem cólon

Os carboidratos simples devem ser limitados, preferindo-se aqueles complexos (40-50% do total), que poderão ser adequadamente fermentados no cólon. Outras justificativas são menores chances de *dumping*, de esvaziamento digestório rápido e de crescimento do débito pela estomia. A lactose não é proibida, a menos que seu consumo se vincule a piora da diarreia e das perdas pela estomia.[13] A oferta de lípides pode ser mais generosa (30-40% das calorias).[17]

Sódio e água

Evitam-se líquidos nas refeições, que devem ser deglutidos nos intervalos, para menor interferência na velocidade de trânsito. Os alimentos devem ser abundantemente temperados com sal e soluções de hidratação oral (Gatorade e similares, 1-2 L/dia) são uma opção, por recorrer ao cotransporte de sódio e glicose.[12] Na vigência de jejunostomia, as soluções isotônicas seriam as mais desejáveis, circunscrevendo-se as hipotônicas (água, chá. café, álcool) do mesmo modo que as hipertônicas (sucos, refrescos e refrigerantes açucarados), cuja absorção não é tão satisfatória.[13]

Suplementação de micronutrientes

Torna-se particularmente relevante quando as dietas industrializadas completas e balanceadas se reduzem (parenteral e enteral) e ocorre a migração progressiva para dieta oral, que poderá padecer de deficiências dos micronutrientes.[3] Em qualquer eventualidade, um polivitamínico polimineral oral deverá ser ingerido diariamente, de preferência em forma líquida ou mastigável, ou então intravenosa se necessário.[3,12] Magnésio e zinco merecem realce por sua depleção frequente através das estomias. Todas as suplementações deverão ser monitorizadas mediante dosagens séricas periódicas, a fim de prevenir tanto a reposição insuficiente quanto a possível toxicidade por excesso de certos nutrientes (Tabela 4).

Metabolismo ósseo

O cálcio suplementar é fundamental não apenas para crianças e idosos, como para antagonizar cálculos de oxalato quando o cólon está presente. Prefere-se o citrato, mais solúvel e mais bem absorvido que o carbonato. Se o íleo foi ressecado, não somente vitamina D, como as demais lipossolúveis (A, E, K) e também B12 poderão ter a absorção comprometida, devendo-se monitorar seus níveis (Tabela 4).

TABELA 4 Vitaminas e minerais suplementares na síndrome do intestino curto

Nutriente	Dose	Posologia oral*
Vitamina B12	1.000 µg	Injeção mensal IM
Vitamina A	25.000 UI	1 comp/dia
Vitamina D	1.000 UI	1 comp/dia
Vitamina E	400 UI	1 comp/dia
Cálcio citrato	200 mg cálcio elem.	1-2 comp/3 x dia

(continua)

TABELA 4 Vitaminas e minerais suplementares na síndrome do intestino curto (*continuação*)

Nutriente	Dose	Posologia oral*
Manganês quelato	8 mg	1 comp/dia
Magnésio gluconato	1.000 mg	1 comp/3 x dia
Cloreto de potássio	600 mg	1 comp/1-3 x dia
Fosfato de potássio	2 mEq/mL	5 mL/1-3 x dia
Bicarbonato de sódio	650 mg	1 comp/3 x dia
Cromo	100 µg	1-2 comp/3 x dia
Cobre	3 mg	1-2 comp/dia
Selênio	200 µg	1 comp/dia
Sulfato de zinco	220 mg	1-3 comp/dia

* Exceto para vitamina B12, que deve ser IM.
Adaptada de Matarese LE.[17]

REFERÊNCIAS

1. Pironi L. Definitions of intestinal failure and the short bowel syndrome. Best Pr Res Clin Gastroenterol. 2016;30(2):173-85.
2. Nightingale J, Woodward J. Guidelines for management of patients with a short bowel. Gut. 2006;55(4):iv1-12.
3. Matarase L, O´Keefe S, Kandil H, et al. Short bowel syndrome: clinical guidelines for nutrition management. Nutr Clin Pr. 2005;20(5):493-502.
4. Wall EA. An overview of short bowel syndrome management: adherence, adaptation, and practical recommendations. J Acad Nutr Diet. 2013;113(9):1200-8.
5. Klek S, Forbes A, Gabe S, et al. Management of acute intestinal failure: A position paper from the European Society for Clinical Nutrition and Metabolism (ESPEN) Special Interest Group. Clin Nutr. 2016;35(6):1209-18.
6. Weimann A, Braga M, Carli F, et al. ESPEN Guideline: Clinical nutrition in surgery. Clin Nutr. 2017;36(3):623-50.
7. Jeppesen PB. Spectrum of short bowel syndrome in adults: intestinal insufficiency to intestinal failure. J Parenter Enter Nutr. 2014;38(1):8S-13S.
8. Szczygiel B, Jonkers-Schuitema C, Naber T. Basics in clinical nutrition: Nutritional support in extensive gut resections (short bowel). Clin Nutr ESPEN. 2009;5(1):E63-8.
9. Worthington P, Balint J, Bechtold M, et al. When is parenteral nutrition appropriate? J Parenter Enter Nutr. 2017;41(3):324-77.
10. Bielawska B, Allard J. Parenteral nutrition and intestinal failure. Nutrients. 2017;9(5):466.
11. Heyland D, Montalvo M, MacDonald S, et al. Total parenteral nutrition in the surgical patient: a meta-analysis. Can J Surg. 2001;44(2):102-11.
12. Wall EA. An overview of short bowel syndrome management: adherence, adaptation, and practical recommendations. J Acad Nutr Diet. 2013;113(9):1200-8.
13. Pironi L, Arends J, Bozzetti F, et al. ESPEN guidelines on chronic intestinal failure in adults. Clinical Nutrition. 2016;35(2):247-307.
14. Skallerup A, Nygaard L, Olesen SS, et al. Can we rely on predicted basal metabolic rate in patients with intestinal failure on home parenteral nutrition ? JPEN J Parenter Enteral Nutr. 2017;41(7):1139-45.
15. Mundi MS, Nystrom EM, Hurley DL, et al. Management of parenteral nutrition in hospitalized adult patients. J Parenter Enter Nutr. 2017;41(4):535-49.
16. Pironi L, Arends J, Bozzetti F, Home Artificial Nutrition & Chronic Intestinal Failure Special Interest Group of ESPEN. ESPEN guidelines on chronic intestinal failure in adults. Clin Nutr. 2016;35(2):247-307.
17. Matarese LE. Nutrition and fluid optimization for patients with short bowel syndrome. J Parenter Enter Nutr. 2013;37(2):161-70.

31

Apoio nutricional no paciente hospitalizado com doença de Crohn

Maria Paula Carlin Cambi
Isadora Sayuri Macedo da Silva
Daniéla Oliveira Magro
Paulo Gustavo Kotze

RESUMO

O paciente com doença de Crohn hospitalizado (DCH) precisa de monitoramento na admissão hospitalar para uma triagem e conduta nutricional adequadas. Não há uma única ferramenta nutricional para a avaliação, mas diversos critérios que devem ser analisados, como perda de peso de 10% a 15% em 6 meses, IMC $\leq$ 18,5 kg/m^2 ou *nutritional risk screening* (NRS) $\geq$ 3 e albumina sérica < 3 g/dL (sem evidência de disfunção renal ou hepática). A conduta nutricional deve priorizar a via oral, porém, para otimizar o estado nutricional, a nutrição enteral ou parenteral, especialmente em período pré e pós-operatório imediato, pode ser necessária.

▶ INTRODUÇÃO

A doença de Crohn (DC) é uma entidade inflamatória que pode afetar todo o trato gastrointestinal e tem etiologia desconhecida. Fatores genéticos e ambientais parecem estar relacionados à gênese da doença. O paciente com DC pode ao longo do curso da doença necessitar de inúmeras hospitalizações para procedimentos cirúrgicos, que podem modificar a absorção de nutrientes e prejudicar o seu estado nutricional. Por isso é tão importante o monitoramento nutricional desde a triagem até a conduta para minimizar os impactos sofridos neste processo.[1]

▶ TRIAGEM NUTRICIONAL

A triagem hospitalar inclui a aplicação de questionários que visam pontuar e identificar fatores que serão impactantes no estado nutricional dos pacientes, entre eles: perda ponderal, redução de ingestão alimentar, grau de severidade da doença, condição clínica para se alimentar, idade e presença de comorbidades. O paciente portador de DCH pode diminuir a ingestão alimentar por vários motivos, como gravidade da doença, jejum para exames e preparo operatório, o que o torna com potencial risco nutricional.[2] A desnutrição é altamente prevalente em pacientes com DCH (70% na doença em atividade e 38% na doença em remissão) e precisa ser prevenida ou tratada precocemente.[3]

Sarcopenia

Esta síndrome é caracterizada pela perda de massa, força e função muscular que acontece naturalmente ao longo do envelhecimento. A sarcopenia e a desnutrição representam situações distintas, mas frequentemente se sobrepõem e necessitam de atenção multidisciplinar. Em pacientes com doença inflamatória intestinal (DII) a sarcopenia pode ter seu processo antecipado e acelerado, e estar associada à desnutrição com aumento de hospitalizações, crises de doença, necessidade de cirurgia, complicações pós-operatórias e piores desfechos clínicos.[4,5]

Rotina hospitalar

As ferramentas para triagem mais utilizadas são o MUST (*Malnutrition Universal Screening Tool*), que é recomendado pela *European Society for Clinical Nutrition and Metabolism Guidelines* e avalia a evolução nutricional do adulto internado, e particularmente o NRS (*Nutritional Risk Screening*) (2002) (Tabela 1), que detecta o risco de desnutrição e de permanência hospitalar.

Ao mesmo tempo, o O-PNI (*Onodera's Prognostic Nutritional Index*) e o CONUT (*Controlling Nutritional Status*) são usados como índices nutricionais objetivos.[1,6] Os critérios diagnósticos para identificação de indivíduos com DCH em risco nutricional, com indicação clara de terapia nutricional pré-operatória envolvem o padrão-ouro NRS

TABELA 1 Avaliação e evolução nutricional do adulto internado e o NRS (2002)

Etapa 1: Triagem inicial		Sim	Não
1. O IMC é < 20,5 kg/m²?			
2. O paciente perdeu peso nos 3 últimos meses?			
3. O paciente teve sua ingestão dietética reduzida na última semana?			
4. O paciente encontra-se gravemente enfermo?			
Se obtiver alguma resposta "sim", passar para a 2ª etapa. Repetir a cada 7 dias caso não obtenha nenhuma resposta positiva.			

Etapa 2: Estado nutricional*		Gravidade da doença (aumento das necessidades nutricionais)*	
0: ausência de escore	Estado nutricional normal	0: ausência de escore	Necessidades nutricionais normais
1: leve escore	Perda de peso > 5% em 3 meses ou ingestão alimentar na última semana entre 50-75% das necessidades	1: leve escore	Pacientes crônicos, em particular com complicações agudas. Paciente fraco, porém deambula
2: moderado escore	Perda de peso > 5% em 2 meses ou IMC entre 18,5-20,5 + condição geral prejudicada ou ingestão alimentar na última semana entre 25-60% das necessidades	2: moderado escore	Cirurgia abdominal de grande porte, infecção significativa. Paciente confinado ao leito
3: grave escore	Perda de peso > 5% em 1 mês (> 15% em 3 meses) ou IMC < 18,5 + condição geral prejudicada ou ingestão alimentar na última semana entre 0-25% das necessidades	3: grave escore	Grande trauma ou infecção, paciente em terapia intensiva (APACHE > 10)

* Somar um ponto para idosos acima de 70 anos.
Escore total: classificação: < 3 pontos = sem risco nutricional. Reavaliar a cada 7 dias. ≥ 3 pontos = risco nutricional. Conduta: prosseguir com a avaliação nutricional e planejamento da terapia nutricional.

≥ 3 ou pelo menos um dos seguintes critérios: déficit de albumina sérica (< 3 g/dL), ingestão alimentar insuficiente por mais de 5 dias, IMC ≤ 18,5 kg/m^2 e perda de peso entre 10% e 15% em 6 meses.[7-11]

Precauções na interpretação das proteínas plasmáticas

De acordo com a revisão tópica da Organização Europeia de Crohn e Colite (ECCO 2020), as proteínas plasmáticas, como a albumina, assim como outros nutrientes delas dependentes para ligação ou transporte, não devem ser usadas como marcadores do estado nutricional na DII ativa. Sucedem concentração plasmática prejudicada para a ligação de vitaminas a essas proteínas de fase aguda (a albumina e a transferrina assumem esse caráter também), redução de produção hepática (albumina, transferrina) e redistribuições compartimentais subordinadas à presença de infecção e/ou trauma. Portanto, a correção da deficiência de micronutrientes é a melhor abordagem em pacientes durante as fases de atividade da doença, deixando-se a reavaliação das proteínas circulantes para um período subsequente.

Imbrizi et al., em 2019, estudaram retrospectivamente 53 pacientes com DII internados, sendo 69,8% com DC, e encontraram risco aumentado de eventos tromboembólicos quando a albumina estava abaixo de 2,95 g/dL. Concluíram que a hipoalbuminemia pode ser considerada fator de risco para trombose venosa.[13]

▶ CONDUTA NUTRICIONAL

Definir a via de alimentação é essencial para otimizar o estado nutricional. Utilizar o trato gastrointestinal (TGI) sempre que possível parece ser a melhor opção pelo conforto e tolerância do paciente. A via oral (VO) pode ser usada de forma exclusiva ou associada com suplementação. A via enteral (NE) é recomendada quando o TGI está funcionante, sem sinais de oclusão intestinal e a VO está inviabilizada, seja parcial ou totalmente devido à baixa ingestão alimentar diária. A nutrição parenteral (NPT) deve ser complementada para pacientes que não atingem as necessidades nutricionais diárias por vias alimentares oral e/ou enteral, apresentam desnutrição grave ou ainda aqueles com obstrução intestinal, fístula de alto débito e hemorragia acentuada. O apoio nutricional pelas vias mais apropriadas não deve ser retardado nessas circunstâncias, posto que o paciente internado pode ter uma resposta catabólica importante com perda ponderal, diminuição do apetite e comprometimento dos parâmetros nutricionais.[12,14,15]

A recomendação de aporte calórico da ESPEN 2020 (European Society for Clinical Nutrition and Metabolism), para pacientes com DII, é de 25 a 30 Kcal/kg/dia, e de 1,5 g/kg/dia para os requerimentos proteicos.[8,11,15] Já a Sociedade Internacional de Pesquisa em Anestesia (2018) recomenda um aporte de proteína acima de 1,2 g/kg de peso/dia.[16]

Modalidades

A NEE (nutrição enteral exclusiva), tanto com fórmulas elementares (aminoácidos), semielementares (oligopeptídeos) ou poliméricas (proteínas íntegras), pode ser usada para otimização pré-operatória em complicações como fístulas enterocutâneas.[17-20] De acordo com o Consenso da Sociedade Britânica de Gastroenterologia, a recomendação mínima de NEE é de 4-6 semanas, com o objetivo de reduzir sintomas e melhorar as condições de cicatrização da mucosa intestinal.[21,22] Um estudo caso-controle com pacientes com DC em nutrição enteral exclusiva, no pré-operatório, mostrou redução da proteína C-reativa (PCR), do tempo cirúrgico, e menor risco de abscessos no pós-operatório ou fístulas anastomóticas.[12]

O uso de NPT pré-operatória está relacionado diretamente a uma diminuição de complicações pós-operatórias como deiscências de anastomose, eventos tromboembólicos e complicações sépticas em pacientes desnutridos com DC.[23] O objetivo da NPT no pré-operatório é favorecer o armazenamento de energia e proteína, reduzir e/ou corrigir as deficiências de micronutrientes e prevenir a desnutrição no pós-cirúrgico dos pacientes com risco nutricional.[15]

A duração da NPT no pré-operatório varia de 5 a 90 dias, sendo que a maioria dos estudos demonstra 7 a 14 dias como ideal.[15,16,24] A associação de NEE e NPT deve ser considerada quando 60% das necessidades diárias não podem ser atingidas somente pela NEE.[11,14] Essa combinação geralmente é utilizada nos pacientes com desnutrição grave e crônica associada à DC, com estenoses e episódios de suboclusão intestinal.

Uma revisão sistemática (2019) considerou que a NEE pode ser mais indicada do que a NPT, devido à menor incidência de complicações e translocação bacteriana, preservação da função gastrointestinal e menor custo.[25] Entretanto, Lakananurak e Gramlich (2020) demonstraram que pacientes em UTI que receberam NEE apresentaram mais complicações (hipoglicemia e vômitos) que pacientes com NPT.[15] Uma metanálise revelou que não há vantagens clínicas evidentes da NEE sobre NPT relacionadas à mortalidade, pneumonia e tempo de internação hospitalar.[26] Analogamente, Jankowski et al. (2018) apontaram que quando se trata de complicações e mortalidade pós-operatória não houve significância entre as vias enteral ou parenteral.[27] A otimização da NEE pode ser mais lenta do que a da NPT, o que deve ser sempre considerado no planejamento das cirurgias, de forma individualizada.[9,15]

Complicações pós-operatórias e protocolo ERAS

Fiorindi et al. (2020) evidenciaram a importância da nutrição perioperatória (redução de jejum e aumento da ingestão de carboidratos na dieta no pré-operatório), independentemente do estado nutricional. Essas estratégias colaboram com a redução de complicações pós-operatórias.[28] O protocolo de Recuperação Aprimorada Após a Cirurgia (ERAS – *Enhanced Recovery After Surgery*) preconiza o jejum pré-operatório de 6-2 horas para líquidos, fornecendo-se bebida à base de carboidratos (maltodextrina 12% associada ou não a proteínas) com volume de 400 mL e 200 mL respectivamente, de acordo com o intervalo adotado. É suficiente a abstinência de sólidos por 8 horas, sem nenhum comprometimento dos resultados cirúrgicos. O ERAS é contraindicado nos casos de refluxo gastroesofágico grave, obstrução intestinal, gastroparesia e estenose do piloro. Há fortes evidências de que bebidas ricas em carboidratos administradas 2 a 3 horas antes da cirurgia podem melhorar o estado nutricional do paciente no pós-cirúrgico, acelerar a recuperação e diminuir o tempo de internação hospitalar.[17,22,26,29]

Realimentação pós-cirúrgica

A nutrição enteral no pós-operatório deve ser reiniciada nas primeiras 24 horas para os pacientes com desnutrição e que não atinjam as metas nutricionais (mínimo de 60% de suas necessidades de proteína/kcal por via oral), pois se realizada de forma precoce, diminui as taxas de morbidade e mortalidade.[14,17,28] Obviamente isso pode não ser possível nos casos de íleo paralítico pós-operatório. Nakeeb et al. (2009) demonstraram que suplementos nutricionais por via oral, com dose de 200 mL duas vezes ao dia até que a alimentação normal seja alcançada, trazem benefícios aos pacientes.[30] No pós-operatório é necessário que a dieta seja hiperproteica com o objetivo de atingir a meta ideal.[16]

Até o momento não há consenso sobre o período ideal de suporte nutricional continuado no pós-operatório. Entretanto, Cerantola et al. (2011) e a Sociedade Internacional de Pesquisa em Anestesia (2018) sugerem que a terapia nutricional entre 3 e 10 dias (sendo mais comum por 7 dias) está associada a grande benefício na recuperação do estado nutricional e qualidade de vida dos pacientes com desnutrição. Nos eutróficos, as evidências não são tão relevantes.[16,17]

Análise crítica da imunonutrição

A glutamina, arginina, ácidos graxos ômega-3 e RNA, utilizados de forma conjunta, reduzem as complicações gerais dos pacientes com DII (menores taxas de infecção, tempo de internação e mortalidade) quando usados no pré, peri e pós-operatório. Entretanto, quando esses nutrientes são usados separadamente, os resultados não se configuram tão promissores. De acordo com a Sociedade Internacional de Pesquisa em Anestesia (2018), tanto os pacientes nutridos quanto os desnutridos devem utilizar a imunonutrição, principalmente no pré e perioperatório. O período da imunonutrição para os pacientes bem nutridos é de, no mínimo, 7 dias. Já os pacientes desnutridos devem ser avaliados semanalmente utilizando como marcador a albumina sérica (> 3 g/dL) para melhor decisão quanto ao período de utilização.[16,17] Vale lembrar que as diretrizes europeias de terapia nutricional explicitamente não endossam a imunonutrição na enfermidade de Crohn (nível de evidência B),[11] uma orientação essencialmente norte-americana.

Sempre que possível (cirurgias eletivas), realizar a otimização nutricional quando indicada. Nos casos de cirurgias de emergência (DC grave com complicações sépticas ou obstrutivas), a otimização nutricional deve ser adiada para o pós-operatório, devido ao aumento da mortalidade com o atraso da cirurgia.[12]

▶ MONITORAMENTO NUTRICIONAL

O controle do peso é importante para pacientes com DCH. Durante a atividade da DC os pacientes podem emagrecer substancialmente e comprometer o estado nutricional, desenvolvendo deficiências generalizadas abrangendo ferro, cálcio, zinco, selênio, magnésio, vitamina B12, ácido fólico, vitaminas A, C, D e E, ácidos graxos essenciais, além de proteínas e calorias.[31] Entretanto, os quadros de sobrepeso e a obesidade, com o aumento de gordura visceral e diminuição da massa magra, ultimamente revelam-se frequentes em pacientes com DC, o que pode agregar o risco de doenças cardiovasculares, além das clássicas complicações cirúrgicas e maior tempo de hospitalização.[22]

O papel da albumina sérica e da pré-albumina no monitoramento do fornecimento e eficácia do suporte nutricional permanece indefinido, como se aludiu anteriormente. Sua normalização pode indicar a resolução da inflamação, a redução do risco nutricional, uma transição para o anabolismo ou, potencialmente, menores necessidades calóricas e proteicas.[32]

Anemia ferropriva e megaloblástica

A correção da anemia é importante no paciente com DCH, seja no período pré ou pós-operatório. De acordo com a Sociedade Britânica de Gastroenterologia (2019), o tratamento da anemia ferropriva pode ser realizado por via oral ou preferencialmente por via endovenosa, com ferro injetável e vitaminas. Deve-se evitar sempre que possível a transfusão de sangue, pois ela promove riscos aumentados de complicações anastomóticas, abscessos intra-abdominais e eventos tromboembólicos. A correção desse estado clínico está associada à redução do risco de sepse intra-abdominal no pós-operatório, obstrução intestinal, deiscência de anastomose, pneumonia e outras infecções, incluindo as do sítio cirúrgico. A deficiência de vitamina B12 é mais frequente em pacientes com DC ileal (local preferencial de absorção), sendo necessária sua correção com suplementação oral, intramuscular ou endovenosa.[22]

Dieta ajustada às peculiaridades clínicas e metabólicas

Dores abdominais, diarreia ou constipação possuem relação com a alimentação dos pacientes como também com a localização da DC. Por isso, é necessário observar a qualidade e quantidade alimentar, inibindo-se os excessos de gordura saturada (carne vermelha, leite integral e derivados, banha de porco, óleo de coco) e ácidos graxos insaturados tipo trans (alimentos industrializados e ultraprocessados). O cálculo de um plano alimentar individualizado e personalizado para os indivíduos com DC é essencial para manter o paciente em remissão.[22,33,34]

TABELA 2 Via alimentar sugerida

Suporte nutricional	Como e por quê	Quanto
VO exclusiva	Não retirar glúten e lactose Diminuir gorduras saturadas e proibir as trans	Kcal: 25 a 30 Kcal/kg peso/dia Proteínas: > 1,2 proteína/kg peso/dia Gorduras: 20% do VET (< 10% de gorduras saturadas)
VO + suplementação oral	Suplementos VO que tenham um perfil adequado de gorduras	Kcal: 25 a 30 Kcal/kg peso/dia Proteínas: >1,2 proteína/kg peso/dia Gorduras: 20% do VET (< 10% de gorduras saturadas); suplementos < 50% ingestão total
VO + NE	Consumo VO insuficiente	Kcal: 25 a 30 Kcal/kg peso/dia Proteínas: > 1,2 proteína/kg peso/dia Gorduras: 20% do VET (< 10% de gorduras saturadas)
NE exclusiva	Recuperação pré-operatória Tempo: 4 a 6 semanas	Kcal: 25 a 30 Kcal/kg peso/dia Proteínas: > 1,2 proteína/kg peso/dia Gorduras: 20% do VET (< 10% de gorduras saturadas) Fórmulas elementares (aminoácidos), semielementares (oligopeptídeos) ou poliméricas (proteínas íntegras)
NPT exclusiva	Recuperação pré-operatória Tempo: 7 a 14 dias	Kcal: 25 a 30 Kcal/kg peso/dia Proteínas: > 1,2 proteína/kg peso/dia Gorduras: 20% do VET (< 10% de gorduras saturadas)

Adaptada de Adamina, 2020.[12] NE: via enteral; NPT: nutrição parenteral; VET: valor energético total; VO: via oral.

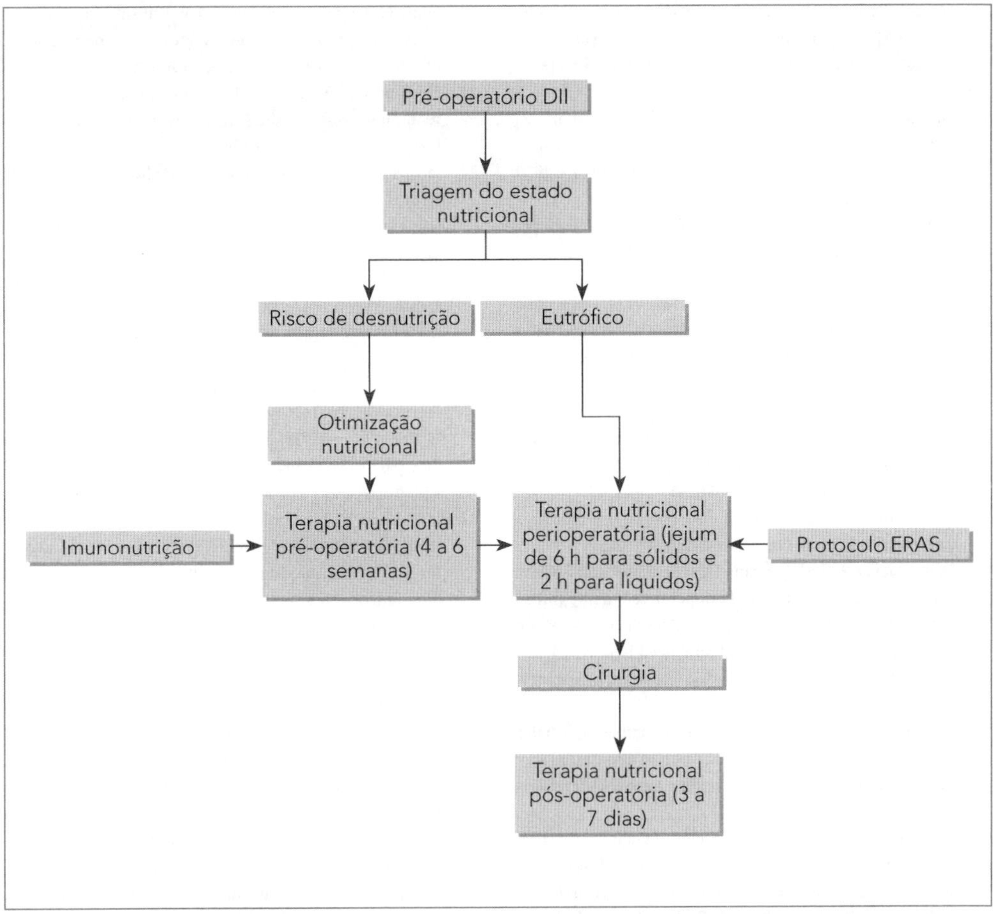

FIGURA 1 Otimização nutricional para pacientes com DII. Adaptada da diretriz da ESPEN, 2020.[11] DII: doenças inflamatórias intestinais; ERAS: *Enhanced Recovery After Surgery*.

REFERÊNCIAS

1. Takaoka A, Sasaki M, Nakanishia N, Kurihara M, Ohia A, Bamba S, et al. Nutritional screening and clinical outcome in hospitalized patients with Crohn's disease. Ann Nutr Metab. 2017;71:266-72.
2. Bamba S, Sasaki M, Takaoka A, Takahashi K, Imaeda H, Nishida A, et al. Sarcopenia is a predictive factor for intestinal resection in admitted patients with Crohn's disease. PLOS ONE. June 23, 2017.
3. Li S, Ney M, Eslamparast T, Vandermeer B, Ismond KP, Kroeker K, et al. Systematic review of nutrition screening and assessment in inflammatory bowel disease. World J Gastroenterol. 2019;25(28):3823-37.
4. Cederholm T, Bosaeus I, Barazzoni R, Bauer J, Van Gossum A, Klek S, et al. Diagnostic criteria for malnutrition – An ESPEN Consensus Statement. Clin Nutr. 2015;34:335-40.
5. Jansen I, Prager M, Valentini L, Büning C. Inflammation-driven malnutrition: A new screening tool predicts outcome in Crohn's disease. Br J Nutr. 2016;116:1061-7.
6. Csontos ÁA, Molnár A, Piri Z, Pálfi E, Miheller P. Malnutrition risk questionnaire combined with body composition measurement in malnutrition screening in inflammatory bowel disease. Rev Esp Enferm Dig. 2017;109:26-32.
7. Grass F, Hübner M, Schäfer M, Ballabeni P, Cerantola Y, Demartines N, et al. Preoperative nutritional screening by the specialist instead of the nutritional risk score might prevent excess nutrition: a multivariate analysis of nutritional risk factors. Nutrition Journal. 2015;14:37.
8. Weimann A, Braga M, Carli F, Higashiguchi T, Hübner M, Klek S, et al. ESPEN guideline: Clinical nutrition in surgery. Clin Nutr. 2017;36(3):623-50.
9. Balestrieri P, Ribolsi M, Guarino M, et al. Nutrition aspects in inflammatory bowel diseases. Nutrients. 2020;12:372.

10. Grass F, Pache B, Martin D, Hahnloser D, Demartines N, Hübner M. Preoperative nutritional conditioning of Crohn's patients – systematic review of current evidence and practice. Nutrients. 2017 Jun 1;9(6):562.
11. Bischoff SC, Escher J, Hébuterne X, Kłęk S, Krznaric Z, Schneider S, et al. ESPEN practical guideline: Clinical nutrition in inflammatory bowel disease. Clin Nutr. 2020 Mar;39(3):632-53.
12. Adamina M, Gerasimidis K, Sigall-Boneh R, et al. Perioperative dietary therapy in inflammatory bowel disease. Journal of Crohn's and Colitis. 2020 May 21;14(4):431-44.
13. Imbrizi MR, Magro DO, Secundo TML, et al. Hypoalbuminemia as a risk factor for thromboembolic events in inflammatory bowel disease inpatients. Intestinal Research. 2019;17(1):63-9.
14. Stoner PL, Kamel A, Ayoub F, Tan S, Iqbal A, Glover SC, et al. Perioperative care of patients with inflammatory bowel disease: focus on nutritional support. Gastroenterol Res Pract. 2018 Sep 23;2018:7890161.
15. Lakananurak N, Gramlich L. The role of preoperative parenteral nutrition. Nutrients. 2020;12:1320.
16. Wischmeyer P, Carli F, Evans D, et al. American Society for Enhanced Recovery and Perioperative Quality Initiative Joint Consensus Statement on Nutrition Screening and Therapy Within a Surgical Enhanced Recovery Pathway. International Anesthesia Research Society. 2018;126(6).
17. Cerantola Y, Grass F, Cristaudi A, Demartines N, Schafer M, Hubner M. Perioperative nutrition in abdominal surgery: recommendations and reality. Gastroenteral Res Pract. 2011;2011:739347.
18. Sigall-Boneh R, Pfeffer-Gik T, Segal I, Zangen T, Boaz M, Levine A. Partial enteral nutrition with a Crohn's disease exclusion diet is effective for induction of remission in children and young adults with Crohn's disease. Inflamm Bowel Dis. 2014;20:1353-60.
19. Connors J, Basseri S, Grant A, Giffin N, Mahdi G, Noble A, et al. Exclusive enteral nutrition therapy in paediatric Crohn's disease results in long-term avoidance of corticosteroids: results of a propensity-score matched cohort analysis. J Crohns Colitis. 2017;11:1063-70.
20. Damas OM, Garces L, Abreu MT. Diet as adjunctive treatment for inflammatory bowel disease: review and update of the latest literature. Curr Treat Options Gastro. 2019;17:313-25.
21. Vasudeva A, Gibson P, Langenberg D. Time to clinical response and remission for therapeutics in inflammatory bowel diseases: What should the clinician expect, what should patients be told? World Journal of Gastroenterology. 2017;23(35):6385-402.
22. Lamb C, Kennedy N, Raine T, et al. British Society of Gastroenterology consensus guidelines on the management of inflammatory bowel disease in adults. Gut. 2019.
23. Heyland DK, Montalvo M, McDonald S, et al. Total parenteral nutrition in the surgical patient: a meta analysis. Can J Surg J Can Chir. 2001;44:102-11.
24. Jacobson D. Early postoperative complications in patients with Crohn's disease give and not given preoperative total parenteral nutrition. Scand J Gastroenterol. 2012;47:170-7.
25. Limketkai BN, Iheozor-Ejiofor Z, Gjuladin-Hellon T, Parian A, Matarese LE, Bracewell K, et al. Dietary interventions for induction and maintenance of remission in inflammatory bowel disease. Cochrane Database of Systematic Reviews 2019, Issue 2. Art. No.: CD012839.
26. Harvey SE, Parrott F, Harrison DA, Bear DE, Segaran E, Beale R, et al. Trial of the route of early nutritional support in critically ill adults. N Engl J Med. 2014;371:1673-84.
27. Jankowski M, Las-Jankowska M, Sousak M, et al. Contemporary enteral and parenteral nutrition before surgery for gastrointestinal cancers: a literature review. World J Surg Oncol. 2018;26:94.
28. Fiorindi C, Cuffaro F, Piemonte G, et al. Effect of long-lasting nutritional prehabilitation on postoperative outcome in elective surgery for IBD. Clinical Nutrition. 2020.
29. Lassen K, Soop M, Nygren J, et al. Consensus review of optimal perioperative care in colorectal surgery enhanced recovery after surgery (ERAS) group recommendations. Archives of Surgery. 2009;144(10):961-9.
30. El Nakeeb A, Fikry A, El Metwally T, et al. Early oral feeding in patients undergoing elective colonic anastomosis. International Journal of Surgery. 2009;7(3):206-9.
31. Brennana GT, Haa I, Hogana C, Nguyena E, Jamala MM, Bechtoldb ML, et al. Does preoperative enteral or parenteral nutrition reduce postoperative complications in Crohn's disease patients: a meta-analysis. European Journal of Gastroenterology & Hepatology. 2018;30:997-1002.
32. Evans DC, Corkins MR, Malone A. The use of visceral proteins as nutrition markers: An ASPEN position paper. Nutrition in Clinical Practice. 2021;36(1):22-8.
33. Halmos EP, Gibson PR. Dietary management of IBD – insights and advice. Nat Rev Gastroenterol Hepatol. 2015;12:133-46.
34. Levine A, Rhodes JM, Lindsay JO, et al. Dietary guidance for patients with inflammatory bowel disease from the International Organization for the Study of Inflammatory Bowel Disease. Clinical Gastroenterology and Hepatology. 2020;S1542-3565(20)30185-3.

32 Suporte nutricional no paciente hospitalizado com retocolite ulcerativa

Karine Mariane Steigleder
Marina Moreira de Castro
Marciane Milanski
Raquel Franco Leal

RESUMO

A retocolite ulcerativa (RCU) é uma doença inflamatória intestinal de origem multifatorial caracterizada pela inflamação crônica do intestino. Carências nutricionais são comuns na RCU e estão diretamente relacionadas com o grau de acometimento da doença. Dentre as principais estão as deficiências em ferro, cálcio, vitamina D, complexo B e vitaminas lipossolúveis. A adequação nutricional é importante para a remissão da doença e para o bom resultado nos procedimentos cirúrgicos quando necessários. É importante priorizar o aporte nutricional adequado para os pacientes de acordo com a fase da doença - remissão ou atividade -, garantindo também o ajuste proteico e de micronutrientes. Na impossibilidade de alimentação oral ou na necessidade de recuperação do estado nutricional, a terapia nutricional enteral (TNE) pode ser a melhor opção. Havendo a impossibilidade da TNE, a terapia parenteral é indicada.

A retocolite ulcerativa (RCU) é uma doença crônica e uma das duas principais formas de doença inflamatória intestinal (DII), caracterizada por inflamação da mucosa, que se inicia distalmente no reto e se estende de forma contínua no cólon.[1] Os sintomas dependem da extensão e gravidade da doença, sendo a diarreia sanguinolenta o sintoma mais comum. Outros sintomas incluem tenesmo, urgência e incontinência fecal, sangramento retal e fadiga. O aumento da frequência intestinal, dor abdominal, anorexia e febre sugerem colite grave.[1-3]

Normalmente, a RCU apresenta episódios de recidiva e períodos de remissão.[3] Cerca de 10% a 15% dos pacientes podem vivenciar um curso agressivo da doença, e quase metade deles necessita de hospitalização em algum momento durante o curso da doença.[4] A admissão hospitalar imediata é necessária para pacientes com colite aguda grave, por evitar atrasos na tomada de decisão que podem levar ao aumento da morbidade e mortalidade perioperatória.[2]

Apesar dos avanços no tratamento conservador da doença, alguns pacientes apresentam atividade persistente da doença e de 20 a 25% deles eventualmente requerem intervenção cirúrgica. Em casos de megacólon tóxico, perfuração ou sangramento maciço, pode ser necessária uma cirurgia de emergência.[1,4]

A patogênese da RCU é multifatorial, e diversos fatores estão envolvidos, incluindo uma resposta imune desregulada, microbiota intestinal alterada, suscetibilidade genética e fatores ambientais.[1] A dieta é um dos vários fatores ambientais importantes que estão associados à etiopatogenia da doença, podendo impactar tanto a microbiota intestinal quanto a resposta imune intestinal.[5,1]

Já foram identificados vários componentes nutricionais que influenciam o desenvolvimento e manutenção da RCU, enquanto outros parecem desempenhar um papel protetor. Alta ingestão de ácidos graxos poli-insaturados ômega-3 e amamentação podem proteger contra a doença, enquanto o alto consumo de sacarose, gordura animal, colesterol e ácido linoleico é considerado fator de risco.[5]

A microbiota intestinal, que pode estar intimamente relacionada às mudanças ambientais, tem sido implicada como tendo uma função reguladora na RCU. Já foi relatada uma menor abundância de *Roseburia hominis* e *Faecalibacterium prausnitzii* (os comensais mais abundantes no intestino humano saudável) em pacientes com RCU.[6] Em outro estudo, foi demonstrado que *Enterococcus*, *Enterococcaceae* e *Gammaproteobacteria* estavam presentes exclusivamente em pacientes com DII quando comparados a indivíduos saudáveis e com a síndrome do intestino irritável.[7] Embora a disbiose microbiana possa estar associada à RCU ativa, a contribuição individual de espécies bacterianas não é bem definida.[1]

Bolte et al.[8] demonstraram que maior ingestão de alimentos de origem animal, alimentos processados, álcool e açúcar predispõe a um ambiente microbiano característico da inflamação e está associada a níveis mais elevados de marcadores inflamatórios intestinais.

As deficiências nutricionais são comuns nas DIIs e estão associadas a um curso prolongado e mais complicado da doença,[9] bem como ao desenvolvimento de complicações sistêmicas e manifestações extraintestinais. Essas deficiências são observadas principalmente na doença de Crohn (DC),[10] porém também podem ocorrer na RCU e apresentam múltiplas origens (Tabela 1).

Anemia micro e macrocítica

A anemia é considerada a manifestação mais comum na RCU, e na maioria dos casos se origina da combinação da deficiência nutricional e fatores subordinados à doença. Incluem-se deficiência em vitamina B12, ácido fólico (folato) e, o principal deles, ferro. O rastreamento de anemia é recomendado em todos os pacientes com foco no hemograma completo, ferritina sérica e proteína C-reativa (PCR).

O tratamento usual da anemia por deficiência de ferro com ferro oral apresenta limitações. As Diretrizes da Organização Europeia de Crohn e Colite (ECCO) recomendam que o ferro intravenoso seja considerado como tratamento de primeira linha em pacientes com doença clinicamente ativa, com intolerância prévia ao ferro oral e com hemoglobina abaixo de 10 g/dL. O tratamento intravenoso é mais eficaz, apresenta uma resposta mais rápida, e é mais bem tolerado do que o ferro oral.[11] A carboximaltose férrica, que pode ser administrada em doses únicas de até 1.000 mg de ferro em 15 minutos, tem se mostrado uma alternativa IV segura e eficaz.[12]

Outras deficiências são de cálcio e vitamina D, que podem afetar o metabolismo ósseo, com osteopenia ou osteoporose.[13] Além disso, as deficiências de folato e vitamina D parecem predispor à inflamação do cólon e ao câncer.[9] Dessa forma, pacientes com RCU devem ser examinados e as deficiências devem ser corrigidas de forma adequada.[13]

Em crises de agudização, os micronutrientes devem ser avaliados com mais frequência, especialmente se o paciente precisar de cirurgia ou glicocorticoides. Algumas suple-

TABELA 1 Fatores envolvidos na patogênese das deficiências nutricionais nas doenças inflamatórias intestinais (DII)

Ações	Riscos nutricionais
Diminuição da ingestão e absorção de alimentos	Anorexia (febre, dor abdominal, TNF-alfa elevado)
	Mecânica (fístulas, diarreia, íleo paralítico)
	Dieta com resíduos e nutrientes mal tolerados (dor abdominal/diarreia)
	Abundância de lactose (altas taxas de intolerância à lactose)
	Restrições dietéticas psicológicas ou injustificadas
Aumento da perda intestinal	Diarreia e fístulas – eletrólitos, minerais e elementos-traço, especialmente Zn^{2+}, K^{+}, Mg^{2+}, cobre, ferro, fósforo
	Perda de sangue e proteínas – anemia ferropriva, microcítica, hipocrômica, hipoalbuminemia
	Doença ileal terminal: vitamina B12, lipossolúveis (A, D, E e K)
	Deficiência de sais biliares
	Superinfecção por *Clostridioides difficile* (colite pseudomembranosa)
Estado hipermetabólico	Alterações do gasto energético de repouso
	Sepse, febre
Interações e secundarismos medicamentosos	Sulfassalazina e metotrexato – absorção e o metabolismo do ácido fólico/folato, desconforto gástrico
	Glicocorticoides – prejudicam a absorção de Ca^{2+}, Zn^{2+} e fósforo, com perdas de vitamina C e resistência à vitamina D; distúrbios hidroeletrolíticos, aumento da calciúria, retenção de sódio, úlcera péptica, hiperglicemia, hiperlipemia, catabolismo proteico
	Azatioprina – pode levar a uma anemia macrocítica (deficiência de vitaminas B12 e folato) e causar náusea e vômitos
Nutrição parenteral total de longo prazo	Complicações infecciosas (e tromboses) subordinadas ao cateter
	Deficiências de tiamina, Zn^{2+}, Cu^{2+}, selênio e cromo, bem como outras

Adaptada de Hwang et al.,[9] Bischoff et al.,[13] Adamina et al.,[15] Scaldaferri et al.,[16] Ripollés-Melchor et al.,[17] Bertani et al.[18]

mentações recomendadas incluem: tratamento com sulfassalazina ou metotrexato: folato 1 mg/dia; diarreia significativa (> 300 g/dia): magnésio, zinco, além de água e eletrólitos.[9]

Pode haver um aumento na atividade metabólica em surtos agudos da doença em adultos,[14] o que é compreensível considerando-se que distúrbios sistêmicos (febre e taquicardia) são comuns. O manejo nutricional com 30 kcal/kg/dia pode ser ideal para pacientes com RCU hospitalizados e/ou com doença ativa.[13,14] A resposta proteolítica justifica 1,2-1,5 g/kg de peso corporal de proteínas.[13,14] Já nos períodos de remissão o aporte proteico segue as recomendações da população saudável (1 g/kg/dia).[13]

Interações droga-nutriente

A suplementação de cálcio e vitamina D durante o uso de corticosteroides na ausência de depleção bioquimicamente demonstrada não é aconselhada, todavia é importante monitorar a densidade óssea durante o emprego prolongado, devido ao risco aumentado de fraturas. O uso de sulfassalazina e metotrexato interfere na absorção intestinal do ácido fólico, e sua deficiência pode levar à anemia macrocítica. De acordo com o *guideline* da ESPEN, é indicada para pacientes em uso de metotrexato a administração oral de folato, 5 mg uma vez por semana 24-72 h após o uso da medicação, ou 1 mg por dia durante cinco dias na semana.[13]

A correção da subnutrição e também do excesso de peso é aconselhada em pacientes com DII antes de cirurgia eletiva.[15] Pacientes que possuem risco nutricional grave apresentam piores desfechos no pós-operatório, visto que a desnutrição proteico-calórica prejudica a cicatrização e diminui a imunocompetência, aumentando assim os riscos de infecção; a obesidade também se configura como fator de intercorrências.[13,15] O risco nutricional é caracterizado por uma perda de peso maior do que 10% do peso habitual em 3 a 6 meses, IMC (índice de massa corporal) menor do que 18,5 kg/m^2 e/ou albumina sérica menor que 30 g/L (sem evidências de disfunção renal ou hepática).[13]

A perda de massa magra ou sarcopenia deve ser avaliada e tratada de forma independente à desnutrição. Mesmo em pacientes com IMC normal ou elevado essa perda pode ser significativa (sobrepeso/obesidade sarcopênica).[16]

Em casos selecionados de cirurgia eletiva, pode ser utilizado o protocolo de recuperação aprimorada (ERAS). Seu emprego foi associado a uma redução significativa das complicações pós-operatórias e do tempo de internação dos pacientes.[17] De acordo com o *guideline* da ESPEN (European Society for Clinical Nutrition And Metabolism), podem ser seguidas as seguintes orientações:[13]

- Evitar longos períodos de jejum pré-operatório.
- Restabelecimento da alimentação oral o mais cedo possível após a cirurgia.
- Integração da nutrição na gestão geral do paciente.
- Controle metabólico, especialmente glicemia sanguínea.
- Redução de fatores que exacerbam o catabolismo relacionado ao estresse ou prejudicam a função gastrointestinal.
- Mobilização precoce do paciente para facilitar a síntese proteica e função muscular.

No caso de cirurgias de emergência também é necessário avaliar o estado nutricional do paciente, no entanto não deve haver adiamento cirúrgico no caso de necessidade de otimização nutricional pré-operatória.[17] Na desnutrição em casos graves a terapia nutricional (TN) deve ser iniciada no perioperatório, assim que factível. Independentemente da via de suporte nutricional utilizada, a otimização nutricional pré-operatória aliada ao manejo rigoroso da sepse abdominal e a retirada oportuna de corticosteroides ou imunossupressão podem evitar a necessidade de estoma (colostomia, ileostomia) em 92% dos pacientes, resultando em baixas taxas de complicações e mortalidade pós-operatória.[18]

Atenção perioperatória

O estado nutricional do paciente no pós-operatório será dependente do tipo de procedimento cirúrgico, da localização, do comprimento do intestino funcional remanescente e das complicações pós-cirúrgicas,[15-18] sendo recomendada a TNE precoce, dentro das primeiras 24 h pós-operatório para evitar desfechos negativos.[13] Além da questão absortiva, são muito comuns as perdas entéricas de eletrólitos e elementos-traço do intestino durante períodos de inflamação ativa na RCU.

De acordo com as diretrizes cirúrgicas da ESPEN,[13] a alimentação oral precoce ou TNE incluindo líquidos claros no primeiro ou segundo dia pós-operatório não causam prejuízos à cicatrização de anastomoses no cólon ou reto, e levam a uma redução significativa do tempo de internação hospitalar. Note-se que após ressecção do íleo terminal há risco de deficiência de vitamina B12; já em pacientes com estoma de alto débito, é indispensável monitorar eletrólitos e fluidos.[13,17,18]

Suplementos em debate

Nutrientes imunomoduladores já foram sugeridos para essa população, todavia essas prescrições não são respaldadas por metanálises ou pelas grandes sociedades científicas. Há metanálises favoráveis à introdução de probióticos no intuito de abreviar a inflamação colônica na RCU. Ainda assim, debatem-se indicações apropriadas, dose, período de administração e sobretudo natureza da formulação, posto que há numerosas no mercado, faltando consenso sobre quais seriam realmente efetivas. Ademais, na RCU há moderado risco de piora da dor abdominal durante a ingestão de probióticos.[19]

Suplementação oral

Até 600 kcal/dia podem ser administradas em forma de suplementos quando justificado por balanço energético/nitrogenado negativo, sem comprometer a ingestão alimentar normal em adultos.[13] Na impossibilidade da alimentação por via oral, deve ser considerada a TN por meio de sonda nasogástrica.

Nutrição oral e por sondas gastroentéricas

A TN pode ser indicada em casos específicos como crises graves recorrentes, tratamento de fase aguda, prevenção e tratamento da desnutrição avançada, nutrição perioperatória, melhora da qualidade de vida e recuperação do atraso de desenvolvimento de crianças e adolescentes (*catch up growth*).[13,18]

Indicações de exceção da alimentação intravenosa

Deve-se recorrer à TNP no caso de megacólon tóxico, perfuração ou obstrução intestinal, intestino curto com má absorção grave, dismotilidade intestinal grave, fístulas de alto débito ou deiscências de anastomose nas circunstâncias em que a TNE não seja possível, particularmente em enfermos já afetados pela desnutrição calórico-proteica.[13,18,20]

Após cirurgia de bolsa ileal, Godny et al.[21] documentaram que a dieta mediterrânea – rica em fitoquímicos e antioxidantes e reduzida em alimentos inflamatórios – esteve associada à redução significativa da calprotectina fecal. Os autores sugerem que o elevado consumo de antioxidantes e fibras atua na modulação intestinal reduzindo a inflamação, tendo em vista que em indivíduos saudáveis a dieta mediterrânea melhora o microbioma e o metaboloma, especificamente com alta abundância de bactérias degradadoras de fibras e produção de ácidos graxos de cadeia curta, dentre eles o trófico butirato.[21]

REFERÊNCIAS

1. Kobayashi T, Siegmund B, Le Berre C, Wei SC, Ferrante M, Shen B, et al. Ulcerative colitis. Nat Rev Dis Prim. 2020;6(1):74.
2. Magro F, Gionchetti P, Eliakim R, Ardizzone S, Armuzzi A, Barreiro-de Acosta M, et al. Third European Evidence-based Consensus on Diagnosis and Management of Ulcerative Colitis. Part 1: definitions, diagnosis, extra-intestinal manifestations, pregnancy, cancer surveillance, surgery, and ileo-anal pouch disorders. J Crohn's Colitis. 2017;11(6):649-70.

3. Lamb CA, Kennedy NA, Raine T, Hendy PA, Smith PJ, Limdi JK, et al. British Society of Gastroenterology consensus guidelines on the management of inflammatory bowel disease in adults. Gut. 2019;68:s1-106.
4. Fumery M, Singh S, Dulai PS, Gower-Rousseau C, Peyrin-Biroulet L, Sandborn WJ. Natural history of adult ulcerative colitis in population-based cohorts: a systematic review. Clin Gastroenterol Hepatol. 2018;16(3):343-56.e3.
5. de Castro MM, Pascoal LB, Steigleder KM, Siqueira BP, Corona LP, Ayrizono M de LS, et al. Role of diet and nutrition in inflammatory bowel disease. World J Exp Med. 2021;11(1):1-16.
6. Machiels K, Joossens M, Sabino J, De Preter V, Arijs I, Eeckhaut V, et al. A decrease of the butyrate-producing species Roseburia hominis and Faecalibacterium prausnitzii defines dysbiosis in patients with ulcerative colitis. Gut. 2014;63(8):1275-83.
7. Presti A Lo, Zorzi F, Chierico F Del, Altomare A, Cocca S, Avola A, et al. Fecal and mucosal microbiota profiling in irritable bowel syndrome and inflammatory bowel disease. Front Microbiol. 2019;10:1-14.
8. Bolte LA, Vich Vila A, Imhann F, Collij V, Gacesa R, Peters V, et al. Long-term dietary patterns are associated with pro-inflammatory and anti-inflammatory features of the gut microbiome. Gut. 2021;gutjnl-2020-322670.
9. Hwang C, Ross V, Mahadevan U. Micronutrient deficiencies in inflammatory bowel disease: From A to zinc. Inflamm Bowel Dis. 2012;18(10):1961-81.
10. de Castro MM, Corona LP, Pascoal LB, Rodrigues BL, de Lourdes Setsuko Ayrizono M, Rodrigues Coy CS, et al. Impaired nutritional status in outpatients in remission or with active Crohn's disease – classified by objective endoscopic and imaging assessments. Clin Nutr ESPEN. 2019;33:60-5.
11. Dignass AU, Gasche C, Bettenworth D, Birgegård G, Danese S, Gisbert JP, et al. European Consensus on the Diagnosis and Management of Iron Deficiency and Anaemia in Inflammatory Bowel Diseases. J Crohn's Colitis. 2015;9(3):211-22.
12. Evstatiev R, Marteau P, Iqbal T, Khalif IL, Stein J, Bokemeyer B, et al. FERGIcor, a randomized controlled trial on ferric carboxymaltose for iron deficiency anemia in inflammatory bowel disease. Gastroenterology. 2011;141(3):846-853.e2.
13. Bischoff SC, Escher J, Hébuterne X, Kłęk S, Krznaric Z, Schneider S, et al. ESPEN practical guideline: Clinical nutrition in inflammatory bowel disease. Clin Nutr. 2020;39(3):632-53.
14. Inoue M, Sasaki M, Takaoka A, Kurihara M, Iwakawa H, Bamba S, et al. Changes in energy metabolism after induction therapy in patients with severe or moderate ulcerative colitis. J Clin Biochem Nutr. 2015;56:215e9.
15. Adamina M, Gerasimidis K, Sigall-Boneh, R, et al. Perioperative dietary therapy in inflammatory bowel disease. J Crohn's Colitis. 2020;431-44.
16. Scaldaferri F, Pizzoferrato M, Lopetuso LR, Musca T, Ingravalle F, Sicignano LL, et al. Nutrition and IBD: malnutrition and/or sarcopenia? A practical guide. Gastroenterol Res Pract. 2017;2017:8646495.
17. Ripollés-Melchor J, Varela MLF, Camargo SC, Fernández PJ et al. Enhanced recovery after surgery protocol versus conventional perioperative care in colorectal surgery. A single center cohort study. Rev Bras Anestesiol. 2018;68:358-68.
18. Bertani L, Ribaldone DG, Bellini M, Mumolo MG, Costa F. Inflammatory bowel diseases: is there a role for nutritional suggestions? Nutrients. 2021;13:1387.
19. Dore MP, Bibbò S, Fresi G, Bassotti G, Pes GM. Side effects associated with probiotic use in adult patients with inflammatory bowel disease: a systematic review and meta-analysis of randomized controlled trials. Nutrients. 2019;11(12):2913.
20. Comeche JM, Comino I, Altavilla C, Tuells J, Gutierrez-Hervas A, Caballero P. Parenteral nutrition in patients with inflammatory bowel disease systematic review, meta-analysis and meta-regression. Nutrients. 2019;11(12):286.
21. Godny L, Reshef L, Pfeffer-Gik T, Goren I, Yanai H, Tulchinsky H, et al. Adherence to the Mediterranean diet is associated with decreased fecal calprotectin in patients with ulcerative colitis after pouch surgery. Eur J Nutr. 2020;59(7):3183-90.

33 Síndrome de realimentação

Flávia Moraes Silva
Otávio Augusto Ferrari

RESUMO

A síndrome de realimentação caracteriza-se pela ocorrência de distúrbios hidroeletrolíticos, acompanhados ou não de repercussões sistêmicas, em pacientes predispostos (desnutridos, com jejum ou baixo consumo alimentar prolongado, com baixas concentrações séricas de eletrólitos, etilistas) quando introduzida a terapia nutricional em volume total (ou superdimensionada para as circunstâncias). Embora não haja uma definição universal para o diagnóstico dessa condição, há consenso entre as propostas diagnósticas quanto à presença de hipofosfatemia - isolada ou combinada à redução de outros eletrólitos - para confirmação da presença de SR. A prevenção é prioritária. Contempla o planejamento de um regime terapêutico com oferta hipocalórica inicial e progressão de acordo com o monitoramento dos eletrólitos séricos, acompanhada de reposição de tiamina e de fósforo, potássio e magnésio, conforme concentrações séricas. Embora seja uma condição ainda negligenciada no ambiente hospitalar, parece estar associada a maior mortalidade e protocolos devem ser instituídos para identificação precoce e manejo apropriado.

▶ DEFINIÇÃO E EPIDEMIOLOGIA

A síndrome de realimentação (SR) foi descrita em prisioneiros orientais na época da Segunda Guerra Mundial, ao ser observada maior ocorrência de falência cardíaca após reintrodução da alimentação naqueles que haviam permanecido em jejum por períodos prolongados.[1] Foi reconhecida igualmente em judeus caquéticos sobreviventes de campos de concentração nazistas e atendidos por organizações humanitárias, quando pela primeira vez em muitos anos tiveram acesso a uma dieta completa, muitos dos quais vieram a falecer rapidamente. É caracterizada por distúrbio grave de eletrólitos, com concentrações reduzidas de fósforo, potássio e magnésio, as quais podem ser acompanhadas de anormalidades metabólicas e disfunções sistêmicas, notadamente comprometimento respiratório e falência cardíaca.[2-4] A hipofosfatemia é considerada um critério central para o diagnóstico de SR, embora haja diferentes propostas para identificação dessa condição.

Critérios conflitantes

Friedli et al. demonstraram incidência de SR – avaliada por distúrbio hidroeletrolítico associado ou não a sinais clínicos – entre 0 e 80% ao revisar 45 estudos, dentre os quais 16 envolvendo pacientes com anorexia nervosa.[5] Revisão sistemática de 35 estudos observacionais publicada em 2021 sinalizou entre 0 e 62% em pacientes hospitalizados, sendo evidenciada maior incidência em pacientes críticos que iniciaram dieta com aporte calórico superior a 20 kcal/kg/dia (incidência = 44%, IC95% 36-52%). Não foi evidenciada diferença quando considerado o critério diagnóstico empregado pelos autores ou aquele proposto pela Associação Americana de Nutrição Parenteral e Enteral. Da mesma forma, a incidência de hipofosfatemia variou entre 7 e 62%. [6] Outra revisão sistemática, que agrupou as séries de acordo com a oferta calórica inicial em assertivos (> 20 kcal/kg/dia; n = 15) e conservadores (< 20 kcal/kg/dia; n = 9), demonstrou incidência de SR em mais de 20% em ambos os grupos.[7]

Conceitos nebulosos e confusos

Em questionário apresentado a 309 profissionais médicos ou estudantes de Medicina para que diagnosticassem SR, a maioria não fez o diagnóstico (78%).[8] Apesar disso, o impacto dessa condição em pacientes que a desenvolvem parece ser bastante desfavorável. Revisão sistemática com metanálise de 30 estudos demonstrou que a incidência de óbito após seis meses foi significativamente superior (OR = 1,54; IC95% 1,04-2,28), embora em 30 dias não tenha sido evidenciada (OR = 1,27; IC95% 0,93-1,72).[9]

▶ FATORES DE RISCO

Além da desnutrição grave e do jejum prolongado (superior a 7-10 dias), pontuam-se:[10,11]

A. Perda ponderal acentuada não intencional.
B. Quimioterapia.
C. Pós-operatório de cirurgia bariátrica disabsortiva com substancial emagrecimento.
D. Cirurgias de grande porte.
E. Alcoolismo.
F. Repleção intravenosa de fluidos (sem alimentação) prolongada.
G. Transtornos alimentares significativos, especialmente a anorexia nervosa.
H. Cirurgia bariátrica ou outras ressecções intestinais com grande impacto nutricional.
I. Condições em que há má-absorção de nutrientes.
J. Inanição.
K. Atletas autodidatas (sem orientação profissional).
L. Portadores de falência renal/usuários de hemodiálise.
M. Pacientes críticos.
N. Portadores de doenças malignas.
O. Pacientes admitidos em serviços de emergência.

Os critérios propostos recentemente pela Associação Americana de Nutrição Parenteral e Enteral (ASPEN) para triagem de SR estão descritos na Tabela 1.[11] Abrangem história de peso corporal, índice de massa corporal (IMC) e uma avaliação quantitativa do consumo alimentar, juntamente com a investigação acerca de bebidas alcoólicas e/ou uso de outras drogas. Ainda faz-se necessária a dosagem dos eletrólitos previamente à reintrodução da alimentação.

▶ FISIOPATOLOGIA

Com a reintrodução da alimentação após jejum prolongado ou em pacientes com desnutrição grave, ou seja, naqueles pacientes em risco de SR, observa-se um rápido declínio da gliconeogênese e do metabolismo anaeróbio, o qual é mediado pelo rápido au-

TABELA 1 Critérios de risco para a síndrome de realimentação

Critério	Risco moderado Pelo menos dois dos critérios abaixo	Risco alto Pelo menos dois dos critérios abaixo
IMC	16,5-18,5 kg/m^2	< 16 kg/m^2
Perda ponderal	≥ 5% em 1 mês	≥ 7,5% em 3 meses ou ≥ 10% em 6 meses
Ingestão calórica	Nenhuma ou reduzida nos últimos 5-6 dias OU < 75% dos RE por > 7 dias se doença aguda OU > 30 dias se doença crônica	Nenhuma ou reduzida nos últimos 5-6 dias OU < 50% dos RE por > 5 dias se doença aguda OU por > 30 dias se doença crônica
Anormalidade de eletrólitos antes da introdução da dieta	Leve redução das concentrações séricas de eletrólitos com necessidade de pequena/única dose de suplementação	Moderada/severa redução das concentrações séricas de eletrólitos com necessidade de elevadas/ múltiplas doses de suplementação
Perda de gordura subcutânea	Moderada	Grave
Perda de massa muscular	Moderada	Grave
Comorbidades de alto risco	Doença Moderada	Doença grave

IMC: índice de massa corporal. Adaptada de ASPEN Consensus.[11]

mento na secreção de insulina pelas células betapancreáticas. A insulina estimula a movimentação de potássio, magnésio e fósforo para o meio intracelular, contribuindo para a redução das concentrações séricas desses íons, haja vista que os estoques deles já se encontram depletados. Para que a neutralidade osmótica seja mantida, ocorre retenção de sódio e de água. Além disso, a reativação das rotas metabólicas dependentes de carboidrato aumenta a demanda de tiamina, importante cofator de diversas enzimas.[9,12,13]

Fosfato e tiamina são essenciais para o metabolismo dos carboidratos, sendo rapidamente utilizados durante a reintrodução da alimentação, período no qual se observa uma demanda elevada de produtos fosforilados intermediários da glicólise, do ciclo de Krebs e da cadeia respiratória para formação de trifosfato de adenosina e 2,3-difosfoglicerato, com consequente redução da concentração sérica de fosfato. Tal aumento na utilização de fosfato e a consequente redução da concentração sérica podem ocasionar arritmias, tonturas, falência cardíaca e respiratória, rabdomiólise, coma e morte súbita.[14]

▶ DIAGNÓSTICO E MANIFESTAÇÕES CLÍNICAS

De acordo com o Consenso proposto por Friedly et al., SR iminente está presente quando:

P. Nas primeiras 72 horas após a reintrodução da dieta as concentrações de fósforo apresentarem redução igual ou superior a 30% em comparação aos valores basais.

Q. O fósforo sérico estiver abaixo de 0,6 mmol/L.

R. Ou se as concentrações de quaisquer dois eletrólitos estiverem abaixo dos valores de referência. Ainda, na presença de sintomas clínicos, SR manifesta deve ser considerada.[15]

De acordo com a ASPEN, o diagnóstico de SR pode ser estabelecido quando:

S. Dentro de cinco dias após a reintrodução da dieta, houver redução de pelo menos um dos eletrólitos (fósforo, potássio e/ou magnésio) em > 10%.
T. Houver queda na concentração de 1, 2 ou dos 3 eletrólitos.

Quando a queda dos eletrólitos estiver entre 10-20% a SR é considerada leve, se estiver entre 20-30% é classificada como moderada e é diagnosticada como grave se a queda for > 30% e/ou houver sinais e sintomas indicativos de disfunção orgânica decorrente do distúrbio eletrolítico e/ou da deficiência de tiamina.[11]

Clinicamente, os pacientes com SR podem apresentar alterações neurológicas, sintomas respiratórios, arritmias e falência cardíaca, manifestações decorrentes de capacidade reduzida do sistema cardiorrespiratório em assimilar a sobrecarga calórica ofertada.[9]

▶ MANEJO CLÍNICO E NUTRICIONAL

A prevenção do desenvolvimento da SR é fundamental para o sucesso do manejo dessa condição clínica, o qual envolve:[9]

1. Identificar os pacientes em risco de desenvolver SR.
2. Monitorar pacientes em risco de desenvolver SR durante a realimentação.
3. Reintroduzir a alimentação através de um regime apropriado.

A identificação dos pacientes em risco de SR deve ser realizada no momento da admissão hospitalar a partir da avaliação dos critérios apresentados na Tabela 1. Deve-se monitorar esses pacientes por meio de avaliação clínica com verificação da pressão arterial, da frequência cardíaca e dos sinais e sintomas neurológicos, acompanhamento do consumo alimentar, mensuração do balanço hídrico e de possíveis alterações de peso corporal; e avaliação bioquímica, com dosagem sérica dos eletrólitos, aferição da glicemia e monitoramento eletrocardiológico (nos casos mais graves). Ainda faz-se necessária a mensuração de outras fontes energéticas que possam estar sendo utilizadas (p. ex., propofol e dextrose).[9,13]

Dados insuficientes acerca da reintrodução da alimentação em pacientes desnutridos em risco de SR fazem com que inexista um consenso sobre como proceder com o início da TN nesses pacientes. De fato, revisão sistemática conduzida por pesquisadores australianos demonstrou não haver consenso entre os estudos acerca do melhor método para reintroduzir a terapia nutricional em pacientes com risco de SR, da oferta calórica inicial ideal e do tempo adequado para atingir o alvo nutricional a fim de minimizar o desenvolvimento dessa condição e o aparecimento das manifestações sistêmicas a ela associadas.[7]

No planejamento da reintrodução da alimentação, deve-se considerar oferta calórica inicial reduzida (em média 1.000 kcal/dia, ou ainda 25% das necessidades calóricas diárias estimadas com aumento progressivo a cada dia), a fim de alcançar o alvo calórico dentro de três a cinco dias, respeitando-se a tolerância do indivíduo. A necessidade diária de PTN deve ser de 1,2 a 1,5 g/kg/dia, tendo como referencial o peso atual nos pacientes desnutridos.[10]

Quanto ao tratamento das anormalidades eletrolíticas, sugere-se a administração intravenosa de fósforo nos pacientes com [plasmática] inferior a 1,5 mg/dL (0,3 a 0,6 mmol/kg/dia de PO_4^{+3}). Para o tratamento da hipomagnesemia, preconiza-se a reposição venosa – já que com a administração oral os sais de magnésio são pouco absorvidos e causam distúrbios gastrintestinais –, frequentemente feita com sulfato de magnésio (0,3 mmol/kg/dia por via intravenosa). A correção da hipocalemia pode ser feita por meio da administração intravenosa de potássio (2 a 4 mmol/kg/dia), cuidadosamente. Sugere-se, ainda, a suplementação de tiamina (200 a 300 mg/dia VO) durante os primeiros 10 dias após a reintrodução da alimentação, junto com suplementação de vitaminas do complexo B (VO: um a dois tabletes três vezes ao dia; ou por via intravenosa).[10,13,16] Um regime de suplementação baseado na gravidade da deficiência eletrolítica foi sugerido por Reber e colaboradores: nos casos severos de hipofosfatemia (< 0,32 mmol/L) os autores propõem a reposição intravenosa com 0,6 mmol/kg/dia de PO_4 a cada 8-12 horas, com checagem das concentrações séricas e nova infusão, se necessário. Nos casos de hipocalemia severa (< 2,5 mmol/L) é sugerida a reposição intravenosa com 40 mmol de cloreto de potássio a cada 4-8 horas, com checagem após 8 horas e nova infusão, se necessário. E para os casos de hipomagnesemia severa (< 0,5 mmol/L) os autores recomendam a reposição intravenosa com 20-24 mmol de sulfato de magnésio (4-6 gramas) a cada 4-8 horas, com monitoramento a cada 8-12 horas.[9]

Na Tabela 2 estão sumarizadas as recomendações para manejo nutricional de pacientes em risco de SR.[11,15,17]

TABELA 2 Sumário das recomendações para manejo nutricional de pacientes em risco de SR

Referência	Recomendações nutricionais	Outros cuidados
NICE, 2006[17]	Dia 1: 10 kcal/kg/dia ou 5 kcal/kg/dia nos casos extremos (IMC < 14 kg/m² ou inanição por >15 dias) 50% a 60% de carboidratos 30% a 40% de lipídios 15% a 20% de proteínas Dias 2 a 4: Aumento de 5 kcal/kg/dia Na intolerância à reintrodução da dieta: suspender ou manter regime terapêutico mínimo Dias 5 a 7: 20 a 30 kcal/kg/dia Dias 8 a 10: pelo menos 30 kcal/kg/dia (de acordo com a demanda metabólica da doença)	Suplementação profilática de eletrólitos Restrição de fluidos intravenosos (balanço hídrico = 0) Monitorar parâmetros bioquímicos e corrigir quaisquer anormalidades Suplementação de tiamina e vitaminas do complexo B por via oral ou intravenosa até o dia 3 Verificar eletrólitos, função renal e hepática Ponderar a suplementação de ferro no dia 7

(continua)

TABELA 2 Sumário das recomendações para manejo nutricional de pacientes em risco de SR *(continuação)*

Referência	Recomendações nutricionais	Outros cuidados
Friedly, 2018 [15]	Dias 1 a 3: 5-25 kcal/kg/dia nos primeiros 3 dias, de acordo com a severidade do risco de SR: Baixo risco: 15-25 kcal/kg Alto risco: 10-15 kcal/kg Muito alto risco: 5-10 kcal/kg 40-60% de carboidratos 30-40% de lipídios 15-20% de proteínas Dias 4 a 10: Aumento progressivo da oferta calórica, atingindo 30 kcal/kg/dia no quarto dia nos pacientes de baixo risco, no sexto dia nos de alto risco e no décimo dia naqueles de muito alto risco	Suplementação de minerais se [séricas] reduzidas ou no limite inferior da normalidade: 1,0-1,5 mmol/kg/dia de potássio; 0,2-0,4 mmol/kg/dia de magnésio e 0,3-0,6 mmol/kg/dia de fósforo Uso de tiamina (200-300 mg/dia nos cinco primeiros dias), polivitamínicos nos primeiros 10 dias Restrição de fluidos para manter balanço hídrico neutro, de acordo com o risco de SR: Baixo risco: 30-35 ml/kg/dia Alto risco: 25-30 mL/kg/dia nos dias 1-3 e 30-35 mL/kg/dia a partir do quarto dia Muito alto risco: 20-25 ml/kg/dia nos dias 1-3, 25-30 mL/kg/dia nos dias 4-6 e 30-35 mL/kg/dia a partir do sexto dia Restrição de sódio nos primeiros sete dias (< 1,0 mmol/kg/dia) para aqueles com alto risco de SR e por 10 dias para aqueles com muito alto risco Avaliar os níveis séricos dos eletrólitos diariamente nos primeiros 3 dias e a cada 2-3 dias depois do terceiro dia Exame clínico diário, com foco no *status* de hidratação
ASPEN, 2020 [11]	Iniciar com 100-150 gramas de dextrose ou 10-20 kcal/kg nas primeiras 24 horas e progredir oferta em 33% a cada 1-2 dias A progressão da oferta calórica deve ser feita mediante avaliação das concentrações séricas de eletrólitos Deve-se postergar o aumento das calorias naqueles com valores reduzidos até que a correção seja feita com reposição eletrolítica Calorias provenientes da infusão de dextrose devem ser contabilizadas	Não é feita nenhuma recomendação acerca da restrição de fluidos, sódio e proteínas Recomenda-se checar os eletrólitos antes do início da terapia nutricional e monitorar a cada 12 horas nos primeiros 3 dias nos pacientes com alto risco Suplementar tiamina com 100 mg antes do início da terapia nutricional e durante 5-7 dias nos etilistas e com histórico de inanição Monitoramento dos sinais vitais a cada 4 horas no primeiro dia após reintrodução da dieta

IMC: índice de massa corporal.

REFERÊNCIAS

1. Schnitker MA, Mattman PE, Bliss TL. A clinical study of malnutrition in Japanese prisoners of war. Ann Intern Med. 1951;35(1):69-96.
2. Crook MA. Refeeding syndrome: problems with definition and management. Nutrition. 2014;30(11-12):1448-55.
3. Friedli N, Odermatt J, Reber E, Schuetz P, Stanga Z. Refeeding syndrome: update and clinical advice for prevention, diagnosis and treatment. Curr Opin Gastroenterol. 2020;36(2):136-40.
4. Rio A, Whelan K, Goff L, Reidlinger DP, Smeeton N. Occurrence of refeeding syndrome in adults started on artificial nutrition support: prospective cohort study. BMJ Open. 2013;3(1).
5. Friedli N, Stanga Z, Sobotka L, et al. Revisiting the refeeding syndrome: Results of a systematic review. Nutrition. 2017;35:151-60.
6. Cioffi I, Ponzo V, Pellegrini M, et al. The incidence of the refeeding syndrome. A systematic review and meta-analyses of literature. Clin Nutr. 2021;40(6):3688-701.

7. Matthews-Rensch K, Capra S, Palmer M. Systematic review of energy initiation rates and refeeding syndrome outcomes. Nutr Clin Pract. 2020;00:1-22.
8. Janssen G, Pourhassan M, Grobimlinghaus RL, et al. The refeeding syndrome revisited: you can only diagnose what you know. Eur J Clin Nutr. 2019;73(11):1458-63.
9. Reber E, Friedli N, Vasiloglou MF, Schuetz P, Stanga Z. Management of refeeding syndrome in medical inpatients. J Clin Med. 2019;8(12):2202.
10. Viana LA, Burgos MG, Silva RA. Refeeding syndrome: clinical and nutritional relevance. Arq Bras Cir Dig. 2012;25(1):56-9.
11. da Silva JSV, Seres DS, Sabino K, et al. Parenteral nutrition safety and clinical practice committees, American Society for Parenteral and Enteral Nutrition. ASPEN Consensus Recommendations for Refeeding Syndrome. Nutr Clin Pract. 2020;35(2):178-95.
12. Kraft MD, Btaiche IF, Sacks GS. Review of the refeeding syndrome. Nutr Clin Pract. 2005;20(6):625-33.
13. Stanga Z, Brunner A, Leuenberger M, et al. Nutrition in clinical practice-the refeeding syndrome: illustrative cases and guidelines for prevention and treatment. Eur J Clin Nutr. 2008;62(6):687-94.
14. Marinella MA. Refeeding syndrome and hypophosphatemia. J Intensive Care Med. 2005;20(3):155-9.
15. Friedli N, Stanga Z, Culkin A, et al. Management and prevention of refeeding syndrome in medical inpatients: An evidence-based and consensus-supported algorithm. Nutrition. 2018;47:13-20.
16. Walmsley RS. Refeeding syndrome: screening, incidence, and treatment during parenteral nutrition. J Gastroenterol Hepatol. 2013;28(Suppl 4):113-7.
17. National Institute for Clinical Excellence (NICE). Nutrition support for adults: oral nutrition support, enteral tube feeding and parenteral nutrition. Clinical Guideline. 2006. Disponível em: https://www.nice.org.uk/guidance/CG32/chapter/1-Guidance. Acesso em: 21 de junho de 2021.

34 Manejo nutricional na ileostomia e colostomia

Ana Lívia de Oliveira
Ana Paula Boroni Moreira

RESUMO

Dentre as estomias intestinais para evacuação (não alimentares nem descompressivas), a mais comum é a colostomia, seguida da ileostomia. A perda do controle da eliminação constitui fator de impacto nutricional e emocional para a pessoa estomizada. Manter a nutrição adequada e controlar a produção de efluentes são os dois grandes desafios. Embora existam orientações e diretrizes nutricionais voltadas para esses pacientes, ainda há poucos estudos sobre hábitos alimentares e não existem recomendações dietéticas específicas para essa população. As propostas em curso serão aqui abordadas.

▶ INTRODUÇÃO

A palavra "estoma" vem do grego *stoma* e significa uma abertura criada cirurgicamente que leva à exteriorização do sistema digestório, respiratório e urinário. No sistema digestório, o estoma é realizado quando é necessário desviar, temporária ou permanentemente, o trânsito normal de alimentação e/ou eliminação.[1-3] Estomias intestinais são ocasionalmente criadas para câncer de cólon e reto, doenças congênitas, doença inflamatória intestinal, obstrução intestinal, diverticulite e trauma. O câncer de cólon e reto é o mais prevalente.[4,5]

De acordo com o Decreto Federal n. 5.296, de 2 de dezembro de 2004,[6] o Brasil reconhece os estomizados como deficientes físicos. Possuem direitos legais como, por exemplo, atendimento interdisciplinar e aquisição de bolsas coletoras pelo Sistema Único de Saúde (SUS). Na Portaria do Ministério da Saúde n. 400, de 16 de novembro de 2009, estipulam-se ações de orientação para autocuidado e prevenção de complicações, incluindo assistência especializada de natureza interdisciplinar.[7]

▶ EQUIPAMENTOS COLETORES E OUTROS ESPECÍFICOS PARA ESTOMIAS

Os ileostomizados e colostomizados perdem o controle voluntário e ficam dependentes de uma bolsa coletora, o que leva a mudanças na imagem corporal e autoestima, além de afetar o contexto social e a capacidade laboral e produtiva.[8,9] Desta forma, os dispositivos devem garantir discrição e segurança. O acompanhamento de estomizados intestinais deve sempre ser feito por uma equipe interdisciplinar. O enfermeiro especialista em estomaterapia é o profissional que possui conhecimentos e habilidade para orientar e indicar o equipamento adequado. Essa orientação pode ser dada ainda no ambiente hospitalar, no pré e pós-operatório para que o paciente se restabeleça e tenha menos complicações após a cirurgia. O desconforto e a ansiedade relacionam-se ao medo de vazamento, odor desagradável, ruídos e exclusão social. Daí a importância da seleção de um equipamento que se adeque às características pessoais e da estomia de acordo com o tipo de trabalho, vida familiar/conjugal, esporte e lazer do paciente.[10]

Configuração geral

As bolsas coletoras para estomias intestinais são confeccionadas com plástico antiodor, transparente ou opaco, macio, atóxico e hipoalergênico, e podem incluir filtro de carvão ativado avulso ou acoplado.[11] É importante também que a bolsa se ajuste à nutrição do paciente. O paciente colostomizado pode ter queixas grandes quanto a flatulência e odores, sendo possível minimizar não só com a nutrição, mas com o uso de uma bolsa com carvão ativado acoplado ou avulso.

Descarte *versus* reutilização

A bolsa pode ser drenável ou fechada. A drenável requer uma presilha para fechamento que pode ser apresentada em separado ou integrada à bolsa. Já a fechada não tem abertura na parte inferior, sendo indicada para uso na estomia localizada nos cólons descendente ou sigmoide, com padrão regular de eliminação, e é descartada após um único uso. Há também a opção de bolsa com segunda abertura. Nela, a primeira está disposta na parte mais larga, superior ou proximal e é destinada à introdução da água para higienização; e a outra, na parte distal, destina-se à drenagem do efluente. Ambas exigem presilha para fechamento. A bolsa coletora pode se apresentar em sistema único ou de uma peça, e composta ou de duas peças distintas. No sistema de duas peças, a bolsa coletora e a base adesiva são distintas.[11]

A escolha de bolsas com sistema único ou de duas peças deve ser criteriosa para evitar problemas quanto a vazamentos e dermatites periestomais[12]. Obesos podem se adaptar melhor à bolsa de duas peças, evitando assim vazamentos e obtendo uma melhor qualidade de vida e readaptação. Para evitar as dermatites periestomais, é importante a bolsa estar bem ajustada ao estoma, bem como evitar alimentos ácidos ou picantes. A condição da pele ao redor do estoma, o estado nutricional do paciente e o tipo de efluente, se líquido, pastoso ou sólido, também influenciam as dermatites.

Dispositivos auxiliares

Existem equipamentos específicos para colostomizados, como o irrigador[13], para regular o funcionamento intestinal por meio de lavagem intestinal ou enema realizado pela colostomia, introduzindo-se um volume líquido planejado, comumente água potável em temperatura corporal. Isso possibilita o controle da eliminação das fezes por um período mais longo, bem como a diminuição da eliminação de gases. Os critérios para irrigação incluem colostomia terminal de apenas uma boca, localizada no cólon descendente ou sigmoide, sem complicações na estomia ou doenças concomitantes no cólon, além de destreza e habilidade física e mental para realizar tal método, passando por treinamento para seu uso.[14]

Após realizar a irrigação, o estomizado poderá optar por utilizar o oclusor/obturador ou o protetor para estomia/minicap, que asseguram ainda mais conforto e segurança. O oclusor/obturador é confeccionado com espuma de poliuretano e flexível. A haste é envolvida por uma película lubrificada e hidrossolúvel, sendo inserida no estoma para bloquear o efluente de maneira efetiva sem impedir a passagem silenciosa de gases através do filtro neutralizador de odores. O protetor para estomia/minicap é usado em momentos que o paciente necessita de mais discrição em suas atividades. Possui filtro de carvão ativado e adesivo espiral com uma minibolsa de segurança.[12]

A maior vantagem da irrigação da colostomia relaciona-se à "continência", pois gera conforto e segurança, facilidade no ajustamento social, sexual e emocional, retorno às atividades diárias, qualidade de vida e facilidade de cuidados quanto à nutrição.[15-18]

▶ LOCALIZAÇÃO DAS ESTOMIAS E NUTRIÇÃO

A ileostomia é construída no intestino delgado, sendo uma região de absorção de nutrientes com a ocorrência de efluentes líquidos a semilíquidos abundantes em enzimas digestivas e de forma contínua, o que pode causar irritação na pele. Desta forma, é importante adaptar perfeitamente o protetor cutâneo ao estoma, de forma a evitar o contato com a pele periestomal.[19] São frequentes principalmente no período precoce perdas hidroeletrolíticas e nutricionais, particularmente de cálcio, magnésio, ferro, vitamina B12, vitaminas A, D, E e K, ácido fólico, proteína, gordura e sais biliares[20] (Figura 1).

A colostomia é elaborada na região do cólon (ceco/ascendente, transverso, descendente ou sigmoide). O fluxo fecal é intermitente e quase normal no lado esquerdo, entretanto similar ao íleo no ceco, variando de fezes líquidas até as bem formadas com pouca ou nenhuma perda nutricional.[21,22] Dependendo da localização e causa da estomia, ela pode ser temporária ou definitiva[23-25] (Figura 2). A colostomia do ceco/ascendente localiza-se à direita. É rara e muito irritante para a pele. São comuns perdas nutricionais de água, eletrólitos, vitaminas e outros nutrientes. Na colostomia transversa as fezes são semilíquidas e geralmente irritantes quando em contato com a pele. Pode ser construída em alça, com dois estomas e normalmente é temporária. Na colostomia do descendente as fezes são semiformadas e menos irritantes. A do sigmoide é a mais bem tolerada, com fezes formadas e não irritantes.

▶ COMPLICAÇÕES NUTRICIONAIS E GASTROINTESTINAIS

- Ileostomia: diarreia, desidratação, desnutrição calórico-proteica e vitamínico-mineral, flatulência, irritação da pele, bloqueio/obstrução do estoma.
- Colostomia: constipação, diarreia, odor desagradável, flatulência e irritação da

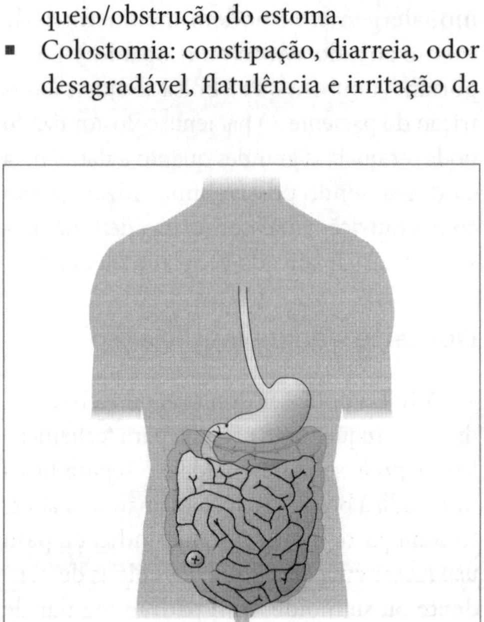

FIGURA 1 Ileostomia.

pele. A desidratação e a desnutrição tendem a ser menos assíduas.

▶ ALIMENTAÇÃO E DIETA NAS ESTOMIAS INTESTINAIS

Os profissionais de saúde devem estar atentos: ao tipo de estoma que foi elaborado e ao comprimento e funcionalidade do intestino remanescente.[24] Não importa se no íleo ou colostomia, a dieta pós-cirúrgica começará com líquidos e transição para sólidos, pobre em fibras, com pouco tempero e alimentos com baixo teor de gordura. Alimentos picantes e ricos em gordura neste período podem causar diarreia, odores e ardência da pele.[26-29]

Recomenda-se por 4 a 6 semanas após a cirurgia dieta com baixo teor de fibras insolúveis[26] (Tabela 1), pois deacelera o trato gastrointestinal, os alimentos são mais fáceis de digerir e produzem menos gases. Pode outrossim ajudar durante o tratamento com quimioterapia ou radioterapia. Após esse período adicionam-se gradualmente alimentos ricos em fibras insolúveis de acordo com a tolerância, a fim de combater a obstipação.

▶ HIDRATAÇÃO

Um dos principais motivos para a readmissão de ostomizados é a desidratação. Além de 8 a 10 copos de líquido (2 litros/dia) principalmente na ileostomia, é importante monitorar eletrólitos e minerais.[26,27]

Sinais de desidratação:

- Urina escura, com menor frequência, ou de elevada densidade (fitas reagentes).
- Perda do turgor cutâneo, mucosas secas.
- Sensação frequente de sede.

Líquidos recomendados:

- Água de coco.
- Sucos diluídos, sem adição de açúcares.
- Sopas e caldos com baixo teor de sódio, sem temperos industrializados e com temperos caseiros naturais.
- Gelatina sem sabor ou enriquecida com suco de frutas. Gelatinas industrializadas, pelo grande teor de aromatizantes, corantes e sódio, não são recomendadas.

Bebidas esportivas isotônicas, embora utilizadas, nem sempre são ideais pelo risco de excesso de sódio, aromatizantes e corantes.

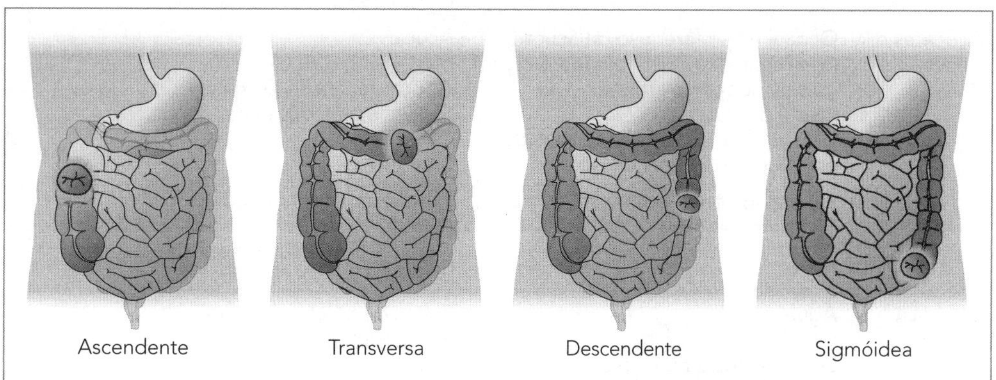

FIGURA 2 Tipos de colostomia.

TABELA 1 Diretrizes nutricionais para as primeiras 4 a 6 semanas após a cirurgia

Alimentos	Recomendados	Não recomendados
Alimentos proteicos	Carnes magras e com pouca gordura Aves e peixes magros Bebidas vegetais (soja, amêndoa, coco e arroz). Ovos cozidos ou mexidos	Carnes gordurosas e duras Bacon Embutidos (linguiça, salsicha, presunto, salame) Camarão e marisco Leguminosas (feijão, ervilha, lentilha, grão-de-bico)
Leite e derivados	Leite com baixo teor de gordura e lactose se tolerado) Queijo curado ou com baixo teor de lactose (se tolerado) Kefir	Leite integral, semidesnatado ou desnatado Iogurte Queijo fresco Requeijão Creme de leite
Cereais, pães e massas	Pães brancos Torradas Bolos simples sem recheios Biscoitos simples sem recheios Cereais cozidos (farinha ou creme de arroz) Arroz branco Macarrão branco	Pães integrais Bolos integrais Biscoitos integrais Cereais integrais (aveia, trigo, centeio, granola, quinoa, chia, linhaça, cevada e cereais multigrãos) Arroz integral Macarrão integral Milho Pipoca
Vegetais	Legumes cozidos e sem casca	Vegetais crus Vegetais com casca e sementes Repolho, couve-flor, brócolis e couve-de-bruxelas Folhas cruas Folhas refogadas
Frutas	Banana, maçã, pêra Frutas cozidas	Outras frutas sem cascas ou com casca Ameixas e suco de ameixa Frutas secas (castanhas, nozes, amêndoas, pistache, coco, macadâmia) Frutas vermelhas, figos, tâmaras, passas, damasco Frutas ácidas
Gorduras	Azeite de oliva e óleos vegetais (com moderação para o preparo dos alimentos)	Manteiga Margarina Maionese Gordura animal
Açúcares e doces	O ideal é não fazer uso de açúcar (caso necessite, usar com moderação) ou usar adoçante artificial Picolé de frutas Gelatina transparente enriquecida com sucos de frutas diluídos	Açúcar Mel Adoçante à base de xilitol Guloseimas e doces em geral Chocolate Sorvete
Condimentos e temperos	Sal e alho com moderação Ervas aromáticas	Temperos industrializados Cebola Curry, coentro, cominho, noz moscada, pimenta, canela e cravo
Bebidas	Água Chá Suco de frutas não ácidas diluído Água de coco	Sucos de caixa ou em pó Refrigerantes Bebidas alcoólicas

Adaptada de United Ostomy Associations of America, 2021;[26] Memorial Sloan Kettering Cancer Center, 2019;[27,29] Registered Nurses' Association of Ontario, 2019.[28]

A exceção são perdas volumosas de íleo ou cólon direito, quando além destas poderá se fazer necessário o soro oral para diarreia (uma colher de café de sal de cozinha para cada 200 mL de água), ao lado de outros eletrólitos e minerais.

Na Tabela 2[26-29] estão listadas as diretrizes nutricionais gerais para colostomizados ou ileostomizados. Convém orientar o ostomizado que experimente novos alimentos em pequenas quantidades e que os mastigue bem, sem excluir alimentos desnecessariamente, o que poderá fazer falta para sua nutrição.

▶ REGIME DIETÉTICO – ILEOSTOMIZADOS

A introdução e a evolução alimentar por via oral devem ser graduais como na Figura 3. O tamanho da ressecção intestinal preside a conduta nutricional. Até 50% há uma boa tolerância, desde que o restante não esteja afetado por moléstia de Crohn, tuberculose intestinal e outras afecções. Com 50 a 75% de intestino ressecado o uso de suplementos orais deve ser considerado, podendo requerer em algumas circunstâncias nutrição parenteral total (NPT). Mais de 75% de intestino ressecado caracteriza a síndrome do intestino curto, abordada em outros capítulos.

▶ ORIENTAÇÕES GERAIS NA ILEOSTOMIA

- Providenciar lanches entre as refeições principais (6 horários no total).
- Os legumes e frutas devem estar sem casca e sementes nas 4 a 6 semanas iniciais.
- Evitar inicialmente verduras, leguminosas, alimentos gordurosos, com alto teor de sacarose e embutidos.

TABELA 2 Tabela de referência alimentar para pessoas com estomias intestinais e seus possíveis efeitos

Produtores de gases	Produtores de odores	Laxativos	Bloqueadores do estoma
Álcool (cerveja) Bebidas gaseificadas Brócolis Repolho Couve-flor Pepino Batata-doce Leite Ovos Leguminosas (feijão, ervilha, lentilha, grão-de-bico) Melão e melancia Cebola Picles Rabanete Produtos de soja Alimentos picantes Goma de mascar	Peixe e frutos do mar Brócolis Repolho Couve-flor Ovos Alimentos gordurosos Alho Leguminosas (feijão, ervilha, lentilha, grão-de-bico) Cebola Alimentos defumados Queijos amarelos Suplementos vitamínicos	Bebidas alcoólicas Sucos de ameixa, laranja e mamão Leguminosas (feijão, ervilha, lentilha, grão-de-bico) Chocolate Frutas com casca Frutas secas Vegetais crus Alimentos gordurosos Alimentos picantes Bebidas com alto teor de açúcar Vegetais com folhas verdes Leite e derivados	Bagaço de laranja e tangerina Repolho (cru) Coco Milho Frutas secas Abacaxi fresco e cru Cogumelos Pipoca Cascas de frutas frescas (por exemplo, cascas de maçã e uva)

(continuação)

TABELA 2 Tabela de referência alimentar para pessoas com estomias intestinais e seus possíveis efeitos (*continuação*)

Alteradores de cor dos efluentes	Controladores de odores	Constipantes	Espessantes para diarreia de alto débito
Beterrabas Alimentos industrializados com corantes artificiais Sucos artificiais Vinho Molho de tomate Suplementos de ferro	Probióticos Frutas perfumadas sem casca: pêssego, pêra e maçã Chás de ervas	Legumes como: batata, inhame, cará e mandioca, cenoura, chuchu, abóbora madura Frutas: banana prata ou maçã, pêra, maçã sem casca Amido de milho Tapioca Sagu	Maçã Banana Água de arroz branco Tapioca Suco de caju e goiaba Módulos de fibras solúveis

Adaptada de United Ostomy Associations of America, 2021;[22] Memorial Sloan Kettering Cancer Center, 2019;[27,29] Registered Nurses' Association of Ontario, 2019.[28]

- Deve-se ter atenção quanto aos alimentos que podem irritar o estoma, como sucos de frutas ácidas e condimentos picantes.
- Introduzir laticínios reduzindo ou não o teor de lactose de acordo com a idade, os hábitos anteriores do paciente e a tolerância.
- Mastigar adequadamente os alimentos para facilitar a absorção e evitar qualquer risco de obstrução da ileostomia.
- Suplementação de vitamina B12, conforme monitorização sérica.
- Suplementação de fibras solúveis para regular o trânsito intestinal.
- Deve-se introduzir gradativamente alimentos com lactose, sacarose e fibras insolúveis, para se evitar carências nutricionais.
- Orientar o paciente para complicações como diarreia, flatulência, irritação na pele perioestomal e descolamento da bolsa coletora.

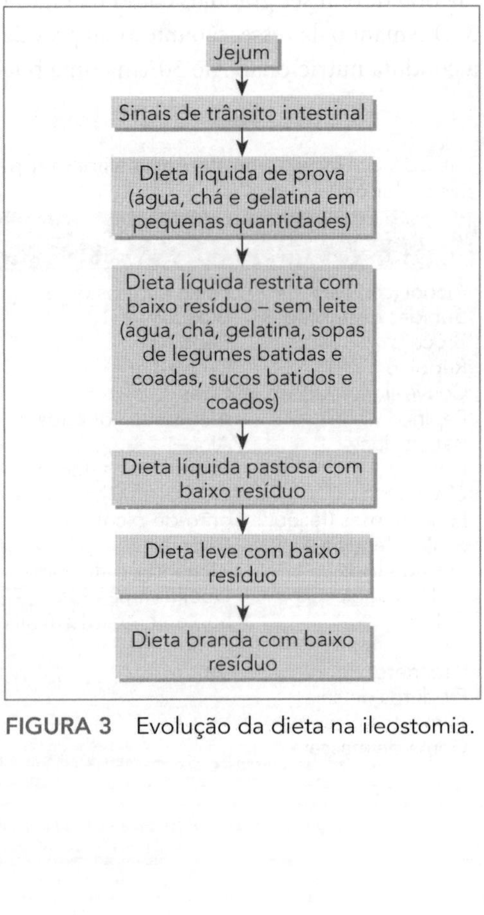

FIGURA 3 Evolução da dieta na ileostomia.

Obstrução/bloqueio do estoma

Ileostomizados correm maior risco do que colostomizados, pois o estoma é menor. Alimentos mal mastigados não se decompõem facilmente, podendo precipitar a oclusão.[26,28]

Sinais de obstrução do estoma

- Dor abdominal tipo cólica com reduzida saída aquosa ou sem saída de fezes.
- Fezes aquosas escassas com mau cheiro.
- Pouca ou nenhuma presença de flatos.
- Náuseas e vômitos.
- Distensão abdominal.
- Edema estomal.

Orientações preventivas

- Mastigar bem os alimentos. Se ocorrerem pedaços visíveis de alimentos na bolsa, é um indicativo que o paciente não está mastigando bem.
- Evitar cascas, bagaços, sementes e outros alimentos ricos em fibras/resíduos.
- Evitar vegetais crus.

▶ COLOSTOMIZADOS

A introdução e a evolução alimentar por via oral também devem ser graduais (Figura 4).

▶ MANEJO NUTRICIONAL

- Utilizar lanches nos intervalos das refeições principais (6 horários no total), nas primeiras semanas, de acordo com estado nutricional prévio e evolução subsequente.
- Evitar alimentos gordurosos, industrializados e embutidos.
- Hidratação de 2 litros/dia.
- Orientar o paciente para constipação, diarreia, odor desagradável, flatulência e irritação na pele periestomal.

▶ DESAFIOS DA NUTRIÇÃO DE OSTOMIZADOS INTESTINAIS

É comum o ostomizado suprimir alimentos essenciais com intuito de voltar ao convívio social.[30] Outros recorrem a jejuns prolongados para saírem de casa, por medo da bolsa coletora se descolar, encher ou vazar.[31]

Um estudo brasileiro transversal avaliou o comportamento alimentar de colostomizados e ileostomizados.[32,33] Os que adotavam jejum alimentar exibiam pior qualidade de vida. Mudanças extremas nos hábitos alimentares devido ao receio de serem discriminados pelas pessoas, incluindo familiares e amigos, também são registradas, pois mudanças no hábito intestinal e incontinência geram situações constrangedoras.[30]

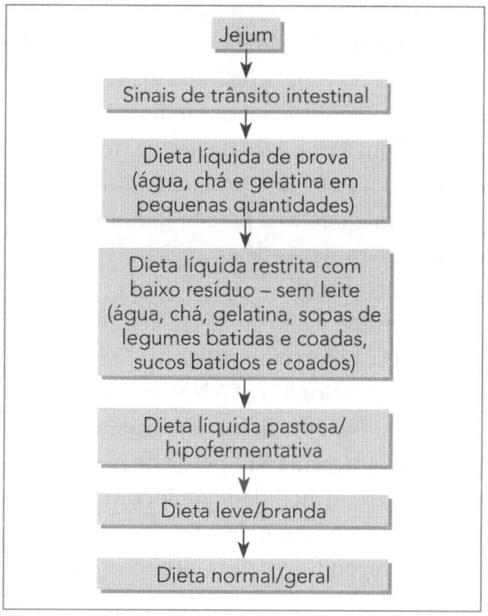

FIGURA 4 Evolução da dieta na colostomia.

Em uma avaliação comparativa de pacientes com ileostomia (n = 40) e colostomia (n = 63),[34] a idade média era relativamente elevada (60,5 anos), por conta da prevalência de câncer de cólon e reto entre as enfermidades de base.[35] O tipo de estoma intestinal não causou diferenças. O índice de massa corporal (IMC) médio (26,8 kg/m^2) e a gordura corporal (33,8% para as mulheres e 21,5% para os homens) não evidenciaram depleção nutricional.[36] Ainda assim é conveniente permanecer alerta, pois especialmente nos idosos, a depleção de reservas de proteínas e energia pode ocorrer, exacerbando as fraquezas e contribuindo para o declínio do estado funcional.[37,38]

Cuidados na avaliação antropométrica

A ostomia gera incertezas para alguns itens da avaliação antropométrica, como o peso (bolsa cheia ou vazia?) e o perímetro abdominal. Oliveira et al.[34] avaliaram somente medidas de circunferência do braço e pregas cutâneas subescapular e tricipital devido à presença do próprio estoma, da bolsa coletora e de complicações como hérnia paraestomal. Com a presença da hérnia pode haver alteração na forma e protrusão do estoma, consequentemente da parede abdominal, sem contar o vazamento de excreção e lesão cutânea periestomal.[39]

Um estudo piloto grego em ileostomizados por câncer colorretal utilizou a "Mini Avaliação Nutricional (MAN)" na sua forma completa. No 20º dia de pós-operatório os pacientes apresentaram perda de peso, redução do IMC, dificuldade de locomoção, diminuição do número de refeições completas, frutas e vegetais e menor circunferência do braço.[40]

Depleção de sais biliares

Ileostomizados frequentemente apresentam redução do consumo de gordura.[34] Tal fato é justificável porque nesses pacientes o trânsito intestinal é mais rápido, com maior volume de efluentes e líquidos. Ademais, faltam sais biliares por reabsorção incompleta, o que tende a prejudicar a emulsificação dos lípides. São possíveis deficiências de calorias, ácidos graxos essenciais e vitaminas lipossolúveis.

Depleção de sódio e água

Sem um cólon funcionando, os ileostomizados perdem cerca de 50-80 mmoles de sódio diariamente.[41-43] No entanto, é preciso ter atenção com alimentos ou bebidas industrializadas ricas em sódio que podem conter aromatizantes, corantes e aditivos nem sempre bem tolerados. Ao mesmo tempo documentam-se 600-800 mL de efluente líquido ou muito mole na ileostomia, com pouco ou nenhum odor.

Mau odor

O colostomizado produz fezes mais formadas com cheiro característico, e suas restrições dietéticas se prendem ao receio do aumento do odor. Há alimentos que eventualmente controlam o odor, como iogurte, salsa e suco de tomate,[2] devendo-se sempre que possível adicionar carvão ativado à bolsa coletora.[44] Ao mesmo tempo, deve-se restringir aqueles que potencialmente agravam a situação, como feijões e ervilhas, plantas crucíferas (couve-flor, brócolis, couve-de-bruxelas, nabos, rabanetes), embutidos e outros alimentos defumados, e queijos longamente maturados (Tabela 2).

Medicações suplementares

Na hipótese de diarreia, se mudanças na dieta não resolverem, vale a pena tentar um agente constipante, como a loperamida.[45] O receio da constipação também é comum nessa população, principalmente em colostomizados terminais de sigmoide.[46] A ingestão generosa de fibras (30 g/dia, podendo excepcionalmente chegar a 50 g/dia) em forma de frutas, vegetais e grãos integrais é o correto, devendo-se desaconselhar os laxantes.[45,46]

Flatulência

O aumento de gases está entre os principais problemas relatados pelos ostomizados. Evitar feijões, ervilhas e lentilhas, assim como bebidas carbonatadas pode ser útil, assim como leite se houver intolerância à lactose.[47] Neste último caso, a opção será pelos laticínios isentos de lactose. A simeticona por via oral auxilia bastante, devendo-se prescrevê-la em casos persistentes.

REFERÊNCIAS

1. Burch J. Constipation and flatulence management for stoma patients. Br J Community Nurs. 2007;12(10):449-52.
2. Akbulut G. Nutrition in stoma patients: a practical view of dietary therapy. International. J Hematol Oncol. 2011;21(1):61-5.
3. Stumm EMF, Oliveira ERA, Kirschner RM. Profile of ostomized patients. Sci Med. 2008;18:26-30.
4. Barbutti RCS, Silva MCP, Abreu MAL. Ostomia, uma difícil adaptação. Rev SBPH. 2008;11:27-39.
5. Ferreira-Umpierrez A, Fort-Fort Z. Experiences of family members of patients with colostomies and expectations about professional intervention. Rev Lat Am Enfermagem. 2014;22:241-7.
6. Brasil. Presidência da República. Decreto n. 5.296, de 2 de dezembro de 2004. Disponível em: planalto.gov.br/ccivil_03/_ato2004-2006/2004/decreto/d5296.htm. Acessado em 26/7/2021.
7. Brasil. Ministério da Saúde. Portaria n. 400, de 16 de novembro de 2009. Disponível em: bvsms.saude.gov.br/bvs/saudelegis/sas/2009/prt0400_16_11_2009.html. Acessado em 26/7/2021.
8. Luz ALA, Luz MHBA, Antunes A, et al. Perfil de pacientes estomizados: revisão integrativa da literatura. Cult Cuid. 2014;18:115-23.
9. Altuntas YE, Gezen FC, Sahoniz T, et al. Ramadan fasting in patients with a stoma: a prospective study of quality of life and nutritional status. Ostomy Wound Manage. 2013;59(5):26-32.
10. Doughty DB. History of ostomy surgery. J Wound Ostomy Continence Nurs. 2008;35(1):34-8.
11. Associação Brasileira de Estomaterapia. Estomias, feridas e incontinências: definições operacionais das características dos equipamentos e adjuvantes para estomas. Revista Estima. 2006;4(4):40-3.
12. Coloplast do Brasil. Produtos para cuidado do estoma, 2021. Disponível em: https://produtos.coloplast.com.br/produtos/estomia/#%26currentPage%3D2%26facetStrings%3D. Acesso em: 18 de julho de 2021.
13. Coloplast do Brasil. Sistema de irrigação, 2021. Disponível em: https://produtos.coloplast.com.br/coloplast/estomia/oc-other/irrigacao/alterna-sistema-de-irrigacao/. Acesso em: 18 de julho de 2021.
14. Woodhouse F. Colostomy irrigation: are we offering it enough? Br J Nurs. 2005;14(16):S14-5.
15. Kent DJ, Arnold Long M, Bauer C. Revisiting colostomy irrigation: a viable option for persons with permanent descending and sigmoid colostomies. J Wound Ostomy Continence Nurs. 2015;42(2):162-4.
16. Castillo P, Coto MV, Gil L, et al. Irrigación de la colostomia. Rev Rol de Enfermería. 2000;146:59-61.
17. Santos VLCG, Koizumi MS. Estudo sobre os resultados da irrigação em colostomizados submetidos a um processo de treinamento sistematizado. Rev Esc Enf USP. 1992;26(3):303-41.
18. Burch J. Nutrition and the ostomate: input, output and absorption. Br J Community Nurs. 2006;11:349-51.
19. McGarity WC. Gastrointestinal surgical procedures. In: Hampton BG, Bryant RA (eds.). Ostomies and continent diversions: nursing management. St Louis, MO: Mosby-Year Book; 1992. p.349-71.
20. Convatec. Ileostomia, 2021. Disponível em: https://www.convatec.pt/ostomia/antes-dacirurgia/informa%C3%A7%-C3%B5es-gerais-sobre-a-cirurgia/ileostomia/. Acesso em: 18 de julho de 2021.
21. Zhou T, Wu XT, Zhou YJ, et al. Early removing gastrointestinal decompression and early oral feeding improve patients' rehabilitation after colorectostomy. World J Gastroenterol. 2006;12:2459-63.
22. United Ostomy Associations of America (UOAA). Eating with an ostomy. Kennebunk, ME: UOAA; 2021. Disponível em: ostomy.org/wp-content/uploads/2021/07/Eating_with_an_Ostomy_2021-07.pdf. Acessado em 26/7/2021.
23. UOAA ostomy care guides. Disponível em: ostomyok.org/ostomy_care_guides/. Acessado em 26/7/2021.
24. Fulham J. Providing dietary advice for the individual with a stoma. Br J Nurs. 2008;17:S22-S27.
25. Convatec. Tipos de colostomia. 2021. Disponível em: https://www.convatec.pt/ostomia/antes-da-cirurgia/infor-

ma%C3%A7%C3%B5es-gerais-sobre-a-cirurgia/colostomia/#. Acesso em: 18 de julho de 2021.
26. Ostomyguide. Ostomy & a nutritional diet – know your guts! Disponível em: ostomyguide.com/ostomy-and-your-diet-eat-well-and-live-well/. Acessado em 26/7/2021.
27. Memorial Sloan Kettering Cancer Center. Diet guidelines for people with an ileostomy; 2019. Disponível em: mskcc.org/cancer-care/patient-education/diet-guidelines-people-ileostomy. Acessado em 26/7/2021.
28. Registered Nurses' Association of Ontario. Supporting adults who anticipate or live with an ostomy. 2. ed. Toronto (ON): Registered Nurses' Association of Ontario; 2019. Disponível em: rnao.ca/bpg/guidelines/ostomy#:~:text=-Supporting%20Adults%20who%20Anticipate%20or%20Live%20with%20an%20Ostomy%20is,or%20live%20with%20an%20ostomy. Acessado em 26/7/2021.
29. Memorial Sloan Kettering Cancer Center. Diet guidelines for people with an colostomy; 2019. Disponível em: mskcc.org/cancer-care/patient-education/diet-guidelines-people-colostomy. Acessado em 26/7/2021.
30. Silva DG, Bezerra ALQ, Siqueira KM, et al. Influence of dietary habits in the social reintegration of a group of people with ostomy. Rev Eletr Enf. 2010;12:56-62.
31. Cronin E. Dietary advice for patients with a stoma. Br J Nurs. 2012;21:S32-4, S36-8, S40.
32. Oliveira AL, Mendes LL, Netto MP, et al. Cross-cultural adaptation and validation of the stoma quality of life questionnaire for patients with a colostomy or ileostomy in Brazil: a cross-sectional study. Ostomy Wound Manage. 2017;63(5):34-41.
33. Closs G, Batista SMM. Acompanhamento nutricional de pacientes ostomizados. Rev Ciênc Saúde. 1998;17(2):133-47.
34. Oliveira AL, Boroni Moreira AP, Pereira Netto M, Gonçalves Leite IC. A cross-sectional study of nutritional status, diet, and dietary restrictions among persons with an ileostomy or colostomy. Ostomy Wound Manage. 2018;64(5):18-29.
35. Emslie C, Browne S, MacLeod U, et al. 'Getting through' not 'going under': a qualitative study of gender and spousal support after diagnosis with colorectal cancer. Soc Sci Med. 2009;68:1169-75.
36. Pasco JA, Holloway KL, Dobbins AG, et al. Body mass index and measures of body fat for defining obesity and underweight: a cross-sectional, population-based study. BMC Obesity. 2014;1:9.
37. Bahat G, Tufan F, Saka B, et al. Which body mass index (BMI) is better in the elderly for functional status? Arch Gerontol Geriatr. 2012;54:78-81.
38. Gary R, Fleury J. Nutritional status: key to preventing functional decline in hospitalized older adults. Top Geriatr Rehabil. 2002;7(3):40-71.
39. Cowin C, Redmond C. Living with a parastomal hernia. Gastrointestina Nursing. 2012;10(1).
40. Vasilopoulos G, Makrigianni P, Polikandrioti M, Tsiampouris I, Karayiannis D, Margari N, et al. Pre- and post--operative nutrition assessment in patients with colon cancer undergoing ileostomy. Int J Environ Res Public Health. 2020;17(17):6124.
41. Wood S. Nutrition and stoma patients. Nurs Times. 1998;94(48):65-7.
42. Barwell J. High-output stoma management following bowel perforation. Br J Nurs. 2012;21(6):S4-S7.
43. Swash C. Bariatric surgery and implications for stoma care. Br J Nurs. 2016;25(5):S22, S24-7.
44. Sood A, Granick MS, Tomaselli NL. Wound dressings and comparative effectiveness data. Adv Wound Care (New Rochelle). 2014;3(8):511-29.
45. Burch J. Providing information and advice on diet to stoma patients. Br J Community Nurs. 2011;16(10):479-80, 482, 484.
46. Burch J. Resuming a normal life: holistic care of the person with an ostomy. Br J Community Nurs. 2011;16(8):366-73.
47. Cleveland Clinic. Gas and gas pain. Disponível em: my.clevelandclinic.org/health/diseases/7314-gas. Acessado em 26/ 7/2021.

35 Diarreia e terapia nutricional enteral

Marina Regueira Pitta
Franciele Maciel Campos
Alline Gonçalves Monteiro
Anna Gabriella Ferreira Cunha
Juliana Dourado Porto
Raquel Rodrigues Gomes

RESUMO

Diarreia é uma condição muito comum em pacientes que necessitam de nutrição enteral por curtos ou longos prazos. Embora comumente responsabilizadas pelo evento, as fórmulas enterais respondem por uma reduzida parcela etiológica. Seu tratamento visa minimizar as pausas inadvertidas na infusão dietética e consequentemente o déficit calórico e proteico. Por ser muito prevalente e muitas vezes pouco valorizada, suas complicações por vezes pioram a morbimortalidade hospitalar e o tempo de internação.

▶ INTRODUÇÃO

De acordo com diversas propostas, a diarreia é definida por um aumento anormal na frequência e consistência das evacuações, da ordem de 3 a 5 evacuações ou volume superior ou igual a 750 mL em 24 horas.[1-4] Ainda subdiagnosticada, sua prevalência é estimada entre 14% e 21% nos pacientes recebendo nutrição enteral.[3]

A diarreia pode levar, algumas vezes erroneamente, à interrupção na infusão dietética, redução de oferta calórica e proteica, desbalanços hidroeletrolíticos, dano à pele, aumento de mortalidade e custos intra-hospitalares.[5]

Embora raramente associada diretamente à nutrição enteral, alterações na composição podem ser empregadas para a redução ou estabilização da intensidade do quadro: redução na osmolaridade, ajuste da infusão para modo contínuo, uso de sondas com extremidade gástrica, alteração no grau de hidrólise proteica (dieta peptídica ou de aminoácidos), adição de fibras solúveis, dentre outras.[6]

Suspensão da oferta

A nutrição enteral não deve ser interrompida ou ter sua infusão diminuída como medida inicial em quadros diarreicos leves. A atribuição causal do quadro ao manejo nutricional deve ser reservada para situações em que as demais causas já foram ativamente pesquisadas e excluídas.[1]

Esta é uma condição negligenciada e que traz alto índice de morbidade ao paciente, desta maneira pede um manejo direcionado e multidisciplinar, com o intuito de prevenir e tratar de maneira direta e individualizada.[1]

▶ CLASSIFICAÇÃO ETIOLÓGICA

No que tange às características gerais, podem ser osmóticas, secretórias exsudativas e relacionadas à hipermotilidade. São ditas específicas (relacionadas a alguma doença de base), inespecíficas ou ainda associadas a certas medicações, conforme Tabelas 1, 2 e 3. A eliminação do fator desencadeante ou medicação precipitante, quando possível, é prioritária. As relacionadas ao uso de medicações são bastante comuns na prática clínica, especialmente as associadas ao uso de laxativos.[1]

TABELA 1 Causas específicas de diarreia

Tipos	Condições
Intolerâncias	Lactose, sorbitol, frutose
Infecciosas	Vírus, bactérias, parasitas de causas independentes (não veiculados pela dieta)
Insuficiência pancreática exócrina	Pancreatite crônica, fibrose cística, ressecções pancreáticas
Afecções endócrinas	Hipertireoidismo, *diabetes mellitus* com enteropatia avançada, doença de Addison
Tumores secretantes	Feocromocitoma, gastrinoma, neoplasia neuroendócrina gastrointestinal
Estado malabsortivo	Doença inflamatória intestinal, síndrome do intestino curto, doença celíaca, SIBO
Má absorção ou perda grave de sais biliares	Colestase prolongada, dreno biliar prolongado
Intoxicações e desequilíbrios vitamínicos	Digoxina, metais pesados, pelagra (déficit de vitamina B3), superdosagem de vitamina C

SIBO: supercrescimento bacteriano em intestino delgado.

TABELA 2 Causas inespecíficas de diarreia

Tipos	Condições
Dietéticas	Taxa de infusão, osmolaridade, fibras insolúveis, alto teor lipídico, contaminação bacteriana
Estado hemodinâmico	Hipoperfusão tecidual
Hipoalbuminemia grave	Desnutrição, hepatopatias, enteropatia perdedora de proteína

TABELA 3 Medicações relacionadas à diarreia

Classe	Nome científico
Antibióticos	Vancomicina, ampicilina, amoxicilina, eritromicina, cefalexina, azitromicina
Inibidores de bomba de prótons	Omeprazol, esomeprazol, lanzoprazol
Bloqueador histamínico H2	Ranitidina
Agentes procinéticos	Metoclopramida, domperidona
Colinérgicos	Donepezila, piridostigmina, rivastigmine

(continua)

TABELA 3 Medicações relacionadas à diarreia *(continuação)*

Classe	Nome científico
Laxativos	Bisacodil, folha de sene, lactulose, sulfato de magnésio, polietilenoglicol, sorbitol
Inibidores seletivos de serotonina	Fluoxetina, sertralina, escitalopram, citalopram, paroxetina
Anti-inflamatórios não esteroidais	Diclofenaco, ibuprofeno, tenoxicam
Betabloqueadores	Propranolol, bisoprolol
Anti-inflamatórios intestinais	Mesalazina
Hipoglicemiantes	Metformina, acarbose
Inibidor da lipase	Orlistate
Sedativos	Zolpidem
Antiarrítmicos	Digoxina

Supercrescimento bacteriano em intestino delgado (SIBO)

A SIBO é uma condição ainda pouco elucidada que cursa com crescimento exacerbado de bactérias no intestino delgado, precipitando surtos de diarreia e outros sintomas. Está mais comumente associada a doenças gastrointestinais preexistentes, como a síndrome do intestino irritável (SII), dispepsia funcional, uso crônico de inibidores de bomba de prótons (antiácidos) e certas cirurgias gastrointestinais.[4,5] Trata-se de eventualidade subdiagnosticada.[1,7,8]

Colite pseudomembranosa

Inflamação colônica grave visualizada endoscopicamente como agrupamentos nodulares, amarelos-esbranquiçados, que formam pseudomembranas. Comumente associada à infecção pelo *Clostridioides difficile*, também pode ocorrer em acometimentos virais, uso de medicações, doenças autoimunes como Behçet e outras. Classificada como não severa, severa, recorrente e fulminante (Tabela 4). É mais frequente na presença de comorbidades, idade superior a 65 anos, uso prévio ou atual de antibióticos, hospitalização atual ou prévia, pacientes institucionalizados, disbiose intestinal, uso de inibidores de bomba de prótons, estados de baixa imunidade. A maioria destes também representa fator de risco para o desenvolvimento de formas recorrentes da doença.[9]

▶ NUTRIÇÃO ENTERAL

Macronutrientes

Grau de hidrólise proteica

O conteúdo proteico de uma fórmula enteral pode ser derivado de soja, caseína, proteína do soro do leite (*whey*), peptídeos (ou hidrolisados) e aminoácidos cristalinos, isolados ou combinados entre si. O grau de hidrólise (fracionamento químico) de macronutrientes determina a classificação das fórmulas em poliméricas (proteína intacta), oligoméricas (hidrólise parcial) e elementares (hidrólise completa).[1,10,11] Há alguns relatos de menor incidência de diarreia com o uso de fórmulas oligoméricas, no entanto há piora com elementares, pelo menos em algumas eventualidades.[12] Estudos ainda pequenos destacam a relação de fórmu-

TABELA 4 Classificação da colite pseudomembranosa

Critérios	Não severa	Severa	Fulminante	Recorrente
Contagem de leucócitos	Menor ou igual a 15 mil/mL	Maior que 15 mil/mL	–	–
Creatinina basal	Menor que 1,5 mg/dL	Maior que 1,5 mg/dL	–	–
Hipotensão, choque hemodinâmico, íleo paralítico, megacólon tóxico	–	–	Sim	–
Retorno dos sintomas dentro de 8 semanas com esquema terapêutico finalizado	–	–	–	Sim

las livres de proteínas animais com menor índice de diarreia em pacientes neurocríticos e na população infantil.[13]

Lipídios

Triglicerídeos de cadeia longa (TCL), triglicerídeos de cadeia média (TCM), ácido eicosapentaenoico (EPA) e docosahexaenoico (DHA) compõem as fontes de lipídios mais usuais na NE. Os primeiros encontrados no milho, soja, girassol; os segundos, no óleo de palma e de coco. Os três últimos são de mais fácil absorção e trazem melhor tolerabilidade gastrointestinal. Até o momento não há evidência científica que suporte o emprego de dietas com baixo teor de gordura com o intuito de reduzir episódios de evacuações. Tampouco se pode excluir que uma maior concentração deste macronutriente seja fator desencadeante.[1]

Carboidratos

As fontes mais comuns são frutose, glicose, sacarose, maltodextrina. Embora possa existir, não é comum a presença significativa de lactose nas dietas enterais para adultos. A restrição de alguns desses pode ser considerada em processos diarreicos secundários ao uso de antimicrobianos. A exclusão consiste em uma tentativa de melhorar ou de não agravar o sintoma, embora não exista relação causal entre determinado tipo de carboidrato e o aumento das evacuações.[10,11]

Osmolaridade

Carboidratos complexos possuem menor efeito osmótico quando comparados aos simples. De maneira semelhante, quanto maior o estado de hidrólise do componente proteico, maior a osmolaridade. Em comparação ao plasma, as dietas enterais podem ser hipotônicas, isotônicas e hipertônicas. Maiores osmolaridades são toleradas pelo estômago, contudo nem sempre por porções mais distais do trato gastrointestinal.[11,14] Não existe comprovação de que esse fator de forma isolada seja responsável pela ocorrência ou duração da diarreia, pelo menos em se tratando de produtos enterais comerciais, de osmolaridade moderada. No entanto, pode atuar como estimulante à motilidade intestinal se em associação com outra causa.[14]

Oligossacarídeos fermentáveis, dissacarídeos, monossacarídeos e polióis (FODMAPs)

Estes são grupos de carboidratos de cadeias curtas, pouco absorvíveis, com capacidade de causar desconforto gastrointestinal em portadores de síndrome do intestino irritável. São encontrados em diversos alimentos e fórmulas: 1) oligossacarídeos fermentáveis – frutooligossacarídeos (FOS), inulina, galactooligossacarídeos (GOS); 2) dissacarídeos - lactose; 3) monossacarídeos - frutose; 4) polióis - sorbitol, manitol, xilitol e isomalte.[15] Em que pesem alguns estudos com dietas de baixo teor de FODMAPs para redução de diarreia, até o momento não há evidências conclusivas.[16-21]

Fibras

Há benefício do uso de fórmulas enriquecidas com fibras na prevenção e melhora da diarreia em pacientes em uso de nutrição enteral. Estudos mais comuns abordam o emprego de mix de fibras solúveis e insolúveis, no entanto se faz importante a oferta de 10 a 20 g de fibras solúveis naqueles com aumento da velocidade de trânsito gastrointestinal.[1,21-23]

Probióticos

Dentre seus benefícios estão os fatores antimicrobianos, supressão de proliferação de células imunes, estímulo à produção de muco e imunoglobulina A, atividade antioxidante, prevenção de apoptose intestinal e outros fatores de proteção da barreira epitelial. Em que pesem recomendações de uso tanto na diarreia causada por *C. difficile* quanto por uso de antimicrobianos, ainda carecem de orientações acerca de quais espécies, dosagens e em quais populações. Cabe ressaltar que não há dados de segurança quanto ao uso em imunossuprimidos.[24-31]

Glutamina

A glutamina é um aminoácido de absorção ávida pelo epitélio intestinal e serve como combustível primordial para o enterócito. Estados sugerem que a degradação da mucosa intestinal pode relacionar-se à sua deficiência, seja por baixa oferta ou por alto consumo. Infere-se que a suplementação do aminoácido poderia melhorar atrofia intestinal, permeabilidade epitelial e redução do risco de translocação bacteriana, porém ainda sem evidência científica forte.[1]

Modo de infusão do preparado enteral

Pesquisas mostram que a infusão intermitente está mais relacionada à taxa e à intensidade das evacuações, quando comparada com métodos de infusão contínuos.[5] A velocidade de infusão está indiretamente relacionada a uma maior probabilidade desse acontecimento.[1]

Posicionamento da sonda enteral

O posicionamento da extremidade mais distalmente (pós-pilórico) relaciona-se com a aceleração da velocidade de trânsito gastrointestinal. O estômago é naturalmente mais tolerante a conteúdos com maiores osmolaridades. Um estudo multicêntrico, prospectivo e observacional aponta a alimentação pós-pilórica como fator de risco independente para a ocorrência de diarreia.[1,5]

Processamento dos nutrientes

Uma avaliação de coorte retrospectiva recente não encontrou diferença estatística na ocorrência de diarreia com o uso de fórmulas enterais industrializadas e artesanais, sugerindo a combinação de ambas em um mesmo paciente como maneira de reduzir a chance de desenvolver diarreia.[32] Note-se que no caso a preparação artesanal era a dieta hospitalar preparada em ambiente limpo por pessoal treinado, batida em liquidificador também em condições higiênicas apropriadas. É difícil traçar paralelos com misturas alimentares executadas por funcionários e equipamentos menos qualificados, como ainda sucede em diversas regiões do país. Menos ainda quando a dieta é de confecção caseira, como sucede com as nutrições domiciliares.

Tais dietas artesanais revestem-se de maior risco de contaminação, pois requerem maior controle de higiene em relação à manipulação, condições de acondicionamento, natureza e procedência das matérias-primas. Dietas artesanais liquidificadas não devem ser expostas para infusão à temperatura ambiente de 25°C por mais de duas horas; já aquelas em pó e reconstituídas podem ficar em exposição por seis horas, até uma temperatura de 32°C.[33]

▶ NUTRIÇÃO PARENTERAL SUPLETIVA

Sua aplicação se faz útil naqueles casos em que há déficit calórico e proteico secundários à má absorção, causada por diarreia de difícil controle. Assim como em outros cenários, deve ser empregada em situações nas quais o paciente não recebe as necessidades calculadas por três dias, seja ela total ou suplementar.[3,34,35] O desmame deverá ser iniciado quando houver oferta enteral adequada e com absorção satisfatória.[1,4,5,11,24,36-40]

▶ ROTEIRO DIAGNÓSTICO

1. Análise de prescrição com vistas a dieta ou nutrientes artesanais suspeitos, antibióticos e outras drogas potencialmente envolvidas.
2. Pesquisa de alterações eletrolíticas e hipo/hipervitaminoses, a fim de monitorar a gravidade do quadro e conveniência de medidas adicionais de reposição.
3. Na suspeita de risco para impactação fecal (pseudodiarreia) com ocorrência de manchas fecais na roupa (*soiling*): toque retal e quebra de fecaloma.
4. Pesquisa de *Clostridioides difficile*: toxina A e B, PCR para *C. difficile*.
5. Pesquisa de parasitoses intestinais: exame parasitológico de fezes, com ênfase para *Giardia lamblia, Entamoeba histolytica* e outros protozoários.
6. Pesquisa de intolerâncias alimentares específicas: lactose, glúten, gorduras.
7. Pesquisa de provas inflamatórias intestinais: calprotectina fecal, leucócitos fecais, anticorpos específicos.
8. Diarreias subagudas e refratárias: videocolonoscopia com biópsia, especialmente se a hipótese de infecção por *C.difficile* for contemplada.

▶ MANEJO CLÍNICO

Medidas clínicas e farmacológicas gerais

Expansão volêmica e correção de distúrbios eletrolíticos

Casos leves a moderados de desidratação podem ser efetivamente tratados com a ingestão de sal de reidratação oral ou soro caseiro por via oral, conforme orientação da Organização Mundial da Saúde e do Ministério da Saúde.[38] Nenhuma das duas tem o poder de suprimir o volume evacuatório, muito pelo contrário, podem inclusive aumentá-lo. Por este motivo, casos mais graves devem ser reidratados por via endovenosa.[38] Como as secreções intestinais são também ricas em potássio e magnésio, não contemplados na maioria dos soros orais, caso surjam deficiências devem ser prontamente corrigidas a fim de evitar o aparecimento de arritmias.

Revisão de prescrição

Assim como já apontado anteriormente, diarreias por uso de laxativos ou outras medicações – com poder de acelerar o tempo de trânsito intestinal e/ou de aumentar a osmolaridade intraluminal – são importantes causas. Todas elas devem ser corretamente identificadas na prescrição e, se possível, suspensas.[1]

Antidiarreicos e outros agentes farmacológicos

Medicações podem ser consideradas para redução na frequência e volume de evacuações. As mais comuns são os antidiarreicos (loperamida, racecadotrila), que têm ação na liberação de água ou na motilidade do trato gastrointestinal. Casos associados à má absorção lipídica podem se beneficiar do emprego de enzimas pancreáticas orais, assim como a prescrição de colestiramina costuma trazer benefício nos casos de baixa absorção de sais biliares. Nos episódios de maior dificuldade de compensação, cálcio exógeno, escopolamina e opioides apresentam-se como alternativas *off-label* que resultam na redução no peristaltismo (Tabela 5).[38-44]

Alterações dietéticas

A restrição de algum macro ou micronutriente em específico não tem a capacidade de solucionar essa doença, porém ocasionalmente pode ser levada em consideração como forma de estabilizar ou minimizar a intensidade do quadro. A minimização de osmolaridade e conteúdo lipídico, introdução de bomba de infusão contínua e emprego de fibras solúveis (ou até mix de fibras), glutamina e probióticos podem ser úteis. Sempre considerar o início de nutrição parenteral nos que persistem em estado de baixa absorção por três dias.[1]

Medidas farmacológicas específicas

Infecção por *Clostridioides difficile*

A pedra angular se baseia na descontinuação dos antimicrobianos mais associados à provocação do quadro e no uso de antimicrobianos específicos, capazes de solucionar esse processo infeccioso (Tabela 6). Uma pequena parcela evoluirá para a forma fulminante e pela presença de sinais de choque séptico de foco abdominal, devendo ser abordados cirurgicamente e em caráter de emergência. Anticorpos monoclonais ainda

TABELA 5 Medicações antidiarreicas e suas características

Fármaco	Mecanismo de ação	Posologia	Dose máxima	Efeitos adversos
Loperamida	Inibidor de baixa potência de receptor opioide μ	Dose inicial de 4 mg, e 2 mg após cada evacuação não formada	16 mg	Constipação, náuseas, cólicas
Sulfato de codeína	Opioide seletivo de receptor opioide μ	15-60 mg 4/4 h	360 mg	Náuseas, hipotensão, constipação
Racecadotrila	Inibição de metabolismo de encefalinas endógenas	100 mg 6/6 h	400 mg	Constipação, náuseas, cólicas
Sais de cálcio	Ativação de receptores sensíveis ao cálcio	Sem dose determinada	Sem dose definida	Constipação
Colestiramina	Ligante de sais biliares	1 a 6 sachês ao dia	24 mg	Flatulência, náuseas, eructação, esteatorreia, vômitos

não dispõem de evidência robusta que justifique sua aplicação na prática clínica diária. Casos recorrentes parecem ter resposta positiva com transplantes de microbiota fecal, com recomposição e ajuste de funcionalidade, já disponíveis em nosso meio. Importante salientar que casos suspeitos ou em tratamento devem ser mantidos em isolamento de contato, visando restringir a disseminação do patógeno.[43-50]

Outras doenças

Corticosteroides, imunobiológicos, antivirais, anti-inflamatórios e outros podem e devem ser aplicados para a compensação de doenças preexistentes que sejam responsáveis pela diarreia. Estados de instabilidade hemodinâmica precisam ser clinicamente compensados para que o fluxo sanguíneo ao território esplâncnico se restabeleça, assim como pacientes hipoalbuminêmicos carecem de melhorias no estado nutricional para que possa haver melhora absortiva.

▶ COMPLICAÇÕES

Disbiose intestinal

Diarreias intensas têm a capacidade de reduzir e alterar a concentração e as proporções de bactérias comensais do trato gastrointestinal. O uso de fibras e probióticos atua na reversão da disbiose pelo aumento da produção de ácidos graxos de cadeias curtas

TABELA 6 Terapia farmacológica específica para colite pseudomembranosa[46-51]

Não severa	Severa	Fulminante	Recorrente
Vancomicina 125 mg – SNE – 6/6 h (10 dias) OU Fidamoxina 200 mg – SNE – 12/12 h (10 dias)		Vancomicina 500 mg – SNE ou retal (se íleo) – 6/6 h (10 dias) COM OU SEM Metronidazol 500 mg – SNE – 8/8 h (10 dias)	1° episódio: Vancomicina 125 mg – SNE – 6/6 h (10 dias) OU Fidaxomicina 200 mg – SNE – 12/12 h (10 dias)
Metronidazol 500 mg – SNE – 8/8 h (10 dias)[a,b,c]	–	Se falha terapêutica ou 1 dose seguintes: Peritonite, megacólon, perfuração, abdome agudo OU Choque séptico com falência orgânica OU Lactato ≥ 5 mmol/L Laparotomia exploradora de emergência	2° episódio: Vancomicina 125 mg – SNE – 6/6 h (10 a 14 dias) > 12/12 h (7 dias) > 24/24 h (7 dias) > 48/48 h (7 dias) > 72/72 h (2 a 8 semanas) OU Vancomicina 125 mg – SNE – 6/6 h (10 dias) + rifamixina 400 mg – SNE – 8/8 h (20 dias) OU Fidamoxina 200 mg – SNE – 12/12 h (10 dias)
–	–	–	3° episódio ou mais: Transplante de microbiota fecal

a. Se vancomicina e fidamoxina indisponíveis.
b. Se primeiro episódio prévio já tratado com metronidazol, ainda pode ser tentado mais uma vez.
c. Não usar como droga de primeira em pacientes de alto risco.

(AGCC) no cólon. Dentre vários benefícios, parecem limitar o supercrescimento de bactérias patogênicas.[23]

Degradação do estado nutricional

A ocorrência de diarreia pode levar à diminuição do aporte calórico e proteico por reduções ou suspensões da NE e também por alterações na capacidade absortiva intestinal. Por si só, a piora do estado nutricional e a desnutrição já elevam a morbimortalidade e o tempo de internação hospitalar.[1] Tal deve ser considerado por ocasião da alta, instituindo-se quando conveniente um protocolo de reabilitação ambulatorial.

Distúrbios hidroeletrolíticos

O conteúdo intestinal é rico em água e eletrólitos, especialmente potássio. Quadros intensos levam a hipocalemia e desidratação severas que podem trazer agravamento de desfechos clínicos. Adequada expansão volêmica é preconizada pela OMS, inicialmente por via oral com soro de reidratação, e por via venosa em apresentações mais intensas da doença. A hidratação por via oral pode causar piora transitória no volume fecal, pela redução absortiva da mucosa ou por ingestão de líquidos hipotônicos em relação ao conteúdo intestinal. No entanto, este não é fator contraindicador dessa via.[1]

Lesões de pele

A incontinência fecal de forma frequente está presente em paciente polimórbidos que se valem da NE de forma crônica. Naqueles internados em unidade de terapia intensiva (UTI), pode chegar a 78%. O pH da pele é alterado em contato com as fezes ricas em amônia, tornando-se mais básico e incapaz de inibir crescimento bacteriano. A superfície alcalina causa a reativação de enzimas digestivas que, por sua vez, levam ao aumento da permeabilidade da pele e à quebra de sua função de barreira. A consequência disso é a ocorrência de dermatite associada à incontinência (DIA), condição muito dolorosa, que consiste em inflamação da pele da região perianal ou perigenital quando há contato com urina ou fezes.[51,52]

É de suma importância proceder com a limpeza, proteção e hidratação da pele, além de minimizar ou findar o contato da pele com os agentes agressores. Nos casos de lesões preexistentes ou abertura de novas em vigência de diarreia, faz-se necessário o uso de sistemas de manejo fecal. Sonda retal de silicone com balão insuflável em extremidade proximal é uma alternativa, a ser posicionada em reto. Seu intuito é desviar o fluxo fecal para uma bolsa coletora, impedindo a piora das lesões, conforme Figura 1.[34,52-57]

▶ PREVENÇÃO DA CONTAMINAÇÂO DA DIETA

A medida mais eficaz é a lavagem correta e frequente das mãos. Deve-se atentar às condições de manipulação, armazenamento e infusão das dietas enterais. Por mais que seja rara, contaminação da própria dieta pode ser fator causal importante. O treinamento da equipe assistencial quanto à importância das medidas de higiene é a pedra angular da prevenção dessa doença tão prevalente.[1,2,5]

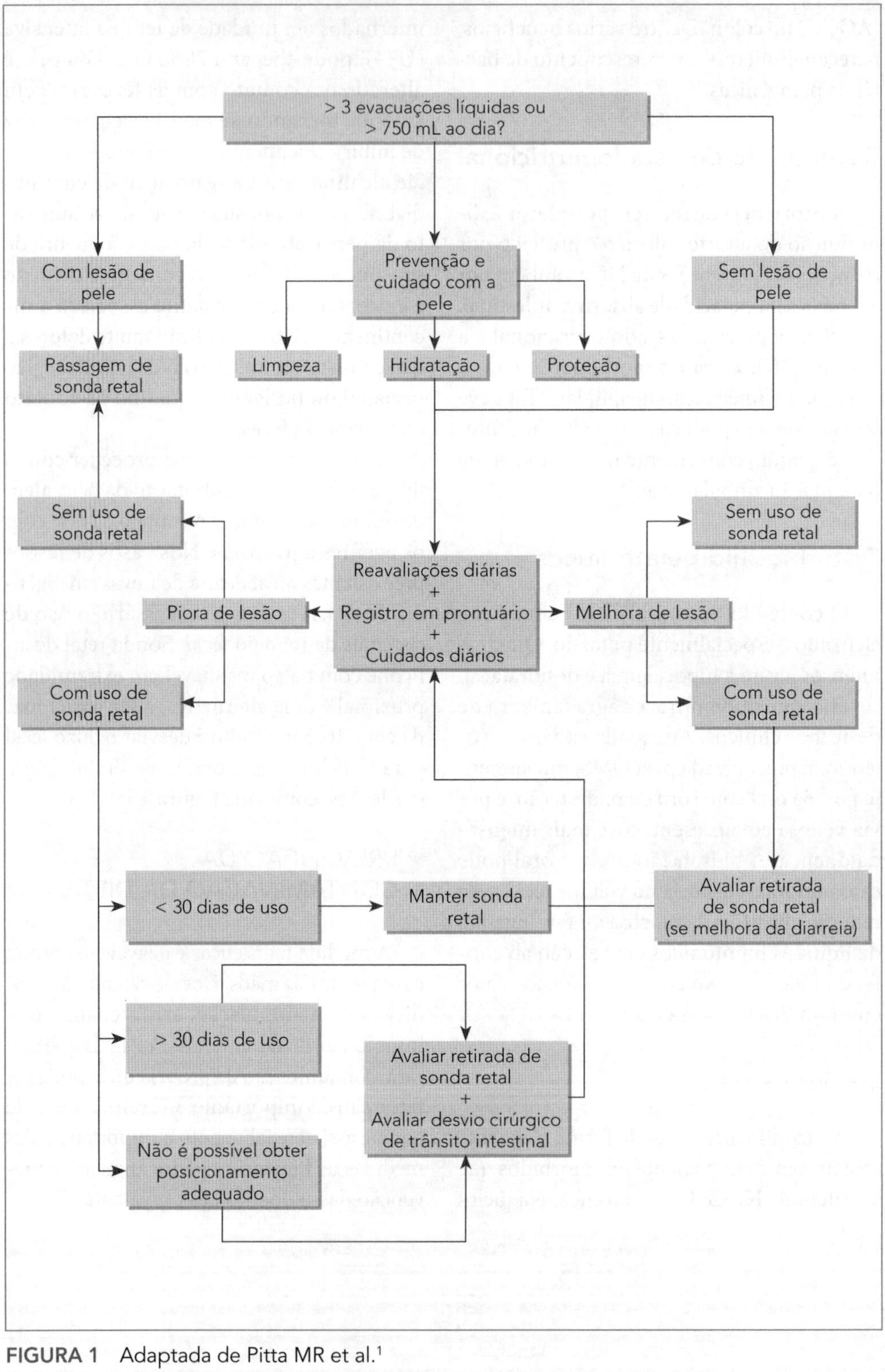

FIGURA 1 Adaptada de Pitta MR et al.[1]

REFERÊNCIAS

1. Pitta MR, Campos FM, Monteiro AG, Cunha AGF, Porto JD, Gomes RR. Tutorial on diarrhea and enteral nutrition: a comprehensive step-by-step approach. JPEN J Parent Ent Nutr. 2019;43(8):1008-19.
2. Chang S-J, Huang H-H. Diarrhea in enterally fed patients: blame the diet? Curr Opin Clin Nutr Metab Care. 2013;16(5):588-94.
3. Reintam Blaser A, Deane AM, Fruhwald S. Diarrhoea in the critically ill. Curr Opin Crit Care. 2015;21(2):142-53.
4. Greenwood J. ICU guideline: Management of diarrhea. Critical Care Nutrition. Critical Care Program, Vancouver Coastal Health Authority; 2010 [citado 18 de junho de 2021]. Disponível em: Diarrhea.pdf.
5. Chen W, Wang H, Chen Y, Yuan D, Chen R. The independent risk factors of early diarrhoea in enteral nutrition for ICU patients. J Int Med Res. 2019;47(10):4929-39.
6. Tatsumi H. Enteral tolerance in critically ill patients. J Intens Care. 2019;7(1):30.
7. Ghoshal UC, Shukla R, Ghoshal U. Small intestinal bacterial overgrowth and irritable bowel syndrome: a bridge between functional organic dichotomy. Gut Liver. 2017;11(2):196-208.
8. Choi CH, Chang SK. Role of small intestinal bacterial overgrowth in functional gastrointestinal disorders. J Neurogastroenterol Motil. 2015;22(1):3-5.
9. Farooq PD, Urrunaga NH, Tang DM, von Rosenvinge EC. Pseudomembranous colitis. Disease-a-Month. 2015;61(5):181-206.
10. de Brito-Ashurst I, Preiser J-C. Diarrhea in critically ill patients: the role of enteral feeding. JPEN J Parenter Enteral Nutr. 2016;40(7):913-23.
11. McClave SA, Taylor BE, Martindale RG, Warren MM, Johnson DR, Braunschweig C, et al. Guidelines for the provision and assessment of nutrition support therapy in the adult critically ill patient: society of critical care medicine (Sccm) and American society for parenteral and enteral nutrition (A. S. P. E. N.). JPEN J Parenter Enteral Nutr. 2016;40(2):159-211.
12. Sanz-Paris A, Martinez-Trufero J, Lambea-Sorrosal J, Calvo-Gracia F, Milà-Villarroel R. Clinical and nutritional effectiveness of a nutritional protocol with oligomeric enteral nutrition in patients with oncology treatment-related diarrhea. Nutrients. 2020;12(5):1534.
13. Schmidt SB, Kulig W, Winter R, Vasold AS, Knoll AE, Rollnik JD. The effect of a natural food based tube feeding in minimizing diarrhea in critically ill neurological patients. Clin Nutr. 2019;38(1):332-40.
14. Savino P. Knowledge of constituent ingredients in enteral nutrition formulas can make a difference in patient response to enteral feeding. Nutr Clin Pract. 2017;088453361772475.
15. Mezzomo TR, Sampaio IR, Fiori LS, Schieferdecker MEM. Content of poorly absorbed short-chain carbohydrates (Fodmap) in enteral homemade diets. Nutr Clin Pract. 2019;34(2):264-71.
16. Halmos EP. Role of FODMAP content in enteral nutrition-associated diarrhea: Enteral nutrition-associated diarrhea. J Gastroenterol Hepatol. 2013;28:25-8.
17. Yoon SR, Lee JH, Lee JH, Na GY, Lee K-H, Lee Y-B, et al. Low-FODMAP formula improves diarrhea and nutritional status in hospitalized patients receiving enteral nutrition: a randomized, multicenter, double-blind clinical trial. Nutr J. 2015;14(1):116.
18. Halmos EP, Muir JG, Barrett JS, Deng M, Shepherd SJ, Gibson PR. Diarrhoea during enteral nutrition is predicted by the poorly absorbed short-chain carbohydrate (Fodmap) content of the formula: FODMAPs and diarrhoea in enteral nutrition. Alim Pharmacol Therap. 2010;32(7):925-33.
19. Halmos EP, Bogatyrev A, Ly E, Liels KL, Muir JG, Gibson PR. Challenges of quantifying fodmaps in enteral nutrition formulas: evaluation of artifacts and solutions. JPEN J Parenter Enteral Nutr. 2017;41(8):1262-71.
20. Silk DBA, Bowling T. Pathophysiology of enteral feeding diarrhea: the intestinal responses to enteral feeding rather than any role of fodmaps. JPEN J Parenter Enteral Nutr. 41(8):1259-61.
21. U.S. Department of Health and Human Services, Food and Drug Administration, Center for Food Safety and Applied Nutrition. Review of the scientific evidence on the physiological effects of nondigestible carbohydrates. 2018 [citado 18 de junho de 2021]. Disponível em: https://www.fda.gov/downloads/Food/Labe lingNutrition/UCM610139.pdf.
22. Food and Agricultural Organization of the United Nations and World Health Organization. Health and nutritional properties of probiotics in food including powder milk with live lactic acid bacteria. 2001 [citado 18 de junho de 2021]. Disponível em: http://who.int/foodsafety/fs_management/en/probiotic_guidelines.pdf.
23. Venegas-Borsellino C, Kwon M. Impact of soluble fiber in the microbiome and outcomes in critically ill patients. Curr Nutr Rep. 2019;8(4):347-55.
24. Manzanares W, Lemieux M, Langlois PL, Wischmeyer PE. Probiotic and synbiotic therapy in critical illness: a systematic review and meta-analysis. Crit Care. 2016;20(1):262.
25. Canadian clinical practice guidelines. Critical Care Nutrition at Clinical Evaluation Research Unit, Kingston General Hospital/Queen's University; [citado 18 de junho de 2021]. Disponível em: http:// criticalcarenutrition.com/docs/CPGs2015/6.22015.pdf.
26. Cai J, Zhao C, Du Y, Zhang Y, Zhao M, Zhao Q. Comparative efficacy and tolerability of probiotics for antibiotic-associated diarrhea: Systematic review with network meta-analysis. United European Gastroenterol J. 2018;6(2):169-80.
27. Parker EA, Roy T, D'Adamo CR, Wieland LS. Probiotics and gastrointestinal conditions: An overview of evidence from the Cochrane Collaboration. Nutrition. 2018;45:125-134.e11.

28. Squellati R. Evidence-based practice in the treatment for antibiotic-associated diarrhea in the intensive care unit. Crit Care Nurs Clin North Am. 2018;30(1):87-99.
29. McFarland LV, Evans CT, Goldstein EJC. Strain-specificity and disease-specificity of probiotic efficacy: a systematic review and meta-analysis. Front Med. 2018;5:124.
30. Blaabjerg S, Artzi D, Aabenhus R. Probiotics for the prevention of antibiotic-associated diarrhea in outpatients – a systematic review and meta-analysis. Antibiotics. 2017;6(4):21.
31. Wischmeyer PE, McDonald D, Knight R. Role of the microbiome, probiotics, and 'dysbiosis therapy' in critical illness. Curr Opin Crit Care. 2016;22(4):347-53.
32. Fabiani A, Sanson G, Bottigliengo D, Dreas L, Zanetti M, Lorenzoni G, et al. Impact of a natural versus commercial enteral-feeding on the occurrence of diarrhea in critically ill cardiac surgery patients. A retrospective cohort study. Int J Nurs Stud. 2020;108:103605.
33. Lakananurak N, Nalinthassanai N, Suansawang W, Panarat P. Optimal hang time of enteral formula at standard room temperature and high temperature. WJCC. 2020;8(19):4410-5.
34. Brandao ACMAG, Moraes JR. Terapia nutricional na lesão por pressao. In: Piovacari SMF, Toledo DO, Figueiredo EJA (eds.). Equipe Multiprofissional de Terapia Nutricional: EMTN na prática. São Paulo: Atheneu; 2017. p.279-90.
35. Singer P, Berger MM, Van den Berghe G, Biolo G, Calder P, Forbes A, et al. Espen guidelines on parenteral nutrition: intensive care. Clin Nutr. 2009;28(4):387-400.
36. Majid HA, Emery PW, Whelan K. Definitions, attitudes, and management practices in relation to diarrhea during enteral nutrition: a survey of patients, nurses, and dietitians. Nutr Clin Pract. 2012;27(2):252-60.
37. Kamarul Zaman M. Fiber and prebiotic supplementation in enteral nutrition: A systematic review and meta-analysis. WJG. 2015;21(17):5372.
38. World Health Organization and UNICEF. Oral rehydration salts: Production of the new ORS. 2006 [citado 18 de junho de 2021]. Disponível em: https://apps.who.int/iris/bitstream/handle/10665/69227/WHO_FCH_CAH_06.1.pdf;jsessionid=EB758D3E7732099F628682046F1692A6?sequence=1.
39. Cheng SX. Calcium-sensing receptor: A new target for therapy of diarrhea. WJG. 2016;22(9):2711.
40. Achamrah N, Déchelotte P, Coëffier M. Glutamine and the regulation of intestinal permeability: from bench to bedside. Curr Opin Clin Nutr Metab Care. 2017;20(1):86-91.
41. Imodium capsules Rx. Janssen Pharmaceutica; 2016 [citado 18 de junho de 2021]. Disponível em: https://www.accessdata.fda.gov/drugsatfda_docs/label/2016/017694s052lbl.pdf.
42. Roxane Laboratories. Codeine sulfate. Food & Drug Administration; 2013 [citado 18 de junho de 2021]. Disponível em: https://www.accessdata.fda.gov/.drugsatfda_docs/label/2013/022402s006lbl.pdf
43. Fischbach W, Andresen V, Eberlin M, Mueck T, Layer P. A comprehensive comparison of the efficacy and tolerability of racecadotril with other treatments of acute diarrhea in adults. Front Med (Lausanne). 2016;3:44.
44. Center for Drug Evaluation and Research. Approval package for: Application number ANDA 77-203. Food & Drug Administration; 2005 [citado 18 de junho de 2021]. Disponível em: https://www. accessdata.fda.gov/drugsatfda_docs/anda/2005/077203Orig1s000.pdf.
45. Schiller LR. Antidiarrheal drug therapy. Curr Gastroenterol Rep. 2017;19(5):18.
46. Prechter F, Katzer K, Bauer M, Stallmach A. Sleeping with the enemy: Clostridium difficile infection in the intensive care unit. Crit Care. 2017;21(1):260.
47. McDonald LC, Gerding DN, Johnson S, Bakken JS, Carroll KC, Coffin SE, et al. Clinical practice guidelines for Clostridium difficile infection in adults and children: 2017 update by the Infectious diseases society of America (Idsa) and Society for healthcare epidemiology of America (Shea). Clin Infec Dis. 2018;66(7):987-94.
48. Nelson RL, Kelsey P, Leeman H, Meardon N, Patel H, Paul K, et al. Antibiotic treatment for Clostridium difficile-associated diarrhea in adults. Cochrane Database Syst Rev. 2011;(9)CD004610.
49. Tomefa EA, David PN. Clostridium difficile infection in the elderly: an update on management. Clin Interv Aging. 2017;12:1799-809.
50. Ooijevaar RE, van Beurden YH, Terveer EM, Goorhuis A, Bauer MP, Keller JJ, et al. Update of treatment algorithms for Clostridium difficile infection. Clin Microbiol Infec. 2018;24(5):452-62.
51. Wilcox MH, Gerding DN, Poxton IR, Kelly C, Nathan R, Birch T, et al. Bezlotoxumab for prevention of recurrent Clostridium difficile infection. N Engl J Med. 2017;376(4):305-17.
52. Quraishi MN, Widlak M, Bhala N, Moore D, Price M, Sharma N, et al. Systematic review with meta-analysis: the efficacy of faecal microbiota transplantation for the treatment of recurrent and refractory Clostridium difficile infection. Aliment Pharmacol Ther. 2017;46(5):479-93.
53. Coyer F, Campbell J. Incontinence-associated dermatitis in the critically ill patient: an intensive care perspective: IAD in critical care. Nurs Crit Care. 2018;23(4):198-206.
54. Peart J, Richardson A. Developing a critical care bowel management assessment tool to manage faecal incontinence: Prevention of moisture and pressure damage associated with faecal incontinence. Nurs Crit Care. 2015;20(1):34-40.
55. Shin BC, Chun IA, Ryu SY, Oh JE, Choi PK, Kang HG. Association between indication for therapy by nutrition support team and nutritional status. Medicine. 2018;97(52):e13932.
56. DeLegge MH, True Kelley A. State of nutrition support teams. Nutr Clin Pract. 2013;28(6):691-7.
57. Pather P, Hines S, Kynoch K, Coyer F. Effectiveness of topical skin products in the treatment and prevention of incontinence-associated dermatitis: a systematic review. JBI Database System Rev Implement Rep. 2017;15(5):1473-96.
58. Binks R, De Luca E, Dierkes C, Franci A, Herrero E, Niederalt G. Prevalence, clinical consequences and management of acute faecal incontinence with diarrhoea in the ICU: The FIRSTTM Observational Study. J Int Care Soc. 2015;16(4):294-301.

36 Suporte nutricional em crianças criticamente enfermas

Ary Lopes Cardoso
Rosana Tumas
Patricia Zamberlan
Adriana Servilha Gandolfo

RESUMO

O suporte nutricional de crianças gravemente enfermas vai além do fornecimento de nutrientes e fluidos, pois se relaciona com o acesso às formulações, à prescrição e ao monitoramento de possíveis complicações da nutrição enteral ou parenteral. Suporte nutricional significa fornecer por via enteral ou parenteral calorias, proteínas, eletrólitos, vitaminas, minerais e líquidos. As crianças criticamente enfermas são selecionadas para essa terapia conforme seu estado nutricional, e também consoante as contraindicações porventura existentes em relação a uma ou outra via de administração.

▶ INTRODUÇÃO – CARACTERÍSTICAS DO SUPORTE NUTRICIONAL NA CRIANÇA CRITICAMENTE ENFERMA

- Situações críticas agudas caracterizam-se por catabolismo,[1-3] porém a terapêutica ventilatória, analgesia e sedação podem diminuir o consumo calórico.[4]
- Acredita-se que os carboidratos sejam a fonte de energia preferida durante esse período porque a mobilização de gordura é prejudicada.[5]
- A oferta proteica em excesso pode ter impacto prejudicial a esses pacientes, não promovendo necessariamente um balanço nitrogenado favorável.[6-8]
- O suporte nutricional, sobretudo na fase de recuperação, promove a retomada do anabolismo reparando a perda muscular e outros déficits.[9] A nutrição inadequada mantém o catabolismo prolongado, dificultando a recuperação nutricional.

Uma boa prática em terapia nutricional para crianças gravemente doentes deve basear-se na avaliação nutricional, sejam elas eutróficas ou desnutridas, conforme recomendado pelas diretrizes atuais.[1-3]

▶ VIAS DE ADMINISTRAÇÃO

A nutrição enteral (NE) e a parenteral (NP) parecem impactar os resultados clínicos de maneira diferente.

Nutrição enteral

Deve ser iniciada precocemente, quando viável nas primeiras 48 horas após a admissão/

internação, permitindo uma recuperação nutricional mais rápida e uma diminuição na possibilidade de infecções.[10-12]

Os mecanismos pelos quais a NE diminui as complicações infecciosas são desconhecidos. No entanto, a preservação da função imunológica intestinal e a redução da inflamação são os mais aceitos.[13,14]

Com o intuito de manter a integridade e motilidade da mucosa gastrointestinal, recomenda-se que a introdução da NE inicie-se com o equivalente a 25% da meta calórica calculada para aquele paciente, nas primeiras 48 horas. Estudos randomizados mostram que buscar atingir 100% da meta calórica e proteica em poucos dias pode ser prejudicial.

Não é recomendado basear-se nos valores de ingestão diários (DRI)[16] para a prescrição de proteínas em crianças gravemente doentes, uma vez que a necessidade proteica desses pacientes é ainda desconhecida.

Orientação terapêutica preliminar

Deve-se iniciar o suporte enteral com um mínimo de 1,5 g/kg/dia de proteína e 58 Kcal/kg/dia de energia. Isso deve ser suficiente para que haja balanço positivo de nitrogênio e energia.[1] Essas quantidades se associam à menor mortalidade.

Quando se usa a via enteral, as quantidades proteicas podem ser maiores – até cerca de 3 g/kg/dia. Por via parenteral isso não é aconselhado. Na criança criticamente enferma, essas recomendações pela via enteral excedem aquelas das DRI. Os autores estão de acordo que mais estudos devem ser feitos para se determinar os limites do fornecimento de proteínas associados com a recuperação da função muscular, tempo de ventilação mecânica, tempo de internação e mortalidade.

As maiores dificuldades da NE na criança gravemente enferma se referem ao início retardado da dieta, às interrupções devido a possíveis intolerâncias, ao jejum prolongado devido a procedimentos, e a problemas relacionados à má atuação da equipe de apoio. Com base em estudos observacionais, a sugestão é que as interrupções da NE sejam minimizadas para que as metas previstas de fornecimento de nutrientes sejam cumpridas.

Nutrição parenteral

Quando o paciente tem contraindicação absoluta ou relativa para receber NE, indica-se a NP. Esse procedimento não altera a mortalidade,[15,16] contudo tampouco existem conclusões positivas no tocante à nutrição enteral. Também não há evidências consistentes que crianças gravemente enfermas, se receberem precocemente NP, terão menor número de dias em ventilação ou menor número de dias de internação em UTI.

O momento ideal para iniciar a NP é desconhecido. Em geral, isso deve acontecer a partir do 7º ou 10º dia de internação. Em crianças gravemente desnutridas ou com risco de deterioração nutricional, a NP pode ser utilizada desde a primeira semana desde que não se consiga avançar com a NE.

As evidências atuais ainda desconhecem uma meta específica (calórica/proteica) a ser atingida pela NP, sendo que os cálculos iniciais são uniformes, mimetizando aqueles da via gastrointestinal.

O aumento do risco de infecções é o grande problema que se enfrenta quando se utiliza a NP, e isso se agrava quanto maior o tempo de uso.[1,3,15]

NE vs. NP

- *Mortalidade*: uma metanálise (12 ensaios clínicos randomizados) que incluiu 748 pacientes criticamente enfermos (principalmente cirúrgicos) não encontrou diferença na mortalidade entre aqueles que receberam NE em comparação com aqueles que receberam NP.[7] Dois estudos randomizados com mais de 4.800 pacientes gravemente enfermos não encontraram diferença entre NE ou NP em relação à mortalidade.[2] Outra metanálise (25 estudos) também não mostrou diferença na mortalidade.[2]

- *Infecção*: uma metanálise (seis ensaios clínicos randomizados) que incluiu 498 pacientes em estado crítico (principalmente cirúrgicos) descobriu que os pacientes que receberam NE eram significativamente menos propensos a desenvolver infecção do que os pacientes que receberam NP.[7] Nos dois estudos anteriormente citados (4.800 pacientes clínicos e cirúrgicos, bem como pacientes em choque), além da metanálise de 25 ensaios clínicos, não houve diferença na taxa de complicações infecciosas entre aqueles que receberam NE ou NP.[12] Em um desses estudos, a NE foi associada a um aumento da taxa de sintomas gastrointestinais.[1,3]

▶ NECESSIDADES NUTRICIONAIS

Energia

A estimativa da necessidade energética na criança gravemente doente permanece difícil devido à variedade de estados metabólicos e situações clínicas. Embora crianças em cuidados intensivos possam apresentar aumento do gasto energético devido ao estresse metabólico, elas não utilizam energia para o crescimento e para atividade física. Sendo assim, o cálculo do gasto energético deve considerar a taxa metabólica basal (TMB), respeitando as limitações metabólicas do estresse agudo e contemplando um acréscimo somente para compensar a agressão.

A Society of Critical Care Medicine (SCCM) e a American Society for Parenteral and Enteral Nutrition (ASPEN) sugerem a realização de calorimetria indireta (CI). Entretanto, o equipamento é especializado e de alto custo, o que não permite seu uso rotineiro. Assim, na ausência da CI, algumas equações têm sido sugeridas, sendo a de Schofield[17] a mais comumente utilizada (Tabela 1).

TABELA 1 Equações de Schofield para o cálculo das necessidades de energia de crianças e adolescentes

Idade (anos)	Sexo	Equação
0-3	Masculino	TMB = (59,48 x P) – 30,33
		TMB = (0,167 x P) + (1517,4 x E) – 617,6
	Feminino	TMB = (58,29 x P) – 31,05
		TMB = (16,25 x P) + (1023,2 x E) – 413,5
3-10	Masculino	TMB = (22,7 x P) + 505
		TMB = (19,6 x P) + (130,3 x E) + 414,9
	Feminino	TMB = (20,3 x P) + 486
		TMB = (16,97 x P) + (161,8 x E) + 371,2
10-18	Masculino	TMB = (13,4 x P) + 693
		TMB = (16,25 x P) + (137,2 x E) + 515,5
	Feminino	TMB = (17,7 x P) + 659
		TMB = (8,365 x P) + (465 x E) + 200

E: estatura (m); P: peso (kg); TMB: taxa metabólica basal.
Fonte: Schofield, 1985.[17]

Pacientes com sobrepeso ou obesos

Considera-se o peso ideal e não peso atual ou habitual.

Para menores de dois anos, o peso ideal corresponde ao escore-z (Z) zero de peso para idade (P/I) do referencial da OMS/2006-2007.[18]

Para os maiores de dois anos, o peso ideal deve ser obtido a partir do valor do índice de massa corporal para idade (IMC/I) no Z zero (X) e da altura atual do paciente (Y), que devem ser inseridos na equação $X = peso \div Y^2$, obtendo-se assim o peso ideal.

Pacientes subnutridos

Nos pacientes classificados pelo IMC/I como com magreza ou magreza acentuada, pode-se considerar um acréscimo calórico (20% a 30%) visando à recuperação do estado nutricional.

É importante acompanhar o paciente, observando manifestações clínicas e bioquímicas que possam indicar não somente a persistência do catabolismo e da desnutrição, como também a eventual oferta excessiva capaz de deflagrar a síndrome de realimentação (hipofosfatemia, hipomagnesemia, hipocalemia, alterações do metabolismo da glicose, proteínas, gorduras e deficiência de tiamina).[19]

Pacientes com peso alterado por ascite, edema, massa tumoral

Considerar o peso seco ou pré-enfermidade do paciente (peso habitual referido).

Macronutrientes

A síntese e a degradação proteica estão intensificadas no paciente gravemente doente, porém há um predomínio da segunda condição. Sendo assim, eles normalmente apresentam um balanço nitrogenado negativo, que pode ser observado clinicamente pela perda de peso e de massa muscular esquelética. O aumento da ingestão proteica não pode reverter a quebra, mas pode melhorar a síntese e, consequentemente, o balanço nitrogenado. Alguns aminoácidos podem-se tornar condicionalmente essenciais para crianças gravemente doentes como glutamina, taurina e cisteína. Com base em evidências de ensaios clínicos randomizados e estudos de coorte observacionais, tem sido recomendada ingestão precoce mínima de 1,5 g/kg/dia de proteínas, o que parece prevenir o balanço nitrogenado negativo cumulativo. Em recém-nascidos e crianças de mais baixa idade, a necessidade proteica pode ser maior, conforme demonstrado na Tabela 2.

TABELA 2 Quantidade recomendada de proteínas para crianças e adolescentes gravemente doentes

Idade (anos)	Quantidade (g/kg/dia)
0-2	2,0-3,0
3-13	1,5-2,0
14-18	1,5

Fonte: adaptada de Mehta et al., 2009.[1]

A hiperglicemia e a intolerância à glicose são alterações metabólicas frequentes em pacientes gravemente doentes, uma vez que a produção hepática de glicose é elevada e ocorre aumento da resistência periférica à insulina e ao hormônio de crescimento. A cetonemia é significativamente suprimida, mesmo com a redução da lipogênese e o aumento da lipólise, com consequente mobilização e oxidação de ácidos graxos de cadeia média e longa.

Embora as alterações descritas sejam conhecidas, não há recomendações específicas de carboidratos e gorduras para crianças gravemente doentes. As mais recentes diretrizes da European Society for Paediatric Gastroenterology, Hepatology and Nutrition (ESPGHAN)[20,21] norteiam a oferta parenteral desses nutrientes, e as *Dietary Reference Intakes* (DRI), a oferta enteral.[16]

Micronutrientes

A oferta basal de vitaminas é essencial para a manutenção das reações celulares e em muitas situações clínicas, como, por exemplo, durante o estresse metabólico, as necessidades desses nutrientes podem estar aumentadas. Contudo, não há estudos que determinem qual deveria ser a reposição ideal. Nas crianças hipermetabólicas, a necessidade das vitaminas A, C e E parece estar aumentada, assim como as reservas das do complexo B podem eventualmente estar depletadas em pacientes com neoplasias, doenças hematológicas ou naqueles submetidos à quimioterapia.

De maneira semelhante às vitaminas, muitos pacientes deverão receber dose adicional de oligoelementos em situações clínicas específicas, como nos casos de hipermetabolismo. As quantidades a serem suplementadas nesses casos não estão totalmente estabelecidas, mas deficiências de zinco, selênio, manganês e molibdênio podem surgir.

Assim como os macronutrientes, a oferta parenteral de micronutrientes é direcionada pelas recomendações atuais da ESPGHAN[22-25] e a oferta enteral pelas DRI.[16]

▶ IMUNONUTRIÇÃO

Glutamina, arginina, nucleotídeos, ácidos graxos ω-3, fibras, antioxidantes, selênio, cobre e zinco têm sido usados em várias combinações para modular as respostas imunológicas desreguladas induzidas por doenças críticas, lesões e cirurgia. O objetivo é atenuar a inflamação ou fornecer nutrientes esgotados pelo estresse. O impacto de qualquer imunonutriente único, no entanto, é difícil de ser avaliado.

Um estudo randomizado que examinou o uso de uma fórmula enteral contendo ácidos graxos ω-3, ácido γ-linolênico e antioxidantes em crianças gravemente enfermas com síndrome do desconforto respiratório agudo[26] não encontrou diferença na evolução (tempo de permanência na terapia intensiva, tempo da ventilação mecânica, infecções e mortalidade), quando comparadas com um grupo controle.

Devido à escassez de dados pediátricos, a imunonutrição não pode ser atualmente recomendada em crianças gravemente doentes.

▶ COMPLICAÇÕES

As complicações relacionadas ao uso da via enteral costumam ser muito menos frequentes quando comparadas ao uso da via parenteral.

Pacientes em uso de NE podem apresentar aspiração pulmonar da dieta, diarreia, alterações metabólicas e complicações mecânicas relacionadas à sonda ou estomia.[2]

Pacientes em uso de NP podem evoluir com infecções da corrente sanguínea, alterações metabólicas e problemas relacionados ao acesso venoso.[2]

▶ MONITORAMENTO DA NE

Pacientes em terapia nutricional enteral têm risco de alterações hídricas e/ou eletrolíticas e disfunção gastrointestinal. Os cronicamente desnutridos podem desenvolver a síndrome de realimentação se a introdução dos alimentos não for lenta e gradativa, especialmente quando apresentarem diarreia, vômitos ou disfunção renal.[27]

O monitoramento do volume de resíduo gástrico (previamente à infusão da dieta) não é mais recomendado, pois mostrou-se ineficaz na prevenção de vômitos e pneumonia aspirativa, além de estar associado a um prejuízo na oferta calórica. Quando medido, o volume do resíduo gástrico menor que 500 mL não deve impedir a infusão de dieta, exceto se houver outros sinais indicando intolerância como distensão, náusea e vômitos.[27]

O consenso atual é o de monitorar o resíduo gástrico somente quando houver mudanças no quadro clínico (dor/distensão abdominal, instabilidade hemodinâmica).[27]

▶ COMPLICAÇÕES DA NE

As principais complicações da NE estão descritas na Tabela 3.[27]

▶ COMPLICAÇÕES DA NP

A NP exige o estabelecimento de protocolos e supervisão mais rígidos na prática clínica, com equipes multidisciplinares bem integradas, com o objetivo de reduzir complicações e o custo final desta modalidade.[28]

As principais complicações estão listadas na Tabela 4.[28]

TABELA 3 Complicações da nutrição enteral[27]

Complicação	Motivo	Prevenção
Aspiração	Incapacidade de proteger a via aérea pode causar pneumonia aspirativa Obs.: posição prona não é fator de risco para aspiração	▪ Decúbito elevado ▪ Infusão lenta da dieta ▪ Sonda pós-pilórica ▪ Gastrostomia ▪ Pró-cinéticos
Diarreia	Alterações do trânsito intestinal Alterações da microbiota intestinal Associação com medicações (antibióticos, inibidores de bomba de prótons, soluções orais com sorbitol etc.)	▪ Fibras – usar com cautela em pacientes com dismotilidade ou em uso de drogas vasoativas ▪ Probióticos ▪ Não interromper a infusão da dieta
Metabólicas	Hiperglicemia Deficiências de micronutrientes Hipofosfatemia, hipocalemia, hipomagnesemia (síndrome de realimentação)	▪ Iniciar TNE com dieta menos osmolar, volume baixo, com progressão lenta ▪ Monitorizar parâmetros laboratoriais
Mecânicas	Posicionamento da sonda Constipação	▪ Aumentar oferta hídrica ▪ Investigar formação de bezoar (se estiver em uso de fibras) ▪ Investigar com imagem o posicionamento da sonda
Hidratação	Considerar o volume da dieta, mais o volume para lavagem da sonda e medicações	▪ Ajustar com oferta de água livre, se necessário

TABELA 4 Complicações da nutrição parenteral[28]

Complicação	Motivo	Prevenção
Infecção de corrente sanguínea	▪ Acesso venoso central	▪ Cuidados de higiene à manipulação do cateter ▪ Monitorizar tempo de utilização
Metabólicos	▪ Alterações hidroeletrolíticas ▪ Hiperglicemia ▪ Déficits de micronutrientes ▪ Pancreatite ▪ Colestase	▪ Monitorização laboratorial rotineira (eletrólitos, glicemia, função hepática e triglicerídeos) ▪ Balanço hídrico

(continua)

TABELA 4 Complicações da nutrição parenteral[28] *(continuação)*

Complicação	Motivo	Prevenção
Síndrome de realimentação	▪ Rápidas mudanças hidroeletrolíticas em desnutridos iniciando terapia nutricional ▪ Pacientes com perdas aumentadas são de maior risco (diarreia, vômitos) ▪ Hipofosfatemia grave (insuficiência respiratória, cardíaca, rabdomiólise e convulsões), associada à hipocalemia e hipomagnesemia	▪ Monitorização laboratorial e progressão cuidadosa da oferta de nutrientes
Hipertrigliceridemia	▪ Relacionada à infusão parenteral de emulsão lipídica	▪ Diminuir o volume da infusão lipídica se > 400 mg/dL (nível sérico de triglicerídeos) ▪ Suspender emulsão lipídica se > 1.000 mg/dL (nível sérico de triglicerídeos) ▪ Monitorizar os níveis séricos de triglicerídeos rotineiramente uma a duas vezes por semana
Acesso venoso	▪ Sangramento ▪ Lesão vascular (flebite) ▪ Trombose venosa ▪ Embolia ▪ Arritmias ▪ Pneumotórax	▪ Cuidados na passagem e manutenção do acesso venoso ▪ Monitorização clínica diária

▶ NUTRIÇÃO PARENTERAL PERIFÉRICA

Não é usualmente prescrita, já que não há evidência suficiente de benefícios clínicos a curto prazo. O acesso venoso periférico não permite sua utilização por tempo prolongado, pois há necessidade de manter uma osmolaridade inferior à de um acesso venoso central (< 900 mOsm), limitando a possibilidade de uma oferta nutricional mais robusta.[28]

▶ CONTRAINDICAÇÕES

As diretrizes desencorajam a NE precoce em pacientes críticos que são hemodinamicamente instáveis e não tiveram seu volume intravascular totalmente restabelecido, uma vez que tais pacientes podem ser predispostos à isquemia intestinal.[29] A instabilidade hemodinâmica por si só, a menos que seja grave, não é uma contraindicação para NE se houver evidência de recuperação do volume adequado e suficiente perfusão tecidual.[30]

Outras contraindicações para NE incluem obstrução intestinal, íleo grave e prolongado, sangramento gastrointestinal superior importante, vômitos intratáveis ou diarreia, isquemia gastrointestinal e fístula enterocutânea de alto débito.[31]

As contraindicações à NP incluem hiperosmolalidade, hiperglicemia grave, anormalidades eletrolíticas graves, sobrecarga de volume, acesso intravenoso inadequado e tentativas inadequadas de NE.[28]

As contraindicações relativas à NP não estão bem definidas. No entanto, ela é frequentemente evitada na sepse, síndrome da resposta inflamatória sistêmica, vômitos leves, sangramento gastrointestinal leve, ventilação mecânica de curto prazo e condições que se espera reverter rapidamente, as quais impedem temporariamente a alimentação enteral.[28]

Desnutridos graves ou jejum prolongado

A NE e NP devem ser iniciadas lentamente e com monitoramento rigoroso em pacientes em risco de "síndrome de realimentação". Pacientes com desnutrição crônica devem receber tiamina suplementar antes do início da alimentação artificial para prevenir a síndrome de Wernicke-Korsakoff, quadro neuropsiquiátrico associado à carência de vitamina B1 (tiamina). Caracterizado por graus variados de psicose, nistagmo e paralisias, e de significativa mortalidade, é classicamente descrito em adultos com intenso abuso de álcool e má alimentação.[27] Contudo, pode raramente afetar crianças e também prematuros.

▶ COVID-19

As orientações para a terapia nutricional em crianças com COVID-19 são baseadas naquelas descritas para adultos,[32] adaptadas à prática de terapia nutricional pediátrica. É importante reforçar que a apresentação clínica em crianças é usualmente leve ou assintomática. As orientações básicas da terapia nutricional em pediatria podem ser encontradas no *Manual de Suporte Nutricional da Sociedade Brasileira de Pediatria* (2019)[33].

Algumas questões merecem atenção na COVID-19:

- NP precoce: para pacientes gravemente enfermos com desnutrição nos quais a NE falha, a consideração da NP precoce foi sugerida por consenso, mas sem dados de suporte.[34]
- NE durante a pronação: a maioria dos pacientes com sepse ou choque circulatório tolera a NE precoce limitada à oferta trófica.[35] A sonda nasoenteral deve ser posicionada preferencialmente no estômago. Muitos pacientes com COVID-19 precisam de posicionamento em pronação para melhorar a oxigenação. Vários estudos demonstraram a segurança da alimentação por sonda enteral na posição prona, bem como a segurança da alimentação contínua durante as mudanças de posição.[36,37]
- Desnutrição: como a COVID-19 é uma doença altamente inflamatória, é possível que a desnutrição seja mais evidente tardiamente. Assim, a reavaliação do estado nutricional durante o curso da doença é necessária. Pacientes em jejum prolongado devem ser monitorados para o desenvolvimento da síndrome de realimentação. Nesses casos deve-se iniciar a terapia nutricional com 25% da meta calórica, tanto com NE ou NP, e monitorar níveis de fósforo, magnésio e potássio até que a oferta calórica possa ser aumentada.
- A suplementação adicional de proteínas não é necessária, pois a meta proteica é semelhante à de pacientes não COVID-19. As evidências que sustentam oferta extra de proteína em pacientes gravemente enfermos são observacionais e não são sustentadas por resultados robustos.

▶ MENSAGENS ESSENCIAIS

- Em pacientes criticamente enfermos, hemodinamicamente instáveis e que não tiveram seu volume intravascular totalmente corrigido, a NE precoce é contraindicada.
- Nos eutróficos, mas com contraindicação à NE, recomendamos NÃO iniciar a NP precoce. Isso é feito, em geral, após duas semanas.
- Para pacientes desnutridos com contraindicação à NE que devem permanecer sob cuidados críticos por uma semana ou

menos, sugerimos NÃO iniciar a NP (grau 2C).

- Nos desnutridos com contraindicação à NE em que se espera terapia intensiva por mais de uma semana, sugerimos NP (grau 2C).
- Nos obesos, as escolhas da nutrição devem ser as mesmas do paciente eutrófico em estado crítico.
- Uma meta nutricional inicial aceitável é de 8 a 10 Kcal/kg/dia e, em seguida, 18 a 25 Kcal/kg/dia e 1,5 g/kg/dia de proteína após cinco a sete dias, embora não se conte com validação rigorosa.

REFERÊNCIAS

1. Mehta NM, Compher C ,ASPEN Board of Directors. A.S.P.E.N Clinical Guidelines: Nutrition support of the critically ill child. JPEN. 2009;33(3):260-76.
2. Seres D. Nutrition support in critically ill patients: an overview. Uptodate, 2020. Disponível em: https://www.uptodate.com/contents/nutrition-support-in-critically-ill-patients-an-overview?search=nutritional%20support%20critically%20ill%20&source=search_result&selectedTitle=1~150&usage_type=default&display_rank=1#references. Acesso em 14 maio 2021.
3. Mehta NM, et al. Guidelines for the provision and assessment of nutrition support therapy in the pediatric critically ill patient: Society of Critical Care Medicine and American Society for Parenteral and Enteral Nutrition. JPEN. 2017;41(5):706-42.
4. Pirat A, et al. Comparision of measured versus predicted energy requirements in critically ill cancer patients. Resp Care. 2009;54(4):487-94.
5. Nordenstrom J, et al. Free fatty acid mobilization and oxidation during total parenteral nutrition in trauma and infection. Ann Surg. 1983;198(6):725-35.
6. Plank LD, et al. Sequential changes in the metabolic response in severely septic patients during the first 23 days after the onset of peritonitis. Ann Surg. 1998;228(2):146-58.
7. Casaer MP, Van den Berghe G. Nutrition in the acute phase of critical illness. N Engl J Med. 2014;370:1227-36.
8. Allingstrup MJ, et al. Provision of protein and energy in relation to measured requirements in intensive care patients. Clin Nutr. 2012;31(4):462-8.
9. Dvir D, Cohen J, Singer P. Computerized energy balance and complications in critically ill patients: an observational study. Clin Nutr. 2006;25(1):37-44.
10. Marik PE, Zaloga GP. Early enteral nutrition in acutely ill patients: a systematic review. Crit Care Med. 2001;29(12):2264-70.
11. Braunschweig CA, et al. Intensive nutrition in acute lung injury: a clinical trial (INTACT). JPEN J Parenter Enteral Nutr. 2015;39(1):13-20.
12. Koretz RL, et al. Does enteral nutrition affect clinical outcome? A systematic review of the randomized trials. Am J Gastroenterol. 2007;102(2):412-29.
13. McClave SA, Heyland DK. The physiologic response and associated clinical benefits from provision of early enteral nutrition. Nutr Clin Pract. 2009;24(3):305-15.
14. Alverdy JC, et al. Influence of the critically ill state on host-pathogen interactions within the intestine: gut-derived sepsis redefined. Crit Care Med. 2003;31(2):598-607.
15. Koretz RL, et al. American Gastroenterological Association (AGA) technical review on parenteral nutrition. Gastroenterology. 2001;121(4):970-1001.
16. Institute of Medicine. Dietary Reference Intakes. Disponível em: https://www.nal.usda.gov/fnic/dietary-reference-intakes. Acesso em 31 maio 2021.
17. Schofield WN. Predicting basal metabolic rate, new standards and review of previous work. Hum Nutr Clin Nutr. 1985;39:5-41.
18. WHO Multicentre Growth Reference Study Group. WHO Child Growth Standards based on length/height, weight and age. In: De Onis M, Garza C, Onyango AW,Martorell R (Guest Editors – WHO Child Growth Standards). Acta Paediatrica. 2006;95(suppl 450):76-85.
19. Toledo DO, Castro MG. Terapia nutricional em UTI. 2. ed. Rio de Janeiro: Rubio; 2019.
20. Mesotten D, Joosten K, van Kempen A, Verbruggen S; ESPGHAN/ESPEN/ESPR/CSPEN working group on pediatric parenteral nutrition. ESPGHAN/ESPEN/ESPR/CSPEN guidelines on pediatric parenteral nutrition: Carbohydrates. Clin Nutr. 2018;37(6 Pt B):2337-43.
21. Lapillonne A, Fidler Mis N, Goulet O, van den Akker CHP, Wu J, Koletzko B; et al. ESPGHAN/ESPEN/ESPR/CSPEN guidelines on pediatric parenteral nutrition: Lipids. Clin Nutr. 2018;37(6 Pt B):2324-36.
22. Bronsky J, et al. ESPGHAN/ESPEN/ESPR/CSPEN working group on pediatric parenteral nutrition. ESPGHAN/ESPEN/ESPR/CSPEN guidelines on pediatric parenteral nutrition: Vitamins. Clin Nutr. 2018;37(6 Pt B):2366-78.
23. Domellöf M, et al. ESPGHAN/ESPEN/ESPR/CSPEN working group on pediatric parenteral nutrition. ESPGHAN/ESPEN/ESPR/CSPEN guidelines on pediatric parenteral nutrition: Iron and trace minerals. Clin Nutr. 2018;37(6 Pt B):2354-9.
24. Mihatsch W, et al. ESPGHAN/ESPEN/ESPR/CSPEN working group on pediatric parenteral nutrition. ESPGHAN/ESPEN/ESPR/CSPEN guidelines on pediatric parenteral nutrition: Calcium, phosphorus and magnesium. Clin Nutr. 2018;37(6 Pt B):2360-5.
25. Jochum F, et al. ESPGHAN/ESPEN/ESPR/CSPEN guidelines on pediatric parenteral nutrition: Fluid and electrolytes. Clin Nutr. 2018;37(6 Pt B):234.
26. Wischmeyer PE, et al. Parenteral glutamine supplementation in critical illness: a systematic review. Crit Care. 2014;18:R76.

27. Seres D, Nutrition support in critically ill patients: Enteral nutrition. Disponível em: https://www.uptodate.com/contents/nutrition-support-in-critically-ill-patients-enteral-nutrition?search=enteral%20nutrition%20complications&topicRef=1617&source=see_link. Acesso em 15 maio 2021.
28. Seres D. Nutrition support in critically ill patients: Parenteral nutrition. Disponível em: https://www. uptodate.com/contents/nutrition-support-in-critically-ill-patients-parenteral-nutrition?search=enteral%20nutrition%20complications&topicRef=1617&source=see_link. Acesso em 15 maio 2021.
29. McClave AS, et al. Guidelines for the provision and assessment of Nutrition Support Therapy in the adult critically ill patient: Society of Critical Care Medicine and ASPEN. JPEN. 2016;40(2):159-211.
30. Khalid I, et al, Early enteral nutrition and outcomes of critidcally ill patients treated with vasopressors and mechanical ventilation. Am J Crit Care. 2010;19(3):261-8.
31. Ceydel A. Early postoperative enteral feeding increases anastomotic strength in a peritonitis model. Am J Surg. 2003;185(6):605-6.
32. Martindale R, et al. Nutrition therapy in critically ill patients with coronavirus disease 2020. JPEN. 2020;44(7):1174-84.
33. Sociedade Brasileira de Pediatria – Departamento Científico de Suporte Nutricional. Manual de Suporte Nutricional. São Paulo; 2019. Disponível em: https://www.sbp.com.br/fileadmin/user_upload/2019/19633_Fund_Soc_Pediat_Programa_ODAOk-Editado-final.pdf. Acesso em 17 abril 2021.
34. Tian F, et al. Early enteral nutrition provided within 24 hours of ICU admission: a meta-analysis of randomized controlled trials. Crit. Care Med. 2018;46(7):1049-56.
35. Patel JJ, et al. Where is the evidence? Critical Care Clinics. 2017;33(2):397-412.
36. Van der Voort PH, Zandstra DF. Enteral feeding in the critically ill: comparision between the supine and prone positions: a prospective crossover study in mechanically ventilated patients. Crit Care. 2001;5(4):216-20.
37. Saez de la Fuente I, et al. Enteral nutrition in partients receiving mechanical ventilation in a prone position. JPEN. 2016;40(2):250-5.

37 Orientação nutricional em oncologia pediátrica

Luciane Beitler da Cruz

RESUMO

Desnutrição e sobrepeso influenciam na frequência e gravidade de infecções e outras complicações do tratamento oncológico pediátrico. A avaliação antropométrica deve ser realizada por meio de estatura/idade (E/I), peso/idade (P/I), peso/estatura (P/E) ou índice de massa corporal/idade (IMC/I) e interpretada através dos padrões de referência da Organização Mundial da Saúde. Medidas de circunferência do braço (CB), circunferência muscular do braço (CMB) e dobra cutânea tricipital (DCT) devem ser coletadas. A terapia nutricional deve ser instituída a partir da determinação das necessidades energéticas e proteicas, considerando as toxicidades do tratamento.

▸ INTRODUÇÃO

O câncer é definido como uma doença multicausal crônica[1] e sua etiologia é desconhecida, na grande maioria dos casos. Algumas causas são identificadas, condicionadas por fatores internos ou externos.[2] Na criança e no adolescente variam de acordo com o tipo histológico, localização anatômica do tumor, etnia, gênero e faixa etária de incidência. De acordo com a *International Classification Childhood Cancer* (ICCC) (cancer.org), os principais tipos são:

- Leucemia (28% de todos os cânceres infantis): pode causar dores nos ossos e articulações, fadiga, fraqueza, pele pálida, sangramento ou hematomas, febre ou infecção.
- Cérebro e outros tumores do sistema nervoso central (26%): pode ser despistado por dores de cabeça, náusea, vômito, visão dupla ou turva, convulsões, tonturas e dificuldade de caminhar ou manusear objetos.
- Neuroblastoma (6%), um câncer da periferia do sistema nervoso, mais comum em crianças menores de cinco anos de idade; geralmente aparece como aumento de volume no abdome.
- Tumor de Wilms (5%), também chamado de nefroblastoma, é um câncer de rim que pode aparecer como aumento de volume ou nódulo no abdome.
- Linfoma não Hodgkin (5%; inclui linfoma de Burkitt) e linfoma de Hodgkin (3%): frequentemente causam linfonodos no pescoço, axila ou virilha; outros sintomas podem incluir fadiga, perda de peso e febre.
- Rabdomiossarcoma (3%) pode ocorrer na cabeça e pescoço, área geniturinária,

tronco e extremidades, desencadeando dor e/ou massa ou inchaço.

- Retinoblastoma (2%), um câncer ocular que geralmente ocorre em crianças menores de cinco anos, é frequentemente reconhecido porque o olho parece branco ou rosa ao invés da cor vermelha normal no *flash* de fotografias ou durante um exame oftalmológico.
- Osteossarcoma (2%), um câncer ósseo que mais frequentemente ocorre em adolescentes, geralmente aparece como uma dor esporádica no osso afetado que pode piorar à noite ou com atividade, progredindo para aumento de volume do local afetado.
- Sarcoma de Ewing (1%), outro câncer ósseo, mais prevalente em adolescentes, que analogamente se manifesta com dor no local do tumor.

Embora o prognóstico tenha relação com o tipo de neoplasia, a sobrevida livre de doença em cinco anos tem melhorado progressivamente e, atualmente, os percentuais são superiores a 80% nos países desenvolvidos.[3]

Desnutrição calórico-proteica

Entre as crianças desnutridas, a frequência e a gravidade de infecções, a pior qualidade de vida e índices baixos de desenvolvimento neurológico e de crescimento foram relatados de forma consistente. Sobrepeso ou obesidade também estão associados com taxas de sobrevivência mais baixas, pois existe uma ligação entre nutrição inadequada e aumento da toxicidade da terapia, especialmente concernente ao aumento de infecções. É provável que as deficiências de micronutrientes também aumentem a gravidade dos efeitos colaterais.[4] Os pacientes com doença avançada ou com tumores sólidos metastáticos estão entre aqueles de maior risco nutricional. Ao contrário, os pacientes com leucemia linfocítica aguda (LLA), com tumores sólidos não metastáticos e com doença em remissão em geral conseguem manter um peso estável.[5,6]

Mediadores consumptivos

Existem múltiplas razões para a diminuição da ingestão alimentar em pacientes com câncer, entre elas a liberação de citocinas pró-inflamatórias, secretadas pelos macrófagos e linfócitos do hospedeiro, tais como a interleucina 1 (IL-1), interleucina 6 (IL-6) e fator de necrose tumoral alfa (FNT-α), também chamados fatores anorexígenos. A perda ponderal pode mostrar-se secundária aos efeitos colaterais gastrointestinais induzidos pela terapia antineoplásica, como náuseas e vômitos, mucosite oral e/ou intestinal, esofagite, diarreia, disgeusia, anorexia e saciedade precoce. Sucedem ainda alterações metabólicas envolvendo os macronutrientes, muito bem descritas em pacientes oncológicos há décadas, conforme apresentado na Tabela 1.

TABELA 1 Principais alterações metabólicas de macronutrientes presentes no câncer pediátrico

Nutrientes	Alterações metabólicas
Glicose	Aumento da gliconeogênese Aumento do ciclo de Krebs Aumento da produção de lactato Intolerância à glicose
Lipídios	Aumento do *turnover* de ácidos graxos livres e glicerol Aumento de β-oxidação Aumento da lipólise, redução da lipogênese
Proteínas	Catabolismo proteico Hipoalbunemia Diminuição da síntese proteica no músculo esquelético

Fonte: adaptada de Andrassy et al., 1998;[7] Bechard et al., 2001;[5] Bauer et al., 2011;[8] Wiernikowski & Bernhardt, 2020.[9]

▶ AVALIAÇÃO DO ESTADO NUTRICIONAL

A avaliação do estado nutricional da criança e do adolescente com câncer deve ser realizada no momento do diagnóstico, de forma regular durante o tratamento e no período pós-tratamento,[10] com o objetivo de acompanhar o crescimento e diagnosticar eventuais riscos nutricionais.[11,12]

Peso, estatura e índice de massa corporal (IMC) são frequentemente utilizados pela praticidade, baixo custo, fácil manuseio, reprodutibilidade e não invasividade.[13] Durante o período do tratamento quimioterápico, o peso pode ser afetado pela hidratação e pelas alterações no volume do tumor.[14 15] Além disso, a depleção nutricional pode ser mascarada pelo edema devido ao tratamento com corticosteroides, terapia utilizada com frequência na oncologia pediátrica.[8] A avaliação subjetiva global em crianças tem sido estudada, pois permite rastrear com maior acurácia os pacientes com risco de desnutrição ou desnutridos. Tendo como base o instrumento Avaliação Subjetiva Global (ASG) inicialmente proposto para adultos por Detsky et al.,[16] Secker & Jeejeebhoy[17] propuseram um instrumento denominado Avaliação Nutricional Subjetiva Global (ANSG) para a população pediátrica. Neste estudo, 9% da amostra era composta de pacientes oncológicos pediátricos. Tal método mostrou-se válido para identificar crianças em risco nutricional associado a complicações e ao maior tempo de hospitalização no pós-operatório.[17]

Em 2015, Carniel et al.[18] validaram para o português o questionário de Avaliação Nutricional Subjetiva Global (ANSG), e o foco em pacientes pediátricos com câncer foi adaptado por Saraiva et al.[19,20] O instrumento adaptado foi utilizado com sucesso no Inquérito Brasileiro de Nutrição Oncológica em Pediatria (IBNOPE). Detectou-se um percentual de 29,7% de pacientes moderadamente desnutridos e 6,5% de gravemente desnutridos, superando os valores de desnutrição segundo a antropometria.[21]

Segundo Brinksma et al.,[22] o histórico de peso e estatura anterior à hospitalização deve ser incluído na determinação do estado nutricional de crianças recém-diagnosticadas com câncer. Esses dados se tornam importantes a fim de compará-los com os valores atuais e garantir adequada intervenção nutricional. A Organização Mundial da Saúde (OMS) também aponta para a importância da avaliação com dados sequenciais, e recomenda associar outras medidas como dobras cutâneas e circunferências.[23] Elas são de baixo custo, podem ser facilmente executadas e são ferramentas úteis para avaliar a composição corporal de pacientes oncológicos pediátricos.[24-26]

Testes bioquímicos

Parâmetros laboratoriais como a dosagem sérica de albumina, pré-albumina, exames de função hepática e renal são igualmente utilizados. Estudo conduzido por Fuhrman et al.[27] demonstrou que os níveis séricos de proteínas hepáticas são indicadores importantes da gravidade da doença, auxiliando na identificação dos pacientes mais propensos a desenvolver desnutrição, porém não são precisos para avaliar a recuperação do estado nutricional. Os parâmetros laboratoriais podem ser influenciados por febre, infecções, estado de hidratação e não necessariamente refletem o estado nutricional atual do paciente.[28, 29]

A avaliação antropométrica deve ser realizada através dos índices comumente utilizados em pediatria, que incluem estatura/idade (E/I), peso/idade (P/I), peso/estatura (P/E) ou índice de massa corporal/idade (IMC/I) e interpretados através dos padrões de referência da Organização Mundial da Saúde.[30] As medidas de circunferência do braço (CB), circunferência muscular do braço (CMB) e dobra cutânea tricipital (DCT) devem ser coletadas e interpretadas de acordo com o software disponibilizado pela WHO 2007,[31] para crianças até cinco anos de idade e, para crianças maiores e adolescentes, pelos padrões de referência de Frisancho, 1981.[32]

Padronização da abordagem

O Consenso Brasileiro de Nutrição Oncológica de 2021[33] recomenda que pacientes pediátricos eutróficos sejam reavaliados quinzenalmente e aqueles em risco nutricional, pelo menos uma vez por semana. O mesmo documento propõe os indicadores de risco a serem considerados (Tabela 2).

TABELA 2 Indicadores de risco nutricional para crianças e adolescentes com câncer segundo o Consenso Brasileiro em Nutrição Oncológica

P/E ou IMC/I ou P/I entre –1,00 DP e –2,00 DP na classificação por escore Z e entre o P3 e o P15 na classificação por percentil
E/I: considerar escore Z < –2,00 DP
DCT e CMB entre P10 e P25
Perda de peso recente involuntária
Consumo alimentar < 70% das necessidades por de 3 a 5 dias consecutivos, independentemente do déficit antropométrico
Toxicidade do trato gastrointestinal (TGI)
Obesidade e sobrepeso
Dados bioquímicos: albumina < 3,2 mg/dL

Obs.: os exames laboratoriais serão utilizados em conjunto com outros parâmetros para fechamento do diagnóstico de risco nutricional.
Fonte: Consenso Brasileiro de Nutrição Oncológica, SBNO, 2021.[33]

▸ DETERMINAÇÃO DAS NECESSIDADES NUTRICIONAIS

Com base no Consenso de Nutrição Oncológica[33], foram sugeridos alguns métodos e o nutricionista decidirá qual melhor se aplica à realidade do seu paciente.

Necessidades energéticas

Dietary Reference Intakes (DRI) 2006[34]

- De 0 a 3 meses: (89 x peso kg – 100) + 175
- De 4 a 6 meses: (89 x peso kg – 100) + 56
- De 7 a 12 meses: (89 x peso kg – 100) + 22
- De 13 a 35 meses: (89 x peso kg – 100) + 20

Meninos:

- De 3 a 8 anos: 88,5 – 61,9 x idade + fator atividade x (26,7 x peso + 903 x altura) + 20
- De 9 a 18 anos: 88,5 – 61,9 x idade + fator atividade x (26,7 x peso + 903 x altura) + 25

Meninas:

- De 3 a 8 anos: 135,3 – 30,8 x idade + fator atividade x (10 x peso + 934 x altura) + 20
- De 9 a 18 anos: 135,3 – 30,8 x idade + fator atividade x (10 x peso + 934 x altura) + 25

Fator atividade:

- 1 = atividades do dia a dia.
- Meninas = 1,16; meninos = 1,13 correspondente a 30 a 60 min de atividade moderada.
- Meninas = 1,31; meninos = 1,26 correspondente a + 60 min de atividade moderada.

Ajustes de peso, quando necessário*:
Crianças de 0 a 5 anos:

- Com baixo peso: utilizar o peso do P/E do percentil 50 ou do escore Z = 0,00.

* Esses ajustes em relação ao peso atual não devem ultrapassar 20%.

- Eutróficas: utilizar peso atual.
- Com sobrepeso ou obesas: utilizar P/E no percentil 95 ou o escore Z = +2,00.

Crianças acima de 5 anos e adolescentes até 19 anos:

- Com baixo peso: utilizar o peso do IMC/I do percentil 50 ou do escore Z= 0,00.
- Eutróficos: utilizar peso atual.
- Com sobrepeso ou obesas: utilizar o peso do IMC/I no percentil 95 ou o escore Z = +2,00.

Schofield (1985)[35]

Meninos:

- < 3 anos: (0,240 x peso kg – 0,127) x 239
- De 3 a 10 anos: (0,095 x peso kg + 2,110) x 239
- De 10 a 18 anos: (0,074 x peso kg + 2,754) x 239
- De 18 a 30 anos: (0,063 x peso kg + 2,896) x 239

Meninas:

- < 3 anos: (0,244 x peso kg – 0,130) x 239
- De 3 a 10 anos: (0,085 x peso kg + 2,033) x 239
- De 10 a 18 anos: (0,056 x peso kg + 2,898) x 239
- De 18 a 30 anos: (0,062 x peso kg + 2,036) x 239

ASPEN (2002)[36]

Idade (anos)	Kcal por kg de peso
0 a 1	90 a 120
1 a 7	75 a 90
7 a 12	60 a 75
12 a 18	30 a 60
18 a 25	25 a 30

Necessidades proteicas, de acordo com a idade

Idade	g/kg
De neonatos até 2 anos	2,5 a 3,0
Crianças de 2 a 11 anos	2,0
Adolescentes acima de 12 anos	1,5 a 2,0

Fonte: ASPEN (2002).[36]

Ajustes de peso, quando necessário:**

- Em casos de perda de peso e desnutrição, sugere-se um incremento de 15% a 50% das recomendações de proteína.
- Em crianças com baixo peso, utilizar o P/E no percentil 50 ou o escore Z = 0,00.
- Em crianças eutróficas, utilizar peso atual.
- Em crianças com sobrepeso ou obesas, utilizar o P/E no percentil 90 ou o escore Z = +2,00.

▶ TERAPIA NUTRICIONAL

O objetivo principal da terapia nutricional (TN), em qualquer patologia, é restaurar a composição corporal em relação à massa magra metabolicamente ativa, proporcionando aporte adequado de nutrientes para manter as funções vitais e a homeostase.[37,38] Porém, em pacientes pediátricos oncológicos, soma-se a esse objetivo principal amenizar os sintomas gastrointestinais decorrentes dos efeitos colaterais da terapia antineoplásica, promovendo a tolerância aos alimentos e facilitando a digestão e absorção dos nutrientes.[6]

Existem na literatura sugestões de protocolos e algoritmos para tomada de decisão da TN,[38,39] mas todos concordam que a TN só deve ser instituída se o paciente estiver

** Esse ajuste em relação ao peso atual não deve ultrapassar 20%.

hemodinamicamente estável e requerer suporte por um período mínimo de sete dias.[33]

A via oral (VO) deve ser preferencialmente escolhida, pelo fato de ser mais fisiológica, podendo-se utilizar suplementos orais hipercalóricos artesanais ou industrializados, durante a hospitalização ou na ocasião da alta hospitalar. Atualmente dispomos de nutrientes modulados, tais como polímeros de glicose, módulos proteicos e lipídicos que podem ser facilmente adicionados em quaisquer líquidos oferecidos ao paciente.[6]

Nutrição por sondas gastroentéricas

A TN por via enteral está indicada devido à presença de ingestão alimentar inadequada, ou seja, menor do que 60% das necessidades energéticas por até cinco dias consecutivos.[33] Para a instituição da TN enteral, faz-se necessário que o trato gastrointestinal esteja total ou parcialmente funcionante. A seleção do tipo e do calibre das sondas fica a critério da enfermeira assistente, considerando a idade e o peso da criança, optando-se sempre pelas sondas mais maleáveis e de calibre mais fino (número 4 para neonatos e entre 6 e 12 para crianças e adolescentes). Pacientes sem nenhum sintoma gastrointestinal e sem dificuldades absortivas toleram fórmulas poliméricas em pó ou líquidas, desenvolvidas para crianças, com nutrientes intactos. Para condições clínicas mais específicas, existem as fórmulas enterais oligoméricas e elementares.

Nutrição intravenosa

Quando não houver a possibilidade de uso do trato gastrointestinal ou este necessitar de repouso, a terapia nutricional parenteral está indicada, bem como quando não se consegue atingir as necessidades nutricionais pela via enteral em até cinco dias.[33]

As crianças e adolescentes com câncer devem ter monitorização constante da TN, seja ela pela VO, enteral ou parenteral. Pequenas e constantes modificações devem ser sempre encorajadas com o intuito de incentivar a ingestão alimentar oral quando viável, a partir de um aconselhamento nutricional. A Tabela 3 apresenta, resumidamente, as principais sugestões do Consenso Brasileiro de Nutrição Oncológica 2021.[33]

TABELA 3 Estratégias dietéticas para manejo dos sintomas gastrointestinais em pacientes com câncer

Sinais e sintomas	Estratégias nutricionais
Anorexia	▪ Modificar a consistência da dieta conforme a aceitação do paciente. ▪ Aumentar o fracionamento da dieta e reduzir o volume por refeição, oferecendo de 6 a 8 refeições ao dia. ▪ Aumentar a ingestão de alimentos e preparações com elevada densidade calórica, e se necessário, utilizar complementos nutricionais hipercalóricos e hiperproteicos.
Disgeusia e disosmia	▪ Estimular a ingestão de alimentos mais prazerosos. ▪ Aumentar o fracionamento da dieta e reduzir o volume por refeição, oferecendo de 6 a 8 refeições ao dia. ▪ Se necessário, utilizar complementos nutricionais com flavorizantes e aromas. ▪ Preparar pratos visualmente agradáveis e coloridos e lembrar do sabor dos alimentos antes de ingeri-los. ▪ Dar preferência a alimentos com sabores mais fortes. ▪ Dar preferência aos alimentos em temperaturas extremas para estimular outros sentidos.

(continua)

TABELA 3 Estratégias dietéticas para manejo dos sintomas gastrointestinais em pacientes com câncer *(continuação)*

Sinais e sintomas	Estratégias nutricionais
Náuseas e vômitos	▪ Oferecer ao paciente uma segunda vez a refeição, aproximadamente 20 min após a primeira oferta. ▪ Aumentar o fracionamento da dieta e reduzir o volume por refeição, oferecendo de 6 a 8 refeições ao dia; evitar jejuns prolongados. ▪ Dar preferência a alimentos mais secos e de consistência branda. ▪ Mastigar ou chupar gelo 40 min antes das refeições e dar preferência aos alimentos gelados. ▪ Evitar frituras, alimentos gordurosos e alimentos muito doces. ▪ Evitar líquidos durante as refeições, ingerindo-os em pequenas quantidades nos intervalos. ▪ Manter cabeceira elevada (45°) durante e após as refeições, por pelo menos 30 minutos antes de deitar. ▪ Realizar as refeições em locais arejados, evitando locais fechados onde possa se propagar o cheiro da refeição. ▪ Revisar, junto à equipe multidisciplinar, a prescrição e os horários de administração de medicamentos antieméticos.
Xerostomia	▪ Dar preferência a alimentos umedecidos. ▪ Preparar pratos visualmente agradáveis e coloridos. ▪ Utilizar gotas de limão nas saladas e bebidas. ▪ Ingerir líquidos junto com as refeições para facilitar a mastigação e a deglutição. ▪ Adicionar caldos e molhos às preparações. ▪ Mastigar e chupar gelo preparado com água, suco de fruta adoçado e água de coco. ▪ Utilizar goma de mascar ou balas sem açúcar com sabor cítrico para aumentar a produção de saliva e sentir mais sede.
Mucosite e úlceras orais	▪ Modificar a consistência da dieta de acordo com o grau de mucosite. ▪ Evitar alimentos secos, duros ou picantes. ▪ Utilizar alimentos em temperatura ambiente, fria ou gelada. ▪ Diminuir o sal das preparações. ▪ Revisar junto à equipe multidisciplinar a prescrição e os horários de administração de medicamentos analgésicos, preferencialmente sistêmicos. ▪ Intensificar a higiene oral, de acordo com as condições clínicas do paciente, desde a escovação dentária com escova extramacia até bochechos à base de água ou chá claro gelado.
Disfagia	▪ Modificar a consistência da dieta conforme aceitação, de acordo com as orientações do fonoaudiólogo e a capacidade do paciente. ▪ Em caso de disfagia a líquidos, semilíquidos e pastosos, indicar o uso de espessantes. ▪ Em caso de disfagia a alimentos sólidos, orientar o paciente a ingerir pequenos volumes de líquidos junto às refeições para facilitar a mastigação e a deglutição. ▪ Evitar alimentos secos. ▪ Estimular a mastigação em caso de disfagia para sólidos.
Diarreia	▪ Aumentar o fracionamento da dieta e reduzir o volume por refeição, oferecendo de 6 a 8 refeições ao dia. ▪ Avaliar a necessidade de restrição de lactose, sacarose, glúten, cafeína e teína. ▪ Evitar alimentos flatulentos e hiperosmolares. ▪ Utilizar dieta pobre em fibras insolúveis e adequada em fibras solúveis. ▪ Ingerir líquidos isotônicos entre as refeições, em volumes proporcionais às perdas.

(continua)

TABELA 3 Estratégias dietéticas para manejo dos sintomas gastrointestinais em pacientes com câncer *(continuação)*

Sinais e sintomas	Estratégias nutricionais
Constipação intestinal	▪ Orientar a ingestão de alimentos ricos em fibras e com características laxativas. ▪ Considerar a utilização de módulo de fibra dietética mista. ▪ Estimular a ingestão hídrica conforme recomendações.

Fonte: Consenso Brasileiro de Nutrição Oncológica, SBNO 2021.[33]

A criança oncológica neutropênica

Há grande variação nas recomendações dietéticas para neutropenia,[40-42] muito embora todas visem reduzir o risco de infecções nesses indivíduos imunocomprometidos. O consumo de frutas e vegetais crus, uma importante fonte de vitaminas e minerais, no passado invariavelmente era condenado. Ao mesmo tempo, preconizavam-se carnes, peixes e ovos sempre rigorosamente cozidos, bem como leite, iogurtes e queijos apenas a partir de matéria-prima pasteurizada. O uso de dietas restritivas aparentemente não se demonstrou superior às dietas regulares que aderem às diretrizes de manuseio seguro de alimentos,[40,43-45] ainda que se sinta a falta de mais estudos randomizados e controlados. Vale frisar que nas propostas modificadas frutas e vegetais crus necessitam apenas ser cuidadosamente lavados para se autorizar a ingestão. No entanto, usualmente não se relaxam as exigências de pasteurização e cozimento completo para os demais alimentos.

Orientação permanente

As diferenças culturais, regionais e socioeconômicas devem ser consideradas ao educar o paciente e família sobre segurança alimentar, especialmente em países de baixo nível socioeconômico. Uma sugestão é elaborar materiais educativos para utilizar em unidades de internação pediátricas oncológicas e para a alta hospitalar, a partir das recomendações da Food and Drug Administration (FDA) dos EUA, adaptadas e descritas em artigo de Moody et al., 2018.[40]

REFERÊNCIAS

1. American Cancer Society. Cancer facts & figures 2020. Atlanta: Society; 2020 [cited 2020 July 12]. Disponível em: https://www.cancer.org/content/dam/cancer-org/research/cancer-facts-and-statistics/annual-cancer-facts-and-figures/2020/cancer-facts-and-figures-2020.pdf.
2. Instituto Nacional de Câncer. ABC do câncer: abordagens básicas para o controle do câncer. Rio de Janeiro: Inca; 2011.
3. Surveillance, Epidemiology, and End Results (SEER) Program (seer.cancer.gov). SEER 9 areas based on follow up of patients into 2015. Disponível em: https://curesearch.org/5-Year-Survival-Rate#:~:text=In%20the%20last%2040%20years,with%20cancer%20do%20not%20survive. Acessado em: 12 de julho de 2020.
4. Rogers PC, Barr RD. The relevance of nutrition to pediatric oncology: A cancer control perspective. Pediatr Blood Cancer. 2020;67:(Suppl. 3):e28213.
5. Bechard LJ, Adiv OE, Jakisc T, Duggan C. Nutrition supportive care. In: Pizzo PA, Poplack DG. Principles and practice of pediatric oncology. Philadelphia: Lippincott Williams & Wilkins; 2001. p.1285-300.
6. Cruz LB, Rodrigues FO. Oncologia pediátrica. In: Dal Bosco SM. Terapia nutricional em pediatria. São Paulo: Editora Atheneu; 2010. p. 242
7. Andrassy RJ, Chwals WJ. Nutritional support of the pediatric oncology patient. Nutrition. 1998;14:124-9.
8. Bauer J, Jürgens H, Frühwald M. Important aspects of nutrition in children with cancer. American Society for Nutrition. Adv Nutr. 2011;2:67-77.
9. Wiernikowski JT, Bernhardt MB. Review of nutritional status, body composition, and effects of antineoplastic drug disposition. Pediatr Blood Cancer. 2020;67:(Suppl. 3):e28207.
10. Ladas EJ, Sacks N, Meacham L, Henry D, Enriquez L, Lowry G, et al. A multidisciplinary review of nutrition considerations in the pediatric oncology population: a

perspective from children's oncology group. Nutr Clin Pract. 2005;20:377-93.

11. Kent-Smith L, Martins C. Nutrição da criança com câncer. In: Dan LW (ed.). Dieta, nutrição e câncer. São Paulo: Atheneu; 2004. p.581-8.
12. Córdova ME, Gottschall CBA, Cruz LB, Gregianin LJ. Comparação do estado nutricional de crianças e adolescentes com neoplasia maligna ao diagnóstico e no follow-up. Revista HCPA. 2012;32(2):154-60.
13. Hulst J, Joosten K, Zimmermann L, Hop W, Buuren S, Büller H, et al. Malnutrition in critically ill children: from admission to 6 months after discharge. Clin Nutr. 2004;23(2):223-32.
14. Garófolo A, Lopez FA, Petrilli AS. High prevalence of malnutrition among patients with solid non-hematological tumors as found by using skinfold and circunference measurements. São Paulo Med J. 2005;123(6):277-81.
15. White M, Davies P, Murphy A. Validation of percent body fat indicators in pediatric oncology nutrition assessment. J Pediatr Hematol Oncol. 2008;30:124-9.
16. Detsky AS, McLaughlin JR JR, Baker JP, Johnston N, Whittaker S, Mendelson RA, et al. What is subjective global assessment of nutritional states? JPEN J Parenter Enteral Nutr. 1987;11(1):8-13.
17. Secker DJ, Jeejeebhoy KN. Subjective global nutritional assessment for children. Am J Clin Nutr. 2007;85(4):1083-9.
18. Carniel MP, Santetti D, Andrade JS, Favero BP, Moschen T, Campos PA, et al. Validation of a subjective global assessment questionnaire for children and adolescents for use in Brazil. J Pediatr. 2015.
19. Saraiva DCA, Afonso WV, Pinho NB, Peres WAF, Padilha PC. Semantic equivalence of Pediatric Subjective Global Nutritional Assessment Questionnaire for nutritional screening in pediatric patients with cancer. Rev Nutr. 2016; 29(2):211-27.
20. Saraiva DCA, Afonso WV, Pinho NB, Peres WAF, Padilha PC. Cross-cultural adaptation and content validation into Portuguese of the Subjective Global Nutritional Assessment for pediatric patients hospitalized with cancer. Rev Nut. 2017;30(3):307-20.
21. Afonso WV. Inquérito Brasileiro de Nutrição Oncológica em Pediatria: Um estudo multicêntrico de base hospitalar. (Tese de doutorado). Rio de Janeiro: Programa de Pós-graduação do Instituto de Nutrição Josué de Castro, Universidade Federal do Rio de Janeiro; 2020.
22. Brinksma A, Roodbo PFl, Sulkers E, Hooimeijer HL, Sauer PJJ, Sonderen E, et al. Weight and height in children newly diagnosed with cancer. Pediatr Blood Cancer. 2015;62:269-73.
23. World Health Organization. Working Group on Infant Growth. An evaluation of infant growth: the use and interpretation of anthropometry in infants. Bull WHO. 1995;73(2):165-74.
24. Wells JC, Fewtrell MS. Measuring body composition. Arch Dis Child, 2006 07;91:612-7.
25. Webber C, Halton J, Walker S, Young A, Barr RD. The prediction of lean body mass and fat mass from arm anthropometry at diagnosis in children with cancer. J Pediatr Hematol Oncol. 2013;35(7):530-3.
26. Viani K, Trehan A, Manzoli B, Schoeman J. Assessment of nutritional status in children with cancer: A narrative review. Pediatr Blood Cancer. 2020;67(Suppl. 3):e28211.
27. Fuhrman MP, Charney P, Mueller CM. Hepatic proteins and nutrition assessment. J Am Diet Assoc. 2004;104(8):1258-64.
28. Sala A, Pencharz P, Barr RD. Children, cancer, and nutrition – a dynamic triangle in review. Cancer. 2004;100:677-87.
29. Nieuwoudt CH. Nutrition and the child with cancer: where do we stand and where do we need to go? S Afr J Clin Nutr. 2011;24(3):S23-S26.
30. WHO Child Growth Standards: Length/height-for-age, weight-for-age, weight-for-length, weight-for-height and body mass index-for-age. Methods and development. WHO (nonserial publication). Geneva, Switzerland: WHO; 2006.
31. WHO Child Growth Standards: Methods and development: Head circumference-for-age, arm circumference-for-age, triceps skinfold-for-age and subscapular skinfold-for-age. Geneva: World Health Organization; 2007.
32. Frisancho AR. New norms of upper limb fat and muscle areas for assessment of nutritional status. Am J Clin Nutr. 1981 Nov;34(11):2540-5.
33. Sociedade Brasileira de Nutrição Oncológica (SBNO). I Consenso Brasileiro de Nutrição Oncológica da SBNO. Pinho NB (org). Rio de Janeiro: Edite; 2021.
34. National Research Council. Dietary reference intakes: the essential guide to nutrient requirements. Washington, DC: The National Academies Press; 2006.
35. Schofield WN. Predicting basal metabolic rate, new standards and review of previous work. Human Nutrition. Clinical Nutrition, London. 1985;39:5-41.
36. ASPEN Board of Directors and the Clinical Guidelines Task Force. Guidelines for the use of parenteral and enteral nutrition in adult and pediatric patients. JPEN. Journal of Parenteral and Enteral Nutrition, Thorofare. 2002;26(Supp 1):1-138.
37. Delgado AF, Falcão MC, Carrazza FR. Princípios do suporte nutricional em Pediatria. Jornal de Pediatria, Rio de Janeiro. 2000;76(Supl 3):330-8.
38. Garofolo, A. Diretrizes para terapia nutricional em crianças com câncer em situação crítica. Rev Nutr [online]. 2005;18(4):513-27.
39. Brasil. Ministério da Saúde. Secretaria de Atenção à Saúde. Departamento de Atenção Especializada e Temática. Manual de terapia nutricional na atenção especializada hospitalar no âmbito do Sistema Único de Saúde – SUS [recurso eletrônico]. Brasília: Ministério da Saúde; 2016.
40. Moody KM, Baker RA, Santizo RO, et al. A randomized trial of the effectiveness of the neutropenic diet versus food safety guidelines on infection rate in pediatric oncology patients. Pediatr Blood Cancer. 2018;65.
41. Tramsen L, Salzmann-Manrique E, Bochennek K, et al. Lack of effectiveness of neutropenic diet and social restrictions as anti-infective measures in children with acute

myeloid leukemia: an analysis of the AML-BFM 2004 trial. J Clin Oncol. 2016;34:2776-83.

42. Taggart C, Neumann N, Alonso PB, et al. Comparing a neutropenic diet to a food safety-based diet in pediatric patients undergoing hematopoietic stem cell transplantation. Biol Blood Marrow Transplant. 2019;25:1382-6.
43. van Dalen EC, Mank A, Leclercq E, et al. Low bacterial diet versus control diet to prevent infection in cancer patients treated with chemotherapy causing episodes of neutropenia. Cochrane Database Syst Rev. 2016;4:Cd006247.
44. Sonbol MB, Jain T, Firwana B, et al. Neutropenic diets to prevent cancer infections: updated systematic review and meta-analysis. BMJ Support Palliat Care. 2019;9:425-33.
45. Ball S, Brown TJ, Das A, Khera R, Khanna S, Gupta A. Effect of neutropenic diet on infection rates in cancer patients with neutropenia: a meta-analysis of randomized controlled trials. Am J Clin Oncol. 2019;42:270-4.

38 Rotina de nutrição enteral em prematuros na unidade neonatal de cuidados intensivos

Valentina Bozzetti

RESUMO

Nas últimas décadas elevou-se a sobrevida de neonatos de idade gestacional muito baixa e peso extremamente reduzido (< 1.000 g), convertendo o suporte nutricional adequado em uma ferramenta essencial para seu manejo. O sucesso da nutrição e do crescimento pós-natal dos prematuros é preditor de desfechos, impactando as comorbidades, assim como o desenvolvimento neurológico. Neste capítulo, as balizas atuais para o manejo nutricional enteral desta população são traçadas.

▶ INTRODUÇÃO

Nos prematuros, a nutrição insatisfatória se reflete em menor crescimento cefálico, o qual se associa a déficits mentais e psicomotores, maior frequência de paralisia cerebral e também de autismo. Estudos observacionais associam crescimento pós-natal acelerado com neurocognição incrementada, ainda que sejam escassos protocolos de longo prazo pós-alta, capazes de mapear a evolução tardia neurocognitiva, metabólica e cardiovascular.[1] Observam-se algumas discrepâncias de dados no tocante a esse crescimento e neurodesenvolvimento tardio, talvez pela existência de variáveis de confusão quais sejam as comorbidades. Ainda assim, é aceito que o objetivo da alimentação de prematuros é crescimento de longo prazo ótimo, com saúde e neurodesenvolvimento adequados. O cérebro de um feto de 34 semanas não passa de 65% das dimensões de um neonato de 40 semanas, realçando a relevância da nutrição satisfatória para seu desenvolvimento.

▶ RESTRIÇÃO DE CRESCIMENTO EXTRAUTERINO

Em que pesem os esforços envidados, permanece elevada a taxa de prematuros que recebem alta com percentil peso/idade abaixo de 10, o que caracteriza a restrição de crescimento: nada menos que 50% daqueles com muito baixo peso de nascimento (MBPN).[2-4] Efetivamente, as necessidades nutricionais do prematuro ainda se encontram incompletamente elucidadas, dificultando a programação do que e como fornecer. Neste contexto, as normativas se respaldam nas necessidades de macro e micronutrientes e na otimização das rotinas e padrões da intervenção nutricional.

▶ QUANDO INICIAR A NUTRIÇÃO ENTERAL

O intestino do prematuro é notavelmente vulnerável à hipóxia e à inflamação. Há resistências para a introdução de nutrientes nos primeiros dias devido ao receio de intolerância e enterocolite necrotizante (ECN), ainda que estudos humanos e experimentais hajam comprovado que o jejum prolongado seja igualmente deletério. Nesta última situação, surge atrofia da mucosa e das vilosidades, com carência de enzimas indispensáveis para digestão e absorção.[5-7] A ausência de alimento no trato entérico pode ensejar translocação bacteriana, sepse e síndrome da resposta inflamatória sistêmica.[6]

▶ NUTRIÇÃO ENTERAL MÍNIMA (NEM)

Na proporção de 25 kcal/kg/dia, a NEM ou nutrição trófica parece incentivar o trofismo da mucosa, a maturação e a funcionalidade entérica, desencadeando a liberação de hormônios intestinais, atenuando a intolerância aos alimentos e protegendo contra infecções na medida em que sustenta a função de barreira da mucosa.[8-12] Há evidências de que o início precoce e o avanço acelerado da nutrição enteral fortalecem a maturidade do intestino e combatem tanto o início como a progressão para quadros estabelecidos de ECN.[13-18]

Outras vantagens da NEM especialmente conduzida com leite materno são a menor dependência de nutrição parenteral (NP), com seus inerentes riscos de infecção do cateter, sepse e transtornos metabólicos a longo prazo, ao lado de menor inflamação gastrointestinal.[19,20]

▶ EXPERIÊNCIA CLÍNICA

Recente revisão Cochrane sugere que atrasar a nutrição enteral de prematuros MBPN além de 4 dias não diminui o risco de ECN, mesmo na presença de restrição de crescimento extrauterino que tradicionalmente é classificada como fator de risco aumentado. Tais retardos implicaram em demora também para se atingir nutrição enteral plena, ainda que o significado de tal fenômeno não esteja claro.[21,22]

▶ NUTRIÇÃO TRÓFICA NÃO MUITO LONGA

A nutrição trófica não muito prolongada23 possibilita a transição mais rápida para a alimentação enteral total. De fato, quando se posterga a alimentação enteral em prematuros, citoquinas plasmáticas e fecais se elevam, apontando para inflamação entérica e maior chance de comorbidades.[19] Um protocolo comparou NEM por 4 dias seguida de nutrição enteral progressiva mais tardia, contra início imediato desta última sem NEM prévia, em casos extremamente prematuros. Nesta experiência, a opção sem NEM, com enteral progressiva precoce, aumentou o número de dias com nutrição enteral total e tornou menos necessários a NP e o acesso venoso central, não impactando o risco de restrição de crescimento pós-natal até 36 semanas (idade pós-menstrual).[24]

▶ ENTERAL EXTRAPRECOCE

Mesmo a nutrição enteral a partir do segundo dia, em neonatos muito ou extremamente prematuros,[25] complicados com ausência ou reversão da velocidade de fluxo do fim da diástole da artéria umbilical, não foi danosa para a ocorrência de ECN, sepse tardia ou mortalidade. Outra série comparou NEM sem progressão do volume por 5 dias com aquela em que se elevou tal infusão até alcançar 150 mL/kg/d. Mesmo sem progressão, a NEM não afetou o tempo para atingir nutrição enteral total.

▶ CONTRAINDICAÇÕES REMOVIDAS

Duas barreiras para a prescrição da nutrição enteral em prematuros, nominalmente o uso de agentes pressores e a presença de cateteres umbilicais, não são mais consideradas impeditivas, especialmente se houver leite materno disponível.[27]

▶ A HEGEMONIA DO LEITE MATERNO NOS PREMATUROS

Também em neonatos pré-termo a Academia Americana de Pediatria defende o leite materno como propiciador de melhor digestão e absorção dos nutrientes, de função gastrointestinal, defesa imunológica, neurodesenvolvimento e bem-estar psicológico materno.[28] Em síntese, já a partir de 48 horas é recomendável a introdução da nutrição enteral em prematuros, com leite materno sempre que disponível.

▶ PROGRESSÃO DA DIETA

Até o momento falta consenso sobre a velocidade de progressão da nutrição enteral em prematuros, razão pela qual prevalece a experiência de cada grupo.[29] De um lado, o retardo em se alcançar a nutrição plena eleva as possibilidades de crescimento e neurodesenvolvimento insuficientes.[30,31] A NP se torna mais necessária, e com ela seus riscos infecciosos e metabólicos.[32] Em contrapartida, a tolerância nem sempre satisfatória à modalidade entérica de nutrição, as comorbidades da prematuridade, o receio de ECN e de aspiração pulmonar, bem como a disponibilidade de NP nas unidades de cuidado intensivo neonatal, são fatores que inibem o maior avanço da prescrição.

▶ FAIXAS DE PESO

Para neonatos no patamar de 1.000-1.499 g julga-se razoável incrementar 20-30 mL/kg/dia. Nos casos abaixo de 1.000 g ou MBPN volumes < 24 mL/kg/dia são praticados, ainda que a taxa de ECN não tenha se alterado pela política mais conservadora. De outra parte, progressões mais vigorosas, até 35 mL/kg/dia, possibilitam alcançar nutrição plena em menor prazo, com maior peso corporal sem afetar os índices de ECN. Em que pesem os defensores de apenas 20-24 mL/kg/dia para casos muito pré-termo ou MBPN por conta do receio de ECN,[33] uma análise comparativa de avanço lento *versus* rápido (respectivamente 24 e 36 mL/kg/dia) não evidenciou intolerâncias e beneficiou o peso corporal com o regime mais intensivo.[34]

▶ AVANÇO ACELERADO

Os últimos resultados a que se aludiu foram reiterados em metanálise Cochrane, com 3.753 neonatos prematuros ou MBPN, comparando incrementos de 15-20 mL/kg/d *versus* 30-40 mL/kg/d. O regime mais modesto não influenciou eventos de ECN ou óbito, e houve retardo de vários dias até a nutrição plena ser obtida, com maior risco de infecção invasiva.[35] Tampouco houve diferença nos valores de sobrevida de 24 meses sem comprometimento de neurodesenvolvimento moderado ou grave.[36] É lícito concluir, portanto, que avanços mais vigorosos (30-40 mL/kg/dia) são seguros e não impactam mortalidade ou ECN.

▶ NEONATOS INSUFICIENTEMENTE INVESTIGADOS

Casos de peso ao nascimento extremamente reduzido, prematuridade extrema e grave instabilidade (uso de drogas vasopressivas) não foram recrutados nos protocolos a que se aludiu, ou representavam porcentual limitado da casuística. Nestas circunstâncias, as propostas aqui trazidas não necessariamente se aplicam a eles.[21,22,35] Do outro lado do espectro, também são escassas as informações concernentes a neonatos > 30 semanas e peso ≥ 1.000 g, clinicamente estáveis e, portanto, de menor risco, no tocante ao início da nutrição enteral logo após o nascimento, de modo a evitar inteiramente a NP.[37]

▶ TÉCNICA DA ALIMENTAÇÃO ENTERAL

Neonatos de pré-termo dificilmente são capazes de coordenar sucção, deglutição e respiração, tornando frequentemente indispensável uma sonda orogástrica ou nasogástrica, para todos aqueles abaixo de 32 semanas de gestação.[38]

▶ ESTÔMAGO *VERSUS* INTESTINO

Tanto a nutrição gástrica quanto a pós-pilórica (PP) encontram adeptos. Uma revisão Cochrane um tanto antiga e com limitações metodológicas sugere que a rota PP não se reveste de vantagens.[39]

O interesse desta última seria reduzir a possibilidade de aspiração pulmonar, que é significativa em prematuros e provavelmente contribui para o advento de displasia broncopulmonar. O reverso da medalha seria que esta não é uma via fisiológica, e dietas com elevada osmolaridade administradas no jejuno poderiam favorecer distensão abdominal e *dumping*.[40]

▶ HORÁRIOS E INTERVALOS

Em prematuros extremos (< 28 semanas), questionário internacional revelou diversidade de práticas, com 38% oferecendo sua prescrição de forma contínua e de hora em hora, 35% a cada 2 horas, 7% a cada 3 horas, e os demais 20% em regimes diversos.[29]

▶ BOLO *VERSUS* BOMBA DE INFUSÃO

Nesta faixa etária e contexto, a bomba de infusão conectada 24 h por dia é a modalidade mais adotada, contudo há os que advogam a administração em bolos vagarosos (10-20 minutos de injeção), a cada 2 ou 3 horas.[41] As características de uma e outra opção são salientadas na Tabela 1.

Atribui-se à oferta contínua melhor absorção com menor gasto energético, o que beneficiaria a eficiência energética, intolerância reduzida e melhor estimulação motora entérica. No entanto, as perdas de lípides e minerais encontram-se registradas, da ordem de 4-25% dos primeiros[42-45] e também depleção de cálcio e fósforo.[46,47] O lado positivo dos bolos incluiria elevações cíclicas dos hormônios gastrointestinais, simulando o padrão fisiológico, com intensificação periódica também da perfusão esplâncnica.[48]

O grande risco dos bolos é a intolerância por conta do trato gastrointestinal imaturo, com esvaziamento gástrico e trânsito intestinal mais lentos. O controle da homeostase metabólica e a resultante síntese proteica também são interrogados, além da hipótese de apneia nas refeições e pior desempenho pulmonar.[49] Consoante estudos animais, o bolo mimetizaria a elevação pós-prandial de insulina e aminoácidos (padrão pulsátil), facilitando a síntese proteica muscular.[50] No decurso da infusão contínua, tais picos inexistem e a curva permanece achatada. Na realidade, ambas as modalidades incentivam a síntese proteica, todavia a elevação mais robusta parece coincidir com os bolos.[51] Em revisão de 919 lactentes houve uma tendência a se atingir volume pleno de nutrição enteral

TABELA 1 Pontos positivos e negativos na nutrição enteral contínua e em bolo no prematuro

Contínua	Bolo
A favor	
Maior eficiência energética (mais absorção, menos gasto energético)[74]	Mais fisiológica (promove picos cíclicos de hormônios gastrointestinais)[48]
Menos intolerância à nutrição[73]	Possível aumento da perfusão pós-prandial[48]
Maior absorção de nutrientes[73]	Síntese proteica incrementada[50,51,69]
Maior crescimento[53]	Mais desenvolvimento gastrointestinal[70]
Contrários	
Homeostase metabólica e perfil de hormônios alterados[71]	Retardo da nutrição plena[75]
Perda de nutrientes na administração[68]	Periodicidade alimentar talvez interfira na homeostase metabólica e crescimento[49,71]
Instabilidade respiratória e apneia pós-prandial[72,49]	

mais precocemente com a modalidade de bolos. Os demais parâmetros permaneceram inconclusivos, tais como dias para recuperar o peso do nascimento, dias com interrupções na nutrição, ganho de peso e de outras variáveis antropométricas.[52]

Em que pese uma série favorável à nutrição contínua, por conta de ganho de peso mais rápido em neonatos com < 1.000-1.250 g,[53] admite-se que não há evidências suficientes a favor de um ou outro método, nem mesmo na doença do refluxo esofágico.[54]

▶ OUTROS REGIMES DE INFUSÃO

Um centro comparou nutrição por sonda nasogástrica semicontínua com intermitente, tampouco registrando diferenças em neonatos de pré-termo com baixo peso de nascimento. Observaram-se significâncias estatísticas concernentes a desfechos de segunda ordem como volume residual gástrico (RG) e interrupções da alimentação, entretanto o significado prático desses achados não é bem conhecido.

A análise comparativa de nutrição contínua a intervalos de 2 e de 3 horas em neonatos muito prematuros sinalizou superioridade para o intervalo maior, com menos dias de cateter central e de NP. No entanto, o crescimento e os desfechos respiratórios não foram afetados.[56] Em outras investigações com intervalos similares, o prazo para se atingir nutrição plena não revelou diferenças.[57,58]

▶ INDÍCIOS DE FOME E SACIEDADE

Há quem busque pautar os intervalos entre as infusões contínuas nos prematuros por sinais clínicos sugestivos, seja de fome, seja de saciedade (alimentação responsiva), ao invés de horários fixos. Estudos limitados e de baixa qualidade eram consistentes com progressão mais rápida para uma nutrição plena com essa prática, contudo tal não se confirmou em uma revisão Cochrane.[59]

Cumpre enfatizar, portanto, que não se contam, em prematuros, com razões para preferir um regime de administração em detrimento de outro, seja concernente a bolo *versus* infusão contínua, seja ainda no tocante a horários programados, nem mesmo em casos com refluxo gastroesofágico.

▶ INTOLERÂNCIA À ALIMENTAÇÃO

As definições divergem um pouco, no entanto admite-se que prematuros com RG > 50% do volume previamente administrado, regurgitação gástrica, distensão ou vômitos são intolerantes à nutrição enteral.[60] Sabe-se que devido à imaturidade digestória na prematuridade, os complexos motores migratórios (CMM) da musculatura intestinal na fase III não se propagam adequadamente no trato alto. Resultam em uma fase interdigestiva com períodos de quiescência e de contrações não propagadas.[61] Clinicamente, isso poderá se traduzir por movimentos entéricos incoordenados, distensão, regurgitação ou vômitos.[62]

Não é raro prematuros extremos demonstrarem sinais inespecíficos de intolerância à alimentação. Diante do receio de precipitar ECN, a alimentação enteral é frequentemente suspensa, o que desafortunadamente pode agravar a disfunção intestinal, elevando sua morbidade e mortalidade.

▶ SIGNIFICADO DO RESÍDUO GÁSTRICO

Tradicionalmente, assume-se que RGs volumosos sinalizem intolerância à dieta, risco de aspiração, pneumonia do ventilador ou mesmo ECN.[63-65] Todavia, há experiências opostas, na medida em que, omitindo-se o tal controle em adultos e crianças, a administração da nutrição enteral fluiu com maior eficiência, sem aumento do risco de intolerância ou pneumonia. Também em prematuros sem monitorização rotineira do RG, os desfechos nutricionais em uma experiência foram mais positivos.[66] No que diz respeito à ECN, há informações recentes de que somente RG manchado de sangue ou francamente hemorrágico serve como preditor.[65-68]

Em uma série randomizada de prematuros extremos,[69] quando o RG pré-alimentação não foi documentado houve maior sucesso da nutrição enteral e do ganho de peso, com alta hospitalar antecipada. Analogamente no tocante à ECN, a monitorização sistemática do RG não baixou sua incidência. Há evidências fracas de que a insistência no controle do RG poderia conduzir a mais interrupções da nutrição enteral, a mais retardo até a nutrição plena e até reganho do peso do nascimento, e a mais dias de NP.[70]

É aconselhável, portanto, restringir tal avaliação para casos com disfunção gastrointestinal caracterizada por distensão ou dolorimento abdominal, vômitos, descompensação clínica e evacuações sanguinolentas.

▶ DESCARTAR OU REINFUNDIR?

Debate-se se o RG coletado deve ser readministrado após algumas horas ou não. Em princípio isso deveria ocorrer, uma vez que nesse resíduo há nutrientes, suco gástrico e enzimas que desempenham papel na motilidade e maturação intestinal. A ocorrência de conteúdo lácteo nesse resíduo, um fenômeno que alguns chamam de parafisiológico, poderia ser atribuída a trânsito intestinal lento, esvaziamento gástrico retardado e tônus/motricidade do esôfago inferior imaturo típicos do prematuro.[71]

▶ DIAGNÓSTICO DIFERENCIAL COM ENTEROCOLITE NECROTIZANTE INCIPIENTE

Não é fácil distinguir intolerância à alimentação enteral de uma ECN inicial, pois os sintomas até certo ponto se superpõem. Não se conhece em profundidade a fisiopatologia da ECN, contudo uma disbiose intestinal no prematuro parece ser fator relevante. Há escassa documentação sobre a composição do microbioma intestinal do prematuro com intolerância à alimentação. Em um desses protocolos,[72] o gênero *Klebsiella* (filo Proteobacteria) revelou-se mais comum nas intolerâncias e foi sugerido como potencial marcador. Trata-se de anaeróbio facultativo e patógeno oportunista da espécie humana. Especula-se que um aumento de Proteobacteria, relativamente infrequente no intestino de crianças maiores e do adulto, poderia ocorrer no microbioma de muitos prematuros.[73]

▶ AGENTES PROCINÉTICOS

Há alguma experiência com o emprego do antibiótico macrolídeo eritromicina, e também com a claritromicina, que se comportam como agonistas do hormônio gastrointestinal motilina, como procinéticos capazes de estimular a propagação dos CMM na fase interdigestiva. Metanálise Cochrane relativamente antiga não comprovou vantagens em prematuros com risco ou já exibindo intolerância à alimentação.[74] Mais recentemente, outra revisão se debruçou sobre os agentes em prematuros com baixo peso de nascimento. Tanto profilaticamente como em forma de resgate terapêutico, a eritromicina reduziu o tempo para se atingir nutrição enteral plena. Dada a qualidade questionável de diversos protocolos revisados, não se aconselha na atualidade tal prescrição em caráter profilático, podendo eventualmente ser cogitada como terapêutica.

REFERÊNCIAS

1. Lee KA, Hayes BC. Head size and growth in the very preterm infant: a literature review. Res Rep Neonatol. 2015;5:1-7.
2. Marques PC, Rocha G, Flor-De-Lima F, Guimarães H. Extrauterine growth restriction at discharge in very low birth weight infants: a retrospective study in a level III neonatal intensive care unit. Minerva Pediatr. 2018 Jul 23.
3. Griffin IJ, Tancredi DJ, Bertino E, Lee HC, Profit J. Postnatal growth failure in very low birthweight infants born between 2005 and 2012. Arch Dis Child Fetal Neonatal Ed. 2016;101(1):F50-F55.
4. Horbar JD, Ehrenkranz RA, Badger GJ, et al. Weight growth velocity and postnatal growth failure in infants 501 to 1500 grams: 2000-2013. Pediatrics. 2015;136(1):e84-e92.
5. Neu J. Gastrointestinal development and meeting the nutritional needs of premature infants. Am J Clin Nutr. 2007;85(2):629S-634S.
6. Kudsk KA. Current aspects of mucosal immunology and its influence by nutrition. Am J Surg. 2002;183(4):390-8.
7. Wildhaber BE, Yang H, Spencer AU, Drongowski RA, Teitelbaum DH. Lack of enteral nutrition – effects on the intestinal immune system. J Surg Res. 2005;123(1):8-16.
8. Dinerstein A, Nieto RM, Solana CL, Perez GP, Otheguy LE, Larguia AM. Early and aggressive nutritional strategy (parenteral and enteral) decreases postnatal growth failure in very low birth weight infants. J Perinatol. 2006;26(7):436-42.
9. Berseth CL, Nordyke C. Enteral nutrients promote postnatal maturation of intestinal motor activity in preterm infants. Am J Physiol. 1993;264(6 Pt 1):G1046-G1051.
10. Slagle TA, Gross SJ. Effect of early low-volume enteral substrate on subsequent feeding tolerance in very low birth weight infants. J Pediatr. 1988;113(3):526-31.
11. Lucas A, Bloom SR, Aynsley-Green A. Gut hormones and "minimal enteral feeding." Acta Paediatr Scand. 1986;75(5):719-23.
12. Simpson C, Schanler RJ, Lau C. Early introduction of oral feeding in preterm infants. Pediatrics. 2002;110(3):517-22.
13. Moss RL, Kalish LA, Duggan C, et al. Clinical parameters do not adequately predict outcome in necrotizing enterocolitis: a multi-institutional study. J Perinatol. 2008;28(10):665-74.
14. Fukatsu K, Lundberg AH, Hanna MK, et al. Route of nutrition influences intercellular adhesion molecule-1 expression and neutrophil accumulation in intestine. Arch Surg. 1999;134(10):1055-60.
15. Kudsk KA. Effect of route and type of nutrition on intestine-derived inflammatory responses. Am J Surg. 2003;185(1):16-21.
16. Cakmak Celik F, Aygun C, Cetinoglu E. Does early enteral feeding of very low birth weight infants increase the risk of necrotizing enterocolitis? Eur J Clin Nutr. 2009;63(4):580-4.
17. Salhotra A, Ramji S. Slow versus fast enteral feed advancement in very low birth weight infants: a randomized control trial. Indian Pediatr. 2004;41(5):435-41.
18. Krishnamurthy S, Gupta P, Debnath S, Gomber S. Slow versus rapid enteral feeding advancement in preterm newborn infants 1000-1499 g: a randomized controlled trial. Acta Paediatr. 2010;99(1):42-6.
19. Konnikova Y, Zaman MM, Makda M, D'Onofrio D, Freedman SD, Martin CR. Late enteral feedings are associated with intestinal inflammation and adverse neonatal outcomes. PLoS One. 2015;10(7):e0132924-e0132924.
20. Dutta S, Singh B, Chessell L, et al. Guidelines for feeding very low birth weight infants. Nutrients. 2015;7(1):423-42.

21. Morgan J, Bombell S, McGuire W. Early trophic feeding versus enteral fasting for very preterm or very low birth weight infants. Cochrane database Syst Rev. 2013;(3):CD-000504-CD000504.
22. Morgan J, Young L, McGuire W. Delayed introduction of progressive enteral feeds to prevent necrotising enterocolitis in very low birth weight infants. Cochrane database Syst Rev. 2014;(12):CD001970-CD001970.
23. Salas AA, Kabani N, Travers CP, Phillips V, Ambalavanan N, Carlo WA. Short versus extended duration of trophic feeding to reduce time to achieve full enteral feeding in extremely preterm infants: an observational study. Neonatology. 2017;112(3):211-6.
24. Salas AA, Li P, Parks K, Lal C V, Martin CR, Carlo WA. Early progressive feeding in extremely preterm infants: a randomized trial. Am J Clin Nutr. 2018;107(3):365-70.
25. Tewari VV, Dubey SK, Kumar R, Vardhan S, Sreedhar CM, Gupta G. Early versus late enteral feeding in preterm intrauterine growth restricted neonates with antenatal doppler abnormalities: an open-label randomized trial. J Trop Ped. 2018;64(1):4-14.
26. Bozkurt O, Alyamac Dizdar E, Bidev D, Sari FN, Uras N, Oguz SS. Prolonged minimal enteral nutrition versus early feeding advancements in preterm infants with birth weight ≤1250 g: a prospective randomized trial. J Matern Fetal Neonatal Med. 2020:1-7.
27. Quigley M, McGuire W. Formula versus donor breast milk for feeding preterm or low birth weight infants. Cochrane database Syst Rev. 2014;(4):CD002971-CD002971.
28. AAP Breastfeeding and the use of human milk. Pediatrics. 2005;115:496-506.
29. Klingenberg C, Embleton ND, Jacobs SE, O'Connell LAF, Kuschel CA. Enteral feeding practices in very preterm infants: an international survey. Arch Dis Child Fetal Neonatal Ed. 2012;97(1):F56-F61.
30. Vohr BR, Wright LL, Dusick AM, et al. Center differences and outcomes of extremely low birth weight infants. Pediatrics. 2004;113(4):781-9.
31. Ehrenkranz RA, Dusick AM, Vohr BR, Wright LL, Wrage LA, Poole WK. Growth in the neonatal intensive care unit influences neurodevelopmental and growth outcomes of extremely low birth weight infants. Pediatrics. 2006;117(4):1253-61.
32. Morgan J, Young L, McGuire W. Slow advancement of enteral feed volumes to prevent necrotising enterocolitis in very low birth weight infants. Cochrane database Syst Rev. 2015;(10):CD001241-CD001241.
33. Brune KD, Donn SM. Enteral feeding of the preterm infant. NeoReviews. 2018;19(11):e645-e653.
34. Raban S, Santhakumaran S, Keraan Q, et al. A randomised controlled trial of high vs low volume initiation and rapid vs slow advancement of milk feeds in infants with birthweights ≤ 1000 g in a resource-limited setting. Paediatr Int Child Health. 2016;36(4):288-95.
35. Oddie SJ, Young L, McGuire W. Slow advancement of enteral feed volumes to prevent necrotising enterocolitis in very low birth weight infants. Cochrane database Syst Rev. 2017;8(8):CD001241-CD001241.
36. Dorling J, Abbott J, Berrington J, et al. Controlled trial of two incremental milk-feeding rates in preterm infants. N Engl J Med. 2019;381(15):1434-43.
37. Sanghvi KP, Joshi P, Nabi F, Kabra N. Feasibility of exclusive enteral feeds from birth in VLBW infants > 1200g an RCT. Acta Paediatrica. 2013;102(7):e299-e304.
38. Hay WW, Thureen P. Protein for preterm infants: how much is needed? How much is enough? How much is too much? Pediatr Neonatol. 2010;51(4):198-207.
39. Watson J, McGuire W. Transpyloric versus gastric tube feeding for preterm infants. Cochrane database Syst Rev. 2013;(2):CD003487-CD003487.
40. Wallenstein MB, Stevenson DK. Need for reassessment of early transpyloric feeding in preterm infants. JAMA Pediatr. 2018;172(11):1004-5.
41. Bozzetti V, Tagliabue PE. Enteral nutrition for preterm infants: by bolus or continuous? An update. Pediatr Med Chir. 2017;39(2):159.
42. García-Lara NR, Escuder-Vieco D, Alonso Díaz C, Vázquez Román S, De la Cruz-Bértolo J, Pallás-Alonso CR. Type of homogenization and fat loss during continuous infusion of human milk. J Hum Lact. 2014;30:436-41.
43. Igawa M, Murase M, Mizuno K, Itabashi K. Is fat content of human milk decreased by infusion? Pediatr Int. 2014;56:230-3.
44. Tabata M, Abdelrahman K, Hair A, Hawthorne K, Chen Z, Abrams S. Fortifier and cream improve fat delivery in continuous enteral infant feeding of breast milk. Nutrients. 2015;7:1174-83.
45. Jarjour J, Juarez A, Kocak D, Liu NJ, Tabata MM, Hawthorne KM, et al. A Novel approach to improving fat delivery in neonatal enteral feeding. Nutrients. 2015;7:5051-64.
46. Rogers SP, Hicks PD, Hamzo M, Veit LE, Abrams SA. Continuous feedings of fortified human milk lead to nutrient losses of fat, calcium and phosphorous. Nutrients. 2010;2(3):230-40.
47. Zozaya C, García-Serrano A, Fontecha J, et al. Fat loss in continuous enteral feeding of the preterm infant: how much, what and when is it lost?. Nutrients. 2018;10(7):809.
48. Bozzetti V, Paterlini G, De Lorenzo P, Gazzolo D, Valsecchi MG, Tagliabue PE. Impact of continuous vs bolus feeding on splanchnic perfusion in very low birth weight infants: a randomized trial. J Pediatr. 2016;176:86-92.e2.
49. Blondheim O, Abbasi S, Fox WW, Bhutani VK. Effect of enteral gavage feeding rate on pulmonary functions of very low birth weight infants. J Pediatr. 1993;122(5 Pt 1):751-5.
50. Suryawan A, Davis TA. Regulation of protein synthesis by amino acids in muscle of neonates. Front Biosci (Landmark Ed). 2011;16:1445-60.
51. El-Kadi SW, Gazzaneo MC, Suryawan A, et al. Viscera and muscle protein synthesis in neonatal pigs is increased more by intermittent bolus than by continuous feeding. Pediatr Res. 2013;74(2):154-62.

52. Sadrudin Premji S, Chessell L, Stewart F. Continuous nasogastric milk feeding versus intermittent bolus milk feeding for preterm infants less than 1500 grams. Cochrane Database Syst Rev. 2021 Jun 24;6(6):CD001819.
53. Silvestre MA, Morbach CA, Brans YW, Shankaran S. A prospective randomized trial comparing continuous versus intermittent feeding methods in very low birth weight neonates. J Pediatr. 1996;128(6):748-52.
54. Richards R, Foster JP, Psaila K. Continuous versus bolus intragastric tube feeding for preterm and low birth weight infants with gastro-oesophageal reflux disease. Cochrane database Syst Rev. 2014;(7):CD009719-CD009719.
55. Rövekamp-Abels LWW, Hogewind-Schoonenboom JE, de Wijs-Meijler DPM, et al. Intermittent bolus or semicontinuous feeding for preterm infants? J Pediatr Gastroenterol Nutr. 2015;61(6):659-64.
56. Chu E, Freck S, Zhang L, Bhakta KY, Mikhael M. Three--hourly feeding intervals are associated with faster advancement in very preterm infants. Early Hum Dev. 2019;131:1-5.
57. Ibrahim NR, Kheng TH, Nasir A, et al. Two-hourly versus 3-hourly feeding for very low birthweight infants: a randomised controlled trial. Arch Dis Child Fetal Neonatal Ed. 2017;102(3):F225-F229.
58. Unal S, Demirel N, Bas AY, Arifoğlu İ, Erol S, Ulubas Isik D. Impact of feeding interval on time to achieve full oral feeding in preterm infants: a randomized trial. Nutr Clin Pract. 2019;34(5):783-8.
59. McCormick FM, Tosh K, McGuire W. Ad libitum or demand/semi-demand feeding versus scheduled interval feeding for preterm infants. Cochrane Database Syst Rev. 2010 Feb 17;(2):CD005255. Update in: Cochrane Database Syst Rev. 2015;10:CD005255.
60. Moore TA, Wilson ME. Feeding intolerance: a concept analysis. Adv Neonatal Care. 2011;11:149-54.
61. Jadcherla SR, Klee G, Berseth CL. Regulation of migrating motor complexes by motilin and pancreatic polypeptide in human infants. Pediatr Res. 1997;42:365-9.
62. Jadcherla SR, Kliegman RM. Studies of feeding intolerance in very low birth weight infants: definition and significance. Pediatrics. 2002;109:516-7.
63. Bertino E, Giuliani F, Prandi G, Coscia A, Martano C, Fabris C. Necrotizing enterocolitis: risk factor analysis and role of gastric residuals in very low birth weight infants. J Pediatr Gastroenterol Nutr. 2009;48(4):437-42.
64. Cobb BA, Carlo WA, Ambalavanan N. Gastric residuals and their relationship to necrotizing enterocolitis in very low birth weight infants. Pediatrics. 2004;113(1 Pt 1):50-3.
65. Montejo JC, Miñambres E, Bordejé L, et al. Gastric residual volume during enteral nutrition in ICU patients: the REGANE study. Intensive Care Med. 2010;36(8):1386-93.
66. Riskin A, Cohen K, Kugelman A, Toropine A, Said W, Bader D. The impact of routine evaluation of gastric residual volumes on the time to achieve full enteral feeding in preterm infants. J Pediatr. 2017;189:128-34.
67. Cormack BE, Bloomfield FH. Audit of feeding practices in babies<1200 g or 30 weeks gestation during the first month of life. J Paediatr Child Health. 2006;42(7-8):458-63.
68. Disponível em: adhb.govt.nz/newborn/Guidelines/Nutrition/WithholdingFeeds.htm. Acessado em 28/7/2021.
69. Parker LA, Weaver M, Murgas Torrazza RJ, et al. Effect of gastric residual evaluation on enteral intake in extremely preterm infants: a randomized clinical trial. JAMA Pediatr. 2019;173(6):534-43.
70. Abiramalatha T, Thanigainathan S, Ninan B. Routine monitoring of gastric residual for prevention of necrotising enterocolitis in preterm infants. Cochrane database Syst Rev. 2019;7(7):CD012937-CD012937.
71. Li Y-F, Lin H-C, Torrazza RM, Parker L, Talaga E, Neu J. Gastric residual evaluation in preterm neonates: a useful monitoring technique or a hindrance? Pediatr Neonatol. 2014;55(5):335-40.
72. Yuan Z, Yan J, Wen H, Deng X, Li X, Su S. Feeding intolerance alters the gut microbiota of preterm infants. PLoS ONE. 2019;14(1):e0210609.
73. Litvak Y, Byndloss MX, Tsolis RM, Ba¨umler AJ. Dysbiotic Proteobacteria expansion: a microbial signature of epithelial dysfunction. Curr Opin Microbiol. 2017;39:1-6.
74. Ng E, Shah VS. Erythromycin for the prevention and treatment of feeding intolerance in preterm infants. Cochrane Database Syst Rev. 2008 Jul 16;(3):CD001815.
75. Basu S, Smith S. Macrolides for the prevention and treatment of feeding intolerance in preterm low birth weight infants: a systematic review and meta-analysis. Eur J Pediatr. 2021 Feb;180(2):353-78.

PARTE IV

Obesidade, diabetes e síndrome metabólica

39 Drogas usadas no tratamento do *diabetes mellitus* e no tratamento da obesidade

David Feder

RESUMO

O tratamento do *diabetes mellitus* se iniciou há um século com a descoberta da insulina. A terapia da doença tem evoluído ao longo dos anos com inovações na técnica de fabricação da insulina, no desenvolvimento de análogos e de novas classes de drogas a partir do melhor conhecimento patofisiológico da doença. O objetivo do tratamento não é apenas o controle dos níveis de glicemia, mas também retardar as complicações, principalmente os riscos de doenças cardiovasculares. Nas duas situações clínicas, entretanto, com particular ênfase na obesidade, as drogas devem fazer parte de um tratamento multidimensional que envolve a mudança de hábitos alimentares e a realização de atividades físicas regulares. O objetivo do tratamento farmacológico do obeso é a perda de 5% ou mais do peso em 1 ano. Dada a robusta prevalência da obesidade e do diabetes tipo 2 no país, ainda mais significativa se o sobrepeso e o pré-diabetes forem computados, é imperativo algum grau de familiaridade com as respectivas famílias de medicamentos. As drogas liberadas no Brasil são analisadas, assim como os respectivos esquemas de utilização.

▶ INTRODUÇÃO

As drogas utilizadas no tratamento do *diabetes mellitus*[1-3] são classificadas em:

1. Drogas que potencializam o efeito da insulina.
2. Drogas que aumentam a secreção de insulina.
3. Drogas que aumentam a secreção de insulina dependente da glicose e que diminuem a secreção de glucagon.
4. Drogas inibidoras do cotransporte sódio-glicose 2 (SGLT2).
5. Drogas que retardam a absorção da glicose no intestino.
6. Insulina e análogos da insulina.

▶ DROGAS QUE POTENCIALIZAM O EFEITO DA INSULINA

Metformina

Metformina é a única representante do grupo das biguanidas no Brasil.[2] A droga aumenta a sensibilidade periférica à insulina, diminui a gliconeogênese hepática, aumenta a liberação da incretina GLP-1 (*glucagon like peptide 1*), facilita o transporte de glicose da circulação para o intestino e pode modificar a microbiota intestinal.[1]

No tratamento do *diabetes mellitus* tipo 2, a metformina é a droga de primeira escolha, sendo indicada também para pacientes com pré-diabetes.[2] A droga pode ser associada às demais drogas hipoglicemiantes.[2]

Outros benefícios da metformina são a manutenção ou perda de peso, redução dos triglicérides e do LDL-colesterol e redução do risco cardiovascular.[4]

A dose recomendada varia de 500 mg até 3.000 mg,[5] sendo limitantes os efeitos colaterais como diarreia, desconforto abdominal e náuseas.[2] A formulação de liberação prolongada (XR) tem menos efeitos colaterais digestórios.[2] Outros efeitos colaterais são a redução da absorção da vitamina B12 no íleo distal, que raramente causa anemia, hepatite colestática e anemia hemolítica.[1,4]

A droga é contraindicada em insuficiência renal com filtração glomerular menor que 30 mL/min, na insuficiência hepática, insuficiência cardíaca, insuficiência pulmonar e acidose grave.[5] A droga tem sido suspensa para a realização de exames radiológicos contrastados, mas estudos recentes não confirmam o risco de acidose metabólica devido a lesão renal após contraste iodado em pacientes utilizando metformina.[6] O risco de acidose lática é extremamente raro ou desprezível quando as contraindicações e precauções são respeitadas.[5]

Tiazolidinedionas (glitazonas)

Tiazolidinedionas são drogas que se ligam no receptor PPAR (*peroxisome profilerator activated receptor*) γ aumentando a sensibilidade à insulina no músculo, tecido adiposo e fígado.[4] A droga também diminui a gliconeogênese hepática e aumenta os níveis de adiponectina, uma citocina liberada pelo tecido adiposo que aumenta a sensibilidade à insulina e a oxidação de ácidos graxos.[7]

No Brasil está disponível apenas a pioglitazona.[2] Outras glinidas tiveram comercialização suspensa: troglitazona pelo risco de hepatotoxicidade[7] e rosiglitazona pelo risco aumentado de infarto do miocárdio e morte.[8]

Os efeitos colaterais são edema, que pode agravar a insuficiência cardíaca e que responde ao uso de diuréticos tiazídicos ou espironolactona, ganho de peso, edema macular, diminuição da densidade óssea e aumento do risco de fraturas.[7] Há relatos controversos sobre o risco de câncer de bexiga com o uso prolongado da pioglitazona[9] (Tabela 1).

TABELA 1 Dose das drogas que potencializam o efeito da insulina e principais efeitos colaterais

Droga	Dose diária	Efeitos colaterais
Metformina 200, 500, 850 e 1.000 mg XP 500, 750, 850 e 1.000 mg	500 a 3.000 mg	Diarreia, desconforto abdominal e náuseas Redução da absorção da vitamina B12 Hepatite colestática Anemia hemolítica Acidose lática rara
Pioglitazona 15, 30 e 45 mg	15 a 45 mg	Edema Ganho de peso Edema macular Diminuição da densidade óssea Aumento do risco de fraturas Risco de câncer de bexiga (controverso)

▶ DROGAS QUE AUMENTAM A SECREÇÃO DE INSULINA

Sulfonilureias

As sulfonilureias são drogas secretagogas, ou seja, atuam nas células betapancreáticas liberando insulina através do fechamento dos canais de potássio sensíveis à adenosina trifosfato (ATP).[10] A droga requer uma célula beta funcionante, visto que não aumenta a síntese de insulina.[1]

No Brasil estão disponíveis a clorpropamida, glibenclamida, glicazida e glimepirida.[2]

Um estudo com problemas metodológicos mostrou um aumento do risco cardíaco com as sulfonilureias de primeira geração já abandonadas, mantendo em dúvida os benefícios de longo prazo.[11] Estudos recentes são neutros em relação a benefícios ou riscos cardiovasculares com as sulfonilureias.[11]

A clorpropramida é a única sulfonilureia de primeira geração ainda comercializada, mas tem sido evitada pela sua meia-vida prolongada (32 horas) com risco de hipoglicemia, pela potencialização da vasopressina, causando hiponatremia, e pelo efeito tipo dissulfiram com a utilização do álcool.[12]

Os efeitos colaterais mais frequentes das sulfonilureias são a hipoglicemia e o ganho de peso.[10] Em se considerando o ganho de peso um efeito indesejável para o tratamento de *diabetes mellitus* tipo 2, as sulfonilureias têm sido preteridas em relação a outros grupos de drogas.

Metiglinidas (glinidas)

Assim como as sulfonilureias, as metiglinidas são secretagogas, liberando a insulina, mas atuando em receptor diferente na célula betapancreática.[4] No Brasil estão disponíveis a repaglinida e a nateglinida.[2] As glinidas têm meia-vida curta, de cerca de 1 hora, precisando ser administradas imediatamente antes das principais refeições.[4,12] Podem ser utilizadas na insuficiência renal e em idosos.[12] Apresentam como efeito colateral a hipoglicemia se a refeição não ocorrer ou for adiada, ou se a quantidade de carboidratos for insuficiente[1,12] (Tabela 2).

TABELA 2 Características farmacocinéticas das drogas que estimulam a secreção de insulina

Grupo	Droga	Via de administração	Dose	Duração de ação (h)
Sulfonilureias	Clorpropamida 250 mg	Oral	125 a 500 mg (dose única ao dia)	24 a 60
	Glibenclamida 5 mg	Oral	2,5 a 20 mg (2 a 3 vezes ao dia)	10 a 24
	Glipizida 5 mg	Oral	2,5 a 20 mg (2 a 3 vezes ao dia)	10 a 24
	Gliclazida 30, 40, 60 e 80 mg MR 60 mg	Oral	40 a 320 mg (1 a 2 vezes ao dia)	10 a 24
	Glimepirida 1, 2, 4 e 6 mg	Oral	1 a 6 mg (dose única ou duas vezes ao dia)	10 a 24
Meglitinidas	Nateglinida 120 mg	Oral	120 a 360 mg (3 vezes ao dia)	4
	Repaglinida 0,5, 1 e 2 mg	Oral	0,5 a 16 mg (3 vezes ao dia)	4 a 7

▶ DROGAS QUE AUMENTAM A SECREÇÃO DE INSULINA DEPENDENTE DA GLICOSE E QUE DIMINUEM A SECREÇÃO DE GLUCAGON

Incretinomiméticos

Incretinomiméticos são drogas agonistas do receptor de GLP1. GLP-1 é um hormônio liberado pelo intestino que promove secreção da insulina de modo glicose-dependente, inibe a secreção de glucagon, reduz a liberação de glicose pelo fígado, retarda o esvaziamento gástrico e causa sensação de saciedade.[1] O GLP1 é metabolizado pela enzima DPP4 (dipeptildil peptidase tipo 4) e tem a meia-vida muito curta.[11,12] Os agonistas do receptor GLP-1 são resistentes à ação da DPP4 e têm meia-vida prolongada, auxiliando no controle de *diabetes mellitus*, reduzindo o apetite e causando perda de peso.[3]

São drogas utilizadas por via subcutânea.[12] Exenatida, liraglutida e lixisenatida são utilizadas diariamente em dose única, enquanto a semaglutida e a dulaglutida são utilizadas em dose única semanal.[2]

Estudos clínicos demonstraram que o uso dos agonistas do receptor de GLP-1 retarda os sintomas cardiovasculares, reduz a mortalidade cardiovascular e por todas as causas.[13] No consenso americano e europeu, este grupo de drogas tem sido recomendado para diabéticos tipo 2 com doença cardiovascular estabelecida como infarto e AVC prévios, e naqueles sem a doença cardiovascular e que tenham grande fator de risco, ou seja, com idade superior a 55 anos e hipertrofia de ventrículo esquerdo, ou obstrução de artérias carótidas, coronárias ou de membros inferiores, insuficiência renal ou albuminúria.[14]

Os efeitos colaterais mais frequentes são náuseas, vômitos e diarreia, observados principalmente no início do tratamento, e as reações nos locais de aplicação.[1] Não causam hipoglicemia, a não ser quando associados a insulina ou sulfonilureias.[3] Contrariamente aos estudos iniciais, esse grupo de drogas não aumenta o risco de pancreatite, câncer de pâncreas ou doenças ósseas[3] (Tabela 3).

TABELA 3 Doses e vias de administração das drogas que aumentam a secreção de insulina dependente da glicose e que diminuem a secreção de glucagon

Grupo	Droga	Via de administração	Dose
Incretinomiméticos	Liraglutida	Subcutânea e diária	0,6 a 1,8 mg
	Lixisenatida	Subcutânea e diária	10 a 20 mcg
	Dulaglutida	Subcutânea e semanal	0,75 a 1,5 mg
	Semaglutida	Subcutânea e semanal	0,25 a 1 mg
Inibidores da DPP4	Sitagliptina 25, 50 e 100 mg	Oral, 1 a 2 vezes ao dia	50 a 100 mg
	Vildagliptina 50 mg	Oral, 2 vezes ao dia	100 mg
	Saxagliptina 2,5 e 5 mg	Oral, dose única diária	2,5 a 5 mg
	Linagliptina 5 mg	Oral, dose única diária	5 mg
	Alogliptina 6,25; 12,5 e 25 mg	Oral, dose única diária	6,25 a 25 mg ao dia

Inibidores da DPP4

DPP4 é uma enzima de membrana que inibe o GLP-1 e outros hormônios.[15] Os inibidores da DPP4 aumentam os níveis do GLP-1 em 2 a 3 vezes, causando liberação de insulina dependente da glicose e reduzindo a liberação de glucagon.[15] Não causam hipoglicemia, a não ser quando associados à sulfonilureia.[3]

Em relação às drogas incretinomiméticas, esse grupo tem a vantagem de poder ser utilizado por via oral e a desvantagem de ter um efeito neutro sobre a perda de peso.[11] Têm sido recomendados como segunda opção depois da metformina ou associados a essa droga, mas seu custo é um fator limitante.[15]

No Brasil temos disponíveis as seguintes drogas: vildagliptina, sitagliptina, saxagliptina, linagliptina e alogliptina.[2]

Os inibidores da DPP4 não demonstraram benefício na redução do risco cardiovascular, nem tampouco aumento do risco em pacientes com doença cardiovascular.[11] A saxagliptina e eventualmente a alogliptina podem aumentar o risco de hospitalização por insuficiência cardíaca.[11]

As drogas do grupo necessitam de redução de dose em casos de insuficiência renal, exceto a linagliptina.[3]

Estudos iniciais com os inibidores da DPP4 demostraram aumento das infecções respiratórias e do trato urinário, sendo que esse aumento não foi confirmado subsequentemente.[15] Apesar dos relatos de pancreatite com o uso desse grupo de drogas,[3] tal risco tampouco foi reiterado.[15]

▶ DROGAS INIBIDORAS DO COTRANSPORTE SÓDIO-GLICOSE 2 (SGLT2)

Estas drogas inibem o receptor SGLT2 no túbulo proximal, responsável por 90% da reabsorção renal de glicose.[15]

Estudos clínicos demonstraram que melhoram o controle do diabetes, reduzem a pressão arterial, diminuem o risco cardíaco e contribuem para a perda de peso.[16] Ao inibir o receptor SGLT2, teremos um aumento da glicosúria e redução dos níveis de glicose sérica.[16]

No recente consenso americano e europeu,[17] os inibidores de SGLT2 são recomendados em pacientes com diabetes tipo 2 e insuficiência cardíaca, particularmente naqueles com fração de ejeção reduzida, para reduzir eventos cardiovasculares, internações e morte por doença cardíaca. São indicados também para prevenção da doença renal e para os pacientes com albuminúria.[17]

Todas as drogas disponíveis no Brasil são utilizadas em dose única diária: dapaglifozina (5 a 10 mg), canaglifozina (100 a 300 mg) e empaglifozina (10 a 25 mg).

As infecções genitais por fungos são frequentes em pacientes utilizando inibidores do receptor SGLT2,[3] notadamente em mulheres e necessitando de tratamento antifúngico tópico.[15] Em homens causa balanite e balanopostite.[15] Hipoglicemia só ocorre em pacientes em uso concomitante de insulina ou sulfonilureias.[3] Há relatos raros de cetoacidose euglicêmica,[15] não confirmados em estudos clínicos.[3] A canaglifozina foi associada a maior risco de amputações.[15] O uso desse grupo de drogas em pacientes com úlceras em membros inferiores deve ser avaliado, verificando se os benefícios superarão os riscos.[17]

▶ DROGAS QUE RETARDAM A ABSORÇÃO DA GLICOSE NO INTESTINO

Acarbose

Acarbose atua no intestino delgado, retardando a digestão e a absorção dos carboidratos complexos por inibição das α-glicosidases intestinais.[1] Essas enzimas transformam os polissacarídeos e dissacarídeos em glicose.[18] Com essa inibição, há um retardo na absorção da glicose e redução do pico de hiperglicemia pós-prandial.[18]

Em diabéticos tipo 2, a droga demostrou reduzir os riscos de complicações cardiovasculares.[19] A droga utilizada em pré-diabéticos mostrou retardar o aparecimento do *diabetes mellitus* tipo 2.[19]

Acarbose deve ser administrada na dose de 50 a 100 mg no início das principais refeições, duas a três vezes ao dia.[2,12]

Os carboidratos não absorvidos sofrem a ação de bactérias do microbioma colônico, resultando na produção do gás metano[2] e desencadeando diarreia, flatulência e desconforto abdominal.[18]

▶ INSULINAS E ANÁLOGOS DA INSULINA

As insulinas e análogos da insulina são utilizados em todos os pacientes com diabetes tipo 1, e nos diabéticos tipo 2 que não se controlam com o uso de drogas ou com glicemia acima de 300 mg%, hemoglobina glicada acima de 10% e com sintomas graves (perda significativa de peso, poliúria, polidipsia, cetonúria).[2] A insulina é constituída de duas cadeias de aminoácidos, e hoje é obtida por engenharia genética.[11] Análogos da insulina são drogas que apresentam alguma modificação da estrutura da molécula da insulina, acarretando benefícios farmacocinéticos no seu uso no *diabetes mellitus*.[11]

De acordo com a sua farmacocinética, as insulinas e seus análogos podem ser classificados em:[12]

1. Insulina de ação curta.
2. Análogos da insulina com ação rápida.
3. Insulina de ação intermediária.
4. Análogos da insulina de ação intermediária ou prolongada.
5. De acordo com seu uso, as insulinas podem ser:[2]
6. De uso basal: são as insulinas de ação intermediária e análogos de ação intermediária e prolongada, utilizados diariamente para evitar a lipólise e a liberação de glicose no período interalimentar.
7. De uso em bolo: são a insulina de ação curta e os análogos da insulina de ação rápida, indicados para corrigir a hiperglicemia pré e pós-prandial ou no período entre as refeições.

Insulina de ação curta

Nesta categoria temos a insulina regular, que tem estrutura semelhante à produzida pelas células beta.[20] É a única insulina que pode ser administrada por via venosa e subcutânea. Por via venosa é utilizada para tratamento de emergências como a cetoacidose diabética.[2] Por via subcutânea tem início de ação entre 30 e 40 minutos, o que obriga sua aplicação pelo menos 30 minutos antes das refeições.[2] Tem um pico de ação entre 1 e 3 horas e duração de 3 a 5 horas,[1] sendo que esses tempos aumentam com o tamanho da dose, impactando o resultado clínico.[12]

Insulina inalatória

Recentemente foi aprovada uma forma de insulina regular para ser usada por via inalatória.[2] A insulina é encapsulada em microesferas, liberada no pulmão e absorvida rapidamente nos alvéolos.[2] Tem rápido início de ação e efeito máximo depois de 12 a 15 minutos que desaparece em 3 horas.[12] Estão disponíveis cartuchos com 4, 8 e 12 unidades.[2] A insulina inalatória tem como efeito colateral a tosse.[12] A incidência de hipoglicemia pelo uso da insulina inalatória é rara, menos frequente do que observado com as insulinas de ação rápida por via subcutânea.[1] Deve ser evitada em fumantes e portadores de doenças pulmonares (asma e doença pulmonar obstrutiva crônica).[12] Recomenda-se a espirometria após seis meses de uso e depois anualmente, para avaliação de função pulmonar.[2]

Análogos da insulina de ação rápida

Nesta categoria temos as insulinas Lispro, Asparte e Glulisina.[2] Cada uma delas tem uma alteração molecular em relação à insulina e são administradas apenas por via subcutânea.[1] Não há diferença clínica entre os três análogos. O início de ação ocorre em 5 a 15 minutos e a atividade máxima em 1 hora, podendo ser administradas imediatamente antes das refeições.[11]

Recentemente foi lançada uma insulina asparte ligada à nicotinamida, resultando em uma ação ultrarrápida.[2] Em comparação com os análogos de ação rápida, tem início de ação 5 minutos mais rápido, pico de ação 15 minutos antes e, nos primeiros 15 minutos de ação, disponibiliza mais insulina na circulação.[2]

Insulina de ação intermediária

Nesta categoria temos apenas a insulina NPH (Neutra Protamina de Hagedorn), que é utilizada apenas por via subcutânea.[12] Tem início de ação de 1 a 3 horas, pico de ação de 8 a 12 horas e duração do efeito de 18 horas.[1] Assim como a insulina regular, tem absorção irregular, com aumento do tempo de ação com o uso de doses mais elevadas.[12] Seu perfil de ação permite a administração duas vezes ao dia,[1] mas controle glicêmico melhor tem sido obtido com aplicação 3 a 4 vezes ao dia.[2] É a forma de insulina basal mais utilizada, por ser disponível no SUS.

Análogos da insulina com ação intermediária ou prolongada

A insulina glargina é administrada por via subcutânea, uma vez ao dia, e tem ação por 24 horas, sem pico de ação.[1] Tem efeito semelhante à insulina NPH, com perfil farmacocinético mais previsível.[20]

A glargina U300 é a insulina glargina mais concentrada, com 300 UI por mL. Em relação à insulina glargina 100 UI/mL, tem uma meia-vida mais prolongada (19 horas contra 13,5 horas) e uma duração de ação de 32 horas.[20]

- Insulina Detemir – é administrada por via subcutânea, uma a duas vezes ao dia.[2] Tem duração de ação de até 23 horas.[1]
- Insulina Degludeca – é administrada por via subcutânea, uma vez ao dia. Tem meia-vida de 25,4 horas e duração de ação por até 42 horas.[20]

As insulinas pré-mistura ou insulinas bifásicas contêm uma insulina ou análogo de ação basal e uma insulina ou análogo de ação curta em uma composição fixa.[2] Essa associação dificulta o ajuste da dose de cada tipo de insulina,[1] mas é vantajosa para pacientes que tenham dificuldade para realizar a mistura de dois tipos de insulina, para os que não aceitam realizar a insulinização mais intensiva e para certos diabéticos tipo 2.[2]

Os efeitos colaterais da insulina são hipoglicemia, alergia à insulina, resistência imune à insulina e a lipo-hipertrofia do tecido subcutâneo se a insulina for aplicada repetidamente no mesmo local.[1,12]

Combinações de análogos da insulina de ação intermediária ou prolongada e agonistas da GLP-1 estão disponíveis para utilização no *diabetes mellitus* tipo 2 com o objetivo de intensificação do controle da doença ou no início da utilização da insulina.[2] Com o uso dessa associação há menor ganho de peso, menor risco de hipoglicemia e melhor controle da glicemia pós prandial.[1] No Brasil estão disponíveis as associações lixisenatida e insulina glargina; e liraglutida e insulina degludeca[1,2] (Figura 1).

▸ DROGAS USADAS NO TRATAMENTO DA OBESIDADE

Orlistate

O orlistate é um inibidor reversível da lipase gastrointestinal e pancreática, inibindo a hidrólise de triglicérides e reduzindo a absorção de ácidos graxos em cerca de 30%.[21-23]

O peso começa a se reduzir após duas semanas de uso, havendo perda significativa após dois meses.[24] Recomenda-se a dose de 120 mg por via oral, durante as principais refeições.[21]

Benefícios cardiometabólicos foram relatados com o uso de orlistate, como redução da resistência à insulina, redução da glicemia, redução de LDL-colesterol e da pressão sistólica e diastólica.[22]

Entre os efeitos colaterais estão os gastrointestinais como esteatorreia, flatulência com descarga de gordura e urgência fecal.[21] Atenção deve ser dada à monitorização dos níveis de vitaminas lipossolúveis (A, D, E, K), que podem ter a sua absorção diminuída.[1,22] Pode ocorrer a diminuição da absorção das drogas antiepiléticas, da varfarina, da ciclosporina e da levotiroxina.[1] O orlistate é con-

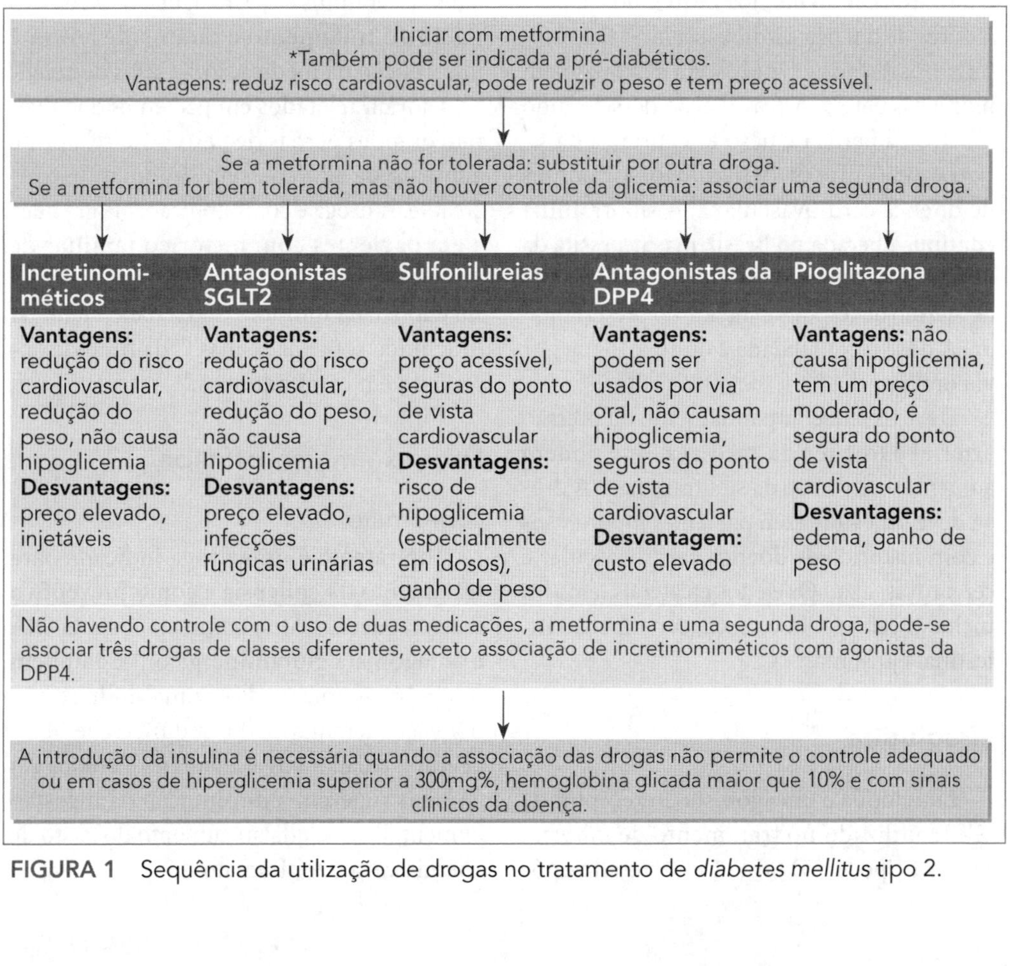

FIGURA 1 Sequência da utilização de drogas no tratamento de *diabetes mellitus* tipo 2.

traindicado na gravidez e na amamentação e nos pacientes com síndrome de má-absorção.[1]

Sibutramina

A sibutramina inibe a recaptura da serotonina e da noradrenalina, reduzindo a ingesta alimentar.[25] Diferentemente das catecolaminas muito utilizadas no passado, a sibutramina parece se relacionar muito mais com o aumento da sensação de saciedade do que com um efeito da redução da fome.[1]

Em estudo clínico controlado, o tratamento com sibutramina reduziu o peso em 43% contra 16% no grupo placebo em dois anos de estudo.[26] No estudo de longo prazo para avaliar os desfechos cardiovasculares, a droga causou aumento dos eventos cardíacos não fatais, especialmente nos indivíduos já portadores de doença cardiovascular.[27] Foi proibida nos Estados Unidos, na Europa e em inúmeros países. A reavaliação desse estudo mostrou a perda de peso e segurança da sibutramina entre diabéticos não portadores de doença cardiovascular.[27] A sibutramina continua liberada no Brasil, mas necessita da notificação B2 para prescrição, acompanhada do "termo de responsabilidade do prescritor".[21]

A dose recomendada é de 10 a 15 mg por via oral por dia.[21]

Deve haver acompanhamento da pressão arterial e frequência cardíaca, que podem aumentar com o uso da sibutramina.[21] A droga deve ser evitada em pacientes hipertensos e com histórico de doença cardiovascular e cerebrovascular.[1] Os efeitos colaterais também incluem cefaleia, boca seca, constipação intestinal e insônia.[1]

Liraglutida

Liraglutida é um agonista do receptor de GLP1 utilizado no tratamento de *diabetes mellitus* tipo 2.[28] O GLP-1 é secretado após as refeições do íleo distal, cólon proximal e o núcleo vagal do trato solitário, e tem múltiplos efeitos como hormônio incretina.[23]

O principal efeito antidiabético da liraglutida é regular a glicose no sangue, inibindo a secreção de glucagon e aumentando a secreção de insulina de maneira dependente da glicose.[23] A liraglutida também retarda o esvaziamento gástrico, induz saciedade e plenitude pós-prandial, reduzindo o apetite e o consumo alimentar atuando no hipotálamo, no sistema de recompensa/límbico e no córtex.[29]

A liraglutida é administrada por via subcutânea em doses crescentes para evitar efeitos colaterais digestórios, iniciando-se com 0,6 mg/dia e aumentando em 0,6 mg semanalmente até chegar a 3 mg/dia.[30]

Os efeitos colaterais mais frequentes são náuseas, vômitos e diarreia, que ocorrem no início do tratamento e raramente levam à interrupção da medicação.[31] Casos de colelitíase foram relatados em pacientes que tiveram grandes perdas de peso.[29] Há relatos de aumento da amilase, sem sintomas de pancreatite. A droga é contraindicada na gravidez e em pacientes com histórico familiar de carcinoma medular da tireoide ou de neoplasia endócrina múltipla tipo 2, pelo efeito da liraglutida sobre as células C da tireoide observado em camundongos.[32]

Drogas em uso *off label*

Topiramato

Topiramato é uma droga indicada para tratamento da epilepsia e como preventivo da enxaqueca.[21] Atua como agonista GABA e antagonista glutaminérgico.[33] É também um inibidor potente da enzima anidrase carbônica.[34] Acredita-se que reduza o apetite ao alterar o paladar aos alimentos.[35] Estudos em animais sugerem a diminuição da ingestão alimentar associada ao aumento do gasto de energia com o topiramato.[34]

Nos Estados Unidos o topiramato é associado à fentermina, droga não disponível no Brasil. A dose de topiramato varia de 50 a 400 mg por via oral por dia.[21]

Os efeitos colaterais mais frequentes são: parestesias, sonolência, dificuldades de memória, dificuldade de concentração e atenção e alterações do humor.[33] A droga é teratogênica e apresenta potencial de interferência com a farmacocinética de contraceptivos orais (devendo sempre ser usada com métodos anticoncepcionais de barreira seguros, preferencialmente duplos).[23] Devido à inibição da anidrase carbônica, pode causar acidose metabólica e litíase renal por elevação leve do pH urinário.[29]

Fluoxetina

Fluoxetina é um inibidor da recaptura da serotonina, utilizado para tratamento da depressão.[21] Em uma revisão sistemática de 19 estudos clínicos controlados, foi observada uma fraca evidência clínica de redução de peso em relação ao placebo.[35]

A fluoxetina tem sido utilizada em doses de 20 a 60 mg por via oral por dia.[1] Entre os efeitos colaterais estão as náuseas, insônia ou sonolência, fadiga e tonturas.[35]

Naltrexona associada à bupropiona

A naltrexona é uma antagonista opioide com alta afinidade pelo receptor m, indicado para tratamento da dependência ao álcool e opiáceos.[23] A bupropiona é um inibidor da recaptura da norepinefrina e da dopamina usado no tratamento da depressão e para abandono do tabagismo.[32]

A bupropiona ativa a pró-opiomelanocortina (POMC), um neuropeptídeo que diminui o apetite.[22] A POMC libera opioides endógenos que fazem um *feedback* negativo, podendo reduzir os efeitos supressores do apetite da bupropiona.[36] A naltrexona, bloqueando os efeitos dos opioides endógenos, pode manter a ativação da POMC, tendo um efeito sinérgico na supressão do apetite.[36]

Com utilização aprovada nos Estados Unidos da América e na Europa em comprimidos com dose fixa de 8 mg de naltrexona e 90 mg de bupropiona, começa-se com um comprimido, podendo chegar até 3 ao dia.[28]

Os efeitos colaterais mais frequentes são: náuseas, vômitos, constipação, tontura, boca seca e cefaleia.[32] Essa associação está contraindicada na gravidez, na hipertensão arterial, na epilepsia, no glaucoma e no uso de inibidores da MAO.[32] Pacientes precisam ser acompanhados para sintomas de depressão ou ideias suicidas.[23]

Lisdexanfetamina

O dimesilato de lisdexanfetamina é um pró-fármaco da dextroanfetamina, que inibe a recaptação de dopamina e norepinefrina e promove liberação de neurotransmissores de monoaminas, aprovada para tratamento de transtorno de déficit de atenção e hiperatividade (TDAH) em crianças a partir de 6 anos, adolescentes e adultos.[37] Não foi liberado para tratamento de obesidade, mas nos Estados Unidos tem aprovação para tratamento do transtorno de compulsão alimentar periódica na dose de 50 a 70 mg/dia.[21,37] Efeito colaterais mais frequentes são boca seca, insônia e taquicardia.[37]

Drogas em estudo clínico

Semaglutida

Semaglutida é um análogo do GLP1 com ação prolongada, que pode ser administrado uma vez por semana, enquanto a liraglutida precisa de administração diária.[23] Indicada para o tratamento do diabetes, encontra-se em estudos fase 3 para uso em obesidade. Em publicação recente, o tratamento de 48 semanas causou uma perda significativa de peso em relação ao placebo, tendo como efeitos colaterais os gastrointestinais.[38] Está autorizada a comercialização no país para diabetes apenas. Uma formulação oral que dispensa injeções já existe no exterior, aguardando-se possível licenciamento em nosso meio.

REFERÊNCIAS

1. Vilar L. Endocrinologia clínica. 7. ed. Rio de Janeiro: GEN; 2020.
2. Sociedade Brasileira de Diabetes. Diretrizes da SBD 2019-2020. Disponível em: www.diabetes.org.br/profissionais/images/DIRETRIZES-COMPLETA-2019-2020.pdf.
3. Davies MJ, D'Alessio DA, Fradkin J, Kernan WN, Mathieu C, Mingrone G, et al. Management of hyperglycemia in type 2 diabetes, 2018. A consensus report by the American Diabetes Association (ADA) and the European Association for the Study of Diabetes (EASD). Diabetes Care. 2018;41(12):2669-701.
4. Nathan DM, Buse JB, Davidson MB, Ferrannini E, Holman RR, Sherwin R, et al.; American Diabetes Association; European Association for Study of Diabetes. Medical management of hyperglycemia in type 2 diabetes: a consensus algorithm for the initiation and adjustment of therapy: a consensus statement of the American Diabetes Association and the European Association for the Study of Diabetes. Diabetes Care. 2009;32(1):193-203.
5. Scarpello JH, Howlett HC. Metformin therapy and clinical uses. Diab Vasc Dis Res. 2008;5(3):157-67.
6. Jung J, Cho YY, Jung JH, Kim KY, Kim HS, Baek JH, et al. Are patients with mild to moderate renal impairment on metformin or other oral anti-hyperglycaemic agents at increased risk of contrast-induced nephropathy and metabolic acidosis after radiocontrast exposure? Clin Radiol. 2019;74(8):651.e1-651.e6.
7. Eggleton JS, Jialal I. Thiazolidinediones. 2020 Nov 9. In: StatPearls [Internet]. Treasure Island (FL): StatPearls Publishing; 2021 Jan.
8. Nissen SE, Wolski K. Effect of rosiglitazone on the risk of myocardial infarction and death from cardiovascular causes. N Engl J Med. 2007;356(24):2457-71.
9. Mehtälä J, Khanfir H, Bennett D, Ye Y, Korhonen P, Hoti F. Pioglitazone use and risk of bladder cancer: a systematic literature review and meta-analysis of observational studies. Diabetol Int. 2018;10(1):24-36.
10. Al-Saleh Y, Sabico S, Al-Furqani A, Jayyousi A, Alromaihi D, Ba-Essa E, et al. Sulfonylureas in the current practice of type 2 diabetes management: are they all the same? Consensus from the Gulf Cooperation Council (GCC) Countries Advisory Board on Sulfonylureas. Diabetes Ther. 2021 May 13. Disponível em: https://doi.org/10.1007/s13300-021-01059-1.
11. Manolis AA, Manolis TA, Manolis AS. Cardiovascular safety of antihyperglycemic agents: "do good or do no harm". Drugs. 2018;78(15):1567-92.
12. Katsung B, Trevor AJ. Farmacologia básica e clínica. 13. ed. Porto Alegre: AMGH; 2017.
13. Bethel MA, Patel RA, Merrill P, Lokhnygina Y, Buse JB, Mentz RJ, et al.; EXSCEL Study Group. Cardiovascular outcomes with glucagon-like peptide-1 receptor agonists in patients with type 2 diabetes: a meta-analysis. Lancet Diabetes Endocrinol. 2018;6(2):105-13.
14. Buse JB, Wexler DJ, Tsapas A, Rossing P, Mingrone G, Mathieu C, et al. 2019 update to: management of hyperglycemia in type 2 diabetes, 2018. A consensus report by the American Diabetes Association (ADA) and the European Association for the Study of Diabetes (EASD). Diabetes Care. 2020 Feb;43(2):487-93. Erratum in: Diabetes Care. 2020;43(7):1670.
15. Upadhyay J, Polyzos SA, Perakakis N, Thakkar B, Paschou SA, Katsiki N, et al. Pharmacotherapy of type 2 diabetes: An update. Metabolism. 2018;78:13-42.
16. Ribola FA, Cançado FB, Schoueri JH, De Toni VF, Medeiros VH, Feder D. Effects of SGLT2 inhibitors on weight loss in patients with type 2 diabetes mellitus. Eur Rev Med Pharmacol Sci. 2017;21(1):199-211.
17. Buse JB, Wexler DJ, Tsapas A, Rossing P, Mingrone G, Mathieu C, et al. 2019 update to: management of hyperglycemia in type 2 diabetes, 2018. A consensus report by the American Diabetes Association (ADA) and the European Association for the Study of Diabetes (EASD). Diabetes Care. 2020 Feb;43(2):487-93. Erratum in: Diabetes Care. 2020;43(7):1670.
18. Hedrington MS, Davis SN. Considerations when using alpha-glucosidase inhibitors in the treatment of type 2 diabetes. Expert Opin Pharmacother. 2019;20(18):2229-35.
19. Holman RR, Coleman RL, Chan JCN, Chiasson JL, Feng H, Ge J, et al.; ACE Study Group. Effects of acarbose on cardiovascular and diabetes outcomes in patients with coronary heart disease and impaired glucose tolerance (ACE): a randomised, double-blind, placebo-controlled trial. Lancet Diabetes Endocrinol. 2017 Nov;5(11):877-86. Erratum in: Lancet Diabetes Endocrinol. 2017;5(11):e7. Erratum in: Lancet Diabetes Endocrinol. 2019 May;7(5):e5.
20. Mathieu C, Gillard P, Benhalima K. Insulin analogues in type 1 diabetes mellitus: getting better all the time. Nat Rev Endocrinol. 2017;13(7):385-99.
21. ABESO – Associação Brasileira para o Estudo da Obesidade e da Síndrome Metabólica. Diretrizes brasileiras de obesidade: 2016. São Paulo; 2016. Disponível em: https://bit.ly/2T5FIbn. Acesso em: 4/06/2021.
22. Son JW, Kim S. Comprehensive review of current and upcoming anti-obesity drugs. Diabetes Metab J. 2020;44(6):802-18.
23. Tak YJ, Lee SY. Long-term efficacy and safety of anti-obesity treatment: where do we stand? Curr Obes Rep. 2021;10(1):14-30.
24. Bansal AB, Al Khalili Y. Orlistat. 2020 Nov 22. In: StatPearls [Internet]. Treasure Island (FL): StatPearls Publishing; 2021 Jan.
25. Bersoux S, Byun TH, Chaliki SS, Poole KG. Pharmacotherapy for obesity: What you need to know. Cleve Clin J Med. 2017;84(12):951-8.

26. James WP, Astrup A, Finer N, Hilsted J, Kopelman P, Rössner S, et al. Effect of sibutramine on weight maintenance after weight loss: a randomised trial. STORM Study Group. Sibutramine Trial of Obesity Reduction and Maintenance. Lancet. 2000;356(9248):2119-25.
27. James WP, Caterson ID, Coutinho W, Finer N, Van Gaal LF, Maggioni AP, et al.; SCOUT Investigators. Effect of sibutramine on cardiovascular outcomes in overweight and obese subjects. N Engl J Med. 2010;363(10):905-17.
28. Cignarella A, Busetto L, Vettor R. Pharmacotherapy of obesity: An update. Pharmacol Res. 2021;169:105649.
29. Pilitsi E, Farr OM, Polyzos SA, Perakakis N, Nolen-Doerr E, Papathanasiou AE, et al. Pharmacotherapy of obesity: Available medications and drugs under investigation. Metabolism. 2019;92:170-92.
30. Velazquez A, Apovian CM. Updates on obesity pharmacotherapy. Ann N Y Acad Sci. 2018;1411(1):106-19.
31. Lean ME, Carraro R, Finer N, Hartvig H, Lindegaard ML, Rössner S, et al.; NN8022-1807 Investigators. Tolerability of nausea and vomiting and associations with weight loss in a randomized trial of liraglutide in obese, non-diabetic adults. Int J Obes (Lond). 2014;38(5):689-97.
32. Saunders KH, Umashanker D, Igel LI, Kumar RB, Aronne LJ. Obesity pharmacotherapy. Med Clin North Am. 2018 Jan;102(1):135-48.
33. Ioannides-Demos LL, Proietto J, McNeil JJ. Pharmacotherapy for obesity. Drugs. 2005;65(10):1391-418.
34. Singh J, Kumar R. Phentermine-topiramate: First combination drug for obesity. Int J Appl Basic Med Res. 2015;5(2):157-8.
35. Serralde-Zúñiga AE, Gonzalez Garay AG, Rodríguez-Carmona Y, Melendez G. Fluoxetine for adults who are overweight or obese. Cochrane Database Syst Rev. 2019;10(10):CD011688.
36. Greig SL, Keating GM. Naltrexone ER/Bupropion ER: A review in obesity management. Drugs. 2015;75(11):1269-80.
37. McElroy SL, Hudson JI, Mitchell JE, Wilfley D, Ferreira-Cornwell MC, Gao J, et al. Efficacy and safety of lisdexamfetamine for treatment of adults with moderate to severe binge-eating disorder: a randomized clinical trial. JAMA Psychiatry. 2015;72(3):235-46.
38. Rubino D, Abrahamsson N, Davies M, Hesse D, Greenway FL, Jensen C, et al.; STEP 4 Investigators. Effect of continued weekly subcutaneous semaglutide vs placebo on weight loss maintenance in adults with overweight or obesity: The STEP 4 Randomized Clinical Trial. JAMA. 2021;325(14):1414-25.

40 Suplementos dietéticos para síndrome metabólica e doença gordurosa do fígado

Priscila Silva Figueiredo
Lidiani Figueiredo Santana
Vinícius Soares de Oliveira
Rita de Cássia Avellaneda Guimarães
Priscila Aiko Hiane

RESUMO

A obesidade e outras comorbidades metabólicas constituem o quadro de síndrome metabólica e comumente se associam à esteatose hepática, na qual se admite processo inflamatório de baixo grau. A suplementação de compostos antioxidantes, como vitaminas C, E, bem como fibras e ômega-3, possui estudos randomizados e controlados, com resultados promissores no controle inflamatório e na perda de peso. Porém, independentemente da suplementação, a mudança do estilo de vida se reveste de papel primordial no sucesso do tratamento, sendo a suplementação um coadjuvante que pode ser usado por tempo determinado.

▶ ASSOCIAÇÕES ENTRE SÍNDROME METABÓLICA E DOENÇA GORDUROSA DO FÍGADO

A combinação de algumas comorbidades metabólicas, como a obesidade central, hipertensão arterial sistêmica, índice de massa corpórea (IMC) aumentado e a fração de colesterol HDL menor que 40 mg/dL para homens e 50 mg/dL para mulheres, faz parte dos critérios diagnósticos para síndrome metabólica (SM) utilizados pela Federação Internacional de Diabetes (IDF) e pelo Painel de Tratamento Adulto III do Programa Nacional de Educação sobre Colesterol dos Estados Unidos (ATP III NCEP).[1,2] Triglicerídeos aumentados, presença de *diabetes mellitus* e/ou glicemia aumentada também são distúrbios comumente encontrados durante o diagnóstico da síndrome metabólica.[2]

Na SM, o perfil lipídico sofre alterações conforme a obesidade central se acentua, sendo que quanto maior a obesidade central, mais elevados serão os triglicerídeos, com índices menores de colesterol HDL e colesterol LDL podendo estar elevado ou limítrofe. Já a resistência à insulina costuma estar associada à presença de hipertensão arterial sistêmica, dislipidemias, hiperglicemia e instalação do *diabetes mellitus* do tipo 2. A associação entre a SM e o *diabetes mellitus* se torna um forte fator predisponente de doença arterial coronariana.[3]

Por sua vez, a doença arterial coronariana torna-se fator predisponente para a instalação de outros distúrbios vasculares, como infarto agudo do miocárdio, acidente vascular cerebral, fenômenos tromboembólicos, nefropatia, neuropatia e retinopatia.[4] Além do risco cardiovascular, quanto maior o índice de obesidade central, maior será a deposição de gordura no fígado, aumentando a produção de proteína C-reativa (PCR) e a sua circulação basal,[5] o que pode acentuar os problemas hepáticos, como a doença gordurosa do fígado.

▶ SUPLEMENTOS DIETÉTICOS

Ácidos graxos monoinsaturados (MUFAs) e poli-insaturados (PUFAs)

A suplementação de MUFAs diminui leve ou moderadamente o LDL oxidado, o LDL-colesterol total, níveis globais de colesterol, triglicérides, glicose, pressão arterial e VLDL-colesterol, aumentando o HDL-colesterol em indivíduos diabéticos.[6] Os ácidos graxos ômega-3 (ω-3) deslocam os ácidos graxos ômega-6 (ω-6) das membranas celulares no sistema imunológico, podendo reduzir a inflamação sistêmica por meio da produção de prostaglandinas e leucotrienos biologicamente menos ativos, desta forma modulando a inflamação sistêmica e local.[7]

A suplementação de ácidos graxos ômega-3 superior a 1 g/dia poderá regular a expressão gênica envolvida no metabolismo lipídico hepático, a oxidação de ácidos graxos e redução da expressão genética pró-inflamatória, além de melhorar a sensibilidade à insulina e cardiovascular na SM, orientando-se seguir a proporção de 1:1 a 1:4 para ω-3 e ω-6, respectivamente, na prescrição da suplementação.[8]

A suplementação de ômega-3 com proporções maiores de ácido docosahenoico (DHA) em seres humanos reduziu marcadores de fibrose e níveis séricos de fosfase alcalina após 6 meses de intervenção. O estudo em questão foi realizado com brasileiros acima de 19 anos, diagnosticados com algum grau de doença gordurosa do fígado não alcoólica, com doses diárias de 1,5 g de DHA e 0,3 g de ácido eicosapentaenoico (EPA), comparadas ao grupo placebo que recebeu ácido oleico (750 mg) durante seis meses.[9] Já outros marcadores hepáticos, como aspartato aminotransferase (AST), alanina aminostransferase (ALT), colesterol total e LDL-colesterol séricos, marcadores de resistência à insulina e quantidade de gordura hepática, apresentaram bons resultados com doses de ômega-3 superiores a 3 g por seis meses.[10]

EPA e DHA servem de substrato para formação de mediadores lipídicos pró-resolução inflamatória especializados (SPMs), como, por exemplo, resolvinas da série E derivadas de EPA (RvE-1), resolvinas da série D derivadas de DHA (RvD1-6), protectinas (NPD1, PDX) e maresina (MaR1-2), as quais atuam regenerando o tecido hepático por pausarem os sinais pró-inflamatórios.[11] Além disso, a suplementação dos PUFAs melhoraria a fluidez da membrana plasmática e reduziria a produção de ácidos graxos livres circulantes, que estão associados ao prejuízo da função hepática devido à lipotoxicidade induzida.[12]

Para os estágios iniciais da doença, a suplementação de ômega-3 parece segura mesmo em crianças. Já quando se consideram condições mais severas da doença, ainda existem poucas evidências de doses e tempo de uso.[13] Vale apontar que em uma metanálise voltada para enfermidades cardiovasculares, os suplementos de ácidos graxos ômega-3 estiveram associados com menos eventos clínicos. Entretanto, o risco de sangramentos e de fibrilação atrial elevou-se nessa população.[14]

Fibras

O consumo de fibra alimentar é benéfico para o tratamento da síndrome metabólica quando há ingestão de 25 g ao dia, o que favorece a redução do peso corporal, IMC e circunferência da cintura. Tais resultados estão relacionados com a redução na taxa de absorção de nutrientes,[9] supressão do apetite,[10] regulação de homeostase de energia[11] e melhora do perfil do microbioma intestinal.[12] Tende a melhorar a resistência à insulina e tolerância à glicose, devido ao índice glicêmico alimentar inferior (GI),[13] modulando citocinas inflamatórias.[14]

Prebióticos e probióticos

Cada vez mais evidências demonstram a interação da microbiota intestinal com vários componentes da síndrome metabólica tanto em animais como em seres humanos.[18]

Até o momento, existem várias suposições sobre o mecanismo de ações dos probióticos e prebióticos na melhora da SM, incluindo modificações da composição microbiana intestinal, envolvimento com homeostase energética, estimulação da sinalização da insulina, modulações de vias de sinalização inflamatórias, interferência com o sistema imunológico e regulação dos níveis de colesterol.[21]

Entre os mecanismos moleculares relacionados à normalização da microbiota, estão o estímulo à maior formação de ácidos graxos de cadeia curta (AGCCs), prevenção da endotoxemia metabólica, modulação da hidrolase de sais biliares (BSH) e do sistema endocanabinoide (eCB), que estão associados à adipogênese e à regulação da secreção de insulina, acúmulo de gordura, homeostase de energia e níveis de colesterol no plasma.[22] Pelo menos em modelos experimentais e em limitados estudos clínicos, isso resultaria em efeitos antiobesidade e anti-inflamatórios, melhorando o controle glicêmico e modulando os lipídios séricos.[23]

Vitamina C

A suplementação de vitamina C promove menor formação de radicais peroxil; além de bloquear a peroxidação lipídica pela captura de radicais peroxil na fase aquosa. Auxilia também na regeneração de outros antioxidantes, como α-tocoferol em membranas e lipoproteínas, e aumenta os níveis de glutationa intracelular (principal antioxidante responsável pela inibição da peroxidação lipídica), desempenhando assim um papel importante na função vasodilatadora endotelial em pacientes com insuficiência cardíaca.[24]

Os pesquisadores defendem muito mais fortemente o consumo de frutas e vegetais que a suplementação de vitamina C, pois reduz o risco de morte em 20% para esse público cardiopata.[25] Doses diárias de 500 mg de vitamina C elevaram os níveis de glutationa dos glóbulos vermelhos em 50%, a qual não é apenas o principal antioxidante responsável pela inibição da peroxidação lipídica, mas também um agente chave responsável pela estabilização da função imunológica.[26]

Atente-se para o fato de que a vitamina C dietética não é associada a cálculos renais, mesmo em doses elevadas. Não obstante, análises de longo prazo apontam tal perigo quando doses exógenas iguais ou superiores a 500 mg são consumidas, principalmente no sexo masculino.

Vitamina D

A suplementação de 25-hidroxivitamina D promove melhorias na resistência à insulina, pois parece atuar inibindo o processo de adipogênese e também a produção de citocinas pró-inflamatórias no tecido adiposo.[27] Considerando que a resistência à insulina está associada ao processo de doença gordurosa no fígado, estudos *in vivo* e *in vitro* mantiveram bons resultados quanto à inflamação e fibrose hepática.[28,29]

No entanto, em seres humanos, se observou até o momento uma possível associação da suplementação de vitamina D com melhorias à doença hepática gordurosa somente quando os indivíduos também eram diagnosticados com *diabetes mellitus* tipo 2 (DM 2),[27] ou seja, parece não haver benefícios em sua suplementação para portadores de DHGNA sem DM 2.

Vitamina E

Há quem advogue amplamente a suplementação de alfatocoferol para adultos não diabéticos e/ou com doença gordurosa do fígado confirmada histologicamente, visando melhorias das enzimas hepáticas e redução do estresse oxidativo causado pela inflamação.[8]

A vitamina E é capaz de agir solubilizando a gorduras e reduzindo o estresse oxidativo, o que poderia justificar seus efeitos benéficos quando suplementada em pacientes com doença gordurosa do fígado, como redução da esteatose hepática, inflamação, balonamento de hepatócitos e níveis de aminotransferases.

Suas evidências em parâmetros hepáticos coincidem com prescrição superior a 100 UI/dia,[30] sendo que doses muito elevadas merecem cautela no sexo masculino por estarem associadas a maior risco de câncer de próstata. Os critérios de exclusão abrangeriam pacientes com esteatose hepática alcoólica diabéticos, esteatose hepática não alcoólica sem biópsia e/ou associada à cirrose e presença de cirrose criptogênica.[31]

Polifenóis

A suplementação de antioxidantes (não apenas vitaminas E e C, mas também polifenóis) seria indicada em todas as patologias relacionadas à síndrome metabólica, precipuamente quando biomarcadores específicos apontarem quebra da homeostase no sistema de óxido-redução (elevação do estresse oxidativo).[6,15,25] Note-se que doses de resveratrol próximas a 500 mg/dia poderiam contribuir para o controle de peso corporal, no entanto, não se demonstram superiores à mudança isolada de estilo de vida, a qual usualmente já acarreta perda de peso superior a 5%.

Em que pesem tais observações, mesmo com doses elevadas próximas a 3.000 mg/dia, não houve benefícios em parâmetros hepáticos e cardiovasculares como resistência à insulina, esteatose, distribuição de gordura abdominal e lipídios plasmáticos ou atividade antioxidante, além de se ter refletido em maiores níveis de ALT e AST.[5] Existem vários outros membros da família dos polifenóis que apresentam efeitos análogos e poderiam ser cogitados na suplementação, como curcumina,[32-33] quercetina,[32,33] antocianinas[32,33] e chá verde.[34]

Curcumina

Metanálise é compatível com redução significante na concentração dos níveis de ALT e AST em portadores de DHGNA, quando suplementados com curcumina por 8 semanas.[35] As doses utilizadas em ensaios clínicos variavam entre 500 a 1.000 mg ao dia, em indivíduos adultos com ou sem associação à piperina, a qual estaria associada à maior biodisponibilidade dos curcuminoides.[36-38]

Além da redução das enzimas hepáticas, a suplementação de curcumina associada a mudanças no estilo de vida reduziu também o nível de fibrose hepática e níveis de fator nuclear de kappa-b.[39] No entanto, a suplementação com curcumina não foi superior ao grupo que fez apenas dieta balanceada com a prática regular de exercícios físicos.

Silimarina

Este extrato é obtido da planta medicinal cardo-mariano, reconhecida por seu alto poder antioxidante devido à presença de mais de 50% de silibina e outros flavonoides em sua composição.[41]

As melhorias no controle hepático pela silimarina se devem à maior sensibilização da insulina. O constituinte silibina parece ser capaz de reduzir a via de várias serinas/treonina quinases, como isoformas de proteína quinase C (PKCs), fator nuclear κB quinase β (IKKβ), c-Jun N-terminal quinase (JNK) e p38 MAP quinase, associadas à resistência à insulina oriunda do aumento de ácidos graxos livres circulantes, característico da DHGNA. Tais processos permitem maior ativação das vias IRS-PI3K-Akt, que estimulam maior captação de glicose devido à maior translocação de transportadores de glicose do tipo 4 (GLUT-4).[41,42]

Embora não pareça promissora para os níveis de lipídios séricos, a silimarina reduziu os valores de colesterol total e triglicerídeos para portadores de formas leves de DHGNA, excluindo-se esteato-hepatite não alcoólica, além de ter aumentado os níveis de HDL-colesterol, em uma pequena observação de subgrupos de metanálise.[42] Ainda assim, outra metanálise específica descartou qualquer benefício para peso corporal ou biópsia hepática, ressalvando-se apenas a diminuição das transaminases.[43]

▶ CRITÉRIOS DIAGNÓSTICOS DA DOENÇA GORDUROSA HEPÁTICA

A doença gordurosa do fígado (DGF) tem se tornado cada vez mais comum, e considerada mesmo um problema de saúde pública. O achado mais comum é a doença hepática gordurosa não alcoólica (DHGNA), que se distingue da clássica esteatose do alcoólatra, todavia possui complicações análogas como a cirrose hepática e carcinoma hepatocelular.[44] A prevalência da DGF em diferentes grupos étnicos ainda não está muito bem explicada, enquanto que alguns autores sugerem maior predisposição para esta comorbidade por algumas características genéticas.[45]

Grande parte dos pacientes portadores de DGF apresentam hepatomegalia e alterações discretas nas transaminases, aspartato aminotransferase (AST) e alanina aminotransferase (ALT). A biopsia hepática é padrão-ouro para o diagnóstico, antecedida de exames de imagem como ultrassonografia e tomografia computadorizada para revelar o acúmulo de gordura no fígado. Ao realizar a triagem para o diagnóstico é imprescindível que o profissional exclua outras doenças como hepatite viral, autoimune ou ainda a esteatose por consumo excessivo de álcool.[44]

Pacientes acometidos de doenças metabólicas, principalmente a síndrome metabólica, são mais propensos à DHGNA, tendo em vista que os achados clínicos para faixa etária, alimentação densamente calórica, sedentarismo, perfil lipídico e hormonal são similares àqueles encontrados na síndrome metabólica.[2,45]

Principais critérios

1. Resultados negativos para hepatite viral e autoimune.
2. Não etilista.
3. Síndrome metabólica, sobrepeso, obesidade central, diabetes tipo 2, tolerância à glicose diminuída, alteração da glicemia em jejum, resistência à insulina, hipertensão arterial sistêmica ou dislipidemia.
4. Enzimas AST e ALT aumentadas.
5. Outros achados são hepatomegalia, em situações avançadas gerando desconforto abdominal do lado direito, fadiga. A hipótese se consolida pelo acúmulo de

gordura no fígado observado em exame de imagem e confirmação com a biópsia hepática positiva.[2,31,44]

▶ ROTINA DIÁRIA

Note-se que a despeito das evidências aqui trazidas, as sociedades científicas somente sancionam com cautela e de forma limitada os produtos a que se alude no presente capítulo, para tratamento ou prevenção da esteatose hepática. Os consensos internacionais mais robustos restringem-se à perda de peso sempre que cabível, ajustes no balanceamento dietético, exercícios físicos e compensação ou combate das comorbidades, estilos de vida e hábitos que porventura agravem tal condição. Sabe-se que uma subtração de 7% do peso corporal total já promoveria melhorias no quadro inflamatório hepático e de resistência à insulina.[24] A meticulosa compensação de diabetes tipo 2 e dislipidemia, quando presentes, também é amplamente endossada.[31]

Além da reversão da obesidade e do sedentarismo e da atenção ao diabetes, dislipidemia e demais comorbidades, outras propostas trazidas podem ser embutidas em um programa dietético completo e equilibrado, configurando-se vantajosas sobretudo para os transtornos cardiometabólicos frequentes nesta população. É o caso, por exemplo, de manutenção de substancial teor de fibras na alimentação, redução de alimentos de elevado índice glicêmico e densidade calórica e correção de transtornos vitamínico-minerais porventura detectados.

REFERÊNCIAS

1. James M, Varghese TP, Sharma R, Chand S. Association between metabolic syndrome and diabetes mellitus according to International Diabetic Federation and National Cholesterol Education Program Adult Treatment Panel III Criteria: a cross-sectional study. J Diabetes Metab Disord. 2020 Jun 1;19(1):437-43.
2. Zafar U, Khaliq S, Ahmad HU, Manzoor S, Lone KP. Metabolic syndrome: an update on diagnostic criteria, pathogenesis, and genetic links. Hormones. 2018 Sep 1;17(3):299-313.
3. Lee M-K, Han K, Kim MK, Koh ES, Kim ES, Nam GE, et al. Changes in metabolic syndrome and its components and the risk of type 2 diabetes: a nationwide cohort study. Sci Rep. 2020 Dec;10(1):2313.
4. Lin H-Y, Zhang X-J, Liu Y-M, Geng L-Y, Guan L-Y, Li X-H. Comparison of the triglyceride glucose index and blood leukocyte indices as predictors of metabolic syndrome in healthy Chinese population. Scientific Reports. 2021 May 11;11(1):10036.
5. Ren Z, Zhao A, Wang Y, Meng L, Szeto IM-Y, Li T, et al. Association between dietary inflammatory index, C-reactive protein and metabolic syndrome: a cross-sectional study. Nutrients. 2018 Jul;10(7):831.
6. Plauth M, Bernal W, Dasarathy S, Merli M, Plank LD, Schütz T, et al. ESPEN guideline on clinical nutrition in liver disease. Clinical Nutrition. 2019 Apr 1;38(2):485-521.
7. Robinson MK, Mogensen KM, Casey JD, McKane CK, Moromizato T, Rawn JD, et al. The relationship among obesity, nutritional status, and mortality in the critically ill. Crit Care Med. 2015 Jan;43(1):87-100.
8. McClave SA, Taylor BE, Martindale RG, Warren MM, Johnson DR, Braunschweig C, et al. Guidelines for the provision and assessment of nutrition support therapy in the adult critically ill patient: Society of Critical Care Medicine (SCCM) and American Society for Parenteral and Enteral Nutrition (A.S.P.E.N.). JPEN J Parenter Enteral Nutr. 2016 Feb;40(2):159-211.
9. Cansanção K, Citelli M, Carvalho Leite N, López de Las Hazas M-C, Dávalos A, Tavares do Carmo M das G, et al. Impact of long-term supplementation with fish oil in individuals with non-alcoholic fatty liver disease: a double blind randomized placebo controlled clinical trial. Nutrients. 2020 Nov 2;12(11).
10. He X-X, Wu X-L, Chen R-P, Chen C, Liu X-G, Wu B-J, et al. Effectiveness of omega-3 polyunsaturated fatty acids in non-alcoholic fatty liver disease: a meta-analysis of randomized controlled trials. PLoS One. 2016;11(10):e0162368.
11. Yang J, Fernández-Galilea M, Martínez-Fernández L, González-Muniesa P, Pérez-Chávez A, Martínez JA, et al. Oxidative stress and non-alcoholic fatty liver disease: effects of omega-3 fatty acid supplementation. Nutrients. 2019 Apr;11(4):872.
12. Guo X-F, Yang B, Tang J, Li D. Fatty acid and non-alcoholic fatty liver disease: Meta-analyses of case-control and randomized controlled trials. Clin Nutr. 2018 Feb;37(1):113-22.
13. Spooner MH, Jump DB. Omega-3 fatty acids and nonalcoholic fatty liver disease in adults and children: where do we stand? Curr Opin Clin Nutr Metab Care. 2019 Mar;22(2):103-10.
14. Lombardi M, Chiabrando JG, Vescovo GM, Bressi E, Del Buono MG, Carbone S, et al. Impact of different doses of omega-3 fatty acids on cardiovascular outcomes: a pair-

wise and network meta-analysis. Curr Atheroscler Rep. 2020;22(9):45.

15. Lee I, Shi L, Webb D-L, Hellström PM, Risérus U, Landberg R. Effects of whole-grain rye porridge with added inulin and wheat gluten on appetite, gut fermentation and postprandial glucose metabolism: a randomised, cross-over, breakfast study. Br J Nutr. 2016 Dec;116(12):2139-49.
16. Ye Z, Arumugam V, Haugabrooks E, Williamson P, Hendrich S. Soluble dietary fiber (Fibersol-2) decreased hunger and increased satiety hormones in humans when ingested with a meal. Nutr Res. 2015 May;35(5):393-400.
17. Byrne CS, Chambers ES, Morrison DJ, Frost G. The role of short chain fatty acids in appetite regulation and energy homeostasis. Int J Obes (Lond). 2015 Sep;39(9):1331-8.
18. He M, Shi B. Gut microbiota as a potential target of metabolic syndrome: the role of probiotics and prebiotics. Cell Biosci [Internet]. 2017 Oct 25.
19. McRorie JW, McKeown NM. Understanding the physics of functional fibers in the gastrointestinal tract: an evidence-based approach to resolving enduring misconceptions about insoluble and soluble fiber. J Acad Nutr Diet. 2017 Feb;117(2):251-64.
20. Chambers ES, Morrison DJ, Frost G. Control of appetite and energy intake by SCFA: what are the potential underlying mechanisms? Proc Nutr Soc. 2015 Aug;74(3):328-36.
21. Moorthy M, Chaiyakunapruk N, Jacob SA, Palanisamy UD. Prebiotic potential of polyphenols, its effect on gut microbiota and anthropometric/clinical markers: A systematic review of randomised controlled trials. Trends in Food Science & Technology. 2020 May 1;99:634-49.
22. Kobyliak N, Falalyeyeva T, Boyko N, Tsyryuk O, Beregova T, Ostapchenko L. Probiotics and nutraceuticals as a new frontier in obesity prevention and management. Diabetes Res Clin Pract. 2018 Jul;141:190-9.
23. Mazloom K, Siddiqi I, Covasa M. Probiotics: how effective are they in the fight against obesity? Nutrients [Internet]. 2019 Jan 24;11(2).
24. Patti AM, Al-Rasadi K, Giglio RV, Nikolic D, Mannina C, Castellino G, et al. Natural approaches in metabolic syndrome management. Arch Med Sci. 2018 Feb 28;14(2):422-41.
25. Ullah R, Rauf N, Nabi G, Ullah H, Shen Y, Zhou Y-D, et al. Role of nutrition in the pathogenesis and prevention of non-alcoholic fatty liver disease: recent updates. Int J Biol Sci. 2019;15(2):265-76.
26. Ipsen DH, Tveden-Nyborg P, Lykkesfeldt J. Does vitamin C deficiency promote fatty liver disease development? Nutrients. 2014 Dec 1;6(12):5473-99.
27. Wang S, Cai B, Han X, Gao Y, Zhang X, Wang R, et al. Vitamin D supplementation for nonalcoholic fatty liver disease in type 2 diabetes mellitus. Medicine (Baltimore) [Internet]. 2020 May 8;99(19).
28. Ning C, Liu L, Lv G, Yang Y, Zhang Y, Yu R, et al. Lipid metabolism and inflammation modulated by vitamin D in liver of diabetic rats. Lipids Health Dis [Internet]. 2015 Apr 18;14.
29. Duran A, Hernandez ED, Reina-Campos M, Castilla EA, Subramaniam S, Raghunandan S, et al. p62/SQSTM1 by binding to vitamin D receptor inhibits hepatic stellate cell activity, fibrosis, and liver cancer. Cancer Cell. 2016 Oct 10;30(4):595-609.
30. Sato K, Gosho M, Yamamoto T, Kobayashi Y, Ishii N, Ohashi T, et al. Vitamin E has a beneficial effect on nonalcoholic fatty liver disease: a meta-analysis of randomized controlled trials. Nutrition. 2015 Aug;31(7-8):923-30.
31. Chalasani N, Younossi Z, Lavine JE, Charlton M, Cusi K, Rinella M, et al. The diagnosis and management of nonalcoholic fatty liver disease: Practice guidance from the American Association for the Study of Liver Diseases. Hepatology. 2018;67(1):328-57.
32. Aguirre L, Portillo MP, Hijona E, Bujanda L. Effects of resveratrol and other polyphenols in hepatic steatosis. World Journal of Gastroenterology. 2014 Jun 21;20(23):7366-80.
33. Figueiredo P, Inada A, Fernandes M, Granja Arakaki D, Freitas K, Guimarães R, et al. An overview of novel dietary supplements and food ingredients in patients with metabolic syndrome and non-alcoholic fatty liver disease. Molecules. 2018 Apr 11;23:877.
34. Sakata R, Nakamura T, Torimura T, Ueno T, Sata M. Green tea with high-density catechins improves liver function and fat infiltration in non-alcoholic fatty liver disease (NAFLD) patients: a double-blind placebo-controlled study. Int J Mol Med. 2013 Nov;32(5):989-94.
35. Goodarzi R, Sabzian K, Shishehbor F, Mansoori A. Does turmeric/curcumin supplementation improve serum alanine aminotransferase and aspartate aminotransferase levels in patients with nonalcoholic fatty liver disease? A systematic review and meta-analysis of randomized controlled trials. Phytother Res. 2019 Mar;33(3):561-70.
36. Rahmani S, Asgary S, Askari G, Keshvari M, Hatamipour M, Feizi A, et al. Treatment of non-alcoholic fatty liver disease with curcumin: a randomized placebo-controlled trial. Phytother Res. 2016 Sep;30(9):1540-8.
37. Panahi Y, Kianpour P, Mohtashami R, Jafari R, Simental--Mendía LE, Sahebkar A. Efficacy and safety of phytosomal curcumin in non-alcoholic fatty liver disease: a randomized controlled trial. Drug Res (Stuttg). 2017 Apr;67(4):244-51.
38. Panahi Y, Valizadegan G, Ahamdi N, Ganjali S, Majeed M, Sahebkar A. Curcuminoids plus piperine improve nonalcoholic fatty liver disease: A clinical trial. J Cell Biochem. 2019 Sep;120(9):15989-96
39. Saadati S, Sadeghi A, Mansour A, Yari Z, Poustchi H, Hedayati M, et al. Curcumin and inflammation in non-alcoholic fatty liver disease: a randomized, placebo controlled clinical trial. BMC Gastroenterol. 2019 Jul 25;19(1):133.
40. Zhong S, Fan Y, Yan Q, Fan X, Wu B, Han Y, et al. The therapeutic effect of silymarin in the treatment of nonalcoholic fatty disease. Medicine (Baltimore) [Internet]. 2017 Dec 8;96(49).
41. Li HB, Yang YRY, Mo ZJ, Ding Y, Jiang WJ. Silibinin improves palmitate-induced insulin resistance in C2C12

myotubes by attenuating IRS-1/PI3K/Akt pathway inhibition. Braz J Med Biol Res. 2015 Mar 6;48(5):440.

42. Zhou J, Chen Y, Yu J, Li T, Lu Z, Chen Y, et al. The efficacy of novel metabolic targeted agents and natural plant drugs for nonalcoholic fatty liver disease treatment: A PRISMA-compliant network meta-analysis of randomized controlled trials. Medicine (Baltimore). 2021 Mar 26;100(12):e24884.
43. Kalopitas G, Antza C, Doundoulakis I, Siargkas A, Kouroumalis E, Germanidis G, et al. Impact of Silymarin in individuals with nonalcoholic fatty liver disease: A systematic review and meta-analysis. Nutrition. 2021;83:111092.
44. Lin S, Huang J, Wang M, Kumar R, Liu Y, Liu S, et al. Comparison of MAFLD and NAFLD diagnostic criteria in real world. Liver Int. 2020 Sep;40(9):2082-9.
45. Eslam M, Newsome PN, Sarin SK, Anstee QM, Targher G, Romero-Gomez M, et al. A new definition for metabolic dysfunction-associated fatty liver disease: An international expert consensus statement. Journal of Hepatology. 2020 Jul;73(1):202-9.

41 Impacto de diferentes dietas sobre o controle glicêmico no diabetes tipo 2

Liliane Viana Pires
Ramara Kadija Fonseca Santos
Beatriz da Cruz Santos

RESUMO

O capítulo aborda os padrões alimentares vegetarianos, dietas do Mediterrâneo e DASH (*Dietary Approaches to Stop Hypertension)* e as restritas em carboidratos, para diabetes tipo 2. Os efeitos dessas dietas são observados a partir da melhora das variáveis antropométricas, glicêmicas e lipídicas, com consequente controle metabólico e redução do risco cardiovascular. As recomendações de energia e macronutrientes devem considerar as características individuais, metas metabólicas e fatores socioeconômicos a fim de favorecer a adesão.

▸ INTRODUÇÃO

O desenvolvimento tanto da obesidade quanto do diabetes está associado a fatores de risco modificáveis como sedentarismo, tabagismo, consumo de bebidas alcoólicas e padrões alimentares não saudáveis.[1,2] A orientação e a terapia nutricional são partes fundamentais do autocuidado e tratamento da obesidade e do diabetes, cujos objetivos são reduzir as complicações micro e macrovasculares a partir do controle metabólico e das comorbidades associadas.[3-5] Além disso, a terapia instituída deve ser individualizada e com avaliações regulares para verificar a aderência e as possíveis modificações conforme as metas propostas no tratamento.[4,5] Todos esses aspectos devem favorecer a manutenção ou melhora da qualidade de vida, nutricional e da saúde.[5]

Vários estudos já demonstraram que a terapia nutricional pode melhorar o controle glicêmico, observado pela redução do percentual de hemoglobina glicada (%HbA1c) em 1 a 2%.[4,5] Em conjunto com os demais aspectos do tratamento clínico, como a farmacoterapia e modificações do estilo de vida, a orientação nutricional pode reduzir as taxas de internações.[3-5]

▸ PRINCIPAIS DIETAS E ESTRATÉGIAS NUTRICIONAIS

O crescimento da indústria alimentícia e da globalização tem sido acompanhado pelo aumento do consumo de alimentos ultraprocessados, o que tem provocado aumento da prevalência de obesidade e das doenças associadas ao excesso de peso, como o DM2. O grau de processamento dos alimentos está entre os aspectos mais discutidos no meio científico e na prática clínica, tendo o *Guia Alimentar para a População Brasileira* como ferramenta na difusão dessas informações para a população.[6,7]

Abuso de ultraprocessados

Os alimentos ultraprocessados apresentam elevado teor de gorduras saturadas e trans, açúcares refinados, sódio e aditivos químicos. Seu alto consumo, tipicamente associado à inadequada ingestão de alimentos *in natura* (frutas, legumes e outros vegetais) ou minimamente processados (arroz, feijão), favorece o desenvolvimento de obesidade e DM2, prejudicando o controle metabólico nessas condições.[8] Diretrizes internacionais e nacionais recomendam o aumento no consumo de vegetais, legumes, frutas e cereais integrais para reduzir o risco de diabetes e para o controle glicêmico e lipídico de indivíduos já diagnosticados com tal doença.[3,5,9] Esses alimentos possuem em sua composição fibras que atuam, entre outros aspectos, no retardo da absorção intestinal de glicose e outros açúcares e na regulação da saciedade.[10] Além disso, também possuem compostos antioxidantes e anti-inflamatórios, como os polifenóis, que participam da regulação de enzimas envolvidas no metabolismo dos carboidratos e na melhor atividade da insulina.[11]

A Associação Americana de Diabetes (American Diabetes Association – ADA) e a Sociedade Brasileira de Diabetes (SBD) reforçam em suas diretrizes a importância da variedade na seleção e no consumo de alimentos, e o dimensionamento das porções de forma que as metas de controle de peso corporal, glicemia, perfil lipídico e pressão arterial sejam atingidas, reduzindo o risco de complicações.[3,4]

Emagrecimento como elevada prioridade

A perda ≥ 5% do peso corporal em indivíduos com DM2 e com sobrepeso ou obesidade foi associada ao melhor controle metabólico.[3-5] Diversos padrões alimentares têm mostrado efeitos positivos no controle do peso e em variáveis da composição corporal, bem como na glicemia em jejum, %HbA1c, triglicerídeos, colesterol total, LDL-c e HDL-c de indivíduos com DM2 e/ou com obesidade.[3,8] Dentre estes, estão os vegetarianos e as dietas do Mediterrâneo e DASH. O mesmo se aplica às dietas restritas em carboidratos (*low carb, very low carb* e cetogênica). No entanto, as evidências científicas delas ainda não são superiores às de outras estratégias usualmente utilizadas, como a restrição calórica.[1,3,13]

▶ CARACTERÍSTICAS GERAIS, ADESÃO/ACEITAÇÃO E VIABILIDADE A LONGO PRAZO

Padrão alimentar vegetariano

Os padrões alimentares vegetarianos são caracterizados pela predominância de alimentos dos grupos vegetais, frutas, grãos integrais e leguminosas,[6] podendo variar nos tipos vegano, lactovegetariano e ovolactovegetariano[14]. A dieta vegana exclui totalmente alimentos de origem animal,[15] enquanto a lactovegetariana exclui ovos, carnes e peixes e a ovolactovegetariana exclui apenas carnes.[14] É necessária atenção para possível necessidade de suplementação de vitamina B12, ferro e outros nutrientes provenientes de fontes alimentares de origem animal.[16] Esse fato deve ser observado e avaliado com mais rigor em indivíduos com DM2 que fazem uso de metformina, tendo em vista que esse medicamento pode se ligar ao fator intrínseco, produzido no estômago e necessário para a absorção dessa vitamina e, assim, comprometer o estado nutricional relativo à vitamina B12.[17]

Barnard et al.[18] avaliaram a adesão à dieta vegana com baixo teor de gordura por um período de 22 a 74 semanas e mostraram redução na adesão conforme o aumento do tempo de intervenção. Um dos efeitos observados foi a redução da mortalidade.[19]

Renda e dieta

O *National Health and Nutrition Examination Survey* (NHANES 2013-2014) estimou os custos dos padrões alimentares considerados saudáveis pelo United States Department of Agriculture (USDA) e identificou que grãos, óleos e leguminosas eram substancialmente mais baratos quando comparados a carnes, aves e ovos, frutas, frutos do mar e verduras.[20] Em nosso meio, o consumo de frutas, verduras e legumes é diretamente associado com a renda familiar *per capita*, mostrando-se deficitário nas populações marginalizadas, como observado na Pesquisa de Orçamento Familiares - POF (2017-2018).[21]

Dieta do Mediterrâneo

É baseada no consumo de alimentos minimamente processados (frutas, vegetais, cereais, pães, batatas, feijão e nozes), frescos e cultivados regionalmente, peixes frescos e óleo de oliva como a principal fonte de gordura. Há consumo moderado de produtos lácteos (queijos e iogurte) e no máximo quatro ovos por semana, reduzida participação de doces/sobremesas e carnes vermelhas, ingestão diária moderada de vinho e prática regular de exercício físico. O descanso, convívio social, atividades culinárias e hábitos como cochilo diurno (sesta) merecem ser assinalados.[22] Os hábitos de vida integram a base da pirâmide alimentar da dieta do Mediterrâneo (Figura 1, Tabela 1).

O azeite de oliva pode ser utilizado desde nas preparações culinárias até na finalização dos pratos. Azeitonas, nozes e sementes, mesmo sendo boas fontes de gorduras, minerais e fibras, devem ser consumidas moderadamente[23]. Celada-Roldan et al.[24] demonstraram que, com adequada adesão, a dieta do Mediterrâneo reduziu a %HbA1c de indivíduos com DM2.[24]

Dieta DASH

Desenvolvida para hipertensão arterial,[25] contribui para o controle glicêmico de indivíduos com DM2,[13] melhorando os marcadores do controle lipídico e da resistência à insulina.[26,27] Enfatiza frutas e vegetais, produtos lácteos desnatados e carnes magras, não autorizando ultrapassar 1.500 mg de sódio por dia.[25] Abrange alimentos com reduzido teor de gorduras saturadas e trans, ricos em potássio, cálcio, magnésio, fibras e proteínas, e, como mencionado, reduzido teor de sódio.[28] A facilidade de incorporar a dieta DASH nos hábitos alimentares justifica a adesão por longo prazo (11,6 a 19,2 anos).[29]

Restrição de carboidratos

A SBD destaca que o patamar de 26 a 45% do valor energético total (VET) da dieta proveniente de carboidratos é denominado *low carb,* enquanto valores < 26% correspondem a *very low carb* e < 10% a dieta cetogênica[4]. Nas diretrizes canadenses, a dieta *low carb* equivale a carboidratos proporcionando ≤ 40% do VET.[5] *Low carb* na prática significa cerca de 100 g de carboidratos por dia, ou 50 a 60% de gordura, menos de 30% de carboidratos e 20 a 30% de proteína do VET da dieta.[30]

TABELA 1 Principais recomendações descritas na pirâmide alimentar da dieta do Mediterrâneo

Frequência	Grupos alimentares/alimentos	Porção
Semanalmente	Ovos	2-4 porções
	Legumes	≥ 2 porções
	Peixe/frutos do mar	≥ 2 porções
	Carne branca	2 porções
	Carne vermelha	< 2 porções
	Carne processada	≤ 1 porção
	Doces	≤ 2 porções
Todos os dias	Lácteos (preferencialmente com teor reduzido em gorduras)	2 porções
	Azeitonas/castanhas/sementes	1-2 porções
	Ervas/especiarias/alho/cebola com maior variedade de sabores	Inserir para reduzir o uso de sal
	Vinho ou bebida fermentada*	1 copo para mulheres 2 copos para homens
Refeições principais	Frutas	1-2 porções
	Vegetais	≥ 2 porções
	Pão/massa/arroz/cuscuz/outros cereais (preferencialmente de grão integral)	1-2 porções
	Azeite de oliva	1 colher de sopa
Outras recomendações:		
Água: ingestão de 1,5 a 2 L por dia. Infusões de ervas sem açúcar podem completar a recomendação. Prática de atividade física de forma regular. Descanso adequado. Convívio social.		

Todas as recomendações devem favorecer a biodiversidade e sazonalidade dos alimentos, a utilização de produtos tradicionais, locais e ecológicos.
*Respeitando as individualidades, crenças religiosas e sociais.

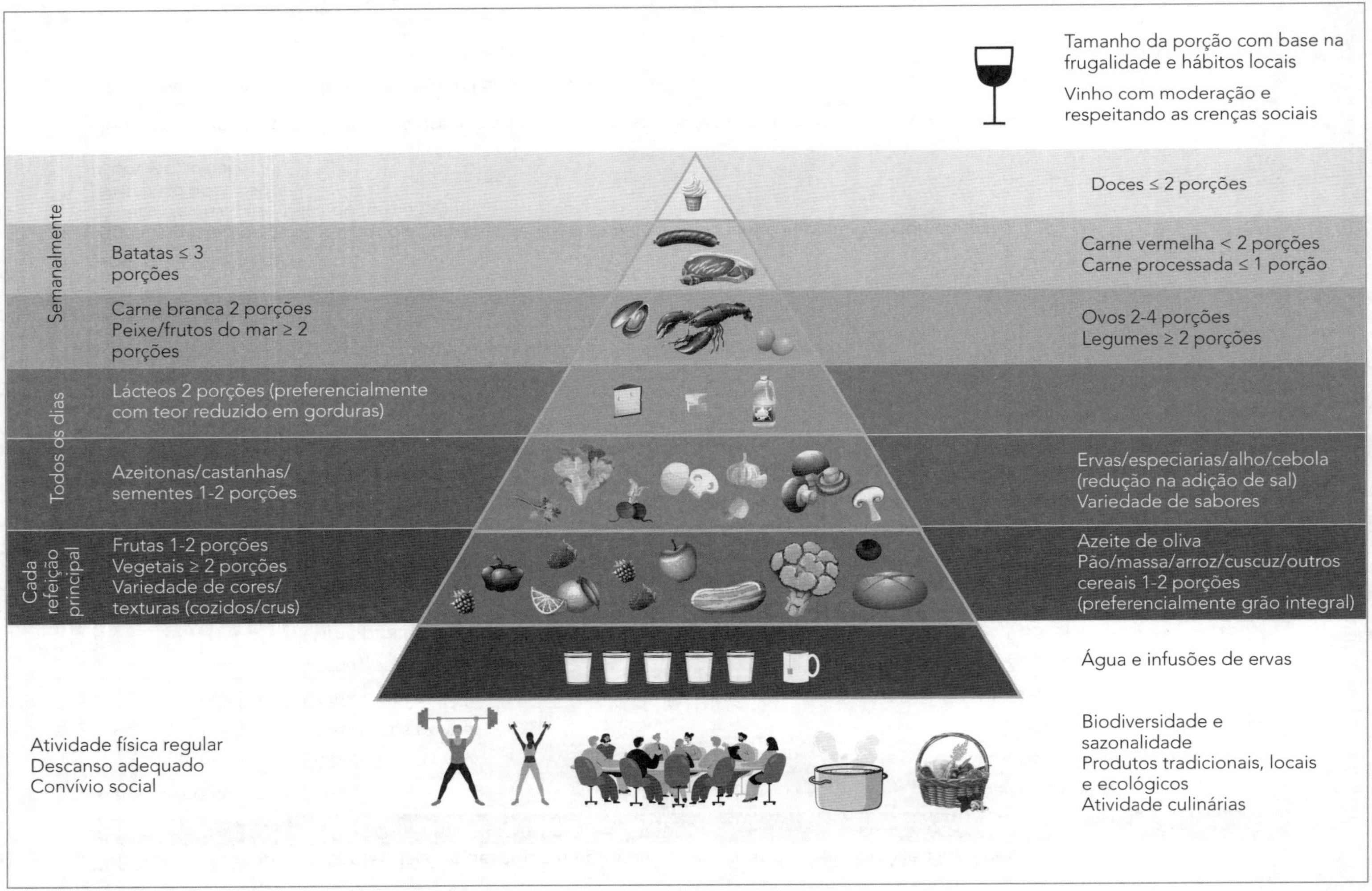

FIGURA 1 Pirâmide alimentar da dieta do Mediterrâneo. Fonte: adaptada de Bach-Faig et al.[23] O uso desta pirâmide é recomendado sem

Seus efeitos a longo prazo são contraditórios.[31,32] Há risco de cetoacidose em diabéticos que fazem uso de insulina e dos inibidores do cotransportador sódio-glicose 2 (SGLT2).[4,5] Apesar dos efeitos positivos a curto prazo da dieta *low carb* e cetogênica (redução de peso e melhora da resposta à insulina), explicados pela cetose, a longo prazo é observada a presença de resistência à insulina, que é explicada pelo elevado teor de gordura e pelo acúmulo intracelular de ácidos graxos e seus metabólitos nos adipócitos, células do músculo e fígado.[33]

Terapia nutricional enteral

Fórmulas enterais específicas para o diabetes como as que contêm carboidratos e lipídios de melhor qualidade nutricional são estratégias que devem ser implementadas[34-36] e que estão relacionadas com a redução do tempo de internação e, consequentemente, dos custos financeiros.[34] A maior proporção de fibras solúveis também tem impactos positivos, pelo aumento da produção de ácidos graxos de cadeia curta e a lentificação da absorção dos carboidratos.[37]

▶ IMPACTO SOBRE A GLICEMIA E OUTRAS VARIÁVEIS METABÓLICAS

Padrão vegetariano

Os benefícios do padrão vegetariano no diabetes estão relacionados com redução no %HbA1c, melhora da resistência à insulina e perfil lípico.[38] Além disso, é conhecido que ele atua melhorando o estresse oxidativo[39] e com efeitos na perda de peso devido à presença de alimentos com menor densidade calórica, maior quantidade de fibras e melhor qualidade das gorduras.[40]

Uma metanálise mostrou que a perda de peso foi mais significativa nos indivíduos que aderiram à dieta vegetariana com redução de calorias quando comparados àqueles que aderiram à mesma dieta sem redução de calorias.[41] Também colesterol total, HDL-c e LDL-c respondem após 25 semanas.[42] A dieta vegana com baixo teor de gordura promove redução no %HbA1c e LDL-c,[18] podendo beneficiar ainda o índice de massa corporal (IMC) e a circunferência da cintura.[43] Gordura corporal total e visceral, insulina e resistência à insulina são variáveis beneficiadas após intervenção com dieta vegana com baixo teor de gordura durante 16 semanas.[44]

Dieta do Mediterrâneo

Indivíduos com DM2 que apresentaram reduzido consumo de proteínas de origem animal, gorduras saturadas, colesterol e sódio neste contexto exibem o melhor perfil glicêmico e lipídico.[45] Melhora da glicose de jejum e %HbA1c, perda de peso, aumento de HDL-c e redução de LDL-c e triglicerídeos são analogamente apontados nestas populações.[46,47]

O aumento no escore do padrão alimentar mediterrâneo em indivíduos com DM2 durante dois anos explicou 1,4% da variabilidade de mudanças da função cognitiva, melhorando a função cognitiva global.[48] Isso pode ser explicado tanto pela presença de vitaminas e componentes antioxidantes que repercutem na função neuronal, quanto pela promoção do melhor controle glicêmico, reduzindo os efeitos da hiperglicemia no estresse oxidativo e inflamação crônica.[49]

Dieta DASH

Os efeitos iniciais da dieta DASH foram relatados na década de 90, a partir da observação de redução da pressão arterial sistólica em 6 a 11 mmHg,[25] bem como a prevenção e o controle do diabetes.[13]

O padrão alimentar DASH foi associado à melhor sensibilidade à insulina.[26] Hashemi et al.[50] mostraram queda do peso corporal e melhora das variáveis lipídicas iguais às da dieta recomendada pela ADA. Houve diminuição da pressão arterial sistólica, mas não na diastólica, em indivíduos pré-hipertensos com DM2.[51]

Redução da resistência à insulina e IMC e aumento na sensibilidade à insulina foram observados em indivíduos com obesidade e doença gordurosa não alcoólica do fígado.[52] Na obesidade também foi observada resposta significativa do peso, IMC, circunferência da cintura, percentual de massa gorda e aumento da força muscular.[53]

Restrição de carboidratos

Persistem dúvidas sobre efeitos sustentados a longo prazo.[4,5] A ADA propõe que para aqueles indivíduos com DM2 que enfrentam dificuldade em alcançar as metas glicêmicas ou que necessitam reduzir os antidiabéticos orais, esta pode ser uma opção viável.[3]

Yuan et al.[54] verificaram em metanálise que a dieta cetogênica promoveu redução da glicemia de jejum, %HbA1c, colesterol total, LDL-c e peso corporal, ao lado de aumento de HDL-c em indivíduos com DM2. Outra metanálise encontrou resultados similares quando comparada a dietas com baixo teor de lipídios.[55]

▶ RECOMENDAÇÕES

A conduta nutricional para indivíduos com diabetes e/ou obesidade visa principalmente a obtenção do peso ideal e, consequentemente, a melhora dos parâmetros metabólicos. Atualmente os consensos e diretrizes recomendam que a distribuição de nutrientes para indivíduos com DM2 siga as mesmas recomendações para populações saudáveis (Tabela 2).

TABELA 2 Recomendação de nutrientes segundo as diretrizes nacional e internacionais de diabetes

Diretriz	Distribuição de macronutrientes por energia total da dieta
Brasileira – SBD[4]	Carboidratos: 45 a 60% Proteínas: 15 a 20% Lipídios: 20 a 35% para lipídios totais; até 10% para gordura saturada e isenta de gordura trans Fibra alimentar: mínimo 14 g/1.000 kcal, 20 g/1.000 kcal para DM2
Americana – ADA[3]	A distribuição de macronutrientes deve ser baseada em uma avaliação individualizada dos padrões atuais de alimentação, preferências e objetivos metabólicos
Canadense – CDA[5]	Carboidratos: 45-60% Proteínas:15-30% Lipídios: 20-35% Fibras alimentares: 30 a 50 g/dia de fibra alimentar com um terço ou mais (10 a 20 g/dia) proveniente de fibra alimentar solúvel viscosa para melhorar a glicemia
Europeias – ESC e EASD[9]	Carboidratos: não são claros Proteínas: o ajuste de proteína não é indicado para pacientes com DM sem doença renal Lipídios: seguir as orientações para a população em geral quanto à ingestão recomendada de gordura saturada, colesterol dietético e gordura trans

ADA: American Diabetes Association; CDA: Canadian Diabetes Association; DM: diabetes mellitus; EASD: European Association for the Study of Diabetes; ESC: European Society of Cardiology; SBD: Sociedade Brasileira de Diabetes.

A SBD recomenda que macro e micronutrientes sejam distribuídos conforme a necessidade, uma vez que não há evidência de que um nutriente isolado possa ter efeito significativo no controle metabólico.[4] Analogamente, a ingestão de carboidratos deve ser semelhante à recomendada pela Organização Mundial da Saúde, não podendo ser inferior a 130 g/dia, e correspondendo a 45-60% do valor energético total da dieta.[4]

A Associação Canadense de Diabetes (Canadian Diabetes Association – CDA)[5] enfatiza que a distribuição de macronutrientes para o controle do diabetes depende da qualidade destes, das preferências alimentares e metas metabólicas individuais. Quanto aos carboidratos, seguem as recomendações dietéticas de referência (*Dietary Reference Intakes* – DRI) (45 a 60% do VET), ou seja, ≥ 45% do VET com objetivo de reduzir a ingestão de ácidos graxos saturados. Caso os carboidratos tenham elevado teor de fibras e sejam de baixo índice glicêmico, a contribuição pode chegar a 60%.[5] Açúcar de adição (sacarose e frutose) não deve ultrapassar 10% do VET, pois foi associado a elevação de triglicerídeos. A quantidade de proteína deve representar 15 a 20% do VET, exceto na vigência de enfermidade renal crônica em tratamento conservador (0,8 g/kg de peso/dia). O teor de lipídios (20 a 35%) deve considerar a qualidade dos ácidos graxos, visto ser mais importante do que a quantidade para redução do risco cardiovascular. A quantidade de fibra alimentar é de 30 a 50 g/dia, e que um terço (10 a 20 g/dia) seja do tipo solúvel para contribuir com o controle glicêmico.

A ADA[3] recomenda redução gradativa de 500 a 750 kcal/dia para indivíduos com DM2 e com sobrepeso ou obesidade, a fim de induzir e manter ≥ 5% da perda de peso. Sugere também elevada frequência nas sessões de aconselhamentos (≥ 16 sessões em 6 meses) para o alcance desses objetivos.[3] Dietas com muito baixa caloria (800 a 1.000 kcal/dia) devem ser monitoradas por equipe capacitada.[3]

A EASD refere que a dieta do Mediterrâneo suplementada com azeite de oliva ou nozes reduz a incidência de eventos cardiovasculares em pessoas com elevado risco cardiovascular, conforme apontado pelo estudo PREDIMED, em que 49% da amostra tinha DM.[9] A presença de nefropatias norteará a ingestão proteica reduzida. A recente publicação do *Kidney Disease Outcomes Quality Initiative* aponta que indivíduos com diabetes e doença renal crônica em tratamento conservador devem ingerir 0,6-0,8 g/kg de peso/dia de proteínas.[56]

Índice glicêmico e nutrição artificial

O índice glicêmico do alimento e a carga glicêmica da dieta são fatores importantes, apesar da dificuldade dos estudos em elucidar seu real efeito sobre o controle glicêmico.[4] Para pacientes com diabetes hospitalizados e não críticos, a Sociedade Brasileira de Nutrição Enteral e Parenteral (BRASPEN/SBNPE) recomenda meta calórica entre 25 e 35 kcal/kg de peso/dia, sendo que para aqueles com sobrepeso ou obesidade sugere-se regime tal que promova perda de peso inicial ≥ 5%.[35] Na terapia nutricional enteral, aconselha-se o fracionamento das fórmulas ao longo do dia de forma a beneficiar os parâmetros glicêmicos desses indivíduos.[35]

REFERÊNCIAS

1. Hales CM, Carroll MD, Fryar CD, Ogden CL. Prevalence of obesity and severe obesity among adults: United States, 2017-2018. U.S. Department of Health and Human Services. Centers for Disease Control and Prevention. National Center for Health Statistics. 2020. Disponível em: cdc.gov/nchs/data/databriefs/db360-h.pdf. Acessado em 21/6/2021.
2. International Diabetes Federation (IDF). Diabetes Atlas 9 ed. Bruxelas, Bélgica; 2019.
3. American Diabetes Association (ADA). Standards of medical care in diabetes 2021. Diabetes Care. 2020;44 (Suppl 1):S1-S153.

4. Sociedade Brasileira de Diabetes (SBD). Diretrizes da Sociedade Brasileira de Diabetes 2019-2020. São Paulo: Clannad Editora Científica; 2020.
5. Diabetes Canada Clinical Practice Guidelines Expert Committee. Diabetes Canada 2018 clinical practice guidelines for the prevention and management of diabetes in Canada. Can J Diabetes. 2018;42(Suppl 1):S1-S325.
6. Sievenpiper JL, Dworatzek PDN. Food and dietary pattern-based recommendations: an emerging approach to clinical practice guidelines for nutrition therapy in diabetes. Can J Diabetes. 2013;37(1):51-7.
7. Brasil. Ministério da Saúde. Secretaria de Atenção à Saúde. Departamento de Atenção Básica. Guia alimentar para a população brasileira. 2. ed. Brasília: Ministério da Saúde; 2014. Disponível em: bvsms.saude.gov.br/bvs/publicacoes/guia_alimentar_populacao_brasileira_2ed.pdf. Acessado em 21/6/2021.
8. Carvalho GB, Dias-Vasconcelos NL, Santos RKF, Brandão-Lima PN, da Silva DG, Pires LV. Effect of different dietary patterns on glycemic control in individuals with type 2 diabetes mellitus: A systematic review. Crit Rev Food Sci Nutr. 2019;60(12):1999-2010.
9. Cosentino F, Grant PJ, Aboyans V, Bailey CJ, Ceriello A, Delgado V, et al. 2019 ESC Guidelines on diabetes, pre-diabetes, and cardiovascular diseases developed in collaboration with the EASD. Eur Heart J. 2020;41(2):255-323.
10. Weickert MO, Pfeiffer AF. Impact of dietary fiber consumption on insulin resistance and the prevention of type 2 diabetes. J Nutr. 2018;148(1):7-12.
11. Bahadoran Z, Mirmiran P, Azizi F. Dietary polyphenols as potential nutraceuticals in management of diabetes: a review. J Diabetes Metab Disord. 2013;12(1):43.
12. Franz MJ, Boucher JL, Rutten-Ramos S, VanWormer JJ. Lifestyle weight-loss intervention outcomes in overweight and obese adults with type 2 diabetes: a systematic review and meta-analysis of randomized clinical trials. J Acad Nutr Diet. 2015;115:1447-63.
13. Benson G, Hayes, J. An update on the mediterranean, vegetarian, and DASH eating patterns in people with type 2 diabetes. Diabetes Spectr. 2020;33(2):125-32.
14. Melina V, Craig W, Levin S. Position of the Academy of Nutrition and Dietetics: Vegetarian diets. J Acad Nutr Diet. 2016;116(12):1970-80.
15. Olfert MD, Wattick RA. Vegetarian diets and the risk of diabetes. Curr Diab Rep. 2018;18(11):101.
16. U.S. Department of Agriculture and U.S (USDA). Department of Health and Human Services. Dietary Guidelines for Americans, 2020-2025. 9th Edition. December 2020. Disponível em: dietaryguidelines.gov/sites/default/files/202012/Dietary_Guidelines_for_Americans_2020-2025.pdf. Acessado em 26/4/2021.
17. Ahmed MA. Metformin and VItamin B12 deficiency: where do we stand? J Pharm Pharm Sci. 2016;19(3):382-98.
18. Barnard ND, Cohen J, Jenkins DJ, Turner-McGrievy G, Gloede L, Green A, et al. A low-fat vegan diet and a conventional diabetes diet in the treatment of type 2 diabetes: a randomized, controlled, 74-wk clinical trial. Am J Clin Nutr. 2009;89(5):1588S-96S.
19. Appleby PN, Key TJ. The long-term health of vegetarians and vegans. Proc Nutr Soc. 2016;75(3):287-93.
20. Fulgoni V 3rd, Drewnowski A. An economic gap between the recommended healthy food patterns and existing diets of minority groups in the US National Health and Nutrition Examination Survey 2013-14. Front Nutr. 2019;6:37.
21. Instituto Brasileiro de Geografia e Estatística (IBGE). Pesquisa de orçamentos familiares 2017-2018: análise do consumo alimentar pessoal no Brasil/IBGE, Coordenação de Trabalho e Rendimento. Rio de Janeiro: IBGE; 2020. Disponível em: biblioteca.ibge.gov.br/index.php/biblioteca-catalogo?view=detalhes&id=2101742. Acessado em 21/6/2021.
22. Georgousopoulou EN, Mellor DD, Naumovski N, Polychronopoulos E, Tyrovolas S, Piscopo S, et al. Mediterranean lifestyle and cardiovascular disease prevention. Cardiovasc Diagn Ther. 2017;7(Suppl 1):S39-S47.
23. Bach-Faig A, Berry EM, Lairon D, Reguant J, Trichopoulou A, Dernini S, et al. Mediterranean diet pyramid today. Science and cultural updates. Public Health Nutr. 2011;14(12A):2274-84.
24. Celada Roldan C, Tarraga Marcos ML, Madrona Marcos F, Solera Albero J, Salmeron Rios R, Celada Rodriguez A, et al. Adhesion to the Mediterranean diet in diabetic patients with poor control. Clin Investig Arterioscler. 2019;31(5):210-7.
25. Svetkey LP, Sacks FM, Obarzanek E, Vollmer WM, Appel LJ, Lin PH, et al. The DASH Diet, Sodium Intake and Blood Pressure Trial (DASH-sodium): rationale and design. DASH-Sodium Collaborative Research Group. J Am Diet Assoc. 1999;99:S96-104.
26. Shirani F, Salehi-Abargouei A, Azadbakht L. Effects of Dietary Approaches to Stop Hypertension (DASH) diet on some risk for developing type 2 diabetes: A systematic review and meta-analysis on controlled clinical trials. Nutrition. 2013;29(7-8):939-47.
27. Soltani S, Shirani F, Chitsazi MJ, Salehi-Abargouei A. The effect of dietary approaches to stop hypertension (DASH) diet on weight and body composition in adults: a systematic review and meta-analysis of randomized controlled clinical trials. Obes Rev. 2016;17(5):442-54.
28. Siervo M, Lara J, Chowdhury S, Ashor A, Oggioni C, Mathers JC. Effects of the Dietary Approach to Stop Hypertension (DASH) diet on cardiovascular risk factors: a systematic review and meta-analysis. Br J Nutr. 2015;113(1):1-15.
29. Soltani S, Arablou T, Jayedi A, Salehi-Abargouei A. Adherence to the dietary approaches to stop hypertension (DASH) diet in relation to all-cause and cause-specific mortality: a systematic review and dose-response meta-analysis of prospective cohort studies. Nutrition. 2020;19(1):37.
30. Bilsborough SA, Crowe TC. Low-carbohydrate diets: what are the potential shortand long-term health implications?. Asia Pac J Clin Nutr. 2003;12(4):396-404.
31. Bueno NB, de Melo IS, de Oliveira SL, da Rocha Ataide T. Very-low-carbohydrate ketogenic diet v. low-fat diet for

long-term weight loss: a meta-analysis of randomised controlled trials. Br J Nutr. 2013;110:1178-87.
32. Clifton PM, Condo D, Keogh JB. Long term weight maintenance after advice to consume low carbohydrate, higher protein diets e a systematic review and meta analysis. Nutr Metab Cardiovasc Dis. 2014;24:224-35.
33. Adam-Perrot A, Clifton P, Brouns F. Low-carbohydrate diets: nutritional and physiological aspects. Obes Rev. 2006;7:49-58.
34. Ojo O, Weldon SM, Thompson T, Crockett R, Wang XH. The effect of diabetes-specific enteral nutrition formula on cardiometabolic parameters in patients with type 2 diabetes: a systematic review and meta-analysis of randomised controlled trials. Nutrients. 2019;11(8):1905.
35. Campos LF, Hafez VCB, Barreto PA, Gonzalez MC, Ceniccola GD, Abreu HB, et al. Diretriz BRASPEN de terapia nutricional no diabetes mellitus. BRASPEN J. 2020;35(Suppl 4):2-22.
36. Ceriello A, Lansink M, Rouws CH, Van Laere KM, Frost GS. Administration of a new diabetes-specific enteral formula results in an improved 24h glucose profile in type 2 diabetic patients. Diabetes Res Clin Pract. 2009;84(3):259-66.
37. Sanz-Paris A, Álvarez Hernández J, Ballesteros-Pomar MD, Botella-Romero F, León-Sanz M, Martín-Palmero Á, et al. Evidence-based recommendations and expert consensus on enteral nutrition in the adult patient with diabetes mellitus or hyperglycemia. Nutrition. 2017;41:58-67.
38. Kahleova H, Matoulek M, Malinska H, Oliyarnik O, Kazdova L, Neskudla T, et al. Vegetarian diet improves insulin resistance and oxidative stress markers more than conventional diet in subjects with type 2 diabetes. Diabet Med. 2011;28(5):549-59.
39. Kahleova H, Pelikanova T. Vegetarian diets in the prevention and treatment of type 2 diabetes. J Am Coll Nutr. 2015;34(5):448-58.
40. Trapp CB, Barnard ND. Usefulness of vegetarian and vegan diets for treating type 2 diabetes. Curr Diab Rep. 2010;10(2):152-8.
41. Huang RY, Huang CC, Hu FB, Chavarro JE. Vegetarian diets and weight reduction: a meta-analysis of randomized controlled trials. J Gen Intern Med. 2016;31(1):109-16.
42. Yokoyama Y, Levin SM, Barnard ND. Association between plant-based diets and plasma lipids: a systematic review and meta-analysis. Nutr Rev. 2017;75(9):683-98.
43. Lee YM, Kim SA, Lee IK, Kim JG, Park KG, Jeong JY, et al. Effect of a brown rice based vegan diet and conventional diabetic diet on glycemic control of patients with type 2 diabetes: a 12-week randomized clinical trial. PLoS One. 2016;11(6):e0155918.
44. Kahleova H, Petersen KF, Shulman GI, Alwarith J, Rembert E, Tura A, et al. Effect of a low-fat vegan diet on body weight, insulin sensitivity, postprandial metabolism, and intramyocellular and hepatocellular lipid levels in overweight adults: a randomized clinical trial. JAMA. 2020;3(11):e2025454.
45. Vitale M, Masulli M, Calabrese I, Rivellese AA, Bonora E, Signorini S, et al. Impact of a mediterranean dietary pattern and its components on cardiovascular risk factors, glucose control, and body weight in people with type 2 diabetes: a real-life study. Nutrients. 2018;10(8):1067.
46. Pan B, Wu Y, Yang Q, Ge L, Gao C, Xun Y, et al. The impact of major dietary patterns on glycemic control, cardiovascular risk factors, and weight loss in patients with type 2 diabetes: A network meta-analysis. J Evid Based Med. 2019;12(1):29-39.
47. Neuenschwander M, Hoffmann G, Schwingshackl L, Schlesinger S. Impact of different dietary approaches on blood lipid control in patients with type 2 diabetes mellitus: a systematic review and network meta-analysis. Eur J Epidemiol. 2019;34(9):837-52.
48. Mattei J, Bigornia SJ, Sotos-Prieto M, Scott T, Gao X, Tucker KL. The mediterranean diet and 2-year change in cognitive function by status of type 2 diabetes and glycemic control. Diabetes Care. 2019;42(8):1372-9.
49. Loughrey DG, Lavecchia S, Brennan S, Lawlor BA, Kelly ME. The impact of the Mediterranean diet on the cognitive functioning of healthy older adults: a systematic review and meta-analysis. Adv Nutr. 2017;8:571-86.
50. Hashemi R, Mehdizadeh Khalifani A, Rahimlou M, Manafi M. Comparison of the effect of Dietary Approaches to Stop Hypertension diet and American Diabetes Association nutrition guidelines on lipid profiles in patients with type 2 diabetes: A comparative clinical trial. Nutr Diet. 2020;77(2):204-11.
51. Hashemi R, Rahimlou M, Baghdadian S, Manafi M. Investigating the effect of DASH diet on blood pressure of patients with type 2 diabetes and prehypertension: Randomized clinical trial. Diabetes Metab Syndr. 2019;13(1):1-4.
52. Razavi Zade M, Telkabadi MH, Bahmani F, Salehi B, Farshbaf S, Asemi Z. The effects of DASH diet on weight loss and metabolic status in adults with non-alcoholic fatty liver disease: a randomized clinical trial. Liver Int. 2016;36(4):563-71.
53. Perry CA, Van Guilder GP, Kauffman A, Hossain M. A calorie-restricted DASH diet reduces body fat and maintains muscle strength in obese older adults. Nutrients. 2019;12(1):102.
54. Yuan X, Wang J, Yang S, Gao M, Cao L, Li X, et al. Effect of the ketogenic diet on glycemic control, insulin resistance, and lipid metabolism in patients with T2DM: a systematic review and meta-analysis. Nutr Diabetes. 2020;10(1):38.
55. Choi YJ, Jeon SM, Shin S. Impact of a ketogenic diet on metabolic parameters in patients with obesity or overweight and with or without type 2 diabetes: a meta-analysis of randomized controlled trials. Nutrients. 2020;12(7):2005.
56. Ikizler TA, Burrowes JD, Byham-Gray LD, Campbell KL, Carrero JJ, Chan W, et al. KDOQI clinical practice guideline for nutrition in CKD: 2020 update. Am J Kidney Dis. 2020;76(3 Suppl 1):S1-S107.

42 Os benefícios do jejum intermitente são confiáveis?

Heitor Oliveira Santos

RESUMO

A maior indicação do jejum intermitente (JI) é para aqueles indivíduos que não gostam de manter um alto fracionamento alimentar durante o dia. Apesar dos diversos tipos, o JI pode ser definido como um hábito ou estratégia alimentar que envolva restrição calórica de no mínimo 12 h/d. Aqueles almejando o emagrecimento seriam uma população-alvo, principalmente quando há inapetência alimentar matinal; além disso, certa abstinência de ingestão alimentar noturna para aqueles que sofrem de refluxo gástrico pode ser considerada uma recomendação de JI. A principal vantagem do JI é a flexibilidade alimentar, podendo proporcionar comodidade e realização de refeições em momentos oportunos. Contudo, indivíduos com diabetes tipo I, crianças e gestantes são populações de risco em que o JI deve ser evitado.

▶ MODALIDADES TERAPÊUTICAS DE JEJUM INTERMITENTE

O termo "jejum" é definido como abstinência voluntária ou forçada de alimentos durante um determinado período.[1] Em estudos com animais, o jejum é definido como a ausência de ingestão de alimentos por 24 horas,[2,3] enquanto em humanos a limitação do consumo alimentar pode ocorrer de horas a semanas, sendo, portanto, bastante variável.[1,4]

O jejum é popularmente integrado em diferentes culturas e sistemas de crenças ou religiões.[1] Durante séculos, o jejum periódico foi associado à prática religiosa com o objetivo de purificar a alma e o corpo.[1] O período religioso de jejum ou abstinências alimentares parciais pode variar de 1 a 200 dias, sendo o jejum do Ramadã o mais popular e estudado, durando um mês.[5] Além disso, nos últimos anos, diferentes formas de jejum além da prática religiosa ganharam atenção do público em geral, bem como de profissionais de saúde e pesquisadores. Esse interesse está relacionado principalmente com o jejum intermitente (JI), geralmente envolvendo restrição calórica por períodos de 12 horas ou mais.[6] As modalidades de JI vinculadas a propostas terapêuticas são resumidas a seguir.

- Ramadã (*Ramadan*): jejum religioso (12-17 h/d de restrição) sem ingestão de alimentos e água entre o nascer e o pôr do sol durante o nono mês do calendário islâmico (mês de Ramadã).[7] Embora os muçulmanos possam comer livremente após o pôr do sol e antes do amanhecer, a restrição de energia é característica deste e de outros tipos de jejum.[8]

- Jejum de dias alternados (*alternate-day fasting*) (5:2 ou 4:3): 25% (ou 500-600 kcal/d) das necessidades de energia para 2 ou 3 dias de "jejum" e 100% ou 125% das necessidades de energia para 4 ou 5 dias alternados de alimentação.[9]
- Dieta que simula o jejum (*fasting-mimicking diet*): baixa em calorias, açúcares e proteínas, porém rica em gorduras insaturadas.[10]
- Alimentação com restrição de tempo (*time-restricted feeding* ou *time-restricted eating*): existem protocolos com ingestão alimentar à vontade (*ad libitum*) ou controlada ao longo da janela de 4-12 horas, havendo abstinência de ingestão calórica por uma janela de 12-20 horas. Protocolos diurnos ou noturnos podem ser usados.[11]
- Pular o café da manhã (*skipping breakfast*): pode ser naturalmente considerado JI por causa da restrição de tempo de ingestão alimentar, principalmente quando pular o café da manhã está associado a uma janela de restrição de 12 horas.[12] Indivíduos que não sentem fome pela manhã podem se beneficiar com essa estratégia.

▶ RECOMENDAÇÕES GERAIS, INDICAÇÕES, CONTRAINDICAÇÕES

Não existe um consenso quanto a recomendações gerais do JI e, assim, ele deve ser individualizado. As contraindicações do JI devem ser baseadas em plausibilidades clinicas conforme processos fisiopatológicos e interação medicamentosa, assim como a falta de evidência científica para quadros específicos.

Diabetes tipo 1

Há uma carência de estudos controlados que apoiem o uso do JI para esta população. Considerando que o tratamento para o diabetes tipo 1 consiste na insulinoterapia, o JI pode não ser seguro para esses pacientes, favorecendo crises hipoglicêmicas pela ação da insulina exógena e abstinência da ingestão de carboidratos e/ou proteínas, os quais são substratos para manutenção da glicemia.[13]

Síndrome da realimentação

A síndrome de realimentação (*refeeding syndrome*) é uma condição potencialmente grave que pode ter relação com abstinência alimentar prévia de forma crônica. Portanto, essa síndrome tem a ver com o jejum prolongado, assim como com a introdução acelerada de calorias, principalmente sob a forma de carboidratos, e não com o JI de forma controlada; porém, vale a pena ser destacada em prol do manejo hospitalar. Na abordagem da síndrome de realimentação os nutrientes necessitam ser prudentemente calculados, pois erros de cálculo podem conduzir até mesmo ao óbito nessa circunstância; tanto que é recomendada a administração oral de multivitamínicos e minerais intracelulares, principalmente o fosfato, assim como a prescrição intravenosa de tiamina (vitamina B1), junto com quantidade moderada e escalonada de calorias, tudo sob meticuloso acompanhamento por exames clínicos e bioquímicos diários.[14]

O processo fisiopatológico da síndrome de realimentação está resumido nos cinco passos a seguir:

1. No decorrer do jejum prolongado acompanhado de desnutrição há redução intracelular (não necessariamente sérica) de fosfato e potássio oriunda de intensa

degradação do glicogênio – intramuscular e hepático – e de proteínas contráteis. O principal cátion intracelular responsável por equilibrar as cargas negativas da degradação proteica é o potássio. Já o fosfato é relacionado com o metabolismo energético de adenosina trifosfato (ATP).[14]

2. O descontrole de minerais ocorre na mudança do estado predominantemente catabólico para o período alimentado, ou seja, o anabolismo destinado ao aumento da síntese proteica e de glicogênio. Nesse processo, há intenso direcionamento de fosfato de forma aguda, o qual é fosforilado na geração de ATP, podendo repercutir com acentuada hipofosfatemia. O aumento do consumo de potássio é importante na manutenção de cargas negativas que foram obtidas pela degradação proteica e de glicogênio. Outro mineral que participa na geração de ATP é o magnésio, em que seu influxo celular é fundamental.[14]
3. Os processos bioquímicos citados são fisiológicos, já que é necessário repor os minerais intracelulares; todavia, o direcionamento excessivo de minerais ao meio intracelular pode levar à diminuição das suas concentrações no sangue e em outros estoques do organismo. Esse descontrole é o processo fisiopatológico de base da síndrome de realimentação.[14]
4. O aumento da produção da insulina de maneira desproporcional oriunda da ingestão elevada de carboidratos é a diretriz que desencadeia a síndrome de realimentação. A sinalização do influxo intracelular de nutrientes gerada por esse hormônio é o determinante para o desequilíbrio nos compartimentos corporais dos minerais. Além disso, conjuntamente ao metabolismo acelerado de carboidratos, tende a suceder deficiência aguda de tiamina.[14]
5. Por fim, na ausência da reposição nutricional adequada, todo o desequilíbrio citado pode resultar em convulsões, coma e insuficiência cardíaca.

▶ DIETAS E OUTROS COADJUVANTES

O JI pode ser conciliado com vários tipos de dietas, como a baixa em carboidratos "*low-carb diet*", cetogênica, paleolítica, mediterrânea, vegetariana/vegana etc. Afinal, para ser JI basta ocorrer pelo menos 12 h de abstinência calórica no dia. Talvez o JI associado com a dieta mediterrânea, ou com pelo menos a inclusão de alimentos-chaves dela (oleaginosas, azeite de oliva, frutas e vegetais, e especiarias para cozinhar) seja a dieta mais viável em se tratando de benefícios cardiometabólicos e aderência em longo prazo, baseada em diversidade e qualidade alimentar.[15-17]

Exercício físico

A dieta hiperproteica associada aos protocolos de JI deve ser considerada um coadjuvante do exercício físico para manter ou até mesmo aumentar a massa muscular. Duas revisões sistemáticas recentes mostraram que, em protocolos de JI, a massa livre de gordura e a massa magra foram mantidas em geral, indicando que o equilíbrio energético junto com o treino de força é o principal fator que contribui para a preservação muscular.[18,19] Tinsley et al. (2019) relataram um aumento modesto, todavia significativo de 0,9-1,2 kg na massa corporal magra em um protocolo de alimentação com restrição de tempo associado com ingestão alta de proteína (1,6 g/kg/d), em mulheres experientes em treino de força.[20]

Moro et al. (2016)[21] também investigaram os efeitos da alimentação com restrição de tempo associada com ingestão hiperproteica

(1,8 g/kg/d) e treinamento de força, abrangendo homens experientes (n = 34) que nunca haviam usado esteroides anabolizantes. Ao randomizar os indivíduos na proporção de 16:8 (*versus* fracionamento de refeição "tradicional" nos controles) combinado com treinamento de força supervisionado por 8 semanas não encontraram diferenças, uma vez que ambas as dietas eram eucalóricas e exibiam alto teor de proteína.[21]

▶ GESTANTES, ADOLESCENTES, IDOSOS

Em crianças e adolescentes, o JI pode ser contraproducente em vista da necessidade da ingestão adequada de micronutrientes, a qual está acompanhada de alto volume alimentar oriundo de frutas, legumes, carnes, leite e derivados. Por exemplo, é recomendada a ingestão de 1.300 mg de cálcio por dia para crianças e adolescentes de 9 a 18 anos, o que é equivalente a quatro porções de laticínios e, portanto, a privação de refeições-chaves, como o café da manhã, pode diretamente comprometer a adequação nutricional.[22] Outro fato preocupante seria o desempenho escolar sob a abstinência do café da manhã. Estudo robusto e bem controlado publicado no *The American Journal of Clinical Nutrition* mostrou que o consumo do café da manhã, quando comparado ao jejum matinal, não tem efeito no funcionamento neuropsicológico de crianças.[23]

O desjejum pela manhã é essencial para estudantes?

Pesquisadores de psicologia e nutrição infantil recrutaram 2.338 crianças de 8 a 10 anos durante 2 anos em Houston (Texas, EUA), das quais foram selecionadas 128 após critérios de exclusão (doenças neurodegenerativas, alteração bioquímica etc.).[23] A maioria (66%) relatou sempre consumir café da manhã e 98% confirmaram dormir bem no dia a dia. Através de orientações de um nutricionista, as crianças receberam alimentação do dia antecedente ao teste. Às 08:30, as crianças permaneceram em jejum ou consumiram duas opções de café da manhã. Testes neurológicos foram aplicados, com separação de no mínimo 6 dias entre os momentos, analisando memória, atenção, raciocínio, vigilância intelectual, impulsividade, capacidade de aprendizado, memória visual e verbal, percepção visual e de coordenação, flexibilidade cognitiva e motivação.

Até os pais foram avaliados, completando três questionários para avaliar os aspectos nutricionais dos seus filhos e *status* neuropsicológico.[23] Nenhuma criança estava subnutrida; todas tinham condições de ter uma alimentação básica. Portanto, a ingestão do café da manhã não necessariamente condiz com a melhora do aprendizado de crianças saudáveis e com boas condições financeiras. Contudo, dada a importância cultural do café da manhã, implementar o JI para a grande maioria das crianças e adolescentes pode ser considerado um ato ilógico.

Nos idosos o JI também pode ser contraproducente, pois existe uma grande prevalência de distúrbios do sistema digestivo nesta população, desde problemas na dentição até queda de acidez gástrica, atenuação da produção de enzimas digestivas e absorção mais precária de nutrientes via intestino. Além disso, a maioria dos idosos atuais vem de uma cultura de acordar cedo e tomar um tradicional café da manhã, sendo um momento oportuno para manter suas raízes.

Jejum intermitente na gestação

A gravidez não é momento de restrição calórica. Sobretudo, a alimentação com bom fracionamento é indicada às gestantes para evitar o desconforto gástrico. Ainda assim, um estudo analisou 78 mulheres (média de 20,4 semanas de gestação) durante o mês do Ramadã;[24] portanto, o jejum foi de cerca de 12 h, não algo extremo. A alimentação foi balanceada, havendo também suplementação de micronutrientes – como esperado na gravidez – e todo suporte médico para análise do feto. As concentrações do HDL-C aumentaram de 66 para 72 mg/dL após o Ramadã, ao passo que triglicerídeos, LDL-C e colesterol total não se alteram significativamente. A insulinemia diminuiu de 12 para 6 mUI/mL e a HbA1c de 5,0 para 4,6% após o Ramadã. Não houve redução de peso corporal, que se elevou de 67,3 kg para 68,1 kg em média. Para tal fim, as pacientes ingeriram diariamente ~2.000 kcal, ~50 g de lipídios, ~250 g de carboidratos e ~80 g de proteína.

▶ IMPACTOS METABÓLICOS E CARDIOVASCULARES

O JI associado à ingestão de baixa energia estimula as sirtuínas, enzimas que se comportam como desacetilases desencadeando a ativação da adenosina monofosfato quinase (AMPK), regulando o equilíbrio redox e melhorando a sensibilidade à insulina principalmente nas células musculares esqueléticas.[25-27] Apesar que a ativação de sirtuínas e AMPK induzida pelo exercício físico supera os efeitos do JI *per se*, esse mecanismo deve ser considerado em um contexto envolvendo pacientes com *diabetes mellitus* tipo 2 (DM2), uma vez que as mudanças no estilo de vida são substanciais para mitigar suas complicações relacionadas.[28,29]

Diabetes tipo 2

Carter et al. testaram os efeitos da dieta JI 5:2 em pacientes com DM2, mostrando uma diminuição na hemoglobina glicada (HbA1c) e na massa corporal (principalmente massa gorda) semelhante à da restrição energética contínua.[30, 31] Corley et al., por sua vez, confirmaram a melhora na glicemia de jejum em pacientes com DM2 seguindo a dieta JI 5:2, mas com aumento da taxa de hipoglicemia durante os dias de jejum, apesar da redução de medicação antidiabética.[32] Enquanto esses estudos mencionados abrangeram pacientes com DM2 sob tratamento medicamentoso,[30-32] trabalhando em pacientes com risco de DM2, mas aparentemente sem tratamento farmacológico, Hutchison et al. mostraram que a alimentação com restrição de tempo melhorou a tolerância à glicose, porém não os níveis de insulina em jejum e pós-prandial.[33] Este é um achado importante por causa da atenção direcionada à insulina, uma vez que especulações a consideram um pilar durante os regimes de perda de peso, embora as diretrizes não endossem a dosagem da insulinemia no controle do diabetes.[34]

Dislipidemia

Uma metanálise recente mostrou reduções nas concentrações de colesterol total (–6,93 mg/dL), LDL-C (–6,16 mg/dL) e triglicerídeos (–6,46 mg/dL), embora nenhum efeito significativo sobre o HDL-C tenha sido observado.[35] Uma vez que as análises não foram separadas por condições clínicas (por exemplo, problemas cardiometabólicos, sobrepeso/obesidade e doença hepática), os resultados mencionados devem ser interpretados com cautela, uma vez que pacientes saudáveis podem responder ao jejum de forma diferente dos doentes. A maioria dos estudos envolveu pacientes com obesidade, enquanto a redução nos níveis de colesterol total, LDL-C e triglicerídeos foi de ~6-7 mg/dL, portanto modesta e semelhante à observada em dietas tradicionais com restrição calórica.

Hipertensão arterial

O jejum em dias alternados reduziu a pressão arterial sistólica e diastólica em 4,42 (IC 95% −7,35 a −1,49) e 3,41 mmHg (IC 95% −5,91 a −0,92), respectivamente;[9] no entanto, apenas quatro estudos foram incluídos e a hipertensão não era o principal objetivo a ser investigado. Erdem et al. analisaram pacientes com hipertensão ou pré-hipertensão recém-diagnosticada, antes e depois do Ramadã, e encontraram uma diminuição significativa na frequência cardíaca aferida no consultório (de 81 para 76 bpm, p = 0,003), mas não para medições de monitoramento ambulatorial da pressão arterial durante 24 h.[36] Na hipertensão de grau 2-3 usando terapia medicamentosa combinada, os valores do monitoramento ambulatorial de 24 horas não mudaram após o Ramadã.[37]

▶ SUSTENTABILIDADE DOS RESULTADOS

Estudos clássicos conduzidos nas décadas de 1960 e 1970 suportam os impactantes efeitos do jejum parcial crônico (2 a 11 meses),[38-40] norteando o manejo clínico nas hospitalizações associadas a um período prolongado de privação alimentar. Mais recentemente, protocolos de JI voltados para pacientes ambulatoriais ganharam atenção como um meio de prolongar intencionalmente o jejum diário.[41] Contrastando com o jejum crônico, os protocolos de JI oferecem maior segurança e sustentabilidade, podendo ser planejados para o longo prazo,[42] conforme mostrado por várias metanálises.[9,18,35,43]

Trepanowski et al. (2017) realizaram a intervenção mais longa,[44] observando uma perda de quase 5 kg de massa gorda após 6 meses seguindo um protocolo de JI. Nachvak et al. (2018)[45] analisaram o maior número de participantes (152 homens saudáveis) e notaram que, em indivíduos com obesidade, a redução da massa gorda variou de 0,2 kg em um mês a 5,4 kg em dois meses. É importante destacar que esses efeitos são baseados em médias, de modo que na prática clínica o sucesso depende do fator individual e do protocolo de JI a ser adotado.

▶ PERSPECTIVAS ATUAIS

O JI não parece ser mais eficaz do que as dietas tradicionais e seus efeitos dependem em grande parte da restrição energética. Pelo menos, o JI pode ser considerado um método alimentar seguro que pode ser aplicado na tentativa de aumentar a adesão à dieta, especialmente para indivíduos com sobrepeso e obesos que estão sempre em busca de novos métodos de perda de peso. Contudo, ainda não existem evidências suficientes para determinar o plano de jejum ideal, incluindo o número de dias por semana, a duração dos intervalos, o grau de restrição energética necessária durante os períodos de jejum, bem como os alimentos mais adequados.

Nutricionistas e médicos têm um papel crucial em educar os pacientes quanto à falta de superioridade do JI em relação aos métodos tradicionais, pois a dieta mais adequada é aquela que se adapta aos hábitos, ritmo biológico, preferências, rotinas e condições econômicas dos indivíduos.

REFERÊNCIAS

1. Persynaki A, Karras S, Pichard C. Unraveling the metabolic health benefits of fasting related to religious beliefs: A narrative review. Nutrition. 2017;35:14-20.
2. Varady KA, Hudak CS, Hellerstein MK. Modified alternate-day fasting and cardioprotection: relation to adipose tissue dynamics and dietary fat intake. Metabolism: Clinical and Experimental. 2009;58(6):803-11.
3. Wan R, Camandola S, Mattson MP. Intermittent fasting and dietary supplementation with 2-deoxy-D-glucose improve functional and metabolic cardiovascular risk factors in rats. FASEB Journal: official publication of the

Federation of American Societies for Experimental Biology. 2003;17(9):1133-4.

4. Trepanowski JF, Bloomer RJ. The impact of religious fasting on human health. Nutr J. 2010;9:57.
5. Hajek P, Myers K, Dhanji AR, West O, McRobbie H. Weight change during and after Ramadan fasting. Journal of Public Health. 2012;34(3):377-81.
6. Correia JM, Santos I, Pezarat-Correia P, Minderico C, Mendonca GV. Effects of intermittent fasting on specific exercise performance outcomes: a systematic review including meta-analysis. Nutrients. 2020;12(5).
7. Farooq S, Nazar Z, Akhtar J, Irfan M, Subhan F, Ahmed Z, et al. Effect of fasting during Ramadan on serum lithium level and mental state in bipolar affective disorder. International Clinical Psychopharmacology. 2010;25(6):323-7.
8. Sutton EF, Beyl R, Early KS, Cefalu WT, Ravussin E, Peterson CM. Early time-restricted feeding improves insulin sensitivity, blood pressure, and oxidative stress even without weight loss in men with prediabetes. Cell Metab. 2018;27(6):1212-21 e3.
9. Cui Y, Cai T, Zhou Z, Mu Y, Lu Y, Gao Z, et al. Health effects of alternate-day fasting in adults: a systematic review and meta-analysis. Frontiers in Nutrition. 2020;7:586036.
10. Wei M, Brandhorst S, Shelehchi M, Mirzaei H, Cheng CW, Budniak J, et al. Fasting-mimicking diet and markers/risk factors for aging, diabetes, cancer, and cardiovascular disease. Science Translational Medicine. 2017;9(377).
11. Regmi P, Heilbronn LK. Time-restricted eating: benefits, mechanisms, and challenges in translation. iScience. 2020;23(6):101161.
12. Santos HO, Genario R, Macedo RCO, Pareek M, Tinsley GM. Association of breakfast skipping with cardiovascular outcomes and cardiometabolic risk factors: an updated review of clinical evidence. Crit Rev Food Sci Nutr. 2020:1-9.
13. Horne BD, Grajower MM, Anderson JL. Limited evidence for the health effects and safety of intermittent fasting among patients with type 2 diabetes. JAMA. 2020.
14. Stanga Z, Brunner A, Leuenberger M, Grimble RF, Shenkin A, Allison SP, et al. Nutrition in clinical practice-the refeeding syndrome: illustrative cases and guidelines for prevention and treatment. European Journal of Clinical Nutrition. 2008;62(6):687-94.
15. Estruch R, Ros E, Salas-Salvado J, Covas MI, Corella D, Aros F, et al. Primary prevention of cardiovascular disease with a mediterranean diet supplemented with extra--virgin olive oil or nuts. N Engl J Med. 2018;378(25):e34.
16. Medina-Remon A, Casas R, Tressserra-Rimbau A, Ros E, Martinez-Gonzalez MA, Fito M, et al. Polyphenol intake from a Mediterranean diet decreases inflammatory biomarkers related to atherosclerosis: a substudy of the PREDIMED trial. British Journal of Clinical Pharmacology. 2017;83(1):114-28.
17. Guasch-Ferre M, Salas-Salvado J, Ros E, Estruch R, Corella D, Fito M, et al. The PREDIMED trial, Mediterranean diet and health outcomes: How strong is the evidence? Nutrition, Metabolism, and Cardiovascular Diseases: NMCD. 2017;27(7):624-32.
18. Keenan S, Cooke MB, Belski R. The effects of intermittent fasting combined with resistance training on lean body mass: a systematic review of human studies. Nutrients. 2020;12(8).
19. Ashtary-Larky D, Bagheri R, Tinsley GM, Asbaghi O, Paoli A, Moro T. Effects of intermittent fasting combined with resistance training on body composition: a systematic review and meta-analysis. Physiology & Behavior. 2021:113453.
20. Tinsley GM, Moore ML, Graybeal AJ, Paoli A, Kim Y, Gonzales JU, et al. Time-restricted feeding plus resistance training in active females: a randomized trial. The American Journal of Clinical Nutrition. 2019.
21. Moro T, Tinsley G, Bianco A, Marcolin G, Pacelli QF, Battaglia G, et al. Effects of eight weeks of time-restricted feeding (16/8) on basal metabolism, maximal strength, body composition, inflammation, and cardiovascular risk factors in resistance-trained males. Journal of Translational Medicine. 2016;14(1):290.
22. Cormick G, Belizan JM. Calcium intake and health. Nutrients. 2019;11(7).
23. Iovino I, Stuff J, Liu Y, Brewton C, Dovi A, Kleinman R, et al. Breakfast consumption has no effect on neuropsychological functioning in children: a repeated-measures clinical trial. The American Journal of Clinical Nutrition. 2016;104(3):715-21.
24. Gur EB, Turan GA, Ince O, Karadeniz M, Tatar S, Kasap E, et al. Effect of Ramadan fasting on metabolic markers, dietary intake and abdominal fat distribution in pregnancy. Hippokratia. 2015;19(4):298-303.
25. Ruderman NB, Carling D, Prentki M, Cacicedo JM. AMPK, insulin resistance, and the metabolic syndrome. J Clin Invest. 2013;123(7):2764-72.
26. Li W, Wu M, Zhang Y, Wei X, Zang J, Liu Y, et al. Intermittent fasting promotes adult hippocampal neuronal differentiation by activating GSK-3beta in 3xTg-AD mice. Journal of Neurochemistry. 2020;155(6):697-713.
27. Arora A, Dey CS. SIRT2 negatively regulates insulin resistance in C2C12 skeletal muscle cells. Biochimica et Biophysica Acta. 2014;1842(9):1372-8.
28. Khan MAB, Hashim MJ, King JK, Govender RD, Mustafa H, Al Kaabi J. Epidemiology of type 2 diabetes – Global Burden of Disease and Forecasted Trends. Journal of Epidemiology and Global Health. 2020;10(1):107-11.
29. Zheng Y, Ley SH, Hu FB. Global aetiology and epidemiology of type 2 diabetes mellitus and its complications. Nature Reviews Endocrinology. 2018;14(2):88-98.
30. Carter S, Clifton PM, Keogh JB. The effects of intermittent compared to continuous energy restriction on glycaemic control in type 2 diabetes; a pragmatic pilot trial. Diabetes Research and Clinical Practice. 2016;122:106-12.
31. Carter S, Clifton PM, Keogh JB. Effect of intermittent compared with continuous energy restricted diet on glycemic control in patients with type 2 diabetes: a randomized noninferiority trial. JAMA Netw Open. 2018;1(3):e180756.
32. Corley BT, Carroll RW, Hall RM, Weatherall M, Parry-Strong A, Krebs JD. Intermittent fasting in type 2 dia-

betes mellitus and the risk of hypoglycaemia: a randomized controlled trial. Diabetic Medicine: a Journal of the British Diabetic Association. 2018;35(5):588-94.

33. Hutchison AT, Regmi P, Manoogian ENC, Fleischer JG, Wittert GA, Panda S, et al. Time-restricted feeding improves glucose tolerance in men at risk for type 2 diabetes: a randomized crossover trial. Obesity (Silver Spring). 2019;27(5):724-32.
34. American Diabetes A. 6. Glycemic targets: standards of medical care in diabetes-2021. Diabetes Care. 2021;44(Suppl 1):S73-S84.
35. Meng H, Zhu L, Kord-Varkaneh H, H OS, Tinsley GM, Fu P. Effects of intermittent fasting and energy-restricted diets on lipid profile: A systematic review and meta-analysis. Nutrition. 2020;77:110801.
36. Erdem Y, Ozkan G, Ulusoy S, Arici M, Derici U, Sengul S, et al. The effect of intermittent fasting on blood pressure variability in patients with newly diagnosed hypertension or prehypertension. Journal of the American Society of Hypertension: JASH. 2018;12(1):42-9.
37. Ural E, Kozdag G, Kilic T, Ural D, Sahin T, Celebi O, et al. The effect of Ramadan fasting on ambulatory blood pressure in hypertensive patients using combination drug therapy. Journal of Human Hypertension. 2008;22(3):208-10.
38. Marliss EB, Aoki TT, Unger RH, Soeldner JS, Cahill GF, Jr. Glucagon levels and metabolic effects in fasting man. J Clin Invest. 1970;49(12):2256-70.
39. Owen OE, Felig P, Morgan AP, Wahren J, Cahill GF, Jr. Liver and kidney metabolism during prolonged starvation. J Clin Invest. 1969;48(3):574-83.
40. Spencer IO. Death during therapeutic starvation for obesity. Lancet. 1968;1(7555):1288-90.
41. Stockman MC, Thomas D, Burke J, Apovian CM. Intermittent fasting: is the wait worth the weight? Current Obesity Reports. 2018;7(2):172-85.
42. Rynders CA, Thomas EA, Zaman A, Pan Z, Catenacci VA, Melanson EL. Effectiveness of intermittent fasting and time-restricted feeding compared to continuous energy restriction for weight loss. Nutrients. 2019;11(10).
43. Cho Y, Hong N, Kim KW, Cho SJ, Lee M, Lee YH, et al. The effectiveness of intermittent fasting to reduce body mass index and glucose metabolism: a systematic review and meta-analysis. Journal of Clinical Medicine. 2019;8(10).
44. Trepanowski JF, Kroeger CM, Barnosky A, Klempel MC, Bhutani S, Hoddy KK, et al. Effect of alternate-day fasting on weight loss, weight maintenance, and cardioprotection among metabolically healthy obese adults: a randomized clinical trial. JAMA Internal Medicine. 2017;177(7):930-8.
45. Nachvak SM, Pasdar Y, Pirsaheb S, Darbandi M, Niazi P, Mostafai R, et al. Effects of Ramadan on food intake, glucose homeostasis, lipid profiles and body composition composition. European Journal of Clinical Nutrition. 2019;73(4):594-600.

43 Suporte nutricional no obeso mórbido criticamente enfermo

Melina Castro
Carlos Eduardo Pompilio

RESUMO

A obesidade acomete mais de ¼ dos brasileiros, sendo um dos fatores de risco mais importantes para doenças cardiovasculares e osteoarticulares, câncer e distúrbios do sono, dentre outras. Os pacientes obesos internados na unidade de terapia intensiva (UTI) apresentam maior morbidade e a terapia nutricional deve ser planejada no sentido de minimizar tanto a perda de massa muscular como a piora do estado nutricional durante sua permanência na UTI. A triagem nutricional e a avaliação subjetiva global são ferramentas fundamentais para atingir as metas nutricionais recomendadas para o obeso na UTI, a saber, dietas hipocalóricas e hiperproteicas consideradas no contexto do alto grau de catabolismo destes pacientes sob condições críticas.

▶ INTRODUÇÃO

No Brasil, dados do IBGE publicados em 2020 dão conta de que, entre as pessoas com 18 anos ou mais, 25,9% foram consideradas obesas em 2019, totalizando 41,2 milhões de brasileiros.[1] A população de pacientes obesos internados em unidade de terapia intensiva (UTI) ao redor do mundo é, em média, de 20%.[2] Um estudo brasileiro publicado em 2013 avaliou 530 internações em centro único de hospital-escola público, mostrando que a prevalência de obesidade era de 19,8%,[3] condizente com os números internacionais. O país tinha em 2020, segundo a Associação de Medicina Intensiva Brasileira,[4] 1,4 leito de UTI/10 mil habitantes, totalizando aproximadamente 6.000 pacientes obesos/dia, nas UTIs brasileiras. Neste capítulo vamos revisar os cuidados nutricionais dessa população de pacientes obesos considerados críticos.

Um primeiro ponto que merece ser abordado é que um paciente mesmo sendo obeso pode estar desnutrido e principalmente ter uma perda acentuada de massa e função muscular, a dita obesidade sarcopênica (Tabela 1). As ferramentas utilizadas para avaliar o estado nutricional e a composição corporal à beira do leito, como antropometria e bioimpedância, encontram muitas limitações no paciente obeso e, em especial, no obeso na UTI. Por outro lado, a aplicação dos métodos de triagem de risco nutricional e a avaliação subjetiva do estado nutricional são eficientes e podem nortear o planejamento da terapia nutricional nesta população.

TABELA 1 Impacto da obesidade no manuseio do obeso crítico

Estado nutricional e metabólico
▪ Adiposidade excessiva/possível sarcopenia
▪ Necessidade de correções no cálculo do peso corporal
▪ Transtornos metabólicos (glicídicos/lipídicos)
Farmacologia
▪ Possíveis desvios da farmacocinética
▪ Ajustes de dosagem de certos fármacos
Função hepática e renal
▪ Esteatose hepática/esteato-hepatite/cirrose
▪ Risco de nefropatia crônica e de insuficiência renal aguda
Função cardiopulmonar
▪ Risco de coronariopatia e de insuficiência cardíaca
▪ Modificações do débito cardíaco e resposta à fluidoterapia
▪ Hipercoagulabilidade sanguínea e chance de tromboembolismo
▪ Apneia obstrutiva do sono
▪ Síndrome da hipoventilação crônica
▪ Riscos na intubação traqueal (via aérea difícil)

Modificado de Schetz M, et al.[2]

No que se refere à determinação da meta energética, a calorimetria indireta é o padrão-ouro também nesta população.[5] Nos serviços em que não se dispõe de calorimetria indireta é possível utilizar fórmulas preditivas como Penn State, Ireton-Jones e Mifflin, ou regras baseadas no peso real e/ou ideal do paciente para cálculo da oferta calórica. Em geral são ofertadas entre 60 e 70% das necessidades aferidas pela calorimetria indireta, mas metas de 11-14 kcal/kg de peso real ou 22-25 kcal/kg de peso ideal são bastante aceitáveis.[6]

As metas proteicas devem ser baseadas no peso ideal (PI) de acordo com o grau de obesidade, sendo 2,0 g/kg de PI para obesidades graus I e II (30 a 39,9 kg/m^2) e 2,5 g/kg de PI para obesidade grau III (> 40 kg/m^2).[6,7] É importante chamar a atenção para a recomendação de oferta hiperproteica e hipocalórica em pacientes com IMC superior a 30 kg/m^2 devido aos potenciais benefícios da restrição de calorias a pacientes obesos.[8] Um resumo das recomendações encontra-se na Tabela 2.

Os estados clínicos que necessitam de cuidados intensivos e a obesidade têm um efeito pró-inflamatório sinérgico (Tabela 3). A resistência à insulina promove inflamação através do aumento da atividade autônoma simpática (aumento de catecolaminas) e produção de citocinas inflamatórias (IL-6, TNF-α); esse estresse oxidativo tem importante papel no mau prognóstico do paciente obeso crítico e também nas complicações da obesidade como a diabetes. Com a inflamação, são intensifica-

TABELA 2 Recomendações nutricionais

Diretriz	Calorias	Proteínas	Fórmula enteral	Outras recomendações
Europeia (ESPEN)[5]	Guiada por calorimetria, ou na sua falta, por peso ajustado	Guiada pelas perdas urinárias de nitrogênio ou massa corporal magra (tomografia ou outras técnicas). Na falta destas, 1,3 g proteína/kg peso ajustado/d	Isocalórica hiperproteica	

(continua)

TABELA 2 Recomendações nutricionais *(continuação)*

Diretriz	Calorias	Proteínas	Fórmula enteral	Outras recomendações
Americana (ASPEN)[7]	65%-70% da calorimetria indireta (CI). Na sua falta, 11-14 kcal/kg do peso atual se IMC entre 30-50 e 22-25 kcal/kg do peso ideal se IMC > 50 kg/m²	2,0 g/kg do peso ideal se IMC entre 30-40 e 2,5 g/kg do peso ideal se IMC ≥ 40 kg/m²	Hipocalórica hiperproteica	Enteral 24-48 horas da admissão na UTI (oral não disponível) Pós-bariátrica: tiamina antes de nutrição ou soro glicosado. Avaliar outros micronutrientes
Brasileira (BRASPEN)[6]	60-70% do alvo, medido por CI. Na sua falta, 11-14 kcal/kg/dia do peso real (IMC 30-50 kg/m²) e 22-25 kcal/kg/dia do peso ideal (IMC > 50 kg/m²)	2 g/kg do peso ideal (IMC 30-40 kg/m²) até 2,5 g/kg do peso ideal (IMC > 40 kg/m²)	Baixa densidade calórica hiperproteica, com reduzida relação N:Cal não prot não imunomoduladora	Monitorar hiperglicemia, hiperlipemia, hipercapnia, balanço hídrico e esteatose hepática

Relação N:Cal não prot: relação nitrogênio:calorias não proteicas.

dos os mecanismos que levam à lipólise e consequentemente o aumento da concentração plasmática de ácidos graxos livres, bem como o agravamento da resistência à insulina, hiperglicemia e proteólise acentuada, causando depleção de massa magra e induzindo ao estado de obesidade sarcopênica.[9]

TABELA 3 Efeitos imunológicos da obesidade

▪ Perfil citoquínico pró-inflamatório
▪ Proteína C-reativa e outros marcadores elevados
▪ Inflamação sistêmica crônica
▪ Resposta imunitária celular alterada
▪ Resposta vacinal atenuada
▪ Disfunção imunológica agravada por diabetes/dislipidemia
▪ Maior risco para certas infecções
▪ Maior mortalidade hospitalar e nos cuidados intensivos

Modificado de Alwarawrah Y et al.,[10] De Rosa V et al.,[11] Secombe P, et al.[12]

A meta terapêutica nutricional no paciente obeso grave não é diferente de qualquer outro paciente inflamado em terapia intensiva, sendo fundamental a intervenção para prevenir morbidade e mortalidade, prevenir a perda de massa magra, reduzir o tempo de permanência tanto na UTI quanto no hospital, além de reduzir custos. A obesidade agrega fatores de risco associados como esteatose hepática e esteato-hepatite, calculose biliar e apneia do sono, além da síndrome metabólica, que devem ser antecipados no planejamento da terapia nutricional.[5]

▶ PLANEJAMENTO DA TERAPIA NUTRICIONAL

A nutrição enteral precoce em pacientes obesos graves deve ser aplicada, não diferindo de outros pacientes em terapia intensiva em situações graves, sendo a via digestiva a rota preferencial de oferta proteico-calórica, por auxiliar na atenuação do estado de estresse oxidativo preexistente. Não se justifica manter pacientes obesos em jejum admitindo existência de reservas corporais; essa prática exacerba a perda de massa magra e induz ao desenvolvimento da sarcopenia.[5,6] Uma dificuldade adicional nos pacientes obesos pode estar no fato de que a incidência de dismotilidade gástrica é maior nesse grupo, frequentemente apresentando gastroparesia e, em decorrência disso, maior risco de intolerância da oferta enteral. Entre os motivos que justificam a gastroparesia, destacam-se maior pressão abdominal e neuropatia secundária à hiperglicemia. Nessa condição, o uso preferencial da oferta pós-pilórica pode minimizar o risco de refluxo gastroesofágico e aspiração nesses pacientes.[13]

Há evidências de que o regime hipocalórico-hiperproteico no obeso crítico mostra bons resultados em: 1) melhora do balanço nitrogenado; 2) manutenção da glicemia dentro da faixa recomendada com doses menores de insulina; 3) redução do tempo de permanência na UTI; e 4) diminuição da utilização de antibióticos em pacientes obesos cirúrgicos. Krishnan et al.[14] descrevem também redução da mortalidade, do tempo de ventilação mecânica e da incidência de sepse em pacientes que receberam entre 9 e 18 Kcal/kg/dia de oferta calórica.

A qualidade da proteína ofertada para o doente crítico pode ser tão importante quanto a quantidade. Estudos em pacientes ambulatoriais sugerem que o uso de proteína de soro de leite proporciona digestão e absorção mais rápidas com maior retenção proteica, o que leva a uma maior disponibilidade de aminoácidos no plasma durante o período pós-prandial, estimulando de forma mais eficiente a síntese proteica muscular, quando comparado com a ingestão de outras fontes proteicas, como a caseína.[15] Além disso, a proteína do soro do leite (*whey protein*) apresenta maior quantidade de leucina, considerada o principal sinalizador nutricional para síntese proteica.[16,17]

▶ CONCLUSÃO

A avaliação do estado nutricional e a estimativa das necessidades proteico-calóricas no paciente obeso apresentam um grau de imprecisão maior que no não obeso. A associação entre oferta proteica baixa e estado inflamatório agudo potencializado pela inflamação crônica da obesidade leva à perda de massa magra, que tem associação com aumento de complicações e da mortalidade.

Por outro lado, a oferta calórica deve ser restrita sob o risco de provocar distúrbios metabólicos associados à intolerância a carboidratos e hipertrigliceridemia resultante da resistência à ação da insulina presente na obesidade.

Algumas complicações clínicas são inerentes à obesidade e devem ser ativamente monitorizadas e evitadas e, diferente do paciente não obeso, a oferta pós-pilórica de nutrientes pode ser uma boa estratégia.

REFERÊNCIAS

1. Fonte IBGE. Disponível em https:// cod.ibge.gov.br/4LKEO. Acesso em 10/07/2021.
2. Schetz M, De Jong A, Deane AM, Druml W, Hemelaar P, Pelosi P, et al. Obesity in the critically ill: a narrative review. Intensive Care Med. 2019 Jun;45(6):757-69.
3. Carrara FSA. Obesidade em pacientes de unidade de terapia intensiva: caracterização e análise da morbimortalidade. Dissertação (Mestrado). São Paulo: Escola Paulista de Enfermagem, Universidade Federal de São Paulo (UNIFESP); 2013.
4. Fonte AMIB (Associação de Medicina Intensiva Brasileira). Em https://www.amib.org.br/fileadmin/user_upload/amib/2020/abril/28/dados_uti_amib.pdf. Acesso em 11/07/2021.
5. Singer P, Blaser AR, Berger MM, Alhazzani W, Calder PC, Casaer MP, et al. ESPEN guideline on clinical nutrition in the intensive care unit. Clin Nutr. 2019 Feb;38(1):48-79.
6. Castro MG, Ribeiro PC, Souza IAO, Cunha HFR, Silva MHN, Rocha EEM, et al. Diretriz Brasileira de Terapia

Nutricional no Paciente Grave. BRASPEN Journal. 2018;supl.1.

7. McClave SA, Taylor BE, Martindale RG, Warren MM, Johnson DR, Braunschweig C, et al.; Society of Critical Care Medicine; American Society for Parenteral and Enteral Nutrition. Guidelines for the provision and assessment of nutrition support therapy in the adult critically ill patient: Society of Critical Care Medicine (SCCM) and American Society for Parenteral and Enteral Nutrition (A.S.P.E.N.). JPEN J Parenter Enteral Nutr. 2016 Feb;40(2):159-211. Erratum in: JPEN J Parenter Enteral Nutr. 2016 Nov;40(8):1200.
8. Pompilio CE, Pelosi P, Castro MG. The bariatric patient in the intensive care unit: pitfalls and management. Curr Atheroscler Rep. 2016;1-10.
9. Hurt RT, Frazier TH, McClave SA, Kaplan LM. Obesity epidemic: overview, pathophysiology, and the intensive care unit conundrum. JPEN J Parenter Enteral Nutr. 2011 Sep;35(5 Suppl):4S-13S.
10. Alwarawrah Y, Kiernan K, MacIver NJ. Changes in nutritional status impact immune cell metabolism and function. Front Immunol. 2018 16;9:1055.
11. De Rosa V, Galgani M, Santopaolo M, Colamatteo A, Laccetti R, Matarese G. Nutritional control of immunity: Balancing the metabolic requirements with an appropriate immune function. Semin Immunol. 2015;27(5):300-9.
12. Secombe P, Harley S, Chapman M, Aromataris E. Feeding the critically ill obese patient: a systematic review protocol. JBI Database System Rev Implement Rep. 2015;13(10):95-109.
13. Toledo D, Castro M (org). Terapia nutricional em UTI. 2.ed. Editora Rubio; 2020.
14. Krishnan JA, Parce PB, Martinez A. Caloric intake in medical ICU patients: Consistency of care with guidelines and relationship to clinical outcomes. Nutr Clin Pract. 2004;19:645-6.
15. Dangin M, Guillet C, Garcia-Rodenas C, et al. The rate of protein digestion affects protein gain differently during aging in humans. J Physiol. 2003;549:635-44.
16. Dickerson RN, Drover JW. Monitoring nutrition therapy in the critically ill patient with obesity. JPEN J Parenter Enteral Nutr. 2011;35:44S-51S.
17. Katsanos CS, Kobayashi H, Sheffield-Moore M, Aarsland A, Wolfe RR. A high proportion of leucine is required for optimal stimulation of the rate of muscle protein synthesis by essential amino acids in the elderly. Am J Physiol Endocrinol Metab. 2006;291:E381-7.

44 Transplante fecal no tratamento de obesidade, intolerância à glicose e outros quadros de dismetabolismo

Joel Faintuch
Jacob J. Faintuch
Asher Mishaly

RESUMO

A moderna era dos transplantes iniciou-se na segunda metade do século XX com a substituição de rins danificados, seguida de fígado, coração, medula óssea e muitos outros órgãos e tecidos. Porém, dejetos humanos? O tema conserva vertentes escatológicas, todavia há muito deixou de ser gracejo de banheiro. Já se encontram na plataforma Pubmed/Medline milhares de publicações sobre transplante de microbioma (ou microbiota, como muitos preferem), ao lado de dezenas de milhares sobre o microbioma intestinal em geral. A maioria diz respeito a animais de experimentação, todavia já existem no mesmo portal revisões sistemáticas e metanálises deste tipo de transplante em entidades nosológicas humanas, incluindo síndrome metabólica e obesidade, focos da presente análise.

O portal norte-americano/internacional de registro de ensaios clínicos (clinicaltrials.gov) assinala bem mais de três centenas de protocolos de transplante fecal. Vale lembrar que obesidade, síndrome metabólica e diabetes são pequena minoria das indicações, não ultrapassando muito mais que 20 estudos no seu conjunto, o que de qualquer modo indica um campo de interesse e em plena atividade.

▸ INTRODUÇÃO – *CLOSTRIDIOIDES DIFFICILE*

A raison *d'être*, a real gênese da intervenção em apreço no moderno armamentário terapêutico, prende-se à colite pseudomembranosa, entidade rara, no entanto potencialmente fatal causada pelo *C. difficile*. Há muito se conhecia sua íntima correlação com antibioticoterapia de amplo espectro, que sabidamente interfere no microbioma colônico. Estudos de microgenômica confirmaram que a superinfecção se associa a verdadeiro massacre das bactérias locais, com virtual erradicação do microbioma. Soa racional, portanto, reconstruir o ecossistema entérico a partir de um doador sadio nos casos refratários à medicação anticlostrídio, e esta é até o momento a indicação mais utilizada do transplante fecal, bem como a única plenamente sancionada por diversas agências e associações oficiais.

Foge ao escopo do capítulo narrar as milenares peripécias de como se desembarcou no emprego clínico de tão inusitado transplante, o que pode ser pesquisado na bibliografia.[1-6] Vale ressaltar que coletas padronizadas de fezes em concordância com normativas internacionais e extensas experiências com transplante fecal não são mais inéditas em nosso meio.[7,8]

▶ OBESIDADE, INTOLERÂNCIA À GLICOSE E RISCO CARDIOVASCULAR

As raízes gerais e precipuamente metabólicas da manipulação microbiana intestinal encontram-se robustamente consolidadas em modelos experimentais. Efetivamente existem ecossistemas entéricos obesogênicos, diabetogênicos e pró-inflamatórios, dentre outros, dependendo da composição dos filos e famílias de germes, assim como de sua riqueza e diversidade. Outros talvez fossem originalmente sadios, porém presumivelmente se deterioraram por conta de erros dietéticos, influências medicamentosas ou impacto de enfermidades inflamatórias ou degenerativas. Sua reposição no laboratório por biocoletividades corretamente diversificadas e benignas segue-se de benefícios nutricionais e metabólicos inquestionáveis.

O grande pioneiro desta subárea foi o médico Jeffrey I. Gordon, atual "Dr. Robert J. Glaser Distinguished University Professor" e diretor do Centro para Ciências Genômicas e Biologia de Sistemas da Washington University (St. Louis, MI, EUA). Partindo de camundongos gnotobióticos ou "*germ-free*", criados desde o nascimento em condições estéreis, sem qualquer tipo de flora bacteriana, ele construiu nos anos 90 o arcabouço teórico e prático primordial que subsequentemente conduziu aos transplantes humanos. De fato, tais animais já são relativamente desnutridos comparativamente aos convencionais, sugerindo que o microbioma intestinal seja basalmente obesogênico. Quando colonizados por matéria fecal de doadores animais ou mesmo humanos obesos, tendem a ganhar peso de forma acentuada.[9]

▶ EXPERIÊNCIA CLÍNICA

No ser humano, as respostas são mais sutis. A primeira série em casos de síndrome metabólica foi conduzida por Vrieze et al. da Universidade de Amsterdam (Holanda) em 2012,[10] em apenas nove homens (ao lado de nove controles recebendo fezes autólogas). Houve melhora da sensibilidade insulínica após seis semanas. Em metanálise mais recente, escorada em seis estudos e 154 pacientes portadores de síndrome metabólica, conduzida em outro serviço do Hospital das Clínicas da FMUSP (São Paulo), 2-6 semanas após o procedimento a HbA1c reduziu-se e o HDL colesterol elevou-se de forma significativa. Não houve oscilação do peso, da glicemia ou de qualquer outra variável, e os resultados a longo prazo tampouco foram elucidados.[11] É pouco ou é muito? Como prova do conceito vale uma pepita de ouro. Quem afirmasse, até poucos anos atrás, que a simples introdução intestinal de matéria fecal de um doador são reverteria, pelo menos moderadamente, índices relevantes da síndrome metabólica, despertaria olhares de incredulidade, se não verdadeiras gargalhadas.

Vale lembrar aqui dois casos anedóticos e com respostas de ganho de peso, quanto mais não seja por curiosos e ilustrativos. O primeiro foi relatado por autores da Brown University, Providence, RI, EUA.[12] Uma mulher de 32 anos, com índice de massa corporal (IMC) de 26,0 kg/m^2, foi acometida de infecção colônica por *C. difficile* refratária a todos os tratamentos. O transplante fecal foi recomendado e a doadora foi sua filha de 16 anos, cujo IMC era semelhante (26,4 kg/m^2). Entretanto, essa adolescente, diferentemente da genitora, já exibia propensão a ganho de peso na história clínica. O transplante foi bem-sucedido, entretanto, 16 meses mais tarde, a paciente retornou com acúmulo de 15 kg (IMC de 33,0 kg/m^2), algo que jamais havia ocorrido. Após um total de 36 meses, em que pesassem regime dietético e exercícios, seu IMC atingiu 34,5 kg/m^2.

Outro caso provém da Universidade de Amsterdam,[13] da mesma equipe que relatou o primeiro estudo prospectivo controlado de transplante fecal para síndrome metabólica, a que se aludiu anteriormente.[10] Surpreendentemente para uma instituição investindo robustamente na vertente emagrecedora, parece que aqui o intuito era mesmo de elevar a adiposidade, seja com base na teoria da disbiose intestinal, seja simplesmente por partir de doadora com o IMC apropriado. A candidata era mulher de 26 anos portadora de anorexia nervosa (IMC de 15,0 kg/m^2), refratária à dieta hipercalórica. Quem doou o material foi outra mulher sadia com IMC mais elevado, no entanto nos limites do normal (25,0 kg/m^2). Na evolução não se registraram intercorrências, e 36 semanas depois a paciente havia adquirido 6,3 kg. Na discussão, os autores expressaram basicamente sua convicção no papel modulador do microbioma sobre o balanço energético.

▶ CAQUEXIA NEOPLÁSICA

Emprestando mais consistência aos relatos singulares de ganho de peso ao invés da perda colimada, observam-se na literatura recente seguidas investigações associando disbiose intestinal também com caquexia cancerosa.[14-16] Sem transplantes fecais até o momento, contudo não seria surpresa se estes caminhassem na sequência. Um achado não invalida o outro. O microbioma é extraordinariamente rico e complexo, razão pela qual distintos perfis (genótipos microbianos) se coadunam com diferentes fenótipos do hospedeiro. Já houve mesmo tentativas de classificá-los em enterótipos, ou formatos padronizados, todavia pouco fundamentados e por isso mesmo sem suficiente respaldo internacional.

De todo modo, evidências empíricas sugerem que tão importante quanto selecionar o candidato a eventual transplante fecal, e se convencer da boa saúde do doador, poderá ser confirmar-se no futuro os microgenomas e a compatibilidade dos dois conteúdos intestinais. Uma espécie de *crossmatch* doador/receptor, rotineiro nos transplantes de órgãos sólidos. Aqui tal ainda não é factível por insuficiência de conhecimentos sobre o papel de cada uma das milhares de espécies bacterianas que colonizam o intestino grosso, algumas sequer cultivadas em laboratório. Quando disponíveis, e as informações avançam celeremente, isto eliminará emagrecimentos quando se pretende ganho de peso, e vice-versa.

▶ UTILIZAÇÃO PRÁTICA

Como ferramenta para incorporação na rotina assistencial de entidades menos ameaçadoras da vida que colite pseudomembranosa, tais como obesidade e síndrome metabólica, torna-se patente que há um caminho a percorrer. Instrumentos clássicos como modificação do estilo de vida (alimentação, exercícios), sem contar medicamentos ou manobras endoscópicas e cirúrgicas, abordadas em outras partes desta obra, poderão competir e vencer no que concerne à disponibilidade, custos, riscos ou efetividade a longo prazo.

▶ ANIMAIS EXPERIMENTAIS *VERSUS* HUMANOS

Animais gnotobióticos não possuem microbioma algum, pois foram impedidos de adquiri-lo desde o nascimento.[9] Consequentementee, tendem a responder de forma exuberante quando um é implantado, seja de doador magro, seja de obeso, assumindo facilmente o fenótipo do doador. A taxa de colonização é elevada e duradoura, pois não há qualquer tipo de competição. Humanos que adquirem colite pseudomembranosa, como assinalado, situam-se em posição intermediária. Seu microbioma existe e se encontra solidamente radicado após longas décadas de interação micróbios-hospedeiro. Contudo, uma antibioticoterapia mal tolerada ou excessivamente agressiva danificou o ecossistema e ensejou sua invasão por um perigoso oportunista (*Clostridioides difficile*). Eventual transplante tende a favorecer a expulsão do invasor e criar condições para que o microbioma original se refaça, eliminando o ambiente de risco.

Também certas populações submetidas a transplante de células-tronco hematopoiéticas, especialmente pré-tratadas por descontaminação intestinal à base de antibióticos orais e outras técnicas, poderiam lucrar com transplante fecal (pós-transplante hematopoiético). Sobretudo porque este parece reverter a doença do enxerto contra o hospedeiro (*graft versus host disease* – GVHD), assim como favorecer a eliminação de germes entéricos multirresistentes, nas eventualidades em que tais complicações se instalam.[17]

O portador de diabetes ou síndrome metabólica convencional padece de um microbioma com determinadas alterações qualitativas presumivelmente obesogênicas e dismetabólicas, contudo completo, estável e não dizimado por antibióticos ou outras providências. As chances de uma implantação bem-sucedida de população fecal exógena são bem menos brilhantes. Já se cogitou de proceder a lavagens intestinais e laxantes prévios a fim de eliminar a flora autóctone (sem apelar a antimicrobianos a fim de evitar desequilíbrios e atração de patógenos). Contudo, nada ficou demonstrado a seu favor e tais técnicas não fazem parte da rotina. Permanece em aberto, portanto, a dúvida sobre como prolongar e solidificar os índices de "pega" do material transplantado. Ademais, humanos não são roedores, e conquanto significativo o papel do microbioma, não parece ser tão hegemônico quanto investigações experimentais sugerem.

▶ PRATICIDADE

As primeiras tentativas valiam-se de fezes *in natura* suspensas em soro fisiológico ou outro diluente, instiladas por via gastroduodenal ou jejunal (sonda nasogástrica, endoscopia alta) ou ainda por via baixa, mediante enemas e, mais recentemente, colonoscopia. Atualmente já se encapsula o material em determinados centros, o que possibilita a deglutição de um determinado número de cápsulas. Isso tende a resolver diversos problemas, como dispensa de endoscopias, transplante no próprio domicílio e facilidade para retransplante caso julgado necessário. Outra vantagem é menor risco de aspiração pulmonar, quando se considera a administração por sonda nasogástrica, algo raríssimo, porém de consequências potencialmente devastadoras.

O lado B da questão é quantitativo. Há evidências de que quanto maior a massa transplantada, melhor a "pega" do enxerto, de modo que até 200-250 g de inóculo têm sido recomendados. Mediante emprego de sondas ou endoscópios, não há qualquer empecilho para tais instilações. A técnica da ingestão de cápsulas esbarra na dificuldade de se deglutir algo além de 30 cápsulas de 2,0-2,5 g cada, o que reduziria o transplante a bem menos que 100 g de matéria fecal. Há tentativas em curso de se enriquecer o material mediante pré-processamento, com eliminação de fibras alimentares e outros materiais inertes fecais, e concentração maior das bactérias que são o elemento colimado. Caso bem-sucedidas, redundariam em menor número de cápsulas por paciente, todavia a um custo mais elevado.

▶ SUSTENTABILIDADE

A longa experiência com probióticos, prebióticos e simbióticos na modulação do microbioma gastroentérico já havia deixado claro que eventuais benefícios tendem a ser transitórios, a menos que o consumo se torne permanente. Para eventualidades agudas ou de curta duração, como a colite pseudomembranosa ou certas diarreias do recém-nascido e do adulto, o efeito pouco prolongado não é obstáculo. Com a normalização do trânsito intestinal e retomada da dieta habitual o paciente restaurará sozinho seu microbioma normal, sem exigência de novas prescrições moduladoras.

Enfermidades crônicas como obesidade, diabetes e outras já oferecem desafio substancialmente maior. É correto que neste particular praticamente todas as demais medidas corretivas se ressentem da mesma falha temporal, como dietas e medicamentos. O abandono do esquema cedo ou tarde se segue de recorrência do quadro clínico. Até a cirurgia bariátrica, inquestionavelmente a mais radical das terapêuticas, paga um ônus sob a forma de reganho tardio de peso para parte da população. Tudo indica que caso os pacientes obesos ou dismetabólicos se revelem responsivos ao transplante fecal (ou a certos novos probióticos em teste), um planejamento a longo prazo deverá ser parte da proposta. A alternativa, como no caso da dieta ou fármacos, seria inserir o transplante em uma programação multidisciplinar igualmente de longo fôlego, envolvendo reeducação alimentar e outras modificações do estilo de vida.

▶ CUSTO

O transplante fecal com material encapsulado, uma modalidade classificada como acessível ainda não oferecida em nosso meio, envolve nos Estados Unidos um desembolso acima de 2.000 dólares. Diante da exigência de retransplantes, essa cifra se elevará, obviamente. Não se incluem no pacote honorários profissionais, despesas institucionais (na hipótese de manobras endoscópicas) ou avaliações clínicas e laboratoriais, mormente os altamente especializados sequenciamentos genômicos do microbioma intestinal, importantes para monitoramento das respostas (ou da ausência delas).

Ainda é prematuro se protocolar análises de relação custo/benefício, contudo elas certamente surgirão à medida que o procedimento se divulgue e prospere.

▶ SEGURANÇA

Há riscos quando se inocula o microbioma de um ser humano em outro? Certamente. Um banco de fezes é requerido internacionalmente para adotar precauções de biossegurança nível 2, o que implica paramentação de tipo cirúrgico, disponibilidade de autoclave, cuidado com material perfurocortante e acesso restrito ao local.[18] À primeira vista parece um exagero, considerando-se que estrume animal é utilizado há milênios na agricultura em todo o planeta, e na China também dejetos humanos são ocasionalmente direcionados para tal fim.[19]

Não se pode negligenciar, entretanto, que secreções gastrointestinais são significativas no carreamento de todos os tipos de microrganismos patogênicos, a saber vírus, bactérias, fungos, protozoários e helmintos em geral. Citoquinas pró-inflamatórias também estão presentes, com potencial para agravar eventuais infecções induzidas. Conquanto raras, complicações graves e até fatais são descritas. Em comunicado da Food and Drug Administration (EUA),[20] foi dado ciência que seis pacientes de um banco de fezes adquiriram diarreia por cepas de *E. coli* enteropatogênicas, sendo que quatro precisaram de hospitalização. Outros dois que receberam transplantes fecais do mesmo doador pereceram de diarreia, embora nestes casos não se haja pesquisado se o patógeno responsável foi o mesmo.

▶ TRIAGEM DE DOADORES

Por isso, mesmo os centros de transplante fecal costumam proceder a seleções rigorosas de potenciais doadores, abrangendo não apenas extensa entrevista clínica, como pesquisa no sangue e nas fezes de praticamente todos os agentes infectoparasitários de enfermidades, sem contar que tais doadores devem ser estritamente sadios e eutróficos sem padecer sequer de alergias, pois estas às vezes são transmitidas por transfusão sanguínea e rigor análogo é adotado no contexto.

Torna-se fácil entender por que taxas de aprovação de apenas 3% dos candidatos recrutados são anunciadas,[8] e analogamente por que motivo a intervenção pelo menos nas etapas atuais tende a se manter dispendiosa. Uma solução seria convocar familiar de convivência íntima, quando disponível e preenchendo os critérios da doação. Presume-se que nos transplantes de marido para esposa e vice-versa, que vivem juntos há longo tempo, ambos já se expuseram exatamente às mesmas moléstias e agentes infectocontagiosos, o que simplificaria extenso e caro levantamento diagnóstico.

▶ AUTOMATIZAÇÃO DO PREPARO DO INÓCULO FECAL

Grupos na China e em outras partes investem em manuseio automatizado dos transplantes fecais, de modo a uniformizar quantidade e qualidade assim como reduzir riscos, tanto para manipuladores quanto receptores. Uma das estratégias que poderiam restringir acentuadamente o teor de contaminantes espúrios como vírus no material seria sua lavagem mecânica prévia.[21]

▶ PREOCUPAÇÕES ÉTICAS

Um termo de consentimento é indispensável para conduzir um transplante fecal? Defende-se tal precaução em todas as circunstâncias, mesmo em se tratando de indicação por colite pseudomembranosa refratária aos tratamentos usuais, tanto mais na obesidade, esteatose hepática, síndrome metabólica e outras entidades nosológicas em que o posicionamento da literatura ainda flutua.

E quando o candidato for menor de idade, ou de outro grupo com capacidade de consentimento reduzida? São raras tais circunstâncias, e a prudência aconselharia nem indicar, exceto quando previamente aprovado por comissão ética.

É necessário advertir no termo de consentimento a propósito de riscos a curto e longo prazo? Este é tema espinhoso, contudo, inescapável. Agudamente convém se precaver da possibilidade de alguma febre e diarreia por um par de dias. Em animais de laboratório demonstra-se associação de determinados microbiomas com advento tardio de colite, enfermidades cardiovasculares e até mesmo câncer de cólon. Note-se que nenhum caso humano de qualquer destas entidades de longo curso foi documentado, seja após prescrição de probióticos, seja mediante transplante fecal. Em que pesem esses pormenores, preconiza-se assinalar as advertências tão completas quanto possível.[22]

▶ CONSIDERAÇÕES FINAIS

Ninguém deve finalizar este capítulo correndo para sua clínica e recomendando transplante fecal para todos os casos obesos e dismetabólicos ou ainda de caquexia tumoral que encontrar pelo caminho, pois condutas assistenciais merecem ponderação. Unicamente em emergências se decide de afogadilho, mesmo assim amparando-se tanto quanto possível nos protocolos existentes. Há fortes chances do microbioma intestinal desempenhar relevante papel, entretanto aqueles consistem geralmente em quadro complexos, com múltiplas influências genéticas (bacterianas e do hospedeiro), como também ambientais. Não é por outra razão que as equipes de manejo mais bem-sucedidas são as multidisciplinares, enfocando as questões pelos mais diversos ângulos.

O oposto não seria prudente tampouco, ou seja, ignorar os progressos ocorridos no terreno da bacterioterapia entérica, mesmo porque colegas e pacientes bem informados já começam a questionar os profissionais da saúde sobre este ponto. Ainda que historicamente deflagrado por intercorrência exclusivamente infecciosa, a diarreia pelo *C. difficile*, logo se vislumbraram desdobramentos do transplante fecal para entidades nutricionais, inflamatórias e até extradigestivas. Convém, portanto, permanecer sintonizado com o tema, a fim de explorá-lo terapeuticamente sempre que a oportunidade se afigurar segura, favorável, factível e eticamente justificada.

REFERÊNCIAS

1. Eiseman B, Silen W, Bascom GS, Kauvar AJ. Fecal enema as an adjunct in the treatment of pseudomembranous enterocolitis. Surgery. 1958;44:854-9.
2. Malnick S, Melzer E. Human microbiome: From the bathroom to the bedside. World J Gastrointest Pathophysiol. 2015;6:79-85.
3. Faintuch J. Introdução. In: Faintuch J (ed.). Microbioma, disbiose, probióticos e bacterioterapia. Barueri: Manole; 2017. p. XV-XX.
4. Faintuch J. A pílula fecal. In: Faintuch J (ed.). Microbioma, disbiose, probióticos e bacterioterapia. Barueri: Manole; 2017. p. 309-15.
5. Modoux M, Butel MJ, Waligora-Dupriet AJ, Kapel N. Transplante do microbioma intestinal. In: Faintuch J (ed.). Microbioma, disbiose, probióticos e bacterioterapia. Barueri: Manole; 2017. p. 281-92.
6. Martins FS, Damaceno QS, Ferrari MLA, Nicoli JR. Transplante fecal na retocolite ulcerativa. In: Faintuch J (ed.). Microbioma, disbiose, probióticos e bacterioterapia. Barueri: Manole; 2017. p. 302-8.
7. Ganc AJ, Ganc RL, Fortes EB. Transplante do microbioma intestinal: A experiência brasileira. In: Faintuch J (ed.). Microbioma, disbiose, probióticos e bacterioterapia. Barueri: Manole; 2017. p. 293-301.
8. Terra DAA, Vilela EG, Silva ROS, Leão LA, Lima KS, Passos RIFA, et al. Structuring a fecal microbiota transplantation center in a university hospital in Brazil. Arq Gastroenterol. 2020;57(4):434-58.
9. Falk PG, Hooper LV, Midtvedt T, Gordon JI. Creating and maintaining the gastrointestinal ecosystem: what we know and need to know from gnotobiology. Microbiol Mol Biol Rev. 1998;62(4):1157-70.
10. Vrieze A, Van Nood E, Holleman F, Salojärvi J, Kootte RS, Bartelsman J, et al. Transfer of intestinal microbiota from lean donors increases insulin sensitivity in individuals with metabolic syndrome. Gastroenterology. 2012;143:913-6.
11. Proença IM, Allegretti JR, Bernardo WM, de Moura DTH, Ponte Neto AM, Matsubayashi CO, et al. Fecal microbiota transplantation improves metabolic syndrome parameters: systematic review with meta-analysis based on randomized clinical trials. Nutr Res. 2020;83:1-14.
12. Alang N, Kelly CR. Weight gain after fecal microbiota transplantation. Open Forum Infect Dis. 2015;2(1):ofv004.
13. de Clercq NC, Frissen MN, Davids M, Groen AK, Nieuwdorp M. Weight gain after fecal microbiota transplantation in a patient with recurrent underweight following clinical recovery from anorexia nervosa. Psychother Psychosom. 2019;88(1):58-60.
14. Genton L, Mareschal J, Charretier Y, Lazarevic V, Bindels LB, Schrenzel J. Targeting the gut microbiota to treat cachexia. Front Cell Infect Microbiol. 2019;9:305.
15. Ni Y, Lohinai Z, Heshiki Y, Dome B, Moldvay J, Dulka E, et al. Distinct composition and metabolic functions of human gut microbiota are associated with cachexia in lung cancer patients. ISME J. 2021 May 17.
16. Ziemons J, Smidt ML, Damink SO, Rensen SS. Gut microbiota and metabolic aspects of cancer cachexia. Best Pract Res Clin Endocrinol Metab. 2021 Feb 17.
17. Andermann TM, Peled JU, Ho C, Reddy P, Riches M, Storb R, et al.; Blood and Marrow Transplant Clinical Trials Network. The microbiome and hematopoietic cell trans-

plantation: past, present, and future. Biol Blood Marrow Transplant. 2018;24(7):1322.

18. Centers for Disease Control and Prevention. Infographic: biosafety lab levels. Disponível em: cdc.gov/cpr/infographics/biosafety.htm. Acessado em 24/maio/2021.
19. Carlton EJ, Liu Y, Zhong B, Hubbard A, Spear RC. Associations between Schistosomiasis and the use of human waste as an agricultural fertilizer in China. PLoS Negl Trop Dis. 2015;9(1):e0003444.
20. Food and Drug Administration. Fecal microbiota for transplantation: safety alert – risk of serious adverse events likely due to transmission of pathogenic organisms. Disponível em: fda.gov. Acessado em 12/mar/2021.
21. Fecal Microbiota Transplantation-standardization Study Group. Nanjing consensus on methodology of washed microbiota transplantation. Chinese Med J. 2020;133(19):2330-2.
22. Grigoryan Z, Shen MJ, Twardus SW, Beuttler MM, Chen LA, Bateman-House A. Fecal microbiota transplantation: Uses, questions, and ethics. Med Microecol. 2020;6:100027.

PARTE V

Cirurgia bariátrica e procedimentos relacionados

45 Cuidados pré e pós-operatórios do paciente bariátrico

Denis Pajecki
Anna Carolina Batista Dantas
Daniel Riccioppo
Fábio Israel Lima Castelo Branco Marques
Marco Aurelio Santo

RESUMO

O processo de avaliação pré-operatória pode ser resumido em três etapas: clínica, nutricional e psicológica (avaliação multidisciplinar). Segue em parte as diretrizes de avaliação cardiológica para cirurgias não cardíacas de grande porte, e é tão essencial quanto o procedimento cirúrgico propriamente dito. Ambos impactam diretamente a evolução intra e pós-operatória, podendo prevenir a morte ou intercorrências graves quando perfeitamente executados. No preparo pré-operatório destaca-se a importância da perda de peso, cessação do tabagismo, ajuste de doses ou suspensão de medicamentos de uso crônico, identificação de carências nutricionais e avaliação da saúde mental, com destaque para os transtornos alimentares. No pós-operatório, destacamos a importância do diagnóstico precoce de complicações por meio de sinais clínicos, e do seu tratamento em centros especializados de alta complexidade.

▶ INTRODUÇÃO

O tratamento cirúrgico da obesidade é indicado quando o paciente tem índice de massa corporal (IMC = peso/altura^2) acima de 35 kg/m^2, já passou por tratamento clínico prévio e tem doenças associadas ao excesso de peso, denominadas comorbidades, tais como: *diabetes mellitus* tipo 2 (DM2), dislipidemia, cardiomiopatias, síndrome da apneia obstrutiva do sono (SAOS) e hipertensão arterial sistêmica (HAS).[1] Consequências físicas do excesso de peso que alterem a qualidade de vida, como artropatias, também são possíveis indicações neste grupo, sendo mais de 60 as comorbidades relacionadas à obesidade definidas pela Organização Mundial da Saúde (OMS) que podem ser consideradas neste contexto.[2,3]

Caso o IMC esteja acima de 40 kg/m^2, há indicação de tratamento cirúrgico independente de outros fatores. Há necessidade do pleno entendimento do paciente sobre as consequências do procedimento cirúrgico, assim como a capacidade e o compromisso de manter-se em acompanhamento pós-operatório.

Flexibilização das indicações

Na última década houve mudanças em relação aos critérios de indicações e contraindicações ao tratamento. Em relação aos limites de idade, admite-se agora a cirurgia para pacientes com mais de 65 anos desde que passem por avaliação de risco específica, contemplando aspectos de funcionalidade e composição corporal.[4-6] A cirurgia para adolescentes tem regras diferentes em cada país, sendo autorizada no Brasil para pacientes com 16 anos ou mais, desde que cumpridos critérios específicos. Para pacientes com diabetes tipo 2 e IMC abaixo de 35 kg/m^2, denominada cirurgia metabólica, está autorizada pelo Conselho Federal de Medicina (CFM), mas ainda é realizada em números modestos, dada a falta de consenso.[1,7] A hepatopatia crônica e a cirrose especialmente relacionada à doença hepática gordurosa não alcoólica, antes consideradas contraindicações, hoje fazem parte do algoritmo de tratamento em algumas situações.[8]

▶ AVALIAÇÃO CLÍNICA

Na anamnese procura-se obter informações sobre o início da doença, evolução, tentativas de tratamento, antecedentes familiares de obesidade e diabetes, bem como comorbidades, doenças preexistentes e cirurgias prévias. Tais informações poderão ser importantes na definição da indicação cirúrgica e da técnica a ser escolhida.

A pesquisa de sintomas relacionados ao trato digestivo alto (dispepsia, refluxo gastroesofágico) e baixo (hábito intestinal) é importante.[9-10] Nas mulheres, alterações menstruais, como antecedentes de hemorragia uterina disfuncional ou metrorragia, devem ser consideradas e investigadas pelo ginecologista, dado o risco maior de anemias de difícil controle no pós-operatório.[11]

Pode haver também amenorreia, seja devido a alterações hormonais ou mesmo gestação, sendo a pesquisa de gravidez pré-operatória mandatória. Recomendam-se métodos anticoncepcionais nos primeiros dois anos posteriores à cirurgia bariátrica, quando um emagrecimento importante poderia levar a gravidez de maior risco, além de potencial prejuízo ao resultado da própria perda de peso.[12]

A dependência atual de drogas e álcool representa contraindicação absoluta. O tabagismo aumenta os riscos anestésico-cirúrgicos, fenômenos tromboembólicos e úlcera de boca anastomótica, devendo ser cessado pelo menos 12 meses antes da operação.[13]

Dieta e transtornos alimentares

Os hábitos alimentares devem ser investigados e diferentes padrões podem ser observados: hiperfagia, quando o paciente se alimenta em grande quantidade, mas mantém a periodicidade das principais refeições do dia; a polifagia ("*grazing*"), quando se alimenta frequentemente, em pequenas quantidades e intervalos curtos (beliscador); e o consumo exagerado de doces. Nesta avaliação procura-se também identificar o transtorno do comer compulsivo ("*binge-eating disorder*") ou a síndrome do comer noturno.[14] Frequentemente, hábitos e transtornos alimentares se correlacionam com fatores relacionados à saúde mental como depressão e ansiedade, bastante comuns nesta população. A identificação e o tratamento de tais condições são de grande importância para o sucesso da cirurgia no longo prazo.[15]

▶ EXAME FÍSICO

O IMC > 50 kg/m^2, a chamada superobesidade mórbida, aumenta os riscos de complicações e a morbimortalidade perioperatória, e deve ser tratado de forma diferenciada.[16] Outros dados antropométricos como o tipo de obesidade, se mais central ou mais periférica (androide e ginecoide, respectivamente), indicam mais ou menos gordura visceral. A circunferência abdominal (CA) pode auxiliar na estimativa do tipo de obesidade, assim como a relação cintura/quadril, mostrando maior ou menor concentração de gordura intra-abdominal. CA acima de 102 cm no homem e de 88 cm na mulher associa-se a maior risco de síndrome metabólica.[17]

A circunferência cervical também é muito importante. Quando acima de 47 cm, espera-se maior incidência de SAOS e maior dificuldade de intubação orotraqueal, agregando risco anestésico.[18]

A avaliação de composição corporal também é importante como parâmetro inicial, para posterior controle de perda de massa gorda e massa magra. Pode ser feita por meio da bioimpedância ou, em situações especiais, pelo DEXA ("*dual-energy X-ray absorptiometry*").[19]

A presença de acantose *nigricans*, caracterizada por hiperqueratose e hiperpigmentação mais comumente na região cervical, está associada a síndrome metabólica, DM2 e síndrome dos ovários policísticos (SOP), além de acromegalia e síndrome de Cushing.

Pesquisam-se hérnias de parede abdominal, muitas vezes desconhecidas pelo paciente, principalmente quando há relato de cirurgia prévia. Grandes hérnias umbilicais ou incisionais podem influenciar a escolha da técnica ou demandar mudanças no preparo pré-operatório.[20]

Varizes de membros inferiores, dermatite ocre ou sinais de sequela de erisipela são indícios de insuficiência venosa, devendo ser levados em consideração na avaliação de riscos para ocorrência de trombose venosa profunda (TVP) no perioperatório.

▶ AVALIAÇÃO DE RISCO CIRÚRGICO

Antecedentes cardiovasculares e pulmonares, como histórico de insuficiência coronariana (ICO), infarto agudo do miocárdio (IAM), insuficiência cardíaca congestiva (ICC), acidente vascular cerebral (AVC), TVP, tromboembolismo pulmonar (TEP), asma, doença pulmonar obstrutiva crônica (DPOC) e apneia obstrutiva do sono (SAOS), requerem investigações específicas. No caso de antecedente de ICC, IAM ou ICO, ou suspeita clínica de cardiopatias, o cardiologista deve orientar a conduta para estratificação de riscos e necessidade de terapias pré-operatórias, como procedimentos endovasculares.[2,3]

TVP e TEP prévios podem sinalizar riscos de novos fenômenos tromboembólicos, sendo o TEP prévio fator de risco independente para aumento de mortalidade associada à cirurgia barátrica. Nestes casos, a avaliação do cirurgião vascular corrobora as medidas preventivas.[21]

▶ AVALIAÇÕES CLÍNICAS ESPECÍFICAS

As avaliações de rotina são endocrinológica, nutricional, psicológica e cardiológica. A depender da história clínica, exame físico e dos antecedentes pessoais, podem ser necessárias consultas ao psiquiatra, pneumologista, nefrologista, hepatologista ou quaisquer especialidades que contribuam para um preparo adequado e redução dos riscos perioperatórios.

Em pacientes com insuficiência renal crônica, a opinião do nefrologista deve auxiliar na escolha do procedimento mais adequado, tendo em vista expectativas futuras como evolução para insuficiência renal dialítica ou necessidade de transplante renal.[22]

Hepatopatas devem ser avaliados quanto à etiologia, lembrando que a doença hepática gordurosa não alcoólica é, atualmente, a causa mais frequente de hepatopatia crônica e cirrose, sendo muito prevalente entre pacientes com obesidade grave.[3] A identificação de alterações no estudo ultrassonográfico doppler de fluxo hepático ou estigmas endoscópicos de hipertensão portal também influenciarão a conduta cirúrgica.[23]

População idosa

A avaliação de funcionalidade é importante na indicação cirúrgica.[4] Acima dos 65 anos o benefício da cirurgia se fundamenta no controle de comorbidades e diminuição de mortalidade a longo prazo, bem como na melhora da própria funcionalidade.[5,6]

A avaliação odontológica pode ser importante. Pacientes com alterações importantes na dentição e mastigação têm maior dificuldade na adaptação alimentar pós-operatória, podendo influenciar a adequada ingesta proteica, assim como a incidência de intolerâncias alimentares, regurgitação e vômitos.[24]

▶ AVALIAÇÃO NUTRICIONAL

Medidas antropométricas, estudos de composição corporal, exames laboratoriais, avaliação dos habitos alimentares e orientação sobre as mudanças necessárias são fundamentais, abrangendo orientação do processo de adaptação alimentar pós-operatório (fases de progressão da consistência da dieta).[24] A desnutrição de micronutrientes deve ser pesquisada em todos os pacientes, com incidências não desprezíveis de anemia ferropriva e deficiências vitamínicas, sendo muito frequente a hipovitaminose D.[25] Esses distúrbios devem ter sua correção iniciada já no pré-operatório. A avaliação laboratorial vitamínica servirá também de base para o controle pós-operatório das potenciais deficiências, assim como da suplementação.

▶ AVALIAÇÃO PSICOLÓGICA

Distúrbios psicológicos/psiquiátricos poderão contraindicar o procedimento (doenças psiquiatricas descompensadas, dependência de álcool e drogas, incapacidade de compreensão do procedimento e suas consequências). Distúrbios que possam interferir no hábito alimentar e que mereçam tratamento específico antes e depois da cirurgia merecem foco (ansiedade, depressão, compulsão alimentar), assim como educar o paciente em relação às mudanças de estilo de vida, promovendo tratamento comportamental.[15]

Condutas individualizadas

A suspeita de tais distúrbios e transtornos alimentares demanda avaliação psiquiátrica, mas a confirmação diagnóstica não contraindica por si só a cirurgia bariátrica, desde que o paciente esteja em acompanhamento e tenha seu tratamento iniciado ainda no pré-operatório, ficando a critério do psiquiatra o melhor momento para a realização do procedimento, geralmente quando bem compensado.[2,15]

A perda de peso pode influenciar positivamente nestes aspectos, assim como no melhor controle de doenças associadas, com diminuição na quantidade de medicações de uso crônico.

Ciclo regular de palestras

Na Unidade de Cirurgia Bariátrica e Metabólica (UCBM-HCFMUSP) os pacientes assistem aulas específicas de cirurgiões, psicólogas, nutricionistas, enfermeiras e fisioterapeutas. Essas palestras são essenciais para esclarecimento de dúvidas e orientações sobre os processos de preparo pré-operatório e de mudanças de hábitos de vida após a operação. A obtenção de consentimento pré-informado e esclarecido também deve fazer parte do preparo pré-operatório.

▶ EXAMES LABORATORIAIS

A rotina pré-operatória abrange hemograma, função renal, glicemia de jejum, proteinemia, ácido úrico e perfis hepático, lipídico, tireoidiano e vitamínico. Sorologias para hepatites e HIV devem ser realizadas, assim como teste de gravidez na mulher em idade fértil.

Transaminases elevadas podem sugerir processo inflamatório decorrente da esteatose hepática ou de outras hepatopatias. Associadamente ao nível de plaquetas, a AST através do índice APRI pode indicar algum grau de fibrose hepática {"*AST to Platelet Ratio Index* – APRI" = [(AST paciente/AST limite superior da normalidade)/contagem de plaquetas] x 100}. O APRI > 0,7 comporta-se como sensível preditor de fibrose hepática. A ferritina elevada é outro marcador a ser considerado para suspeita de esteato-hepatite.[23]

Avaliações vitamínicas, de perfil mineral e metabolismo do cálcio devem ser conduzidas. Vitamina D ou cálcio total baixos, e mais sensivelmente o cálcio ionizado baixo, demandam investigação de hiperparatireoidismo primário ou secundário através de dosagem de PTH e calciúria.[24,25]

No caso de suspeita ou diagnóstico de diabetes tipo 2 são necessários outros exames específicos, como curva glicêmica de 120 minutos com sobrecarga de glicose, hemoglobina glicada (A1C) e insulinemia basal para cálculo do HOMA-IR. O peptídeo C tem importante papel no estudo da reserva pancreática endócrina, ajudando a predizer a resposta do DM2 à cirurgia.[26]

▶ PREPARO PRÉ-OPERATÓRIO

Durante o período que antecede a cirurgia todos os pacientes devem ser encorajados a perder peso. Isso diminui os riscos perioperatórios, facilita tecnicamente o procedimento cirúrgico e auxilia na recuperação após a cirurgia.[3]

Como meta para IMC abaixo de 50 kg/m^2, 5-10% do peso inicial (PI) são suficientes para diminuição de riscos, melhora da hepatomegalia associada à esteatose e redução da gordura visceral. Essa perda de peso também auxilia no controle pré-operatório de comorbidades, como DM2 e hipertensão arterial (HAS). A presença de doenças associadas mais graves ou outras situações de aumento de risco ou dificuldade técnica, como hérnias incisionais gigantes ou cirurgias abdominais prévias, também pode requerer uma perda de peso mais intensa no pré-operatório. Perdas em torno de 7 a 10 dias antes da operação são obtidas facilmente com dieta hipocalórica domiciliar ou dieta líquida.[27]

Situações de alto risco

O paciente com superobesidade (SO), caracterizada por IMC > 50 kg/m^2, enfrenta maior risco de complicações, e nesses casos a perda de peso pré-operatória deve ocorrer de forma mais expressiva. Recomendamos perdas em torno de 15% do PI, e isso pode ser obtido com dieta de muito baixo valor calórico (VLED). A VLED é dieta com composição de macronutrientes abaixo das recomendações nutricionais padrão, e portanto recomenda-se realizá-la sob supervisão médica e nutricional, idealmente em ambiente hospitalar ou em sistema de Spa, com controle clínico e laboratorial. Medicações para tratamento da obesidade como os análogos do GLP-1 (liraglutida, semaglutida) também podem ser utilizados neste contexto.[28]

A super-super obesidade mórbida (SSO), caracterizada por IMC > 60 kg/m^2, agrega riscos mais extremos e a perda ponderal pré-operatória é mandatória. Para esse grupo de pacientes, perdas entre 15 e 20% do PI seriam a meta. O uso do balão intragástrico (BIG) em SO e SSO, associado a acompanhamento nutricional, também é opção para preparo cirúrgico. Embora com resultados potencialmente menos expressivos em comparação ao tratamento com internação, tem a vantagem de ser realizado em ambiente domiciliar.[29,30]

▶ CUIDADOS PERIOPERATÓRIOS

Pode-se afirmar que o principal avanço no campo da cirurgia bariátrica nas últimas décadas ocorreu no seu aspecto de segurança. Os índices de complicações maiores e mortalidade nos anos 1990 variavam de 2,5 a 10% e 0,5 a 3,0%, respectivamente, diminuindo para 0,5 a 5% e 0,09 a 0,3% na segunda década deste século. Vários fatores contribuíram para esse fenômeno, a citar: o desenvolvimento da cirurgia minimamente invasiva, a evolução dos grampeadores e instrumentos de hemostasia, o treinamento dos cirurgiões e a padronização dos procedimentos, a melhora das drogas e técnicas anestésicas e a adoção de cuidados perioperatórios padronizados, como no protocolo ERAS.[31,32]

Deve ser dada atenção para a prevenção de infecção de ferida cirúrgica, com preparo adequado da pele e utilização de antibiótico profilático por 24 horas. Utilizamos de rotina a cefazolina, 2,0 g na indução anestésica e 1,0 g de 8/8 horas nas primeiras 24 horas. A prevenção de trombose venosa é feita por meio da utilização de meia elástica, equipamentos de compressão da panturrilha no intraoperatório e antitrombóticos (heparina de baixo peso molecular). No pós-operatório deve ser orientada a mobilização e deambulação precoces, bem como a fisioterapia respiratória. Para que esses procedimentos sejam efetivos é importante que seja feita otimização da analgesia, contudo evitando-se a utilização de opioides.[33]

No intraoperatório, destacamos aspectos técnicos importantes na prevenção de complicações:

- Disponibilização de material adequado (pinças longas podem ser necessárias).
- Escolha correta de cargas de grampeador para o tipo de cirurgia que será realizado.
- Técnica correta de grampeamento, respeitando as características dos diferentes grampeadores.
- Grampeamento lento, otimizando a hemostasia.
- Atenção para hemostasia das linhas de grampeamento.
- Mínima e cuidadosa manipulação de tecidos.
- Realização de anastomoses sem tensão e com boa perfusão dos tecidos.
- Teste da anastomose com azul de metileno ou teste do borracheiro (insuflação de ar).

A infiltração dos portais de laparoscopia com anestésico local pode contribuir para o controle da dor, mas há controvérsias em relação ao tipo de solução, plano de infiltração e quantidade de solução infiltrada.[30] O fechamento sistemático da aponeurose nos portais não é consenso.[34,35]

▶ CUIDADOS PÓS-OPERATÓRIOS

A cirurgia bariátrica moderna é minimamente invasiva e incorporou conceitos de cuidados para rápida recuperação, utilizados também em outros campos da cirurgia. Incluem-se otimização de analgesia sem uso de opioides, mobilização e deambulação precoce, fisioterapia respiratória e introdução precoce de líquidos por via oral.[31-33]

▶ DIAGNÓSTICO DE COMPLICAÇÕES

Faz-se necessário primeiramente saber qual tipo de procedimento foi executado, uma vez que diversas complicações e suas estratégias terapêuticas são especificas.[36]

História clínica e exame físico

Complicações clínicas e cirúrgicas precoces frequentemente se apresentam com sintomas inespecíficos como mal-estar, dispneia e dor abdominal difusa. O exame físico pode analogamente ser inespecífico. Entretanto, alterações nos sinais vitais, como febre, taquipneia, taquicardia e hipotensão são comuns e devem servir de alerta. A taquicardia, mais especificamente, é um sinal precoce e sensível para complicações no paciente bariátrico.[36]

Um aspecto importante nesse momento é a avaliação do dreno abdominal. Cada vez menos utilizado, o dreno pode nos ajudar no diagnóstico, conforme o aspecto do seu conteúdo, seja sangue, saliva, secreção purulenta ou resíduo de dieta. Em serviços que não drenam rotineiramente, a presença do dreno pode nos indicar que houve alguma intercorrência intraoperatória ou maior dificuldade técnica.

Apresentação do caso

O retorno ao pronto atendimento no pós-operatório precoce acontece em 4 a 15% dos casos e as queixas mais comuns são: dor abdominal, náuseas, vômitos e desidratação. Somente uma pequena parcela desses tem de fato alguma complicação grave, porém para excluir é necessário prosseguir com exames complementares de laboratório e imagem.[36,37]

Análises laboratoriais, radiografia de tórax, tomografia (TC) de tórax e abdome e endoscopia digestiva alta fazem parte do possível arsenal. Dentre esses, a TC de abdome é certamente a mais frequente e útil no diagnóstico de complicações bariátricas. Se não houver contraindicações, deve ser solicitada com contraste iodado venoso (para avaliação de coleções e hematomas) e oral (para avaliação de fístula e deiscência) – atentando para o volume de contraste oral e momento da administração devido ao tamanho reduzido do estômago. Estima-se que até 40% dos pacientes submetidos à derivação gástrica em Y de Roux (BGYR) realizarão pelo menos uma TC de abdome em médio prazo em visitas ao pronto atendimento.[38,39]

A EDA é útil no diagnóstico e tratamento de condições graves como sangramento intraluminal, fístulas, deiscências e estenoses. O contato multidisciplinar com o endoscopista é extremamente importante para o manejo de casos mais complexos, principalmente em situações que requeiram internações prolongadas e terapias combinadas (cirúrgica e endoscópica).[40,41]

Complicações específicas

- Sangramento pode acontecer em até 5% dos casos e é uma das complicações mais precoces, comumente em até 48 h da cirurgia. Pode se apresentar como sangramento intraluminal ou intracavitário. Quando intraluminal, pode se manifestar com melena e mais raramente hematêmese. Quando intracavitário, pode ser diagnosticado pelo conteúdo hemático do dreno ou por dor abdominal difusa e sintomas de anemia aguda, quando o dreno se revela ausente. A diagnóstico é confirmado com dosagem de hemoglobina/hematócrito, endoscopia digestiva alta e tomografia de abdome com contraste endovenoso.[36,37]
- Fistula digestória: complicação mais temida pelo cirurgião, pode se apresentar de diferentes formas, a depender do tipo de cirurgia. No *bypass* gástrico mais comumente ocorre no ângulo de His e na anastomose gastrojejunal. Na gastrectomia vertical pode ocorrer no ângulo de His e no antro, entre as linhas de grampeamento. Ocorre predominantemente entre 5 e 7 dias da cirurgia, de modo que o paciente já teve alta hospitalar e vem ao pronto atendimento ou consultório do cirurgião com essa complicação. O quadro clínico é muito variável, desde sintomas inespecíficos como tosse e dispneia por proximidade com o diafragma à esquerda, até choque séptico. Se houver dreno,

a presença de saliva e conteúdo alimentar já pode auxiliar na suspeita clínica, bem como pode ser administrado azul de metileno oral diluído em água para testar o conteúdo do dreno.[36,37] O exame mais realizado é a TC de abdome com contraste oral e venoso, de modo a auxiliar no diagnóstico da fistula, localização, tamanho, trajeto de drenagem e eventuais coleções intra-abdominais.[38,39]

- Tromboembolismo venoso: complicação incomum, com incidência de 0,4%, porém a causa mais frequente de mortalidade perioperatória em cirurgia bariátrica. O quadro clínico de TEP inclui taquicardia e dispneia, recorrendo-se à TC de tórax com protocolo específico de acordo com a rotina de cada hospital. A trombose portal, de ocorrência excepcional, tem sido um grande desafio para o cirurgião bariátrico devido são eu quadro clínico inespecífico e apresentação tardia, às vezes após 2-3 semanas da cirurgia. Mais subordinada à gastroplastia vertical, o diagnostico é feito com TC de abdome administrando-se contraste venoso.[42]

ATENDIMENTO INICIAL NAS COMPLICAÇÕES

O tratamento das complicações específicas da cirurgia bariátrica requer uma boa estrutura hospitalar para oferecer tratamento multidisciplinar especializado:[37]

- Atentar para hidratação e sinais de hipovolemia, pois comumente eles se apresentam desidratados devido à restrição de dieta.
- Evitar uso indiscriminado de anti-inflamatórios pelo risco de lesão da mucosa gástrica com sangramento e úlcera.
- Se suspeita de abdome agudo obstrutivo, evitar passar sonda nasogástrica descompressiva devido ao risco de lesão/perfuração da anastomose e/ou linha de grampeamento.
- Em caso de necessidade de intubação orotraqueal, ter à disposição material para via aérea difícil: videolaringoscópio, sondas supraglóticas e mesmo cânula ventilatória de introdução percutânea (traqueostomia de emergência por punção).

ADAPTAÇÃO ALIMENTAR, CUIDADOS NUTRICIONAIS E PRESCRIÇÃO DE MEDICAMENTOS

A adaptação alimentar é feita com aumento da consistência da dieta, em velocidade que pode variar de acordo com a técnica cirúrgica empregada, protocolo da equipe e aceitação individual de cada paciente.[27,43] Importante nesse processo é a suplementação de proteína, que contribui para reduzir a erosão da massa magra vinculada à grande perda de peso.[44]

A suplementação de micronutrientes e vitaminas também deve ser introduzida precocemente, independentemente da técnica cirúrgica empregada. No médio e longo prazo a necessidade individual será avaliada, com base em fatores como tipo de cirurgia, adaptação alimentar, carências preexistentes, idade e resultados de exames laboratoriais.[27,28]

Destacamos ferro para mulheres em idade fértil ou com aumento do fluxo menstrual, mais sujeitas a anemia ferropriva, e a suplementação de cálcio e vitamina D, principalmente em cirurgias com componente hipoabsortivo, pelo risco de osteopenia e osteoporose no longo prazo.[27,28,44]

Replanejamento farmacológico

Nos primeiros dias de pós-operatório, medicações de uso contínuo podem ser prescritas na forma de solução, comprimidos partidos ou macerados, dependendo do tamanho das cápsulas/comprimidos e características de cada um. Deve-se dar atenção para redução de doses de medicamentos para hipertensão arterial e diabetes no momento da alta hospitalar, dependente da resposta clínica destas comorbidades. Anticonvulsivantes, antidepressivos, lítio e anticoagulantes devem ter um plano de reintrodução guiado por monitoramento do seu nível sérico, evitando-se efeitos adversos precipitados por alterações na absorção intestinal (para mais ou para menos), e pela modificação das dimensões corporais.[3]

Anticoncepcionais orais devem ser evitados no primeiro ano de pós-operatório, dada a mudança na absorção e risco de gestação nesta fase, preferindo-se outros esquemas preventivos com elevado índice de eficácia. Anti-inflamatorios não hormonais devem ser evitados em pacientes com derivações gastrointestinais, pelo risco de úlcera de boca anastomótica. Outras medicações devem ser ajustadas de acordo com o quadro clínico do paciente, sendo que a maioria não sofrerá mudança na forma de prescrição.[45]

REFERÊNCIAS

1. Conselho Federal de Medicina (CFM – Brasil). Resolução CFM n. 2.131/2015. Brasília: CFM; 2015. Disponível em: https://sistemas.cfm.org.br/normas/visualizar/resolucoes/BR/2015/2131.
2. Schlottmann F, Nayyar A, Herbella FAM, Patti MG. Preoperative evaluation in bariatric surgery. J Laparoendosc Adv Surg Tech A. 2018 Aug;28(8):925-9.
3. Fried M, Yumuk V, Oppert JM, Scopinaro N, Torres A, Weiner R, et al.; International Federation for Surgery of Obesity and Metabolic Disorders-European Chapter (IFSO-EC); European Association for the Study of Obesity (EASO); European Association for the Study of Obesity Obesity Management Task Force (EASO OMTF). Interdisciplinary European guidelines on metabolic and bariatric surgery. Obes Surg. 2014 Jan;24(1):42-55.
4. Pajecki D, Santo MA, Kanagi AL, Riccioppo D, de Cleva R, Cecconello I. Functional assessment of older obese patients candidates for bariatric surgery. Arq Gastroenterol. 2014 Jan-Mar;51(1):25-8.
5. Martín AS, Sepúlveda M, Guzman F, Guzmán H, Patiño F, Preiss Y. Surgical morbidity in the elderly bariatric patient: does age matter? Obes Surg. 2019 Aug;29(8):2548-52.
6. Pajecki D, Dantas ACB, Kanaji AL, de Oliveira DRCF, de Cleva R, Santo MA. Bariatric surgery in the elderly: a randomized prospective study comparing safety of sleeve gastrectomy and Roux-en-Y gastric bypass (BASE Trial). Surg Obes Relat Dis. 2020 Oct;16(10):1436-40.
7. Austin H, Smith K, Ward WL. Psychological assessment of the adolescent bariatric surgery candidate. Surg Obes Relat Dis. 2013 May-Jun;9(3):474-80.
8. de Brito E, Silva MB, Tustumi F, de Miranda Neto AA, Dantas ACB, Santo MA, et al. Gastric bypass compared with sleeve gastrectomy for nonalcoholic fatty liver disease: a systematic review and meta-analysis. Obes Surg. 2021 Jun;31(6):2762-72.
9. Moulla Y, Lyros O, Mehdorn M, Lange U, Hamade H, Thieme R, et al. Preoperative upper-GI endoscopy prior to bariatric surgery: essential or optional? Obes Surg. 2020 Jun;30(6):2076-84. Erratum in: Obes Surg. 2020 Apr 20:PMID: 32096015.
10. Wolter S, Duprée A, Miro J, Schroeder C, Jansen MI, Schulze-Zur-Wiesch C, et al. Upper gastrointestinal endoscopy prior to bariatric surgery – mandatory or expendable? An analysis of 801 cases. Obes Surg. 2017 Aug;27(8):1938-43.
11. de Cleva R, Cardia L, Riccioppo D, Kawamoto M, Kanashiro N, Santo MA. Anemia before and after roux-en-Y gastric bypass: prevalence and evolution on long-term follow-up. Obes Surg. 2019 Sep;29(9):2790-4.
12. Santo MA, Riccioppo D, Cecconello I. Tratamento cirúrgico da obesidade mórbida implicações gestacionais [Surgical treatment of morbid obesity gestational implications]. Rev Assoc Med Bras (1992). 2010 Nov-Dec;56(6):616-9.
13. Pouwels S, Buise MP, Twardowski P, Stepaniak PS, Proczko M. Obesity surgery and anesthesiology risks: a review of key concepts and related physiology. Obes Surg. 2019 Aug;29(8):2670-7.
14. Tess BH, Maximiano-Ferreira L, Pajecki D, Wang YP. Bariatric surgery and binge eating disorder: should surgeons care about it? A literature review of prevalence and assessment tools. Arq Gastroenterol. 2019 May 20;56(1):55-60.
15. Sogg S, Lauretti J, West-Smith L. Recommendations for the presurgical psychosocial evaluation of bariatric surgery patients. Surg Obes Relat Dis. 2016 May;12(4):731-49.
16. Santo MA, Riccioppo D, Pajecki D, Cleva Rd, Kawamoto F, Cecconello I. Preoperative weight loss in super-obese patients: study of the rate of weight loss and its effects on surgical morbidity. Clinics (Sao Paulo). 2014;69(12):828-34.
17. Choi KM. Sarcopenia and sarcopenic obesity. Korean J Intern Med. 2016 Nov;31(6):1054-60.
18. Langeron O, Birenbaum A, Le Saché F, Raux M. Airway management in obese patient. Minerva Anestesiol. 2014 Mar;80(3):382-92.
19. Faria SL, Faria OP, Cardeal MD, Ito MK. Validation study of multi-frequency bioelectrical impedance with dual-energy X-ray absorptiometry among obese patients. Obes Surg. 2014 Sep;24(9):1476-80.

20. Vilallonga R, Beisani M, Sanchez-Cordero S, Garcia Ruiz de Gordejuela A, Rodríguez-Luna MR, Fort JM, et al. Abdominal wall hernia and metabolic bariatric surgery. J Laparoendosc Adv Surg Tech A. 2020 Aug;30(8):891-5.
21. Hamadi R, Marlow CF, Nassereddine S, Taher A, Finianos A. Bariatric venous thromboembolism prophylaxis: an update on the literature. Expert Rev Hematol. 2019 Sep;12(9):763-71.
22. Bellini MI, Paoletti F, Herbert PE. Obesity and bariatric intervention in patients with chronic renal disease. J Int Med Res. 2019 Jun;47(6):2326-41.
23. de Cleva R, Duarte LF, Crenitte MRF, de Oliveira CPM, Pajecki D, Santo MA. Use of noninvasive markers to predict advanced fibrosis/cirrhosis in severe obesity. Surg Obes Relat Dis. 2016 May;12(4):862-7.
24. Ben-Porat T, Weiss R, Sherf-Dagan S, Nabulsi N, Maayani A, Khalaileh A, et al. Nutritional deficiencies in patients with severe obesity before bariatric surgery: what should be the focus during the preoperative assessment? J Acad Nutr Diet. 2020 May;120(5):874-84.
25. Sánchez A, Rojas P, Basfi-Fer K, Carrasco F, Inostroza J, Codoceo J, et al. Micronutrient deficiencies in morbidly obese women prior to bariatric surgery. Obes Surg. 2016 Feb;26(2):361-8.
26. Schauer PR, Bhatt DL, Kirwan JP, Wolski K, Aminian A, Brethauer SA, et al.; STAMPEDE Investigators. Bariatric surgery versus intensive medical therapy for diabetes – 5-year outcomes. N Engl J Med. 2017 Feb 16;376(7):641-51.
27. Tabesh MR, Maleklou F, Ejtehadi F, Alizadeh Z. Nutrition, physical activity, and prescription of supplements in pre- and post-bariatric surgery patients: a practical guideline. Obes Surg. 2019 Oct;29(10):3385-400.
28. Serafim MP, Santo MA, Gadducci AV, Scabim VM, Cecconello I, de Cleva R. Very low-calorie diet in candidates for bariatric surgery: change in body composition during rapid weight loss. Clinics (Sao Paulo). 2019 Mar 14;74:e560.
29. Frutos MD, Morales MD, Luján J, Hernández Q, Valero G, Parrilla P. Intragastric balloon reduces liver volume in super-obese patients, facilitating subsequent laparoscopic gastric bypass. Obes Surg. 2007 Feb;17(2):150-4.
30. Ashrafian H, Monnich M, Braby TS, Smellie J, Bonanomi G, Efthimiou E. Intragastric balloon outcomes in super-obesity: a 16-year city center hospital series. Surg Obes Relat Dis. 2018 Nov;14(11):1691-9.
31. Thorell A, MacCormick AD, Awad S, Reynolds N, Roulin D, Demartines N, et al. Guidelines for perioperative care in bariatric surgery: Enhanced Recovery After Surgery (ERAS) Society Recommendations. World J Surg. 2016 Sep;40(9):2065-83.
32. Małczak P, Pisarska M, Piotr M, Wysocki M, Budzyński A, Pędziwiatr M. Enhanced recovery after bariatric surgery: systematic review and meta-analysis. Obes Surg. 2017 Jan;27(1):226-35.
33. Carron M, De Cassai A, Linassi F, Navalesi P. Multimodal analgesia in bariatric surgery: not just an intravenous approach. Surg Obes Relat Dis. 2020 Dec;16(12):2133-5.
34. Karampinis I, Lion E, Hetjens S, Vassilev G, Galata C, Reissfelder C, et al. Trocar SITE HERnias After Bariatric Laparoscopic Surgery (HERBALS): a prospective cohort study. Obes Surg. 2020 May;30(5):1820-6.
35. Pilone V, Di Micco R, Hasani A, Celentano G, Monda A, Vitiello A, et al. Trocar site hernia after bariatric surgery: our experience without fascial closure. Int J Surg. 2014;12 Suppl 1:S83-6.
36. Santo MA, Pajecki D, Riccioppo D, Cleva R, Kawamoto F, Cecconello I. Early complications in bariatric surgery: incidence, diagnosis and treatment. Arq Gastroenterol. 2013 Jan-Mar;50(1):50-5.
37. Campanile FC, Boru CE, Rizzello M, Puzziello A, Copaescu C, Cavallaro G, et al. Acute complications after laparoscopic bariatric procedures: update for the general surgeon. Langenbecks Arch Surg. 2013 Jun;398(5):669-86.
38. Sandvik J, Hole T, Klöckner CA, Kulseng BE, Wibe A. High-frequency of computer tomography and surgery for abdominal pain after roux-en-Y gastric bypass. Obes Surg. 2018 Sep;28(9):2609-26.
39. Berger ER, Huffman KM, Fraker T, Petrick AT, Brethauer SA, Hall BL, et al. Prevalence and risk factors for bariatric surgery readmissions: findings from 130,007 admissions in the metabolic and bariatric surgery accreditation and quality improvement program. Ann Surg. 2018 Jan;267(1):122-31.
40. de Moura DTH, de Moura BFBH, Manfredi MA, Hathorn KE, Bazarbashi AN, Ribeiro IB, et al. Role of endoscopic vacuum therapy in the management of gastrointestinal transmural defects. World J Gastrointest Endosc. 2019 May 16;11(5):329-44.
41. Moon RC, Teixeira AF, Bezerra L, Alhinho HCAW, Campos J, de Quadros LG, et al. Management of bariatric complications using endoscopic stents: a multi-center study. Obes Surg. 2018 Dec;28(12):4034-8.
42. Luo L, Li H, Wu Y, Bai Z, Xu X, Wang L, et al. Portal venous system thrombosis after bariatric surgery: A systematic review and meta-analysis. Surgery. 2021 Apr 17:S0039-6060(21)00197-5.
43. Riccioppo D, Santo MA, Rocha M, Buchpiguel CA, Diniz MA, Pajecki D, et al. Small-volume, fast-emptying gastric pouch leads to better long-term weight loss and food tolerance after roux-en-Y gastric bypass. Obes Surg. 2018 Mar;28(3):693-701.
44. Schweiger C, Weiss R, Berry E, Keidar A. Nutritional deficiencies in bariatric surgery candidates. Obes Surg. 2010 Feb;20(2):193-7.
45. Schlatter J. Oral contraceptives after bariatric surgery. Obes Facts. 2017;10(2):118-26.

46 Aspectos nutricionais do protocolo de recuperação em cirurgia bariátrica e metabólica – ERASBS

Carina Rossoni

RESUMO

O protocolo ERAs, multimodal e multidisciplinar, propõe a recuperação acelerada do paciente cirúrgico. Na área de cirurgia bariátrica e metabólica o protocolo ERAs foi publicado recentemente, e dentre os seus requisitos, estão os aspectos nutricionais de redução de peso corporal, abreviação de jejum pré-operatório e nutrição precoce no pós-operatório. Essas práticas têm sido introduzidas de forma discreta nos centros de referência, apesar do alto nível de evidência, merecendo maior prioridade.

▶ INTRODUÇÃO

O protocolo ERAs – *Enhanced Recovery After Surgery* propõe uma abordagem multidisciplinar com o objetivo de reduzir o estresse e promover a funcionalidade, permitindo aos pacientes recuperar-se mais rapidamente de cirurgias de grande porte, evitar efeitos adversos de médio prazo tais como declínio do estado nutricional e fadiga, além de reduzir os custos com os cuidados de saúde durante o período de internação.[1,2]

Os primeiros estudos foram conduzidos pelo professor Henrik Kehlet na década de 90, propondo mudanças consideradas radicais. Na literatura internacional ficou conhecido como *fast-track*, traduzido como "protocolo de recuperação acelerada pós-operatória".[3]

Oficialmente, o protocolo ERAs teve início na cirurgia colorretal,[1] no ano de 2005, através de uma conduta ativa e multimodal do cuidado a pacientes cirúrgicos, implicando em morbidade reduzida, recuperação mais rápida e menor tempo de internação nos centros de referência.[4-9]

Atualmente há protocolos ERAS (2021)[2] bem definidos nas áreas de anestesia e cirurgias colorretal, cardíaca, ortopédica, de ginecologia oncológica, cabeça e pescoço, hepática, urológica, torácica e bariátrica e metabólica.

▶ PROTOCOLO DE RECUPERAÇÃO ACELERADA (ERAS) NA CIRURGIA BARIÁTRICA E METABÓLICA

Foi publicado por Thorell et al.,[10] constituído de 22 itens definidos a partir de uma revisão de consenso com base nas melhores evidências. Atua nas três fases do processo cirúrgico, nominalmente pré, peri e pós-operatório. No âmbito nutricional são enfocadas redução de peso corporal, abreviação de jejum pré-operatório e nutrição precoce no pós-operatório.[10]

Apesar do alto nível de evidência, o protocolo ERAs na área de cirurgia bariátrica e metabólica ainda é conduzido de forma discreta no centros de referência, além de não ser uniformizado (Rossoni et al., 2020).[11] Nos cinco continentes, os profissionais referiram ter conhecimento sobre o protocolo. No entanto, somente os profissionais do continente africano referiram tê-lo implantado há mais tempo, baseados na literatura. Ao analisar os aspectos nutricionais do protocolo constataram-se diferenças no pós-operatório, demonstradas na falta de uniformidade quanto ao início da nutrição precoce e à ausência de uma conduta equivalente entre os continentes.[11]

As recomendações têm sido introduzidas de uma forma lenta e insuficiente, e os centros que as adotaram não têm produzido literatura convincente, apesar do alto nível de evidência já demonstrado.[11] Podemos considerar isso como um déficit de atualização da medicina e da prática cirúrgica.[10]

▶ ASPECTOS NUTRICIONAIS DO PROTOCOLO BARIÁTRICO E METABÓLICO – ERASBS

De acordo com Angrisani et al. (2018),[12,13] o número de cirurgias bariátricas realizadas ao redor do mundo aumentou de 344.000 para 696.000 entre 2008 e 2018, com a gastrectomia vertical responsável por 55%, em segunda posição o *bypass* gástrico em Y de Roux e em terceira o bypass gástrico de anastomose única.

▶ REDUÇÃO DE PESO CORPORAL

Visa reduzir a gordura abdominal e diretamente o volume hepático, contribuindo no acesso cirúrgico ao espaço subfrênico esquerdo, melhorando a exposição, reduzindo complicações e possíveis conversões da laparoscopia para o acesso aberto, mais traumático.[14] As conversões de aproximadamente 4% no *bypass* em Y de Roux, com um fígado volumoso poderão saltar para 50%. Tal deve-se primeiramente ao aumento do lobo esquerdo do fígado, o qual complica a abordagem da junção gastroesofágica. Ademais, o fígado infiltrado por gordura (esteatose hepática) é mole e friável, aumentando o risco de sangramento durante a manipulação na cirurgia.[15,16]

Rossoni et al. (2018)[17] analisaram a possível associação entre a composição corporal e a remissão de comorbidades nos obesos submetidos ao *bypass* gástrico em Y de Roux. Todos os pacientes apresentavam esteatose hepática nos seus graus mais elevados, traduzida por um órgão volumoso. A redução de peso é de importância, pois reduzirá o tamanho do fígado e a gordura visceral.[15,18-23] Estudos de intervenção realizados com o uso de dieta de baixa caloria, entre 1.000-1.200 kcal/dia, ou de muito baixa caloria, com aproximadamente 800 kcal/dia, durante um período de 2 a 4 semanas, demonstraram uma redução do volume do fígado em 16 a 20%[18,19] e, em paralelo, da complexidade constatada pelo cirurgião no procedimento.[25]

Emagrecimento

O protocolo ERASBS[10] recomenda fortemente a redução de peso pré-cirurgia bariátrica e metabólica. Destaca apenas que, quando em uso de medicamentos para redução da glicose (antidiabéticos), os pacientes devem estar cientes do risco de hipoglicemia. Em que pesem os estudos publicados na literatura, não há definição ou uniformidade quanto a:

1. Conduta adequada para promover a redução de peso pré-operatória: dietas restritivas (baixa caloria, muito baixa caloria, *low carb*)? Eventuais fármacos antiobesidade associados? Terapia auxiliar com balão intragástrico?

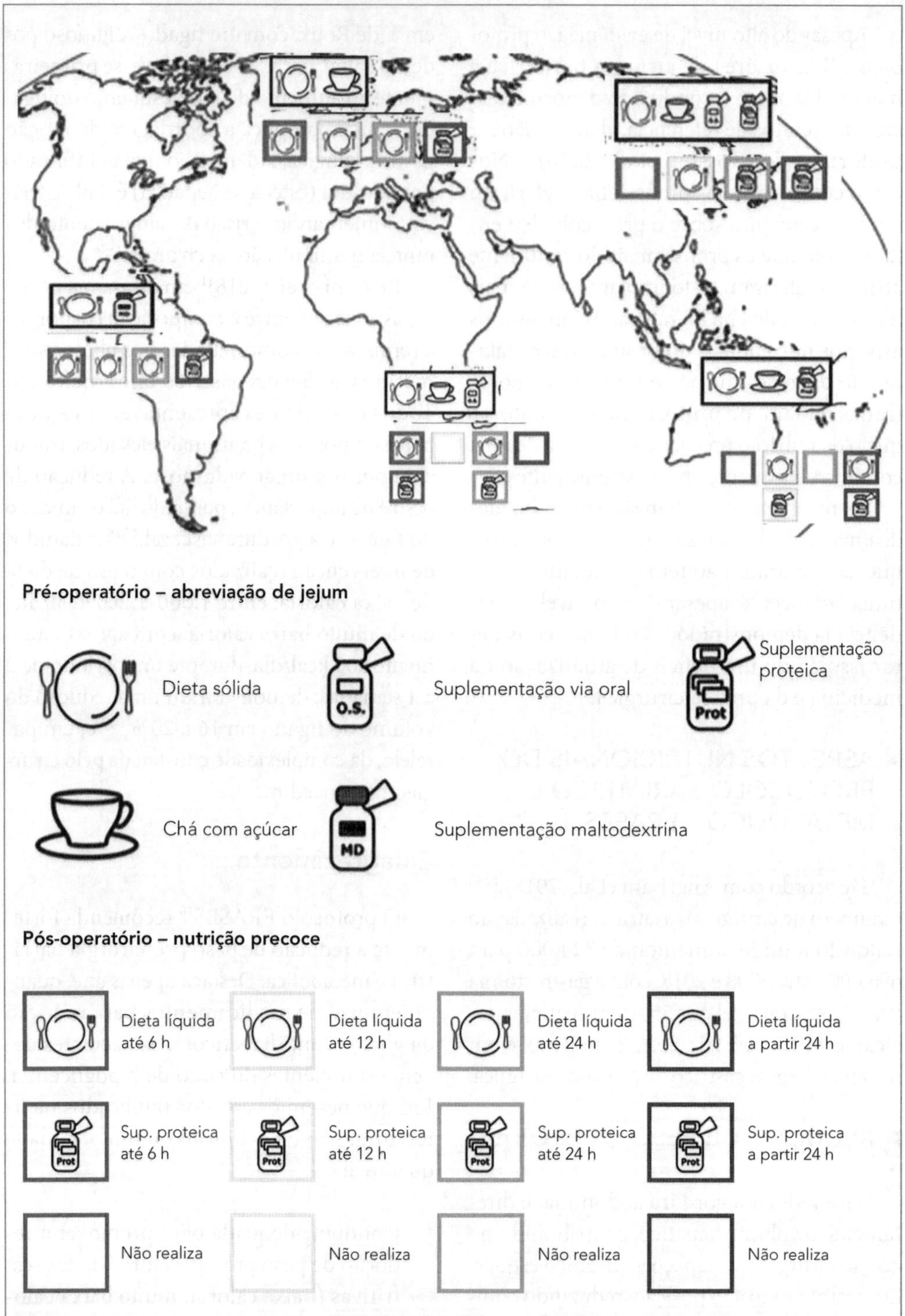

FIGURA 1 Protocolo de abreviação de jejum pré-operatório, dieta líquida via oral e suplementação nutricional proteica pós-operatória no mundo.[11]

2. Devem ser extensivas a todos os pacientes ou somente aos superobesos, que se caracterizam por apresentar maior grau de risco cirúrgico?[14,16,26]
3. Parâmetros de referência para a redução do peso corporal: 5%, 10% ou 20%? Para obesos com *Obesity Surgery Mortality Risk Score* (OS-MRS) de classe C (≥ 4), nos megaobesos (IMC ≥ 60 kg/m2) ou aqueles com *diabete mellitus* mal controlado em uso de insulinoterapia, existe a sugestão de redução > 10% devido à elevação extrema de risco anestésico e cirúrgico.[28] Contudo, falta consenso numérico para as demais eventualidades.

ABREVIAÇÃO DE JEJUM

Tem como objetivo a redução da resistência insulínica e do catabolismo, com restabelecimento da funcionalidade intestinal precocemente.[29,30] O jejum abreviado reduz sede, fome, dores de cabeça e ansiedade. Há evidências na literatura de que o jejum noturno pré-operatório é desnecessário na maioria dos casos.[31-33]

Ele foi instituído quando as técnicas anestésicas eram rudimentares, com o uso de clorofórmio, e tinha como objetivo principal evitar complicações respiratórias por vômitos e aspiração de conteúdo gástrico.[34,35] Essa conduta foi baseada em um obstetra americano (1946) que revisou casos de óbitos em gestantes relacionados à aspiração do conteúdo gástrico sólido, no decurso de partos e cirurgias com indução anestésica geral. Foi descrita como "síndrome de Mendelson", em sua homenagem. Diante das observações, foi postulado o esvaziamento gástrico preventivo durante o trabalho de parto, e a recomendação "nada por via oral" foi instituída antes da indução da anestesia, com a determinação do jejum noturno pré-operatório.[35,36]

Estudos realizados com pacientes eutróficos e obesos não demonstraram diferença quanto ao volume de resíduo gástrico, pH[37,38] ou taxa de esvaziamento gástrico, após bebidas[39] ou refeições semissólidas.[40,41] Da mesma forma, não foram encontradas diferenças em obesos mórbidos que fizeram uso de 300 mL de líquido claro 2 horas antes do procedimento anestésico, em comparação com os que jejuaram a partir da meia-noite,[42,43] analogamente a pacientes diabéticos obesos (com e sem neuropatia autonômica) e não diabéticos, após um jejum noturno.[10,43-45] A ingestão de líquidos claros até 2 horas antes da indução anestésica não aumenta o resíduo gástrico e ainda estimula o esvaziamento gástrico.[31-33]

Harbis et al. (2004),[46] em obesos com resistência à insulina, constataram que refeições fixas contendo carboidratos de baixo índice glicêmico reduzem o acúmulo pós-prandial de lipoproteínas ricas de triglicerídeos, provenientes tanto do fígado quanto do intestino. Os melhores resultados ocorreram com a dose 2 a 3 horas antes da cirurgia, consumida em 5 a 10 minutos e não por tempo mais longo, a fim de aumentar a secreção de insulina.

A ingestão de carboidrato exógeno adequado é considerada o melhor método para a indução do estado pós-absortivo no pré-operatório, cotejando-se teor de 50 g 2 a 3 horas antes da cirurgia com 100 g na noite anterior. Com o regime de 50 g seguiu-se tempo de internação reduzido, especialmente nas grandes cirurgias abdominais.[47]

Cabe destacar que a fonte de carboidrato mais frequentemente estudada é a maltodextrina, devido à sua baixa osmolaridade que induz o esvaziamento gástrico mais rápido. Estudos com glicose raramente são realizados, ainda que o tempo de absorção não seja muito diferente do da maltodextrina. Sabe-se que todas as refeições com alto índice glicêmico impactam de forma pouco favorável a resposta de glicose, insulina e glucagon.[35,46]

As recomendações das sociedades de anestesiologia são ingestão de líquidos claros até 2 horas e sólidos até 6 horas antes da indução, tanto em pacientes saudáveis quanto obesos. O protocolo ERASBS (2016)[10] para obesos mórbidos postula uma refeição sólida 6 horas antes e suplementação com maltodextrina (12%)[47] e/ou aminoácidos endovenosos 200 mL, 2 horas antes da indução. Ressalvam-se refluxo gastroesofágico importante, obstrução intestinal, gastroparesia e estenose pilórica.

▶ NUTRIÇÃO PRECOCE

Na avaliação nutricional na obesidade mórbida cumpre enfocar não apenas os compartimentos adiposo e muscular, mas também os micronutrientes, e de forma mais extensa nos procedimentos com características de má absorção (operação de Scopinaro, *duodenal switch*), os quais são mais agressivos.[49]

A dieta pós-operatória, como já é padronizado, deverá ser iniciada nas primeiras 24 horas e de consistência líquida, com baixo teor de açúcar e gordura.[10] O diferencial do protocolo ERAS é a suplementação proteica por via oral, que é igualmente preconizada.[48]

A adequação alimentar e nutricional, superadas as primeiras semanas da intervenção, deve obedecer às recomendações do My PLATE e da dieta DASH.[48,49] Estes propõem refeições pequenas, ricas em proteínas, grãos inteiros, vegetais, frutas, alimentos fonte de ômega-3, consumo restrito de doces e hidratação adequada, com ingestão de fluidos > 1.500 mL/dia.

▶ RECOMENDAÇÕES PARA PROTEÍNA

São de 60-120 g/dia, ou 1,5 g/kg/dia do peso ideal. Há opções de até 2,1 g/kg/dia do peso ideal, que, no entanto, precisam ser avaliadas de forma individualizada em função das exigências, por conta, por exemplo, de atividades esportivas de elevada intensidade ou perdas elevadas devido à má-absorção, e igualmente à luz de suscetibilidades nas funções hepática e renal. Os alimentos ricos em proteína, de alto valor biológico, devem compor o prato do bariátrico, alcançando 10-35% da ingestão calórica diária.

▶ CARBOIDRATOS

Recomendam-se nos primeiros dias 50 g, e de acordo com o aumento da ingestão alimentar, seria adequada a ingestão de 130 g/dia. A oferta de lipídios, entre 20% e 35%, prioriza os ácidos graxos insaturados. A recomendação de fibras é de pelo menos 5 porções/dia de frutas e vegetais frescos, priorizando fibras solúveis/fermentáveis devido à sua ação prebiótica.

Vale nunca omitir a relevância da mastigação lenta e completa, notadamente no caso de vegetais e frutas fibrosos ou com casca, como também de carnes e embutidos, pois o trato digestivo frequentemente estreitado e a fisiologia alterada pela intervenção poderão facilmente ensejar obstruções altas. Merecem ênfase ainda a conscientização da sensação de saciedade, com o fito de coibir as ingestões sem real fome, meramente compulsivas ou por motivos espúrios (horário, aroma de alimento, estresse etc.), ao lado das restrições concernentes a líquidos em geral às refeições, e o consumo de carboidratos simples, alimentos de alta densidade calórica, bebidas carbonatadas e alcoólicas.[48,50]

▶ SUPLEMENTAÇÃO DE MICRONUTRIENTES

No Brasil são recomendadas quatro técnicas cirúrgicas: a gastrectomia vertical, a banda gástrica, o *bypass* gástrico em Y de Roux e o *duodenal switch*.[51] O *duodenal switch* caracteriza-se pelo seu componente disabsortivo, assim como a derivação biliopancreática, os quais necessitam uma avaliação mais extensa de micronutrientes tais como o selênio e as vitaminas lipossolúveis (K, A, D, E).[52] A deficiência proteico-energética não é comum, sem contudo configurar-se como excepcional, pois motiva hospitalizações na proporção de 1%/ano após os procedimentos de má-absorção e leva a morbidades significativas.[10,48,52,53]

▶ CORREÇÕES PRÉ E PÓS-OPERATÓRIAS

As principais deficiências descritas no pré-operatório são: ferro e baixos níveis de hemoglobina 0 a 47%, ácido fólico 0 a 63%, vitamina B12 0 a 23% e vitamina D até 99%.[52] No pós-operatório, a utilização de polivitamínicos e de minerais é mandatória, muito embora suplementos adicionais sejam frequentemente necessários. Além do monitoramento da ingestão proteica, do ferro, cálcio e das vitaminas do complexo B, o controle glicêmico e lipídico pós-operatório deve ser rigoroso em pacientes com *diabete mellitus*.[10,52]

REFERÊNCIAS

1. Fearon KC, Ljungqvist O, Von Meyenfeldt M et al. Enhanced recovery after surgery: a consensus review of clinical care for patients undergoing colonic resection. Clin Nutr. 2005;24:466-77.
2. Enhanced Recovery After Surgery – ERAs. History. Disponível em: erassociety.org/about/history/. Acesso: 15/Julho/2021.
3. Kehlet H. Multimodal approach to control postoperative pathophysiology and rehabilitation. Br J Anaesth. 1997;78(5):606-17.
4. Basse L, Hjort Jakobsen D, Billesbolle P, et al. A clinical pathway to accelerate recovery after colonic resection. Ann Surg. 2000;232:51-7.
5. Basse L, Raskov HH, Hjort Jakobsen D, et al. Accelerated postoperative recovery programme after colonic resection improves physical performance, pulmonary function and body composition. Br J Surg. 2002;89:446-53.
6. Wind J, Hofland J, Preckel B, et al. Perioperative strategy in colonic surgery; LAparoscopy and/or FAst track multimodal management versus standard care (LAFA trial). BMC Surg. 2006;6:16.
7. Khoo CK, Vickery CJ, Forsyth N et al. A prospective randomized controlled trial of multimodal perioperative management protocol in patients undergoing elective colorectal resection for cancer. Ann Surg. 2007;245:867-72.
8. Serclova Z, Dytrych P, Marvan J, et al. Fast-track in open intestinal surgery: prospective randomized study. Clin Nutr. 2009;28:618-24.
9. Muller S, Zalunardo MP, Hubner M, et al. A fast-track program reduces complications and length of hospital stay after open colonic surgery. Gastroenterology. 2009;136:842-7.
10. Thorell A, MacCormick AD, Awad S, Reynolds N, Roulin D, Demartines N, et al. Guidelines for perioperative care in bariatric surgery: Enhanced Recovery After Surgery (ERAS) Society Recommendations. World J Surg. 2016;40:2065-83.
11. Rossoni C, Magro DO, Santos ZC, Cambi MPC, Patias L, Bragança R, et al. Enhanced Recovery After Surgery (ERAS) protocol in bariatric and metabolic surgery (BMS) – analysis of practices in nutritional aspects from five continents. Obes Surg. 2020;30:4510-8.
12. Adams TD, Gress RE, Smith SC, et al. Long-term mortality after gastric bypass surgery. N Engl J Med. 2007;357(8):753-61.
13. Angrisani L, Santonicola A, Lovino P, et al. Bariatric Surgery Survey 2018: Similarities and disparities among the 5 IFSO chapters. Obes Surg. 2021;31:1937-48.
14. Faria SL, Faria OP, Cardeal MDA, et al. Effects of a very low calorie diet in the preoperative stage of bariatric surgery: a randomized trial. Surg Obes Relat Dis. 2015;11(1):230-7.
15. Schwartz ML, Drew RL, Chazin-Caldie M. Laparoscopic Roux-en-Y gastric bypass: preoperative determinants of prolonged operative times, conversion to open gastric bypasses, and postoperative complications. Obes Surg. 2003;13(5):734-8.
16. Wissen JV, Bakker N, Doodeman HL, et al. Preoperative methods to reduce liver volume in bariatric surgery: a systematic review. Obes Surg. 2016;26:251-6.
17. Rossoni C, Casagrande DS, Rizzolli J, et al. Body composition and remission of comorbidities in patients submitted to roux-en y gastric bypass surgery. J J Obesity. 2018;4(1):030.
18. Colles SL, Dixon JB, Marks P, et al. Preoperative weight loss with a very-low-energy diet: quantitation of changes in liver and abdominal fat by serial imaging. Am J Clin Nutr. 2006;84(2):304-11.
19. Edholm D, Kullberg J, Karlsson FA, et al. Changes in liver volume and body composition during 4 weeks of low calorie diet before laparoscopic gastric bypass. Surg Obes Relat Dis. 2014;11:602-6.
20. Fris RJ. Preoperative low energy diet diminishes liver size. Obes Surg. 2004;14(9):1165-70.
21. Brody F, Vaziri K, Garey C, et al. Preoperative liver reduction utilizing a novel nutritional supplement. J Laparoendosc Adv Surg Tech A. 2011;21(6):491-5.

22. Benjaminov O, Beglaibter N, Gindy L, et al. The effect of a low carbohydrate diet on the nonalcoholic fatty liver in morbidly obese patients before bariatric surgery. Surg Endosc. 2007;21(8):1423-7.
23. Leonetti F, Campanile FC, Coccia F, et al. Very low-carbohydrate ketogenic diet before bariatric surgery: prospective evaluation of a sequential diet. Obes Surg. 2015;25(1):64-71.
24. Edholm D, Kullberg J, Haenni A, et al. Preoperative 4-week low-calorie diet reduces liver volume and intrahepatic fat, and facilitates laparoscopic gastric bypass in morbidly obese. Obes Surg. 2011;21:345-50.
25. Van Nieuwenhove Y, Dambrauskas Z, Campillo-Soto A, et al. Preoperative very low-calorie diet and operative outcome after laparoscopic gastric bypass: a randomized multicenter study. Arch Surg. 2011;146:1300-5.
26. Holderbaum MS, Buss C. Dietary management in the immediate preoperative period of bariatric surgery: a national overview. Obes Surg. 2018;28:1688-96.
27. DeMaria EJ, Portenier D, Wolfe L. Obesity surgery mortality risk score: proposal for a clinically useful score to predict mortality risk in patients undergoing gastric bypass. Surg Obes Relat Dis. 2007;3:34-40.
28. Deitel M. How much weight loss is sufficient to overcome major co-morbidities? Obes Surg. 2001;11(6):659.
29. Ahmed OS, Rogers AC, Bolger JC, Mastrosimone A, Robb WB. Meta-analysis of enhanced recovery protocols in bariatric surgery. J Gastrointest Surg. 2018;22:964-72.
30. Ruiz-Tovar J, Garcia A, Ferrigni C, Gonzalez J, Castellon C, Duran M. Impact of implementation of an enhanced recovery after surgery (ERAS) program in laparoscopic Roux-en-Y gastric bypass: a prospective randomized clinical trial. Surg Obes Rel Dis. 2019;15:228-35.
31. McClave SA, Kozar R, Martindale RG, et al. Summary points and consensus recommendations from the North American Surgical Nutrition Summit. JPEN J Parenter Enteral Nutr. 2013;37:99S-105S.
32. Ljungqvist O. Modulating postoperative insulin resistance by preoperative carbohydrate loading. Best Pract Res Clin Anaesthesiol. 2009;23:401-9.
33. Wischmeyer PE, Carli F, M Phil, Evans DC, et al. American Society for Enhanced Recovery and Perioperative Quality Initiative Joint Consensus Statement on Nutrition Screening and Therapy Within a Surgical Enhanced Recovery Pathway. Anesth Analg. 2018;126(6):1883-95.
34. King AC. History of anaesthetic apparatus. Br Med J. 1946;2(4475):536-9.
35. Campos SBG, Barros-Neto JA, Guedes GS, Moura FA. Jejum pré-operatório: por que abreviar? ABCD Arq Bras Cir Dig. 2018;31(2):e1377.
36. Mendelson CL. The aspiration of stomach contents into the lungs during obstetric anesthesia. Am J Obst Gynecol. 1946;52:191-205.
37. Harter RL, Kelly WB, Kramer MG, et al. A comparison of the volume and pH of gastric contents of obese and lean surgical patients. Anesth Analg. 1998;86:147-52.
38. Juvin P, Fevre G, Merouche M, et al. Gastric residue is not more copious in obese patients. Anesth Analg. 2001;93:1621-2
39. Seimon RV, Brennan IM, Russo A, et al. Gastric emptying, mouth-to-cecum transit, and glycemic, insulin, incretin, and energy intake responses to a mixed-nutrient liquid in lean, overweight, and obese males. Am J Physiol Endocrinol Metab. 2013;304:E294-E300.
40. Cardoso-Junior A, Coelho LG, Savassi-Rocha PR, et al. Gastric emptying of solids and semi-solids in morbidly obese and non-obese subjects: an assessment using the 13C-octanoic acid and 13C-acetic acid breath tests. Obes Surg. 2007;17:236-41.
41. Buchholz V, Berkenstadt H, Goitein D, et al. Gastric emptying is not prolonged in obese patients. Surg Obes Relat Dis. 2013;9:714-7.
42. Maltby JR, Pytka S, Watson NC, et al. Drinking 300 mL of clear fluid two hours before surgery has no effect on gastric fluid volume and pH in fasting and non-fasting obese patients. Can J Anaesth. 2004;51:111-5.
43. Maltby JR. Fasting from midnight – the history behind the dogma. Best Pract Res Clin Anaesthesiol. 2006;20:363-78.
44. Ishihara H, Singh H, Giesecke AH. Relationship between diabetic autonomic neuropathy and gastric contents. Anesth Analg. 1994;78:943-7.
45. Bertin E, Schneider N, Abdelli N, et al. Gastric emptying is accelerated in obese type 2 diabetic patients without autonomic neuropathy. Diabetes Metab. 2001;27:357-64.
46. Harbis A, Perdreau S, Vincent-Baudry S, et al. Glycemic and insulinemic meal responses modulate postprandial hepatic and intestinal lipoprotein ccumulation in obese, insulin-resistant subjects. Am J Clin Nutr. 2004;80:896-902.
47. Smith MD, McCall J, Plank L, Herbison GP, Soop M, Nygren J. Preoperative carbohydrate treatment for enhancing recovery after elective surgery. Cochrane Database Syst Rev. 2014:CD009161.
48. Mechanick JI, Apovian C, Brethauer S, et al. Clinical practice guidelines for the perioperative nutrition, metabolic, and nonsurgical support of patients undergoing bariatric procedures – 2019 update: cosponsored by American Association of Clinical Endocrinologists/American College of Endocrinology, The Obesity Society, American Society for Metabolic & Bariatric Surgery, Obesity Medicine Association, and American Society of Anesthesiologists. Surg Obes Rel Dis. 2020;16:175-247.
49. Kushner R, Cummings S, Herron DM. Bariatric surgery: postoperative nutritional management. Waltham: UpToDate; 2019. Disponível em: uptodate.com/contents/bariatric-surgery-postoperative-nutritionalmanagement?search5Bariatric%20surgery:%20postoperative%20 nutritional%20management&source5search_result&selectedTitle51w150&usage_type5default&display_rank51. Acesso: 25 de julho de 2021.
50. Parrott J, Frank L, Rabena R, Craggs-Dino L, Isom KA, Greiman L. American Society for Metabolic and Bariatric Surgery Integrated Health Nutritional Guidelines for the

Surgical Weight Loss Patient 2016 Update: Micronutrients. Surg Obes Rel Dis. 2017;13:727-41.

51. Conselho Federal de Medicina. Resolução CFM n. 2.131/2015. Disponível em: sistemas.cfm.org.br/normas/visualizar/resolucoes/BR/2015/2131SBCBM. Acesso: 25 de julho de 2021.
52. O'Kane M, Parretti HM, Pinkney J, et al.. British Obesity and Metabolic Surgery Society Guidelines on perioperative and postoperative biochemical monitoring and micronutrient replacement for patients undergoing bariatric surgery-2020 update. Obes Rev. 2020;1-23.
53. Andromalos L, Crowley N, Brown J, et al. Nutrition care in bariatric surgery: an academy evidence analysis center systematic review.J Acad Nutr Diet. 2019;119(4):678-86.

47 Técnicas endoscópicas para tratamento da obesidade

Epifanio Silvino do Monte Junior
Eduardo Guimarães Hourneaux de Moura

RESUMO

Apesar de apresentarem resultados inferiores aos do *bypass* gástrico em Y-de-Roux e da gastroplastia vertical, as opções endoscópicas se apresentam como alternativas seguras, viáveis e menos invasivas para auxiliar na perda de peso.

O balão intragástrico e a gastroplastia vertical endoscópica estão amplamente validados na literatura e serão os objetos deste capítulo. Em suma, são indicados para paciente com índice de massa corporal (IMC) acima de 27 kg/m^2, embora os órgãos reguladores americanos indiquem somente para pacientes com IMC acima de 30 kg/m^2, nos quais a perda de peso com medidas não cirúrgicas foi insatisfatória ou não sustentada.

Os efeitos adversos são leves e consistem basicamente em náusea, vômito e dor abdominal, presentes em ambas as terapêuticas. A persistência dos sintomas pode culminar, em última instância, na retirada do balão intragástrico. Efeitos adversos maiores, como sangramento e tromboembolismo pulmonar, são raros e estão relacionados de modo mais prevalente à gastroplastia vertical endoscópica.

A terapia endoscópica para obesidade vem apresentando melhorias constantes no tocante à eficácia e segurança e apresenta-se como alternativa factível tanto em monoterapia quanto associada ao emprego de terapias farmacológicas, ou ainda como ponte para terapia cirúrgica.

▶ BALÕES INTRAGÁSTRICOS

Histórico

A ideia de utilizar dispositivos endoscópicos para auxiliar na perda de peso teve início em 1985, quando a agência reguladora americana (Food and Drug Administration) autorizou o uso da bolha gástrica Garren-Edwards (GEGB).[1] O dispositivo era constituído de poliuretano, tinha formato cilíndrico e comportava cerca de 200 mL de ar. O tempo indicado para permanência na câmara gástrica era de 4 meses.

Ainda pouco compreendida no seu surgimento, notadamente com relação aos efeitos adversos, as complicações frequentes como úlceras gástricas, obstruções, perfurações e rápido reganho fizeram com que o GEGB fosse caindo em desuso e tivesse sua comercialização interrompida em 1992.[2]

Uma conferência de especialistas se reuniu na Flórida em 1997 e definiu que grande parte das complicações do passado poderiam estar relacionadas ao material do balão, à substância instilada e ao formato do dispositivo. Assim sendo, definiu-se que os próximos deveriam ser de silicone de alta qualidade, preenchidos com solução salina (soro fisiológico), com formato esférico e superfície lisa, além de contar com algum marcador radiopaco e capacidade para armazenar entre 400-700 mL. Em 1999, o *Bioenterics Intragasctric Ballon* (BIB) foi desenvolvido, atendendo a todas as características orientadas em 1997. O dispositivo podia permanecer no organismo por volta de 6 meses.[3] Dispositivos com volume ajustável, balão deglutível e balões com tempo de permanência de um ano marcam a nova era dos balões intragástricos.[4-6]

Introdução

Mais de 1,4 bilhão de adultos apresentam sobrepeso ou obesidade.[7] É importante perceber que essa patologia carrega consigo, em boa parte dos casos, comorbidades graves como diabetes e hipertensão. O armamentário disponível para o tratamento é vasto, porém a literatura é conflitante quanto aos resultados. A cirurgia bariátrica encontra-se validada em estudos robustos, todavia não é mundialmente empregada para pacientes com obesidade grau I (IMC entre 30-34,9 kg/m^2) em virtude dos altos custos e por se tratar de um procedimento invasivo.[8,9]

Balões intragástricos (BIGs) apresentam-se como uma alternativa minimamente invasiva. São compostos majoritariamente por silicone ou polímeros de poliuretano, que ao ocupar espaço físico no estômago promovem redução da ingesta alimentar e saciedade precoce, facilitando um balanço metabólico negativo e a consequente perda de peso.[10]

Repercussões neuro-hormonais

A presença do BIG altera a secreção de hormônios e neuropeptídeos gastrointestinais, causando um efeito incretinomimético nos níveis de GLP1 (peptídeo similar ao glucagon 1) no intestino e PYY (peptídeo tirosina tirosina) no estômago. Por fim, o estímulo do núcleo paraventricular do trato solitário no sistema nervoso central, o qual ocorre por via vagal, integra outro pilar dentre os mecanismos de ação desta terapêutica. Vale salientar ainda que a presença do balão na câmara gástrica determina o estiramento das fibras musculares, promovendo níveis variados de gastroparesia e a consequente plenitude pós-prandial. Dessa forma, o paciente passa a se sentir saciado com pequenas porções.[11]

O arcabouço do balão é introduzido por via endoscópica e é em seguida preenchido por solução salina e azul de metileno. O volume instilado varia de acordo com o fabricante e o corante tem uma função primordial, de servir de alarme quando ocorre vazamento. A queixa de urina azul é frequente quando o balão tem o arcabouço violado e é o sintoma guia para realização de endoscopia e retirada do BIG. A importância da retirada nestas circunstâncias está embasada no risco de migração do balão quando acontece vazamento, sobretudo caudalmente (obstrução intestinal).[12] Outros inconvenientes são geralmente manejados por medidas clínicas e farmacológicas.[15]

Indicações

As indicações correntemente adotadas são:[13,14]

- IMC entre 27 e 35 kg/m^2:* pacientes que não alcançaram ou não mantiveram perda de peso com medidas conservadoras, ou ainda que padecem de contraindicação ou não desejam ser submetidos à cirurgia bariátrica.
- IMC > 50 kg/m^2: como terapia em ponte para cirurgia bariátrica, em situações de risco para intervenção imediata, ou como tratamento definitivo para pacientes que não desejam ou não podem ser operados.

Doença gordurosa hepática não alcoólica

Todavia, não há indicações oficiais, no entanto não seria surpresa se elas surgissem em um futuro próximo, para casos selecionados de esteatose hepática do obeso. Metanálise enfocando 442 pacientes apontou regressão de diversas variáveis, com ênfase para redução do volume hepático em cerca de 94% da população.[16] A metanálise não enfocou a gastroplastia vertical endoscópica, no entanto o raciocínio seria análogo. Cumpre assinalar que como todos os impactos dos balões (a gastroplastia é mais duradoura), também este deve ser recordado como temporário, devendo-se prosseguir com medidas dietéticas e de estilo de vida a fim de que o benefício não se dissipe.

Contraindicações

Cada paciente deve ser individualizado e estratificado quanto aos riscos e benefícios desta terapêutica.[4,14]

- *Absolutas:*
  - Cirurgia gástrica prévia.
  - Gestação, desejo de gestação e lactação com parto há menos de 6 meses.
  - Coagulopatias graves.
  - Hepatopatia grave.
  - Úlcera esofágica, gástrica ou duodenal em atividade.
  - Dependência de álcool ou química.
  - Transtornos psiquiátricos sem controle efetivo.
  - Alergia aos componentes do balão.
  - Alterações anatômicas de esôfago que impeçam a progressão do gastroscópio até a câmara gástrica.
  - Hérnia hiatal volumosa (maior que 5 cm).
  - Menor de 16 anos sem o consentimento dos pais.
- *Relativas:*
  - Uso de anticoagulantes e anti-inflamatórios não esteroidais sem possibilidade de interrupção.
  - Doença do refluxo gastroesofágico (DRGE) não controlada.
  - Impossibilidade de ser supervisionado no programa de perda de peso.
  - Esofagite eosinofílica.
  - Hérnia hiatal com sintomatologia importante e dimensões inferiores a 5 cm.
  - Doença inflamatória intestinal não controlada.
  - IMC menor que 27 kg/m^2.
  - Patologias que aumentem o risco de sangramento gastrointestinal (varizes esofagogástricas e síndrome de Weber-Osler-Rendu, por exemplo).

Efeitos adversos

Náusea, vômitos, dor abdominal, dispepsia e constipação são os mais elencados.[12] Todos esses sintomas são controláveis com medidas comportamentais e farmacológicas. Inibidores de bomba de prótons, antieméticos e antiespasmódicos são amplamente utilizados nas primeiras semanas após a inserção dos BIGs.[15]

* A recomendação vigente nos Estados Unidos é de IMC mínimo de 30 kg/m^2.

Quando os sintomas são incapacitantes e refratários às medidas farmacológicas e comportamentais, a retirada precoce do balão intragástrico está indicada. É uma medida extrema e pouco frequente, uma vez que somente 4% a 7% dos pacientes ainda persistem com sintomas após uma semana do início da terapêutica.

Tipos de balões disponíveis no Brasil

Algumas características podem ser utilizadas para categorizar os BIGs: o tempo de permanência, conteúdo e possibilidade de ajustes no conteúdo (Figura 1).

- Balão de 6 meses líquido: Orbera® (Apollo Endosurgery, Austin, TX, EUA), Corporea® (Medicone, Dallas, TX, EUA), GFE® (G-Flex, Nivelles, Bélgica): amplamente difundido em nosso país, o padrão contempla os modelos mais usados. Consiste em balão de silicone esférico, o qual pode ser preenchido com solução salina e azul de metileno até um volume total entre 450 e 600 mL. A duração máxima de permanência é de 6 meses, devendo ser removido ao final deste período. A remoção acontece através de procedimento endoscópico.[14]
- Balão de 1 ano ajustável (Spatz3)® (Spatz Fgia, Great Neck, NY, EUA). Veio ao mercado com a grande novidade de possibilitar o ajuste ao longo do tratamento. Também é composto por silicone e é dotado de uma válvula cuja função é viabilizar ajustes volumétricos. Uma vantagem deste mecanismo é iniciar o tratamento com volumes menores, o que poderia reduzir os riscos de intolerância e aumentar ao longo do tratamento. Vale salientar que o ajuste é determinante para maior perda de peso, uma vez que ao final de um semestre, os mecanismos adaptativos do indivíduo reduzem os mecanismos de ação do balão, tais como a saciedade precoce. A principal desvantagem é o risco aumentado de ulceração causado pela presença da válvula.[6]
- Balão de ar (Heliosphere®) (Helioscopie, Vienne, França): um dos principais motivos para retirada precoce dos balões intragástricos são os efeitos adversos no início do tratamento: náusea, vômito e dor abdominal. É constituído por polímero plástico (poliuretano) e apresenta peso bem inferior aos outros modelos (inferior a 30 g com volume de 500 cm^3), o que tem sido associado a melhor tolerância. Com relação à perda de peso, determina redução mais gradual quando comparado aos balões preenchidos com líquido. O tempo de permanência é equivalente, de 6 meses.[17]
- Balão deglutível (Elipse®) (Allurion Technologies, Natick, MA, EUA): a principal vantagem é o fato deste modelo dispensar a endoscopia para inserção. Trata-se de um modelo deglutível e, assim sendo, evita inclusive os riscos anestésicos.[5]

Eficácia dos balões intragástricos

A média de perda do excesso de peso é de 33% e a média de perda de peso total é de 10%. Quando utilizamos dados brasileiros, as perspectivas são melhores, com taxas de perda de peso total alcançando cerca de 18%.[6]

Em metanálise de Kotinda et al.[18] com 1.523 pacientes, a diferença de perda de peso total e da perda de excesso de peso foram de respectivamente de 4,4% e 18,0%, favorecendo o grupo que fez uso de balão intragástrico.

Singh et al.[19] compararam BIGs com a gastroplastia vertical endoscópica, com superioridade para esta última. A perda de peso total foi 7,3% superior após o *sleeve* endoscópico, em um *follow-up* de 12 meses.

Armijo et al.[15] analisaram de modo retrospectivo 1.221 pacientes com balão intragástrico. A média de perda de peso em 30 dias foi de 6,2% do peso total. Vale salientar que o período inicial é marcado por perdas mais abruptas.

▶ GASTROPLASTIA VERTICAL ENDOSCÓPICA

Trata-se de um procedimento gástrico restritivo que emprega sutura endoscópica, grampeamento ou plicatura gástrica, com vistas a reduzir o volume do estômago.[20,21] O mercado dispõe de três modelos comercializados (Figura 2):

- OverStitch® (Apollo Endosurgery; Austin, TX, EUA)[22]: é o equipamento de endossutura mais difundido. O primeiro modelo lançado no mercado necessita de um gastroscópio de duplo canal para montagem e realização do procedimento. Recentemente, foi lançado outro para aparelho de canal único.
- Endomina® [Endotool SA (SST), Gosselies, Bélgica][23]: apresenta a vantagem de não necessitar de um gastroscópio de duplo canal. Realiza a redução do volume gástrico através de plicaturas gástricas entre as paredes anterior e posterior.
- Incisionless Operating Platform® (IOP; USGI Medical, San Clemente, CA, EUA)[24]: realiza o chamado *primary obesity surgery endoluminal* (POSE), o qual reduz o volume gástrico através de plicaturas no fundo e corpo gástricos.

São geralmente conduzidas sob anestesia geral, utilizando sempre o dióxido de carbono para insuflação. O CO_2 é um gás difusível e não inflamável, permeável às membranas celulares, de modo que seu emprego reduz efeitos adversos relacionados ao procedimento.[25]

Uma avaliação inicial do padrão vascular, superfície mucosa e possíveis variações anatômicas é mandatória e pode determinar o sucesso técnico e clínico da gastroplastia endoscópica. A sutura é realizada na grande curvatura e parede posterior do corpo gás-

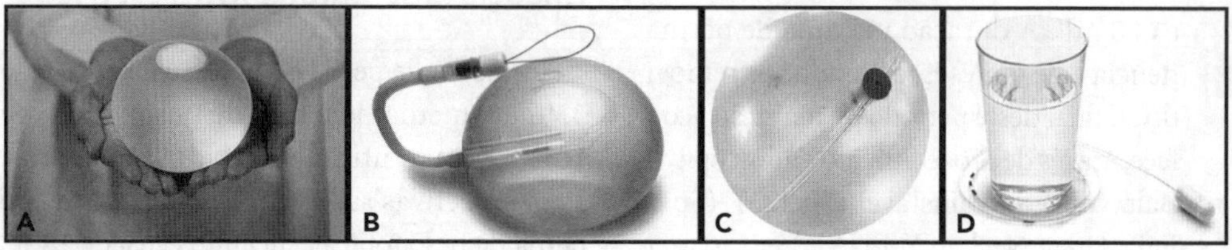

FIGURA 1 (A) Balão Orbera® (www.orbera.com). (B) Balão Spatz3® (www.canalspatz.com.br). (C) Balão Heliosphere® (www.medicalexpo.com). (D) Balão Elipse® (www.allurion.com).

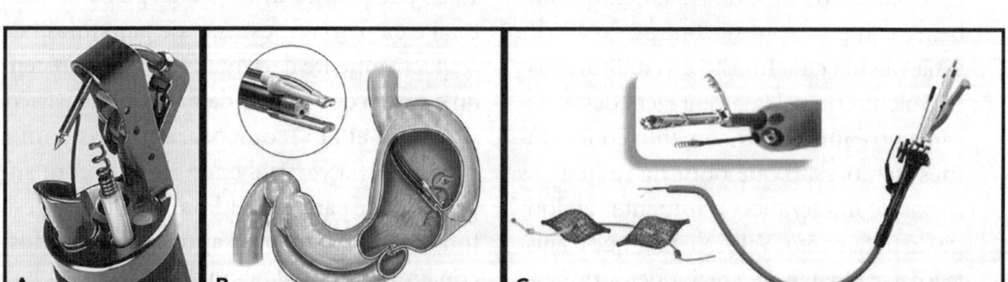

FIGURA 2 (A) OverStitch® (www.apolloendo.com). (B) Endomina® (www.endotools.be). (C) Incisionless Operating Platform® www.usgimedical.com).

trico e costuma envolver uma pequena parte do fundo (Figura 3). A finalidade da gastroplastia endoscópica é reduzir a capacidade volumétrica do estômago em 40%.[26]

Indicações

A gastroplastia vertical endoscópica é um procedimento minimamente invasivo, com resultados intermediários entre os balões intragástricos e a cirurgia bariátrica. Assim sendo, apresenta indicações muito semelhantes às adotadas para o emprego dos BIGs.[27,28]

- Pacientes com IMC entre 27 e 34,9 kg/m^2** que não alcançaram ou não mantiveram perda de peso satisfatória com medidas farmacológicas.
- Pacientes com IMC maior ou igual a 35 kg/m^2 com comorbidades ou maior ou igual a 40 kg/m^2 que apresentam contraindicação ou não desejam ser submetidos à cirurgia bariátrica.
- Terapia em ponte para cirurgia bariátrica em pacientes de risco com IMC maior ou igual a 50 kg/m^2.

Contraindicações

Como regra, não se emprega o procedimento nas seguintes situações:[29,30]

- Presença de hepatopatia com hipertensão portal.
- Doença inflamatória intestinal com acometimento do trato digestivo superior.

** A recomendação vigente nos Estados Unidos é de IMC mínimo de 30 kg/m^2.

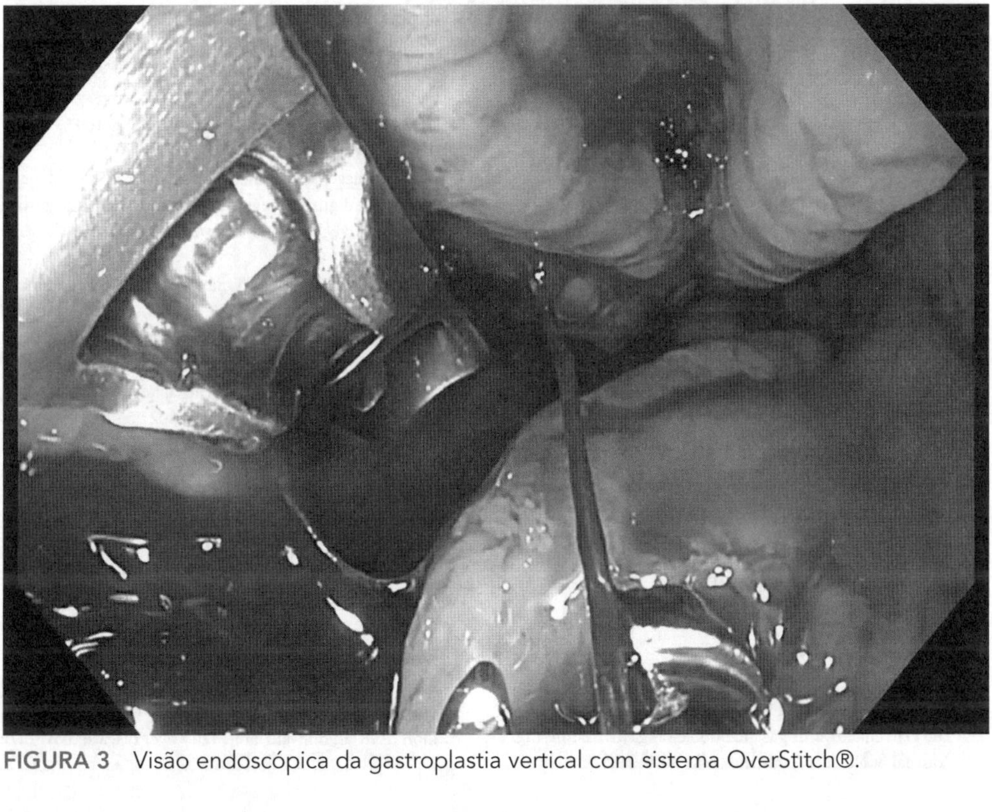

FIGURA 3 Visão endoscópica da gastroplastia vertical com sistema OverStitch®.

- Patologias psiquiátricas descompensadas.
- Abuso de álcool ou drogas ilícitas.
- Coagulopatia grave.
- Gravidez ou desejo de gestação imediata.
- Disfagia motora ou estenoses esofágicas.
- Hérnia hiatal volumosa (maior que 5 cm).

Efeitos adversos

Os efeitos adversos leves, tais como náusea, dor abdominal e vômitos podem chegar até 72% dos casos. Apesar de frequentes, normalmente apresentam resolução espontânea em curto espaço de tempo. Medidas farmacológicas podem ser empregadas com inibidores de bomba de prótons, antieméticos e antiespasmódicos.

Efeitos adversos graves, como sangramento, pneumotórax e tromboembolismo pulmonar, estão presentes em menos de 1% dos procedimentos, convertendo a gastroplastia vertical endoscópica em procedimento seguro.[31]

Eficácia da gastroplastia vertical endoscópica

Na metanálise de Miranda Neto et al.[29] com 2.170 pacientes, com IMC médio de 35,8 kg/m^2, houve perda de peso total de 15,3%, 16,1% e 16,8% no seguimento de 6, 12 e 18 meses, respectivamente. Com relação à perda do excesso de peso, os autores observaram 55,8%, 60% e 73%, respectivamente.

Jalal et al.[32] comparam a gastroplastia vertical endoscópica com a laparoscópica (1.451 *versus* 203 pacientes). A perda de peso total foi de 13,7% até 15.2% no grupo endoscópico em 6 meses, comparativamente a 23,5% até 23,6% após laparoscopia.

REFERÊNCIAS

1. Velchik MG, Kramer FM, Stunkard AJ, Alavi A. Effect of the Garren-Edwards gastric bubble on gastric emptying. Journal of Nuclear Medicine. 1989;30(5):692-6.
2. Barkin JS, Reiner DK, Goldberg RI, Phillips RS, Janowitz WR. The effects of morbid obesity and the Garren-Edwards gastric bubble on solid phase gastric emptying. The American Journal of Gastroenterology. 1988;83(12):1364-7.
3. Lari E, Burhamah W, Lari A, Alsaeed T, Al-Yaqout K, Al-Sabah S. Intra-gastric balloons – The past, present and future. Annals of Medicine and Surgery. 2012;63:102138.
4. Muniraj T, Day LW, Teigen LM, Ho EY, Sultan S, Davitkov P, et al. AGA Clinical Practice Guidelines on Intragastric Balloons in the Management of Obesity. Gastroenterology. 2021;160(5):1799-808.
5. Taha O, Abdelaal M, Asklany A, Alaa M, Belal S, El Assal I, et al. Outcomes of a swallowable intragastric balloon (ElipseTM) on 96 overweight and obese patients. Obesity Surgery. 2021;31(3):965-9.
6. Fittipaldi-Fernandez RJ, Zotarelli-Filho IJ, Diestel CF, Klein MRST, de Santana MF, de Lima JHF, et al. Randomized prospective clinical study of Spatz3® adjustable intragastric balloon treatment with a control group: a large-scale brazilian experiment. Obesity Surgery. 2021;31(2):787-96.
7. Obesity: preventing and managing the global epidemic. Report of a WHO consultation. World Health Organization Technical Report Series. 2000;894:i–xii,1-253.
8. Egan AM, Vella A. Endoscopic treatments for obesity: the good, the bad, and the ugly. Endocrinology and Metabolism Clinics of North America. 2020;49(2):315-28.
9. Mathus-Vliegen EMH. Endoscopic treatment: the past, the present and the future. Best Practice & Research. Clinical Gastroenterology. [Online] 2014;28(4): 685-702.
10. Mathus-Vliegen EMH, de Groot GH. Fasting and meal--induced CCK and PP secretion following intragastric balloon treatment for obesity. Obesity Surgery. [Online] 2013;23(5): 622–633. Available from: doi:10.1007/s11695-012-0834-6
11. Mathus-Vliegen EMH, Eichenberger RI. Fasting and meal--suppressed ghrelin levels before and after intragastric balloons and balloon-induced weight loss. Obesity Surgery. 2014;24(1):85-94.
12. Ribeiro IB, Kotinda APST, Sánchez-Luna SA, de Moura DTH, Mancini FC, de Souza TF, et al. Adverse events and complications with intragastric balloons: a narrative review (with video). Obesity Surgery. 2021;31(6):2743-52.
13. McCarty TR, Thompson CC. The current state of bariatric endoscopy. Digestive Endoscopy. 2021;33(3):321-34.
14. Shah R, Davitkov P, Abu Dayyeh BK, Saumoy M, Murad MH. AGA technical review on intragastric balloons in the management of obesity. Gastroenterology. 2021;160(5):1811-30.
15. Armijo PR, Pokala B, Flores L, Leon MA, Oleynikov D, Kothari V. Patients undergoing intragastric balloon achieve approximately 50% of their target weight loss in the first month postoperatively: an MBSAQIP analysis. Surgery for Obesity and Related Diseases. 2019;15(12):2060-5.
16. Chandan S, Mohan BP, Khan SR, Facciorusso A, Ramai D, Kassab LL, et al. Efficacy and safety of intragastric balloon (IGB) in non-alcoholic fatty liver disease (NAFLD):

a comprehensive review and meta-analysis. Obes Surg. 2021;31(3):1271-9.

17. Bazerbachi F, Haffar S, Sawas T, Vargas EJ, Kaur RJ, Wang Z, et al. Fluid-filled versus gas-filled intragastric balloons as obesity interventions: a network meta-analysis of randomized trials. Obesity Surgery. 2018;28(9):2617-25.
18. Kotinda APST, de Moura DTH, Ribeiro IB, Singh S, da Ponte Neto AM, Proença IM, et al. Efficacy of intragastric balloons for weight loss in overweight and obese adults: a systematic review and meta-analysis of randomized controlled trials. Obesity Surgery. 2020;30(7):2743-53.
19. Singh S, de Moura DTH, Khan A, Bilal M, Chowdhry M, Ryan MB, et al. Intragastric balloon versus endoscopic sleeve gastroplasty for the treatment of obesity: a systematic review and meta-analysis. Obesity Surgery. 2020;30(8):3010-29.
20. Yoon JY, Arau RT, Study Group for Endoscopic Bariatric and Metabolic Therapies of the Korean Society of Gastrointestinal Endoscopy. The efficacy and safety of endoscopic sleeve gastroplasty as an alternative to laparoscopic sleeve gastrectomy. Clinical Endoscopy. 2021;54(1):17-24.
21. Li R, Veltzke-Schlieker W, Adler A, Specht M, Eskander W, Ismail M, et al. Endoscopic sleeve gastroplasty (ESG) for high-risk patients, high body mass index (> 50 kg/m2) patients, and contraindication to abdominal surgery. Obesity Surgery. 2021;31(8):3400-9.
22. Singh S, Hourneaux de Moura DT, Khan A, Bilal M, Ryan MB, Thompson CC. Safety and efficacy of endoscopic sleeve gastroplasty worldwide for treatment of obesity: a systematic review and meta-analysis. Surgery for Obesity and Related Diseases. 2020;16(2):340-51.
23. Wallstabe I, Oberaender N, Weimann A, Schiefke I. Endoscopic sleeve gastroplasty using the novel Endomina device for morbidly obese patients. Endoscopy. 2018;50(11):E327-E328.
24. Espinós JC, Turró R, Mata A, Cruz M, da Costa M, Villa V, et al. Early experience with the Incisionless Operating PlatformTM (IOP) for the treatment of obesity : the Primary Obesity Surgery Endolumenal (POSE) procedure. Obesity Surgery. 2013;23(9):1375-83.
25. Kumar N, Abu Dayyeh BK, Lopez-Nava Breviere G, Galvao Neto MP, Sahdala NP, Shaikh SN, et al. Endoscopic sutured gastroplasty: procedure evolution from first-in-man cases through current technique. Surgical Endoscopy. 2018;32(4):2159-64.
26. Winder JS, Rodriguez JH. Emerging endoscopic interventions in bariatric surgery. The Surgical Clinics of North America. 2021;101(2):373-9.
27. English WJ, DeMaria EJ, Hutter MM, Kothari SN, Mattar SG, Brethauer SA, et al. American Society for Metabolic and Bariatric Surgery 2018 estimate of metabolic and bariatric procedures performed in the United States. Surgery for Obesity and Related Diseases. 2020;16(4):457-63.
28. Neto MG, Silva LB, de Quadros LG, Grecco E, Filho AC, de Amorim AMB, et al. Brazilian Consensus on Endoscopic Sleeve Gastroplasty. Obesity Surgery. 2021;31(1):70-8.
29. de Miranda Neto AA, de Moura DTH, Ribeiro IB, Khan A, Singh S, da Ponte Neto AM, et al. Efficacy and safety of endoscopic sleeve gastroplasty at mid term in the management of overweight and obese patients: a systematic review and meta-analysis. Obesity Surgery. 2020;30(5):1971-87.
30. Goyal H, Kopel J, Perisetti A, Mann R, Ali A, Tharian B, et al. Endobariatric procedures for obesity: clinical indications and available options. Therapeutic Advances in Gastrointestinal Endoscopy. 2021;14:2631774520984627.
31. Li P, Ma B, Gong S, Zhang X, Li W. Efficacy and safety of endoscopic sleeve gastroplasty for obesity patients: a meta-analysis. Surgical Endoscopy. 2020;34(3):1253-60.
32. Jalal MA, Cheng Q, Edye MB. Systematic review and meta-analysis of endoscopic sleeve gastroplasty with comparison to laparoscopic sleeve gastrectomy. Obesity Surgery. 2020;30(7):2754-62.

48 Assistência nutricional na terapia endoscópica da obesidade

Maria Paula Carlin Cambi
Giorgio Alfredo Pedroso Baretta

RESUMO

A assistência nutricional nos tratamentos endoscópicos envolve uma educação nutricional clara e objetiva que proporcione uma evolução dietética progressiva com a menor probabilidade de sintomas após os procedimentos. Os modelos de prato são facilitadores para a compreensão dos grupos alimentares e o uso na prática diária. Mudanças sensíveis no estilo de vida devem contar com uma equipe multidisciplinar afinada e empática com a obesidade, sua cronicidade e seus desafios na busca por resultados satisfatórios no peso e especialmente na saúde e qualidade de vida individuais.

▶ INTRODUÇÃO

Os procedimentos endoscópicos são opções emergentes para preencher a lacuna significativa do tratamento na gestão da obesidade. Esses dispositivos não são apenas minimamente invasivos e reversíveis, mas são potencialmente mais eficazes do que medicamentos antiobesidade, muitas vezes mais seguros e possivelmente mais baratos do que a cirurgia bariátrica.[1]

Neste capítulo descreveremos como deve ser a abordagem nutricional na terapia endoscópica que inclui balão intragástrico (BIG), gastroplastia endoscópica ou endossutura gástrica (EG) e plasma endoscópico de argônio (PEA) pós-cirurgia bariátrica.

▶ AVALIAÇÃO E DIAGNÓSTICO NUTRICIONAL

A avaliação do estado nutricional abrangente deve ser conduzida por métodos objetivos e subjetivos (Figura 1). Com o critério de IMC é possível classificar o grau de obesidade[2] e a possível indicação do tratamento endoscópico de acordo com a Tabela 1. Ainda dentro dos parâmetros objetivos da avaliação nutricional é importante mensurar hemograma, ferritina, ferro, magnésio, cálcio, vitaminas hidrossolúveis como B1, B12, C e ácido fólico e vitaminas lipossolúveis como A e D, ao lado de albumina sérica, colesterol total e frações.[3]

Na avaliação física é importante ainda utilizar a circunferência abdominal e relacionar

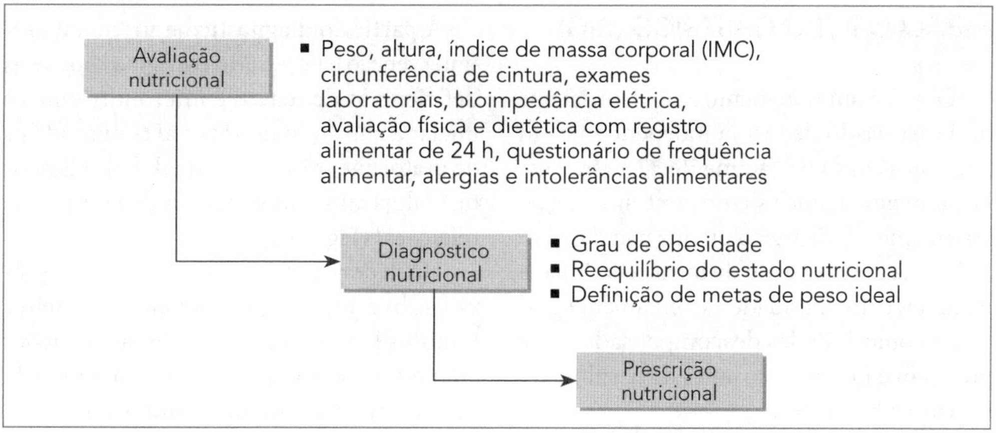

FIGURA 1 Avaliação e diagnóstico nutricional nos tratamentos endoscópicos.

TABELA 1 Classificação do IMC (índice de massa corpórea) para população adulta pela Organização Mundial da Saúde (OMS)

IMC (kg/m²)	Classificação	Indicação do tratamento endoscópico
25-29,9	Sobrepeso	Acima de 27 kg/m² – balão intragástrico
30-34,9	Obesidade classe I	
35-39,9	Obesidade classe II	Acima de 35 kg/m² – gastroplastia endoscópica
40-49,9	Obesidade classe III	
> 50	Superobesidade	Balão intragástrico para perda ponderal prévia à cirurgia bariátrica

Obs.: o plasma endoscópico de argônio pode ser indicado em pacientes com anastomose acima de 12 mm após *bypass* gástrico com recidiva de peso, independentemente do grau de obesidade classificado pelo IMC.

com o IMC,[4] conforme a Tabela 2. O padrão-ouro de avaliação tecidual é a densitometria óssea.[5] Entretanto, dificilmente é acessível a todos os serviços e por isso a bioimpedância elétrica pode ser um método efetivo para avaliar composição corporal e fornecer dados de massa livre de gordura (massa magra), massa gordurosa em quilogramas e percentual e a taxa de metabolismo basal.[6]

O registro alimentar de 24 h e a frequência alimentar são úteis para conhecer o hábito alimentar, sua rotina diária, alergias e intolerâncias alimentares.[7] Esses dados são importantes para o plano alimentar individual que precisa ser revisto periodicamente após os tratamentos endoscópicos.

TABELA 2 Parâmetros de circunferência abdominal e IMC (índice de massa corpórea) de acordo com o sexo

IMC (kg/m²)	Circunferência abdominal de risco (cm)	
	Mulheres	Homens
Eutrófico (18,5-24,9)	≥ 80	≥ 90
Sobrepeso (25-29,9)	≥ 90	≥100
Obesidade grau I (30-34,9)	≥105	≥110
Obesidade graus II e III (> 35)	≥ 115	≥125

Adaptada de Ross et al., 2021.[4]

▶ BALÃO INTRAGÁSTRICO (BIG)

O BIG é um tratamento ambulatorial que pode ser usado de forma independente em pacientes com IMC acima de 27 kg/m^2, especialmente naqueles com contraindicação ao tratamento cirúrgico ou que não desejem a cirurgia bariátrica, ou de forma combinada naqueles com obesidade extremamente grave ou comorbidades descompensadas, que precisem eliminar peso antes de se submeter à cirurgia bariátrica.[8]

A partir do diagnóstico nutricional pré-intervenção é necessário corrigir as possíveis deficiências de macro e micronutrientes e iniciar a educação nutricional com modelos de prato, que priorizam a qualidade alimentar e ilustram a nova forma de compor as refeições[9] (Figura 2).

Há necessidade de um treinamento prévio sobre a mastigação exaustiva, beber líquidos lentamente, fracionar as refeições em pequenos volumes, especialmente pela intolerância alimentar inicial que pode

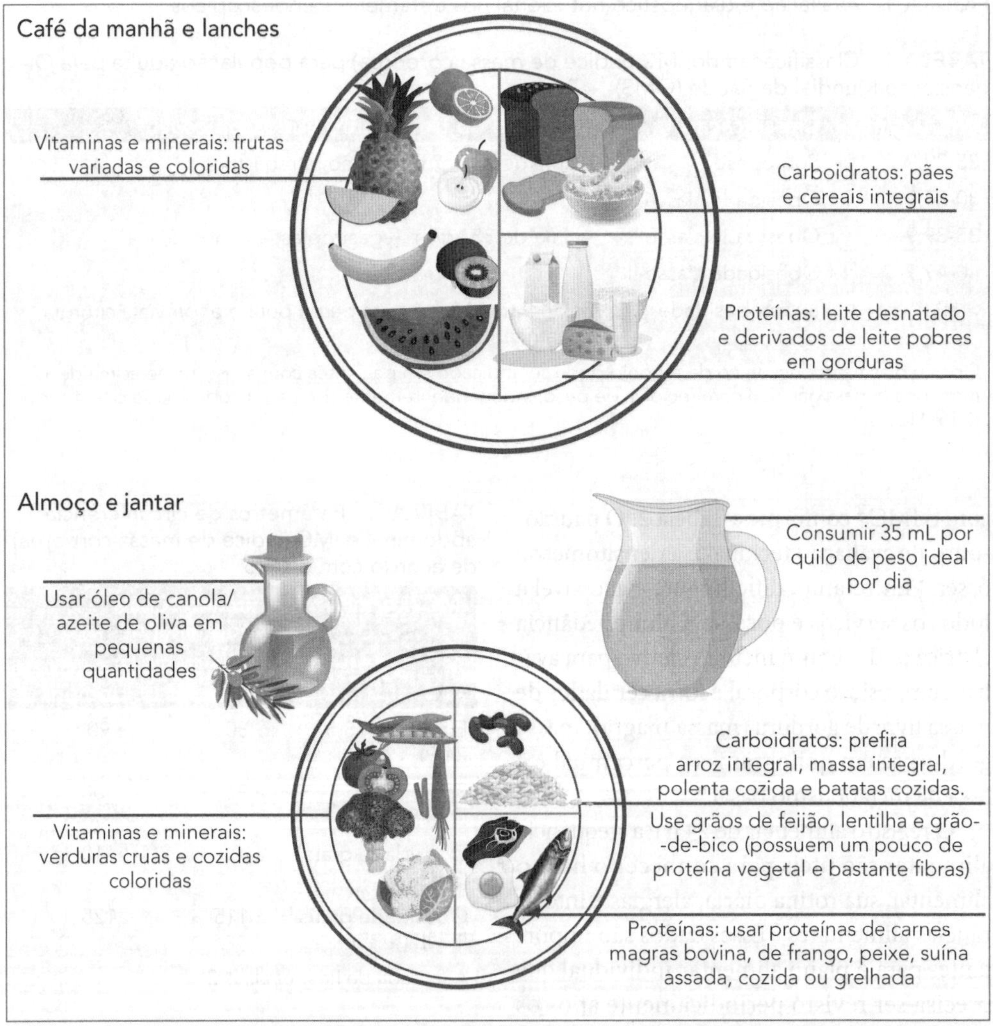

FIGURA 2 Modelos de prato tradicionais para educação nutricional no balão intragástrico. Adaptada de The Nutrition Source.[9]

causar náuseas, vômitos, dores abdominais e obstipação.[10-13]

A conduta nutricional deve abranger uma mudança no padrão dietético com evolução lenta e progressiva na consistência alimentar. O tempo de progressão varia muito entre os serviços, entretanto, o usual é a alimentação líquida e pastosa no primeiro mês.[11]

Regime hipocalórico hiperproteico

Após 30 dias, o paciente com BIG precisa evoluir para consistência alimentar sólida, incluindo alimentos crus e cozidos de acordo com sua tolerância individual, com alimentação hipocalórica e hiperproteica. É importante alertar o paciente para não permanecer mais do que o necessário com alimentação pastosa, justamente para favorecer o controle calórico. Alimentos macios podem fluir rapidamente ao redor do balão, reduzindo a saciedade e prejudicando a perda ponderal. Salientar ainda a inclusão de suplementos de proteínas (produtos comerciais à base de soro do leite ou *whey protein* são um exemplo), e se necessário fibras, vitaminas e minerais de acordo com hábito intestinal e exames laboratoriais. A ingestão de água deve ser suficiente para hidratar o paciente e manter o BIG limpo, com o ideal de 35 mL/kg de peso por dia. O BIG incrustado com resíduos alimentares pode provocar regurgitação com odor desagradável. A função intestinal, como se aludiu, deve ser monitorada com ingestão de fibras, água e exercícios físicos regulares diários.[12,13]

A indicação de prática de exercícios físicos para perda de peso é de 300 minutos por semana e para manutenção de peso é de 150 minutos por semana. Um educador físico deve auxiliar a frequência e a intensidade dos exercícios de forma individualizada.[14]

Resposta terapêutica

Observamos perda ponderal média de até 20% do peso inicial ao final do primeiro ano. No primeiro mês, a perda média pode chegar a 10%. Contudo, há metanálises com valores menores, de 10,3% do peso inicial (29,7% do excesso de peso).[10] A perda ponderal parece não divergir acentuadamente entre os diferentes tipos de BIG.[15] Usuy & Brooks,[16] em uma série com 165 pacientes, verificaram que o modelo ajustável Spatz 3 exibiu uma resposta mais satisfatória na perda de peso (5,7 kg a mais), em pacientes com IMC > 40 kg/m^2.

Outro estudo mostra que o tratamento com Spatz 3 é um procedimento eficaz para redução de peso, sem mortalidade, mas com maior morbidade em comparação com BIG tradicionais. O balão também permaneceu no lugar por mais tempo.[17]

As comorbidades como hipertensão arterial sistêmica, *diabetes melitus* tipo II e dislipidemia podem ser compensadas já no período de 12 meses.[18]

Alguns eventos adversos tendem a ocorrer após a colocação do BIG, como dor abdominal (33,7%), náuseas (29%), migração do BIG (1,4%) e perfuração (0,1%).[11]

Remoção do balão

Como a maioria das próteses gastrointestinais antidiabetes e antiobesidade, o BIG deve ser compulsoriamente retirado a fim de evitar danos como isquemia, ulcerações ou necrose da mucosa. O prazo usual é de 6 meses, todavia alguns fabricantes autorizam 12 meses de utilização, à luz de maior tolerância ao dispositivo. Essa transitoriedade empresta ênfase ao esquema pós-remoção, indispensável para a sustentabilidade das respostas.

Seguimento pós-intervenção

O monitoramento deve ser mensal para a sedimentação das orientações nutricionais e comportamentais, com ênfase na qualidade e quantidade alimentar diária. A recorrência da obesidade após a retirada do BIG pode ocorrer. Em estudo com 500 pacientes descreveu-se reganho de peso de 23% após 5 anos,[19] razão pela qual se propugna o engajamento multidisciplinar do endoscopista e do nutricionista para proporcionar conforto e resultados satisfatórios[20] (Figuras 2 e 3).

▸ GASTROPLASTIA ENDOSCÓPICA (GE)

A GE pode ser utilizada para o tratamento da obesidade, idealmente em IMC entre 30 e 35 kg/m^2 e no mínimo para IMC 27 kg/m^2, em pacientes que não querem ou não podem se submeter à cirurgia bariátrica tradicional.[21,22]

É um procedimento minimamente invasivo que envolve a remodelação da curvatura maior gástrica, usando um dispositivo de sutura endoscópico de espessura total (Overstitch, Apollo Endosurgery, Austin, TX, EUA), com o objetivo de reduzir o lúmen gástrico e moldá-lo como um tubo.[21]

Em estudo com 1.828 pacientes, houve perda ponderal de 18,2% em um ano e efeitos adversos em apenas 0,8%, sendo considerada uma técnica menos invasiva e mais efetiva do que o tratamento farmacológico.[21]

Analogamente ao que se pratica com a cirurgia bariátrica convencional, o paciente precisa ser orientado desde a primeira consulta sobre a necessidade de mudanças no padrão alimentar e no estilo de vida, de forma contínua e focada em seus objetivos. Como a obesidade é doença crônica, inflamatória e de difícil manejo, é mandatória a participação do nutricionista em uma equipe multiprofissional afinada para conduzir as orientações e monitoramentos técnicos periódicos.[21] A abordagem nutricional é similar à da cirurgia bariátrica e utiliza-se evolução dietética lenta e progressiva com características hipocalórica e hiperproteica, educação nutricional pelo modelo de prato bariátrico e suplementação de nutrientes de acordo com individualidade do paciente.[23]

▸ PLASMA ENDOSCÓPICO DE ARGÔNIO (PEA) PÓS-CIRURGIA BARIÁTRICA

O PEA se presta para a fulguração da mucosa com o gás argônio, e tem por finalidade

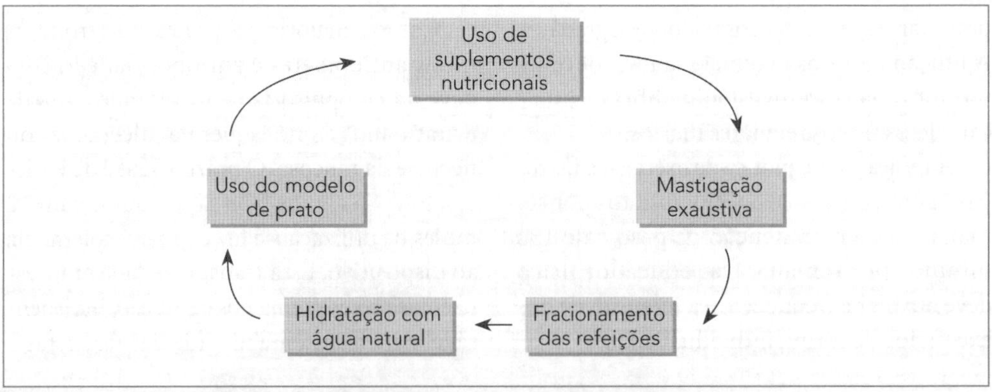

FIGURA 3 Tópicos nutricionais abordados para o paciente em tratamento endoscópico.

TABELA 3 Conduta nutricional nos tratamentos endoscópicos

	Balão intragástrico	Gastroplastia endoscópica	Plasma de argônio	Características dietéticas
Pré-procedimento				
Alimentação líquida	24 horas	–	–	Hipocalórica hiperproteica 500 Kcal
Pós-procedimento				
Alimentação líquida restrita	3 dias	–	–	Hipocalórica hiperproteica 500-700 Kcal
Alimentação líquida completa	7 dias	10 a 15 dias	10 a 15 dias	Hipocalórica hiperproteica 500-700 Kcal
Alimentação pastosa	7-10 dias	7 dias	2 a 7 dias	Hipocalórica hiperproteica 700-900 Kcal
Alimentação branda	10-15 dias	15 dias	7 a 15 dias	Hipocalórica hiperproteica 700-900 Kcal
Alimentação sólida	A partir de 30 dias	A partir de 30 dias	A partir de 30 dias	Hipocalórica hiperproteica 1.000-1.200 Kcal
Retirada do balão intragástrico				
Alimentação branda	7 dias antes			Hipocalórica hiperproteica 1.000-1.200 Kcal
Alimentação líquida (incluir refrigerante de cola zero 600 mL no período)	3 dias antes			Hipocalórica hiperproteica 500-700 Kcal

Adaptada de Cambi MPC, et al.[25]

reduzir o tamanho da anastomose gastrojejunal (ideal 9-12 mm) em pacientes após derivação tipo Y de Roux (*bypass* gástrico), com recidiva de peso e com a mesma dilatada (diâmetro maior que 12 mm). A redução da anastomose gástrica tem por objetivo manter o estômago pleno por mais tempo e elevar a saciedade, através de um esvaziamento gástrico mais lento. Entretanto, as mudanças no padrão alimentar com qualidade e quantidades adequadas e no estilo de vida com exercício físico frequente são igualmente fundamentais para resultados satisfatórios.[25-27]

Dentre as causas da recidiva de peso estão a falta de acompanhamento com a equipe multiprofissional e uso frequente de bebidas açucaradas (gaseificadas) e alcoólicas ou de alimentos macios hipercalóricos, não raramente acoplados ao abandono dos suplementos nutricionais como polivitamínico, ferro, cálcio, vitamina D, *whey protein*, complexo B.[28,29] O desajuste nutricional pode estagnar a perda de peso e desanimar o paciente. É prioritário, portanto, que ele seja motivado para uma reeducação nutricional, no intuito de voltar aos trilhos.[23,24] No pós-intervenção endoscópica, para minimizar os risco de sangramento, usa-se uma evolução lenta e progressiva de consistência alimentar descrita na Tabela 3.

▶ CONCLUSÕES

A obesidade é uma doença inflamatória, crônica que precisa de acompanhamento multiprofissional permanente.

Os tratamentos endoscópicos são ferramentas menos invasivas e mais eficazes do que o tratamento farmacológico e podem ser utilizados com segurança em pacientes que não possam ou não desejem a cirurgia bariátrica tradicional ou que precisem de nova opção para o tratamento da recidiva de peso.

O acompanhamento nutricional deve visar uma avaliação completa, um diagnóstico acertado e uma educação contínua com métodos de fácil aplicabilidade como os modelos de prato, assim como monitoramento e tratamento de possíveis deficiências nutricionais.

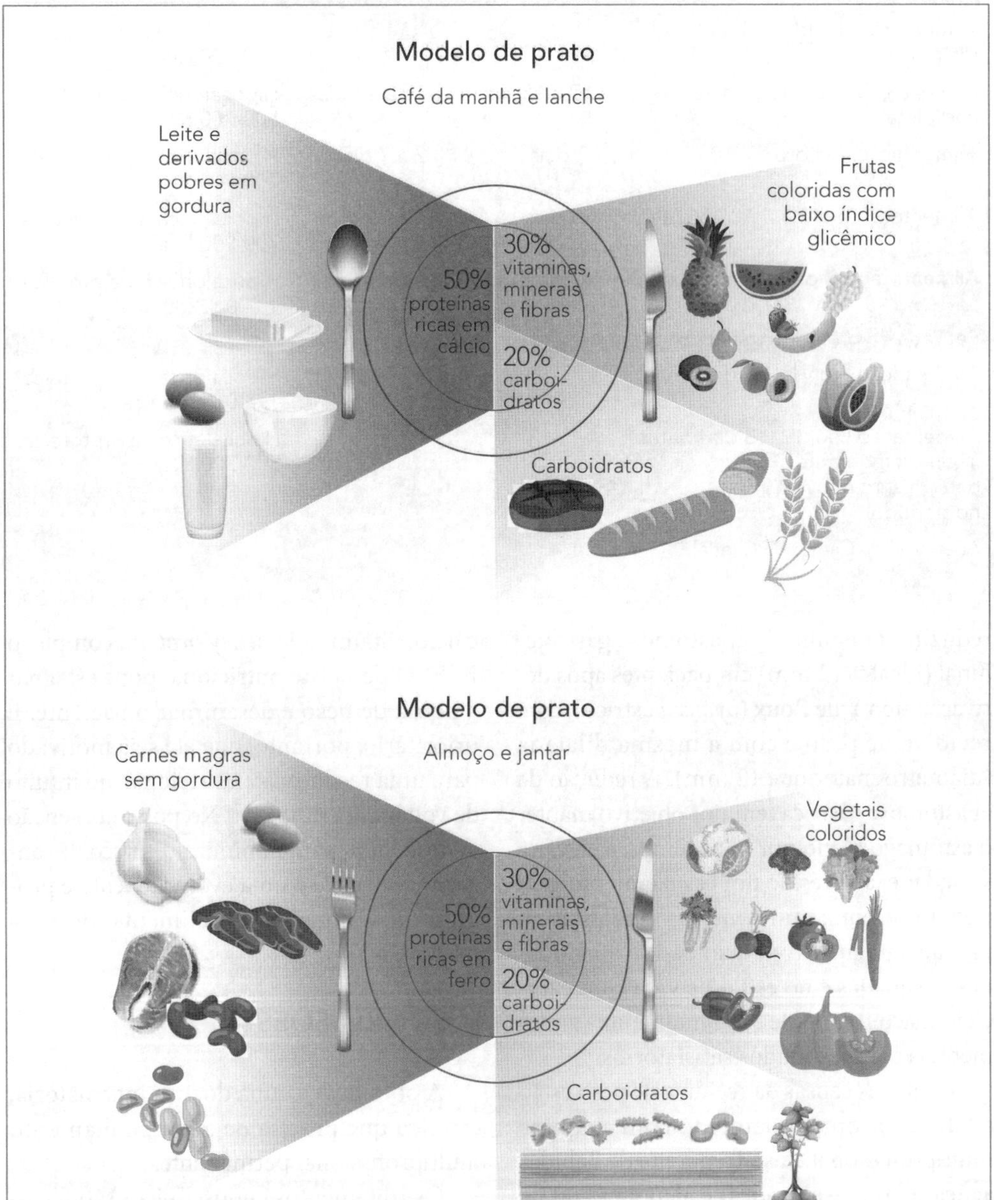

FIGURA 4 Modelo de prato bariátrico. Adaptada de Cambi MPC et al.[25]

REFERÊNCIAS

1. Bariatric Endoscopy Task Force ASGE, Technology Committee ASGE, Abu Dayeh BK, Kumar N, et al. ASGE Bariatric Endoscopy Task Force systematic review and meta-analysis assessing the ASGE PIVI thresholds for adopting endoscopic bariatric therapies. Gastrointest Endosc. 2015;82(3):425-38.
2. Disponível em: https://www.who.int/eportuguese/countries/bra/pt/. Acesso em 1 de junho de 2021.
3. Mechanick JI, Apovian C, Brethauer S, Garvey WT, Joffe AM, Kim J, et al. Clinical practice guidelines for the perioperative nutrition, metabolic, and nonsurgical support of patients undergoing bariatric procedures – 2019 update: cosponsored by American Association of Clinical Endocrinologists/American College of Endocrinology, The Obesity Society, American Society for Metabolic & Bariatric Surgery, Obesity Medicine Association, and American Society of Anesthesiologists – executive summary. Endocr Pract. 2019 Dec;25(12):1346-59.
4. Ross R, et al. Waist circumference as a vital sign in clinical practice: a Consensus Statement from the IAS and ICCR Working Group on Visceral Obesity. Nature Rev Endocrinol. 2021;16:177-89.
5. Heshka S, Lemos T, Astbury NM, et al. Resting energy expenditure and organ-tissue body composition 5 years after bariatric surgery. Obes Surg. 2020 Feb;30(2):587-94.
6. Ricciardi R, Talbot LA. Use of bioelectrical impedance analysis in the evaluation, treatment, and prevention of overweight and obesity. J Am Acad Nurse Pract. 2007 May;19(5):235-41.
7. Aills L, Blankenship J, Buffington C, Furtado M, Parrott J. ASMBS allied health nutritional guidelines for the surgical weight loss patient. Surg Obes Relat Dis. Sep-Oct 2008;4 (5 Suppl):S73-108.
8. Neto MG, Silva LB, Grecco E, de Quadros LG, Teixeira A, Souza T, et al. Brazilian Intragastric Balloon Consensus Statement (BIBC): practical guidelines based on experience of over 40,000 cases. Surg Obes Relat Dis. 2018 Feb;14(2):151-9.
9. The Nutrition Source. Prato: alimentação saudável (Portuguese). Disponível em: https://www.hsph.harvard.edu/nutritionsource/healthy-eating-plate/translations/portuguese/. Acesso em 1 de junho de 2021.
10. Bazerbachi F, Vargas EJ, Abu Dayyeh BK. Endoscopic bariatric therapy: a guide to the intragastric balloon. Am J Gastroenterol. 2019;114:1421-31.
11. Singh S, de Moura DTH, Khan A, Bilal M, Chowdhry M, Ryan MB, et al. Intragastric balloon versus endoscopic sleeve gastroplasty for the treatment of obesity: a systematic review and meta-analysis. Obes Surg. 2020;30(8):3010-29.
12. Saunders KH, Igel LI, Saumoy M, Sharaiha RZ, Aronne LJ. Devices and endoscopic bariatric therapies for obesity. Current Obesity Reports. Curr Obes Rep. 2018 Jun;7(2):162-71.
13. A intragastric balloon system Orbera®. Disponível em: https://www.orbera.com. Acesso em 1 de junho de 2021.
14. Tate CM, Geliebter A. Intragastric balloon treatment for obesity: review of recent studies. Adv Ther. 2017 Aug;34(8):1859-75.
15. Tabesh MR, Maleklou F, Ejtehadi F, Alizadeh Z. Nutrition, physical activity, and prescription of supplements in pre- and post-bariatric surgery patients: a practical guideline. Obes Surg. 2019 Oct; 29(10):3385-400.
16. Schwaab ML, Usuy EN Jr, Albuquerque MM, Moreira DM, Derossi VO, Usuy RT. Assessment of weight loss after non-adjustable and adjustable intragastric balloon use. Arq Gastroenterol. 2020 Jan-Mar;57(1):13-8.
17. Usuy E, Brooks J. Response rates with the Spatz3 adjustable balloon. Obes Surg. 2018 May;28(5):1271-6.
18. Fittipaldi-Fernandez RJ, Zotarelli-Filho IJ, Diestel CF, Klein MRST, de Santana MF, de Lima JHF, et al. Randomized prospective clinical study of Spatz3® adjustable intragastric balloon treatment with a control group: a large-scale brazilian experiment. Obes Surg. 2021 Feb;31(2):787-96.
19. Genco A, Cipriano M, Bacci V, Maselli R, Paone E, Lorenzo M, et al. Intragastric balloon followed by diet vs intragastric balloon followed by another balloon a prospective study on 100 patients. Obes Surg. 2010;20(11):1496-500.
20. Kotzampassi K, Grosomanidis V, Papakostas P, Penna S, Eleftheriadis E. 500 intragastric balloons: what happens 5 years thereafter? Obes Surg. 2012;22(6):896-903.
21. Neto MG, Silva LB, Grecco E, de Quadros LG, Teixeira A, Souza T, et al.Brazilian Intragastric Balloon Consensus Statement (BIBC): practical guidelines based on experience of over 40,000 cases. Surg Obes Relat Dis. 2018;14(2):151-9.
22. Neto MG, Silva LB, de Quadros LG, Grecco E, Filho AC, de Amorim AMB, et al. Brazilian Consensus on Endoscopic Sleeve Gastroplasty. Brazilian Endoscopic Sleeve Gastroplasty Collaborative. Obes Surg. 2021 Jan;31(1):70-8.
23. Barrichello S, Hourneaux de Moura DT, Hourneaux de Moura EG, Jirapinyo P, Hoff AC, Fittipaldi-Fernandez RJ, et al. Endoscopic sleeve gastroplasty in the management of overweight and obesity: an international multicenter study. Gastrointest Endosc. 2019 Nov;90(5):770-80.
24. Cambi MPC, Baretta GAP, Spagnol M, Zilio R, Rossoni C. Systematization of nutritional care in endoscopic treatment for obesity. Obes Surg. 2019 Mar;29 (3):1074-80.
25. Cambi MPC, Baretta GAP. Bariatric diet guide: plate model template for bariatric surgery patients. Arq Bras Cir Dig. 2018;31(2):e1375.
26. Moon RC, Teixeira AF, Neto MG, Zundel N, Sander BQ, Ramos FM, et al. Efficacy of utilizing argon plasma coagulation for weight regain in Roux-en-Y gastric bypass patients: a multi-center study. Obes Surg. 2018 Sep;28 (9):2737-44.
27. Jirapinyo P, de Moura DTH, Dong WY, Farias G, Thompson CC. Dose response for argon plasma coagulation in the treatment of weight regain after Roux-en-Y gastric bypass. Gastrointest Endosc. 2020;91:1078-84.

28. Hourneaux De Moura DT, Thompson CC. Endoscopic management of weight regain following Roux-en-Y gastric bypass. Expert Rev Endocrinol Metab. 2019;14:97-110.
29. Magro DO, Geloneze B, Delfini R, Pareja BC, Callejas F, Pareja JC. Long-term weight regain after gastric bypass: a 5-year prospective study. Obes Surg. 2008;18:648-51.
30. Cambi MPC, Baretta GAP, Magro DO, Boguszewski CL, Ribeiro IB, Jirapinyo P, et al. Multidisciplinary approach for weight regain – how to manage this challenging condition: an expert review. Obes Surg. 2021 Mar;31(3):1290-303.

49 Modalidades cirúrgicas na cirurgia bariátrica e metabólica

Ricardo Vitor Cohen
Denis Pajecki

RESUMO

A cirurgia bariátrica e metabólica classicamente comportava modalidades restritivas, disabsortivas e mistas. Na atualidade, esta classificação é cada vez menos utilizada à medida que as consequências nutricionais, metabólicas e hormonais das intervenções são melhor investigadas. As intervenções mais utilizadas em nosso meio, como o *bypass* gástrico e a gastrectomia vertical (*sleeve gastrectomy*), abrangem aspectos mistos. Na gastrectomia vertical, por exemplo, ainda que a restrição seja a mais citada, reconhecem-se aspectos de disabsorção de calorias e vitaminas. O importante é familiarizar-se com os resultados esperados, no propósito de selecionar a melhor cirurgia para as características, necessidades e expectativas do paciente.

▶ INTRODUÇÃO

Entende-se por cirurgia bariátrica o conjunto de procedimentos e práticas clínico-cirúrgicas aplicadas ao tratamento invasivo da obesidade grave.[1] Historicamente, a utilização desse tipo de tratamento teve início nos anos 1950 e se consolidou a partir do final dos anos 1980 e início da década de 90, quando os critérios atuais de indicação, preparo e acompanhamento dos pacientes foram estabelecidos.[1] O objetivo principal da cirurgia é promover perda de peso sustentada. A melhora das comorbidades e da qualidade de vida, embora igualmente importantes, decorre da perda de peso.[2] O conceito de cirurgia metabólica é mais recente. Embora o termo tenha sido utilizado ainda nos anos 1970, foram estudos de seguimento de pacientes obesos e diabéticos tipo II operados na década de 80 e 90 que apontaram para a possibilidade de cura do diabetes tipo II por meio de uma intervenção cirúrgica.[3] Sendo assim, define-se por cirurgia metabólica toda intervenção sobre o trato gastrointestinal que objetive controlar o diabetes e outros elementos da síndrome metabólica por meio de mecanismos independentes e dependentes da perda de peso.

▶ CIRURGIA BARIÁTRICA – INDICAÇÕES

Os critérios de indicação cirúrgica se baseiam no grau de obesidade, definido pelo índice de massa corporal [IMC = peso(kg)/

altura(m)^2], no tempo de evolução da doença e na presença de comorbidades (doenças causadas ou agravadas pela obesidade).[4]

1. IMC ≥ 40 kg/m^2, independentemente da presença de comorbidades.
2. IMC entre 35 e 40 kg/m^2 na presença de pelo menos duas comorbidades.
3. IMC e comorbidades nas faixas anteriores há pelo menos 2 anos; ter realizado tratamentos convencionais prévios com insucesso ou recidiva do peso.
4. Essa exigência não se aplica a IMC maior que 50 kg/m^2 ou IMC entre 35 e 50 kg/m^2 com doenças de evolução progressiva ou risco elevado.

As comorbidades principais para fins cirúrgicos são: diabetes tipo II, dislipidemias, hipertensão arterial sistêmica, apneia obstrutiva do sono, esteatose hepática (esteato-hepatite), artropatias graves, discopatias, ovários policísticos, pneumopatias, cardiopatias.

Idosos e adolescentes

Em pacientes acima de 65 anos, deve ser feita avaliação individual, considerando-se risco cirúrgico, presença de comorbidades, expectativa de vida e benefícios do emagrecimento. Deve-se levar em conta na escolha do procedimento as limitações orgânicas da idade, especialmente no campo da mobilidade e funcionalidade.[5]

Em pacientes entre 16 e 18 anos o IMC é avaliado em termos de percentil (escore-z maior que +4 na análise do IMC por idade) e a análise da idade óssea por meio da presença de consolidação das epífises de crescimento. Além da equipe multiprofissional, aconselha-se a participação de dois profissionais médicos especialistas na área.[6] Ainda mais rigor se aplica à síndrome de Prader-Willi e demais obesidades genéticas, em que a avaliação individualizada deve incluir o suporte social do paciente, pois muitos casos cursam com retardo mental.

Contraindicações

A intervenção cirúrgica deve ser postergada ou recusada na vigência de causas endócrinas tratáveis de obesidade (hipotireoidismo, síndrome de Cushing), dependência de álcool ou outra drogadição, doenças psiquiátricas graves e sem controle, risco anestésico e cirúrgico elevado (American Society of Anesthesia – ASA-IV) e pacientes com dificuldade de compreender riscos, benefícios e resultados esperados.[4]

▶ TÉCNICAS

As técnicas cirúrgicas foram classicamente classificadas em restritivas, disabsortivas e mistas. Entretanto, na medida que avançou o conhecimento do papel dos entero-hormônios e de diversos outros mecanismos envolvidos na perda ponderal e no controle das doenças associadas, essa classificação perdeu seu racional.

Evolução histórica

As técnicas que privilegiavam as grandes derivações intestinais (derivação jejunoileal) foram as primeiras empregadas para esse fim, ainda nos anos 1950, tendo sido abandonadas em meados dos anos 1970, dados os altos índices de complicações de cunho nutricional e metabólico.[7]

Banda gástrica ajustável (BGA)

As técnicas puramente restritivas também são pouco aplicadas. A BGA ainda é utilizada fora do Brasil, todavia encontra-se em declínio. É um método que não interfere na secreção entero-hormonal no sentido de beneficiar a saciedade. A restrição excessiva pode levar a distorções no comportamento alimentar, com ingestão preferencial de alimentos líquidos e pastosos ricos em carboidratos. Há a necessidade de ajustes frequentes da BGA e, portanto, de acompanhamento com a equipe cirúrgica, o que acaba diminuindo com o passar do tempo. Por essas razões, o resultado de perda de peso é inferior ao observado em outros métodos.[8]

Gastrectomia vertical (*sleeve gastrectomy*)

Na gastrectomia vertical (GV) o estômago é transformado em um tubo, junto à pequena curvatura, sendo a maior parte do seu volume ressecado (incluindo a totalidade do fundo gástrico). Apesar da redução da capacidade gástrica, há também um componente hormonal importante, caracterizado pela redução da secreção de grelina, decorrente da ressecção do fundo gástrico. Os resultados com essa técnica são superiores aos da BGA, sem a necessidade de ajustes frequentes e sem as complicações relacionadas à presença de um dispositivo.[9] Por essa e outras razões, tornou-se a mais realizada no mundo.[10]

Também é a técnica preferencial em situações ditas de exceção, ou seja, condições desfavoráveis para realização de um desvio intestinal (anemia crônica, distúrbios do metabolismo do cálcio, hepatopatia crônica, cirurgia intestinal prévia). O método é irreversível, ao contrário da BGA, e tem incidência maior de complicações precoces (principalmente fistula e sangramento). O principal efeito colateral é o refluxo gastroesofágico, que pode acometer até cerca de 25% dos operados.[11] Nesse sentido, a boa seleção de pacientes e o seguimento endoscópico no longo prazo são obrigatórios. Por não haver desvio intestinal, não se esperam graves problemas relacionados às carências nutricionais com essa técnica. Mesmo assim, alguns estudos demonstraram a necessidade de reposição periódica de vitamina B12, ferro e vitamina D. Como após todas as intervenções bariátricas, cabe a suplementação de micronutrientes e vitaminas de maneira universal nos primeiros anos, e a monitorização e prescrição individual no seguimento tardio.[12]

Bypass gástrico

A derivação gastrojejunal em Y de Roux (DGJYR) consiste na confecção de uma bolsa gástrica de 30-40 mL junto à pequena curvatura, e na criação de uma anastomose gastrojejunal em Y de Roux (alça alimentar de 100-150 cm e alça biliopancreática de 50-100 cm). O mecanismo de funcionamento envolve, além da restrição, o estímulo da produção de entero-hormônios, envolvidos no controle da fome e estímulo à saciedade, a modificação da circulação dos ácidos biliares e mesmo mudanças da microbiota intestinal.[13] Esta é ainda a técnica cirúrgica bariátrica mais realizada no Brasil. Comparada à GV, promove maior perda de peso, melhor controle do diabetes e do refluxo gastroesofágico. Em contrapartida, o desvio intestinal dificulta a absorção de micronutrientes e vitaminas lipossolúveis e, portanto, os índices de anemia, carência de cálcio e vitamina D são superiores.[14] Também intolerâncias alimentares e flatulência são mais frequentes.

Procedimentos com extensa manipulação intestinal

Técnicas menos realizadas incluem a derivação biliopancreática (DBP) ou *duodenal switch* e suas variações (bipartição intestinal, interposição ileal, SADI-S). Embora muito eficazes para controle do peso e do diabetes, são mais complexas e com maior incidência de efeitos colaterais e risco nutricional, uma vez que o desvio intestinal é maior (anastomoses gastro ou duodenoileais).[15,16] Embora executadas rotineiramente por alguns grupos, respondem por 1% dos procedimentos bariátricos realizados no mundo.[17] No Brasil, algumas dessas técnicas são consideradas experimentais e só podem ser realizadas em protocolos de pesquisa.

▶ RESULTADOS

Na Tabela 1 há um resumo de estudos bariátricos recentes. A perda de peso pode ser referida como % de perda de peso total (%PP) ou % de perda de excesso de peso (%PEP), que corresponde ao peso acima do correspondente ao IMC 25 kg/m² para o indivíduo (limite do peso normal). Outra maneira de reportar a perda de peso é pela redução de pontos de IMC.[4]

Na experiência de Sharples e Mahawar[18] comparando a DGJYR e a GV com cinco anos de seguimento, a perda de excesso de peso foi maior após a DGJYR. Esse resultado é compatível com inúmeros outros que demonstram %PEP média de 60% em seguimentos de mais de 5 anos após a cirurgia bariátrica. A resolução do diabetes tipo 2 ocorreu em 37,4% vs. 27,5%, respectivamente (NS). A resolução da dislipidemia foi mais frequente após a DGJYR (68,6% vs. 55,2%, p = 0,0443), bem como o controle do refluxo gastroesofágico (60,4% vs. 25%, p = 0,002).

Em estudo semelhante, Lee et al.[19] encontraram maior perda de peso com *bypass*

TABELA 1 Resumo de estudos importantes contemplando diferentes desfechos após cirurgia bariátrica

Tipo de estudo	Cirurgia/ seguimento	n	PP	Complicações e remissões
Metanálise Sharples[18]	GV¹ x DGJYR (5 anos)	619	(%PEP) 57,3%¹ x 65,7% ²	Remissão DT2 27,5%¹ x 37,4% ² RGE 25%¹ x 60,4%²
Metanálise Lee[19]	GV ¹ x DGJYR² (3 anos)	1.673	< 1,71 kg/m² com 2	NA
Metanálise Baidwan[21]	Hospitais não acreditados¹ x acreditados²	1,5 milhão	NA	Mortalidade 2x maior em 1 Morbidade 1,23x maior em 1
Prospectivo multicêntrico Alizadeh[22]	GV¹ x DGJYR²	29,588	NA	Mortalidade 0,1%¹ x 0,2%² Complicações 2,3%¹ x 4,4%² Complicações graves 1,5%¹ x 2,3%² Readmissões 4,2%¹ x 6,6%²
Prospectivo Petrick[23]	GV x DGJYR > 65 anos¹ x < 65 anos²	3.300	NA	Mortalidade 1,3%¹ x 0,6%² Complicações 20,1%¹ x 18,3%² Complicações graves 7,1%¹ x 4,7%²
Prospectivo McCracken[26]	BP pre¹ x DGJYR pós² (5,3 anos)	2.116	NA	Anemia leve 27%¹ x 68%² Anemia moderada 9%¹ x 33%² Anemia grave 2%¹ x 11%²
Prospectivo multicêntrico Corcoulas[20]	DGJYR ¹x BGA² (7 anos)	2.348	(%PP) 28,4%¹ x 14,9%²	Reoperações 0,8%¹ x 26,2%² Remissão DT2 60,2%¹ x 20,3%²

BGA: banda gástrica ajustável; DGJYR: derivação gastrojejunal em Y de Roux; DM2: *diabetes mellitus* tipo 2; GV: gastrectomia vertical; NA: não avaliado; PP: perda de peso; %PEP: percentual de perda de excesso de peso; %PP: percentual de perda de peso total; RGE: refluxo gastroesofágico.

em 3 anos, ao lado de melhor controle da dislipidemia, contudo não observaram diferença estatística em relação ao diabetes. Embora aparentemente o controle do diabetes ocorra com mais frequência após a DGJYR, nem sempre se encontram diferenças estatísticas. Tal pode ser explicado por estudos não desenhados especificamente para avaliação do diabetes, mistura de pacientes com diferentes níveis de gravidade da doença e critérios divergentes adotados para definição de controle.

Resultados de longo curso conflitantes

A análise das médias de perda de peso isoladamente esconde um fenômeno cada vez mais reconhecido que é a heterogeneidade dos resultados. Corcoulas et al.[20] identificaram diferentes trajetórias de perda de peso ao longo de 7 anos. Após 1 ano ela foi preditiva e teve relação direta com o resultado de longo prazo. Os fatores mais relacionados ao pior resultado no longo prazo foram o início precoce da obesidade (na infância) e a presença de doença metabólica mais grave.

Serviços especializados

Na extensa investigação de Baidwan et al.,[21] o risco de complicações cirúrgicas (morbidade e mortalidade) foi menor nos centros de excelência. Não foi possível, entretanto, concluir sobre diferenças nos outros desfechos (perda de peso, controle de diabetes, dislipidemia). De todo modo, aponta para a importância da realização da cirurgia em centros especializados. No material de Alizadeh et al.[22] concernente unicamente a centros de excelência, a morbidade e a mortalidade cirúrgica foram menores com a gastrectomia vertical. De um modo geral, o índice de complicações é efetivamente menor com a gastrectomia vertical, mas os desfechos clínicos favorecem o DGJYR.

Propostas para idosos

Petrick et al.[23] encontraram índices de morbidade e mortalidade maiores nos pacientes mais velhos, como esperado. A gastrectomia vertical foi mais segura nesta população. Entretanto, a indicação de alguma técnica específica para os pacientes com mais de 65 anos continua controversa.

Risco de etilismo

Na avaliação de longo prazo de eventos adversos entre pacientes submetidos às duas técnicas e aqueles não operados (controles), Thereaux et al.[24] demonstraram redução de mortalidade nos operados após 7 anos. Não obstante, estes foram submetidos a mais intervenções ou exames sobre o trato gastrointestinal (cirurgias, endoscopias, exames de imagem), sendo esse índice maior no BP quando comparado a GV. Não houve diferenças no tocante a problemas psiquiátricos, com exceção da dependência de álcool, que foi maior nos pacientes submetidos ao BP em relação aos controles.

Anormalidades metabólicas e nutricionais

Anemia ferropriva e deficiência de vitamina B12 são observadas com mais frequência após o BP em comparação com a GV; e deficiência de cálcio, vitamina D e albumina são mais frequentes após derivações biliopancreáticas.[25,26] Testes bioquímicos periódicos são desejáveis.

A hipoglicemia pós-prandial com sintomas neuroglicopêncos (sudorese fria, sensação de desmaio, confusão mental) é um efeito colateral cada vez mais observado após o BP, mas sua real incidência não é conhecida, sendo sua etiologia também até certo ponto debatida. Pode comprometer a qualidade de vida do paciente e levar a convulsões ou perda de consciência (podendo precipitar acidentes). Investigações adicionais são recomendadas diante de uma história sugestiva, com o propósito de excluir um insulinoma.

O tratamento usualmente é conservador e visa reduzir oscilações abruptas da insulinemia, mediante mudanças na dieta: supressão de sacarose e outros alimentos de elevado índice glicêmico (pão, massas e arroz não integrais), aumento de grãos integrais, carboidratos complexos, fibras e lípides seguros (azeite de oliva, linhaça, nozes e castanhas). Medicações podem ser testadas, como acarbose, diasóxido (Proglicem, Tensuril) e análogos da somatostatina (octreotida, lanreotida). Em casos graves e refratários, reintervenções cirúrgicas podem ser requeridas.[27]

▶ COMPLICAÇÕES

As complicações cirúrgicas mais graves (maiores) são: sangramento, obstrução intestinal, deiscências ou fístulas digestivas e infecções peritoneais associadas (abscessos, peritonite).[28,29]

O sangramento deve ser suspeitado quando o paciente apresentar taquicardia, hipotensão, dor abdominal, palidez ou exteriorização de sangue por meio de vômitos (hematêmese), evacuação (enterorragia) ou através de um dreno, quando este estiver presente. Sua incidência varia de 1 a 4% e o tratamento pode ser conservador (monitorização clínica, hidratação, suspensão de anticoagulantes, transfusão de concentrado de hemácias). A reoperação é reservada para situações mais graves. A endoscopia pode ser realizada no pós-operatório precoce, no entanto exige endoscopista experiente com esta população, para que não cause outras complicações.

As deiscências ou fistulas poderão caminhar para infecção intra-abdominal (peritonite, abscessos), reação inflamatória sistêmica e sepse quando mal controladas. Ocorrem em 0,1 a 0,5% dos casos em centros especializados, representando importante causa de óbito se não diagnosticadas e tratadas a tempo. Os sinais e sintomas clínicos precoces incluem taquicardia, taquipneia, hipotensão e dor. O diagnóstico deve sempre ser suspeitado e pode ser confirmado por meio de exames de imagem como tomografia ou RX contrastado. O tratamento pode ser conservador (jejum, hidratação, antibióticos) se o vazamento for pequeno e houver um dreno.

O tratamento endoscópico é indicado precocemente nessa situação (passagem de próteses, sondas, procedimentos de drenagem) sempre que se contar com um profissional capacitado, podendo evitar uma reoperação de elevado risco. A cirurgia torna-se indispensável para pacientes graves com sinais de infecção não controlada, visando fundamentalmente a lavagem e drenagem da cavidade abdominal.

Em estudo retrospectivo recente no HC-FMUSP, avaliando os resultados em 538 pacientes submentidos a DGJYR, a taxa de mortalidade foi de 0,55% e o total de complicações precoces de 9,6%, sendo de 1,5% a ocorrência de fístula na anastomose gastrojejunal.[28]

▶ POR QUE CIRURGIA METABÓLICA?

Grandes estudos clínicos como UKPDS (*United Kingdom Prospective Diabetes Study*), DCCT/EDIC (*The Diabetes Control and Complications Trial and Follow-up Study*) e ADVANCE (*Action in Diabetes and Vascular*

Disease) validam a ideia de que o bom controle do *diabetes mellitus* tipo 2 (DT2) previne desfechos cardiovasculares.[30] Apesar do advento de novas drogas antidiabéticas que ultrapassam o objetivo glucocêntrico do tratamento tradicional promovendo também redução de esteatose hepática, perda de peso e proteção cardiovascular e renal, os estudos ainda demonstram que não conseguimos atingir os objetivos glicêmicos e não glicêmicos (LDL, HDL, pressão arterial) desses pacientes, principalmente com formas avançadas.[31] Estima-se que cerca de metade dos pacientes diagnosticados com a doença estejam com a doença metabólica fora do alvo.[32,33]

Candidatos ao tratamento invasivo

Desde 2015, após a segunda conferência Diabetes Surgery Summit (DSS-II), a cirurgia é parte do arsenal terapêutico do tratamento do diabetes descompensado em pacientes com índice de massa corpórea (IMC) acima de 30 kg/m^2.[34] As indicações são: obesidade leve ou grau I (IMC 30-34,9 kg/m^2) e também grau II (IMC 35-39,9 kg/m^2), pacientes que tenham falhado no controle do diabetes apesar do uso do arsenal farmacológico. Já no diabético obeso grau III, ela é recomendada independentemente do controle glicêmico atingido.[35]

▶ TÉCNICAS

Das 4 técnicas aprovadas pela Resolução do Conselho Federal de Medicina 2131/2015,[35] a banda gástrica ajustável tem piores resultados em relação ao controle do diabetes tipo 2 (DMT2) a longo prazo, além de grande número de complicações relacionadas à prótese, levando a reoperações por essa causa em cerca de 40% dos casos. Analogamente, as derivações biliopancreáticas, apesar de eficazes, ressentem-se de número alto de complicações nutricionais a médio e longo prazo, muitas vezes de difícil tratamento. A derivação gastrojejunal em Y de Roux (DGJYR) e a gastrectomia vertical (GV) consequentemente perfazem cerca de 95% das cirurgias realizadas no Brasil. A DGJYR é a primeira opção e a GV é a alternativa caso haja alguma contraindicação ou desvantagem da DGJYR.

São intervenções seguras em portadores de DMT2 e com obesidade grau I. A mortalidade relatada foi de 0,03%, comparável a uma artroscopia de joelho, enquanto o índice de complicações não ultrapassa 3,4%[36].

Resultados da cirurgia metabólica[35,36]

Buchwald, em uma revisão sistemática e metanálise com 4.070 pacientes com diabetes (22,3% da população do estudo) e IMC médio inicial de 47,9 kg/m^2, encontrou remissão (glicemia de jejum < 100 mg/dL e HbA1c < 6,0% sem uso de medicações) em 78,1% (80% até 2 anos e 62% após mais de 2 anos), sendo que quanto mais disabsortiva a cirurgia, maior o índice de resposta. Derivação biliopancreática (DBP) com ou sem *switch* duodenal, derivação gastrojejunal em Y de Roux (DGJYR) e banda gástrica ajustável (BGA) sinalizaram 95,1%, 80,3% e 56,7% de sucesso, respectivamente.[37]

Diversos estudos notaram que a taxa de remissão do diabetes após DGJYR em pacientes com IMC baixo é comparável aos 80-85% dos obesos grau III. Panunzzi et al., em 94.579 pacientes cirúrgicos, evidenciaram que a taxa geral de remissão do diabetes foi no geral independente do IMC, o que mostra que o IMC não é um bom fator preditor.[38]

Seguimento de longo prazo

Em 2012, Cohen et al. realizaram o único estudo prospectivo de longo prazo com DG-

JYR em 66 pacientes com IMC entre 30-34,9 kg/m^2. Todos tinham diabetes de longa duração (duração média de 12,5 anos) e controle glicêmico inadequado (média de HbA1c basal de 9,7%), e 10 (15%) estavam em uso de insulina. O acompanhamento médio foi de 5 anos. A remissão (HbA1c < 6,5% sem medicação) foi alcançada em 88% da série e a medicação foi descontinuada em todos os casos nos primeiros 6 meses após a cirurgia. Melhora (HbA1c < 7%) com doses menores de medicamentos por via oral, sem insulina, foi alcançada em 11%. Todos os pacientes apresentaram perda de peso significativa aos 5 anos, no entanto, não houve correlação com glicemia ou HbA1c.

A função secretora das células beta e a sensibilidade à glicose também aumentaram, sendo que hipertensão, hipercolesterolemia e hipertrigliceridemia responderam positivamente em 58%, 64% e 58%, respectivamente, com melhora no risco cardiovascular. O risco previsto de 10 anos de doença cardiovascular (ferramenta UKPDS) exibiu 71% de redução para doença coronariana em geral, 84% para doença coronariana fatal, 50% para acidente vascular cerebral total e 57% para acidente vascular cerebral fatal. Não houve mortalidade, morbidade cirúrgica significativa ou desnutrição no presente estudo.[39]

Superioridade cirúrgica

Outros protocolos (Tabela 2) incluíram pacientes obesos com DT2 (N = 874) com seguimento de 6 meses a 5 anos. Os braços cirúrgicos enfocaram DGJYR, BGA, gastrectomia vertical e DBP, sendo que alguns contemplaram vários tipos de cirurgia. A gravidade do DT2 variou significativamente, de leve (média de HbA1c 7,7%, < 2 anos, sem insulina) a avançada (média de HbA1c 9,3%, 8,3 anos, 48% utilizando insulina).[40] O IMC variou de 25 a 53 kg/m^2. Onze dentre 12 estudos incluíram pacientes com IMC menor que 35 kg/m^2.

A cirurgia foi vantajosa comparativamente ao tratamento clínico em relação ao alvo glicêmico proposto (HbA1c igual ou inferior a 6,0% a 6,5% sem medicações). A única exceção foi o estudo de Ding et al. onde a remissão com BGA, ainda que superior ao tratamento clínico, foi modesta (33% *versus* 23%).[50] Esse resultado pode ser interpretado pela seleção de pacientes, já com DT2 avançado (HbA1c 8,2% ± 1,2%, com 40% em uso de insulina) e provável redução da função das células beta, em conjunto com o limitado poder antidiabético da BGA. No geral, a cirurgia diminuiu HbA1c em 2% a 3,5%, enquanto o tratamento não operatório reduziu apenas de 1% a 1,5%.

A maioria desses estudos também mostrou superioridade dos braços cirúrgicos sobre perda de peso, redução da utilização de medicações para o diabetes e de outros fármacos com efeitos cardiovasculares, além da melhora no metabolismo lipídico e qualidade de vida. Os resultados em relação ao controle da pressão arterial e lipoproteínas de baixa densidade não foram conclusivos.[51,52]

Diabetes com IMC < 35 kg/m^2

Em 2017, Cohen et al. publicaram uma revisão sistemática e metanálise de 5 estudos com DGJYR avaliando pacientes com DT2 e obesidade leve. A duração do DT2 variou de 6 a 10 anos. No seguimento mais longo, a DGJYR melhorou a remissão total e parcial do DT2.[53]

TABELA 2 Desfechos glicêmicos entre grupos cirúrgicos e tratamento clínico em pacientes com diabetes tipo 2 sem controle adequado

IMC < 35 kg/m²	Grupos	Número	Seguimento (meses)	Remissão DT2	Remissão*/queda HbA1c (%)
22% Dixon[44]	BGA x controle	60	24	HbA1c < 6,2%	73 x 13 < 0,001
36% Schauer[43]	DGJYR x GV	150	60	HbA1c < 6 %	22 x 15 < 0,05
0 Mingrone [41]	DGJYR x DBP	60	60	HbA1c < 6,5%	42 x 68
59% Ikramuddin[42]	DGJYR x controle	120	24	HbA1c < 6 %	44 x 9 < 0,001
100% Liang[46]	DGJYR x controle	101	12	HbA1c < 6,5%	90 x 0* < 0,0001
34% Halperin[47]	DGJYR x controle	38	12	HbA1c < 6,5%	58 x 16; 0,03
43% Courcoulas[48]	DGJYR x BGA	69	36	HbA1c < 6,5%	40 x 29
100%	BGA x controle	51	24	Glicemia em jejum < 126 mg/dL	52 x 8
100%	DGJYR/ BGA/GV x controle	57	6	HbA1c < 6,5%	65 x 0
34%	BGA x controle	45	12	HbA1c < 6,5%	33 x 23
25%	DGJYR x controle	43	12	HbA1c < 6 %	60 x 5,9
85%	DGJYR x controle	80	24	HbA1c < 6,5%	60 x 2,5

* Remissão não especificada no texto. HbA1c < 6,5% por interpretação dos resultados.
BGA: banda gástrica ajustável; DBP: derivação biliopancreática; DGJYR: derivação gastrojejunal em Y de Roux; DT2: *diabetes mellitus* tipo 2; GV: gastrectomia vertical; IMC: índice de massa corpórea.

REFERÊNCIAS

1. NIH Consensus Development Conference Panel. Gastrointestinal surgery for severe obesity. Ann Inter Med. 1991;115:956.
2. Maggard MA, Shugarman LR, Suttorp M, et al. Meta-analysis: surgical treatment of obesity. Ann Intern Med. 2005;142:547-59.
3. Rubino F, Kaplan LM, Schauer PR, et al. The Diabetes Surgery Summit Consensus Conference: recommendations for the evaluation and use of gastrointestinal surgery to treat type 2 diabetes mellitus. Ann Surg. 2010;251(3):399-405.
4. American Association of Clinical Endocrinologists, The Obesity Society and American Society for Metabolic and Bariatric Surgery medical guidelines for clinical practice for the perioperative nutritional, metabolic and nonsurgical support of the bariatric surgery patient. Disponível em: www.asbms.org.
5. O'Keefe KL, Kemmeter PR, Kemmeter KD. Bariatric surgery outcomes in patients aged 65 years and older at an American Society for Metabolic and Bariatric Surgery Center of Excellence. Obes Surg. 2010 Sep;20(9):1199-205.
6. Inge TH, et al. Weight loss and health status 3 years after bariatric surgery in adolescents, N Engl J Med. 2016;374(2):113-23.

7. Griffen Jr WO, Young VL, Stevenson CC. A prospective comparison of gastric and jejunoileal bypass procedures for morbid obesity. Ann Surg. 1977;186(4):500-7.
8. Furbetta N, Gregnani F, Flauti G, et al. Laparoscopic adjustable gastric banding on 3566 patients up to 20-year follow-up: long-term results of a standardized technique. Surg Obes Relat Dis. 2019;15(3):409-16.
9. Sharma G, Nain PS, Sethi P, et al. Plasma ghrelin levels after laparoscopic sleeve gastrectomy in obese individuals. Indian J Med Res. 2019;149(4):544-7.
10. Angrisani L, Santonicola A, Iovino P, et al. Bariatric surgery worldwide 2013. Obes Surg. 2015;25:1822-32.
11. Bou Daher H, Sharara AL. Gastroesophageal reflux disease, obesity and laparoscopic sleeve gastrectomy: the burning questions. World J Gastroenterol. 2019;25(33):4805-13.
12. Al-Mutawa A, Al-Sabah S, Anderson AK, et al. Evaluation of nutritional status post laparoscopic sleeve gastrectomy 5-year-outcomes. Obes Surg. 2018;28(6):1473-83.
13. Riccioppo D, Santo MA, Rocha M, et al. Small-volume, fast emptying gastric pouch leads to better long-term weight loss and food tolerance after Roux-en-Y gastric Bypass. Obes Surg. 2018;28(3):693-701.
14. Lewis KH, Arteburn DE, Zhang F, et al. Comparative effectiveness of vertical sleeve gastrectomy versus Roux-en-Y gastric by-pass for diabetes treatment: a claims based cohort study. Ann Surg. 2019.
15. Biertho L, Lebel S, Marceau S, et al. Biliopancreatic diversion with duodenal switch: surgical technique and perioperative care. Surg Clin North Am. 2016;96(4):815-26.
16. Sanchez-Pernaute A, Rubio MA, Cabrerizo L, et al. Single anastomosis duodenoileal by-pass with sleeve gastrectomy (SADI-S) for obese diabetic patients. Surg Obes Relat Dis. 2015;11(5):1092-8.
17. Welbourn R, Holyman M, Kinsman R, et al. Bariatric surgery worldwide: baseline demographic description and one-year outcomes from the fourth IFSO global registry report 2018. Obes Surg. 2019;29(3):782-95.
18. Sharples AJ, MAhawar K. Systematic review and meta-analysis of randomised controled trials comparing long term outcomes of Roux-en-Y Gastric Bypass and Sleeve Gastrectomy. Obes Surg 2020; 30(2): 664- 672
19. Lee Y, Doumouras AG, Yu J, et al. Laparoscopic sleeve gastrectomy versus laparoscopic Roux-en-Y gastric bypass: a systematic review and meta-analysis of weight loss, comorbidities and biochemical outcomes from randomized controlled trials. Ann Surg. 2021;273(1):66-74.
20. Courcoulas AP, King WC, Belle SH, et al. Seven-year weight trajectories and health outcomes in the Longitudinal Assessment of Bariatric Surgery (LABS) study. JAMA Surg. 2018;153(5):427-34.
21. Baidwan NK, Bachiaashvill V, Mehta T. A meta-analysis of bariatric surgery-related outcomes in accredited versus unnaccredited hospitals in the United States. Clin Obes. 2020;10(1):e12348.
22. Alizadeh RF, Li S, GAmbhir S, Hinojosa MW, et al. Laparoscopic sleeve gastrectomy or laparoscopic gastric bypass for patients with metabolic syndrome: an MBSAQIP analysis. Am Surg. 2019;85(1):1108-12.
23. Patrick AT, Kuhn JE, Parker DM, et al. Bariatric surgery is safe and effective in Medicare patients regardless of age: an analysis of primary gastric by-pass and sleeve gastrectomy outcomes. Surg Obes Relat Dis. 2019;15(10):1704-11.
24. Thereaux J, Lesuffleur T, Czernichow S, et al. Long-term adverse events after sleeve gastrectomy or gastric by-pass: a 7-year nationwide, observational, popultion-based, cohort study. Lancet Diabetes Endocrinol. 2019;7(10):786-95.
25. Guan B, Yang J, Chen Y, et al. Nutritional deficiencies in Chinese patients undergoing gastric bypass and sleeve gastrectomy: prevalence and predictors. Obes Surg. 2018;28(9):2727-36.
26. McCracken E, Wood GC, Prichard W, et al. Severe anemia after Roux-en-Y gastric by-pass: a cause for concern. Surg Obes Relat Dis. 2018;14(7):902-9.
27. Sampaio-Neto J, Branco-Filho AJ, Nassif LS, et al. Proposal of a revisional surgery to treat non-insulinoma hyperinsulinemic hypoglicemia postgastric by-pass. Arq Bras Cir Dig. 2015;28(4):278-81.
28. Santo MA, Pajecki D, Riccioppo D, et al. Early complications in bariatric surgery: incidence, diagnosis and treatment. Arq Gastroenterol. 2013;50(1):50-5.
29. Santos ERPD, Santa Cruz F, Hinrichsen EA, et al. Internal hernia following laparoscopic Roux-en-Y gastric bypass: indicative factors for early repair. Arq Gastroenterol. 2019;56(2):160-4.
30. Murray P, Chune GW, Raghavan VA. Legacy effects from DCCT and UKPDS: what they mean and implications for future diabetes trials. Curr Atheroscler Rep. 2010;12(6):432-9.
31. Smyth-Osbourne A, Parkes C, Graham J, England P, et al. Intensive blood-glucose control with sulphonylureas or insulin compared with conventional treatment and risk of complications in patients with type 2 diabetes (UKPDS 33). Lancet. 1999;354(9178):602.
32. Mendes ABV, Fittipaldi JAS, Neves RCS, Chacra AR, Moreira ED. Prevalence and correlates of inadequate glycaemic control: results from a nationwide survey in 6,671 adults with diabetes in Brazil. Acta Diabetol. 2010;47(2):137-45.
33. Stark Casagrande S, Fradkin JE, Saydah SH, Rust KF, Cowie CC. The prevalence of meeting A1C, blood pressure, and LDL goals among people with diabetes, 1988-2010. Diabetes Care. 2013;36:2271-9.
34. Rubino F, Nathan DM, Eckel RH, et al. Delegates of the 2nd Diabetes Summit: a joint statement by international diabetes organizations. Diabetes Care. 2016;39:861-87.
35. Conselho Federal de Medicina. Resolução n. 2172/2017. Disponível em: https://portal.cfm.org.br/index.phpoption=com_content&view=article&id=27326:-2017-12-07-18-00-22&catid=3. Acesso 08/11/2019.
36. Aminian A, Brethauer S, Kirwan JP, Kashyap SP, Burguera B, Schauer PR. How safe is metabolic/diabetes surgery? Diabetes Obes Metab. 2015,17:198-201.

37. Buchwald H, Avidor Y, Braunwald E, et al. Bariatric surgery: a systematic review and meta-analysis. JAMA. 2004;292:1724-37.
38. Panunzi S, De Gaetano A, Carnicelli A, Mingrone G. Predictors of remission of diabetes mellitus in severely obese individuals undergoing bariatric surgery: do BMI or procedure choice matter? A meta-analysis. Ann Surg. 2015;261:459-67.
39. Cohen R, Pinheiro JS, Schiavon C, et al. Effect of gastric bypass surgery in patients with type 2 diabetes and only mild obesity. Diabetes Care. 2012;35(7):1420-8.
40. Rubino F, Marescaux J. Effect of duodenal-jejunal exclusion in a non-obese animal model of type 2 diabetes: a new perspective for an old disease. Ann Surg. 2004;239(1):1-11.
41. Mingrone G, Panunzi S, De Gaetano A, et al. Bariatric--metabolic surgery versus conventional medical treatment in obese patients with type 2 diabetes: 5 year follow-up of an open-label, single centre, randomized controlled trial. Lancet. 2015;386:964-73.
42. Ikramuddin S, Billington CJ, Lee WJ, et al. Roux-en-Y gastric bypass for diabetes (the Diabetes Surgery Study): 2-year outcomes of a 5-year, randomized, controlled trial. Lancet Diabetes Endocrinol. 2015;3:413-22.
43. Schauer PR, Bhatt DL, Kirwan JP, et al. Bariatric surgery versus intensive medical therapy for diabetes: 5-year outcomes. N Engl J Med. 2017;376:641-51.
44. -Dixon JB, O'Brien PE, Playfair J, Chapman L, Schachter LM, Skinner S, et al. Adjustable gastric banding and conventional therapy for type 2 diabetes: a randomized controlled trial. JAMA. 2008;299(3):316-23.
45. Shah SS, Todkar JS, Shah PS, Cummings DE. Diabetes remission and reduced cardiovascular risk after gastric bypass in Asian Indians with body mass index 35 kg/m2. Surg Obes Relat Dis. 2010;6:332-8.
46. Liang Z, Wu Q, Chen B, Yu P, Zhao H, Ouyang X. Effect of laparoscopic Roux-en-Y gastric bypass surgery on type 2 diabetes mellitus with hypertension: a randomized controlled trial. Diabetes Res Clin Pract. 2013;101:50-6.
47. Halperin F, Ding SA, Simonson DC, et al. Roux-en-Y gastric bypass surgery or lifestyle with intensive medical management in patients with type 2 diabetes: feasibility and 1-year results of a randomized clinical trial. JAMA Surg. 2014;149:716-22.
48. Courcoulas AP, Goodpaster BH, Eagleton JK, et al. Surgical vs medical treatments for type 2 diabetes mellitus: a randomized clinical trial. JAMA Surg. 2014;149:707-15.
49. Wenworth JM, Playfair J, Laurie C, et al. Multidisciplinary diabetes care with and without bariatric surgery in overweight people: a randomised controlled trial. Lancet Diabetes Endocrinol. 2014;2:545-52.
50. Ding SA, Simonson DC, Wewalka M, et al. Adjustable gastric band surgery or medical management in patients with type 2 diabetes: a randomized clinical trial. J Clin Endocrinol Metab. 2015;100:2546-56.
51. Parikh M, Chung M, Sheth S, et al. Randomized pilot trial of bariatric surgery versus intensive medical weight management on diabetes remission in type 2 diabetic patients who do not meet NIH criteria for surgery and the role of soluble RAGE as a novel biomarker of success. Ann Surg. 2014;260:617-22.
52. Cummings DE, Arterburn DE, Westbrook EO, et al. Gastric bypass surgery vs. intensive lifestyle and medical intervention for type 2 diabetes: the CROSSROADS randomized controlled trial. Diabetologia. 2016;59:945-53.
53. Cohen RV, Le Roux C, Junqueira S et al. Roux-en-Y gastric bypass in type 2 diabetes patients with mild obesity: a systematic review and meta-analysis. Obes Surg. 2017;27:2733-9.

50

Esquema de suplementação vitamínica pós-cirurgia bariátrica (incluindo gestantes)

Silvia Leite Faria
Daniela Branquinho

RESUMO

O uso de polivitamínicos após cirurgia bariátrica tem como objetivo tanto a prevenção como o tratamento de possíveis deficiências nutricionais. Existem recomendações específicas cobrindo a maioria dos macro e micronutrientes. O objetivo deste capítulo é uma revisão com sugestão de esquema de suplementação, incluindo gestantes.

▶ INTRODUÇÃO

Após a cirurgia bariátrica, deficiências nutricionais podem ocorrer devido à redução da ingestão alimentar, alteração no sítio de absorção de algumas vitaminas e minerais e menor área e/ou tempo de contato do alimento com sucos digestivos. O risco exibe forte relação com a técnica cirúrgica na dependência de variáveis como redução na capacidade gástrica, alteração no sítio de absorção de vitaminas e minerais, alteração no contato com sucos digestivos e/ou no comprimento da alça intestinal comum.[1-4] Percebe-se tendência a evitar fontes alimentares específicas no pós-operatório devido à ocorrência de sintomas gastrointestinais, como, por exemplo, carnes e outros alimentos fibrosos ou pouco macios, que podem se associar a suboclusão alta em caso de anastomoses relativamente estreitas. O quadro é agravado pela ausência ou uso inconstante de suplementos vitamínicos e minerais, essenciais para a manutenção e o tratamento das possíveis deficiências nutricionais.

▶ PREVENÇÃO

Como as necessidades nutricionais e a adesão à suplementação podem variar ao longo do tempo, recomenda-se que os suplementos sejam revistos e ajustados regularmente, reiterando a necessidade de acompanhamento multiprofissional após as cirurgias bariátricas. Os suplementos devem ser reavaliados trimestralmente no primeiro ano, semestralmente no segundo ano e anualmente daí em diante, ou sempre que houver sinais ou sintomas de alguma deficiência nutricional.[1,2,5,6]

Na grande maioria das técnicas de cirurgia bariátrica há a necessidade de inclusão de um polivitamínico completo que cubra de 100 a 200% da ingestão diária de referência (IDR).[1]

Procedimentos sem componentes disabsortivos

Para técnicas exclusivamente restritivas como balão intragástrico e banda gástrica ajustável, em que não há alteração na absorção de nutrientes, recomenda-se o uso de polivitamínicos e poliminerais que cubram 100% da IDR. Outras vitaminas e/ou minerais podem ser prescritos se houver deficiência diagnosticada.

Alterações significativas da anatomia e fisiologia

Nas técnicas de gastrectomia vertical (*sleeve gastrectomy*), *bypass* gástrico (RYGB) e em especial as menos utilizadas derivações biliopancreáticas (DBP), são recomendados polivitamínicos que atinjam até 200% da IDR, com doses adicionais de vitaminas e minerais que tiveram sua absorção alterada, como vitamina B1, B12, ácido fólico, ferro, vitaminas lipossolúveis (A, D, E e K), zinco, selênio e cobre.[1,5]

Tiamina (B1)

No pós-operatório imediato há um maior risco de deficiência de tiamina, devido à rápida perda de peso, menor ingestão alimentar e alteração na absorção desta vitamina fundamental para formação de energia. Náuseas e vômitos aumentam o risco, sabendo-se que a deficiência poderá se instalar em apenas 7 a 21 dias na ausência de ingestão adequada. Como a maioria dos polivitamínicos não possui a quantidade adequada de tiamina para essa população (> 12 mg/d), é comum que seja necessário o uso de 2 polivitamínicos ou 1 polivitamínico e um complexo B diariamente.

Devido à gravidade dos problemas decorrentes da deficiência de tiamina, nominalmente encefalopatia de Wernicke e mais excepcionalmente beribéri, a suplementação em dose adequada (mínimo de 12 mg/dia, preferencialmente 50-100 mg/dia) deve ser feita de forma preventiva em todos os casos de rápida perda de peso, vômitos ou uso abusivo de álcool. Sintomas inesperados de neuropatia ou alterações psiquiátricas pós-operatórias demandam medicação injetável, mesmo na ausência de exames bioquímicos ou de imagem compatíveis com a deficiência.[4,5]

Vitamina B12 e ácido fólico

Aconselha-se ingestão de 350-1.000 mcg de vitamina B12 por via oral na forma de comprimido desintegrante, sublingual ou líquido ou 1.000 mcg mensalmente caso a via optada seja a intramuscular. Neste último caso, as injeções são feitas a cada três meses. Na presença de deficiência, as injeções são administradas diariamente até atingir os níveis normais, para então retomar as dosagens recomendas.[4,5] Os candidatos são todos aqueles que sofreram ressecção ou derivação do estômago, sítio de produção do fator intrínseco essencial à absorção ileal da vitamina. A suplementação não é prioritária se a anatomia gástrica se encontra preservada (balão, banda), e tampouco ocorreu intervenção sobre o íleo.

Sintomas agudos de deficiência de B12 envolvem predominantemente aberrações neuropsiquiátricas como ataxia, perda de memória, alterações de humor e atrofia do nervo ótico. Níveis séricos de vitamina B12 são pouco sensíveis devido à baixa sensibilidade e especificidade do método de análise. Neste sentido, o ácido metilmalônico tem sido proposto como um indicador auxiliar. Ela é também expressa em um aumento do ácido acetil malônico (AAM), uma vez que essa vitamina age como coenzima na conversão de succinil coenzima A para metilmalonil-coenzima A. Na sua deficiência, sucede acúmulo de AAM.[1]

A deficiência de ácido fólico apresenta alta prevalência (até 65% dos pacientes) e a sua suplementação deve ser feita diariamente a partir dos multivitamínicos, variando de 400 a 800 mcg/dia. A suplementação é mandatória para mulheres em idade reprodutiva, necessitando atenção especial mulheres grávidas após a cirurgia ou aquelas que pretendem engravidar. Nos casos de deficiência, os valores de suplementação também necessitam ser reforçados até a normalização. Antes de tratar a deficiência de ácido fólico com doses mais altas, recomenda-se que os níveis de B12 sejam verificados, já que o tratamento com ácido fólico é capaz de corrigir os sinais hematológicos, mascarando a deficiência da vitamina B12 e propiciando o desenvolvimento de sintomas neurológicos.[3-5]

Ferro

Há alta incidência de anemia ferropriva devido à menor ingestão de fontes alimentares (notadamente carne e vísceras), hipocloridria, exclusão do local de absorção intestinal no intestino delgado (RYGB) e passagem mais rápida dos alimentos na primeira porção do intestino delgado (SG). Nas cirurgias do tipo DBP, incluindo *duodenal switch* (DS), e ainda nas técnicas mais recentes de *one anastomosis gastric bypass* (OAGB) e *single anastomosis duodeno-ileal bypass* (SADI), o mesmo é observado. Populações de maior risco são mulheres em idade fértil, adolescentes e atletas.[1,4,7]

A suplementação desse mineral deve ser feita diariamente em doses menores (< 18 mg) em homens, pacientes submetidos à banda gástrica e casos sem histórico de anemia. Muitas vezes essa dose já é contemplada nos polivitamínicos. Mulheres em idade fértil que menstruam e pacientes que passaram por RYGB, SG ou BPD necessitam de doses maiores, entre 45-60 mg de ferro elementar. A absorção do ferro pode ser beneficiada pela adição de vitamina C. Deve-se também aconselhar os pacientes a consumirem o suplemento de cálcio e ferro em momentos diferentes, visto que um pode interferir na absorção do outro.[4,5] Mulheres em idade fértil com fluxo menstrual intenso e pacientes com anemia são candidatos à suplementação endovenosa de ferro. Pacientes com repercussões digestivas no uso da suplementação oral de ferro também são candidatos à reposição endovenosa desse mineral.

Vitamina D e cálcio

Em qualquer tratamento para perda de peso, metanálises sinalizam risco de perda de massa óssea e fraturas mais frequentes. Na cirurgia bariátrica esse risco pode ser acentuado pela alteração na ingestão e absorção de vitamina D e cálcio, sendo de extrema importância a suplementação em doses adequadas. Além da alta prevalência de deficiência de vitamina D já no período pré-operatório, o risco é elevado também após, principalmente nos procedimentos com maior componente disabsortivo (DS, OAGB, SADI). Dessa forma, o monitoramento dos níveis séricos e o ajuste da suplementação precisam ser feitos regularmente após a cirurgia.[8] A suplementação de vitamina D na forma D3 é recomendada em relação à D2 por ser mais potente, e os níveis séricos devem ser analisados para que a dose seja definida. A recomendação preventiva é de 3.000-6.000 UI/dia até que os níveis séricos estejam suficientes (25OH vitamina D > 30 ng/mL).[1,3,5] Em casos de deficiência, doses semanais de 50.000 UI/semana por 8 semanas são indicadas, com posterior avaliação laboratorial para ajuste da dosagem.

Na prescrição do suplemento de cálcio, a avaliação da ingestão alimentar deve ser feita. A ingestão de laticínios (desnatados e de baixas calorias) precisa ser fortemente estimulada, pois seu cálcio é mais bem absorvido que o farmacológico. A recomendação total é de 1.200 a 1.500 mg/dia.[2]

O cálcio pode ser suplementado na forma de carbonato ou citrato, sendo a segunda a preferencial, principalmente naqueles que possuem risco de desenvolver cálculos renais, independentemente das refeições. Caso o paciente utilize o carbonato, recomenda-se a ingestão junto com as refeições. Convém que a administração seja feita de forma dividida em função do limite de absorção de 500 mg por dose.[1,4]

Vitaminas A, E e K

A vitamina A deve estar contemplada no polivitamínico, contudo, em procedimentos disabsortivos, doses adicionais podem ser necessárias. Pacientes com deficiência prévia podem precisar de 10.000 UI/dia. Nos casos de deficiência atual, se ocorrerem alterações na córnea, 50.000-100.000 UI de vitamina A intramuscular devem ser administradas por 3 dias, seguidas por 50.000 UI/dia por 2 semanas. Caso não haja alterações de córnea, uma dose de 10.000-25.000 por via oral deve ser administrada até que a melhora bioquímica/clínica seja evidente.[1,5]

Analogamente, deficiências das vitaminas lipossolúveis E e K também são mais presentes após os procedimentos com maior componente malabsortivo, carecendo de um monitoramento periódico e doses mais altas nesses tipos de procedimentos.[4,5,9] A dose recomendada é de 10 UI 15 mg/dia até 100 UI (150 mg) para pacientes que passaram por procedimentos como DS, BPD, OAGB e SADI. Doses maiores podem gerar possíveis benefícios antioxidantes e podem também ser necessárias em pacientes pós-bariátricos com história prévia de deficiência de vitamina E.[5]

Em relação à vitamina K, a dosagem será baseada no tipo de procedimento. BGA, BYPG e SG se beneficiarão com 90-120 μg, enquanto os pacientes de DS necessitarão de 300 μg/dia. Formas solúveis em água também estão disponíveis para melhorar a absorção. Não se deve omitir suplementação pós-cirúrgica de vitamina K em mulheres grávidas ou lactantes, devido ao risco de hemorragia por déficit da vitamina no recém-nascido.[5,10]

Zinco, cobre e selênio

A suplementação de zinco e cobre poderá ser feita por meio do multivitamínico, com doses de 15 mg/dia e 2 mg/dia, respectivamente. Em procedimentos como DS recomenda-se aumentar a dose de zinco para 30 mg/dia, que raramente está presente no polivitamínico. A proporção entre os dois minerais deve estar entre 8-15 mg de zinco suplementar por 1 mg de cobre para minimizar o risco de deficiência de cobre, pois a elevação de um requer reforço compensatório do outro. A forma recomendada de suplementação do cobre será em gluconato ou sulfato.[1,5]

As doses de suplementação de selênio não foram definidas, recomendando-se a presença deste mineral no polivitamínico. Suplementação adicional poderá ser necessária em procedimentos com maior componente malabsortivo.[8]

Proteínas

Além da redução da capacidade gástrica,[3,11-13] a possível ocorrência de vômitos, intolerância alimentar, medo de recuperar o peso, consumo de álcool, mastigação inadequada e dietas hipocalóricas também corroboram para o menor consumo de proteína.[14] A desnutrição proteico-calórica é comparativamente rara após cirurgias de SG e BGYR, porém os estudos se limitam ao seguimento de curto prazo e também avaliam basicamente albumina e proteínas totais, o que certamente subestima a real ocorrência.[15,16]

É importante ressaltar que em pacientes submetidos a cirurgias como DBP/DS, OAGB e SADIs, a desnutrição ocorre em 7 a 21% dos pacientes e, nesses casos, há maior necessidade de suplementação proteica para compensar as perdas (em média de 30 g/dia) resultantes de disabsorção acentuada.[1,2,11,17,18]

A presença de edema é rara, todavia importante indicador de desnutrição proteico-energética avançada, podendo mascarar a perda de peso e massa muscular. Nesse sentido, além da anamnese alimentar detalhada, a avaliação clínica/antropométrica é essencial para o diagnóstico adequado. Pacientes que passaram pela bariátrica, inclusive gestantes, demandam ingestão diária mínima de 60 g/dia, ou cerca de 1,5 g/kg de peso ideal por dia na fase de emagrecimento rápido (primeiros dois anos). Tal se aplica especialmente para aqueles que se exercitam regularmente e possuem função hepática e renal adequadas. Maiores quantidades de ingestão proteica, até 2,1 g/kg de peso ideal por dia devem ser avaliadas de forma individualizada[4] (Tabela 1).

▶ GESTAÇÃO

A adequação dos micronutrientes por meio da alimentação e da suplementação é um ponto de atenção para as mulheres que passaram pela cirurgia, sendo aconselhável uma gestação de forma planejada com intervalo mínimo de 12 meses após a intervenção, para que seja feito o ajuste de vitaminas e minerais em período prévio (Tabela 2).

TABELA 1 Recomendações para pacientes submetidos à cirurgia bariátrica

Vitaminas e minerais	Prevenção de suplementação de rotina (AGB, SG, RYGB, DS, OAGB)	Tratamento de deficiência
Tiamina	Suplementar MVI & M completo, diariamente 12 mg-50 mg diariamente Considerar tiamina oral adicional nos primeiros 3 a 4 meses após a cirurgia	Tratar imediatamente se houver risco ou suspeita de deficiência de tiamina 200-300 mg orais por dia ou uso regular de complexo B concentrado (1 a 2 comprimidos três vezes/dia) Náuseas e vômitos persistentes: 100 mg por dia IV ou IM por pelo menos 3 dias seguidos Dose oral diária de 100 mg até o desaparecimento dos sintomas
Vitamina B12	Injeção IM mensal (1.000 mcg/mês) 350-500 mcg/d oral ou 1.000 mcg IM mensal	1.000 mcg/d IM até o desaparecimento dos sintomas, seguido por 1.000 mcg a cada 2 meses
Ácido fólico	MVI & M contendo 400-800 mcg/d (mulheres) 400 mcg (homens) Necessidade adicional para mulheres planejando a gravidez	Verifique a vitamina B12 primeiro Ácido fólico 5 mg por via oral ao dia por 4 meses. Investigação adicional se houver suspeita de má absorção

(continua)

TABELA 1 Recomendações para pacientes submetidos à cirurgia bariátrica *(continuação)*

Vitaminas e minerais	Prevenção de suplementação de rotina (AGB, SG, RYGB, DS, OAGB)	Tratamento de deficiência
Ferro	MVI & M diário 18-45 mg/d Mulher em idade fértil: adicione 200 mg de sulfato ferroso, 200 mg de fumarato ferroso ou 300 mg de gluconato ferroso/d (duas vezes ao dia em mulheres em idade fértil)	Considerar a investigação de todos os casos de deficiência 65 mg de ferro elementar (sulfato ferroso 200 mg) 150-300 mg (2-3 vezes)/d Suplementação IV deve ser usada
Vitamina D	Completar MVI & M para manter 25OH vit D > 30 ng/mL SG/RYBP: 2.000-4.000 UI de vitamina D3/d e superior por via oral para BPD/DS, OAGB e SADIs	6.000 UI/d ou 50.000 UI 1 a 3 vezes/semana Consulte um especialista se o tratamento não responder
Cálcio	Assegurar a ingestão de cálcio na dieta. SG/RYGB/BPD/DS/OAGB Doses adicionais SADIs devem ser adicionadas 500-1.500 mg/d	Se o iPTH aumentar na presença de níveis normais de vitamina D e cálcio normal, considere a possibilidade de suplementos adicionais de cálcio BPD/DS: 1.800-2.400 mg/d OAGB, SG, RYGB: 1.200-1.500 mg/d
Vitamina A	MVI & M completo diariamente BPD/DS, OAGB ou SADIs consideram começar em 10.000 UI/ ajustando se necessário	10.000-25.000 UI/d com nova verificação a cada 3 meses Para aqueles que não respondem ao tratamento, consulte um especialista para avaliação e consideração de injeções de vitamina A IM
Vitamina E	15 mg/d Considerar começar com 100 UI por dia	Doses orais 100-400 UI/d Verifique a cada 3 meses
Vitamina K	90-120 mg/d SADI/OAGB/BPD-DS considere começar com 300 mcg/d	Trate com 1-2 mg de vitamina K oral diariamente. Verifique novamente a cada 3 meses. Se não melhorar, considere encaminhar para um especialista 10 mg parenteralmente
Zinco	RYGB/SG: 15 mg/d SADI/OAGB/BPD-DS: 30 mg/d (dividido em duas doses)	Nível superior: 40 mg/d ou mais Manter a proporção de zinco/cobre de 8 a 15 mg de zinco a 1 mg de cobre
Cobre	Um MVI & M completo diariamente com 2 mg/d	3-8 mg/d: considere encaminhar a um especialista Manter a proporção de zinco/cobre de 8 a 15 mg de zinco a 1 mg de cobre Monitore o zinco se estiver administrando altas doses de cobre
Selênio	Um MVI & M completo diário SADI/OAGB/BPD-DS: selênio adicional pode ser necessário	Suplemento adicional e nova verificação com 3 meses
Proteína	Dieta + suplemento = 80 g	Dieta + suplemento = 120 g

MVI & M: multivitamínico e multimineral.

TABELA 2 Propostas para gestantes[10,19-24]

Possível deficiência	Suplementação de rotina	Tratamento se VO não suficiente
Proteína	Mín. 60 g/dia	Suplemento proteínas
Ácido fólico	400 mcg/d primeiro trimestre	Usar 5 mg na presença de obesidade e/ou DM
Ferro	BGA > 18 mg BPGYR/SG 45-60 mg ferro elementar diariamente 100 mg	Altas doses de ferro elementar OU ferro EV
Cálcio	1.200-1.500 mg/dia inclui cálcio da dieta Doses separadas	Citrato tem maior biodisponibilidade
Vitamina A (betacaroteno)	5.000 UI (betacaroteno)	Não exceder 10.000 UI
Vitamina B1	12-50 mg/d > 12 mg	Adicionais 300 mg se houver vômitos prolongados
Vitamina B12	1.000 mcg/diariamente oral OU 1.000 mcg IM 4-12 semanas	
Vitamina K	90-300 mcg/d	Adicional em DBP se houver esteatorreia
Zinco	15 mg	8-15 mg Zn para 1 mg cobre
Cobre	2 mg	
Selênio	50 mcg	
Vitamina D	> 1.000 UI	Doses mais altas se há deficiência
Vitamina E	15 mg	

REFERÊNCIAS

1. Parrott J, Frank L, Rabena R, Craggs-Dino L, Isom KA, Greiman L. American Society for Metabolic and Bariatric Surgery Integrated Health Nutritional Guidelines for the Surgical Weight Loss Patient 2016 Update: Micronutrients. Surg Obes Relat Dis. 2017;13(5):727-41.
2. Parrott JM, Craggs-Dino L, Faria SL, Kane MO, Kane MO. The optimal nutritional programme for bariatric and metabolic surgery. Curr Obes Rep. 2020;9(3):326-38.
3. Dagan SS, Goldenshluger A, Globus I, Schweiger C, Kessler Y. Nutritional recommendations for adult bariatric surgery patients. Clinical practice. Adv Nutr. 2017;15;8(2):382-94.
4. Mechanick JI, Apovian C, Brethauer S, et al. Clinical practice guidelines for the perioperative nutrition, metabolic, and nonsurgical support of patients undergoing bariatric procedures – 2019 update. Surg Obes Relat Dis. 2020;16(2):175-247.
5. O'Kane M, Parretti HM, Pinkney J, et al. British Obesity and Metabolic Surgery Society Guidelines on perioperative and postoperative biochemical monitoring and micronutrient replacement for patients undergoing bariatric surgery – 2020 update. Obes Rev. 2020;21(11):1-23.
6. Parrott J, Buffington C, Blankenship J, Aills L, Furtado M. ASMBS allied health nutritional guidelines for the surgical weight loss patient. Surg Obes Relat Dis. 2008;4(5):S73-S108.
7. Ben-Porat T, Elazary R, Goldenshluger A, Sherf Dagan S, Mintz Y, Weiss R. Nutritional deficiencies four years after laparoscopic sleeve gastrectomy – are supplements required for a lifetime? Surg Obes Relat Dis. 2017;13(7):1138-44.
8. O'Kane M. Nutritional consequences of bariatric surgery – prevention, detection and management. Curr Opin Gastroenterol. 2021;37(2):135-44.
9. Lewis CA, de Jersey S, Hopkins G, Hickman I, Osland E. Does bariatric surgery cause vitamin A, B1, C or E deficiency? A systematic review. Obes Surg. 2018;28(11):3640-57.
10. Malik S, Teh JL, Lomanto D, Kim G, So JBY, Shabbir A. Maternal and fetal outcomes of Asian pregnancies after bariatric surgery. Surg Obes Relat Dis. 2020;16(4):529-35.
11. Ito MK, Siqueira V, Gonçalves S, et al. Effect of protein intake on the protein status and lean mass of post-bariatric surgery patients: a systematic review. Obes Surg. 2017;27(2):502-12.
12. Via MA, Mechanick JI. Nutritional and micronutrient care of bariatric surgery patients : current evidence update. Curr Obes Rep. 2017;6(3):286-96.

13. Jastrzębska-mierzyńska M, Ostrowska L, Wasiluk D, et al. Weight loss medications in young adults after bariatric surgery for weight regain or inadequate weight loss: a multi-center study. J Acad Nutr Diet. 2018;13(4):1473-83.
14. Guillet C, Masgrau A, Mishellany-Dutour A, Blot A, Caille A, Lyon N, et al. Bariatric surgery affects obesity-related protein requirements. Clin Nutr ESPEN. 2020;40:392-400.
15. Toninello P, Montanari A, Bassetto F, Vindigni V, Paoli A. Nutritional support for bariatric surgery patients: the skin beyond the fat. Nutrients. 2021;13(5):1565.
16. Steenackers N, Gesquiere I, Matthys C. The relevance of dietary protein after bariatric surgery: what do we know? Published online 2017. doi: 0.1097/MCO.0000000000000437.
17. Sugerman H, Anderson W, Collazo-Clavell M, et al. American Association of Clinical Endocrinologists, the Obesity Society, and American Society for Metabolic & Bariatric Surgery Medical Guidelines for Clinical Practice for the Perioperative Nutritional, Metabolic, and Nonsurgical Support of the Bariatric. Endocr Pract. 2013;14(Supplement 1):1-83.
18. Ahuja A, Tantia O, Goyal G, et al. MGB-OAGB: effect of biliopancreatic limb length on nutritional deficiency, weight loss, and comorbidity resolution. Obes Surg. 2018;28(11).
19. Kominiarek MA. Preparing for and managing a pregnancy after bariatric surgery. Semin Perinatol. 2011;35(6):356-61.
20. Busetto L, Dicker D, Azran C, et al. Practical recommendations of the Obesity Management Task Force of the European Association for the Study of Obesity for the Post-Bariatric Surgery Medical Management. Published online. 2017:597-632. doi:10.1159/000481825.
21. Hng KN, Ang YS. Overview of bariatric surgery for the physician. Clin Med J R Coll Physicians London. 2012;12(5 PG-435-440):435-40.
22. Kwong W, Tomlinson G, Feig DS. Maternal and neonatal outcomes after bariatric surgery; a systematic review and meta-analysis: do the benefits outweigh the risks? Am J Obstet Gynecol. 2018;218(6):573-80.
23. Falcone V, Stopp T, Feichtinger M, et al. Pregnancy after bariatric surgery: a narrative literature review and discussion of impact on pregnancy management and outcome. BMC Pregnancy Childbirth. 2018;18(1):507.
24. Id ZA, Id JR, Id DC, et al. Pregnancy after bariatric surgery and adverse perinatal outcomes: A systematic review and meta-analysis. Published online. 2019:1-20.

51 Propostas inusitadas e contraintuitivas para o emagrecimento

Joel Faintuch
Jacob J. Faintuch

RESUMO

A obesidade já foi caracterizada como uma hiperendemia ou endemia epidêmica, pois, embora antiga e sempre presente, atinge patamares de grande monta. Neste diapasão, as abordagens terapêuticas tradicionais, por mais lúcidas e efetivas, sempre deixam a desejar, ensejando ímpetos heterodoxos e inusitados, em certos casos já testados e reprovados no passado. Alguns que emergiram das trevas são aqui expostos, notadamente a prótese intraoral SmartByte, a drenagem gástrica pós-prandial e a gastrodistensão "farmacológica", ao lado de outros que permanecem experimentais. Evidenciam de que pelo menos no âmbito da experimentação científica eticamente alicerçada, quase tudo é válido na incessante busca pelo controle desta insidiosa entidade nosológica.

▶ VINAGRE E PERDA DE PESO

Qualquer alimento organolepticamente potente ou agressivo para o aparelho digestivo poderá teoricamente bloquear o apetite e desta forma promover o emagrecimento. O vinagre é um condimento apreciado desde a antiguidade e valoriza saladas, molhos e conservas, em especial a apreciada mostarda e os picles, aprimorando suas qualidades sensoriais. Puro e em quantidades mais elevadas poderá assumir feições menos simpáticas, graças ao ácido acético que é irritante das mucosas, desde a nasal até a gástrica.

Em tempos ancestrais isso já foi percebido e o uso do vinagre para combater a obesidade integra o folclore de várias nações, inclusive de certas regiões do Brasil. Na literatura científica o produto estreou em 1733, conforme compilado por Almenara et al. em 2020.[1] A francesa Mademoiselle Lapaneterie, aparentemente preocupada com seu figurino, entregou-se ao consumo imoderado do alimento, e pagou com a vida em apenas um mês. Casos análogos surgiram subsequentemente em publicações gaulesas, confirmando que se tratava de tendência, não de atitude isolada.

Como a ciência e não somente a moda parece marchar em círculos, em pleno século XXI a proposta foi resgatada das cinzas. Por volta de 2010 diversas revistas populares estrangeiras e também brasileiras divulgaram a "dieta do vinagre", que teve curta sobrevida. Cientistas já haviam embarcado na mesma canoa. Em revisão sistemática, Launholt et al.[2] identificaram dezenas de artigos, tanto em animais como humanos, testando distintos vinagres em desordens metabólicas como obesidade e diabetes tipo 2.

Predominou amplamente o emprego do vinagre de maçã (cidra fermentada) sem justificativas claras, posto que o ingrediente ativo de todos os vinagres é o mesmo, ácido acético. As doses foram também um tanto arbitrárias, de 15-60 mL/dia. De todo modo, benefícios objetivos foram documentados, e mortes ou eventos adversos graves mantiveram-se ausentes, pelo menos dentro das posologias e esquemas de utilização propostos.

Ainda assim, os autores da revisão salientam que os protocolos com pacientes em sua maioria são de curta duração e com casuísticas pouco avantajadas. Sem investigações multicêntricas controladas de maior fôlego e credibilidade, não haverá bases para adoção de tal intervenção na rotina clínica. Vale assinalar que o vinagre, como todos os ácidos, efetivamente retarda o esvaziamento gástrico e eleva a sensação de saciedade. Além disso, é dotado de impactos vantajosos sobre o metabolismo dos carboidratos, por inibir as dissacaridades intestinais responsáveis pela absorção de açúcares, e estimular a produção de insulina, além de outros efeitos. As ações locais e sistêmicas, como esperado, mimetizam as do ácido acético, cuja absorção aliás se processa já em nível gástrico, analogamente ao que sucede com o etanol.

Note-se que em determinados países, ingestão de vinagre puro ou alimentos que o contêm parece ser popular entre atletas, no sentido de prevenir ou atenuar as câimbras dos esportes. O lastro fisiopatológico seria a inibição pelo ácido acético da produção de certos neurotransmissores, bem como sua ação moduladora sobre a acetilcolina na contração e no relaxamento dos músculos. De igual sorte a literatura ressente-se de ensaios clínicos de qualidade.[3]

A morte por vinagre não pode ser descartada, se alguém com síndrome do comer compulsivo resolver emagrecer compulsivamente, ou um atleta padecendo de câimbras perder a esportiva, ainda mais em se tratando de produto de baixo custo, disponível em qualquer supermercado. Mesmo que orgânico e consequentemente metabolizável, o ácido acético é suficientemente forte para baixar o pH arterial e causar acidose metabólica. Como em outras acidoses agudas, arritmias cardíacas, hipotensão arterial, fenômenos inflamatórios, danos renais e morte poderão se seguir, caso não se proceda à hospitalização e cautelosa titulação com bicarbonato.

Ademais, o ácido acético a 5% é modelo clássico de indução de gastrite em camundongos, e concentrações mais elevadas poderão seguir-se inclusive de necrose da mucosa. Desta forma, portadores de enfermidades pépticas (úlcera, gastrite, refluxo gastroesofágico) deverão refletir meticulosamente se devem se candidatar a tal tratamento. Note-se que o vinagre, dependendo da natureza e procedência, exibe 5-8% de ácido acético. Um caso clínico excepcional de ruptura esofágica por consumo de habitual de vinagre foi relatado em uma paciente de 75 anos, que evoluiu favoravelmente após decisiva cirurgia de urgência.[4]

▸ PRÓTESE INTRAORAL

Afortunadamente as tradicionais e volumosas dentaduras estão se tornando menos comuns, pelo menos nos países ocidentais. A produção em massa e a popularização de escovas, pasta de dentes e fio dental em décadas recentes, assim como o advento dos implantes dentários, reduziram acentuadamente os grandes danos odontológicos. Ainda assim, os que testemunharam algum avô ou avó estreando a prótese dentária recordam-se do intenso desconforto das primeiras semanas, resultando em náuseas, inapetência e perda de peso.

Crianças e adolescentes submetidos a tratamento ortodôntico antigo com bráquetes, borrachinhas e elásticos desconfortáveis e intrusivos também sofriam de aversão ao alimento por períodos variáveis. Efetivamente, qualquer corpo estranho que ocupe espaço intraoral, crie obstáculos para as excursões da mandíbula ou interfira na livre movimentação da musculatura da boca e da língua, poderá impactar a mastigação e deglutição, resultando em emagrecimento.

De tempos em tempos, equipes multiprofissionais incluindo dentistas desenham alguma prótese oral antiobesidade. Um exemplo alemão[5] consiste em um par de dispositivos individualizados, moldados para se encaixar nas arcadas dentárias respectivamente superior e inferior do candidato. Uma vez posicionados pelo próprio paciente, a mastigação se torna pouco efetiva, baixando o consumo de alimentos. A terapia prevê inserção e retirada antes e após as refeições, todas as vezes que o indivíduo for comer algo. Em um estudo-piloto, a perda de peso alcançou cerca de 7% após 3 meses,[5] faltando investigações de longo prazo.

Mais bem-sucedida pelo menos comercialmente foi a prótese SmartByte,[6] também individualizada e para uso unicamente durante as refeições, sendo removida logo após. Seu local de encaixe é o palato, a exemplo das antigas hemidentaduras superiores. Entretanto, sendo menor, deixa livre a dentição. A perda de peso média após 16 semanas foi de aproximadamente 3% apenas. Ainda assim, o dispositivo foi aprovado pela agência FDA para uso nos Estados Unidos da América. Uma característica adicional deste invento foi a incorporação de um sensor eletrônico de utilização, que envia automaticamente mensagens para um receptor na caixinha da prótese, de onde os dados podem ser resgatados pela equipe médica. Estes possibilitam ajustes no emprego e também reforçam a adesão, por documentar a frequência com que o paciente insere a prótese na boca.[7]

▸ ORTODONTIA OCLUSIVA

Essa modalidade insere-se na mesma linha das próteses a que se aludiu, se bem que incomparavelmente mais radical. Também conhecida como "*dental wiring*" (trancamento dental com arame), consiste no fechamento praticamente total da boca mediante aplicação ortodôntica oclusiva, ligando as duas arcadas. Para se alimentar o paciente depende de dietas líquidas, que devem ser lentamente sugadas para passar por trás da dentição, pela região posterior da boca.

Descrito originalmente na renomada revista *Lancet* por pesquisadores da Universidade de Adelaide (Austrália),[8] o esdrúxulo método jamais foi sancionado por qualquer entidade ou organização. Tampouco desapareceu por completo das publicações, sobrevivendo em nichos da África e do Oriente Médio.[9,10] A justificativa seria que ocasionais indivíduos pedem e até imploram para ter a boca mecanicamente cerrada. Seriam casos de obesidade refratários a inúmeros tratamentos conservadores, e que ao mesmo tempo se apavoram diante da perspectiva de intervenção bariátrica ou endoscópica.

Evidentemente, a alternativa oclusiva não foi concebida para pessoas inseguras tampouco. Ela compromete não somente a mastigação como a fala, a motricidade da mandíbula, a higiene oral e a vida social. Ademais, se ocorrerem vômitos, o risco de aspiração pulmonar e morte poderá ser mais elevado, ainda que nenhum episódio haja sido relatado. Seu custo tampouco chega a ser irrisório, pois visitas frequentes ao dentista são indispensáveis, e a cada 30 dias a oclusão é removida por alguns dias. É quando o paciente exercita a mandíbula, a voz e a deglutição, e atualiza a higiene oral. A perda de peso aos seis meses parece ser expressiva, tendo sido comparada com os procedimentos bariátricos.[8-10]

Uma oclusão oral mais "civilizada" foi recentemente introduzida por dentistas da prestigiada Universidade de Otago, Nova Zelândia. Também cementada nos dentes, conta, no entanto, com dispositivo magnético que possibilita pequeno grau de abertura bucal, além de fonação e interação social menos comprometidas. De localização lateral na arcada, é consideravelmente mais discreta que o trancamento total com bráquetes de ortodontia.

Em uma série-piloto de 7 obesos mantidos por apenas 14 dias com dieta líquida, a perda de peso foi da ordem de 5% e a qualidade de vida revelou-se aceitável.[11] Ainda não se dispõe de informações sobre séries maiores ou tempos mais alentados de utilização. Vale acentuar que a reação inicial dos portais e salas de discussão eletrônica médica foi pouco acolhedora. Dado o estigma um tanto "medieval" da ortodontia oclusiva, estima-se que mais tempo e esforço serão necessários para humanizar a imagem da técnica, ainda que tecnicamente bem-sucedida.

▶ LIPOASPIRAÇÃO

A lipoaspiração é um procedimento de cirurgia plástica disponível no seu formato atual desde os anos 80. Sempre houve ligeira confusão entre suas indicações estéticas e aquelas de redução de gordura corporal, a tal ponto que alguns cirurgiões e também fabricantes de equipamento, principalmente à base de raios laser,[12] até hoje a anunciam como intervenção para emagrecimento. Trata-se de uma falácia. O método pode ser utilizado antes e notadamente após cirurgia bariátrica, para melhora do contorno corporal e remoção de acúmulos localizados, todavia não a substitui.[13]

É correto que em casos de lipedema remoções em sessão única próximas de 10 litros são anunciadas,[14] o que já tangencia a ordem de grandeza de certos procedimentos endoscópicos e bariátricos. Não obstante, mais que 1.500-2.000 mL por intervenção usualmente já acarretam risco de hipovolemia, anemia e mesmo choque, a menos que expansores plasmáticos sejam infundidos, sem contar eventualidades menos frequentes como sepse e embolia gordurosa, de elevada mortalidade. Não se trata, pois, de conduta banal nem de custo negligenciável, que possa ser repetida tantas vezes quantas desejadas para esculpir nos obesos um perfil delgado e elegante.

Não se pode olvidar ainda que, como toda abordagem monotemática, a lipoaspiração não tangencia os transtornos funcionais e de estilo de vida da obesidade, limitando seu impacto para com a adiposidade subcutânea e o fenótipo anatômico. Nestas circunstâncias, é substancial o risco de recidiva, tornando-se imperiosa uma terapêutica multidisciplinar.

▶ DRENAGEM GÁSTRICA

O vômito induzido para eliminar excessos de alimentos consumidos existe desde tempos imemoriais. Nas orgias romanas há dois milênios sempre havia disponível, adjacente ao salão de banquetes, um quarto dotado de penas de aves para estimular a garganta, e bacia para regurgitar as indiscrições alimentares. Desta forma, os convivas estariam aptos a retornar à festa e consumir mais um exagero de acepipes. Não, o cubículo não era designado de "*vomitorium*", se é que possuía designação específica, ao contrário do que se refere com frequência. A expressão "*vomitorium*" aparece na coleção Saturnalia (*Saturnaliorum Libri Septem*) de Macrobius Theodosius (século V da era atual) no contexto dos corredores de entrada de teatros, arenas e circos, que "cuspiam" espectadores para dentro da plateia.

Outro clássico paradigma de vômitos induzidos é a bulimia nervosa, transtorno alimentar e psiquiátrico comparativamente frequente entre adolescentes e adultos jovens, principalmente do sexo feminino, embora homens não sejam isentos. A ênfase dos meios de comunicação em tipos físicos idealizados, e a explosão de "*selfies*" e vídeos pessoais nas redes eletrônicas, agravou a pressão social e o patrulhamento pela magreza e elegância. A bulimia a longo prazo danifica a dentição, pelo contato assíduo com o ácido clorídrico gástrico. Mais preocupante é o risco de morte por alcalose hipopotassêmica e arritmia cardíaca. Suicídios por ansiedade e vergonha diante do estranho comportamento não são excepcionais tampouco. Neste diapasão, como alguém poderia propor drenagem gástrica para tratamento da obesidade?

A realidade é que a repugnante e brutal atitude dos romanos parece suscetível de transposição segura e eficiente para o século XXI, respeitados os avanços clínicos e tecnológicos. O passo central para o programa de aspiração gástrica, já aprovado pela agência FDA (EUA), é uma sonda de drenagem inserida no corpo gástrico com técnica análoga à da gastrostomia endoscópica percutânea (PEG) para alimentação. Discreta e com a parte externa em forma de botão cutâneo ("*button*"), ela é coberta pelas vestes, sendo aberta pelo paciente 20-30 minutos após cada refeição, por 5-10 minutos. Conecta-se um dispositivo de drenagem dimensionado para remover cerca de 30% do volume ingerido, cujo conteúdo é descartado no vaso sanitário. Tal sistema ameniza a sensação de vergonha e culpa da bulimia, protege os dentes do ácido, e parece manter as perdas tanto calóricas como hidroeletrolíticas em patamares seguros[15] (Figuras 1 e 2).

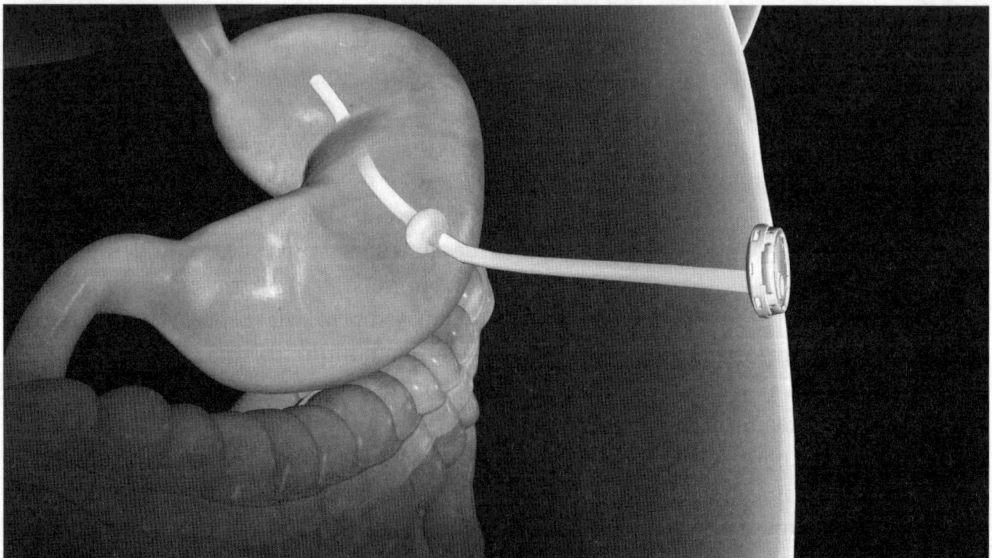

FIGURA 1 A sonda é posicionada no corpo gástrico e fixada na parede abdominal mediante um botão para conexão externa. Reproduzido com permissão de Aspirebariatrics.com.

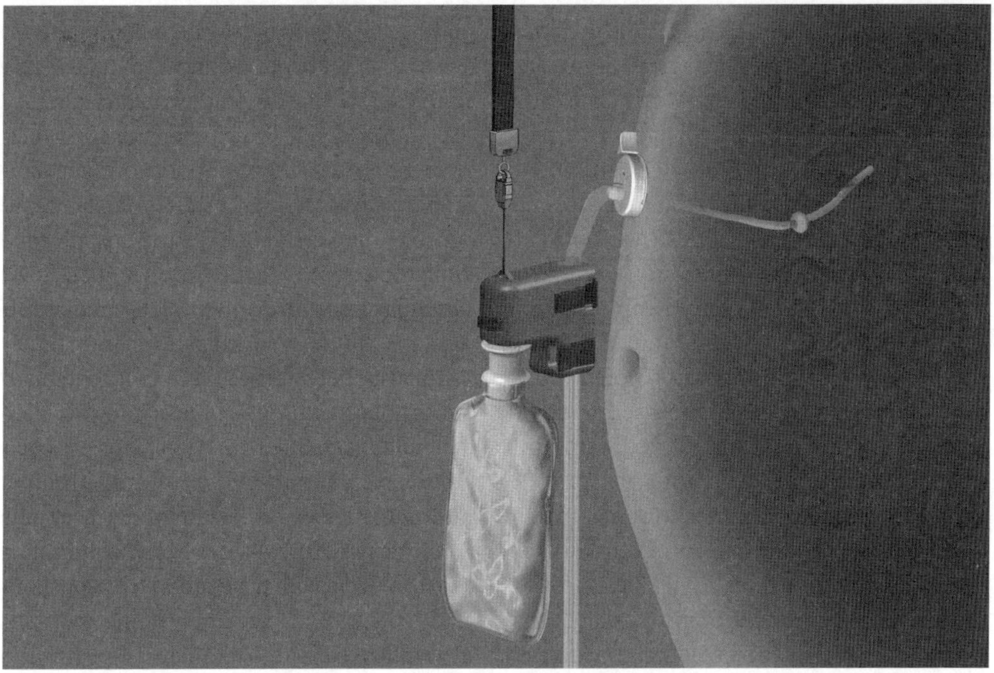

FIGURA 2 Dispositivo de drenagem gástrica. A sonda intragástrica é acessada pelo botão externo. Conecta-se o dispositivo de drenagem que é removido após 10 minutos, descartando-se seu conteúdo no vaso sanitário. Reproduzido com permissão de Aspirebariatrics.com.

Em um estudo multicêntrico de quatro anos envolvendo universidades americanas de primeira linha tais como Harvard, Cornell e Mayo Clinic, não ocorreu mortalidade nem eventos adversos de gravidade. Dentre os participantes, todos com obesidade classe II (IMC > 35 kg/m^2) e III (IMC > 40 kg/m^2), até 20% de redução do IMC em 12 meses foi logrado.[16]

GASTRODISTENSÃO "FARMACOLÓGICA"

De tempos em tempos, medicamentos antiobesidade orais "não farmacológicos", ou pelo menos desprovidos de significativas ações sistêmicas, são introduzidos. O exemplo mais citado é o Orlistat (Xenical®), inibidor da lipase pancreática, que promove redução de até 30% na absorção de lípides da dieta, e consequente emagrecimento. Graças a seu mecanismo de ação local, ainda que associado a eventos adversos, está disponível nos Estados Unidos da América, Canadá e também na União Europeia, pelo menos em algumas dosagens e apresentações, para venda livre (isenta de prescrição). Tal não sucede no Brasil, onde uma receita médica é indispensável.

Já a cápsula Plenity (Gelesis, Pure Tech Health, Boston, MA, EUA), também licenciada pela agência FDA (EUA) com a incomum classificação de dispositivo, e uma das únicas indicadas para IMC a partir de 25 kg/m^2, parece cavar nicho único. Seria uma mescla de droga não farmacológica (ou de mecanismo de ação exclusivamente local) com corpo estranho intragástrico temporário (bezoar gelatinoso). Sua gênese pode ser em parte rastreada até os bezoares, corpos estranhos intragástricos raramente encontrados em indivíduos com distúrbios de esvaziamento do órgão, ou ainda em certas enfermidades psiquiátricas. Constituídos de fibras vegetais não digeridas (gastroparesia), ou de cabelos compulsivamente deglutidos (síndrome de Rapunzel), eles ocupam espaço na víscera comprometendo a digestão e propulsão da dieta, com emagrecimento acentuado. Seriam um balão intragástrico natural, dispensando o concurso do endoscopista.[17]

Na década de 1960, a endoscopia digestiva tanto alta como baixa era precária, sem os modernos aparelhos de fibras óticas. A radiologia, anterior à tomografia computadorizada e ressonância magnética, também deixava muito a desejar. Para aprimorar os resultados diagnósticos tentou-se o duplo contraste, introduzindo gás junto com o bário no intuito de realçar o relevo da mucosa digestiva. Para o intestino grosso a insuflação externa era fácil e cômoda, concomitantemente com a introdução do contraste baritado. Uma sonda gástrica para realizar o mesmo no estômago era de inserção menos desejável, posto que o bário era meramente deglutido. No Japão desenvolveram-se cápsulas químicas de bicarbonato de sódio, ácido tartárico e outros componentes, que também deglutidas, liberavam CO_2 em contato com a mucosa gástrica.[18] Tanto se atingia o duplo contraste colimado como o órgão se distendia substancialmente, favorecendo a visualização de eventuais lesões.

A cápsula Plenity até certo ponto descende de ambas as vertentes, embora substituindo o sólido do bezoar e o gás da cápsula japonesa por um líquido viscoso. Agrega uma matriz fortemente hidrofílica de celulose e ácido cítrico, que absorve muita água e se converte em gel, e subsequentemente em miríades de gotas. O órgão permanece distendido e preenchido de hidrogel por prazo suficiente para inibir o ingresso de alimentos, o que propicia a almejada redução de peso.

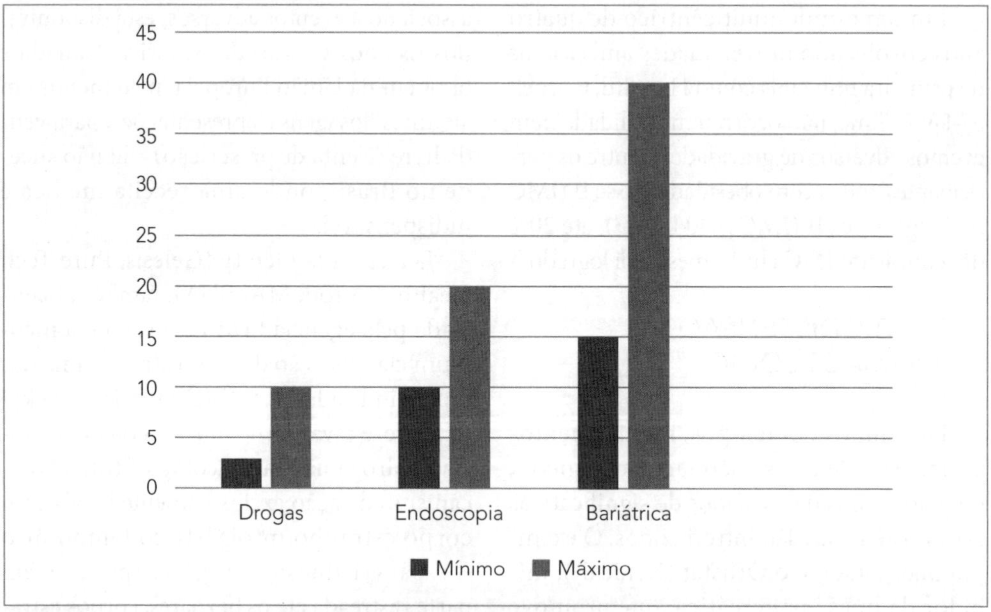

FIGURA 3 Porcentual de emagrecimento de obesos no primeiro ano com distintos tratamentos. Os resultados das dietas, exercícios e outras modificações do estilo de vida, embora altamente promissores no sobrepeso, não são mostrados porque a adesão e a sustentabilidade em obesos tendem a ser baixas, com elevadas chances de recidiva.

Ao mesmo tempo, o paciente se sente saciado pela repleção, atenuando a fome que poderia ser desencadeada na oportunidade.

O balão intragástrico antiobesidade e precipuamente os bezoares requerem eventual remoção, pois os transtornos digestivos e nutricionais desencadeados por sólidos não são bem suportados a longo prazo. A cápsula Plenity, por sua vez, parece ser bem tolerada, posto que o corpo estranho no caso é uma espuma líquida (hidrogel), não agressiva para a mucosa e de eliminação espontânea após certo período. Assim sendo, ingere-se a cápsula duas vezes ao dia (meia hora antes antes do almoço e jantar) com meio litro de água, e nenhum cuidado subsequente se impõe. Em um grande protocolo de 24 semanas (estudo GLOW),[17] 59% dos participantes alcançaram emagrecimento $\geq$ 5%.

REFERÊNCIAS

1. Almenara CA, Aime A, Maiano C. Vinegar and weight loss in women of eighteenth-century France: a lesson from the past. Hist Psychiatr. 2020;31(2):232-6.
2. Launholt TL, Kristiansen CB, Hjorth P. Safety and side effects of apple vinegar intake and its effect on metabolic parameters and body weight: a systematic review. Eur J Nutr. 2020;59(6):2273-89.
3. Hooper Marosek SE, Antharam V, Dowlatshahi K. Quantitative analysis of the acetic acid content in substances used by athletes for the possible prevention and alleviation of exercise-associated muscle cramps. J Strength Cond Res. 2020;34(6):1539-46.
4. Okura T, Inaba M, Yasuhara I, Kataoka M. A case of esophageal rupture caused by long-term exposure to vinegar and resolved by damage control strategies. J Surg Case Rep. 2020;2020(10):rjaa392.
5. von Seck P, Sander FM, Lanzendorf L, von Seck S, Schmidt-Lucke A, Zielonka M, et al. Persistent weight loss with a non-invasive novel medical device to change eating behaviour in obese individuals with high-risk cardiovascular risk profile. PLoS One. 2017;12(4):e0174528.
6. Ryan DH, Parkin CG, Longley W, Dixon J, Apovian C, Bode B. Efficacy and safety of an oral device to reduce food intake and promote weight loss. Obes Sci Pract. 2017;4(1):52-61.
7. SmartByte. Disponível em: productinsight.com/smartbyte. Acessado em 15 de maio de 2021.
8. Rodgers S, Burnet R, Goss A, Phillips P, Goldney R, Kimber C, et al. Jaw wiring in treatment of obesity. Lancet. 1977;1(8024):1221-2.
9. Al-Dhubhani MK, Al-Tarawneh AM. The role of dentistry in treatment of obesity – Review. Saudi J Dental Res. 2015;6(2):152-6.
10. Nwoga MC, Maduakor SN, Ndukuba AC. Voluntary jaw wiring in Nigeria: Reasons and treatment outcome. Int J Med Health Dev. 2019;24(1):28-34.
11. Brunton PA, Ratnayake J, Mei L, Bodansky HJ, Veerasamy A, Hall R. An intraoral device for weight loss: initial clinical findings. Brit Dental J. 2021.
12. Invisa-RED. Disponível em: https://www.invisared.com/ (FDA approved for weight loss and fat reduction (body sculpting) (laser lipo).
13. Bartow MJ, Raggio BS. Liposuction. 2020 Sep 25. In: StatPearls [Internet]. Treasure Island (FL): StatPearls Publishing; 2021 Jan.
14. Sandhofer M, Hofer V, Sandhofer M, Sonani M, Moosbauer W, Barsch M. High volume liposuction in tumescence anesthesia in lipedema patients: a retrospective analysis. J Drugs Dermatology. 2021;20(3):326-34.
15. Aspire Bariatrics Company Update. Disponível em: www.aspirebariatrics.com. Acessado em 15 de maio de 2021.
16. Thompson CC, Abu Dayyeh BK, Kushnir V, Kushner RF, Jirapinyo P, Schorr AB, et al. Aspiration therapy for the treatment of obesity: 4-year results of a multicenter randomized controlled trial. Surg Obes Relat Dis. 2019 Aug;15(8):1348-54.
17. Greenway FL, Aronne LJ, Raben A, Astrup A, Apovian CM, Hill JO, et al. A randomized, double-blind, placebo--controlled study of Gelesis100: A Novel nonsystemic oral hydrogel for weight loss. Obesity (Silver Spring). 2019;27(2):205-16.
18. Gelfand DW, Hachiya J. The double-contrast examination of the stomach using gas-producing granules and tablets. Radiology. 1969;93(6):1381-2.

PARTE VI

Material suplementar

52 Portais da internet e tabelas úteis

Joel Faintuch
Jacob J. Faintuch
Asher Mishaly

RESUMO

Tabelas e valores de referência são tradicionalmente agregados a manuais e outras obras com finalidades práticas, notadamente aquelas de utilização mais cotidiana, à beira do leito. Facilitam a consulta por parte do usuário, dispensando a busca por informações nos portais eletrônicos. No entanto, não é possível renunciar integralmente ao vasto manancial da internet. Os quatro gigantes da rede mundial, nominalmente Google, Amazon, Microsoft e Facebook, atualmente armazenam no total 1.200 petabytes de arquivos, o que deve ser multiplicado por 10^{15} para se converter em bytes. Este na verdade não é um exemplo muito relevante para profissionais da saúde. A maior parte destes arquivos não se reveste de qualquer interesse clínico. A comparativamente microscópica base de revistas Medline (*National Library of Medicine,* EUA) já é mais pertinente, por conter unicamente material científico. São aproximadamente 30 milhões de artigos com perto de 300 milhões de páginas no total. Ainda que somente uma fração diga respeito à nutrologia e demais temas aqui abordados, a ordem de grandeza ainda permanece tão avassaladora que não há como compactar mesmo amostra liliputiana nas páginas que se seguem. Muito material de realce ainda é disponibilizado eletronicamente por sociedades profissionais, agências governamentais de saúde e outras organizações sem qualquer vínculo com o Medline, e analogamente não factível para transcrição direta. Não é sem razão, portanto, que listagens dos endereços de acesso na rede mundial não foram omitidos do capítulo, a fim de ensejar ampla gama de informações aos interessados.

TABELA 1 Valores de referência diários (DRV) para macronutrientes, fibras e sódio (baseados em uma dieta de 1.000 kcal/d para crianças de 1-3 anos, e de 2.000 kcal/d para adultos e crianças com 4 anos ou mais)[1-4]

Nutriente	Crianças 1-3 anos	Adultos e crianças maiores
Carboidratos (g)	39	78
Proteínas (g)	13	50
Lípides (g)	39	78
Lip. saturados (g)	10	20
Colesterol (mg)	300*	300*
Fibras (g)	14	28
Sódio/sal (g)	1,5/3,75	2,3/5,75**
Açúcar (g)	25	50***

* Aproximadamente 80 g de ovo (um ovo extra e meio).
** A Organização Mundial da Saúde (OMS) restringe a 5 g de sal.
*** Diversas entidades científicas não ultrapassam 30 g de açúcar extra por dia.

TABELA 2 Ingestões de referência diárias (RDI) para micronutrientes (baseados em uma dieta de 1.000 kcal/d para crianças de 1-3 anos, e de 2.000 kcal/d para adultos e crianças com 4 anos ou mais)[1-4]

Nutriente	Crianças 1-3 anos	Adultos e crianças maiores
Ferro (mg)	7	18
Cobre (mg)	0,3	0,9
Zinco (mg)	3	11
Manganês (mg)	1,2	2,3
Selênio (mcg)	20	55
Iodo (mcg)	90	150
Molibdênio (mcg)	17	45
Cromo (mcg)	11	35
Potássio (mg)	3.000	4.700
Cálcio (mg)	700	1.300
Magnésio (mg)	80	420
Fósforo (mg)	460	1.250
Vitamina C (mg)	15	90
Vitamina A/retinol (mcg)	300	900
Vitamina D (mcg)	15	20
Vitamina E/alfatocoferol (mg)	6	15
Vitamina K (mcg)	30	120
Tiamina (mg)	0,5	1,2
Riboflavina (mg)	0,5	1,3
Niacina (mg)	6	16

(continua)

TABELA 2 Ingestões de referência diárias (RDI) para micronutrientes (baseados em uma dieta de 1.000 kcal/d para crianças de 1-3 anos, e de 2.000 kcal/d para adultos e crianças com 4 anos ou mais)[1-4] *(continuação)*

Nutriente	Crianças 1-3 anos	Adultos e crianças maiores
Vitamina B6 (mg)	0,5	1,7
Biotina (mcg)	8	30
Ácido pantotênico (mg)	2	5
Folato (mcg)*	150	400
Vitamina B12 (mcg)	0,9	2,4

* Um mcg folato = 0,6 mcg ácido fólico.

TABELA 3 Recomendações dietéticas da Organização Mundial da Saúde[5]

- Mínimo de 400 g (5 porções) de frutas, legumes e verduras/dia; excluir da contagem batata, batata-doce, mandioca e outros tubérculos
- Menos de 50 g/dia (idealmente menos de 25 g/dia, considerando-se uma dieta de 2.000 kcal) de açúcar adicionado/dia a alimentos e bebidas, subtraindo-se os naturais presentes em sucos e mel, bem como os introduzidos durante processo de fabricação
- Menos de 10% das calorias totais ingeridas como gordura saturada e de 1% como gordura trans; fontes naturais de saturadas: carnes vermelhas e laticínios, óleo de palma (dendê) e de coco; fontes industrializadas de gorduras trans: frituras e salgadinhos, bolos e bolachas, pizzas e tortas (industrializadas ou congeladas), molhos e cremosos em geral
- Menos de 5 g de sal por dia para adultos
- Amamentação exclusiva para recém-nascidos até os 6 meses (idealmente até 2 anos)
- Não acrescentar sal ou açúcar para leites, papinhas ou outros alimentos infantis

TABELA 4 Faixas usuais de gasto energético kcal/min (ambos os gêneros)[6,7]

Atividade leve: cozinha doméstica, compras, dirigir automóvel, atividades sentadas em geral, caminhadas sem pressa, trabalhos docentes e intelectuais	2,0-4,9
Moderada: limpeza doméstica braçal, jardinagem, atividades de pé ou em movimento transportando peso moderado, danças movimentadas, esportes recreativos com crianças, trabalho de faxineiro, garçom, cozinheiro, eletricista	5,0-7,4
Intensa: esportes em quadra, pista ou piscina: ciclismo, corrida, natação, remo, tênis, jogos com bola; trabalhos não mecanizados: agricultura, pecuária, construção civil, carregadores e entregadores de mercadorias	7,5-9,9
Excepcional: esportes em treinos ou competições (os mesmos citados), meias maratonas e maratonas, triatlo	> 10,0

TABELA 5 Medidas antropométricas para asiáticos *versus* padrão usual[8-12]

Variável	Classificação
Índice de massa corporal – IMC (kg/m^2)	Normal: 18,5-22,0 (16,5-24,9) Sobrepeso: 23-24,99 (25,0-29,9) Obesidade I: 25,0-29,9 (30,0-34,9) Obesidade II: 30-34,9 (35,0-39,9) Obesidade III: 35,0+ (40,0+)
Perímetro abdominal (cm)	≤ 90 (102) homens ≤ 80 (88) mulheres

TABELA 6 Gasto energético basal (equação de Harris/Benedict)

Homens	66 +(13,7 x peso kg) + (5 x altura cm) – (6,8 x idade anos)
Mulheres	655 + (9,6 x peso kg) + (1,8 x altura cm) – (4,7 x idade anos)

TABELA 7 Classificação de peso, idade gestacional ao nascimento e outras medidas pediátricas[13]

Peso	Categoria	Idade	Categoria
> 2.500 g	Normal	> 37 semanas	Termo
1.500-2.499 g	Baixo peso	32-37 semanas	Pré-termo moderado
1.000-1.499 g	Muito baixo peso	28-32 semanas	Muito pré-termo
< 1.000 g	Extremo baixo peso	< 28 semanas	Pré-termo extremo

Percentil de IMC para crianças e adolescentes: < 5: desnutrição; 5-<85: aceitável; 85-<95: sobrepeso (ou risco de obesidade); > 95: obesidade.
Perímetro cefálico normal: 34-35 cm: nascimento; 42-43 cm: 6 meses; 45-46 cm: 1 ano; 47-48 cm: 2 anos; 50-51 cm: 5 anos.

TABELA 8 Interpretação usual dos achados de gordura na bioimpedância[8-12]

Gordura total homens	< usual	> usual
10-25%	< 10%	> 25%
Gordura total mulheres		
20-30%	< 20%	> 30%
Gordura visceral saudável (ambos os gêneros)		
1-12% gordura total	–	> 12%

TABELA 9 Valores usuais de massa óssea total no adulto[8-12]

Mulheres/peso corpóreo	Massa óssea média	Homens/peso corpóreo	Massa óssea média
< 50,0 kg	2,0 kg	< 65,0 kg	2,7 kg
50,1-75,0 kg	2,4 kg	65,1-95,0 kg	3,3 kg
> 75,1 kg	3,0 kg	> 95,1 kg	3,7 kg

TABELA 10 Índice de risco nutricional *NUTRIC Score* para pacientes críticos[14]

Parâmetros	Achado/pontos	
Idade (anos)	< 50	0
	50-< 75	1
	≥ 75	2
APACHE II (escore)	< 15	0
	15-< 20	1
	20-28	2
	≥ 28	3

(continua)

TABELA 10 Índice de risco nutricional *NUTRIC Score* para pacientes críticos[14] (*continuação*)

Parâmetros	Achado/pontos	
SOFA (pontuação)	< 6	0
	6-< 10	1
	≥ 10	2
Comorbidades (número)	0–1	0
	2+	1
Hospitalização antes da UTI (dias)	0-< 1	0
	1+	1
Interleuquina 6/IL6 (pg/mL)	0-< 400	0
	400+	1

Interpretação:
0-5: Baixo risco, pouca necessidade de suporte nutricional.
6-10: Mau prognóstico, candidatos a terapia nutricional intensiva.

▶ PÁGINAS ÚTEIS DA INTERNET

TABELA 11 Portais de referência sobre alimentação (incluindo situações especiais) e antropometria

nutrition.gov/diet-an-health-conditions	Orientações do US Department of Agriculture
ods.od.nih.gov/HealthInformation/dailyvalues.aspx	Ingestões diárias recomendadas pelo NIH/USA
who.int/news-room/fact-sheets/detail/healthy-diet	Página de dieta saudável (OMC)
fda.gov/food/new-nutrition-facts-label	Informações nutricionais em alimentos industrializados
gov.uk/government/publications/the-eatwell-guide	Normativas alimentares do governo britânico
nhs.uk/live-well/eat-well/what-are-reference-intakes-on-food-labels/#:~:text=Daily%20reference%20intakes%20for%20adults,Saturates%3A%20less%20than%2020g	Valores dietéticos de referência/governo britânico
nationaleatingdisorders.org	Portal educativo sobre transtornos alimentares
eatright.org	Propostas da American Academy of Nutrition and Dietetics
ec.europa.eu/health/nutrition_physical_activity/platform_en	Plataforma da União Europeia de dieta, atividade física e saúde

(*continua*)

TABELA 11 Portais de referência sobre alimentação (incluindo situações especiais) e antropometria *(continuação)*

cdc.gov/nchs/data/series/sr_11/sr11_252.pdf anthropometry adults and children	Valores de referência de antropometria para adultos e crianças
cdc.gov/healthyweight/bmi/calculator.html	Calculadora de IMC para crianças
nhlbi.nih.gov/health/educational/lose_wt/BMI/bmicalc.htm	Calculadora de IMC para adultos
tanita.eu/help-guides	Valores de referência para bioimpedância (Tanita Corp)
niddk.nih.gov/health-information/diet-nutrition	Informações de dieta e saúde do NIH/USA (inglês e espanhol)

IMC: índice de massa corporal; OMC: Organização Mundial da Saúde.

TABELA 12 Portais gerais de obesidade

worldobesity.org	Site oficial da World Obesity Federation
Obesity.org	Endereço da Obesity Society (EUA)
cdc.gov/obesity	Portal do Communicable Diseases Center (CDC/EUA)
easo.org/education/guidelines	Normas da European Association for the Study of Obesity
pathways.nice.org.uk/pathways/obesity	Roteiros NICE para obesidade
care.diabetesjournals.org/content/42/Supplement_1/S81	Manejo da obesidade no diabetes tipo 2
healthdirect.gov.au/obesity	Recomendações dietéticas da Austrália
Obesitycanada.ca	Portal canadense sobre obesidade
who.int/news-room/fact-sheets/detail/obesity-and-overweight	Perspectivas de obesidade da Organização Mundial da Saúde (OMS)
who.int/nutrition/topics/new-release-guideline-obesity-children/en/	Manejo da obesidade em crianças (OMS)
oecd.org/els/health-systems/Obesity-Update-2017.pdf	O perfil da obesidade nos países da OECD

OECD: Organization for Economic Cooperation and Development.

TABELA 13 Ensaios clínicos sobre obesidade, emagrecimento e dietas

clinicaltrials.gov/ct2/results?recrs=ab&cond=Obesity&term=&cntry=US&state=&city=&dist=	Ensaios gerais registrados (EUA e outros países)
clinicaltrials.gov/ct2/results?cond=Obesity%2C+Childhood&term=&cntry=US&state=&city=&dist=	Ensaios pediátricos registrados (EUA e outros países)
centerwatch.com/clinical-trials/listings/condition/107/obesity/	Portal de ensaios gerais (EUA)
pmg-research.com/indications/weight-loss-obesity-clinical-trials.aspx	Portal de ensaios gerais (EUA)
clinicaltrialsregister.eu/ctr-search/search?query=Overweight+and+Obese+by+BMI	Ensaios registrados na Europa

TABELA 14 Intervenções bariátricas, metabólicas e endoscópicas para emagrecimento

soard.org	Site da American Society for Metabolic and Bariatric Surgery (ASMBS)
facs.org/search/bariatric-surgery-centers?allresults=	Centros bariátricos acreditados do American College of Surgeons
facs.org/quality-programs/mbsaqip	Site do programa de acreditação da American Society for Metabolic and Bariatric Surgery
asmbs.org/resources/bariatric-surgery-guidelines-and-recommendations	Recomendações da American Society for Metabolic and Bariatric Surgery
ifso.com/pdf/easo-guidelines-practical-recommendations-of-the-obesity.pdf	Manejo pós-bariátrico segundo a International Federation for the Surgery of Obesity
asge.org/home/about-asge/newsroom/media-backgrounders-detail/endoscopic-bariatric-therapies	Recomendações bariátricas da American Society of Gastrointestinal Endoscopy

TABELA 15 Informações gerais e dietéticas para diabetes

cdc.gov/diabetes/	Normativas do Communicable Diseases Center (USA)
who.int/health-topics/diabetes	Portal de diabetes da Organização Mundial da Saúde
joslin.org	Informações da Clínica Joslin (Harvard University)
niddk.nih.gov/health-information/diabetes	Portal de diabetes do National Institutes of Health (USA)
diabetes.org	Portal da American Diabetes Organization
Idf.org	Informações da International Diabetes Federation
IDF-T2D-CPR-2017-print.pdf	Guia para diabetes tipo 2 da International Diabetes Federation

TABELA 16 Cálculos dietéticos automatizados

nal.usda.gov/fnic/dri-calculator/	Cálculo da ingestão diária de referência (DRI) (USDA, EUA)
webmd.com/diet/healthtool-food-calorie-counter	Composição nutricional de 37.000 alimentos e bebidas
nutritionvalue.org/nutritioncalculator.php	Composição nutricional
caloriecontrol.org/healthy-weight-tool-kit/get-moving-calculator/	Gasto calórico do exercício
omnicalculator.com/health/eer-estimated-energy-requirement	Calculador de gasto energético basal
asa24.nci.nih.gov/2016/language	Recordatório dietético de 24 h automatizado (NIH, EUA)

TABELA 17 Centrais de aprendizado em nutrição clínica e áreas conexas

espen.org/education/training/espen-training-centres-in-clinical-nutrition	Centros de treinamento internacionais da ESPEN (Europa)
espen.org/lll-courses/coursecategory/2-on-line-courses-modules	Cursos online da ESPEN (Europa)
nutritioncare.org/uploadedFiles/Documents/Guidelines_and_Clinical_Resources/Parenteral%20Nutrition%20Education%20and%20Training%20Programs.pdf	Recursos educacionais da ASPEN (EUA)
aspen.digitellinc.com/aspen/	Central de educação eletrônica/ASPEN
nutrition.org/meetings/graduate-program-directory	Programas acadêmicos endossados pela American Society of Nutrition
aanp.org/practice/clinical-resources-for-nps/clinical-resources-by-therapeutic-area/obesity-and-weight-management	Recursos educacionais gratuitos disponibilizados pela American Association of Nurse Practitioners

TABELA 18 Vídeos educacionais sobre nutrição e dietética

eatright.org/videos	Videos educativos da American Academy of Nutrition and Dietetics
roswellpark.org/nutrition/nutrition-education-videos	Videos educativos do Roswell Park Cancer Center
uhs.berkeley.edu/counseling/social-services/specialty-counseling/nutrition-therapy-or-education/nutrition-videos	Videos educativos da University of California/Berkeley
nutritionfacts.org/videos/	Vídeos educacionais de grande organização nutricional
nutrition.gov/topics/nutrition-age/children/kids-corner	Vídeos para crianças do Departamento de Agricultura americano (USDA)
sites.udel.edu/chs-udfoodlab/nutrition-resources	Vídeos para crianças da Universidade de Delaware

REFERÊNCIAS

1. Recomendações nutricionais, USDA. Disponível em: nutrition.gov/diet-an-health-conditions. Acessado em 2/9/2021.
2. Recomendações nutricionais, NIH/USA. Disponível em: ods.od.nih.gov/HealthInformation/dailyvalues.aspx. Acessado em 2/9/2021.
3. Herforth A, Arimond M, Álvarez-Sánchez C, Coates J, Christianson K, Muehlhoff E. A global review of food-based dietary guidelines. Adv Nutr. 2019;10(4):590-605.
4. Nordic Council of Ministers. Nordic Nutrition Recommendations 2012. Integrating Nutrition and Physical Activity. 5th ed. Copenhagen, Denmark: Nordic Council of Ministers, Nordic Council of Ministers Secretariat; 2014.
5. Organização Mundial de Saúde. Dieta saudável. Disponível em: who.int/news-room/fact-sheets/detail/healthy-diet. Acessado em 2/9/2021.
6. Food and Agriculture Organization/FAO. Energy requirements of adults. Disponível em: fao.org/3/y5686e/y5686e07.htm. Acessado em 2/9/2021.
7. Hackney AC. Exercise, sport and bioanalytical chemistry – Principles and practice. Elsevier; 2016.
8. Kelly TL, Wilson KE, Heymsfield SB. Dual energy X-Ray absorptiometry body composition reference values from NHANES. PLoS One. 2009 4(9):e7038.
9. Physical status: the use and interpretation of anthropometry. Report of a WHO Expert Committee. World Health Organ Tech Rep Ser. 1995;854:1-452.
10. Heymsfield SB, Gallagher D, Mayer L, Beetsch J, Pietrobelli A. Scaling of human body composition to stature: new insights into body mass index. Am J Clin Nutr. 2007;86:82-91.
11. Kyle UG, Schutz Y, Dupertuis YM, Pichard C. Body composition interpretation. Contributions of the fat-free mass index and the body fat mass index. Nutrition. 2003;19:597-604.
12. Krakauer NY, Krakauer JC. Association of X-ray absorptiometry body composition measurements with basic anthropometrics and mortality hazard. Int J Environ Res Public Health. 2021;18(15):7927.
13. Classificação de prematuros. Disponível em: cdc.gov/nchs/fastats/birthweight.htm; who.int/news-room/fact.
14. Rahman A, Hasan RM, Agarwala R, Martin C, Day AG, Heyland DK. Identifying critically-ill patients who will benefit most from nutritional therapy: Further validation of the «modified NUTRIC» nutritional risk assessment tool. Clin Nutr. 2016;35(1):158-62.

Índice remissivo

G

H

I

J

L

M

N

T

U

V

Z